全国高等职业教育药品类专业
国家卫生健康委员会“十三五”规划教材

供药学、药品经营与管理、药品服务与管理、
药物制剂技术、化学制药技术专业用

药物化学

第 3 版

主　编　葛淑兰　张彦文

副主编　惠　春　唐　虹　顾勤兰　方应权

编　者（以姓氏笔画为序）

王文心（山东省食品药品检验研究院）
方应权（重庆三峡医药高等专科学校）
付　正（山东医学高等专科学校）
李艳萍（佛山科学技术学院）
张彦文（天津医学高等专科学校）
邵靖宇（黑龙江护理高等专科学校）
孟　姝（江苏医药职业学院）
钟辉云（四川卫生康复职业学院）
段桂运（泰山医学院）
顾勤兰（中国药科大学高等职业技术学院）
唐　虹（辽宁医药职业学院）
黄素臻（廊坊卫生职业学院）
葛淑兰（山东医学高等专科学校）
惠　春（长春医学高等专科学校）

人民卫生出版社

图书在版编目（CIP）数据

药物化学 / 葛淑兰，张彦文主编．—3 版．—北京：人民卫生出版社，2018

ISBN 978-7-117-26897-4

Ⅰ.①药…　Ⅱ.①葛…②张…　Ⅲ.①药物化学-高等职业教育-教材　Ⅳ.①R914

中国版本图书馆 CIP 数据核字（2018）第 248001 号

药 物 化 学

第 3 版

主　　编：葛淑兰　张彦文

出版发行：人民卫生出版社（中继线 010-59780011）

地　　址：北京市朝阳区潘家园南里 19 号

邮　　编：100021

E - mail：pmph @ pmph.com

购书热线：010-59787592　010-59787584　010-65264830

印　　刷：人卫印务（北京）有限公司

经　　销：新华书店

开　　本：850 × 1168　1/16　**印张：**28

字　　数：659 千字

版　　次：2009年 1月第 1版　2019 年 2 月第 3 版
2025 年 7 月第 3 版第 10 次印刷（总第 29 次印刷）

标准书号：ISBN 978-7-117-26897-4

定　　价：68.00 元

全国高等职业教育药品类专业国家卫生健康委员会“十三五”规划教材出版说明

《国务院关于加快发展现代职业教育的决定》《高等职业教育创新发展行动计划（2015－2018年）》《教育部关于深化职业教育教学改革全面提高人才培养质量的若干意见》等一系列重要指导性文件相继出台，明确了职业教育的战略地位、发展方向。为全面贯彻国家教育方针，将现代职教发展理念融入教材建设全过程，人民卫生出版社组建了全国食品药品职业教育教材建设指导委员会。在该指导委员会的直接指导下，经过广泛调研论证，人卫社启动了全国高等职业教育药品类专业第三轮规划教材的修订出版工作。

本套规划教材首版于2009年，于2013年修订出版了第二轮规划教材，其中部分教材入选了“十二五”职业教育国家规划教材。本轮规划教材主要依据教育部颁布的《普通高等学校高等职业教育（专科）专业目录（2015年）》及2017年增补专业，调整充实了教材品种，涵盖了药品类相关专业的主要课程。全套教材为国家卫生健康委员会“十三五”规划教材，是“十三五”时期人卫社重点教材建设项目。本轮教材继续秉承“五个对接”的职教理念，结合国内药学类专业高等职业教育教学发展趋势，科学合理推进规划教材体系改革，同步进行了数字资源建设，着力打造本领域首套融合教材。

本套教材重点突出如下特点：

1. 适应发展需求，体现高职特色　本套教材定位于高等职业教育药品类专业，教材的顶层设计既考虑行业创新驱动发展对技术技能型人才的需要，又充分考虑职业人才的全面发展和技术技能型人才的成长规律；既集合了我国职业教育快速发展的实践经验，又充分体现了现代高等职业教育的发展理念，突出高等职业教育特色。

2. 完善课程标准，兼顾接续培养　本套教材根据各专业对应从业岗位的任职标准优化课程标准，避免重要知识点的遗漏和不必要的交叉重复，以保证教学内容的设计与职业标准精准对接，学校的人才培养与企业的岗位需求精准对接。同时，本套教材顺应接续培养的需要，适当考虑建立各课程的衔接体系，以保证高等职业教育对口招收中职学生的需要和高职学生对口升学至应用型本科专业学习的衔接。

3. 推进产学结合，实现一体化教学　本套教材的内容编排以技能培养为目标，以技术应用为主线，使学生在逐步了解岗位工作实践，掌握工作技能的过程中获取相应的知识。为此，在编写队伍组建上，特别邀请了一大批具有丰富实践经验的行业专家参加编写工作，与从全国高职院校中遴选出的优秀师资共同合作，确保教材内容贴近一线工作岗位实际，促使一体化教学成为现实。

4. 注重素养教育，打造工匠精神　在全国“劳动光荣、技能宝贵”的氛围逐渐形成，“工匠精神”在各行各业广为倡导的形势下，医药卫生行业的从业人员更要有崇高的道德和职业素养。教材更加强调要充分体现对学生职业素养的培养，在适当的环节，特别是案例中要体现出药品从业人员的行为准则和道德规范，以及精益求精的工作态度。

5. **培养创新意识，提高创业能力** 为有效地开展大学生创新创业教育，促进学生全面发展和全面成才，本套教材特别注意将创新创业教育融入专业课程中，帮助学生培养创新思维，提高创新能力、实践能力和解决复杂问题的能力，引导学生独立思考、客观判断，以积极的、锲而不舍的精神寻求解决问题的方案。

6. **对接岗位实际，确保课证融通** 按照课程标准与职业标准融通，课程评价方式与职业技能鉴定方式融通，学历教育管理与职业资格管理融通的现代职业教育发展趋势，本套教材中的专业课程，充分考虑学生考取相关职业资格证书的需要，其内容和实训项目的选取尽量涵盖相关的考试内容，使其成为一本既是学历教育的教科书，又是职业岗位证书的培训教材，实现“双证书”培养。

7. **营造真实场景，活化教学模式** 本套教材在继承保持人卫版职业教育教材栏目式编写模式的基础上，进行了进一步系统优化。例如，增加了“导学情景”，借助真实工作情景开启知识内容的学习；“复习导图”以思维导图的模式，为学生梳理本章的知识脉络，帮助学生构建知识框架。进而提高教材的可读性，体现教材的职业教育属性，做到学以致用。

8. **全面“纸数”融合，促进多媒体共享** 为了适应新的教学模式的需要，本套教材同步建设以纸质教材内容为核心的多样化的数字教学资源，从广度、深度上拓展纸质教材内容。通过在纸质教材中增加二维码的方式“无缝隙”地链接视频、动画、图片、PPT、音频、文档等富媒体资源，丰富纸质教材的表现形式，补充拓展性的知识内容，为多元化的人才培养提供更多的信息知识支撑。

本套教材的编写过程中，全体编者以高度负责、严谨认真的态度为教材的编写工作付出了诸多心血，各参编院校对编写工作的顺利开展给予了大力支持，从而使本套教材得以高质量如期出版，在此对有关单位和各位专家表示诚挚的感谢！教材出版后，各位教师、学生在使用过程中，如发现问题请反馈给我们（renweiyaoxue@163.com），以便及时更正和修订完善。

人民卫生出版社

2018年3月

全国高等职业教育药品类专业国家卫生健康委员会“十三五”规划教材
教材目录

序号	教材名称	主编	适用专业
1	人体解剖生理学(第3版)	贺　伟　吴金英	药学类、药品制造类、食品药品管理类、食品工业类
2	基础化学(第3版)	傅春华　黄月君	药学类、药品制造类、食品药品管理类、食品工业类
3	无机化学(第3版)	牛秀明　林　珍	药学类、药品制造类、食品药品管理类、食品工业类
4	分析化学(第3版)	李维斌　陈哲洪	药学类、药品制造类、食品药品管理类、医学技术类、生物技术类
5	仪器分析	任玉红　闫冬良	药学类、药品制造类、食品药品管理类、食品工业类
6	有机化学(第3版)*	刘　斌　卫月琴	药学类、药品制造类、食品药品管理类、食品工业类
7	生物化学(第3版)	李清秀	药学类、药品制造类、食品药品管理类、食品工业类
8	微生物与免疫学*	凌庆枝　魏仲香	药学类、药品制造类、食品药品管理类、食品工业类
9	药事管理与法规(第3版)	万仁甫	药学类、药品经营与管理、中药学、药品生产技术、药品质量与安全、食品药品监督管理
10	公共关系基础(第3版)	秦东华　惠　春	药学类、药品制造类、食品药品管理类、食品工业类
11	医药数理统计(第3版)	侯丽英	药学、药物制剂技术、化学制药技术、中药制药技术、生物制药技术、药品经营与管理、药品服务与管理
12	药学英语	林速容　赵　旦	药学、药物制剂技术、化学制药技术、中药制药技术、生物制药技术、药品经营与管理、药品服务与管理
13	医药应用文写作(第3版)	张月亮	药学、药物制剂技术、化学制药技术、中药制药技术、生物制药技术、药品经营与管理、药品服务与管理

序号	教材名称	主编	适用专业
14	医药信息检索（第3版）	陈　燕　李现红	药学、药物制剂技术、化学制药技术、中药制药技术、生物制药技术、药品经营与管理、药品服务与管理
15	药理学（第3版）	罗跃娥　樊一桥	药学、药物制剂技术、化学制药技术、中药制药技术、生物制药技术、药品经营与管理、药品服务与管理
16	药物化学（第3版）	葛淑兰　张彦文	药学、药品经营与管理、药品服务与管理、药物制剂技术、化学制药技术
17	药剂学（第3版）*	李忠文	药学、药品经营与管理、药品服务与管理、药品质量与安全
18	药物分析（第3版）	孙　莹　刘　燕	药学、药品质量与安全、药品经营与管理、药品生产技术
19	天然药物学（第3版）	沈　力　张　辛	药学、药物制剂技术、化学制药技术、生物制药技术、药品经营与管理
20	天然药物化学（第3版）	吴剑峰	药学、药物制剂技术、化学制药技术、生物制药技术、中药制药技术
21	医院药学概要（第3版）	张明淑　于　倩	药学、药品经营与管理、药品服务与管理
22	中医药学概论（第3版）	周少林　吴立明	药学、药物制剂技术、化学制药技术、中药制药技术、生物制药技术、药品经营与管理、药品服务与管理
23	药品营销心理学（第3版）	丛　媛	药学、药品经营与管理
24	基础会计（第3版）	周凤莲	药品经营与管理、药品服务与管理
25	临床医学概要（第3版）*	曾　华	药学、药品经营与管理
26	药品市场营销学（第3版）*	张　丽	药学、药品经营与管理、中药学、药物制剂技术、化学制药技术、生物制药技术、中药制药技术、药品服务与管理
27	临床药物治疗学（第3版）*	曹　红　吴　艳	药学、药品经营与管理
28	医药企业管理	戴　宇　徐茂红	药品经营与管理、药学、药品服务与管理
29	药品储存与养护（第3版）	徐世义　宫淑秋	药品经营与管理、药学、中药学、药品生产技术
30	药品经营管理法律实务（第3版）*	李朝霞	药品经营与管理、药品服务与管理
31	医学基础（第3版）	孙志军　李宏伟	药学、药物制剂技术、生物制药技术、化学制药技术、中药制药技术
32	药学服务实务（第2版）	秦红兵　陈俊荣	药学、中药学、药品经营与管理、药品服务与管理

序号	教材名称	主编	适用专业
33	药品生产质量管理(第3版)*	李　洪	药物制剂技术、化学制药技术、中药制药技术、生物制药技术、药品生产技术
34	安全生产知识(第3版)	张之东	药物制剂技术、化学制药技术、中药制药技术、生物制药技术、药学
35	实用药物学基础(第3版)	丁　丰　张　庆	药学、药物制剂技术、生物制药技术、化学制药技术
36	药物制剂技术(第3版)*	张健泓	药学、药物制剂技术、化学制药技术、生物制药技术
	药物制剂综合实训教程	胡　英　张健泓	药学、药物制剂技术、化学制药技术、生物制药技术
37	药物检测技术(第3版)	甄会贤	药品质量与安全、药物制剂技术、化学制药技术、药学
38	药物制剂设备(第3版)	王　泽	药品生产技术、药物制剂技术、制药设备应用技术、中药生产与加工
39	药物制剂辅料与包装材料(第3版)*	张亚红	药物制剂技术、化学制药技术、中药制药技术、生物制药技术、药学
40	化工制图(第3版)	孙安荣	化学制药技术、生物制药技术、中药制药技术、药物制剂技术、药品生产技术、食品加工技术、化工生物技术、制药设备应用技术、医疗设备应用技术
41	药物分离与纯化技术(第3版)	马　娟	化学制药技术、药学、生物制药技术
42	药品生物检定技术(第2版)	杨元娟	药学、生物制药技术、药物制剂技术、药品质量与安全、药品生物技术
43	生物药物检测技术(第2版)	兰作平	生物制药技术、药品质量与安全
44	生物制药设备(第3版)*	罗合春　贺　峰	生物制药技术
45	中医基本理论(第3版)*	叶玉枝	中药制药技术、中药学、中药生产与加工、中医养生保健、中医康复技术
46	实用中药(第3版)	马维平　徐智斌	中药制药技术、中药学、中药生产与加工
47	方剂与中成药(第3版)	李建民　马　波	中药制药技术、中药学、药品生产技术、药品经营与管理、药品服务与管理
48	中药鉴定技术(第3版)*	李炳生　易东阳	中药制药技术、药品经营与管理、中药学、中草药栽培技术、中药生产与加工、药品质量与安全、药学
49	药用植物识别技术	宋新丽　彭学著	中药制药技术、中药学、中草药栽培技术、中药生产与加工

序号	教材名称	主编	适用专业
50	中药药理学(第3版)	袁先雄	药学、中药学、药品生产技术、药品经营与管理、药品服务与管理
51	中药化学实用技术(第3版)*	杨　红　郭素华	中药制药技术、中药学、中草药栽培技术、中药生产与加工
52	中药炮制技术(第3版)	张中社　龙全江	中药制药技术、中药学、中药生产与加工
53	中药制药设备(第3版)	魏增余	中药制药技术、中药学、药品生产技术、制药设备应用技术
54	中药制剂技术(第3版)	汪小根　刘德军	中药制药技术、中药学、中药生产与加工、药品质量与安全
55	中药制剂检测技术(第3版)	田友清　张钦德	中药制药技术、中药学、药学、药品生产技术、药品质量与安全
56	药品生产技术	李丽娟	药品生产技术、化学制药技术、生物制药技术、药品质量与安全
57	中药生产与加工	庄义修　付绍智	药学、药品生产技术、药品质量与安全、中药学、中药生产与加工

说明：*为“十二五”职业教育国家规划教材。全套教材均配有数字资源。

全国食品药品职业教育教材建设指导委员会
成员名单

莫国民 上海健康医学院

顾立众 江苏食品药品职业技术学院

倪　峰 福建卫生职业技术学院

徐一新 上海健康医学院

黄丽萍 安徽中医药高等专科学校

黄美娥 湖南食品药品职业学院

晨　阳 江苏医药职业学院

葛　虹 广东食品药品职业学院

蒋长顺 安徽医学高等专科学校

景维斌 江苏省徐州医药高等职业学校

潘志恒 天津现代职业技术学院

前　言

本教材是全国高等职业教育药品类专业国家卫生健康委员会“十三五”规划教材，主要供高职高专院校药学、药品经营与管理、药品服务与管理、药物制剂技术、化学制药技术专业师生教学使用，也可以作为药士、药师资格考试、执业药师资格考试以及学生专升本考试的参考书。

《药物化学》第3版是在传承第1和第2版教材特色的基础上，为更好地适应我国医药卫生事业发展、产业转型升级和新时代技术技能人才成长成才的需要而进行编写和修订的。在教材编写中坚持以“三基”（基本理论、基本知识、基本技能）和“五性”（思想性、科学性、启发性、先进性、实用性）为基本原则，全面落实立德树人的根本任务，充分体现校企合作、工学结合的现代职业教育理念，整体优化教材内容和结构，建设数字教学资源，创新教材呈现形式，实现纸质教材与数字资源的有机结合。

本教材为理论与实践一体化的融合教材，课程定位准确，与相关基础课程和专业课程教学内容有效衔接；内容选取对接药士、药师资格考试及执业药师资格考试大纲和工作岗位实际，确保了课证融通；注重培养学生的职业道德、工匠精神、职业技能和创新创业能力，为学生的职业生涯和可持续发展奠定坚实基础。

本教材在保持第2版基本架构不变的基础上，适应我国人口老龄化和疾病谱变化，更新充实相关内容，增加了神经退行性疾病治疗药物、新型靶向抗肿瘤药和骨质疏松治疗药3节内容；依据《中华人民共和国药典》（2015年版）调整和精选典型代表药物品种，删减部分陈旧的内容，注意展现我国自主创新药物成就；适应药物化学的教学重点变化，从以药物的结构与性质之间的关系为重点转向以药物的结构与药效之间的关系为重点进行介绍，实现从“药”“用药”到“用药治病”的转变。在继承保持上一版教材栏目式编写模式的基础上，进行了系统优化，一是增加了“导学情景”“复习导图”和“固职升本”等栏目，借助真实工作情景开启知识内容学习，以思维导图模式系统梳理各章的知识脉络，帮助学生构架知识体系，满足学生拓展学习和对口升本的学习需求；二是注重引入实际案例，增加“案例分析”内容，以提高学生理论联系实际和分析解决问题的能力；三是继续保留了原有的“课堂活动”“知识链接”“点滴积累”和“目标检测”等栏目，有助于学生及时复习和巩固所学的知识。实验实训由六大部分15个项目组成，各学校可根据不同专业的实际需要进行选择。

本教材内容主要包括各类药物的发展概况；典型药物的名称、化学结构及结构特征、理化性质、药理作用及主要用途；重要结构类型的药物构效关系、体内代谢以及几个代表药物的合成路线。同时，本教材简要介绍了药物的稳定性、药物的代谢反应以及新药研究与开发的基本知识。

本教材由葛淑兰、张彦文担任主编，负责全书的统稿和审定工作。教材共分为十三章，具体编写分工为葛淑兰、王文心编写第一、第二章及实训项目五和十二，惠春编写第三章和实训项目五，唐虹编写第四章、实训项目六和十五，付正编写第五章和实训项目六，黄素臻编写第六章、实训项目七和十四，孟姝编写第七章，邵靖宇编写第八章和实训项目七，顾勤兰编写第九章、实训项目一和二，钟辉云编写第十章、实训项目八和十，张彦文编写第十一章和实训项目八，方应权编写第十二章及实训项目三、四和九，段桂运编写第十三章，李艳萍编写实训项目十一和十三。

本教材在编写过程中，得到了各编者所在院校的大力支持与鼎力帮助，本次编写由山东医学高等专科学校付正老师和张天超老师兼任秘书工作，在此一并表示衷心的感谢。

由于编者水平有限，不当和疏漏之处在所难免，恳请广大读者提出宝贵意见，以便于进一步修订。

编者

2018 年 4 月

目　录

第一章

绪论

导学情景

药物化学是药学专业的专业核心课程，也是药学专业基础课程与专业课程之间的重要桥梁课程，具有承上启下的作用。本章将带领同学们走进药物化学这门课程，我们共同探索药物化学的奥秘，感受药物化学的魅力。

药物是指用于预防、治疗、诊断人的疾病以及有目的地调节人的生理功能的物质。

根据来源和性质不同，药物可以分为天然药物、化学药物和生物药物。其中，天然药物是指动物、植物或者矿物等在自然界中存在的具有药理活性的天然产物；化学药物是疗效确切、化学结构明确的化合物，主要包括无机药物、化学合成的有机药物或天然药物中提取的有效成分或单体，或者通过发酵方法得到的抗生素或半合成抗生素；生物药物是指利用生物体、生物组织、细胞、体液等为原料制备的各种生物活性物质或者人工合成类似物，以及通过现代生物技术制得的药物。化学药物是目前临床上最常用和最重要的一类药物，也是药物化学的主要研究对象。

课堂活动

根据已学知识判断甘草、黄连、阿司匹林、红霉素、盐酸麻黄碱、伤寒疫苗、破伤风抗毒素分别属于哪一类药物。

一、药物化学的研究内容与任务

药物化学（medicinal chemistry）是一门发现与发明新药、合成化学药物、阐明药物的化学性质、研究药物分子与机体生物大分子之间的相互作用规律、药物化学结构与生物活性之间的关系等方面内容的综合性学科，是药学领域中重要的学科，主要研究内容包括化学药物的化学结构、理化性质、作用机制、构效关系、体内代谢、合成制备以及寻找和发现新药等。

药物化学的研究对象是化学药物，早期的药物化学以化学学科为主导，包括天然药物和化学药物的性质、制备方法和质量检测等内容。随着现代科学技术的发展，天然药物化学、合成药物化学和药物分析等学科相继建立。特别是近年来信息技术、计算机科学以及分子生物学等学科的发展促进了药物化学的研究内容和范围的不断扩充，药物化学由一门传统的经典学科发展成为具有勃勃生机的朝阳学科。现代药物化学是化学与生命科学融合为一体的交叉学科，研究内容扩展到研究药物的化学结构与生物活性之间的关系（构效关系）、药物在生物体内的代谢过程、药物分子在生物体中的作用靶点以及药物与靶点结合的方式，并从分子水平上解析药物的作用机制和作用方式，运用计算机辅助进行药物分子设计等，药物化学已由早期的“化学 - 药学”的简单模式发展成为“化学 - 生物学 - 医学 - 药学”的复合模式。

综上所述，药物化学既要研究化学药物的结构、理化性质及其变化规律，又要研究药物的体内代谢、作用机制及构效关系，研究与创制新药已成为现代药物化学的主要任务。

药物化学的主要任务包括以下 3 个方面：

第一是寻找和发现新药，不断探索研究开发新药的途径与方法。随着社会的发展，一方面人们的生活质量不断提高，对药物提出了更高的要求；另一方面随着人口老龄化、疾病谱变化、生态环境及生活方式变化，病原微生物耐药比例增加，各种恶性肿瘤、心脑血管疾病、艾滋病、神经退行性疾病等疾病对人类健康造成了严重危害，都迫切需要研究开发出相应的治疗药物。因此，药物化学的首要任务就是通过多种途径和方法来寻找、发现具有进一步研究开发前景的先导化合物（lead compound），对其进行结构改造和优化，创造出疗效好、毒副作用小的新药，不断提高人类的健康水平。

知识链接

先导化合物

先导化合物是通过各种途径或方法得到的具有一定生物活性的化合物，可以用来进行结构修饰和结构改造的模型，进一步优化获得预期药理作用的药物。

第二是为有效利用现有化学药物提供理论基础。研究药物的化学结构与理化性质、化学稳定性、体内代谢、药效之间的关系及变化规律，可为药物的贮存与保管、剂型选择与制备、药物分析方法确立、临床合理用药及配伍、药物化学结构修饰等奠定必要的化学理论基础。因此，为有效利用现有化学药物提供理论基础是当前药物临床使用的需要，是药物化学的一项基本任务，也是高职高专药学类专业学生学习药物化学课程的主要任务。

课堂活动

1. 抗生素类药物青霉素钠结构中含有 *β*- 内酰胺环，为什么在临床上使用时不能口服，而只能制成注射用无菌粉末？

2. 解热镇痛药阿司匹林结构中具有酯键，为什么要密封，在干燥处保存？

根据以上分析思考药物的化学结构及理化性质在药物应用中的重要性。

第三是为化学药物的生产提供经济合理的方法和工艺。研究化学药物的合成原理和路线，选择和设计适合我国国情的生产工艺条件，提高合成设计水平，研制新原料、新试剂、新工艺和新技术是药物化学的一项基本任务。改进合成路线和工艺，降低生产成本，获取更大的经济效益是化学药物生产的中心环节。将药物化学研究成果运用于药物生产实践，现已形成药物化学一个新的分支学科——化学制药工艺学。

二、药物化学的发展概况

（一）药物化学的历史回顾

ER-1-1

致敬经典——那些宝刀未老的药物

人类应用矿物、植物和动物等天然物质防治疾病的历史可追溯至数千年前，早期应用的化学药物是从矿物、植物、动物等天然物质中提炼出来的。19 世纪以来，以近代医学、化学、生物学的发展和化学工业的建立为基础，形成了应用化学的一个重要分支学科——药物化学，化学药物也逐渐成为临床上防治疾病的一类主要药物。

回顾 19 世纪以来药物化学的近代发展历程，经历了由低级到高级、由经验性的试验到科学合理设计的发展过程。可简单概括为以下 3 个阶段：

1. 形成与建立阶段 19 世纪初至中期，这一阶段化学学科已有一定基础，人们已能从临床应用的植物、矿物中提取、分离出有效成分，如从野生植物古柯叶中分离得到具有麻醉作用的可卡因；从金鸡纳树皮中分离出了具有抗疟疾作用的奎宁；从罂粟的果实中提取分离得到具有镇痛作用的吗啡。这些活性成分的确定证实了天然药物中所含的化学物质是其产生治疗作用的物质基础，从而为化学物质替代天然药物本身奠定了基础。

19 世纪中期以后，由于化学工业的发展，人们对煤焦油或燃料的中间体或副产物进行药理活性筛选，用简单的化工原料合成药物，并进行大规模生产，如将三氯甲烷和乙醚作为全身麻醉药，将苯酚作为消毒防腐药，以水杨酸为原料合成阿司匹林等，药物化学的研究开始由天然药物转向人工合成品。同时，人们开始思考药物结构与生理活性的联系，探索药效基团。19 世纪末，德国科学家 P. Ehrlich 提出了化学治疗（chemotherapy）的概念，即制造对人无害而能杀死细菌的化学药物。化学治疗概念的建立，为 20 世纪初化学药物的合成和进展奠定了基础，与此同时药物化学逐渐成为一门独立的学科。

知识链接

阿司匹林的问世与传奇

公元前 5 世纪，人们就知道咀嚼柳树皮用来缓解疼痛和发热。1763 年，英国报道了用柳树皮提取物成功医治了 50 位发热患者，但一直不知道柳树皮里含有什么物质。1838 年从柳树皮中分离得到水杨酸，千年之谜才由此解开。1875 年，水杨酸钠开始用于解热镇痛和关节炎等疾病的治疗，但对胃肠道的刺激性很大。1898 年，德国化学家霍夫曼用水杨酸与醋酐反应，合成了乙酰水杨酸，由德国拜耳药厂正式生产，取商品名为阿司匹林（aspirin）。

阿司匹林从发明到至今的 100 多年的时间里，其新效用不断被发现，包括解热镇痛、抗炎抗风湿、抗血小板聚集等，现已成为近百年来使用范围最广泛和最神奇的药物之一。阿司匹林的成功问世，从最初的从植物中提取分离有效成分发展到半合成再到化学全合成，是药物化学发展历程的典型案例。

2. 发展阶段 20世纪30~60年代，这一阶段合成药物大量涌现，内源性活性物质的分离、测定、活性确定以及酶抑制剂的联合应用等是化学药物发展的黄金时期。

20世纪30年代中期，德国科学家Domagk等研究和发现了百浪多息和磺胺，开创了现代化学治疗的新纪元，由此合成了一系列磺胺类药物。1940年青霉素的疗效得到肯定，各种抗生素陆续被发现并可以化学合成，化学治疗的范围日益扩大。1940年，英国科学家Wood和Fildes在对磺胺类药物作用机制的研究中发现，磺胺类药物的结构和细菌生长所需的对氨基苯甲酸的结构相似，可竞争性地抑制细菌生长所必需的二氢叶酸合成酶，使细菌不能生长繁殖，从而建立了抗代谢学说。这一学说不仅能够阐明一些药物的作用机制，而且为寻找新药开辟了新的途径和方法，如一些抗肿瘤药、利尿药、抗病毒药和抗疟药的设计和发现等。

知识链接

青霉素的发现与贡献

青霉素是由英国细菌学家弗莱明（Fleming）偶然发现的。1928年，他外出度假，忘记了实验室的培养皿中正生长着细菌，回来后发现了一个与空气意外接触过的金黄色葡萄球菌培养皿中长出了一团青绿色霉菌，通过显微镜观察发现霉菌周围的葡萄球菌菌落已被溶解，这意味着霉菌的某种分泌物能抑制葡萄球菌，弗莱明将其分泌物称为青霉素。此后，英国科学家弗洛里（Florey）与钱恩（Chain）进行了深入研究，建立了从青霉菌培养液中提取青霉素的方法。青霉素于1941年首次用于临床，1943年开始工业化生产，1949年英国科学家采用X射线衍射的方法确定了青霉素的分子结构。

青霉素的发现是20世纪药物化学最突出的成就之一，开创了抗生素研究的新纪元，在细菌感染性疾病的治疗中发挥了重要作用，挽救了无数人的生命，青霉素也因此成为了家喻户晓的救命药物。科学家们的艰辛努力，让青霉素从发现、提取、鉴定再到新品种的出现成为现实，使得最初比黄金还贵的青霉素真正成为惠及大众的普通抗生素。

早期甾体激素主要从脏器中提取，到20世纪50年代发展为化学合成并结合微生物转化的方法大量生产，甾体激素成为一类重要的药物，并以此合成为基础，分别发展了一系列计划生育药和抗炎药。

20世纪50年代以后，随着生物和医学科学的发展，药物在体内的作用机制和代谢变化逐步得到阐明，导致联系生理、生化效应和针对病因寻找新药，改变了过去单纯从药物的显效基团或基本结构出发寻找新药的方法。例如对先导化合物进行结构改造，利用潜效化（latentiation）和前药（prodrug）概念设计能降低毒副作用和提高选择性的新药等。1952年发现治疗精神分裂症的氯丙嗪后，精神疾病的治疗取得了突破性进展。

20世纪60年代，发现了非甾体抗炎药吲哚美辛，此后一系列非甾体抗炎药先后上市。在抗生素大量使用和生产的基础上，发现了6-氨基青霉烷酸（6-APA）和7-氨基头孢烷酸（7-ACA），为半合成β-内酰胺类抗生素开辟了道路。

3. 设计阶段　设计阶段始于20世纪的后30年，这一阶段一系列全新药物和所谓的重磅炸弹式新药先后上市，是药物化学发展的成熟时期。这一时期，药物化学完成了由单纯的化学模式过渡到化学与生物学相结合的模式，逐步形成了较完整的理论体系，形成了药学学科中的一门以发现新的先导化合物和创制新药为根本目标的支柱性二级学科。

20世纪60年代后期，天然抗疟药青蒿素、抗肿瘤药喜树碱及紫杉醇的发现，使从天然药物的研究中寻找先导化合物再次成为研究的热点。与此同时，对蛋白质、受体、酶、离子通道的性能和作用有了更深入的研究，以受体、酶、离子通道和核酸作为药物的作用靶点进行新药设计，在此基础上开发了受体激动剂和拮抗剂、酶抑制剂、离子通道调控剂类药物。如治疗心血管疾病的肾上腺素β受体拮抗剂、抑制胃酸分泌用于治疗胃及十二指肠溃疡的组胺H_2受体拮抗剂类药物等的发展是这一阶段的典型成功范例；20世纪70年代发展起来的血管紧张素转化酶（ACE）抑制剂、用于降血脂的羟甲戊二酰辅酶A还原酶抑制剂以及一系列钙通道阻滞剂类药物的问世，为心脑血管疾病的治疗提供了有效的药物；以核酸作为药物的作用靶点开发的药物如抗肿瘤药物氟尿嘧啶、抗病毒药阿昔洛韦等。

20世纪70年代以来，根据药物定量构效关系的研究成果，成功开发出一大批含氟喹诺酮类药物。如20世纪80年代初诺氟沙星用于临床后，迅速掀起喹诺酮类抗菌药的研究热潮，被认为是合成抗菌药发展史上的重要里程碑。

寻找内源性活性物质是药物化学的研究内容之一，20世纪80年代来发现了许多活性多肽和细胞因子，如发现内皮舒张因子NO是调节心血管系统、神经系统和免疫系统功能的细胞信使因子，参与机体的多种生理作用。20世纪90年代以来，有关NO供体和NO合成酶抑制剂的研究成为热点，为心血管药物开拓了新的领域。

近年来，随着分子生物学的发展，为人类认识疾病提供了理论基础，特别是抗肿瘤药物的研究取得了较大突破。如首个蛋白质酪氨酸激酶选择性抑制剂伊马替尼的上市，为慢性粒细胞白血病的治疗带来了革命性的突破，带动了一批激酶类抑制剂的靶向抗肿瘤药物的研制成功。

随着生命科学和计算机科学的发展，为研究和开发新药提供了新的技术和手段，有力地促进了药物化学的发展。手性药物研究、寻找内源性活性物质等成为新药研究与开发的新方向。药物设计由定性研究到定量研究，发展到合理药物设计（rational drug design），利用计算机辅助药物设计（computer aided drug design），使药物设计更加合理化。利用组合化学（combinatorial chemistry）结合高通量筛选（high throughput screening）技术，进行大范围、快速、高效的活性筛选，加快了新药研究和发现的速度。基因组学、蛋白质组学和分子影像技术等现代生物学和医学科学的发展，必将对药物化学的发展产生深远的影响和巨大的推动作用。以基因工程、细胞工程等为主体的现代生物技术为新药研究提供了重要手段，一大批生物技术药物已开始上市应用。生物学和医学的全面介入彻底改变了药物化学的发展模式，药物化学开始了与生命过程逐步相融合的发展历程。

案例分析

案例

1957 年，前联邦德国某制药厂生产的药物沙利度胺（又称反应停）因为能有效减轻妇女怀孕初期的恶心、呕吐等症状，上市后风靡欧洲各国和日本等国家，被广泛地应用于治疗妊娠反应，也由此导致出生了 1 万多名由沙利度胺造成的短肢畸形、形同海豹的“海豹畸形婴儿”。

分析

药物化学的发展历程中既有成功的案例，也有惨痛的失败教训。“反应停事件”是化学药物发展史上的悲剧，当时使用的药物是消旋化合物，若当年将 2 个光学异构体拆分开，单独使用 *R*-(+) 异构体，悲剧就能避免。

（二）我国药物化学事业的发展现状

新中国成立以来，我国的医药工业和药物化学事业取得了长足的发展，特别是在改革开放后得到迅速发展，形成了药物研发、生产、质量控制等比较全面的医药工业体系。

从新中国成立之初到 1969 年的 20 年内，我国完成了临床常用的十二大类原料药物的生产，20 世纪 50 年代主要发展了青霉素类、四环素类、氯霉素类等抗生素类、磺胺类、解热镇痛药、抗结核药、维生素类等药物，20 世纪 60 年代主要发展了计划生育药、甾体激素药，20 世纪 70~80 年代在半合成青霉素和头孢菌素类抗生素、抗肿瘤药、心血管药、消化系统药和喹诺酮类抗菌药方面有了很大发展，20 世纪 80 年代以后我国制药工业开始从单纯原料药向原料药 - 制剂一体化生产发展，目前已成为我国国民经济的重要组成部分，被誉为“朝阳产业”。随着我国国民经济的发展，对新药研究的投入也逐年增大，自 1993 年开始实施药品专利保护，药品生产开始从仿制转向创新，新药创制工作取得了很大的成绩。从天然药物中分离有效成分发展新药方面成绩显著，我国创新药物的研究形成了基于天然药物活性成分结构为基础的新药设计和发现新药的特色，特别是青蒿素、山莨菪碱和石杉碱甲等的发现，是我国对人类社会的重大贡献。同时，合成药物的研究也取得了可喜的成果，特别是近 20 年来计算机辅助药物设计、药物定量构效关系研究、组合化学以及高通量筛选技术的应用在我国药物化学研究中都有了很快的发展。

“十二五”期间，我国的新药研发能力不断增强，产品质量不断提高。有 210 个创新药获批开展临床研究，埃克替尼、阿帕替尼、西达本胺、康柏西普等 15 个 1 类创新药获批生产，110 多个新化学仿制药上市，以屠呦呦获得诺贝尔奖为代表，我国的医药创新进一步得到国际认可。药品质量管理不断加强，《中国药典》(2015 年版)发布执行，药品标准进一步与国际接轨。全产业链各环节的质量管理规范不断健全，《药品生产质量管理规范(2010 年修订)》(药品 GMP)全面实施。一批优势企业的生产质量管理与国际先进水平接轨，累计 600 多个原料药品种和 60 多家制剂企业达到国际先进水平 GMP 的要求。

医药工业是关系国计民生的重要产业，是推进健康中国建设的重要保障。“十三五”时期是全面建成小康社会的决胜阶段，也是我国医药工业整体跃升的关键时期。我国的药物化学事业必将会取得更加辉煌的成绩，市场上也将出现更多的拥有我国自主知识产权的“全球新”的化学药物。

知识链接

青蒿素——中国制造

疟疾曾是威胁人类生命的最大顽敌，长久以来，世界各国的科学家们都在致力于研究开发有效的治疗药物以战胜这一顽疾。1967 年，集中全国科技力量联合研发抗疟新药的“523 任务”正式启动，我国科学家屠呦呦团队参加了这一项目。她从我国古代医书《肘后备急方》中受到启发，采用沸点较低的乙醚为提取溶剂，于 1971 年首次从植物黄花青蒿中提取分离得到青蒿素。此后，在以屠呦呦为代表的一批科学家的不断努力与探索下，确定了青蒿素是一种具有倍半萜内酯结构的新型化合物，并成功实现了化学合成。此后，青蒿素类药物作为 WHO 推荐的抗疟疾标准疗法，在全球抗击疟疾的进程中发挥了重要作用，挽救了亿万名患者的宝贵生命，被誉为“中国神药”。我国抗疟药的研究已居于世界领先地位。

屠呦呦因发现青蒿素和双氢青蒿素的突出贡献，荣获 2015 年诺贝尔生理学或医学奖，成为首位获得诺贝尔科学奖项的中国本土科学家。

三、化学药物的基本结构与名称

（一）化学药物的基本结构

化学药物以有机化合物为主，其化学结构是由基本骨架（母核）和化学官能团（取代基）组成的。化学药物的基本骨架主要包括 2 类：一类是只含有碳氢原子的脂肪烃环和芳香烃环；另一类是含有氧、氮、硫等杂原子的杂环。化学药物的结构中常见的基本骨架及名称见表 1-1。

表 1-1 化学药物的结构中常见的基本骨架及名称

序号	名称	化学结构及编号	序号	名称	化学结构及编号
1	环戊烷	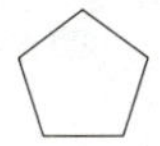	5	呋喃	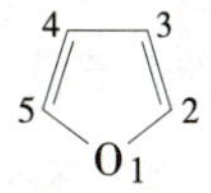
2	环己烷	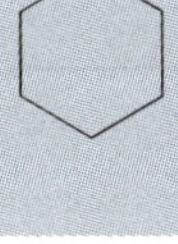	6	咪唑	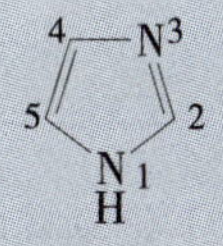
3	苯	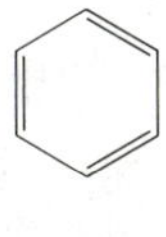	7	噻唑	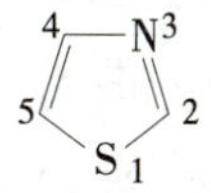
4	萘	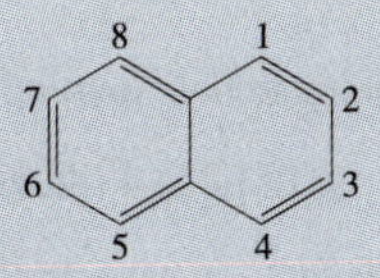	8	三氮唑（1,3,4- 三氮唑）	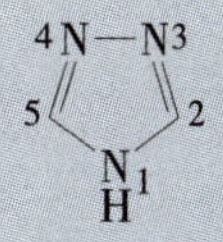

续表

序号	名称	化学结构及编号	序号	名称	化学结构及编号
9	哌啶	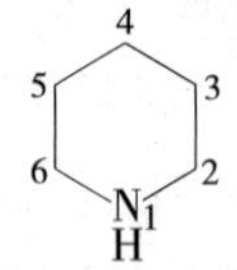	16	喹啉	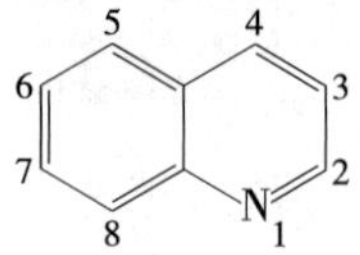
10	哌嗪	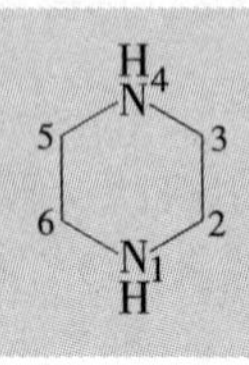	17	苯二氮䓬	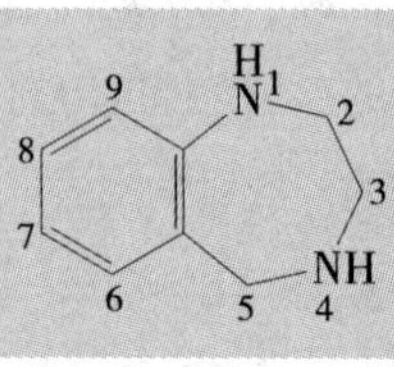
11	吡啶	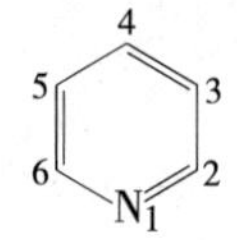	18	吩噻嗪	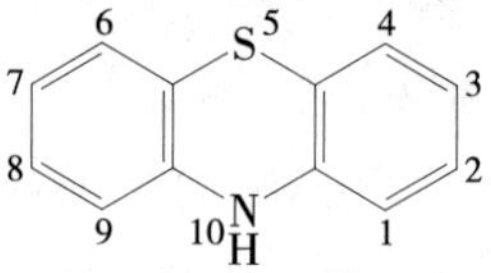
12	嘧啶	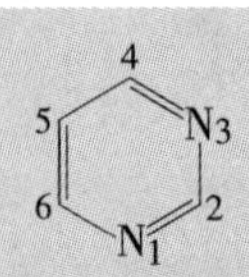	19	尿嘧啶	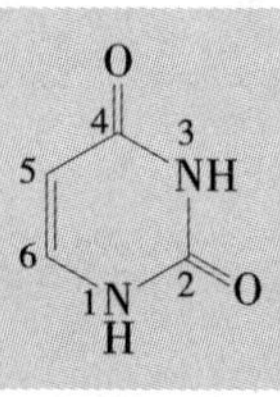
13	茚	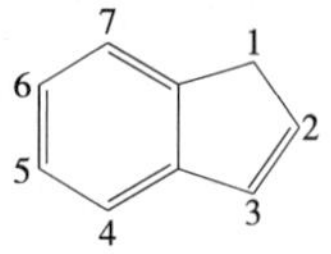	20	鸟嘌呤	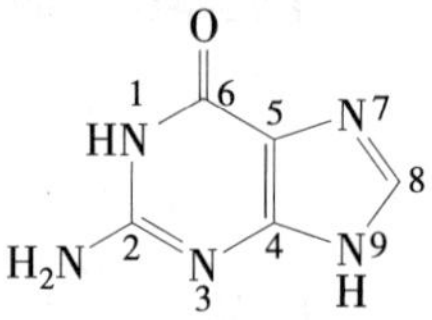
14	吲哚	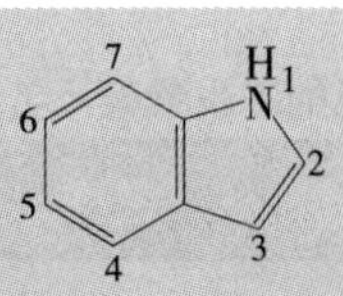	21	甾烷	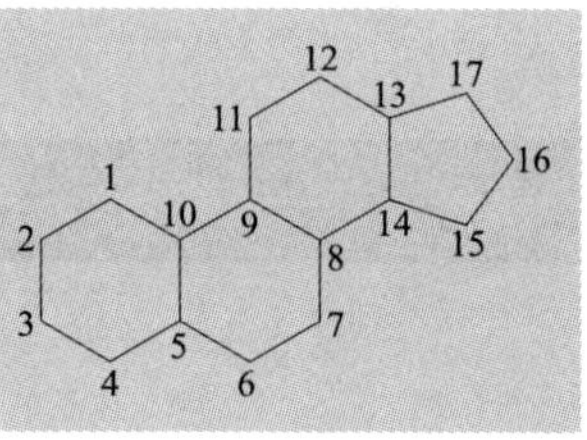
15	苯并咪唑	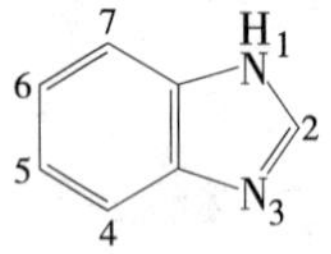			

（二）化学药物的名称

每种药物都有其特定的名称，化学药物的名称通常包括通用名、化学名和商品名 3 种类型。

通用名是指列入国家药品标准的名称，又称为法定名称，《中国药典》收载的中文药物名称均为法定名称。通用名是新药开发者在新药申请时向政府主管部门提出的正式名称，不受专利和行政保护，也是文献、资料、教材以及药品说明书中标明有效成分的名称。若该药物在世界范围内使用，则采用世界卫生组织推荐使用的国际非专利药名（International Nonproprietary Names for Pharmaceutical Substances，INN）。在 WHO 的国际非专利药名的基础上，我国国家药典委员会编写的《中国药品通用名称（CADN）》（化学工业出版社，1997）是药物命名的依据。其中的药物中文译名是根据英文名称、药品性质和化学结构等特点，采用音译、意译，或音译合意译，一般以音译为主，且尽量与英文名称对应。

知识链接

药物的名称由来

药物中文通用名采用 INN 英文音译的名称，如阿司匹林（aspirin）、吗啡（morphine）、普鲁卡因（procaine）等。

在 INN 中，具有相似药理作用的药物都有共同的词干、词头或词尾，表明它们是同类药物，如使用词干头孢（cef-）、洛尔（-olol）、沙星（-oxacin）的药物头孢氨苄、普萘洛尔及氧氟沙星等。

化学名是根据药物的化学结构进行命名而得的，它以药物的化学结构为基本点，反映药物的本质，具有规律性、系统性和准确性的特点，不会发生混淆和误解。化学药物的化学名称在新药报批和药品说明书中都要使用，但化学名冗长和复杂，不容易掌握和记忆。

中文化学名以《中国药典》收载的化学名为依据，在申请新药时，化学名必须尽可能与药典的命名原则相一致。化学名称可参考美国化学文摘（CA）和国际纯粹与应用化学联合会（IUPAC）公布的有机化合物命名原则以及中国化学会公布的有机化学物质系统命名原则（1980 年）进行命名。化学命名的基本原则是选取药物化学结构的特定部分作为药物的基本母核，其他部分视为取代基，并按规定的顺序注明取代基或官能团的序号，若有立体结构的须注明。

课堂活动

根据下列阿司匹林和盐酸普鲁卡因的化学结构式，尝试写出其化学名，并查阅《中国药典》进行核对。

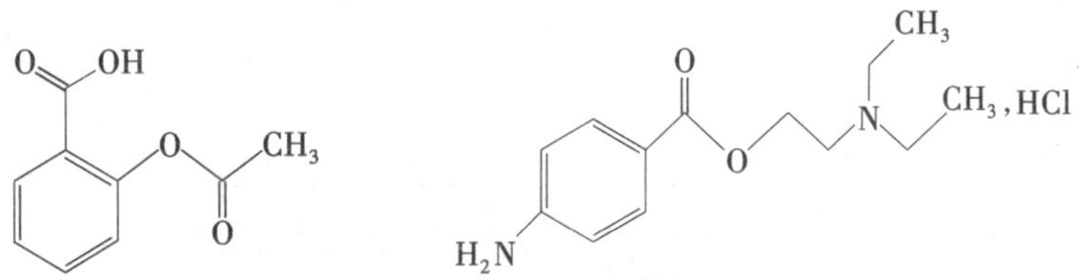

药物的商品名是制药企业为保护自己开发的产品的生产权或市场占领权，为促进药品的市场利用而使用的药物名称。药物的商品名经过注册批准后成为该药品的专用商品名称，受到保护，故又称专利名。药物的商品名通常是针对药物的最终产品，即剂量和剂型已确定的含有一种或者多种药物成分的药物。因此，含有相同药物活性成分的药品，由于生产厂商不同，会出现不同的商品名，商品名代表着制药企业的形象和产品的声誉。药品的商品名在选用时应简单顺口，且不能暗示药物的疗效和用途。

四、学习本课程的基本要求

药物化学课程是高职高专药学、药品经营与管理、药品服务与管理、药物制剂技术、化学制药技术专业的核心课程，也是国家药士（师）资格及国家执业药师资格的考试科目之一。根据不同专业的培养目标要求，教学重点有所变化，药学、药品经营与管理、药品服务与管理专业的学习内容应侧重于临床药物化学，学生能够运用药物化学的基本理论、基本知识和基本技能为药品的调剂制剂、分析检验及合理用药等服务，保证药品质量和用药安全；药物制剂技术和化学制药技术专业的学习内容要兼顾化学制药的知识，学生学会应用药物性质解决药物的合成、制剂、分析检验、贮存保管等问题及典型药物的合成。

高职高专学生学习药物化学应以药物发展过程为主线，以药物的化学结构为中心，以药物的理化性质以及药物结构特征与药物作用之间的关系为重点。基本要求为：

1. 掌握典型药物的名称、化学结构、理化性质、临床应用特点，学会应用药物的理化性质解决药物的调剂、制剂、分析检验、贮存保管及临床使用等问题。
2. 熟悉各类药物的发展概况、分类或化学结构类型。
3. 熟悉药物重要结构类型的构效关系、作用机制。
4. 熟悉典型药物的合成路线。
5. 了解新药研究与开发、药物体内代谢的基本知识。

点滴积累

1. 药物化学的研究对象是化学药物，研究内容包括药物的化学结构、理化性质、制备方法、构效关系、体内代谢、作用机制以及寻找新药的途径与方法等。
2. 药物化学的发展经历了从学科的形成与建立到学科发展，再到设计阶段的三段历程。
3. 化学药物的化学结构是由基本母核和取代基两部分组成的。
4. 化学药物的名称包括通用名、化学名和商品名。

复习导图

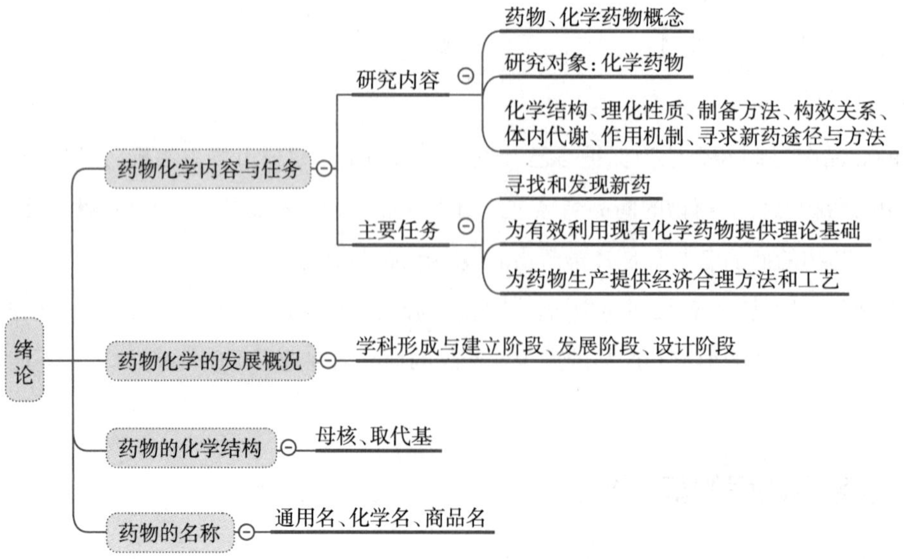

目标检测

一、选择题

（一）单项选择题

1. 药物化学是以下列哪类药物作为研究对象的

A. 天然药物　B. 生物药物　C. 化学药物　D. 中药材

2. 属于我国首创的化学药物是

A. 青霉素　B. 青蒿素　C. 阿司匹林　D. 伊马替尼

3. 下列哪项叙述不属于药物的功能

A. 缓解心绞痛　B. 治疗细菌感染　C. 预防脑血栓　D. 肿瘤放射治疗

4. 先导化合物是指

A. 新化合物

B. 不具有生物活性的化合物

C. 具有某种生物活性，可作为进行结构修饰或改造的模型，进一步优化得到供临床应用的药物

D. 理想的临床药物

5. 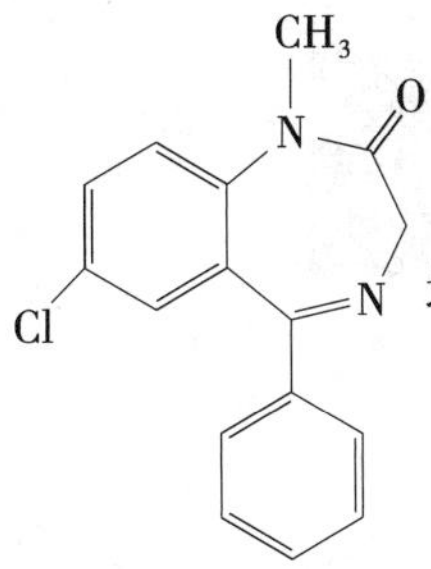

地西泮的母核结构是

A. 喹啉　B. 苯并咪唑　C. 三氮唑　D. 苯二氮䓬

6. 关于药品名称的叙述，正确的是

A. 药品不能申请商品名　B. 药品通用名可以申请专利和行政保护

C. 药典中使用的名称是通用名　D. 药品化学名是国际非专利药名

（二）多项选择题

1. 下列哪些属于化学药物

A. 维生素 C　B. 诺氟沙星　C. 甘草

D. 硫酸钡　E. 伤寒疫苗

2. 下列属于药物化学研究范围的有

A. 发明与发明新药

B. 合成化学药物

C. 阐明药物的理化性质

D. 研究药物与机体生物大分子的相互作用方式（作用机制）

E. 研究药物化学结构与生物活性之间的关系

3. 目前已发现的药物作用靶点包括

A. 受体　　B. 酶　　C. 离子通道

D. 核酸　　E. 细胞核

4. 化学药物的名称包括

A. 通用名　　B. 化学名　　C. 制剂名

D. 商品名　　E. 拉丁名

二、简答题

1. 药物化学的主要任务有哪些？
2. 名词解释：药物；药物化学；先导化合物。
3. 从青蒿素的发现与研究过程可得到哪些启示？

三、实例分析

1. 简述药物的分类及化学药物的含义，并举例说明。
2. 根据药物化学的研究内容和主要任务，举例说明学习药物化学的重要性。
3. 网上查阅资料，举出几个化学药物发现或发明的典型案例，并分析其重要意义。

ER-01章习题

（葛淑兰　王文心）

第二章

合成抗感染药

导学情景

情景描述

从2002年11月起，一场突如其来的严重急性呼吸综合征（SARS，简称“非典”）在我国及全球一些国家和地区相继暴发，患者以发热、头痛、肌肉酸痛、乏力、干咳少痰等为主要临床表现，严重者出现呼吸困难。这次疫情是由人类中从未出现过的新型SARS冠状病毒感染引起的急性呼吸道传染病。

抗感染药物引言

学前导语

感染性疾病是由病毒、细菌、衣原体、支原体、真菌等病原微生物或寄生虫感染人体所引起的局部或全身性疾病。在人的一生中会有多次患感染性疾病的经历，如流感、肺炎、细菌性痢疾、尿路感染、肝炎、脑膜炎及肠蛔虫症等。感染性疾病的发病率高，传播速度快，遍布临床各科室，对人民健康及社会造成的危害极大。在人类与感染性疾病的抗争中，抗感染药物得到了广泛的应用和快速的发展，是临床上非常重要的一大类药物。本章我们将一起学习合成抗感染药物的有关药物化学的基本知识。

抗感染药物（anti-infective agents）是指一类抑制或杀灭病原微生物或寄生虫的药物（或称化学治疗药），主要包括合成的抗感染药物及抗生素。抗感染药物的发展可分为4个时期：①1933—1950年，开发了磺胺类药物，开创了细菌感染性疾病化学治疗的新纪元；②1943—1990年，研制了以β-内酰胺类抗生素为主的半合成抗生素，由于其抗菌作用强、抗菌谱广，超过了磺胺类药物，因而得到迅速发展；③1962—1990年，发展了喹诺酮类合成抗菌药，抗菌活性强，和其他类抗生素之间无交叉耐药性，已有20多个品种上市；④1980年至今，噁唑烷酮类等新型抗菌药出现。

本章重点讨论磺胺类药物及磺胺增效剂、喹诺酮类抗菌药、抗结核病药、抗真菌药、抗病毒药、其他抗菌药及抗寄生虫药等合成抗感染药。

第一节　磺胺类药物及抗菌增效剂

磺胺类药物（sulfonamides）是一类具有对氨基苯磺酰胺结构的合成抗菌药，通过抑制细菌繁殖而抗菌。本类药物的抗菌谱广，对多种球菌及某些杆菌都有抑制作用，可用于治疗上呼吸道感染、泌尿道感染、肠道感染、流行性脑脊髓膜炎等细菌性感染疾病。

知识链接

谁发现了磺胺药?

20 世纪初，人们对细菌感染性疾病束手无策，当时各国的科学家们正热衷于从染料中寻找抗菌药。1932 年，32 岁的德国生物化学家多马克（Gerhard Domagk）用一个名叫“百浪多息”的橘红色染料做试验，发现感染溶血性链球菌的小鼠注射百浪多息后奇迹般地活了下来。此后不久，他的女儿因手指被刺破感染链球菌而高热昏迷，在用百浪多息后起死回生。多马克于 1933 年报告了用百浪多息治疗链球菌引起的败血症的第一个病例，引起了全世界范围内的极大兴趣。此后研究发现百浪多息在体内代谢成了磺胺而产生抗菌作用，磺胺的名字很快在医疗界广泛传播开来，一系列磺胺类药物开始用于临床。多马克因此荣获 1939 年诺贝尔生理学或医学奖。今天，磺胺家族的不少成员虽然已经风光不再，完成了它们的使命“退休”了，但却贡献永存。

磺胺类药物的发现和应用在药物化学史上具有里程碑意义，对药物化学的发展起到了重要作用。它的发现开创了细菌感染性疾病化学治疗的新纪元，控制了死亡率很高的细菌性传染病；通过对其作用机制研究提出的“抗代谢学说”开辟了一条从代谢拮抗寻找新药的途径，如抗肿瘤药、抗疟药及抗病毒药等的研究；通过对磺胺药的深入研究，从其不良反应中开发了具有磺胺结构的利尿药和降血糖药。

一、磺胺类药物

（一）概述

1. 发现与发展　磺胺类药物的母体对氨基苯磺酰胺在 1908 年被合成，当时作为合成工业偶氮染料的中间体，直到 1932 年 Domagk 发现百浪多息（prontosil）可使鼠、兔免受链球菌和葡萄球菌感染，并报告了可用百浪多息治疗细菌感染引起的败血症。其后发现百浪多息在体外无效，只有在体内代谢成为对乙酰氨基苯磺酰胺而产生抗菌作用，由此确认了磺胺类药物的基本结构为对氨基苯磺酰胺。

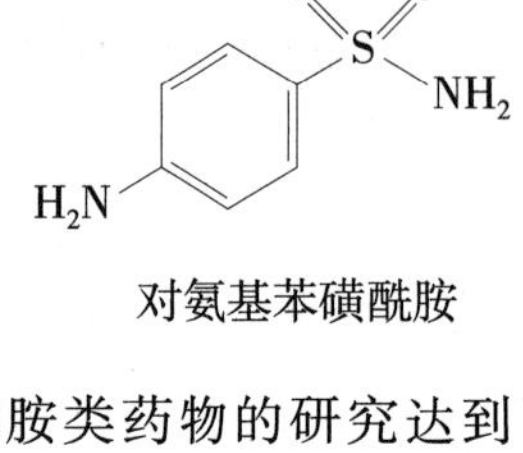

对氨基苯磺酰胺

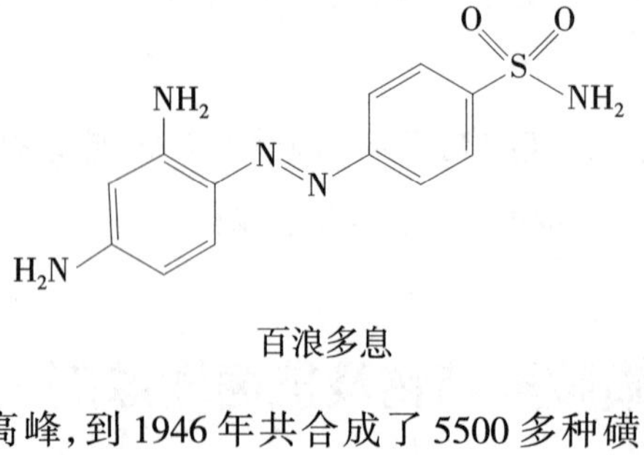

百浪多息

此后，磺胺类药物的研究达到了一个高峰，到 1946 年共合成了 5500 多种磺胺类化合物，筛选出 20 余种在临床使用，代表药物有磺胺异噁唑（sulfafurazole）、磺胺醋酰（sulfacetamide）、磺胺嘧啶（sulfadiazine）等。20 世纪 50 年代以后，又开发了长效磺胺类药物，如磺胺甲噁唑（sulfamethoxazole）的半衰期为 11 小时，抗菌作用强，抗菌谱广；磺胺地索辛（sulfadimethoxine）的半衰期为 40 小时。近年来开发的柳氮磺吡啶（sulfasalazine）治疗溃疡性结肠炎疗效显著，还可用于治疗类风湿关节炎。

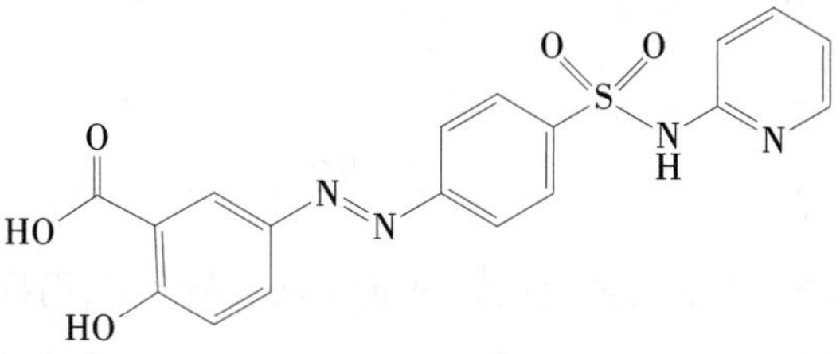

柳氮磺吡啶

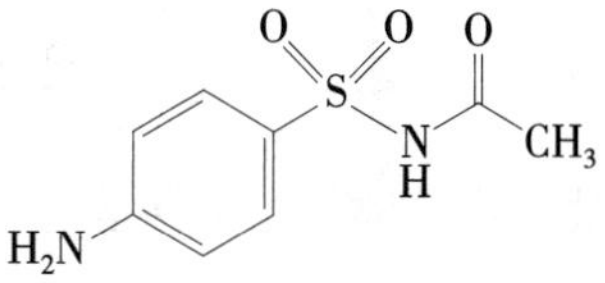

磺胺醋酰

目前在临床使用的磺胺类药物主要有磺胺甲噁唑、抗菌增效剂甲氧苄啶、磺胺嘧啶、柳氮磺吡啶和外用的磺胺醋酰钠、磺胺嘧啶银等。

磺胺类药物都是对氨基苯磺酰胺（简称磺胺）的衍生物，通用名一般是磺胺加上 N_1 上的杂环取代基名称，称作磺胺某某，如磺胺嘧啶、磺胺醋酰等；化学名称则是以对氨基苯磺酰胺为母体，再注明取代基的位置及名称，如磺胺嘧啶的化学名为 *N*-2- 嘧啶基 -4- 氨基苯磺酰胺。

2. 构效关系　磺胺类药物都是对氨基苯磺酰胺衍生物，其基本结构通式为：

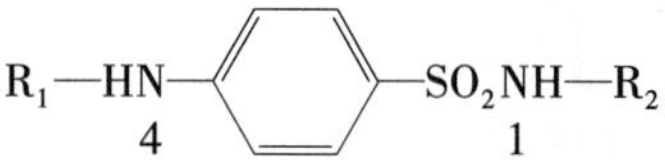

R_1 多为 H，R_2 多为杂环，如嘧啶、异噁唑等，环上取代甲基或甲氧基。

通过对大量磺胺类药物的结构与活性之间关系的研究，总结出其构效关系的规律如下：

（1）对氨基苯磺酰胺是抗菌作用的必需结构，即苯环上的 2 个取代基彼此处在对位，在邻位或间位均无抑菌作用。

（2）芳香第一胺为抑菌作用的必要基团，若 N_4 上有取代基则必须在体内易被酶分解或还原为游离的氨基才有效。

（3）磺酰胺基上的 N_1 单取代化合物使抑菌作用增强，大多为吸电子基团，杂环取代作用较强，而 N_1，N_4- 双取代物则活性消失。

（4）苯环若被其他芳环取代或在苯环上引入其他基团，则抑菌作用降低或消失。

（5）磺胺类药物的酸性解离常数（pK_a）与抑菌作用强度有密切关系，其 pK_a 在 6.5~7.0 时抑菌作用最强。

（二）作用机制

核酸是细菌生长繁殖所必需的成分，细菌核酸的合成是在细菌体内以对氨基苯甲酸（PABA）、二氢蝶啶焦磷酸酯和谷氨酸为底物，在二氢叶酸合成酶的催化下合成二氢叶酸。二氢叶酸在二氢叶酸还原酶的作用下形成四氢叶酸，四氢叶酸作为一碳单位转移酶的辅酶，参与核酸前体物（嘌呤、嘧啶）的合成。磺胺类药物的化学结构与 PABA 类似，作用靶点是二氢叶酸合成酶，即能与 PABA 产生竞争性拮抗与二氢叶酸合成酶结合，抑制该酶的活性，使细菌二氢叶酸的合成受到干扰，导致细菌生长和繁殖受阻而产生抑菌作用。

磺胺类药物之所以能和 PABA 产生竞争性拮抗，是由于其分子形状、大小及电荷分布与 PABA 极其相似的缘故。

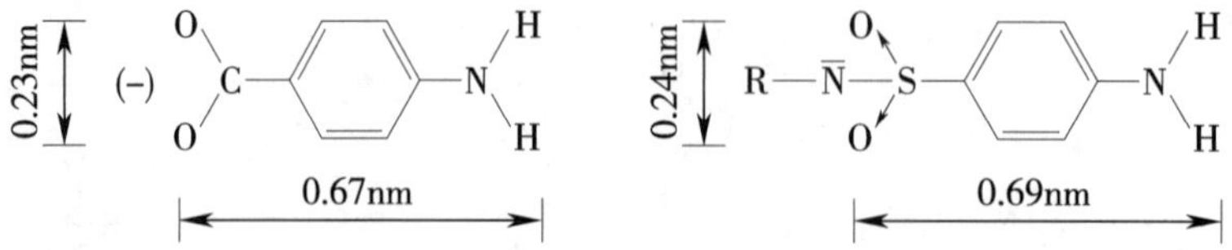

由于磺胺类药物能竞争性地与二氢叶酸合成酶结合，使细菌不能合成二氢叶酸，而抗菌增效剂甲氧苄啶（TMP）可抑制二氢叶酸还原酶，阻碍二氢叶酸还原为四氢叶酸，两者合用可产生协同作用，使细菌体内的叶酸代谢受到双重阻断，抗菌作用增强数倍至数十倍。磺胺类药物和 TMP 的协同抑菌作用机制如下：

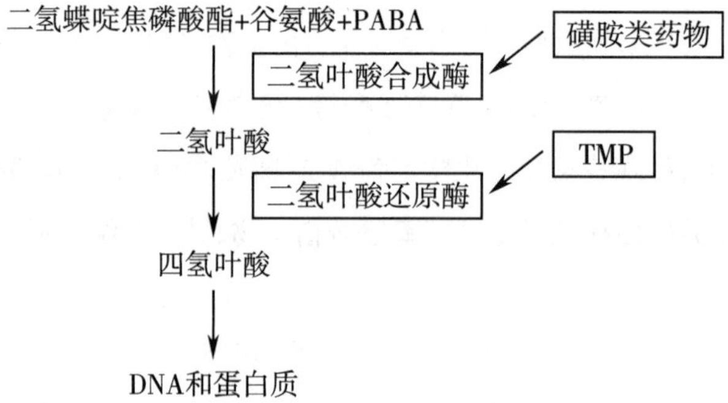

人和微生物的体内代谢均需二氢叶酸，但人可以从食物中摄取二氢叶酸，因此磺胺类药物不影响人体的正常叶酸代谢。

（三）理化性质

磺胺类药物多为白色或淡黄色结晶或结晶性粉末，无臭，几乎无味，难溶于水，易溶于乙醇、丙酮，具有一定的熔点。

ER-2-2
磺胺类药物的性质

1. 酸碱两性 磺胺类药物均具有酸碱两性，分子中的芳香第一胺基显弱碱性，磺酰胺基显弱酸性，可溶于酸或碱溶液（氢氧化钠和碳酸钠）中，但其酸性比碳酸弱，所以磺胺类药物钠盐注射液与其他酸性注射液不能配伍使用。

2. 还原性 磺胺类药物的芳香第一胺易被空气中的氧氧化，在日光及重金属离子催化下氧化反应加速，遇光色渐变暗，特别是其钠盐在碱性条件下更易氧化，氧化产物主要为偶氮化合物和氧化偶氮化合物。因此，本类药物应遮光、密封保存。

3. 重氮化 - 偶合反应 本类药物含有芳香第一胺，可发生重氮化 - 偶合反应，在酸性溶液中与亚硝酸钠进行重氮化反应生成重氮盐，重氮盐在碱性条件下与 *β*- 萘酚偶合，生成橙红色或猩红色偶氮化合物沉淀。

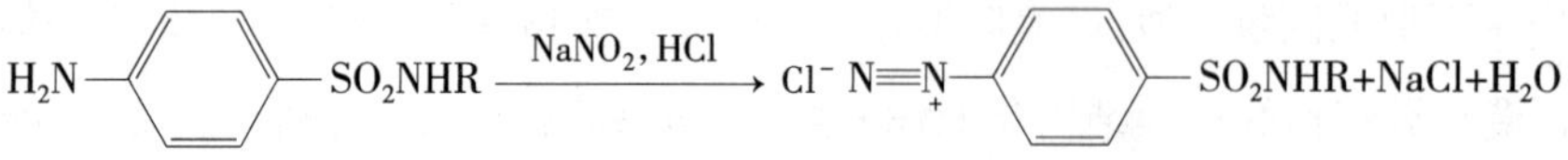

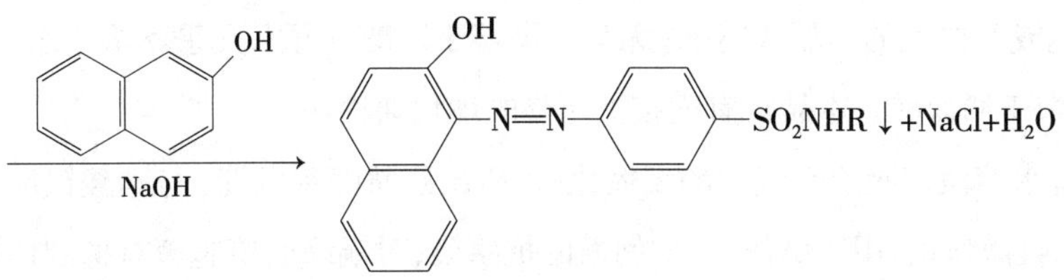

橙红色

4. 与金属离子反应　本类药物分子中的磺酰氨基上的氢原子比较活泼，与氢氧化钠成钠盐后可被金属离子（如银、铜等）取代，生成不同颜色的金属盐沉淀，可利用此性质进行该类药物的鉴别。如磺胺嘧啶的钠盐水溶液与硫酸铜反应生成黄绿色沉淀，放置后生成紫色沉淀；磺胺甲噁唑钠盐水溶液与硫酸铜生成草绿色沉淀。

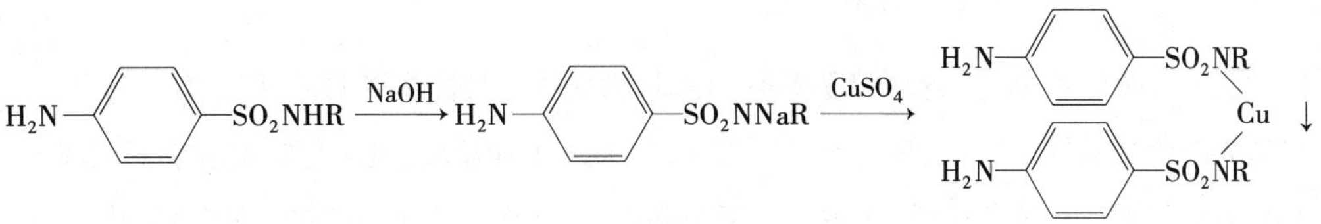

课堂活动

磺胺类药物结构中的芳香第一胺和磺酰胺基具有哪些性质？该性质有何应用？

二、抗菌增效剂

抗菌增效剂（antibacterial synergists）是指与抗菌药配伍使用后，能增强抗菌药的抗菌活性的药物。目前临床上使用的抗菌增效剂种类不多，增效的作用机制亦各不相同。

甲氧苄啶（trimethoprim，TMP）为广谱抗菌药，其主要用作抗菌增效剂。其作用机制是可逆性地抑制二氢叶酸还原酶，阻碍二氢叶酸还原为四氢叶酸，影响细菌 DNA、RNA 及蛋白质的合成，抑制细菌的生长繁殖。

抗菌增效剂与磺胺类药物两者联合应用可产生协同作用，使细菌体内的叶酸代谢受到双重阻断，抗菌作用增强数倍至数十倍，所以又称作磺胺增效剂，并可减少耐药菌株的出现。常用的复方制剂有复方磺胺甲噁唑（复方新诺明，SMZ-TMP，CoSMZ）片和注射液、复方磺胺嘧啶（双嘧啶，SD-TMP）片等，用于治疗支气管炎、肺部感染和尿路感染等。

三、典型药物

磺胺嘧啶　sulfadiazine

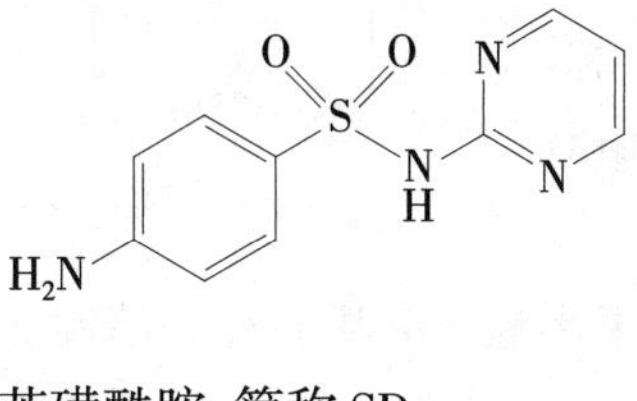

化学名为 *N*-2- 嘧啶基 -4- 氨基苯磺酰胺，简称 SD。

本品为白色或类白色的结晶或粉末；无臭。微溶于乙醇、丙酮，几乎不溶于水，易溶于氢氧化钠试液或氨试液，溶于稀盐酸。本品具有磺胺类药物的理化通性。

本品的钠盐水溶液能吸收空气中的二氧化碳，析出磺胺嘧啶沉淀；与硝酸银反应生成的磺胺嘧啶银具有抗菌和收敛作用，用于烧伤、烫伤创面的抗感染，对铜绿假单胞菌有抑制作用。

本品的抗菌作用和疗效均好，优点为血中的有效浓度高、血清蛋白结合率低、易透过血脑屏障，为预防和治疗流行性脑炎的首选药物。

磺胺甲噁唑　sulfamethoxazole

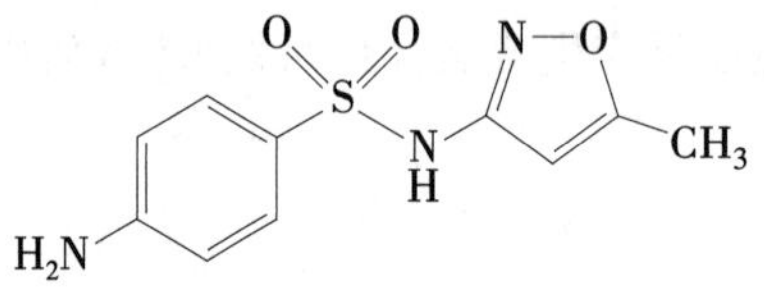

化学名为 *N*-（5- 甲基 -3- 异噁唑基）-4- 氨基苯磺酰胺。又称新诺明，简称 SMZ。

本品为白色结晶性粉末；无臭。几乎不溶于水，易溶于稀盐酸、氢氧化钠试液或氨试液。

本品为磺胺类广谱抗菌药，临床主要用于尿路感染、外伤及软组织感染、呼吸道感染。

本品与 TMP 合用制成复方磺胺甲噁唑（又称复方新诺明、CoSMZ），其抗菌作用更强，一次给药后有效浓度可维持 16 小时，是目前临床应用较广的磺胺药。

案例分析

案例

1 位年轻姑娘因化脓性扁桃体炎就诊，医生开了复方磺胺甲噁唑，并告诉患者按每天 2 次，每次 2 片服药，但第一次服用时要吃 4 片，并注意多喝水，不宜与维生素 C 或含维生素 C 较多的酸性食物和药物同时服用。患者为此去咨询药师："为什么第一次服药时要加倍？与酸性物质同时使用会对身体产生什么伤害？"

分析

由于磺胺类药物是与 PABA 竞争性地结合二氢叶酸合成酶而发挥药效，"首剂加倍"才能迅速达到有效血药浓度而产生抑菌作用。磺胺甲噁唑在体内代谢过程中发生乙酰化反应的比率较高，生成的乙酰化代谢产物的溶解度更小，易在泌尿系统析出结晶，引起血尿、闭尿等症状，特别是在酸性环境中更易析出结晶。因此，长期使用本品时应与碳酸氢钠（小苏打）同服，以碱化尿液，提高乙酰化物在尿中的溶解度，且服药期间应注意多饮水。

甲氧苄啶　trimethoprim

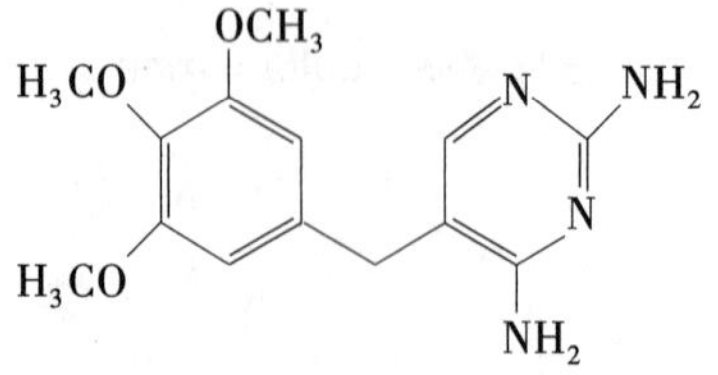

化学名为 5-［（3，4，5- 三甲氧基苯基）甲基］-2，4- 嘧啶二胺。又名甲氧苄氨嘧啶、磺胺增效剂、TMP。

本品为白色或类白色结晶性粉末；无臭。略溶于三氯甲烷，微溶于乙醇或丙酮，几乎不溶于水，易溶于冰醋酸。

本品具芳香第一胺，在空气中易发生自动氧化，在日光及重金属催化下氧化加速。因此，本品应遮光、密封保存。

本品常与磺胺甲噁唑或磺胺嘧啶合用，治疗呼吸道感染、泌尿道感染、肠道感染、脑膜炎、伤寒、布鲁氏菌病等。

点滴积累

1. 对氨基苯磺酰胺是磺胺类药物抗菌作用的必需结构，该类药物能与 PABA 竞争性拮抗，为二氢叶酸合成酶抑制剂；抗菌增效剂甲氧苄啶为二氢叶酸还原酶抑制剂，两者合用产生协同作用，抗菌作用增强。
2. 磺胺类药物为酸碱两性化合物，具有还原性，遇光易氧化；能发生重氮化 - 偶合反应；能与金属离子反应。
3. SD 在脑脊液中的浓度高，可预防和治疗流行性脑膜炎；SMZ 与 TMP 配伍增效，应用范围扩大，用于呼吸道、泌尿道感染等。

第二节　喹诺酮类药物

一、概述

喹诺酮类抗菌药（quinolone antimicrobial agents）是一类具有 1，4- 二氢 -4- 氧代吡啶 -3- 羧酸基本结构的合成抗菌药，由于具有 4- 吡啶酮 -3- 羧酸的基本结构，又称为吡酮酸类药物。

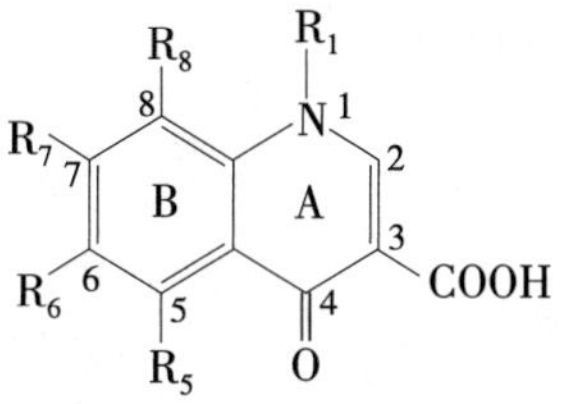

自 1962 年萘啶酸被合成以来，经过 50 多年的发展，特别是 20 世纪 80 年代氟喹诺酮的快速发展，其中一些药物的抗菌作用完全可与优良的半合成头孢菌素相媲美。这类药物具有抗菌谱广、活性强、生物利用度高、使用方便、与其他抗菌药无交叉耐药性等特点，在临床上广泛用于消化系统、呼吸系统及泌尿系统感染等疾病的治疗，是一类非常重要的合成抗菌药，但同时要注意该类药物的不良反应，以保障用药安全。

根据抗菌谱和抗菌活性的演变，喹诺酮类药物的发展可以分为以下 4 个阶段：

第一阶段（1962—1969 年）：第一代喹诺酮类的代表药物为萘啶酸（nalidixic acid）。1960 年在合成抗疟药氯喹衍生物的过程中，分离得到一个具有抗菌活性的副产物，对它进行结构改造后得到萘啶酸，对革兰氏阴性菌有明显的抑制作用，1962 年作为治疗尿路感染的药物上市。但因其抗菌谱窄、口服吸收、易产生耐药性、中枢不良反应较大，现已被淘汰。

第二阶段（1970—1977 年）：第二代喹诺酮类的代表药物为吡哌酸（pipemidic acid）、西诺沙星（cinoxacin），结构特点是在分子的 7- 位引入哌嗪基，一是分子的碱性和水溶性增加，药物对 DNA 螺旋酶的亲和力增加，抗菌活性增强；二是分子的组织渗透性增加，在大多数组织中的浓度大于血药浓度。因此，以后的喹诺酮类药物都保留了 7- 位碱性基团。这类药物对铜绿假单胞菌及变性杆菌有效，抗菌谱从革兰氏阴性菌扩大到革兰氏阳性菌。如吡哌酸对尿路感染及肠道感染的疗效较好，且毒性低、副作用小。

第三阶段（1978—1998 年）：以诺氟沙星（norfloxacin）的问世为起点，为第三代喹诺酮类药物，代表药物有诺氟沙星、环丙沙星（ciprofloxacin）、氧氟沙星（ofloxacin）等，是 6- 位氟取代和 7- 位哌嗪环取代的含氟喹诺酮类药物，抗菌谱进一步扩大，对革兰氏阴性菌和革兰氏阳性菌均有明显的抑制作用，有些药物对支原体、衣原体、军团菌以及分枝杆菌也有效，耐药性低，毒副作用小，在大多数组织（除脑组织和脑脊液外）和体液中均有较好的分布，用于治疗泌尿系统感染、肠道感染及呼吸道感染等，是目前最常用的合成抗菌药。

第四阶段：1999 年至今，以莫西沙星（moxifloxacin）、加替沙星（gatifloxacin）、司帕沙星（sparfloxacin）和吉米沙星（gemifloxacin）为代表的第四代喹诺酮类药物相继上市，又称为“新喹诺酮类”，其抗菌谱进一步扩大，对革兰氏阳性菌（如肺炎链球菌）和厌氧菌的抗菌活性进一步提高，对革兰氏阴性菌的抗菌活性与环丙沙星相似或略优，对结核分枝杆菌、军团菌、幽门螺杆菌等亦有良好的活性，具有生物利用度好、半衰期较长等优点，为喹诺酮类药物的临床应用打开了更广阔的空间。

常见的喹诺酮类药物如下：

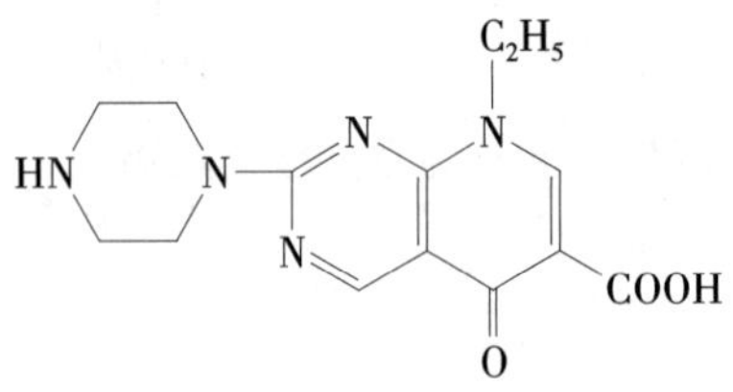

吡哌酸

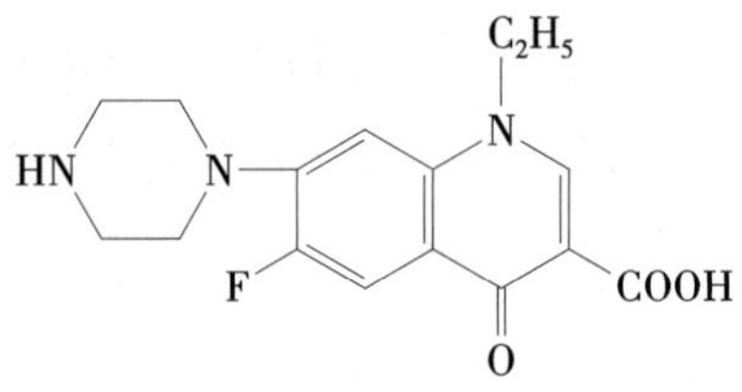

诺氟沙星

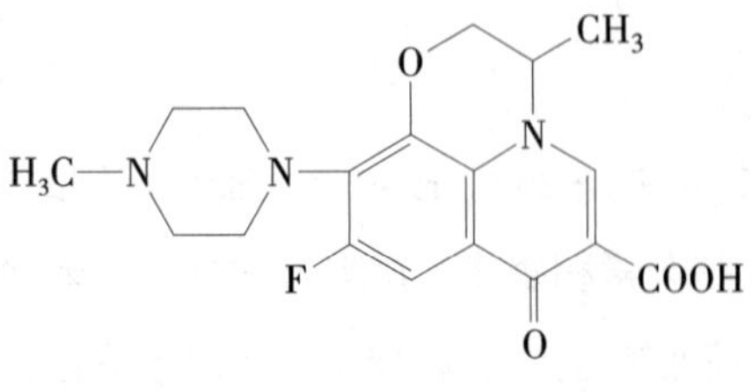

氧氟沙星

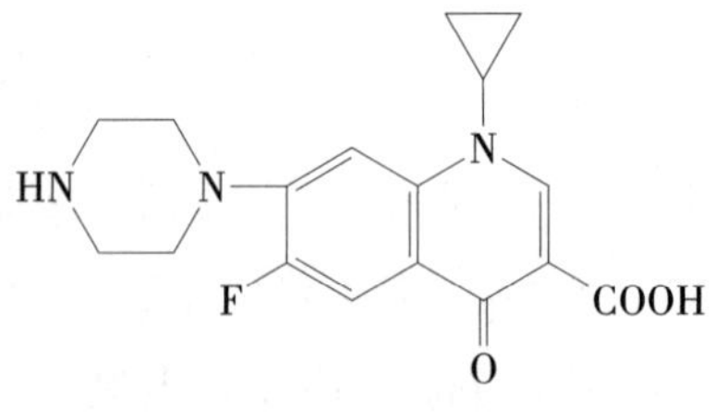

环丙沙星

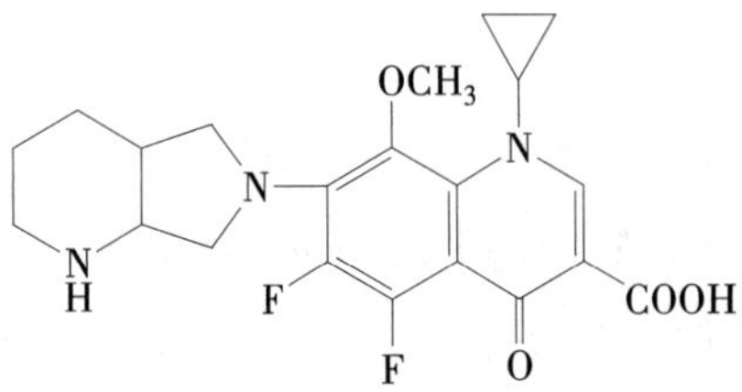

莫西沙星

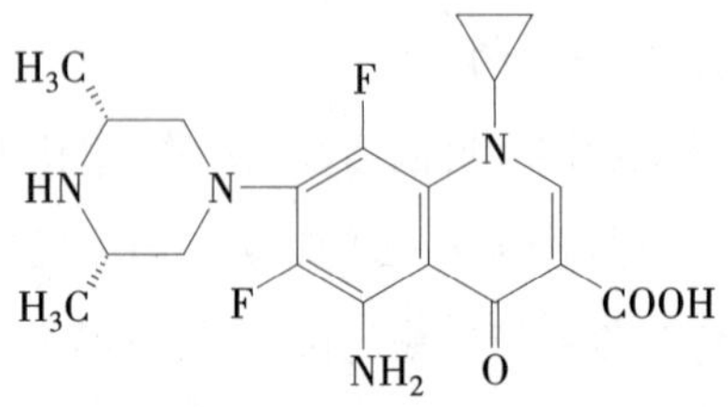

司帕沙星

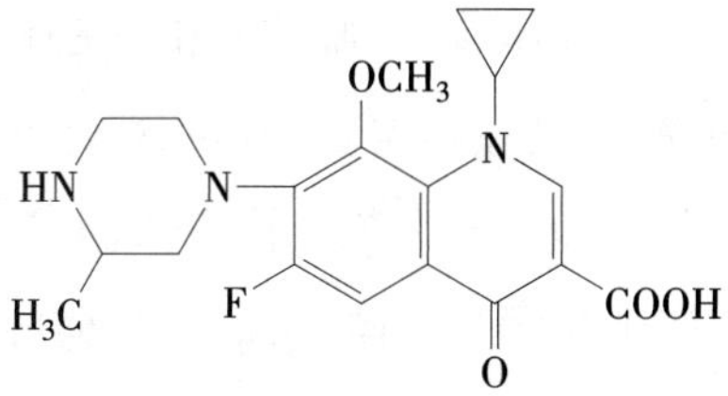

加替沙星

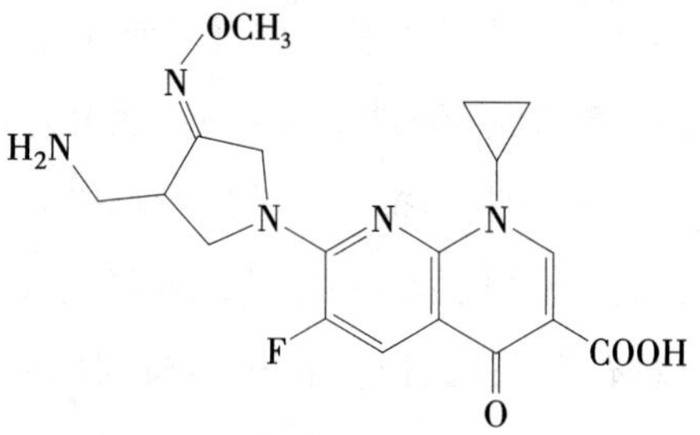

吉米沙星

知识链接

我国自主创制新药——盐酸安妥沙星

盐酸安妥沙星是我国科学家历时 16 年自主研制的第一个氟喹诺酮类 1.1 类化学新药，是 1993 年我国实施药品专利法以来自主创制的第一个化学创新药物，该药物于 2009 年被批准上市，并获 2017 年度国家技术发明二等奖。

该药物主要用于治疗敏感细菌所引起的呼吸系统、泌尿系统和皮肤软组织等感染，具有生物半衰期长、抗菌谱广、活性强、组织分布广、生物利用度高、安全性好、毒副作用小等优点。

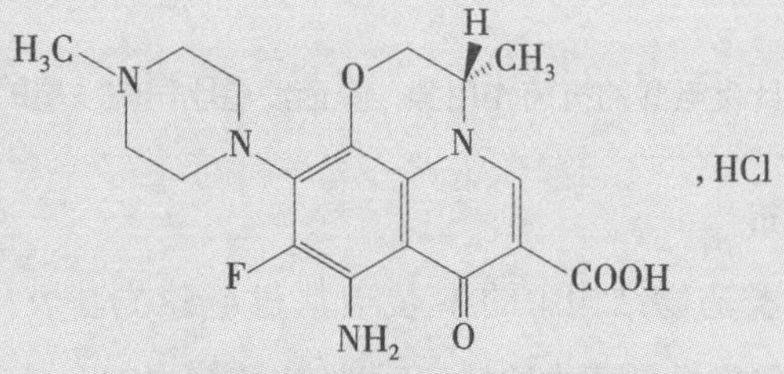

盐酸安妥沙星

喹诺酮类抗菌药通过抑制细菌 DNA 螺旋酶（又称拓扑异构酶Ⅱ）和拓扑异构酶Ⅳ而起到抗菌作用。DNA 螺旋酶和拓扑异构酶Ⅳ在细菌 DNA 自身的合成（复制）、转录过程中发挥着重要作用，是细菌生长所必需的酶。喹诺酮类药物以氢键与以上 2 个酶形成稳定的拓扑异构酶 -DNA- 药物三重复合物，使细菌 DNA 超螺旋过程受阻，干扰细菌细胞的 DNA 复制而呈现杀菌作用。

二、构效关系

（一）结构与活性的关系

通过对喹诺酮类药物结构及生物活性的研究，将其构效关系总结为以下几点：

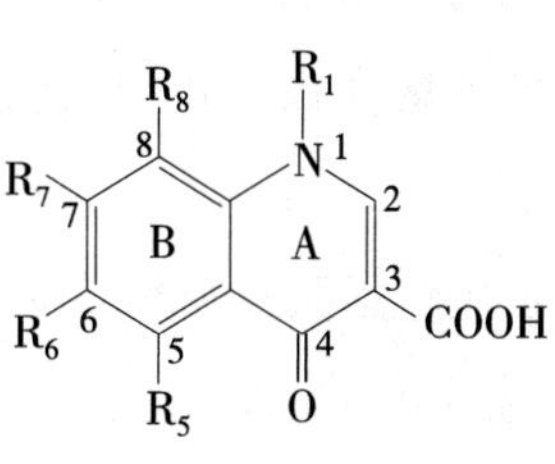

1. 喹诺酮类基本结构中的吡酮酸环（A 环）是抗菌作用必需的基本结构，其中 3- 位羧基和 4- 位酮基是抗菌活性不可缺少的部分。而 B 环可做较大的改变，可以是苯环、吡啶环和嘧啶环等。

2. 1- 位取代基对抗菌活性的影响较大。若为脂肪烃基，以乙基或与乙基体积相近的取代基（如氟乙基）取代活性较好；若为脂环烃基，以环丙基取代活性最好；若为芳烃基，以 2，4- 二氟苯基和 4- 羟基苯基为佳。若 1- 位和 8- 位间成环状化合物时，产生光学异构体，以 *S*- 异构体的作用最强，氧氟沙星的 *S*- 异构体左氧氟沙星的抗菌活性为其消旋体的 2 倍。

3. 2- 位引入取代基，其活性消失或减弱。

4. 5- 位取代基中以氨基为最好，可提高吸收或组织分布，其他基团取代则活性下降。

5. 6- 位引入氟原子，可使活性显著增强，是由于 6- 位氟原子的引入可使药物增加对 DNA 螺旋酶的结合力，而且对细菌细胞壁的穿透性也增加。

6. 7- 位引入五元或六元杂环，抗菌活性明显增强，以哌嗪基为最好，哌嗪基的 4- 位被甲基取代可提高抗革兰氏阳性菌的活性。

7. 8- 位引入—F、—Cl、—OCH_3，可降低最小抑菌浓度，—OCH_3 取代抗厌氧菌活性增加，但—F 取代光毒性也增加，最可能引起光毒性的是 6，8- 二氟喹诺酮类。

课堂活动

试解释为什么环丙沙星比吡哌酸的抗菌作用强，莫西沙星比司帕沙星的光毒性小？

（二）结构与毒性的关系

1. 软骨毒性　喹诺酮类药物结构中的 3- 位羧基和 4- 位酮基极易和钙、镁、锌等金属离子生成螯合物，不仅降低了药物的抗菌活性，也使体内的金属离子流失。由于本类药物可影响软骨发育，因此妊娠期妇女、哺乳期妇女、18 岁以下的未成年人禁用，同时该类药物不宜和牛奶等含钙、铁等的食物和药品同时服用。近年来发现，该类药物引起的肌腱病损也与其引起体内的镁离子浓度下降有关。

ER-2-3

喹诺酮类不良反应

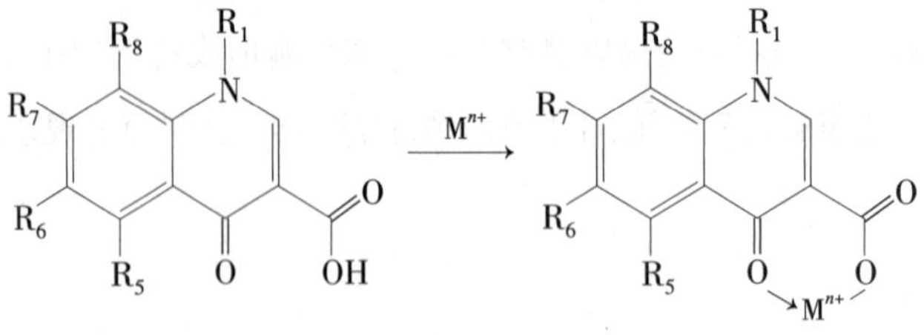

2. 光毒性　少数喹诺酮类药物易产生光敏反应及光毒性，光毒性产生的原因可能是由于药物对光不稳定，经紫外线照射，药物结构发生变化，诱导机体产生自由基而致。结构中的 8- 位取代基对光毒性强度有影响，如司帕沙星、氟罗沙星较易发生。因此，使用喹诺酮类期间及最后一次用药后的 3 天之内应避免紫外线和日光照射。

另外，喹诺酮类药物的严重不良反应包括肌腱炎和肌腱断裂、周围神经病变、对中枢神经系统的影响和重症肌无力加剧等。该类药物还可引起胃肠道反应、结晶尿、肝损害、心脏毒性以及与其他药物相互作用，以上反应都与药物的化学结构有关。

案例分析

案例

某患者因尿路感染在连续服用司帕沙星片几天以后，小便呈现了混浊现象，且外出后皮肤出现了红斑，并伴有水疱产生。

分析

由于喹诺酮类药物的水溶性较小，若服药期间饮水少就容易产生结晶尿，使小便呈现混浊现象，尤其在碱性尿中更易发生。司帕沙星结构中8-位有氟原子取代，具有较强的光毒性，患者服药后经日光照射，易出现光敏反应。因此用药期间应多饮水，保持24小时内的排尿量在1200ml以上，且应尽量避免暴露于阳光下。

三、典型药物

诺氟沙星　norfloxacin

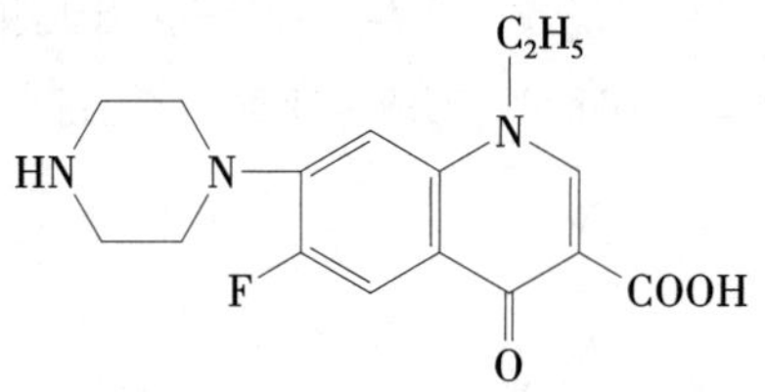

化学名为1-乙基-6-氟-1,4-二氢-4-氧代-7-(1-哌嗪基)3-喹啉羧酸。又名氟哌酸。

本品为类白色至淡黄色结晶性粉末；无臭；在空气中能吸收水分，遇光色渐变深。略溶于*N*,*N*-二甲基甲酰胺(DMF)，极微溶于水或乙醇；为酸碱两性化合物，易溶于乙酸、盐酸和氢氧化钠溶液。

本品分子中的叔胺基团可与丙二酸和醋酐在80~90℃反应，显红棕色。

本品具有机氟化物的反应，经氧瓶燃烧破坏后，吸收液与茜素氟蓝和硝酸亚铈试液作用生成蓝紫色配合物。

本品在室温、干燥条件下相对稳定，但在光照下可分解得到7-哌嗪环开环产物，使其颜色变深。本品在酸性条件下回流可发生脱羧，生成3-脱羧产物。故本品应遮光、密封，在干燥处保存。

本品具有较好的组织渗透性，抗菌谱广，对革兰氏阴性菌与革兰氏阳性菌均有较好的抑制作用，特别是对包括铜绿假单胞菌在内的革兰氏阴性菌的作用比庆大霉素等氨基糖苷类抗生素还强。口服后部分吸收，血药浓度较低，在脑组织和骨组织中的浓度低，但尿、肠道中的药物浓度高。在体内几乎不被代谢，绝大部分自尿排出。临床上主要用于治疗敏感菌引起的肠道和尿路感染。

盐酸环丙沙星　ciprofloxacin hydrochloride

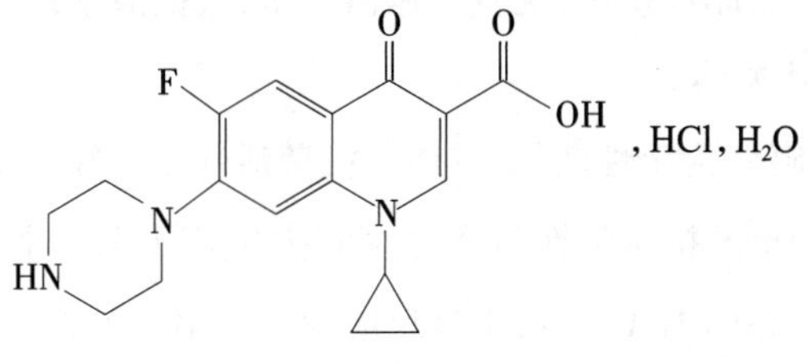

化学名为1-环丙基-6-氟-1,4-二氢-4-氧代-7-(1-哌嗪基)-3-喹啉羧酸盐酸盐一水合物。又名环丙氟哌酸。

本品为白色至微黄色结晶性粉末;几乎无臭。溶于水,极微溶于甲醇或乙醇,几乎不溶于丙酮、乙酸乙酯或二氯甲烷;易溶于氢氧化钠溶液。

本品的抗菌谱与诺氟沙星相似,但对大肠埃希菌、铜绿假单胞菌、流感嗜血杆菌、球菌、链球菌、军团菌、金黄色葡萄球菌、脆弱拟杆菌的最低抑菌浓度较低,优于其他同类药物及半合成头孢菌素和氨基糖苷类抗生素。另外,对耐β-内酰胺酶抗生素或耐庆大霉素的病原菌也显效,因而在临床上被广泛应用于敏感菌所致的呼吸道、尿道及消化道等部位的感染。

知识链接

手 性 药 物

手性药物(chiral drug)是指分子结构中含有手性中心或不对称中心的药物。临床使用的1850种药物统计表明,有1045种为手性药物,其中有570种为单一对映体、475种为外消旋体。手性中心是分子产生手性的最常见的原因,碳原子是最常见的手性原子,当碳原子形成4个单键时,碳原子位于四面体的中心,连接的4个基团互不相同时,形成手性碳原子。除碳原子外,氮、硫、磷原子在满足条件时也可形成手性中心。

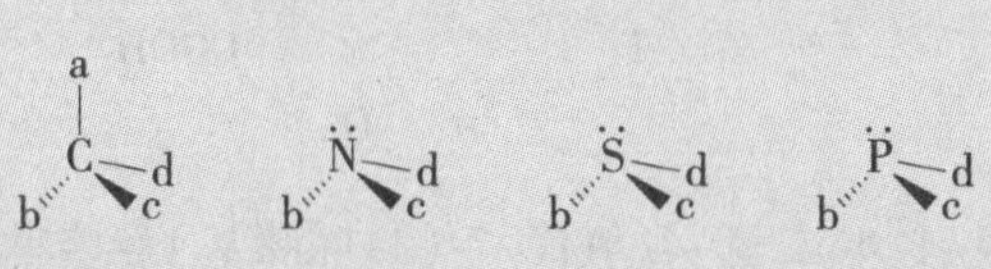

手性碳　手性氮　手性硫　手性磷

手性药物的不同异构体与受体的作用不同,因而在药效学、药动学、毒理学等方面的表现也不同,它们的药理作用要通过与受体之间的严格手性匹配与分子识别实现。

左氧氟沙星　levofloxacin

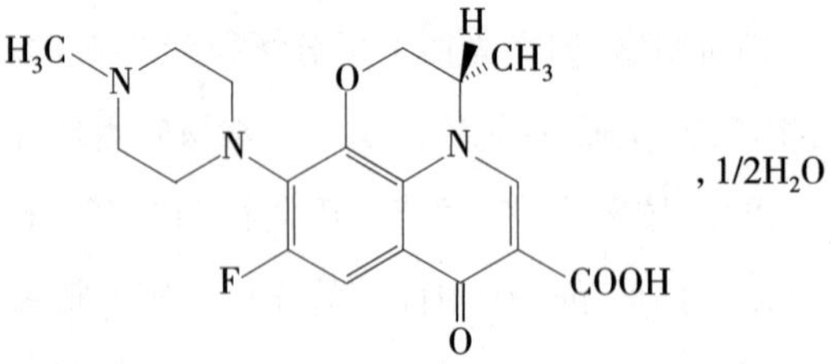

化学名为(-)-(*S*)-3-甲基-9-氟-2,3-二氢-10-(4-甲基-1-哌嗪基)-7-氧代-7*H*-吡啶并[1,2,3-*de*]-1,4-苯并噁嗪-6-羧酸半水合物。又名氟嗪酸。

本品为类白色至淡黄色结晶性粉末;无臭。微溶于水,极微溶于乙醇,不溶于乙醚;在冰醋酸中易溶,在0.1mol/L盐酸溶液中略溶。

本品为氧氟沙星的左旋体,为手性药物,其体外抗菌活性是氧氟沙星的2倍,水溶性好,更易制成注射剂,毒副作用小,抗菌谱及抗菌活性与环丙沙星基本相同,且口服吸收完全,广泛分布于各组织中,主要以原形自肾排泄,在体内代谢少,不良反应少。适用于敏感菌引起的泌尿生殖系统、呼吸道及胃肠道等感染。

点滴积累 √

1. 喹诺酮类药物具有 4- 吡啶酮 -3- 羧酸的基本结构，1- 位乙基或环丙基取代活性增强，3- 位羧基和 4- 位酮基为抗菌活性的必需基团，3- 羧基和 4- 酮基易与钙、镁离子形成螯合物，影响软骨发育，6- 位引入氟原子活性显著增强，7- 位哌嗪基取代活性增强，8- 位取代基对光毒性强度有影响。
2. 喹诺酮类通过抑制细菌 DNA 螺旋酶和拓扑异构酶Ⅳ发挥抗菌作用。
3. 左氧氟沙星为氧氟沙星的左旋体，为手性药物，其抗菌活性是氧氟沙星的 2 倍。

第三节　其他类合成抗菌药物

其他类合成抗生素主要简要介绍异喹啉类、硝基咪唑类和噁唑烷酮类抗菌药。

异喹啉类抗菌药的典型药物为盐酸小檗碱（berberine hydrochloride），它是黄连和三颗针等植物中的生物碱，又名盐酸黄连素，外观为黄色结晶性粉末，味极苦，具有抗菌活性强、毒性低、副作用低的特点，主要用于肠道感染。

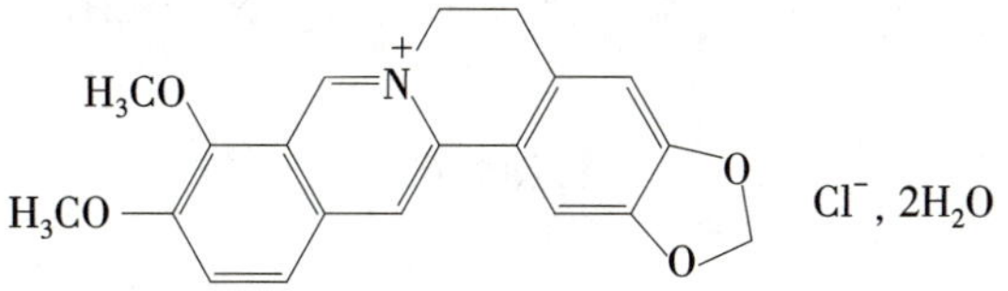

盐酸小檗碱

硝基咪唑类抗菌药主要有甲硝唑（metronidazole）、替硝唑（tinidazole），临床上除用于抗滴虫病和抗阿米巴虫病外，近年来广泛用于厌氧菌引起的系统及局部感染。药物结构中的硝基在无氧环境中还原成氨基而显示抗厌氧菌作用，对需氧菌或兼性需氧菌则无效。

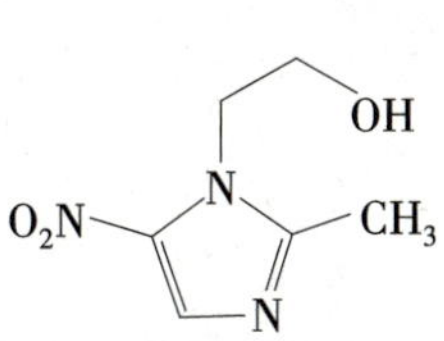

甲硝唑

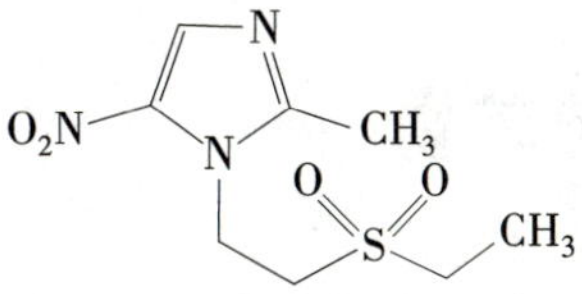

替硝唑

案例分析

案例

患者，男，58 岁，因皮肤软组织厌氧菌感染就医，给予静脉滴注甲硝唑治疗，嘱患者不能饮酒，患者表示接受医嘱。治疗第 2 日晚餐时，由于朋友盛情难却饮酒 1 杯，随即出现颜面紫红、肿胀、头晕、心慌气促、呼吸困难、恶心、呕吐等症状，测量血压下降至 80/50mmHg，送医院紧急抢救后恢复正常，医生嘱咐患者使用甲硝唑期间和停药后的 1 周内禁止饮酒和服用含乙醇的饮料与药品。

分析

以上出现的醉酒反应是由于服用某些药物（硝基咪唑类抗菌药、头孢菌素类、氯霉素等药物）后饮酒导致的体内乙醛蓄积的中毒反应，称为双硫仑样反应。乙醇进入体内后，首先在肝细胞内经过乙醇脱氢酶作用氧化为乙醛，乙醛在乙醛脱氢酶的作用下氧化为乙酸，乙酸进一步代谢为二氧化碳和水排出体外。由于甲硝唑、替硝唑、头孢哌酮和头孢曲松等药物能抑制乙醛脱氢酶的活性，使乙醛产生后不能进一步氧化代谢，从而导致体内的乙醛聚集，出现双硫仑样反应。

噁唑烷酮类抗菌药是近年来新开发的一类新型抗菌药，具有独特的抑制细菌蛋白质合成的作用机制，与其他抗菌药无交叉耐药性，对多重耐药的革兰氏阳性球菌和部分厌氧菌具有很强的活性，尤其是对万古霉素耐药的肠球菌最有效。噁唑烷酮类药物的发现为临床治疗耐药菌感染性疾病提供了一条新途径，具有很好的发展前景。

利奈唑胺（linezolid）为第一个用于临床的噁唑烷酮类药物，主要用于治疗社区获得性肺炎、皮肤或软组织感染、医院获得性肺炎和万古霉素耐药的肠球菌感染。

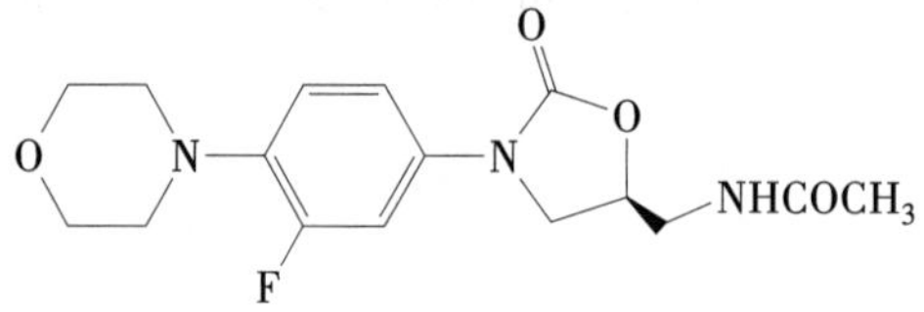

利奈唑胺

点滴积累

1. 盐酸小檗碱为异喹啉类生物碱，外观为黄色，味极苦，主要用于肠道感染。
2. 甲硝唑、替硝唑为硝基咪唑类药物，用于抗滴虫病、抗阿米巴虫病和抗厌氧菌感染，可抑制乙醛脱氢酶，导致双硫仑样反应。
3. 利奈唑胺为噁唑烷酮类新型抗菌药，用于治疗耐药菌感染性疾病。

ER-2-4

结核病的前世今生

第四节　抗结核药物

结核病是由结核分枝杆菌感染引起的一种常见的慢性传染病，可累及全身各个器官和组织，其中以肺结核最常见。用于治疗结核病的药物称为抗结核药物（tuberculostatics）。由于结核分枝杆菌是具有特殊细胞壁的耐酸杆菌，其细胞壁有高度亲水性的类脂，因此对醇、酸、碱和某些消毒剂高度稳定，所以抗结核药用药周期长，且易产生耐药性，临床上以联合用药为主。

抗结核药根据化学结构可分为合成抗结核病药和抗结核抗生素。合成抗结核病药主要有异烟肼、对氨基水杨酸钠、盐酸乙胺丁醇、吡嗪酰胺等。抗结核抗生素主要有氨基糖苷类的链霉素和利福霉素类的利福平等。

链霉素（streptomycin）是 20 世纪 40 年代最早用于临床的有效抗结核药，它通过与结核分枝杆菌核蛋白 30S 亚基结合，使结核分枝杆菌蛋白质的合成受到抑制，对于急、慢性浸润性肺结核有很好的疗效，临床上用于治疗各种结核病（详见第三章）。

对氨基水杨酸钠（sodium aminosalicylate）于1946年开始用于临床。本品为二氢叶酸合成酶抑制剂，能使结核分枝杆菌蛋白质的合成受阻，对结核分枝杆菌有选择性抑制作用，多与链霉素、异烟肼合用，用于治疗各种结核病。本品能减少异烟肼的乙酰化，增加异烟肼在血浆中的水平。将对氨基水杨酸钠与异烟肼制成复合物，称为帕司烟肼（pasiniazid）。

20世纪50年代在研究异烟醛缩氨硫脲时发现的中间体异烟肼（isoniazid）对结核分枝杆菌显示出强大的抑制和杀灭作用，现已成为抗结核的首选药物之一。

盐酸乙胺丁醇（ethambutol hydrochloride）是采用随机筛选方法得到的抗结核药，由于其分子中含有2个构型相同的手性碳原子，只有3个光学异构体，右旋体的活性为内消旋体的12倍、左旋体的200~500倍，药用为右旋体。本品可与2价金属离子如 Mg^{2+} 结合，干扰细菌RNA的合成。本品为二线抗结核药，主要用于治疗对异烟肼、链霉素有耐药性的各型肺结核及肺外结核，可单独用，但多与其他抗结核药联合应用，以增强疗效并延缓细菌耐药性的产生。

吡嗪酰胺（pyrazinamide）为烟酰胺的生物电子等排体，该药物在抗结核联合用药中发挥了较好的作用，特别是近年来通过定量构效关系的研究，对它的杀菌作用又有了新的认识。本品只对结核分枝杆菌有杀灭作用，对其他细菌无抗菌活性，与其他抗结核药联合用于经一线抗结核药（如链霉素、异烟肼、利福平及乙胺丁醇）治疗无效的结核病。

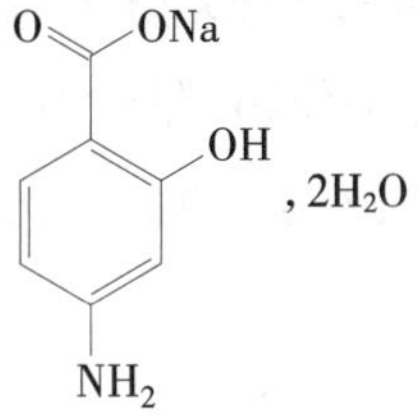

对氨基水杨酸钠

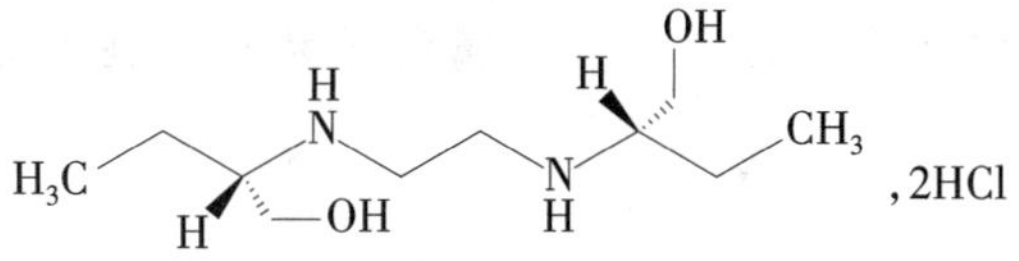

盐酸乙胺丁醇

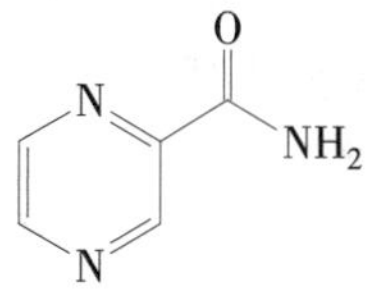

吡嗪酰胺

20世纪70年代，发现了大环内酰胺类抗生素利福平（rifampin），具有抗结核活性强的优点，以后又相继产生了利福定（rifandin）、利福喷丁（rifapentine）等利福霉素衍生物。2000年以来，含氟喹诺酮类药物如氧氟沙星、环丙沙星和莫西沙星具有较高的抗结核分枝杆菌作用和较低的副作用，与其他抗结核药无交叉耐药性，现已成为耐药结核病的主要选用药物。

贝达喹啉（bedaquiline）是近年来新上市的一类二芳基喹啉类新型抗结核药物，对结核分枝杆菌有很好的抑制作用，作为抗结核联合治疗的一部分，用于成人耐多药肺结核的治疗。

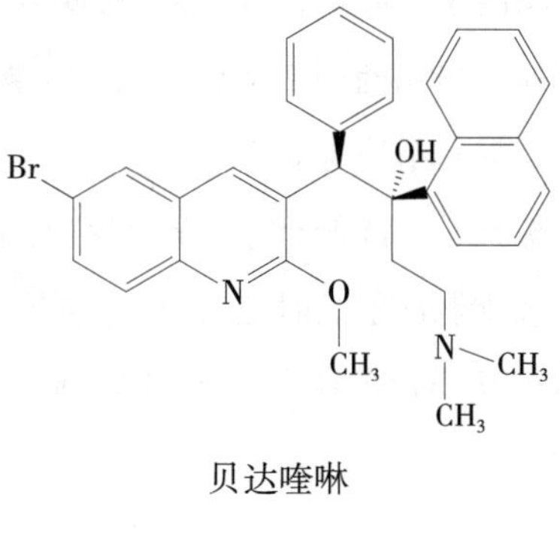

贝达喹啉

一、合成抗结核药物

异烟肼　isoniazid

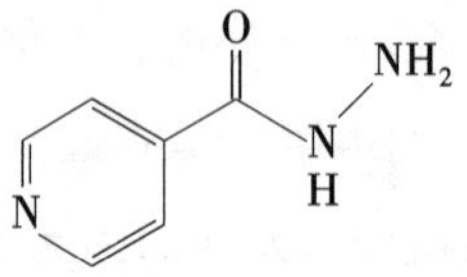

抗结核药
——异烟肼

化学名为4-吡啶甲酰肼。又名雷米封。

本品的合成是以4-甲基吡啶为原料，在金属钒的催化下，与空气中的氧作用，氧化为异烟酸，再和水合肼缩合得到异烟肼。

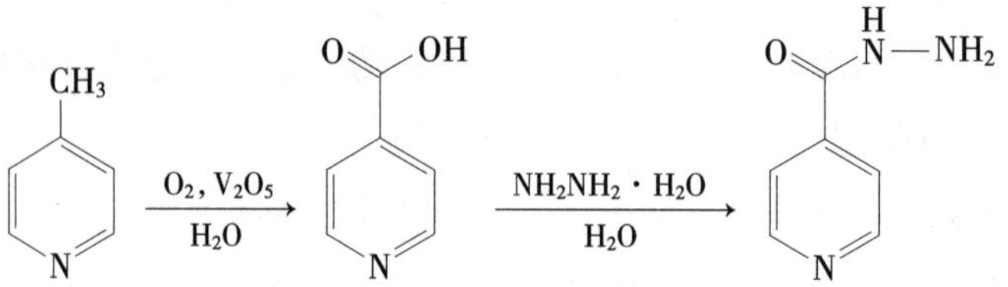

本品为无色结晶、白色或类白色的结晶性粉末；无臭；遇光渐变质。易溶于水，微溶于乙醇，极微溶于乙醚。

本品含有肼的结构，具有较强的还原性，可被多种弱氧化剂氧化，如在酸性条件下可与溴、碘、硝酸银、溴酸钾反应，生成异烟酸，同时放出氮气。如果与氨制硝酸银作用，即放出氮气并有银镜生成。本品碱性水溶液接触空气及金属离子易发生氧化反应而变质，注意遮光，密闭贮存。

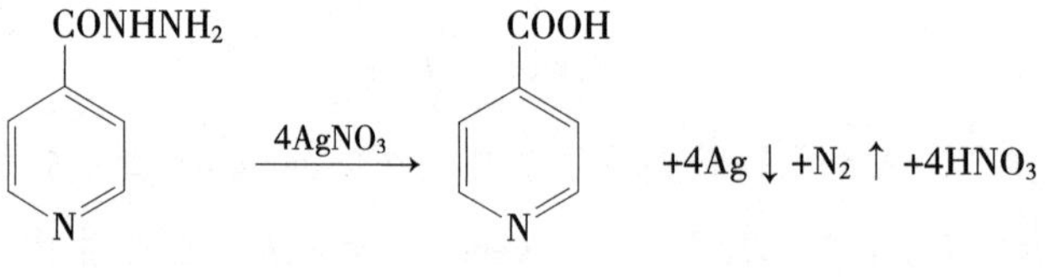

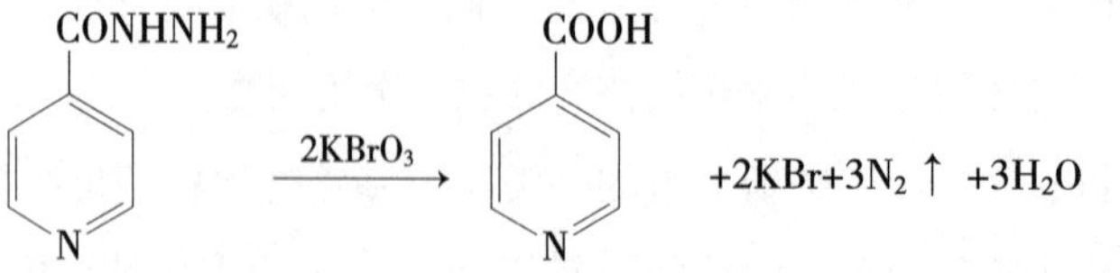

本品含酰肼结构，受光、重金属离子、温度、pH等因素影响变质后，分解生成异烟酸和游离肼，后者的毒性较大，故变质后的异烟肼不可供药用。本品在碱性溶液中，在有氧气和金属离子存在时，可分解产生异烟酸盐、异烟酰胺及二异烟酰肼等。

本品可与铜离子、铁离子、锌离子等金属离子发生配位反应，生成有色的配合物，因此微量金属离子的存在可使本品水溶液变色，故配制注射液时应避免与金属器皿接触。

本品水溶液加香草醛乙醇溶液，析出黄色结晶，可用于鉴别。

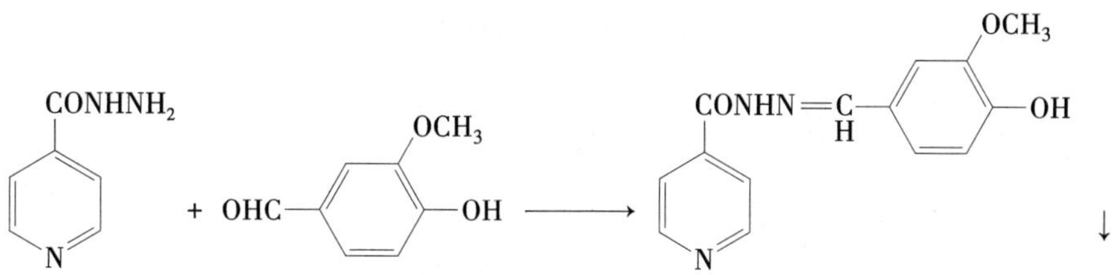

案例分析

案例

某肺结核患者，服用异烟肼 1 周后，开始出现乏力、食欲缺乏、恶心等症状，继而出现黄疸、血清氨基转移酶升高等肝损害的临床表现，停药后血清氨基转移酶迅速恢复正常，黄疸 2 周完全消失。

分析

异烟肼口服吸收后主要在肝脏进行乙酰化代谢反应，生成无活性的 *N*- 乙酰异烟肼，由尿排出。少部分水解代谢为异烟酸和肼，或者由 *N*- 乙酰异烟肼水解产生异烟酸和乙酰肼，乙酰肼可被肝微粒体酶系 CYP-450 氧化，进而生成酰基自由基或酰基阳离子，与肝蛋白反应形成乙酰肝蛋白，引起肝坏死。在使用异烟肼治疗中，乙酰肼的存在始终与肝毒性相伴，因此在使用异烟肼的过程中要注意检查肝功能。

本品适用于各型肺结核和肺外结核，对结核分枝杆菌有强大的抑制和杀灭作用，对细胞内外的结核分枝杆菌均有效，除预防用药时可单独使用外，对各种类型结核病的治疗，作为首选药物之一均须与其他第一线药物联合应用，以增加疗效和避免细菌产生耐药性。由于较易通过血脑屏障，故对结核性脑膜炎的疗效较好。本品口服吸收快，食物及各种耐酸性药物可以干扰或延误其吸收，因此应空腹服用。

二、抗结核抗生素

利福霉素类是由链丝菌发酵产生的抗生素，天然的有利福霉素 A、B、C、D、E 等碱性物质，由于化学性质较不稳定，仅获得利福霉素 B 纯品，化学结构为 27 个碳原子的大环内酰胺，但抗菌作用很弱，将利福霉素 B 经氧化、水解、还原得到利福霉素 SV，对革兰氏阴性菌和结核分枝杆菌的作用增强，但口服吸收较差。为寻找口服吸收好、抗菌谱更广、高效和长效的抗结核病药，将利福霉素 SV 与 1- 甲基 -4- 氨基哌嗪反应成腙，得到其半合成的衍生物利福平，抗结核活性比利福霉素高 32 倍。1981 年，我国科学工作者将利福平哌嗪环上的甲基用异丁基取代得到利福定（rifandin），对结核分枝杆菌和麻风杆菌的抗菌活性强，口服吸收好，毒性低。利福喷丁（rifapentine）为利福平哌嗪环上的甲基被环戊基取代的衍生物，对结核分枝杆菌的抗菌作用比利福平强 2~10 倍。

利福平　rifampicin

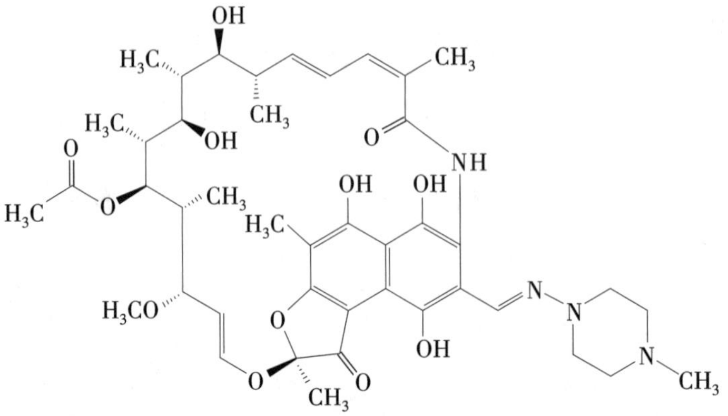

化学名为 3-[[(4- 甲基 -1- 哌嗪基)亚氨基]甲基]- 利福霉素。又名甲哌利福霉素。

本品为鲜红色或暗红色的结晶性粉末；无臭。溶于甲醇，几乎不溶于水。遇光易变质，水溶液易氧化损失效价。

在碱性条件下，本品分子中的 1，4- 萘二酚结构被氧化成醌型化合物；在强酸性条件下，本品萘环 3- 位的醛缩氨基哌嗪在 C═N 处分解。

本品的体内代谢主要发生在 C_{21}- 位酯键水解，其代谢物为脱乙酰基利福霉素；利福平的另一代谢物为 3- 醛基利福霉素 SV。利福平的代谢物仍有抗菌活性，但活性下降；代谢物具有色素基团，因而尿液、粪便、唾液、泪液、痰液及汗液等常呈橘红色。

课堂活动

结核病患者服用利福平以后，为什么尿液、粪便、唾液、泪液、痰液及汗液等常会呈现橘红色?

本品为半合成广谱抗菌药，对多种病原微生物均有抗菌活性，主要应用于肺结核、泌尿生殖系统结核、肺炎、淋巴结核等的治疗，与异烟肼、乙胺丁醇有协同作用，抗结核治疗时应与其他抗结核药联合应用。

本品在肠道中吸收迅速，食物可以干扰药物的吸收，因此该药适宜空腹服用。

点滴积累

1. 抗结核药分为合成抗结核病药和抗结核抗生素两大类。
2. 异烟肼结构中的酰肼基性质不稳定，具有还原性、水解性、缩合反应，分解产生游离肼而引起肝毒性。
3. 利福平为含 27 个碳原子的大环内酰胺，外观为红色粉末，结构中的萘二酚具有还原性，酯键和醛缩氨基哌嗪可发生水解，水解代谢产物呈橘红色。

第五节　抗真菌药物

真菌感染一般分为两大类：浅表真菌感染和深部真菌感染。发生在皮肤、黏膜、皮下组织的感染称为浅表真菌感染；浅表感染是一种传染性强的常见病和多发病，占真菌病患者的 90%，如脚癣、股癣、花斑癣等，但一般不会引起严重的后果。侵害人体黏膜深处、内脏、泌尿系统、脑和骨髓等的感染称为深部真菌感染。近年来，广泛应用抗生素破坏了真菌与细菌间正常菌群的共生关系，皮质激素、免疫抑制剂、抗肿瘤药物等的应用使得机体对真菌的抵抗力降低，深部真菌感染的发病率呈逐年上升的趋势，真菌感染已成为癌症、艾滋病及免疫功能丧失患者死亡的因素之一。因此，对抗真菌药物的研究与开发日益受到重视。

ER-2-6 抗真菌药物概述

目前临床上使用的抗真菌药物（antifungals drugs）按化学结构可分为：①抗真菌抗生素；②氮唑类抗真菌药物；③其他抗真菌药物。

一、抗真菌抗生素

抗真菌抗生素分为多烯和非多烯 2 类。多烯类主要对深部真菌感染有效，因结构中含有共轭多烯基团，性质不稳定，遇光、热、氧等迅速被破坏。主要药物有两性霉素 B（amphotericin B）、制霉菌素（nystatin）等。

1966 年上市的两性霉素 B 是第一个用于临床的全身性治疗用抗真菌药。其作用机制是与敏感真菌细胞膜上的麦角固醇结合，形成跨膜的孔洞，膜的通透性改变，导致细胞内容物外泄而致真菌死亡。该类药物的优点是抗菌谱广、抗菌活性强，至今仍是许多危重深部真菌感染治疗的首选药物；缺点是毒副作用大，包括肾毒性、肝毒性及输液相关毒性如寒战、发热、头痛、血栓性静脉炎等。

非多烯类抗生素主要有灰黄霉素（griseofulvin）和西卡宁（siccanin），主要用于浅表真菌感染。由于毒性较大，且生物利用度低，现已少用。

两性霉素 B amphotericin B

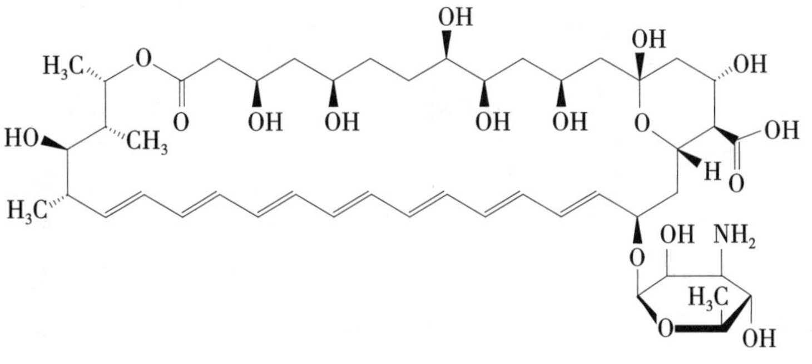

本品为黄色至橙黄色粉末；无臭或几乎无臭；有吸湿性。

本品溶于二甲基亚砜，微溶于 *N*, *N*- 二甲基甲酰胺，极微溶于甲醇，不溶于水、无水乙醇或乙醚。

本品含有氨基和羧基，故具有酸碱两性。

本品遇光、热、强酸和强碱均不稳定，在日光下易被破坏失效，在 pH4~10 时稳定，应避光贮存。

本品主要用于深部真菌感染，也用于治疗皮肤和黏膜真菌感染。本品口服后在胃肠道内吸收少而不稳定，不良反应较多。

知识链接

两性霉素 B 复合体

将两性霉素 B 与脂质或胆固醇等载体结合形成复合体，用药后选择性地作用于真菌细胞膜的麦角固醇，而对人体细胞膜的胆固醇的亲和性较低，从而减轻了对人体细胞膜的毒性。患者使用两性霉素 B 脂质复合体或两性霉素 B 胆固醇复合体后对人体的毒性大大降低。

二、氮唑类抗真菌药物

氮唑类抗真菌药为 20 世纪 60 年代后发展起来的一类合成抗真菌药，是抗真菌药物中最大的一类。氮唑类抗真菌药的结构特征是都含有 1 个五元唑环（咪唑环或三氮唑环），都是以唑环的 1- 位氮原子通过中心碳原子与芳烃基 Ar 相连，芳烃基 Ar 一般为一卤代或二卤代苯环。可用以下结构通式表示：

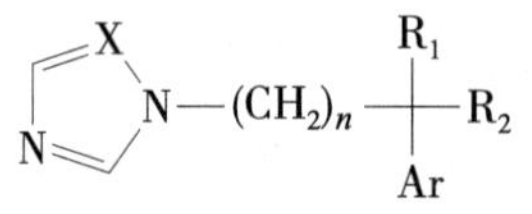

n=0，1
X=N，CH

咪唑类药物主要有克霉唑（clotrimazol）、益康唑（econazole）、咪康唑（miconazole）和酮康唑（ketoconazole）；三氮唑类药物主要有氟康唑（fluconazole）、伊曲康唑（itraconazole）等。

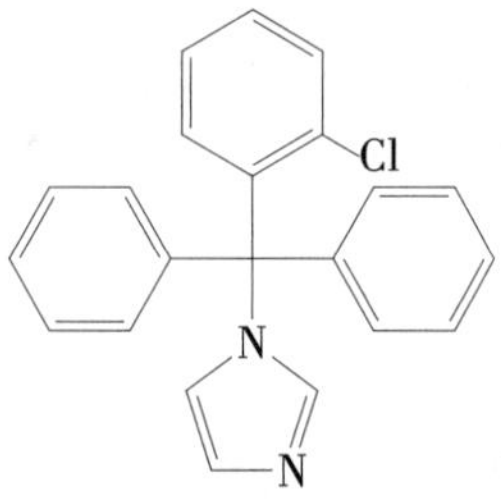

克霉唑

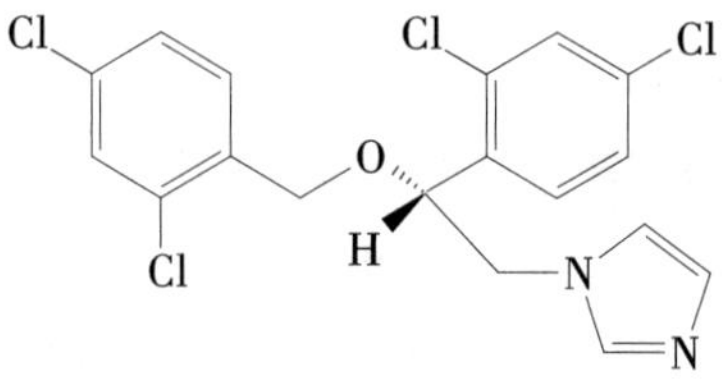

咪康唑

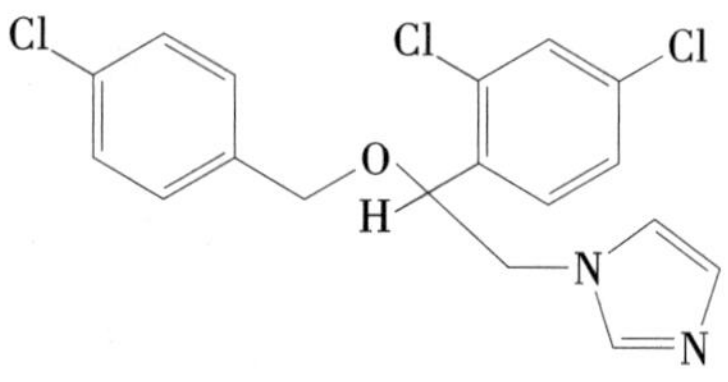

益康唑

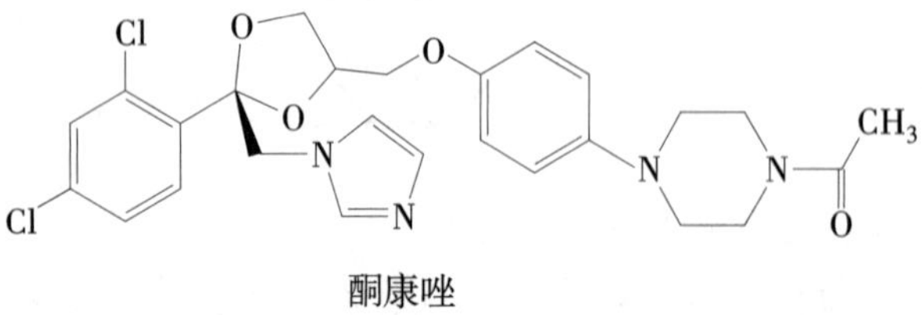

酮康唑

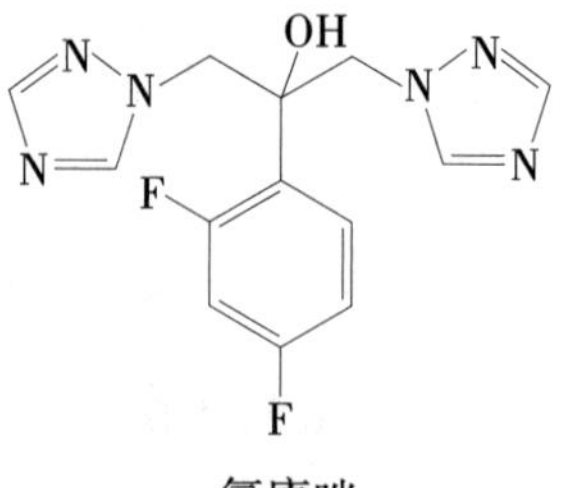

氟康唑

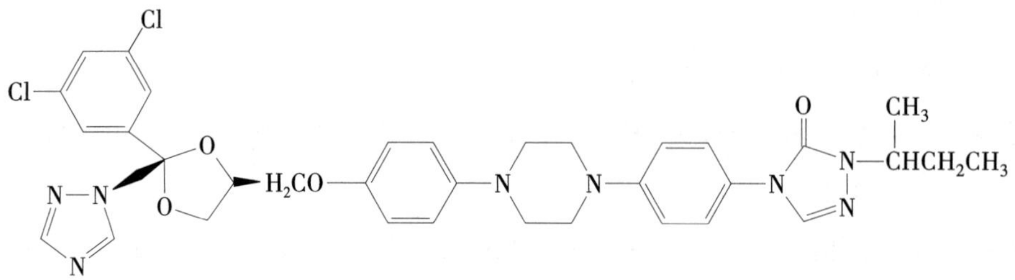

伊曲康唑

克霉唑是第一个上市的抗真菌药，由于结构新颖而备受关注。最初的咪唑类抗真菌药由于其毒副作用，只能用于浅表真菌感染的治疗。

酮康唑是含有乙酰哌嗪和缩酮结构的咪唑类抗真菌药物，主要缺点是肝毒性大，已禁止口服使用，主要是外用治疗真菌感染。

对咪唑类药物进行结构改造，1988 年上市的伊曲康唑，结构中含有 1，2，4- 三氮唑环和 1，3，4- 三氮唑环，脂溶性高，广泛分布于各种组织中，在体内代谢产生的羟基伊曲康唑仍有活性，生物利用度高，抗菌谱广，活性比酮康唑、氟康唑强，口服吸收好，临床上用于外阴阴道念珠菌病及皮肤真菌病，如股癣、足癣、体癣和手癣等。

氟康唑是同期开发的具有叔醇结构的双三氮唑类药物，由于结构中含有 2 个弱碱性的三氮唑环和 1 个亲脂性的 2，4- 二氟苯基，口服吸收好，抗真菌活性是酮康唑的 5~20 倍，具有蛋白结合率低、生物利用度高，并能穿透中枢的特点，可口服也可静脉注射给药，肝肾毒性较小。

固职升本

氮唑类抗真菌药的作用机制

固醇是构成真菌和哺乳动物细胞膜的重要成分，对细胞膜上的酶和离子转运蛋白的功能执行起着重要作用。真菌细胞膜的固醇是麦角固醇，哺乳动物细胞膜的固醇是胆固醇。

氮唑类抗真菌药通过咪唑环的 3- 位或三氮唑环的 4- 位氮原子与细胞色素 P-450 酶系的血红素辅基中的 3 价铁离子形成配位键结合，竞争抑制真菌细胞色素 P-450 去甲基酶的活性，抑制麦角固醇的生物合成而发挥抗菌作用。

氟康唑　fluconazole

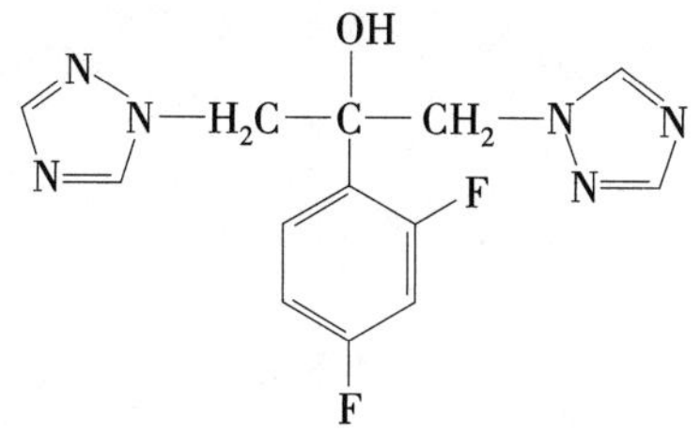

化学名为 *α*-（2，4- 二氟苯基）-*α*-（1*H*-1，2，4- 三唑 -1- 基甲基）-1*H*-1，2，4- 三唑 -1- 基乙醇。

本品为白色或类白色结晶或结晶性粉末；无臭或微带特异臭。易溶于甲醇，溶于乙醇，微溶于二氯甲烷、水和乙酸，不溶于乙醚。

本品显有机氟化物的鉴别反应。

本品应密封，在干燥处保存。

本品可经口服或注射给药，蛋白结合率较低，生物利用度高，并具有穿透中枢的特点。对新型隐性球菌、白念珠菌及其他念珠菌、黄曲菌、烟曲菌、皮炎芽生菌、粗球孢子菌、荚膜组织胞浆菌等均有抗菌作用。

课堂活动

为保障公众用药安全，2017 年，经国家食品药品监督管理总局组织论证和审定，将复方酮康唑发用洗剂、复方酮康唑软膏、酮康他索乳膏调出非处方药目录，按处方药管理，同时对上述 3 个品种说明书的【不良反应】【禁忌】和【注意事项】项进行修订。

查阅有关资料，并根据所学的知识进行分析讨论。

三、其他类抗真菌药物

1981 年发现了具有烯丙胺型结构的化合物萘替芬（naftifine），随后又发现抗真菌活性更高、毒性更低的特比萘芬（terbinafine）。特比萘芬与萘替芬相比，其抗菌谱更广、抗菌活性更强，可以外用和口服。这类药物主要作用于真菌细胞内的角鲨烯环氧化酶，使角鲨烯环氧化反应受阻，使麦角固醇合成减少，真菌细胞膜的形成受到破坏，从而达到杀死或抑制真菌的作用。

1991 年上市的二甲吗啉类广谱抗真菌药阿莫罗芬（amorolfine），抗浅表真菌有长效作用，用于指甲癣可每周 1 次。

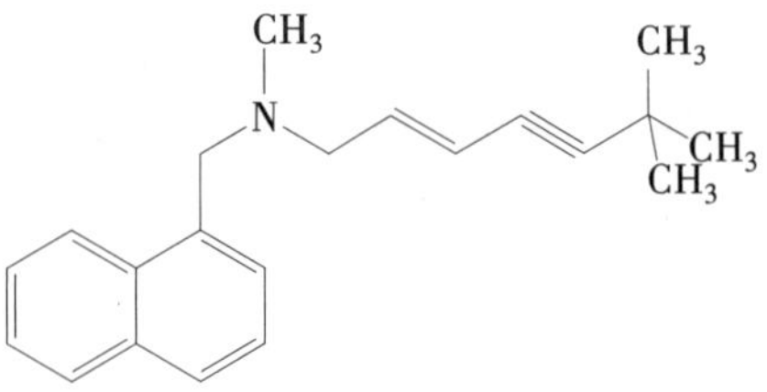

特比萘芬

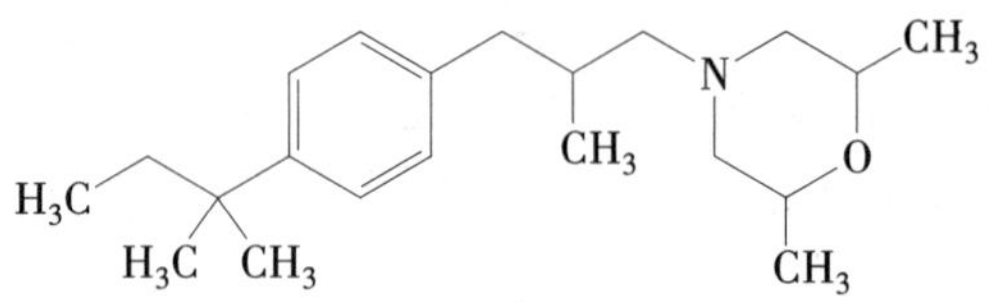

阿莫罗芬

氟胞嘧啶（flucytosine）原为抗肿瘤药，后发现有抗真菌活性，临床上多与氟康唑及两性霉素 B 等合并使用。

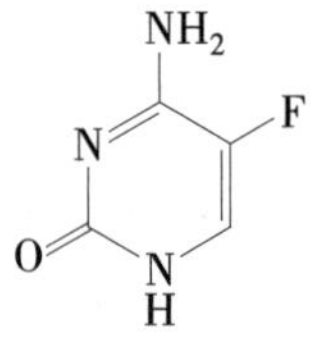

氟胞嘧啶

棘白菌素类药物是 21 世纪初开始在临床应用的一类新型的广谱抗真菌药，对耐氟康唑的念珠菌及曲霉菌等真菌均有较好的活性。目前，已上市的药物包括卡泊芬净（caspofungin）、米卡芬净（micafungin）、阿尼芬净（anidulafungin），均为天然或半合成的脂肽。该类药物具有独特的作用机制，通过干扰真菌细胞壁 *β*-（1，3）-D- 葡聚糖的合成，导致细胞壁的渗透性改变而杀菌，为葡聚糖合成酶抑制剂。由于哺乳动物细胞不产生 *β*-（1，3）-D- 葡聚糖，因此不会产生类似于两性霉素 B 样的细胞毒性。该类药物不经细胞色素 P-450 系统代谢，与其他药物的相互作用较少，是一类发展前景很好的药物。

点滴积累

1. 抗真菌药分为抗真菌抗生素、氮唑类和其他类抗真菌药三大类。

2. 两性霉素 B 是以大环内酯为苷元与氨基糖结合形成的苷，含有 7 个共轭双键发色团，外观呈黄色，具有酸碱两性，性质不稳定，易水解和氧化变质；本品为深部真菌感染的首选药物，毒副作用较强。

3. 氟康唑结构中含有 2 个弱碱性的三氮唑环和 1 个亲脂性的 2，4- 二氟苯基，抗菌活性强，口服吸收好，具有有机氟化物的反应。

第六节　抗病毒药物

病毒是病原微生物中最小的一种，大小为 0.02~0.4μm，结构简单，其核心是核酸（DNA 或 RNA），外壳是蛋白质。病毒分为 RNA 病毒或 DNA 病毒，本身不具有细胞结构，没有细胞器和完整的酶系统，因此无法独立进行繁殖，它必须寄生在宿主（动物、植物或微生物）活细胞内，完全依赖于宿主细胞的核酸、蛋白质、酶等作为自身繁殖的必需物质和能源来完成繁殖（复制）过程。病毒具有遗传性和变异性。

病毒的种类繁多，约 60% 的流行性传染病是由病毒感染引起的，常见的有流行性感冒、脑炎、病毒性肝炎、麻疹、水痘、流行性腮腺炎、脊髓灰质炎、狂犬病及 SARS、禽流感等，某些病毒感染的致死率或致残率很高，并发症严重，如 20 世纪 80 年代发现的人类免疫缺陷病毒（HIV）所致的艾滋病是危害性极大、死亡率很高的传染病。

知识链接

艾滋病与抗艾滋病药物的发展

艾滋病（AIDS）的全称为获得性免疫缺陷综合征，是由人类免疫缺陷病毒（简称 HIV，为 RNA 逆转录病毒）感染引起的传染性疾病。自 1981 年首例艾滋病患者在美国被诊断以来，其传播速度惊人。HIV 病毒主要通过性接触、血液和母婴 3 种途径传播，在体外不能繁殖，借助人体细胞复制再生，其复制过程可分为病毒进入细胞、融合、逆转录、整合、转录、翻译、组合并溢出 7 个步骤。HIV 进入细胞每天产生 1010~1012 个病毒颗粒，每年大约可繁殖 140 代。

抗艾滋病药物是近年来在抗病毒药物中发展最为迅速的一类药物，临床用药物按作用机制分为核苷类逆转录酶抑制剂（如齐多夫定）、非核苷类逆转录酶抑制剂（奈韦拉平）、HIV 蛋白酶抑制剂（如沙奎那韦）、整合酶抑制剂（如雷特格韦）和进入抑制剂五大类。新结构、新作用机制的抗艾滋病药物的不断问世，为 AIDS 患者提供了新的治疗途径和更多的选择，使得艾滋病得到了有效控制。

抗病毒药（antiviral agents）是一类用于预防和治疗病毒感染的药物，主要是通过影响病毒复制周期的某个环节而实现抗病毒作用。理想的抗病毒药物应能有效地干扰病毒的复制，又不影响正常细胞的代谢，遗憾的是至今还没有一种抗病毒药物可达到此目的。由于病毒与宿主的相互作用的复杂性，大多数抗病毒药物在达到治疗剂量时对人体产生毒性，某些流行性传染病至今没有治疗药物，只能用疫苗预防。但随着对分子生物学、病毒基因组序列和病毒与宿主细胞相互作用的深入研究，抗病毒药有了新的发展。

抗病毒药物可按结构、抗病毒谱和作用的靶标部位进行分类。按照化学结构分为核苷类和非核苷类。

一、核苷类抗病毒药

核苷类抗病毒药是根据代谢拮抗的原理设计而成的抗病毒药物，是抗病毒药物中数量最多、发展最快的一类药物。该类药物是模拟天然核苷的结构，通过化学修饰改变天然碱基或糖基中的基团后形成人工合成的核苷，为天然核苷的抑制剂，主要有嘧啶核苷类化合物和嘌呤核苷类化合物。

核苷类药物通常需要在体内转化成三磷酸酯的形式发挥作用，其作用靶点是 RNA 病毒的逆转录酶或 DNA 病毒的 DNA 聚合酶，竞争性地作用于酶的活性中心，嵌入正在合成的病毒 DNA 链中，终止 DNA 链的延长，从而抑制病毒复制。

这类药物的共同缺点是选择性差，导致对宿主细胞产生毒性。

课堂活动

天然核苷是由碱基和糖两部分组成的，是组成 DNA 或 RNA 链的基本组成单位。试考虑如何根据天然鸟苷和胸苷的结构进行改造得到核苷类抗病毒药。

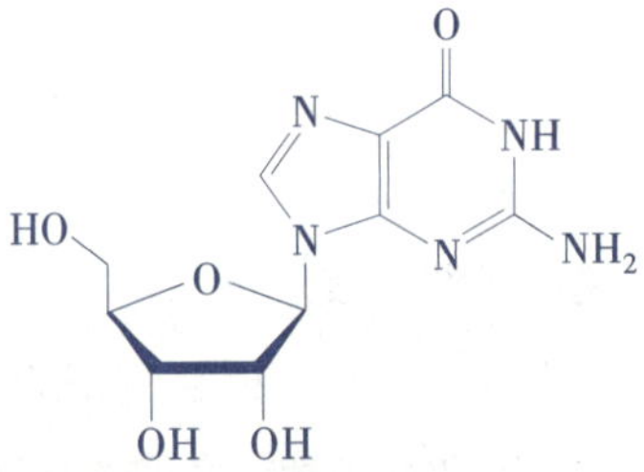

鸟苷

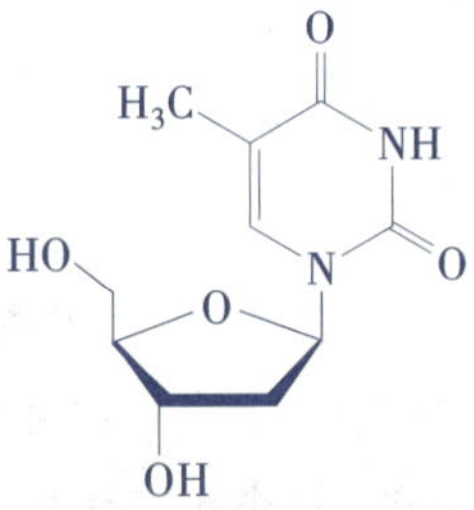

胸苷

常用的核苷类抗病毒药物如下：

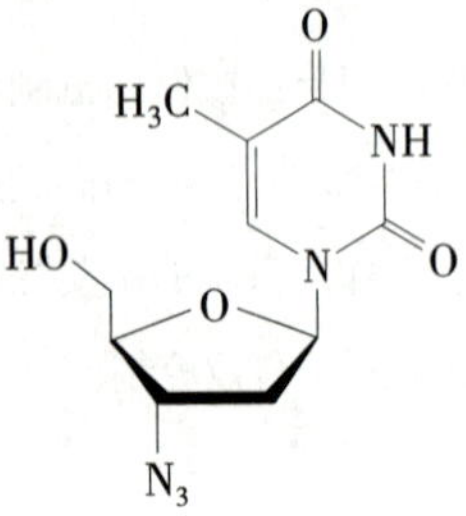

齐多夫定

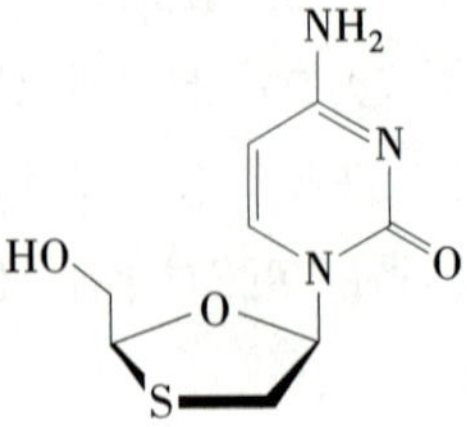

拉米夫定

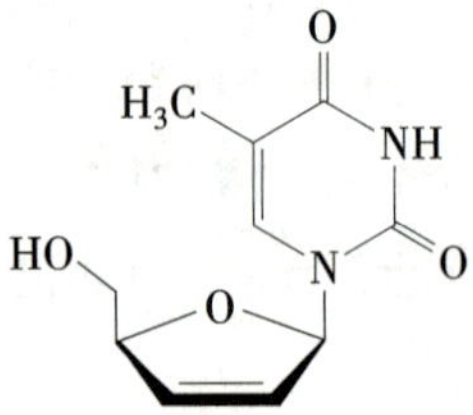

司他夫定

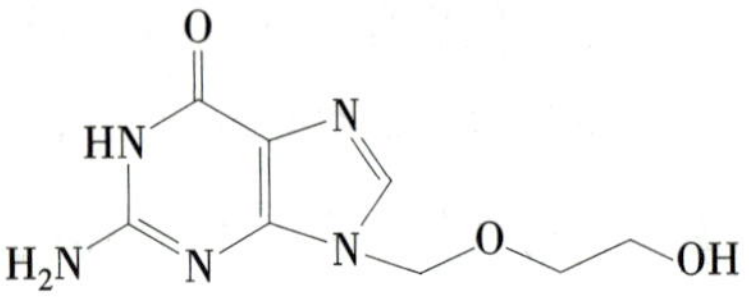

阿昔洛韦

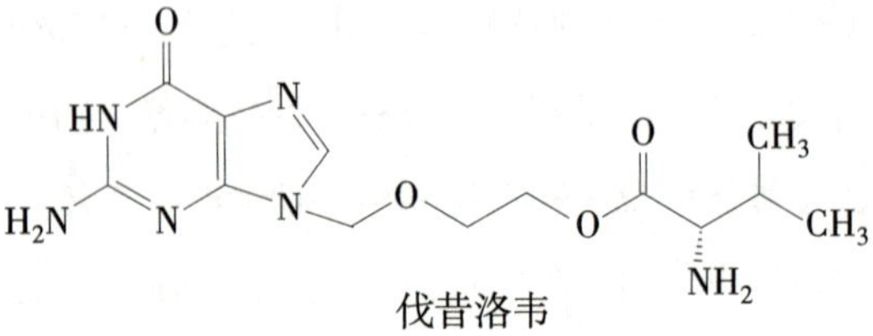

伐昔洛韦

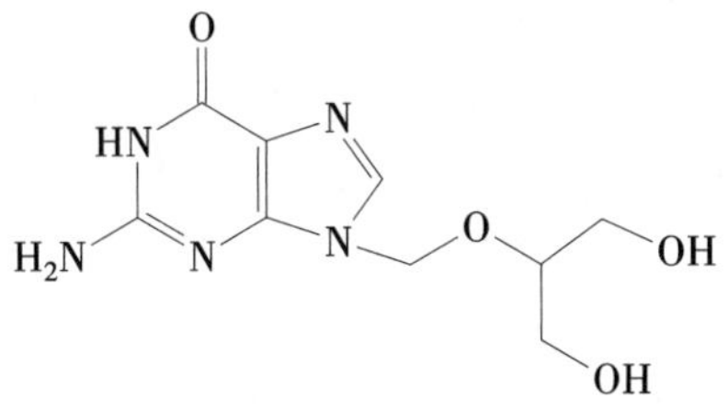

更昔洛韦

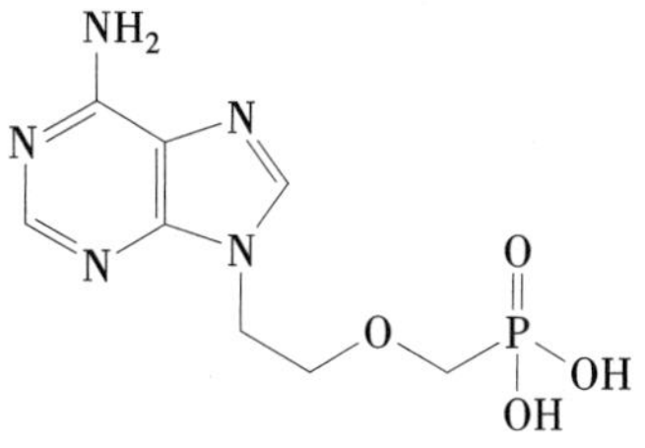

阿德福韦

齐多夫定（zidovudine，AZT）为脱氧胸腺嘧啶核苷的类似物，在其脱氧核糖部位的3-位以叠氮基取代，掺入DNA中后，阻止3′，5′-双磷酸酯键的形成，引起DNA键断裂。该药物对能引起艾滋病的病毒和T细胞白血病的RNA肿瘤病毒有抑制作用，为抗逆转录酶病毒药物。1987年被批准作为第一个抗人类免疫缺陷病毒药物上市。

拉米夫定（lamivudine）是双脱氧硫代胞苷化合物，有β-D-（+）及β-L-（−）2种异构体，都具有较强的抗HIV-1的作用。本品对逆转录酶的亲和力大于对DNA聚合酶的亲和力，因而具有选择性作用，抗病毒作用强而持久，且能提高机体免疫能力，还具有抗乙型肝炎病毒的作用。本品口服吸收良好，生物利用度可达72%~95%。临床上可单用或与AZT合用治疗病情恶化的晚期HIV感染患者。

司他夫定（stavudine）是脱氧胸腺嘧啶核苷的脱水产物物，引入2′，3′-双键，是不饱和的胸苷衍生物，因此对酸稳定，口服吸收良好，适用于对齐多夫定等不能耐受或治疗无效的艾滋病及其相关综合征。

由于腺苷类药物阿糖腺苷在体内易被脱氨酶转化为脱氨化合物而丧失活性，因此在寻找腺苷脱氨酶抑制剂的过程中，通过对糖基进行修饰发现了开环的核苷有较好的抗病毒活性，典型代表药物是阿昔洛韦（aciclovir）。阿昔洛韦存在水溶性差、口服吸收少（约15%）等缺点，将本品与L-缬氨酸制成酯类前药伐昔洛韦（valacyclovir），胃肠道吸收好，在体内经肠壁或肝脏代谢生成阿昔洛韦继而转化为三磷酸酯而产生作用，克服了阿昔洛韦生物利用度低的缺点，临床用于治疗急性的局部带状疱疹。

更昔洛韦（ganciclovir）的侧链比阿昔洛韦多1个羟甲基，是具有C3′-OH和C5′-OH的开环脱氧鸟苷衍生物，其对巨细胞病毒（CMV）的作用比阿昔洛韦强，但毒性比较大，主要用于巨细胞病毒引起的严重感染。

阿德福韦（adefovir）是腺嘌呤的非环状核苷衍生物，对嗜肝病毒和逆转录病毒具有明显的抑制作用，对拉米夫定耐药的病毒变异株有较好的抑制作用，且两者之间不产生交叉耐药性，临床上主要用于治疗慢性乙型肝炎。

知识链接

前　药

前药是指药物经过化学结构改造后，在体外无活性或活性很低的化合物，在体内经酶促或非酶促作用又释放出原药而发挥药理作用。这种无活性的化合物称为前体药物，简称前药，原来的药物则称为母体药物。

阿昔洛韦　aciclovir

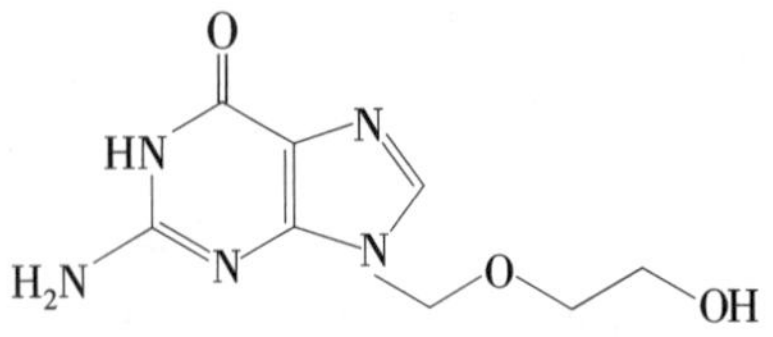

化学名为 9-（2-羟乙氧甲基）鸟嘌呤。又名无环鸟苷，缩写为 ACV。

本品为白色结晶性粉末；无臭。熔点为 256~257℃。略溶于冰醋酸或热水，几乎不溶于乙醚或二氯甲烷；易溶于氢氧化钠试液。

本品可口服或制成钠盐供注射使用。本品宜遮光、密封保存。

本品可选择性地被感染细胞摄取，进而抑制病毒的 DNA 聚合酶，并将自身掺入正在延伸的病毒 DNA 链中，从而抑制病毒 DNA 的复制和生长。

本品除局部给药外，还可口服及静脉注射。本品的口服生物利用度低，为 15%~20%，大部分以原形从尿中排泄，过量的阿昔洛韦可使病毒产生耐药性。

本品为开环核苷类抗病毒药物，具有鸟嘌呤母核，为鸟嘌呤核苷类似物，系广谱抗病毒药物，毒性低，几乎无全身毒性。现已作为抗疱疹病毒的首选药物，广泛用于治疗疱疹性角膜炎、生殖器疱疹、全身性带状疱疹及疱疹性脑炎，还可用于治疗病毒性乙型肝炎。

二、非核苷类抗病毒药

非核苷类抗病毒药主要药物有利巴韦林（ribavirin）、金刚烷胺（amantadine）、金刚乙胺（rimantadine）、膦甲酸（phosphonoformic acid）和奥司他韦（oseltamivir）等。

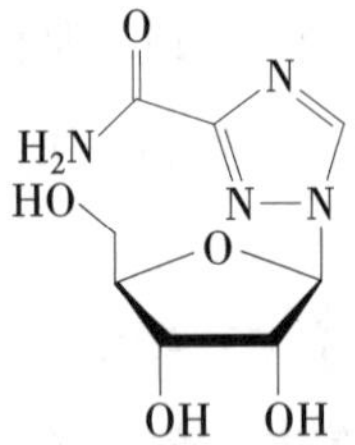

利巴韦林

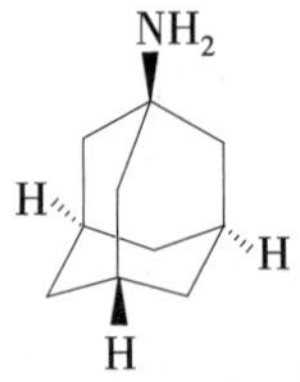

金刚烷胺

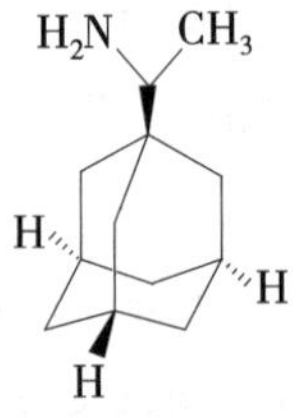

金刚乙胺

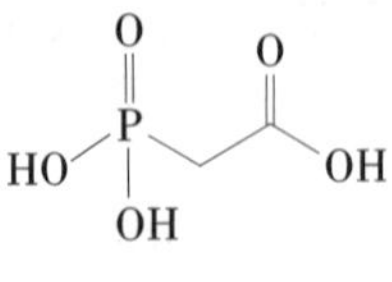

膦甲酸

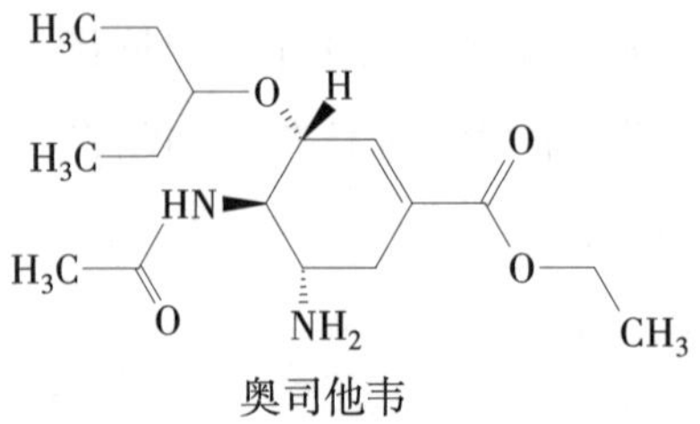

奥司他韦

利巴韦林又名三氮唑核苷、病毒唑。本品含有三氮唑基和呋喃核糖基，该药进入被病毒感染的细胞后经磷酸化，能抑制病毒的聚合酶和 mRNA，破坏病毒 RNA 和蛋白合成，使病毒复制与传播受到限制。本品为广谱抗病毒药物，可口服或注射给药，吸收迅速而完全，对多种病毒如呼吸道合胞病毒、流感病毒、单纯疱疹病毒等有抑制作用，临床上用于呼吸道合胞病毒引起的病毒性肺炎与支气管炎、皮肤疱疹病毒感染。本品最主要的毒性是溶血性贫血，大剂量应用可致心脏损害。本品有致畸作用，妊娠期妇女禁用。

金刚烷胺为一种对称的三环状胺，它可以抑制病毒颗粒穿入宿主细胞，也可以抑制病毒早期复制和阻断病毒脱壳及核酸向宿主细胞的侵入。本品能有效预防和治疗所有 A 型流感病株，对 B 型流感病毒、一般流感病毒和某些 RNA 病毒也具有一定的活性。金刚乙胺是金刚烷胺的衍生物，其抗 A 型流感病毒的活性比金刚烷胺强 4~10 倍，但中枢神经系统不良反应小于金刚烷胺。

膦甲酸可看作是焦磷酸的类似物，通常用其钠盐膦甲酸钠，直接结合于病毒 DNA 聚合酶上的焦磷酸结合位点上，抑制病毒 DNA 聚合酶，抑制疱疹病毒的复制，还可以抑制 HIV 逆转录病毒，用于治疗艾滋病相关综合征。

知识链接

病毒神经氨酸酶抑制剂

神经氨酸酶（neuraminidase，简称 NA）又称为唾液酸酶，是存在于流感病毒 A 和 B 表面的一种由糖蛋白构成的酶，是病毒复制和扩散过程中最关键的酶。神经氨酸酶可促进新生的流感病毒从宿主细胞的唾液酸残基释放，还可加速流感病毒传染其他的宿主细胞。

流感病毒神经氨酸酶抑制剂能选择性地抑制病毒表面的 NA，有效阻断流感病毒的复制过程，在感冒初期 48 小时应用，可明显缩短流感的持续时间，有效地预防感冒和缓解症状，是一类具有全新作用机制的流感防治药。

奥司他韦是流感病毒神经氨酸酶抑制剂，通过抑制神经氨酸酶，能有效阻断流感病毒的复制过程。本品的口服生物利用度可达 80%，在肝脏经酯酶代谢转化为活性代谢产物发挥作用，临床上用于预防和治疗 A 和 B 型流感病毒导致的流行性感冒。

案例分析

案例

1 名 2 岁的儿童发热半天，伴呕吐，诊断为急性胃炎。医嘱小儿氨酚黄那敏颗粒、口服补液盐、多潘立酮口服液、奥司他韦颗粒。

1 名 3 岁儿童，发热，腹痛腹泻呕吐，诊断为急性肠胃炎。医嘱：奥司他韦颗粒，益生菌。

2017 年入冬至 2018 年春，我国流感暴发，来势凶猛。奥司他韦作为有效的抗流感病毒药物，一夜之间成为抢手“神药”，一度卖断货，一药难求。

分析

国家卫生健康委员会发布的《流行性感冒诊疗方案（2018 年版）》中指出神经氨酸酶抑制剂奥司他韦对甲型、乙型流感均有效。奥司他韦是治疗流感的首选药物，但使用该药物治疗流感一定要注意用药时机，患流感后用药越早效果越好，一般应在患病 48 小时内使用，超过 48 小时后再使用效果并不明显。而且本品仅对流感病毒有抑制作用，只能用于治疗流感，对普通感冒和细菌感染无效。

奥司他韦可以抗流感，但不是万能“神药”，滥用会造成不良后果。

本品的安全性较好，最常见的副作用是胃肠道反应，如恶心、呕吐、消化不良、腹痛等，大多症状较轻，停药后即可消失。少数人可能发生过敏反应，表现为皮疹。个别出现神经精神事件等严重不良反应的报道。

点滴积累

1. 由于病毒具有宿主细胞内寄生的特性，抗病毒药在抑制病毒复制的同时也损害宿主细胞，对人产生毒性。
2. 通过修饰天然核苷中的碱基或糖基得到核苷类抗病毒药，能抑制 RNA 病毒的逆转录酶或 DNA 病毒的 DNA 聚合酶而杀灭病毒。
3. 阿昔洛韦为开环核苷类，是鸟嘌呤核苷类似物，为抗疱疹病毒的首选药物；伐昔洛韦是阿昔洛韦与 L- 缬氨酸制成的酯类前药，口服吸收好；奥司他韦为非核苷类抗病毒药，能抑制病毒神经氨酸酶，用于预防和治疗流行性感冒，安全性较好。

第七节　抗寄生虫病药物

抗寄生虫病药物（antiparasitic drugs）是用于预防和治疗寄生在人体或其他牲畜体内的肠虫、血吸虫、疟原虫、丝虫、阿米巴原虫及滴虫等寄生虫引起的疾病的药物。寄生虫病在热带、亚热带一些卫生条件落后的地区和国家其疫情比较严重，我国的寄生虫病发病率随着经济社会的发展已明显下降。抗寄生虫病药物主要包括驱肠虫药、抗疟药、抗滴虫病药、抗血吸虫和丝虫病药等。本节主要简要介绍驱肠虫药和抗疟药。

一、驱肠虫药

驱肠虫药作用于肠道蛔虫、钩虫、蛲虫及绦虫等，能麻痹虫体的神经肌肉系统，使其失去附着肠壁的能力而被排出体外，主要包括哌嗪类、咪唑类、嘧啶类、三萜类和酚类，目前临床使用的多为咪唑类药物，如盐酸左旋咪唑（levamisole hydrochloride）、阿苯达唑（albendazole）、甲苯咪唑（mebendazole）等。左旋咪唑为广谱驱肠虫药，也是一种非特异性的免疫抑制剂，可使免疫力较低的患者得到恢复，因为其右旋体的毒性较大，药用为左旋体。

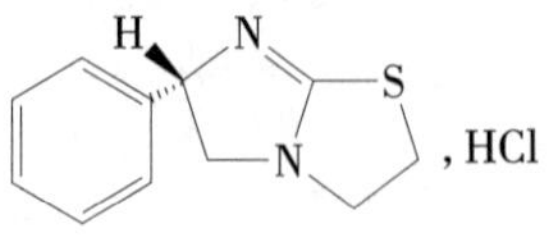

盐酸左旋咪唑

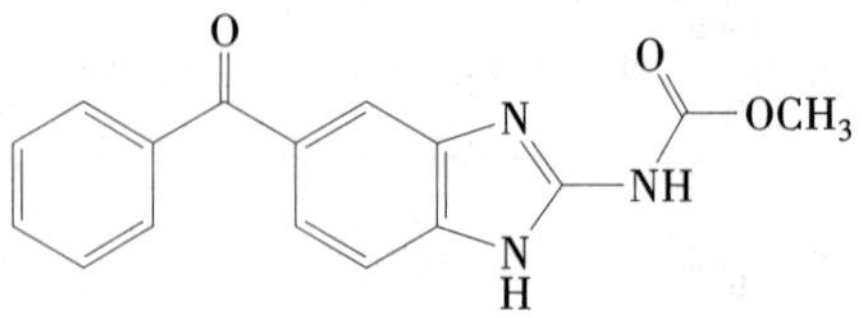

甲苯咪唑

阿苯达唑　albendazole

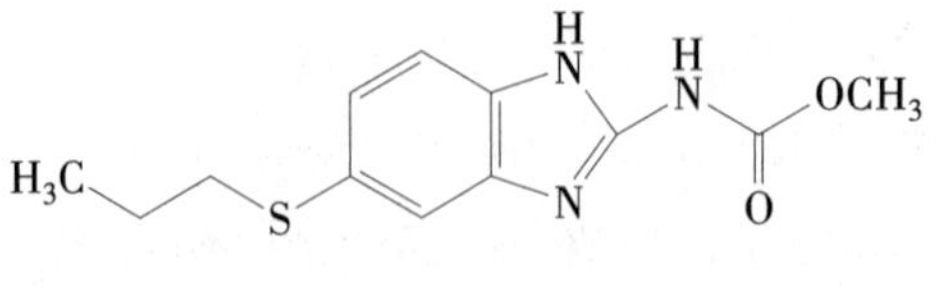

化学名为 *N*-（5- 丙硫基 -1*H*- 苯并咪唑 -2- 基）氨基甲酸甲酯。又名丙硫咪唑、肠虫清。

本品为白色或类白色粉末；无臭。熔点为 206~212℃。在水中不溶，在冰醋酸中溶解，在乙醇中几乎不溶，在丙酮或三氯甲烷中微溶。

本品具有叔胺的性质，稀硫酸溶液加碘化铋钾试液产生红棕色沉淀；结构中含硫原子，灼烧后产生的气体可使乙酸铅试纸显黑色。

本品口服后胃肠道吸收较少，有利于其发挥抗肠道寄生虫作用。本品在肝脏被代谢为亚砜和砜类化合物，前者仍有较强的驱虫活性。

本品为高效广谱驱肠虫药，对蛔虫、蛲虫、钩虫、鞭虫有作用，对成虫和虫卵均有活性。由于实验发现本品治疗剂量有致畸作用和胚胎毒性，因此妊娠期妇女、哺乳期妇女及 2 岁以下的小儿禁用。

二、抗疟药

抗疟药是指能预防、治疗或控制疟疾传播的药物。疟疾是由已感染疟原虫的雌性蚊子所传染给人类的一种传染性疾病。临床常见的有恶性疟、间日疟和三日疟等。

抗疟药按化学结构分为喹啉类、嘧啶类和青蒿素类。

喹啉类抗疟药物历史悠久，种类较多。第一个用于临床的药物奎宁（quinine）是从茜草科植物金鸡纳树皮中提取分离出的一种生物碱，对红细胞内期的疟原虫有较强的杀灭作用，可控制疟疾的症状。对奎宁进行结构改造得到氯喹（chloroquine）和伯氨喹（primaquine），氯喹具有速效杀虫作用，伯氨喹能杀灭人体血液中各型疟原虫的配子体，可作为防止疟疾复发和传播的首选药物。

嘧啶类代表药物乙胺嘧啶（pyrimethamine）能抑制疟原虫的二氢叶酸还原酶，对多数疟原虫有较强的抑制作用，临床上作为预防药物。

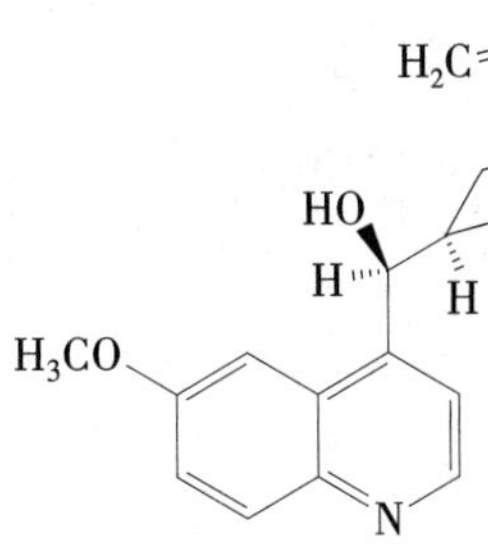

奎宁

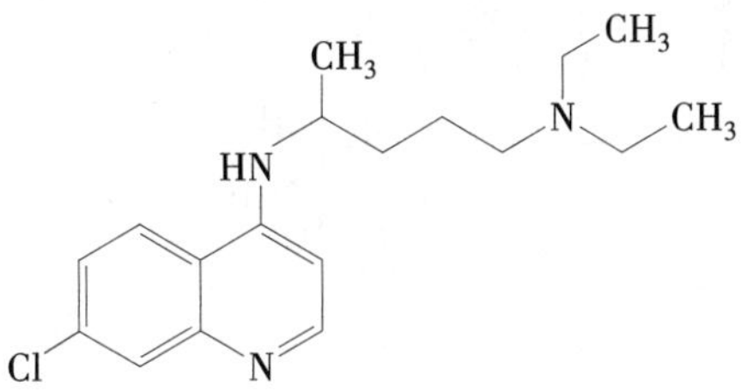

氯喹

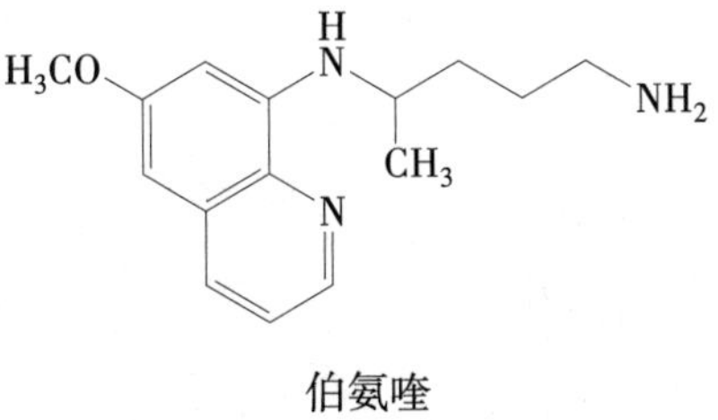

伯氨喹

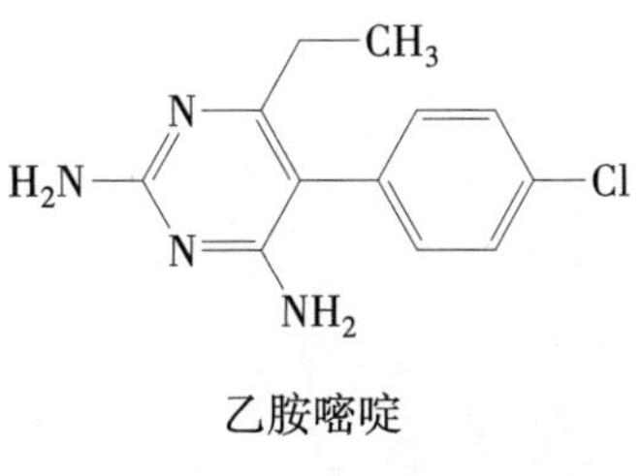

乙胺嘧啶

青蒿素为我国科学家屠呦呦等在 1971 年首次从菊科植物黄花蒿中分离得到的新型结构的过氧化物倍半萜内酯，对疟原虫红细胞内型裂殖体有高度的杀灭作用，对恶性疟尤其是对氯喹耐药的脑型疟原虫有迅速杀灭作用，在目前使用的抗疟药中起效最快，为速效、高效抗疟药。本品的脂溶性大，易于通过血脑屏障，口服活性低，在体内代谢及排泄速度快，半衰期短，不利于彻底杀灭疟原虫，因此患者的复发率较高。

研究表明，青蒿素结构中的过氧键对产生抗疟活性是必需的，以青蒿素为先导化合物，相继合成了一些作用更好的衍生物。如将 C_{10}- 位的羰基还原得到的双氢青蒿素（dihydroartemisinin）的抗疟作用比青蒿素强 1 倍；双氢青蒿素的 C_{10}- 位羟基醚化后得到蒿甲醚（artemether），与氯喹几乎无交叉耐药性；双氢青蒿素的羟基与琥珀酸成酯得到青蒿琥酯（artesunate），其钠盐可制成粉针剂用于静脉注射，作用强度与氯喹相当，但起效快，适用于抢救脑型疟和危重疟疾患者。双氢青蒿素的醚和羧酸酯等衍生物都具有抗疟活性。我国抗疟药的研究已居于世界领先地位，科学家屠呦呦因发现青蒿素等抗疟药物的突出贡献获 2015 年诺贝尔生理学或医学奖。

课堂活动

讨论我国科学家发现青蒿素对人类健康作出的巨大贡献带给我们的启示。

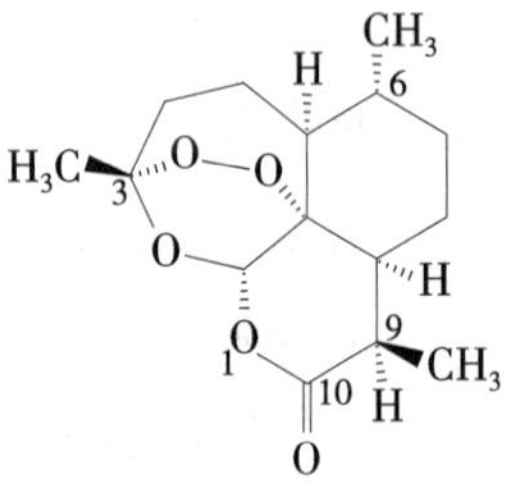

青蒿素

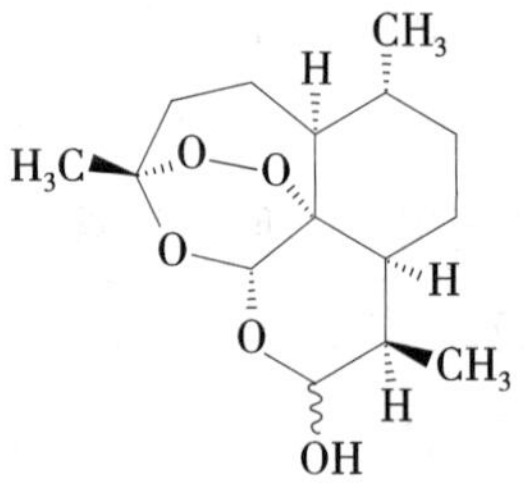

双氢青蒿素

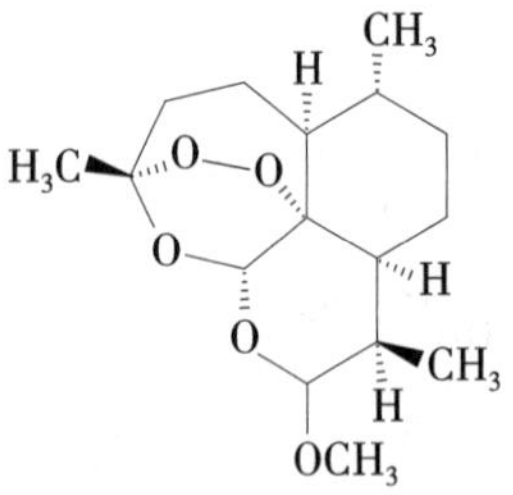

蒿甲醚

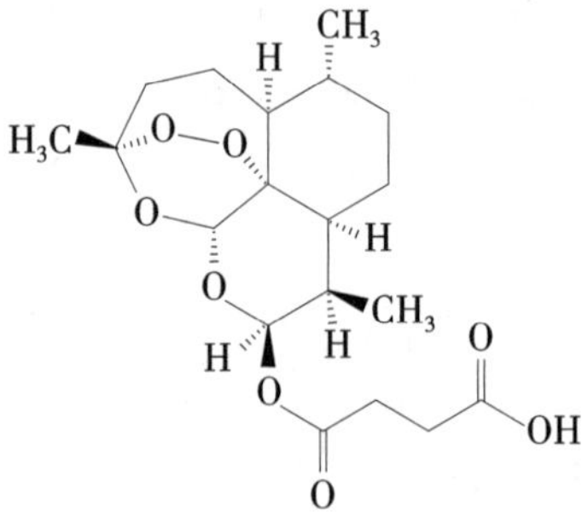

青蒿琥酯

青蒿素　artemisinin

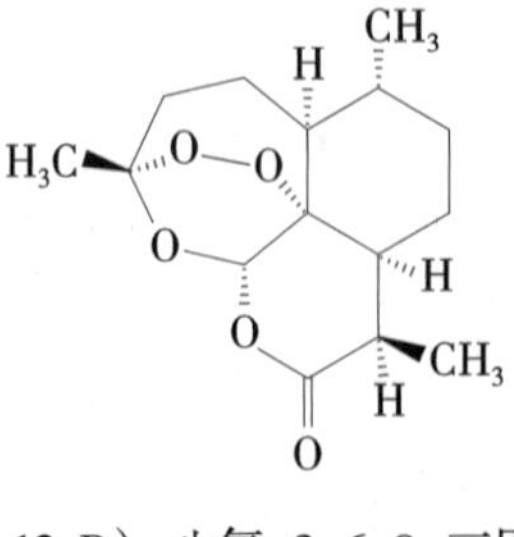

化学名为（3*R*，5a*S*，6*R*，8a*S*，9*R*，12*S*，12a*R*）- 八氢 -3，6，9- 三甲基 -3，12- 桥氧 -12*H*- 吡喃并［4，3-*j*］-1，2- 苯并二塞平 -10（3*H*）- 酮。本品为无色针状结晶。熔点为 150~153℃。在水中几乎不溶，在冰醋酸中易溶，在丙酮、乙酸乙酯、三氯甲烷中易溶，在甲醇、乙醇、稀乙醇、乙醚及石油醚中溶解。

本品分子中含有 7 个手性碳原子，药用为右旋体。

本品结构中的过氧键在酸性条件下可将碘化钾试液氧化析出碘，与淀粉指示剂即显紫色。本品的倍半萜内酯结构加氢氧化钠试液加热水解，遇盐酸羟胺试液及三氯化铁试液可生成深紫红色的异羟肟酸铁。

本品口服吸收迅速，半衰期为 0.5~1 小时，吸收后在体内分布广泛，可透过血脑屏障。本品的主要代谢产物为双氢青蒿素、脱氧双氢青蒿素、3α- 羟基脱氧双氢青蒿素和 9，10- 二羟基双氢青蒿素。由于本品代谢和排泄快，有效血药浓度的维持时间较短，因此患者的复发率较高。

点滴积累

1. 阿苯达唑为苯并咪唑类广谱驱肠虫药，因结构中的丙硫基的存在，灼烧后产生硫化氢气体，遇乙酸铅试纸生成硫化铅显黑色。本品在体内代谢为亚砜和砜类化合物，仍有驱虫活性。
2. 青蒿素为具有倍半萜内酯结构的抗疟药物，结构中的过氧基为抗疟活性的必需基团。
3. 以青蒿素为先导化合物，开发得到作用更好的抗疟药。例如将 10- 位羰基还原得到双氢青蒿素，抗疟作用增强；将双氢青蒿素成醚得到蒿甲醚，与羧酸成酯得到青蒿琥酯。

复习导图

- 合成抗感染药
  - 磺胺类药物及抗菌增效剂
    - 磺胺嘧啶
      - 作用机制：二氢叶酸合成酶抑制剂
      - 性质：酸碱两性、还原性、重氮化-偶合、铜盐反应
    - 甲氧苄啶
      - 作用机制：二氢叶酸还原酶抑制剂
  - 喹诺酮类药物
    - 左氧氟沙星
      - 作用机制：DNA螺旋酶、拓扑异构酶Ⅳ抑制剂
      - 性质：酸碱两性、光照分解、氟化物鉴别
    - 分代：四代
  - 其他合成抗感染药
    - 盐酸小檗碱
      - 异喹啉类，用于肠道感染
    - 甲硝唑
      - 硝基咪唑类，用于厌氧菌感染
  - 抗结核药物
    - 合成类：异烟肼
      - 性质：弱碱性、水解性、还原性、与芳醛缩合成腙
    - 抗生素类：利福平
      - 性质：鲜红色、酸碱两性、水解性、还原性
  - 抗真菌药
    - 抗生素类
      - 两性霉素B
        - 性质：黄色、酸碱两性、水解性、还原性
      - 作用机制：作用于真菌细胞膜上麦角固醇
    - 氮唑类
      - 咪唑类
        - 酮康唑、咪康唑
      - 三氮唑类
        - 氟康唑、伊曲康唑
      - 作用机制：抑制麦角甾醇的生物合成
  - 抗病毒药
    - 核苷类抗病毒药
      - 阿昔洛韦、齐多夫定
    - 非核苷类抗病毒药
      - 利巴韦林、金刚烷胺、奥司他韦
  - 抗寄生虫药
    - 驱肠虫药
      - 阿苯达唑
    - 抗疟病
      - 喹啉类
        - 奎宁、氯喹、伯氨喹
      - 嘧啶类
        - 乙胺嘧啶
      - 萜内酯类
        - 青蒿素

目标检测

一、选择题

（一）单项选择题

1. 磺胺类药物能对抗细菌生长所必需的哪种物质
   A. 多巴胺　B. 对氨基苯甲酸　C. 组氨酸　D. 乙酰胆碱
2. 磺胺类药物的作用机制是抑制
   A. 二氢叶酸合成酶　B. 二氢叶酸还原酶
   C. 叶酸合成酶　D. 叶酸还原酶
3. 甲氧苄啶属于
   A. 抗寄生虫药　B. 抗菌增效剂
   C. 抗病毒药　D. 抗高血压药
4. 长期服用磺胺类药物应同服
   A. NaCl　B. Na_2CO_3
   C. $NaHCO_3$　D. NH_4HCO_3
5. 最早用于治疗细菌感染性疾病的磺胺类药物是
   A. 对氨基苯磺酰胺　B. 百浪多息
   C. 磺胺醋酰　D. 磺胺嘧啶
6. 复方新诺明由
   A. 磺胺醋酰与甲氧苄啶组成　B. 磺胺嘧啶与甲氧苄啶组成
   C. 磺胺甲噁唑与甲氧苄啶组成　D. 对氨基苯磺酰胺与甲氧苄啶组成
7. 能进入脑脊液的磺胺类药物是
   A. 磺胺嘧啶　B. 磺胺甲噁唑
   C. 磺胺醋酰钠　D. 对氨基苯磺酰胺
8. 我国创制的喹诺酮类抗菌药物是
   A. 氧氟沙星　B. 安妥沙星
   C. 诺氟沙星　D. 环丙沙星
9. 根据喹诺酮类的构效关系，环丙沙星的关键药效基团是
   A. 1- 环丙基和 3- 羧基　B. 3- 羧基和 6- 氟
   C. 3- 羧基和 4- 酮基　D. 6- 氟和 7- 哌嗪基
10. 诺氟沙星的结构是

A. 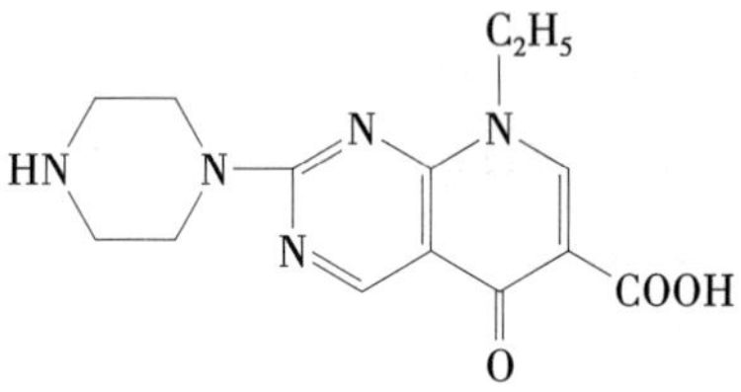

B. 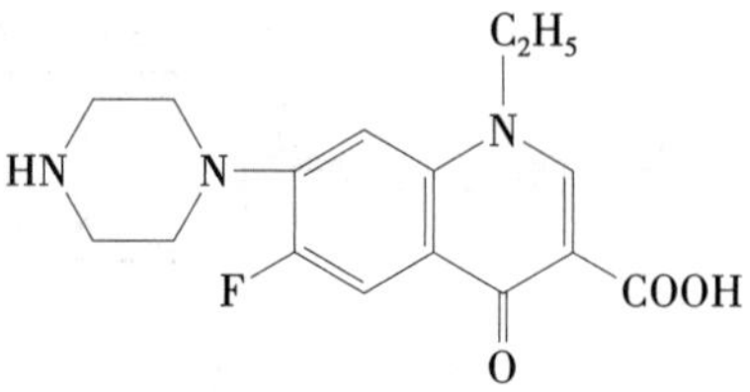

C. 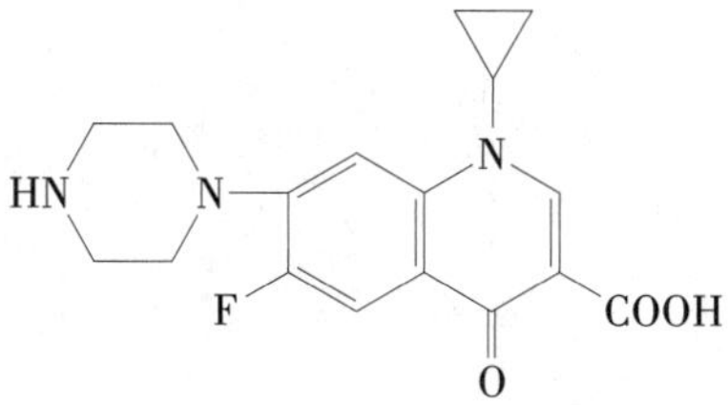

D. 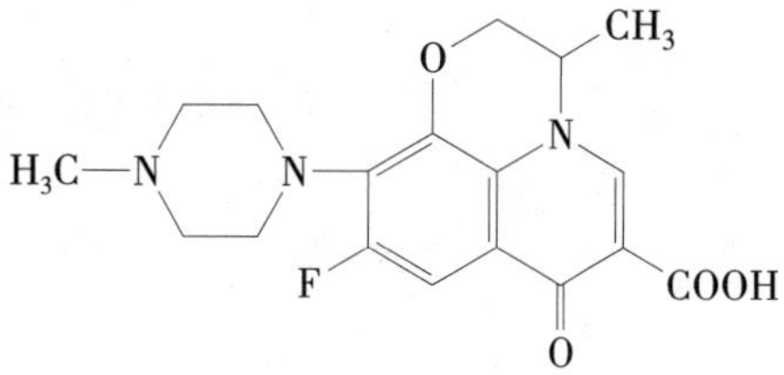

11. 左氧氟沙星具有下列何种性质

A. 酸性　　B. 碱性　　C. 中性　　D. 酸碱两性

12. 喹诺酮类抗菌药物的光毒性主要来源于第几位取代基

A. 5　　B. 6　　C. 7　　D. 8

13. 异烟肼保存不当时，产生的毒性较大的物质是

A. 异烟酸　　B. 游离肼　　C. 异烟腙　　D. 吡啶

14. 属于噁唑烷酮类抗菌药物的是

A. 甲硝唑　　B. 金刚烷胺　　C. 利巴韦林　　D. 利奈唑胺

15. 下列具有三氮唑结构的抗真菌药物有

A. 酮康唑　　B. 氟康唑　　C. 克霉唑　　D. 两性霉素 B

16. 外观为黄色结晶的药物是

A. 盐酸小檗碱　　B. 利福平　　C. 青蒿素　　D. 异烟肼

17. 具有下列化学结构的药物是

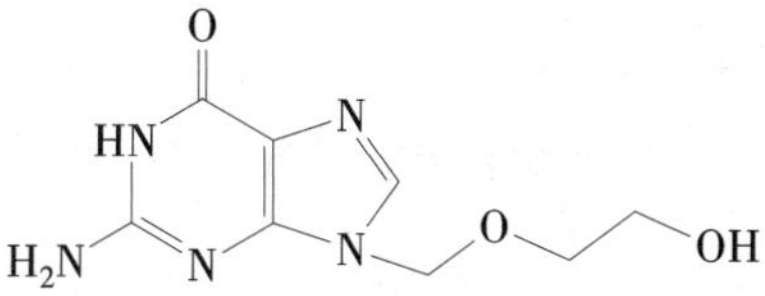

A. 阿昔洛韦　　B. 利巴韦林　　C. 齐多夫定　　D. 奥司他韦

18. 奥司他韦抗病毒的作用机制是

A. 蛋白酶抑制剂　　B. 神经氨酸酶抑制剂

C. DNA 聚合酶抑制剂　　D. 逆转录酶抑制剂

19. 不属于抗疟药的为

A. 阿苯达唑　　B. 青蒿素　　C. 青蒿琥酯　　D. 奎宁

20. 青蒿素是从黄花蒿中提取出的具有何种结构的化合物

A. 生物碱类　　B. 倍半萜内酯类　　C. 酚类　　D. 黄酮类

21. 氟康唑的化学结构是

A. 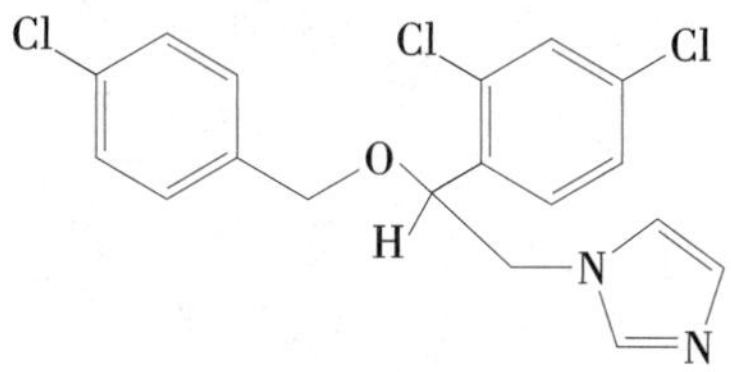

B. 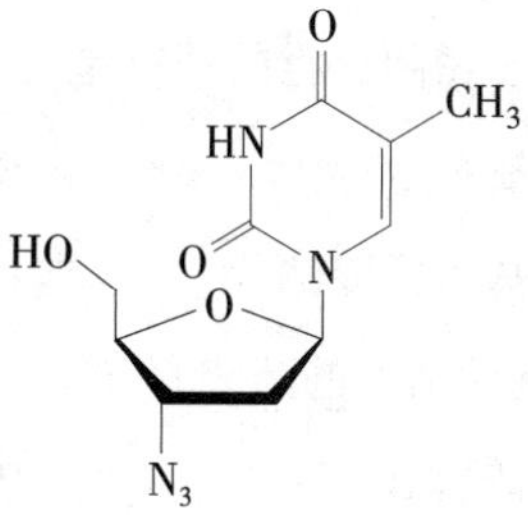

C. 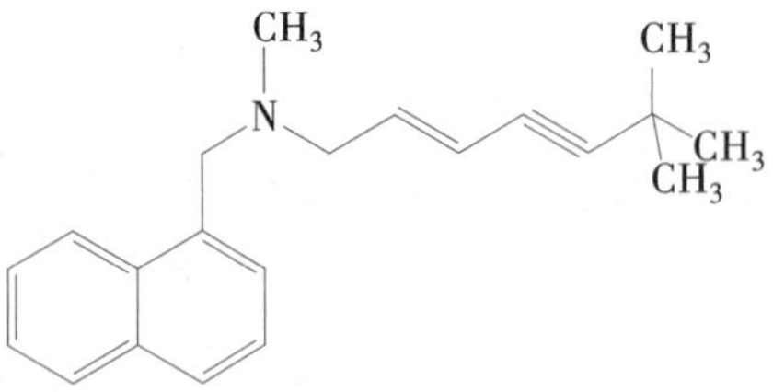　D. 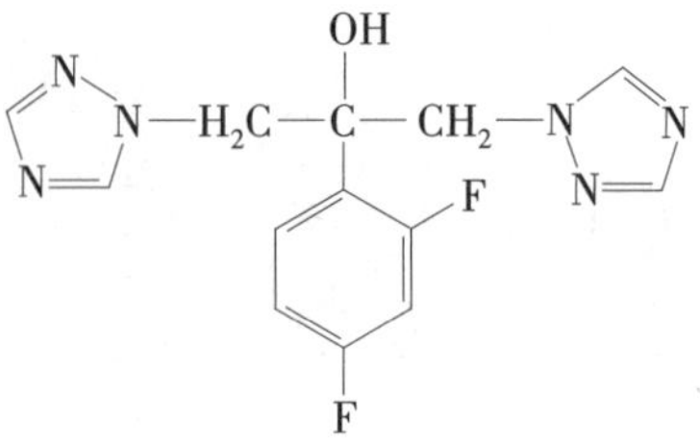

（二）多项选择题

1. 关于磺胺类药物的构效关系描述正确的是

A. 对氨基苯磺酰胺是必需的基本结构

B. 苯环被其他芳环代替后，抗菌活性下降

C. 当 N_1 上的 2 个氢都被取代后，抗菌活性消失

D. 当 N_4 上的氢被取代后可增强活性

E. 当 N_1 上的 1 个氢被杂环取代后，抗菌活性升高

2. 磺胺类结构中的芳香第一胺具有的性质包括

A. 重氮化 - 偶合反应　B. 碱性　C. 酸性

D. 金属离子取代反应　E. 自动氧化

3. 磺胺类药物的结构特点包括

A. 哌嗪环　B. 芳香第一胺　C. 三氮唑环

D. 磺酰胺基　E. 苯环

4. 喹诺酮类药物的抗菌作用机制是抑制

A. DNA 螺旋酶　B. 拓扑异构酶Ⅳ　C. 二氢叶酸合成酶

D. 二氢叶酸还原酶　E. 逆转录酶

5. 下列关于喹诺酮类药物的构效关系描述正确的是

A. 吡酮酸环是抗菌作用必需的基本结构

B. 2- 位上引入取代基活性增加

C. 3- 位羧基和 4- 位酮基是抗菌活性的必需基团

D. 在 6- 位引入氟原子抗菌活性增加

E. 在 7- 位上引入哌嗪基使活性增加

6. 以青蒿素为先导化合物，开发的新药有

A. 双氢青蒿素　B. 蒿甲醚　C. 青蒿琥酯

D. 小檗碱　E. 氯喹

7. 需要避光、密闭保存的药物是

A. 磺胺嘧啶　B. 磺胺甲噁唑　C. 异烟肼

D. 对氨基水杨酸钠　E. 两性霉素 B

8. 具有抗真菌活性的药物有

A. 两性霉素 B　B. 克霉唑　C. 伊曲康唑

D. 特比萘芬　　E. 氟胞嘧啶

9. 属于抗生素类抗结核病药物的是

A. 异烟肼　　B. 利福平　　C. 吡嗪酰胺

D. 盐酸乙胺丁醇　　E. 硫酸链霉素

10. 抗真菌类药物有

A. 抗生素类　　B. 氮唑类　　C. 磺胺类

D. 喹诺酮类　　E. 核苷类

11. 下列具有抗厌氧菌作用的药物有

A. 甲硝唑　　B. 盐酸小檗碱　　C. 利巴韦林

D. 替硝唑　　E. 阿昔洛韦

12. 下列属于前体药物的是

A. 伐昔洛韦　　B. 利巴韦林　　C. 阿昔洛韦

D. 青蒿琥酯　　E. 齐多夫定

13. 属于非核苷类的抗病毒药是

A. 金刚烷胺　　B. 奥司他韦　　C. 齐多夫定

D. 阿昔洛韦　　E. 阿德福韦

二、简答题

1. 简述磺胺类药物的结构与活性的关系。
2. 从结构分析，什么情况下可以使喹诺酮类药物的疗效增加，抗菌谱扩大？
3. 何为前药？请举例说明。
4. 磺胺类药物的抗菌作用机制学说对药物化学的发展有何贡献？
5. 简述异烟肼产生肝毒性的主要原因。

三、实例分析

1. 分析磺胺类药物和甲氧苄啶具有协同抗菌作用的原因。
2. 分析喹诺酮类药物可能产生的毒性，应如何合理使用该类药物？
3. 分析常用核苷类抗病毒药的结构特点和作用特点，举例说明。
4. 分析天然青蒿素的优缺点，如何进行结构改造得到更好的抗疟药？

ER-02章习题

（葛淑兰　王文心）

第三章

抗生素

ER-03章PPT

导学情景

情景描述

一天，女孩李某突然感觉左手拇指很痒，细看发现有一个小黑点，自行挑破后开始溃烂，于是到乡镇卫生院用抗生素消炎，没有见好。转到另一家医院，拔掉了病变的指甲，再用抗生素，仍未见效。无奈她到了省城大医院，还是用抗生素治疗，而她的手却依然在不停地溃烂。3 个月后，她来到了北京，而这时女孩的左手已经坏死，医生们不得不给她做了截肢手术。经过几十次的细菌培养试验，专家们 2 次会诊，在女孩的伤口上发现了 12 种细菌，让人担忧的是这些细菌已经对大多数抗生素产生了耐药性，其中有 2 种细菌对 21 种抗生素耐药。

学前导语

从 1928 年发现青霉素至今，以青霉素为代表的抗生素从病魔手中挽救了数以万计的生命，为人类健康立下了不朽的功勋。但是，由于近年来人们对抗生素的过分依赖和滥用，耐药菌株迅猛发展，人们担心，由于机体对抗生素的耐受，人类是否将回到没有青霉素的年代？

抗生素（antibiotics）是某些细菌、放线菌、真菌等的次级代谢产物，能以极低的浓度对其他微生物产生抑制或杀灭作用。随着抗生素工业的发展，除生物合成（发酵）外，还可通过人工半合成、全合成的方法获取与天然抗生素相同的化合物或结构类似物。由于抗生素来源广泛，它的作用范围也不只局限于抗感染，还可用于肿瘤的治疗及由原虫、立克次体和病毒引起的疾病；有些抗生素还具有免疫抑制和刺激植物生长的作用。因此，无论从抗生素的来源，还是从它的应用范围来看，狭义的抗生素概念已经不能全面表达抗生素在目前临床的实际应用状况。

根据化学结构的不同，抗生素可以分为：①*β*- 内酰胺类；②大环内酯类；③氨基糖苷类；④四环素类；⑤其他类。

第一节 *β*- 内酰胺类抗生素

一、概述

β- 内酰胺类抗生素（*β*-lactam antibiotics）是目前临床上治疗感染性疾病的重要药物。

该类药物包括青霉素类、头孢菌素类、青霉烯类、单环 β- 内酰胺类和 β- 内酰胺酶抑制剂，它们的共同特点是具有抗菌活性部分 β- 内酰胺环。β- 内酰胺环通过氮原子和邻近的第三碳原子与另一个五元或六元杂环相稠合。除诺卡霉素外，β- 内酰胺类抗生素共有的结构特征是在与氮相邻的碳原子上（2- 位）连有 1 个羧基；母核的 2 个环系不共平面，分别在 C_5-N_1 和 C_6-N_1 轴折合；母核上以 α 键取代标示在环平面下，以 β 键取代标示在环平面上；另外在青霉素类的 6- 位、头孢菌素类的 7- 位和单环 β- 内酰胺类的 3- 位都有 1 个酰胺基的侧链。

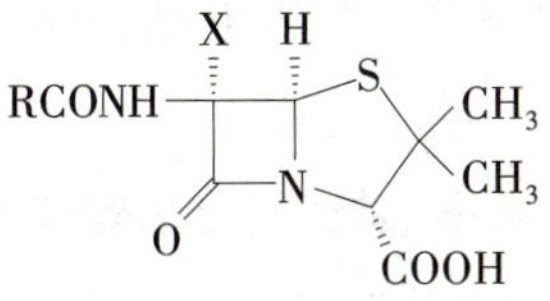

X=H或—OCH_3

青霉素类

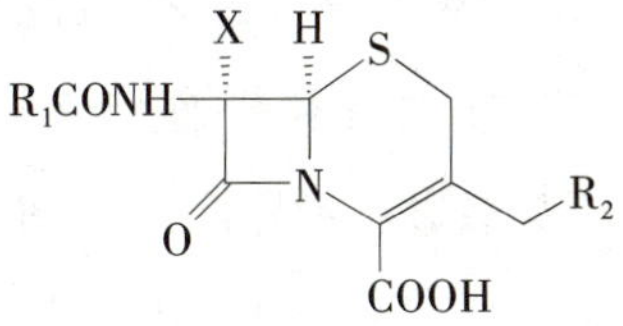

头孢菌素类

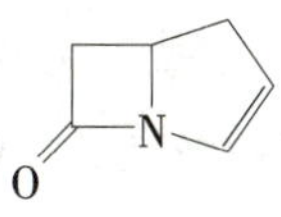

碳青霉烯

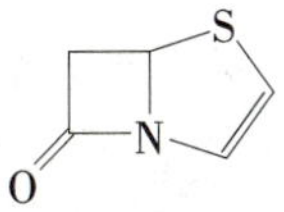

青霉烯

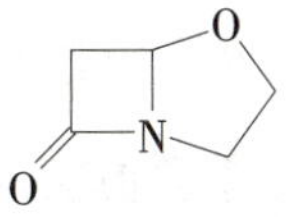

氧青霉烷

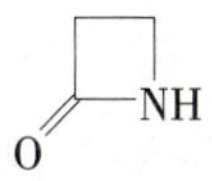

单环β-内酰胺

6- 氨基青霉烷酸（6-aminopenicillanic acid，6-APA）为青霉素的基本结构，其中有 3 个手性碳原子，绝对构型为 2*S*-、5*R*-、6*R*- 异构体。7- 氨基头孢烷酸（7-amin-ocephalosporanic acid，7-ACA）为头孢菌素类的基本母核，绝对构型为 6*R*-、7*R*- 异构体。

知识链接

β- 内酰胺类抗生素的作用机制

黏肽转肽酶是细菌细胞壁合成过程中的一种酶，β- 内酰胺类抗生素的结构与黏肽 D- 丙氨酰 -D- 丙氨酸的末端结构具有相似的构象，能竞争性地和黏肽转肽酶的活性中心共价结合，妨碍细菌细胞壁黏肽的合成，造成细胞壁缺损，最终引起细菌细胞壁破裂而死亡。

β- 内酰胺类抗生素的作用机制

从 β- 内酰胺类抗生素的作用机制分析，该类抗生素对细菌细胞有高度的选择性；对正在合成细胞壁的生长期细菌有强力杀灭作用；对肽聚糖含量较高的革兰氏阳性菌活性较高。革兰氏阴性菌细胞壁的主要成分不是黏肽，大多数对 β- 内酰胺类不敏感；人体细胞没有细胞壁，因此 β- 内酰胺类抗生素对人体细胞无影响，故毒性很低。

二、青霉素类

（一）天然青霉素

从青霉菌培养液和头孢菌素发酵液中得到的天然青霉素有 7 种，即青霉素 G、K、X、V、N、F 及双氢青霉素。在这些天然青霉素中，以青霉素 G 和青霉素 V 的疗效较好。在酸性溶液中，青霉素 V

比青霉素 G 稳定，耐酸，口服有效。

青霉素钠　benzylpenicillin sodium

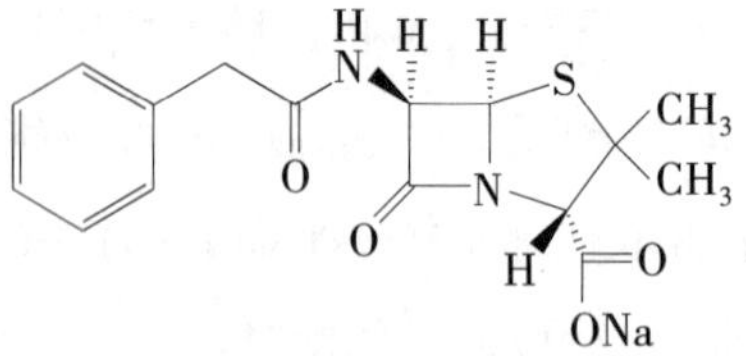

化学名为（2*S*，5*R*，6*R*）-3，3- 二甲基 -6-（2- 苯乙酰氨基）-7- 氧代 -4- 硫杂 -1- 氮杂双环［3.2.0］庚烷 -2- 甲酸钠盐。又名苄青霉素钠、青霉素 G 钠。

本品为白色结晶性粉末；无臭或微有特异性臭；有引湿性；遇酸、碱或氧化剂等即迅速失效，水溶液在室温放置易失效。极易溶于水，溶于乙醇，不溶于脂肪油或液体石蜡。

青霉素类的母核是由 *β*- 内酰胺环和五元的氢化噻唑环骈合而成的，由于张力较大，且 2 个环不共平面，因此 *β*- 内酰胺环的羰基与氮上的孤对电子对不能形成共轭，易受到亲核或亲电性试剂的进攻，导致 *β*- 内酰胺环破裂。在酸、碱性条件下或 *β*- 内酰胺酶存在下，均易发生 *β*- 内酰胺开环反应而失去抗菌活性；温度、金属离子和氧化剂可加速分解反应。

（1）在碱性条件下青霉素的分解反应

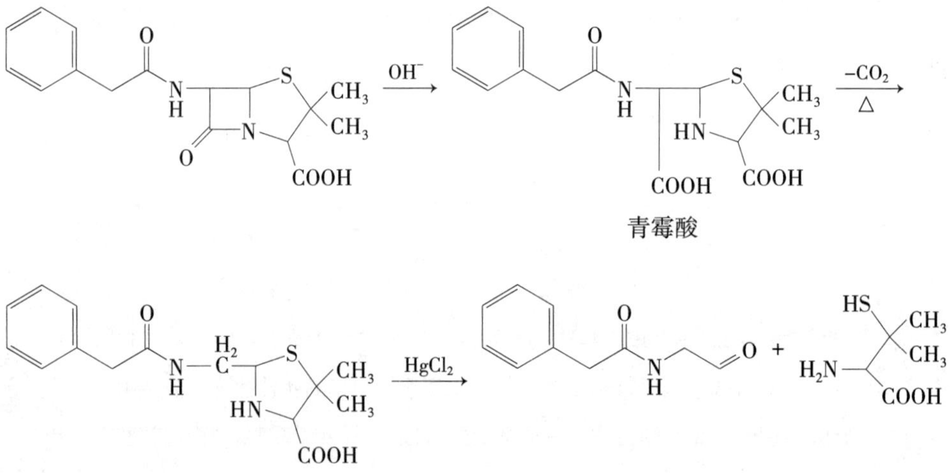

青霉酸

青霉噻唑酸　　　　青霉醛　　　　青霉胺

（2）在酸性条件下青霉素的分解反应

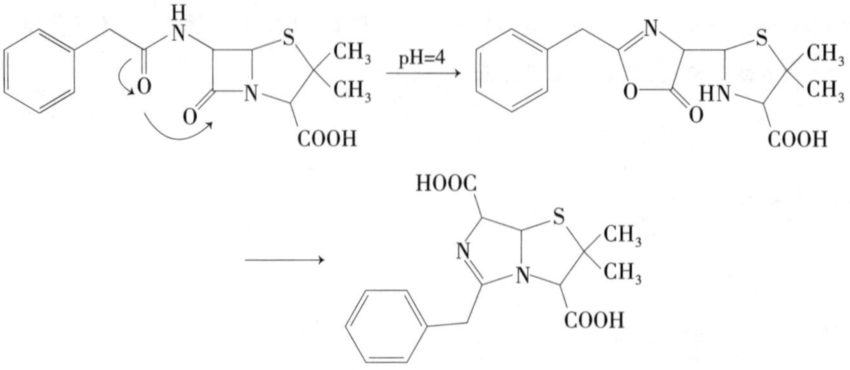

青霉二酸

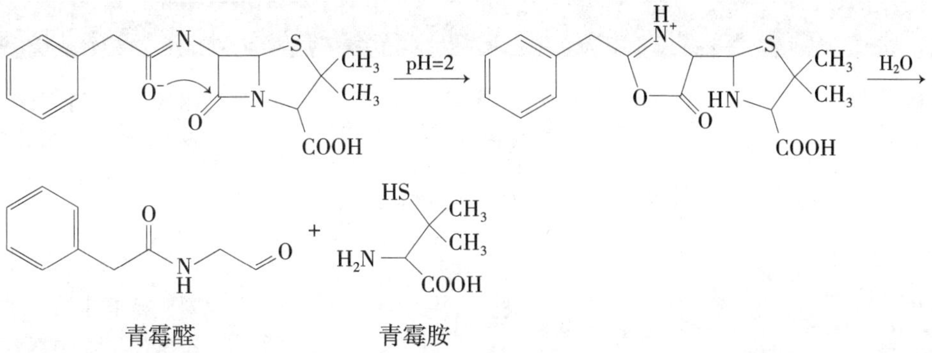

青霉素钠在不同的酸性条件下分解产生青霉二酸、青霉醛和青霉胺而失去抗菌活性，故该药不能口服。另外，该药也不能与酸性药物配伍使用。

（3）使用青霉素钠后，细菌可产生 β- 内酰胺酶，使药物失去活性而产生耐药性。酶分解药物的过程与碱性条件下的分解反应相似。

青霉素钠的水溶液遇稀盐酸即生成白色沉淀；此沉淀能在乙醇、乙酸戊酯、三氯甲烷、乙醚或过量的盐酸中溶解。

青霉素钠经注射给药后，很快以游离酸的形式经肾排出。为了克服青霉素钠排泄快、作用时间较短的缺点，可将其与丙磺舒合用，竞争肾小管分泌，延长体内作用时间；或将其与分子量较大的胺类制成难溶性盐类；或者通过将游离羧基酯化等方式提高药效。

由于青霉素特殊的抗菌机制，青霉素 G 钠主要用于革兰氏阳性菌所引起的全身或局部严重感染；本品应盛于严封或熔封的灭菌干燥容器内，并置阴凉处保存。

（二）半合成青霉素

经过长期的临床考验，苄青霉素的优点是毒性低，但也暴露出许多缺点，如不耐酸，只能注射给药；易产生耐药性，抗菌谱窄仅对革兰氏阳性菌有效；有严重的过敏反应。针对苄青霉素的上述问题，以 6- 氨基青霉烷酸为母核进行化学结构改造，通过 6- 位上不同的酰基取代克服不耐酸、易产生耐药性及抗菌谱窄等缺点，取得了一定的成绩。

半合成青霉素的结构特征如下：

（1）耐酸青霉素：在青霉素 6- 位侧链酰胺基 α- 位引入吸电子基团，阻碍了青霉素在酸性条件下的电子转移重排，增加了对酸的稳定性，如非奈西林（pheneticillin）、萘夫西林（nafcillin）等。

（2）耐酶青霉素：在青霉素酰胺侧链上引入空间位阻大的基团，如三苯甲基具有较大的空间位阻，能有效阻碍与青霉素酶或内酰胺酶活性中心的结合，从而增加了 β- 内酰胺环的稳定性。尽管三苯甲基青霉素的抗菌活性较低，但根据酰胺侧链空间位阻的启发，合成了许多类似物应用于临床，如苯唑西林（oxacillin）、氯唑西林（cloxacillin）、替莫西林（temocillin）等。

（3）广谱青霉素：在青霉素酰胺侧链的 α- 碳原子上引入亲水性基团，扩大了抗菌谱，如氨苄西林（ampicillin）、羧苄西林（carbenicillin）等。在氨苄西林苯环对位上引入羟基，得到口服吸收较好的阿莫西林（amoxicillin）。

常见的半合成青霉素见表 3-1。

表 3-1 常见的半合成青霉素

药物名称	药物结构	作用特点
非奈西林 pheneticillin	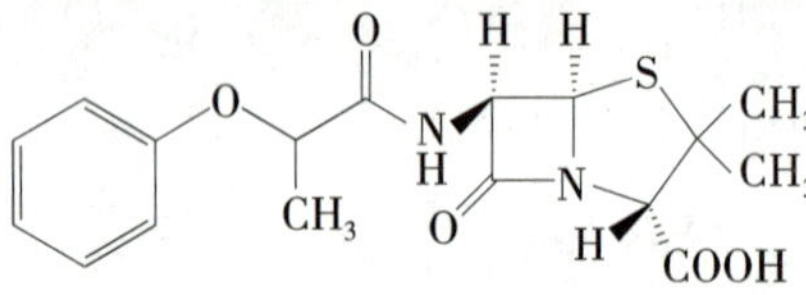	耐酸性强于青霉素 V，可口服，主要用于治疗肺炎、咽炎、扁桃体炎、中耳炎等感染
萘夫西林 nafcillin	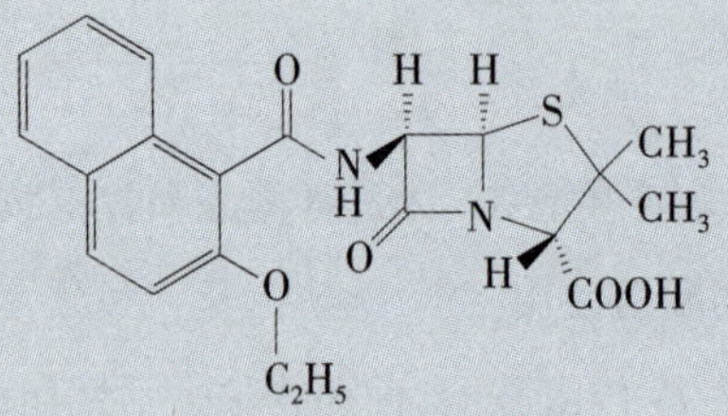	对酸稳定，用于治疗耐药性金黄色葡萄球菌感染
氯唑西林 cloxacillin	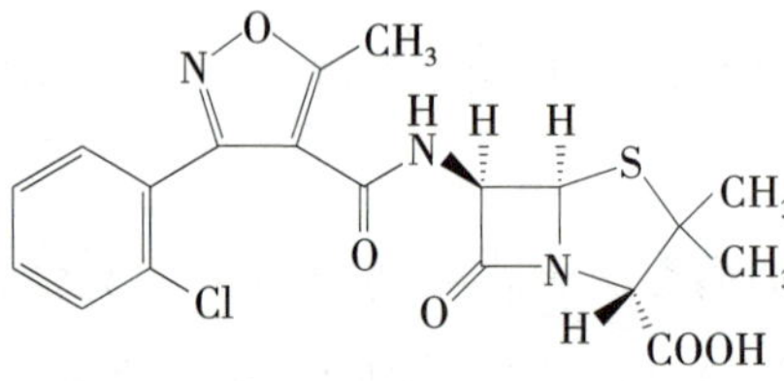	耐酶、耐酸的性能及血药浓度均高于苯唑西林
替莫西林 temocillin	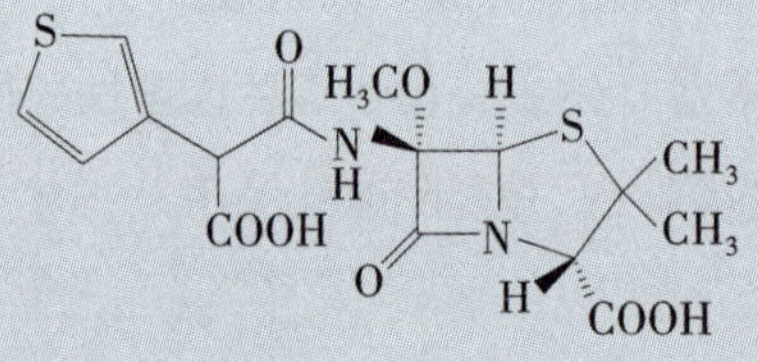	6α- 位引入甲氧基，侧链上引入杂环使药物的半衰期延长，并具有广谱耐酶双重作用
氨苄西林 ampicillin	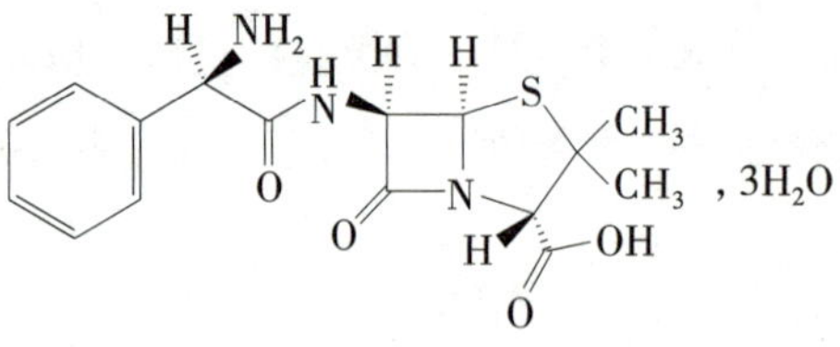	为广谱青霉素，对流感杆菌、痢疾杆菌、大肠埃希菌、伤寒杆菌、变形杆菌均有效，用于心内膜炎、脑膜炎、败血症等的治疗
羧苄西林 carbenicillin	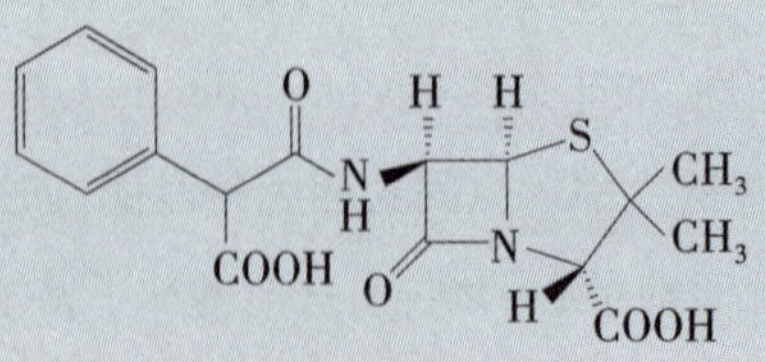	主要用于铜绿假单胞菌、大肠埃希菌等引起的感染，对革兰氏阴性菌的抗菌谱比氨苄西林广，需注射给药
阿帕西林 apalcillin	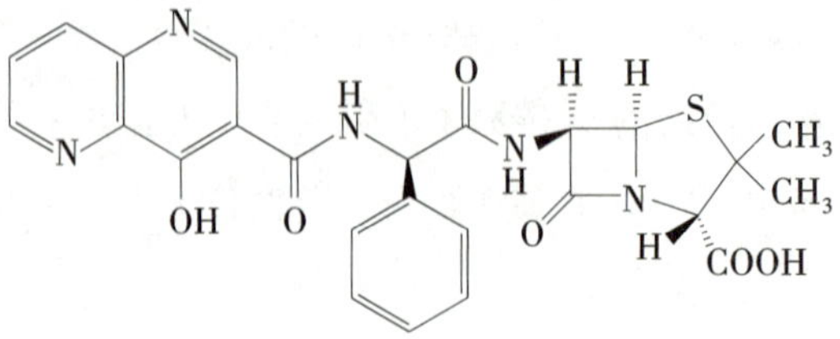	为抗假单胞菌抗生素，具有广谱抗菌作用，抗菌力比羧苄西林强 7~10 倍，过敏反应较多见

续表

药物名称	药物结构	作用特点
阿洛西林 azlocillin	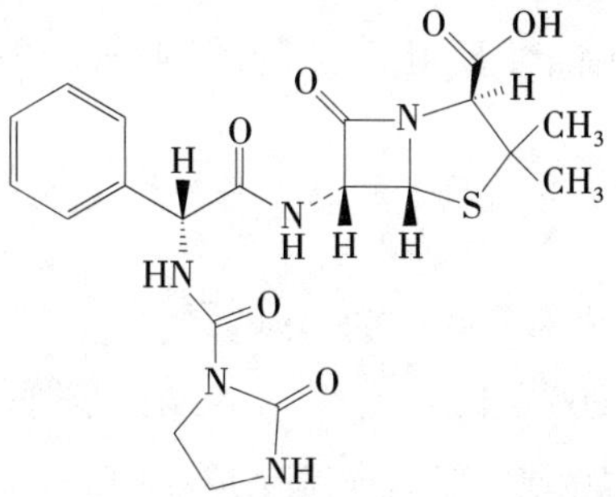	为氨脲苄类抗假单胞菌青霉素，在支气管分泌物、组织间液和创口渗出物中有较高的浓度，主要用于败血症、肺炎及尿路和软组织感染的治疗

（三）典型药物

苯唑西林钠　oxacillin sodium

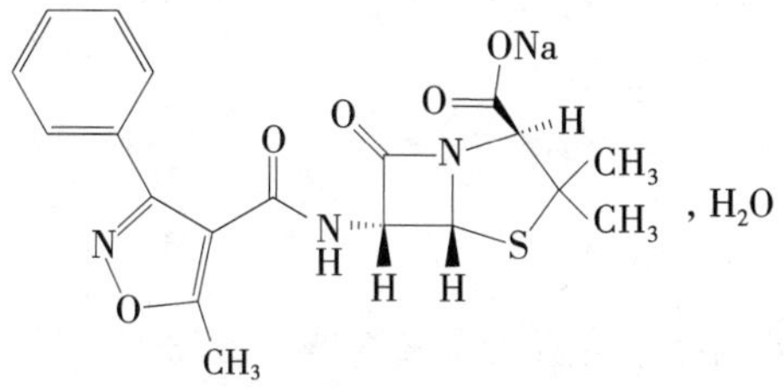

化学名为（2*S*，5*R*，6*R*）-3，3- 二甲基 -6-（5- 甲基 -3- 苯基 -4- 异噁唑甲酰氨基）-7- 氧代 -4- 硫杂 -1- 氮杂双环［3.2.0］庚烷 -2- 甲酸钠盐一水合物。

本品为白色粉末或结晶性粉末；无臭或微臭。在水中（10mg/ml）的比旋度为 +195° ~+214°。易溶于水，极微溶于丙酮或丁醇，几乎不溶于乙酸乙酯或石油醚。

苯唑西林是根据电子等排原理以异噁唑环取代侧链苯环，同时在 C_3 和 C_5 分别以苯基和甲基取代，其中苯基兼有吸电子和空间位阻的作用。

苯唑西林在弱酸性条件下，经水浴加热 30 分钟后，重排成苯唑青霉烯酸，依照分光光度法在 399nm 波长处有最大吸收。

本品耐酶、耐酸，抗菌作用较强，在临床上主要用于治疗产青霉素酶的金黄色葡萄球菌和表皮葡萄球菌导致的周围感染，不适用于中枢系统感染的治疗。

阿莫西林　amoxicillin

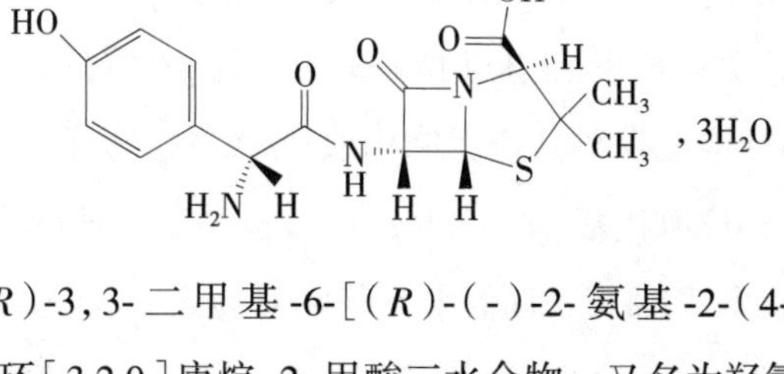

化学名为（2*S*，5*R*，6*R*）-3，3- 二甲基 -6-［（*R*）-（-）-2- 氨基 -2-（4- 羟基苯基）乙酰氨基］-7- 氧代 -4- 硫杂 -1- 氮杂双环［3.2.0］庚烷 -2- 甲酸三水合物。又名为羟氨苄青霉素。

本品为白色或类白色结晶性粉末。在水中（2mg/ml）的比旋度为 +290° ~+315°。微溶于水，几乎不溶于乙醇。本品临床应用为 *R* 构型。结构中既有酸性功能基羧基、酚羟基，又有碱性功能基氨基。

本品水溶液在 pH6 时比较稳定。本品侧链的 *α*- 氨基具有强亲核性，易进攻另一分子 *β*- 内酰胺环的羰基，引起多聚合反应。

本品为广谱、耐酸半合成青霉素，临床主要用于泌尿系统、呼吸系统、胆道等感染的治疗。

知识链接

青霉素类药物的过敏原

青霉素类抗生素常见的过敏反应的发生率最高可达 5%~10%，居各类药物之首，轻症主要表现为荨麻疹、血管神经性水肿等，重症为过敏性休克。青霉素是 *β*- 内酰胺和氢化噻唑 2 个环组成的小分子化合物，不能直接引发过敏反应。青霉素类的过敏原包括内源性和外源性 2 类。外源性源于生产工艺，有蛋白、多肽以及药物和蛋白、多肽的结合产物；在青霉素类药物成盐或干燥的过程中，由于温度和酸碱性的影响，*β*- 内酰胺环开环后自身聚合产生的高聚物是内源性过敏原，聚合度越高过敏性越强。

三、头孢菌素类

（一）概述

20 世纪 60 年代 Glanxo 公司在半合成青霉素发展的启发下，以低活性的头孢菌素 C 为先导化合物经化学裂解得到了头孢菌素的重要中间体 7-ACA 后，此后半合成头孢菌素的发展相当迅速。头孢菌素类（cephalosporins）主要是指半合成的广谱抗生素，是由天然的头孢菌素 C 经结构改造而得的。头孢菌素 C 的母核为四元的 *β*- 内酰胺环和六元的氢化噻嗪环的稠合体系，侧链为亲水性的 D-*α*- 氨基己二单酰氨基。

ER-3-2 头孢菌素类药物概况

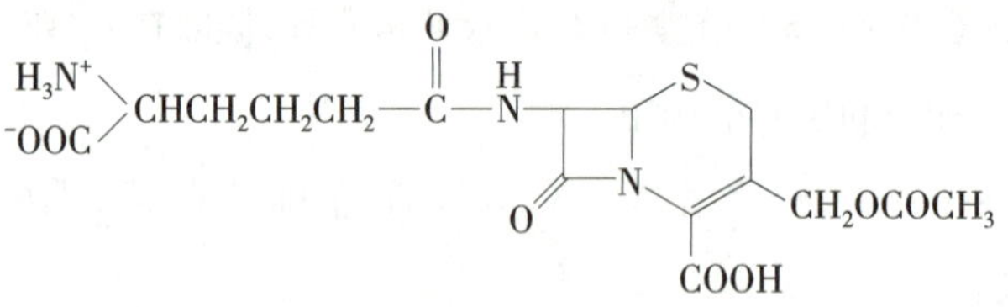

头孢菌素 C

头孢菌素 C 分子中的 $C_2{=}C_3$ 双键与内酰胺氮原子上的未共用电子对形成共轭，分子张力较小，使 *β*- 内酰胺环趋于稳定。但由于 C_3- 位乙酰氧基是一个较好的离去基团，在固态或者溶液状态下，受酸、碱和酶的催化，容易接受亲核试剂对内酰胺羰基的进攻使 C_3- 位乙酰氧基带负电离去，导致头孢菌素类药物的 *β*- 内酰胺环开环而失活，发生降解后可引起 pH 降低。

从天然头孢菌素类的结构出发对其进行结构改造，常常发生在 7- 酰基部分（Ⅰ）、7*α*- 氢原子（Ⅱ）、环中的硫原子（Ⅲ）、3- 位取代基（Ⅳ）。从结构改造的结果来看，Ⅰ是抗菌谱的决定性基团，Ⅱ能影响对 *β*- 内酰胺酶的稳定性，Ⅲ对抗菌效力有影响，Ⅳ能影响抗生素的效力和药物动力学性质。

由 7-ACA 进行半合成的头孢菌素类抗生素研究是发展得比较迅速的一个领域，上市的半合成头孢菌素类药物较多；另外也可以由青霉素扩环得到的 7-ADCA 为原料进行头孢菌素类药物的半合成。

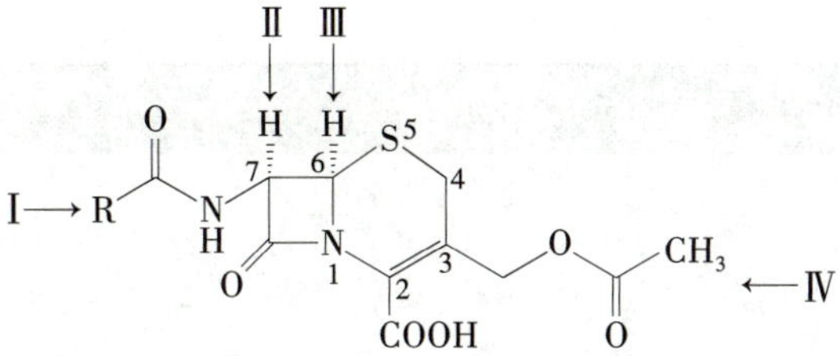

临床上按药品上市的先后和抗菌谱的不同，可将头孢菌素类药物划分为第一、第二、第三和第四代。主要的头孢菌素类代表药物见表 3-2。

表 3-2 主要的头孢菌素类代表药物

药物名称	药物结构	作用特点
头孢氨苄 cefalexin	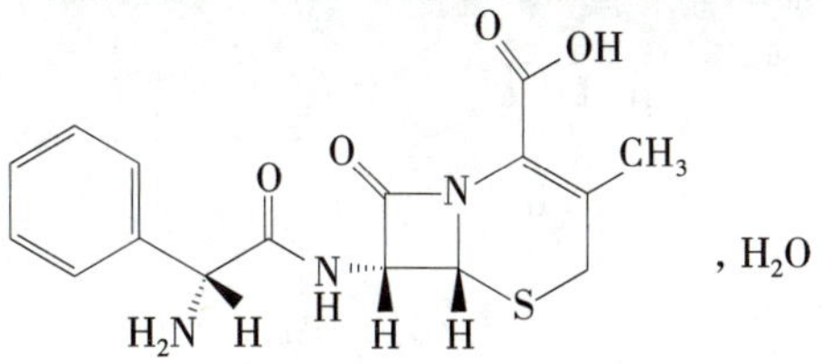	第一代头孢菌素类抗生素。革兰氏阴性菌对 β- 内酰胺酶的抵抗力较弱，因此革兰氏阴性菌对第一代头孢菌素类较易产生耐药性
头孢唑林 cefazolin	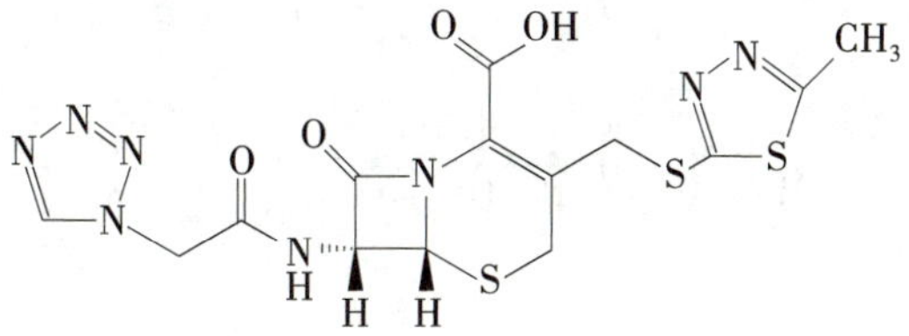	
头孢拉定 cefradine	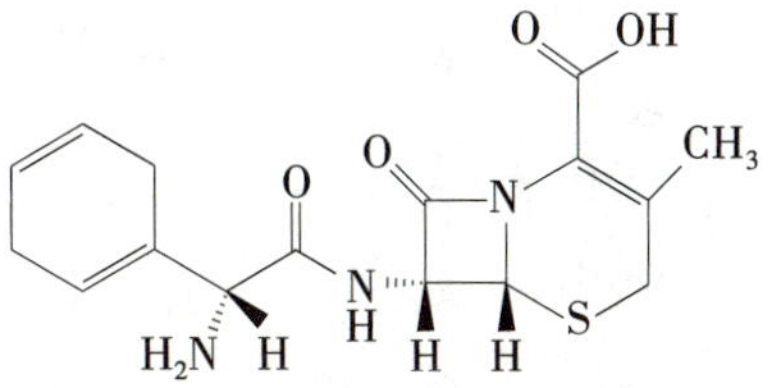	
头孢羟氨苄 cefadroxil	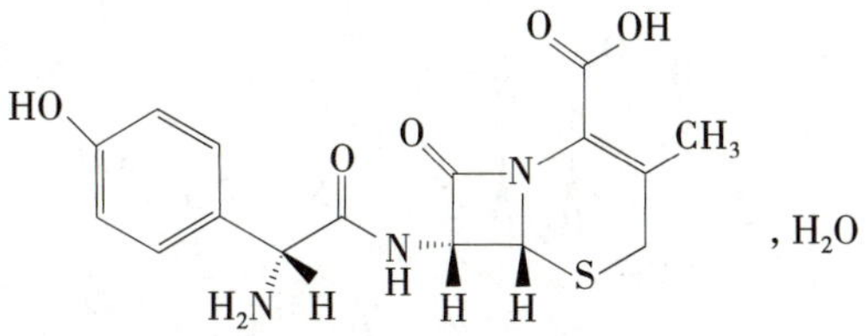	
头孢孟多 cefamandole	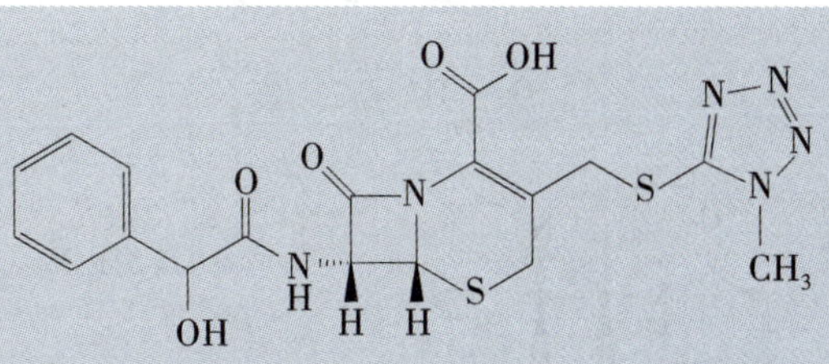	第二代头孢菌素类抗生素。革兰氏阳性菌的抗菌效能与第一代相近或较低，而对革兰氏阴性菌的作用较优。主要表现为抗酶性能强、抗菌谱广

续表

药物名称	药物结构	作用特点
头孢呋辛 cefuroxime	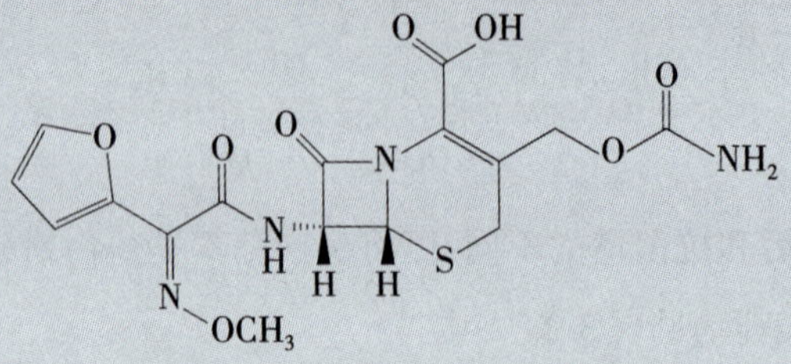	
头孢西丁 cefoxitin	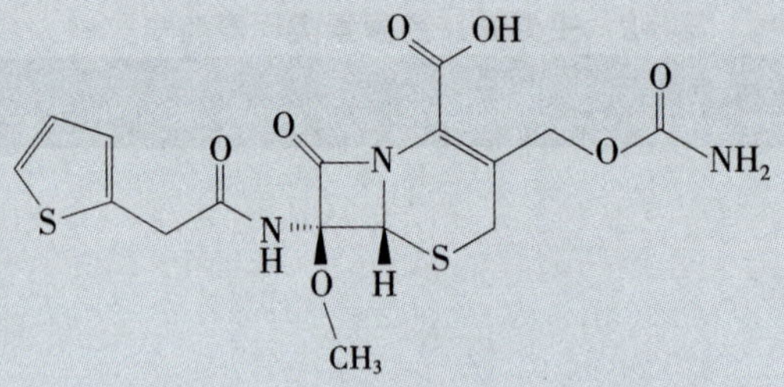	
头孢克洛 cefaclor	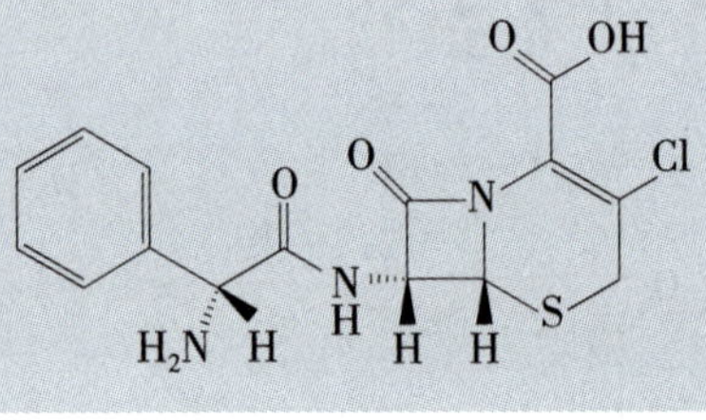 , H_2O	
头孢噻肟 cefotaxime	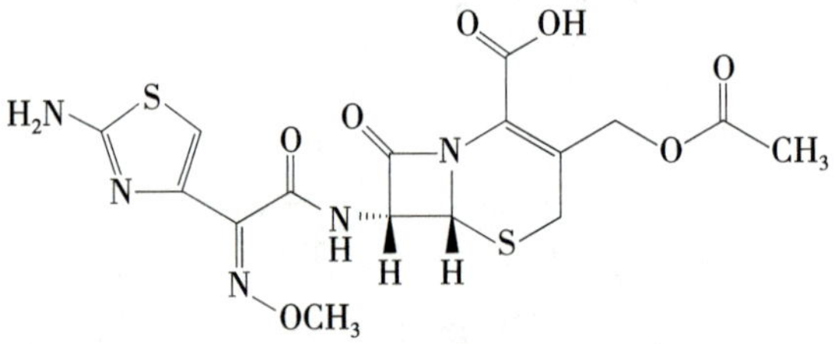	第三代头孢菌素类抗生素。革兰氏阳性菌的抗菌效能普遍低于第一代，对革兰氏阴性菌的作用较第二代头孢菌素类更为优越。抗菌谱扩大，对铜绿假单胞菌、沙雷杆菌、不动杆菌等有效；耐酶性能强，可用于对第一或第二代头孢菌素类耐药的一些革兰氏阴性菌株
头孢曲松 ceftriaxone	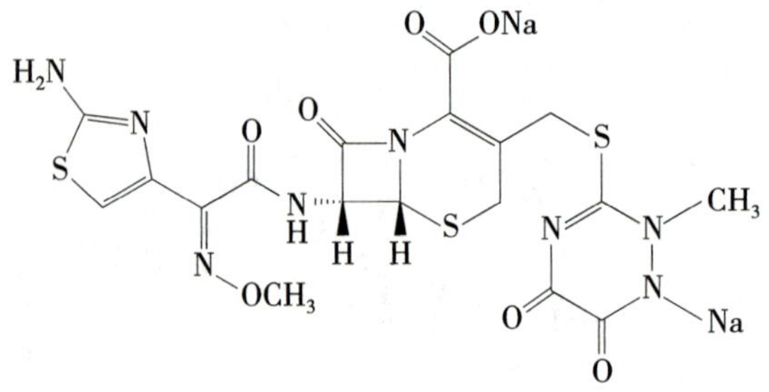	
头孢他啶 ceftazidime	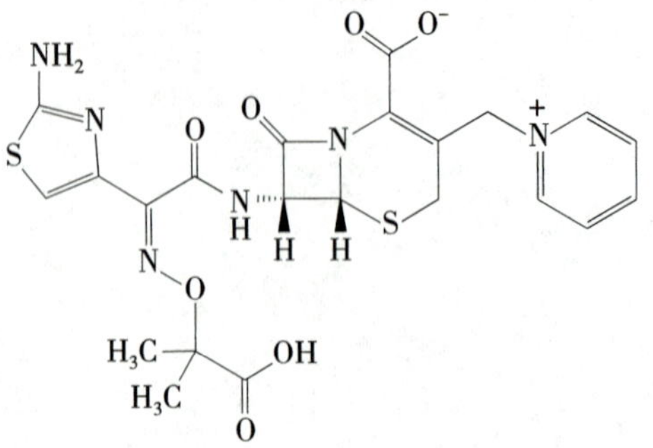 , $5H_2O$	

续表

药物名称	药物结构	作用特点
头孢克肟 cefixime	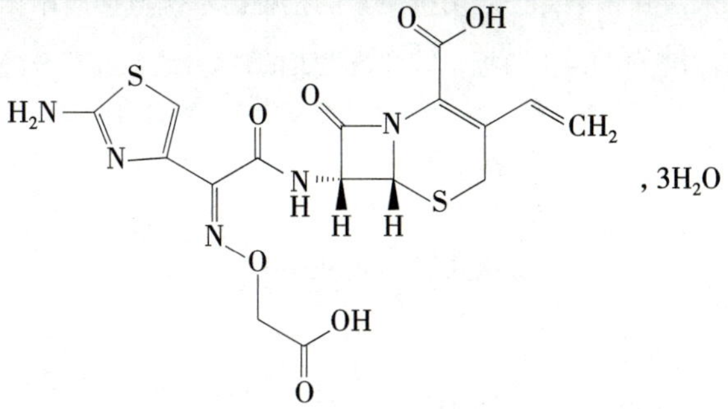	
头孢哌酮钠 cefoperazone sodium	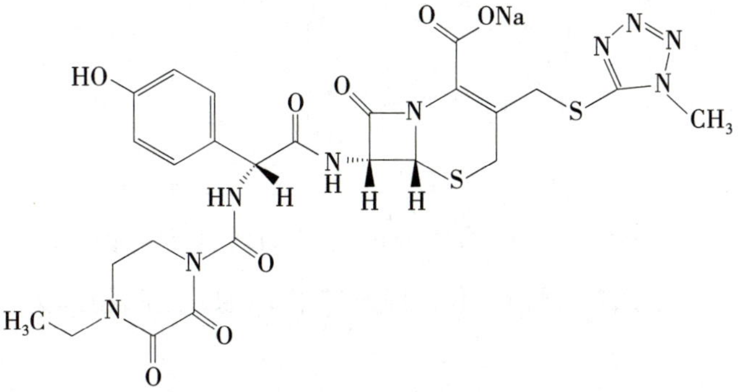	
头孢吡肟 cefepime	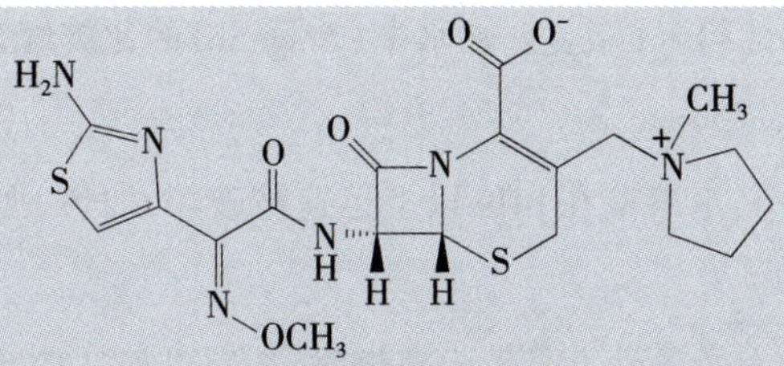	第四代头孢菌素类抗生素的3-位含有带正电荷的季铵基团，正电荷使药物能更快地透过革兰氏阴性杆菌的外膜，而且对青霉素结合蛋白有更高的亲和力，对细菌的*β*-内酰胺酶更稳定，具有较强的抗菌活性。从抗菌谱来说，对革兰氏阳性菌有更强的抗菌活性
头孢匹罗 cefpirome	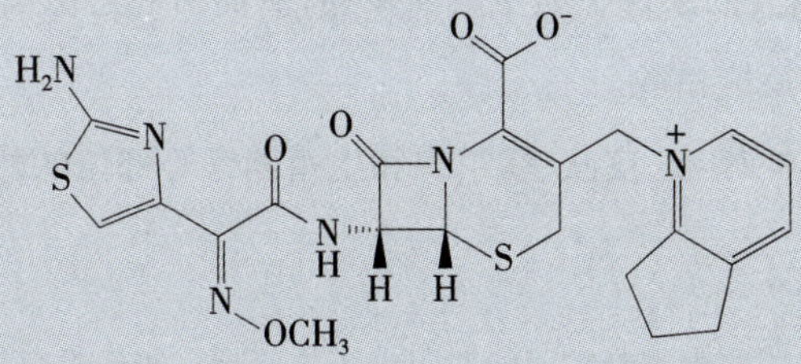	

案例分析

案例

患者，女，50岁，因心悸、胸闷半个月入内科。心电图示高侧壁心肌呈缺血性改变。心脏彩色B超示左室舒张功能降低。初步诊断为冠心病。应用头孢哌酮舒巴坦预防感染。

处方：0.9%氯化钠注射液（0.9% NS）20ml

　　头孢哌酮舒巴坦 1.0g iv bid

分析

本例为冠心病患者，未合并感染，无应用抗生素的指征。本例直接应用第三代抗生素更是错误的，可增加机会性感染，增加患者的经济负担，因此抗生素的预防性应用应严加控制。

（二）典型药物

头孢氨苄　cefalexin

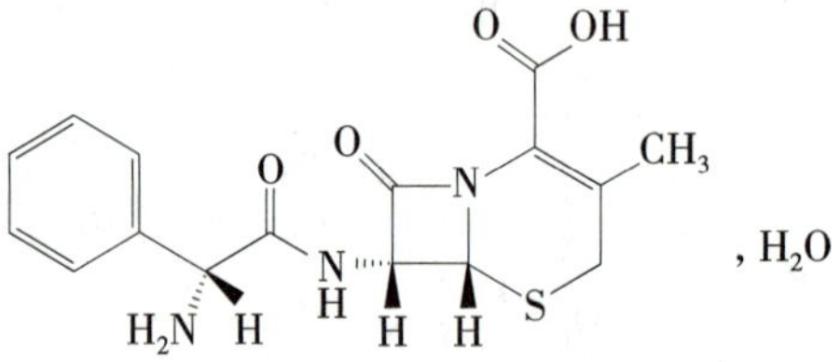

化学名为（6*R*，7*R*）-3- 甲基 -7-［（*R*）-2- 氨基 -2- 苯基乙酰氨基］-8- 氧代 -5- 硫杂 -1- 氮杂双环［4.2.0］辛 -2- 烯 -2- 甲酸一水合物。又名先锋霉素Ⅳ、头孢力新、苯甘孢霉素。

将苯甘氨酸和 7-ACA 进行缩合，将 C_3- 位乙酰氧基甲基换成甲基，得到头孢氨苄，属于第一代可口服的头孢菌素。

本品为白色至微黄色结晶性粉末；微臭。在水中（5mg/ml）的比旋度为 +149° ~+158°。微溶于水中，不溶于乙醇或乙醚。

本品在干燥状态下稳定。其水溶液在 pH9 以上迅速被破坏，加热、强酸、强碱和光照能加速本品分解。

本品在温度升高和湿度加大的条件下易生成高聚物，从而引起过敏反应的发生，对有青霉素过敏史的患者应进行相应的过敏反应试验。

本品口服对呼吸道、扁桃体、咽喉、皮肤、软组织和生殖器官等部位的感染有效。

课堂活动

1. 通过青霉素章节的学习谈谈青霉素钠不能口服给药的原因；如何进行结构修饰，使青霉素类药物可以口服？

2. 依据头孢菌素类和青霉素类药物结构特征上的差异，判断两类药物的稳定性大小。

头孢噻肟钠　cefotaxime sodium

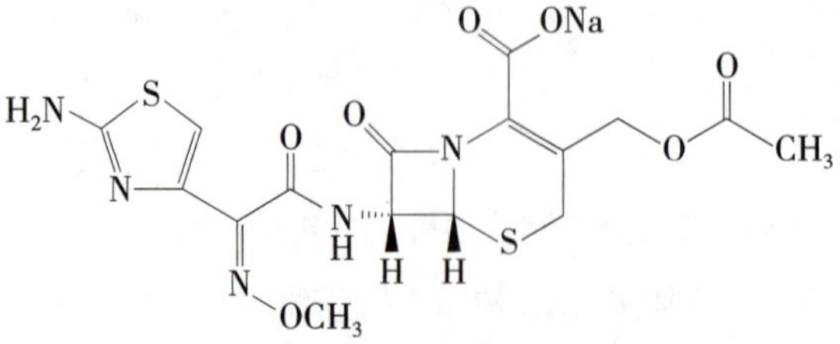

化学名为（6*R*，7*R*）-3-［（乙酰氧基）甲基］-7-［（2- 氨基噻唑 -4- 基）-2-（甲氧亚氨基）乙酰氨基］-8- 氧代 -5- 硫杂 -1- 氮杂双环［4.2.0］辛 -2- 烯 -2- 甲酸钠盐。又名凯福隆、泰可欣。

本品为白色至微黄白色结晶；无臭或微有特殊臭。在水中（10mg/ml）的比旋度为 +58° ~+64°。易溶于水，微溶于乙醇。

本品 α- 位的顺式甲肟基对 β- 内酰胺酶有高度的稳定作用，而 2- 氨基噻唑基可以增加药物与细菌青霉素结合蛋白的亲和力。这 2 个基团的结合使本品具有耐酶和广谱的特点。

本品在光照下会发生顺反异构体的转化，通常需避光保存，临用前加灭菌注射用水溶解后立即使用。

案例分析

案例

患者，男，16 天，因脐部渗液 3 天入儿科。体检：T 37.2℃，神清，心、肺听诊正常，脐部有淡黄色分泌物。经血常规检验初步诊断为新生儿脐部感染，选用头孢噻肟钠治疗。

处方：10% GS 30ml

头孢噻肟钠 0.2g iv.gtt qd

分析

治疗新生儿脐炎轻者选用阿莫西林口服，严重者选用氨苄西林或哌拉西林静脉滴注。本例为轻型新生儿脐炎，选用头孢噻肟钠依据不充分。滥用第三代头孢菌素不仅杀伤非致病菌，且使细菌为了适应环境而产生耐药性蔓延。限制第三代头孢菌素的应用，改以广谱青霉素，可使第三代头孢菌素耐药明显减少。

四、非经典 β- 内酰胺类抗生素和 β- 内酰胺酶抑制剂

非经典 β- 内酰胺类抗生素按化学结构分为碳青霉烯、青霉烯、氧青霉烷和单环 β- 内酰胺类。即利用电子等排原理以 —O—、—CH_2— 替代了与四元 β- 内酰胺环骈合的五元或六元含硫杂环中的硫原子。

固职升本

碳青霉烯类抗生素简介

碳青霉烯类抗生素是 20 世纪 70 年代开始研究的一类 β- 内酰胺类抗生素。自问世以来，因其具有抗菌谱广、抗菌活性强、耐受性良好、毒性较低等特点而成为临床治疗严重的混合性感染和对付耐药菌株的有力武器。该类药物抗菌谱覆盖革兰氏阳性、阴性需氧菌和厌氧菌以及多重耐药或产 β- 内酰胺酶细菌。

目前国内已上市的药物主要是亚胺培南、美罗培南、帕尼培南、厄他培南、比阿培南、多尼培南等。从结构上看，碳青霉烯的骨架结构介于青霉素与头孢菌素之间，其结构区别在于青霉素的 4- 位硫原子被碳原子代替，并在五元环的 2，3- 位间有一双键。另外，其 6- 位含有羟乙基侧链，6- 位的氢原子为 β 型，而青霉素类的 6- 位氢为 α 型。研究表明正是这个构型特殊的基团，使该类药物具有超广谱的、

极强的抗菌活性，以及对β- 内酰胺酶的高度稳定性。该类药物的主要变化是取代基 R_1 和 R_2，尤其是 3- 位的 R_2 取代基变化较大。

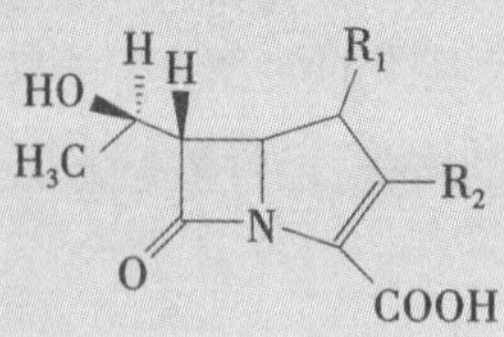

β- 内酰胺酶抑制剂也属于非经典β- 内酰胺类抗生素，对β- 内酰胺酶有很强的抑制作用，通过和不耐酶的β- 内酰胺类抗生素联合应用以提高疗效，是一类抗菌增效剂。细菌对β- 内酰胺类抗生素产生耐药性的主要机制源于细菌产生的β- 内酰胺酶，它们可使β- 内酰胺环开环水解失去抗菌活性。临床上常用的β- 内酰胺酶抑制剂按结构类型分为氧青霉素类和青霉烷砜类。

常见的非经典β- 内酰胺类抗生素和β- 内酰胺酶抑制剂见表 3-3。

表 3-3　非经典β- 内酰胺类抗生素和β- 内酰胺酶抑制剂

药物名称	药物结构	作用特点
氨曲南 aztreonam	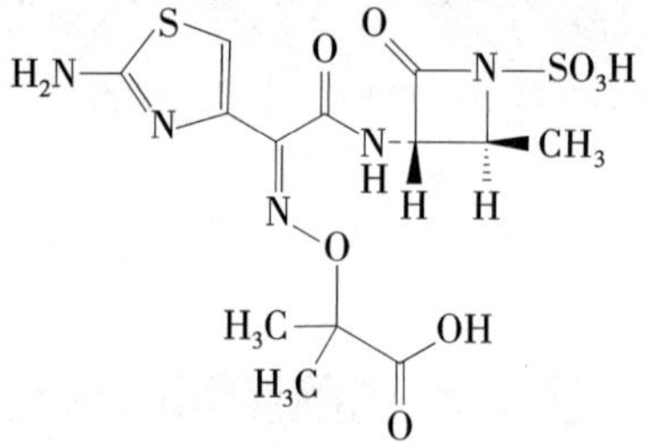	单环β- 内酰胺类抗生素。对需氧的革兰氏阴性菌包括铜绿假单胞菌有强的活性，对各种β- 内酰胺酶稳定，能透过血脑屏障，副作用少
亚胺培南 imipenem	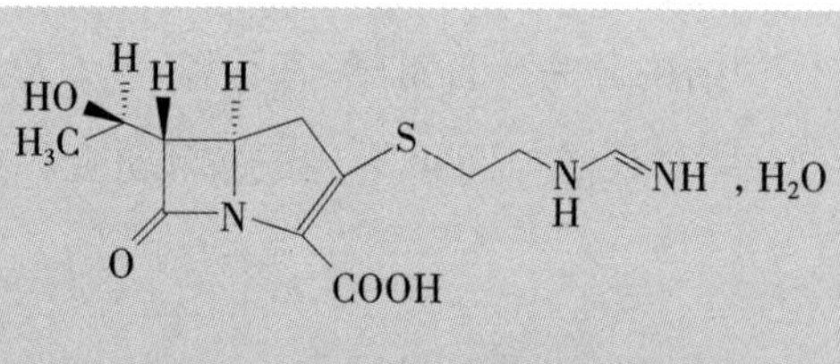	碳青霉烯类药物。6- 位羟乙基侧链为反式构象，具有超广谱抗菌活性和对β- 内酰胺酶的高度稳定性。亚胺培南在体内易受肾脱氢肽酶（DHP-1）降解，需与 DHP-1 抑制剂合用
克拉维酸钾 clavulanate potassium	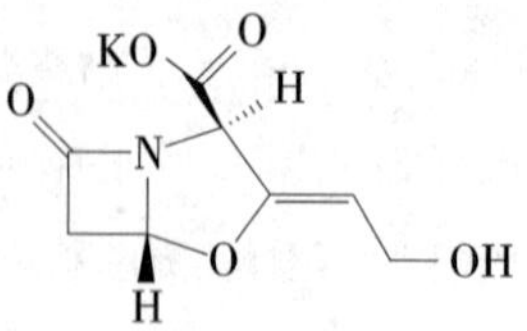	又名棒酸钾，为氧青霉烷类β- 内酰胺酶抑制剂。单独使用无效，临床常与β- 内酰胺类抗生素制成复方制剂，具有协同作用
舒巴坦 sulbactam	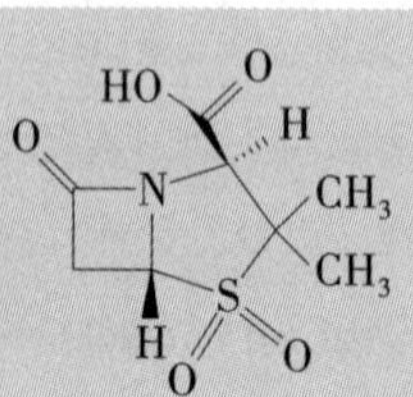	青霉烷砜类。是一种不可逆性的竞争性β- 内酰胺酶抑制剂

点滴积累

1. β- 内酰胺环开环，导致天然青霉素类药物不能口服、不耐酶。
2. 半合成青霉素和头孢菌素的原料分别是 6-APA 和 7-ACA。
3. β- 内酰胺类抗生素与 β- 内酰胺酶抑制剂联合使用是减少 β- 内酰胺类抗生素产生耐药性的有效方法。

第二节　大环内酯类抗生素

一、概述

大环内酯类抗生素（macrolide antibiotics）是由链霉菌产生的弱碱性抗生素，基本结构特征为具有十四元或十六元的内酯环，并通过内酯环上的羟基和去氧氨基糖或 6- 去氧糖缩合成碱性苷。大环内酯类具有共同的化学结构特征和化学性质，可与酸成盐；在酸性条件下苷键水解，在碱性条件下内酯环开环；在体内也易被酶分解丧失或降低抗菌活性。按其内酯环含原子数目的不同，可将大环内酯类抗生素分为十四元、十五元和十六元环大环内酯。红霉素类（erythromycins）及其衍生物为十四元大环内酯类抗生素；麦迪霉素类（midecamycins）、螺旋霉素类（spiramycins）等为十六元大环内酯类抗生素；半合成的阿奇霉素为十五元大环内酯类抗生素。

从红色链丝菌的培养液中分离出的红霉素包括红霉素 A、B 和 C，其中红霉素 A 为抗菌的主要成分。由于红霉素 B 和 C 的活性弱且毒性高，因此国产红霉素是指红霉素 A，红霉素 B 和 C 被视为杂质。

红霉素类的水溶性较小，且易被胃酸破坏。通过将 C_5- 位的氨基糖 2′ - 氧原子上制成各种酯的衍生物（表 3-4），可以提高红霉素的口服生物利用度及其在水中的溶解度。

表 3-4　红霉素的衍生物

药物基本结构	取代基 R A	药物名称
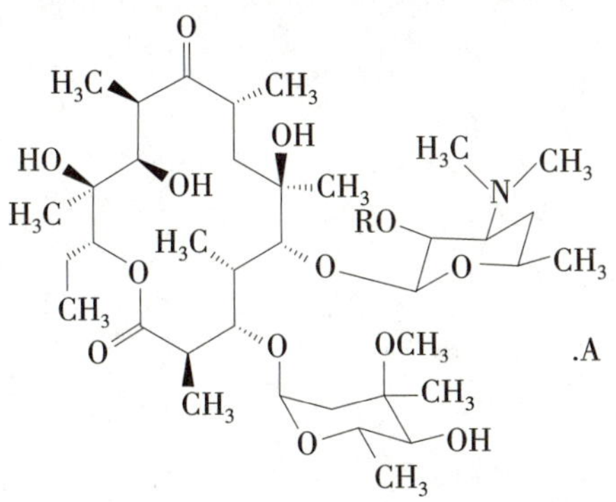	$R—CO(CH_2)_2OCOC_2H_5$	琥乙红霉素 erythromycin ethylsuccinate
	$R—CO(CH_2)_{16}CH_3$	硬脂酸红霉素 erythromycin stearate
	$R—COOC_2H_5$	红霉素碳酸乙酯 erythromycin ethylcarbonate
	$R—COC_2H_5$ $A—C_{12}H_{25}OSO_3H$	依托红霉素 erythromycin estolate

红霉素在酸性条件下主要发生 C_9- 羰基和 C_6- 羟基脱水环合，导致进一步反应而失活。因此在研究红霉素的半合成衍生物时，通过改变 C_6- 羟基、C_9- 羰基及 C_8- 氢，阻断降解反应的发生，提高药

物对酸的稳定性。

麦迪霉素是含有十六元环的内酯与碳霉胺糖和碳霉糖结合成的碱性苷，是麦迪霉素 A_1、A_2、A_3 和 A_4 4 种成分的混合物，由于菌种不同，各成分的比例有些差异。我国菌种生产的麦迪霉素以 A_1 为主要成分，还含有不同比例的柱晶白霉素 A_6，称为麦白霉素（meleumycin）。

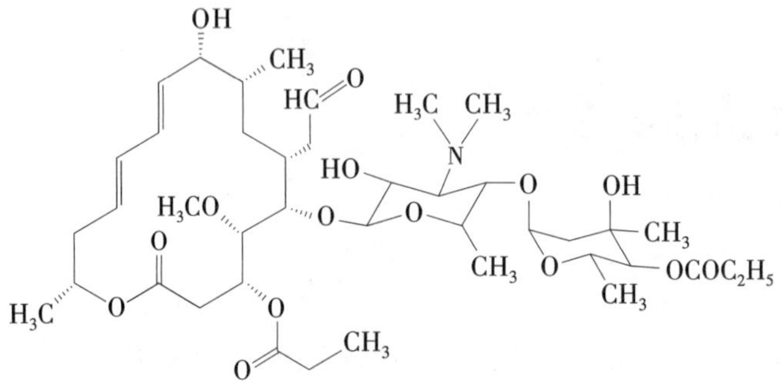

麦迪霉素 A_1

吉他霉素（kitasamycin）又称柱晶白霉素，包括吉他霉素 A_1~A_9，其中 A_1 为主要抗菌成分。

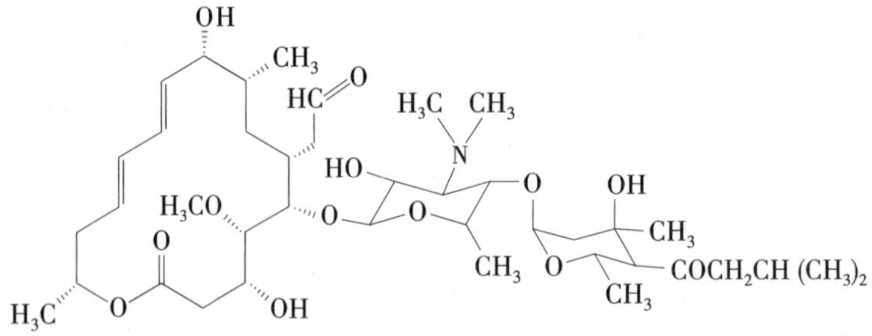

吉他霉素

与麦迪霉素不同的是大环 C_3 为游离羟基，碳霉糖上的取代基为异丁酰基。

螺旋霉素的基本结构与麦迪霉素相似，只是内酯环的 C_9- 位羟基与去氧氨基糖缩合成碱性苷。由于菌种不同，螺旋霉素中 3 种成分的比例不同。国产螺旋霉素主要包含螺旋霉素Ⅱ和Ⅲ。将螺旋霉素碳霉糖的 3- 位和 4- 位乙酰化即为乙酰螺旋霉素（acetylspiramycin），由于乙酰基的引入，提高了亲脂性，抗菌作用增强。

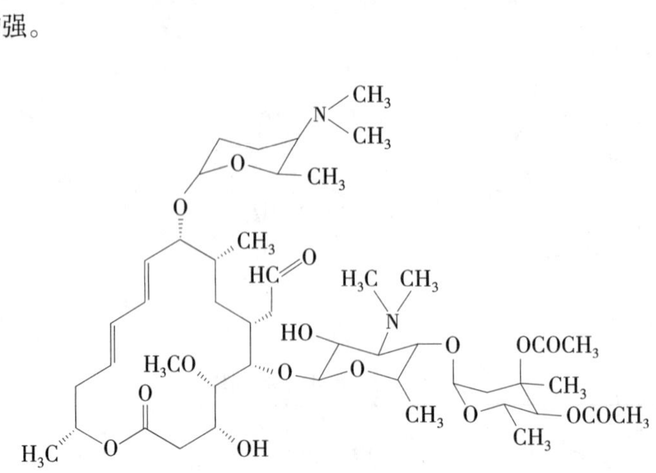

乙酰螺旋霉素Ⅱ

二、典型药物

红霉素　erythromycin

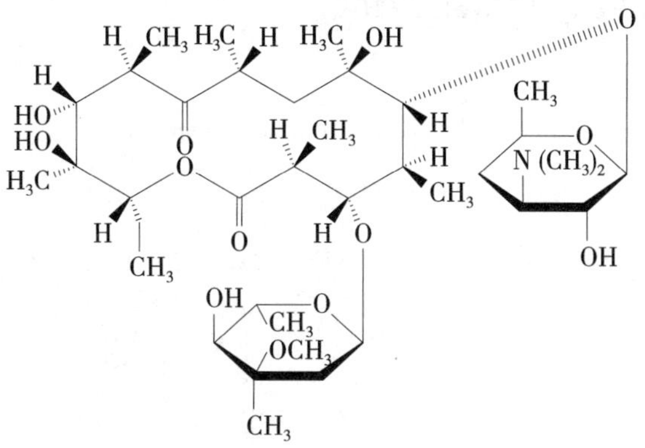

本品为白色或类白色的结晶或粉末；无臭；微有引湿性。在无水乙醇溶液中（20mg/ml）的比旋度为 −78° ~−71° 。易溶于甲醇、乙醇或丙酮，极微溶于水。

红霉内酯分别在 C_3、C_5、C_6、C_{11} 和 C_{12} 上连有 5 个羟基，偶数碳原子上连有 6 个甲基，9- 位上连有 1 个羰基，并通过 3- 位的羟基与红霉糖成苷，5- 位的羟基与去氧氨基糖缩合成碱性苷。其游离碱供口服用，乳糖酸盐供注射用。

在酸性条件下，红霉素 6- 位的羟基与 9- 位的酮基形成半缩酮的羟基，再与 8- 位上的氢消去 1 分子水，形成 8，9- 脱水 -6，9 半缩酮的衍生物，并进一步环合、脱水并水解成红霉胺和红霉糖，这种降解反应使红霉素失去抗菌活性。

本品与硫酸作用，即显红棕色；本品的丙酮溶液遇盐酸即显橙黄色，渐变为紫红色，转溶于三氯甲烷溶液中显蓝色。

红霉素对各种革兰氏阳性菌和某些阴性菌、支原体等有较强的作用，为治疗耐药的金黄色葡萄球菌和溶血性链球菌引起的感染的首选药物。本品与 β- 内酰胺类药物联用，可发生降效作用。

ER-3-3
红霉素 A 的结构改造

案例分析

案例

某女性患者 42 岁，因子宫肌瘤及妇科感染入院，做子宫切除手术后，进行抗感染治疗。注射用阿洛西林钠 + 盐酸左氧氟沙星注射液联用 6 天，后改用阿奇霉素 + 阿米卡星联用 5 天。

分析

《抗菌药物临床应用指导原则（2015 年版）》规定，抗菌药物品种的选用，原则上应根据病原菌种类及病原菌对抗菌药物的敏感性，即细菌药物敏感试验的结果而定。因此有条件的医疗机构，对临床诊断为细菌性感染的患者应在开始抗菌治疗前，及时留取相应的合格标本（尤其血液等无菌部位标本）送病原学检测，以尽早明确病原菌和药敏试验结果，并据此调整抗菌药物治疗方案。

此案例中无药敏试验结果依据，盲目更换药物。由于病程未得到控制而频繁更换抗生素，主要因为未做病原体培养及药敏试验，从而无依据盲目更换。对于经验性用药效果不佳的患者，应根据药敏试验结果及时更换敏感抗生素，以防病菌很快耐药。

罗红霉素　roxithromycin

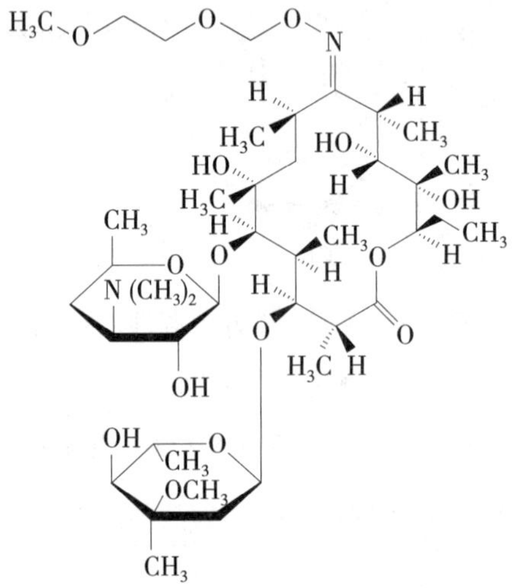

本品又名严迪，为半合成的十四元大环内酯类抗生素。将红霉素的 C_9- 位羰基与羟胺形成肟后阻止了与 C_6- 羟基的缩合反应，增加了对酸的稳定性，但体外抗菌活性较弱。进一步取代肟羟基得到罗红霉素，可明显改变药物的口服生物利用度。本品适用于敏感菌所致的呼吸道、泌尿道、皮肤和软组织、五官科感染的治疗。

克拉霉素　clarithromycin

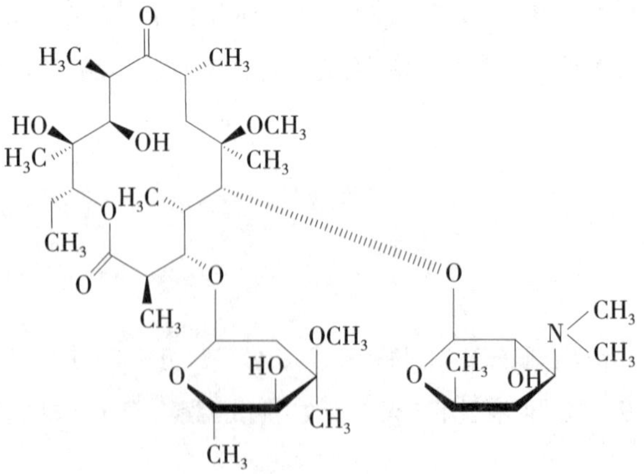

将红霉素的 C_6- 位羟基甲基化后得克拉霉素，不仅增加了在酸中的稳定性，而且血药浓度高而持久。对需氧菌、厌氧菌、支原体、衣原体等病原微生物有效。

阿奇霉素　azithromycin

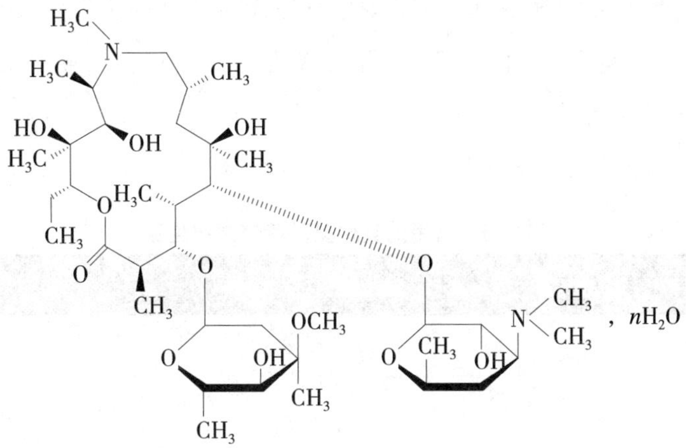

本品为十五元N杂大环内酯类抗生素，在大环内酯的9α-位嵌入1个甲氨基，阻止了分子内部半缩酮反应的发生，增加了对胃酸的稳定性。阿奇霉素的游离碱供口服，乳糖酸盐供注射。本品的抗菌谱与红霉素相近，但药动学性能高，作用强于红霉素，临床用于敏感菌所致的呼吸道、皮肤和软组织感染。

点滴积累

1. 大环内酯类抗生素拥有的共同结构特征为内酯环和苷键，主要化学性质涉及内酯环开环和苷键水解。
2. 改造红霉素结构中的 C_6-羟基、C_9-羰基及 C_8-氢，分别获得罗红霉素、克拉霉素和阿奇霉素，阻断了降解反应的发生，提高了药物的生物利用度。

第三节　氨基糖苷类抗生素

一、概述

氨基糖苷类抗生素（aminoglycoside antibiotics）是由微生物（链霉菌和小单胞菌）或经半合成制取的一类易溶于水的碱性抗生素。这类抗生素的抗菌谱广，对葡萄球菌、革兰氏阴性杆菌、结核分枝杆菌等都有很好的抗菌活性。用于临床的氨基糖苷类抗生素主要有链霉素、卡那霉素、庆大霉素、新霉素、巴龙霉素和核糖霉素等。

这类抗生素都是由碱性多元环己醇和氨基糖缩合而成的，有共同的结构特征，因此表现出具有相同的理化性质。

（1）结构中具有苷键，易发生水解反应。

（2）该类抗生素为极性化合物，水溶性较大，在胃肠道中很难吸收，需注射给药。

（3）由于结构中含碱性功能基，故可与硫酸、盐酸成盐。

（4）除链霉素中链霉糖上的醛基易被氧化外，本类药物的固体性质稳定。

本类抗生素的毒性较大，主要作用于第Ⅷ对脑神经，可引起不可逆性的听力损害，甚至耳聋，对儿童的毒性更大；由于本类药物与血清蛋白的结合率低，在体内很少代谢，主要以原药形式经肾小球滤过排泄，对肾脏可产生毒性。

常用的其他氨基糖苷类抗生素见表 3-5。

表 3-5　常用的其他氨基糖苷类抗生素

药物名称	药物结构	作用特点
卡那霉素 A kanamycin A	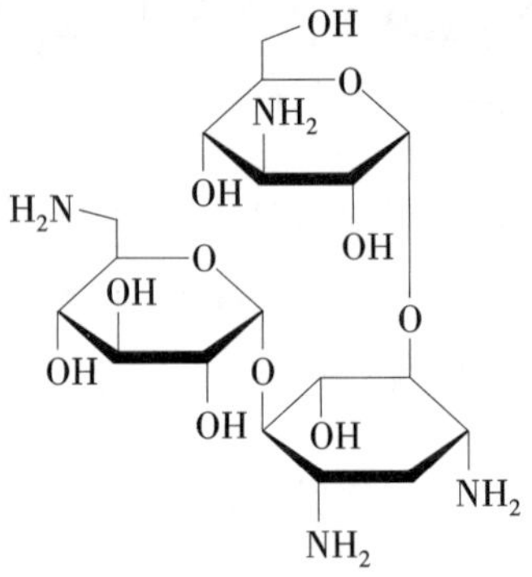	是卡那霉素的主要成分，对革兰氏阴性杆菌、阳性菌和结核分枝杆菌都有效
阿米卡星（丁胺卡那霉素） amikacin	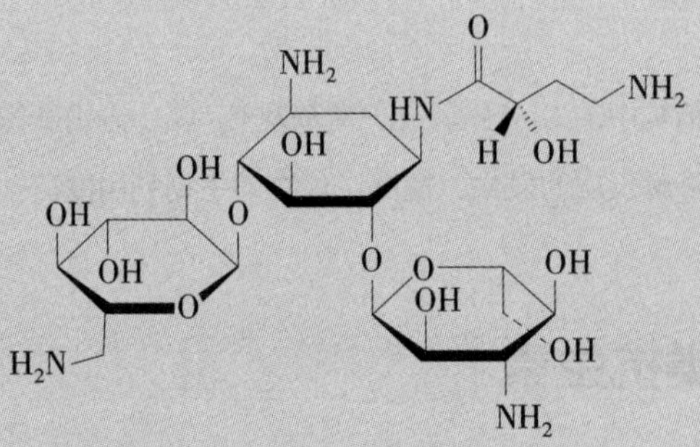	是在卡那霉素分子的链霉胺部分引入氨基羟丁酰基侧链得到的衍生物，突出优点为对铜绿假单胞菌、大肠埃希菌和金黄色葡萄球菌产生的转移酶稳定
庆大霉素 C_1 gentamicin C_1	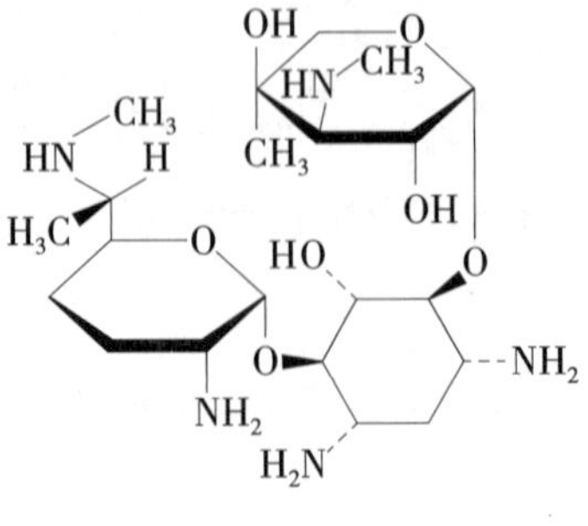	庆大霉素是一种广谱抗生素，对多种革兰氏阳性菌和革兰氏阴性菌均有较强的抗菌作用，特别对铜绿假单胞菌比卡那霉素和新霉素强 5~10 倍，对金黄色葡萄球菌有良好的抗菌作用

二、典型药物

硫酸链霉素 streptomycin sulfate

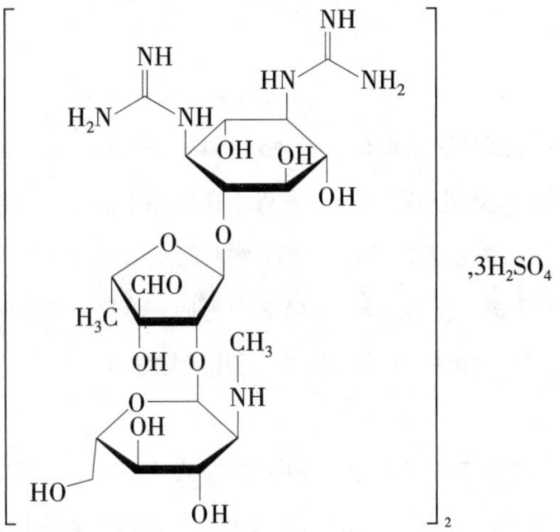

化学名为 *O*-2- 甲氨基 -2- 脱氧 -α-L- 葡吡喃糖基 -（1→2）-*O*-5- 脱氧 -3-*C*- 甲酰基 -α-L- 来苏呋喃糖基 -（1→4）-N^1，N^3- 二脒基 -D- 链霉胺硫酸盐。

本品为白色或类白色的粉末；无臭或几乎无臭；有引湿性。易溶于水，不溶于乙醇。

链霉素的分子结构中有 3 个碱性中心，可以和各种酸成盐，临床应用为硫酸盐。本品可以发生糖苷键的水解反应。

在酸性条件下分步水解：

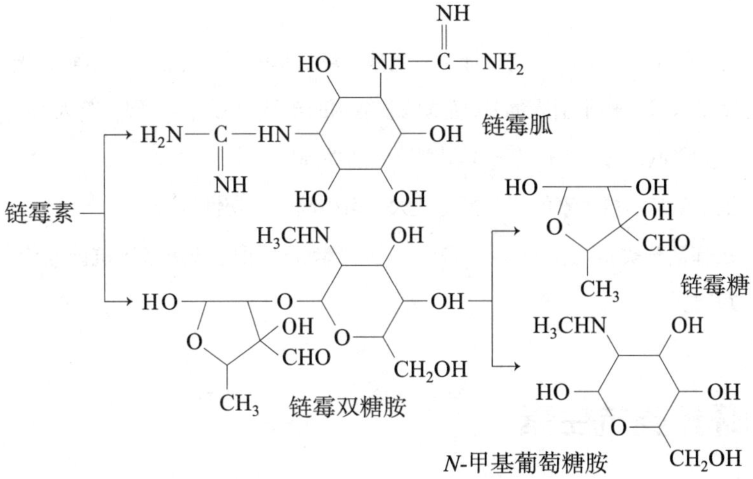

在碱性条件下快速水解，水解生成的链霉糖经脱水重排，产生麦芽酚。在微酸性溶液中，麦芽酚与 3 价铁离子形成紫红色螯合物，此为麦芽酚反应。

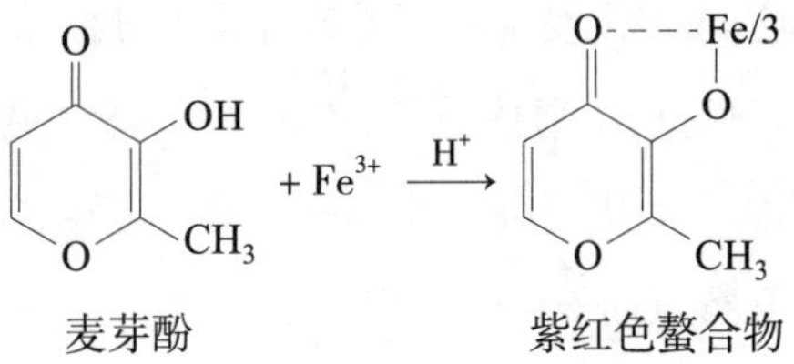

本品的水解产物链霉胍与 8- 羟基喹啉乙醇液和次溴酸钠试液反应，显橙红色，此为坂口反应，可用于鉴别。

案例分析

案例

1 名 6 个月的患儿因肠炎到某医院就诊，医生给予口服蒙脱石散、肌内注射阿米卡星 40mg，每日 1 次，共 2 天；10 个月后，该患儿因肠炎再次就诊，医生给予口服蒙脱石散、口服庆大霉素 4 万 U，每日 2 次，使用 2 天；133 天后患儿因发热在该医院输液阿米卡星 1 天；4 个月后患儿因“水样腹泻”该医院处方口服 4 万 U 庆大霉素 4 支 ×4 天。2 年 7 个月后，该患儿被诊断为双耳感音神经性聋。经鉴定认为医院使用氨基糖苷类抗生素指征不够明确，且用药量偏大。

分析

临床上使用氨基糖苷类抗生素的患者中有 10%~20% 发生耳毒性反应，耳毒性作用导致不可逆性的内耳功能丧失。本类药品有明显的年龄差异和个体差异，儿童容易出现药品性听力下降，有家族史倾向的患者即使小剂量、短疗程、正常途径用药时也可能出现严重的耳毒性。针对氨基糖苷类抗生素的耳、肾毒性，医生用药前应严格掌握适应证，对有过敏史、曾有听力异常或曾患耳感染史、家族中有同类药品中毒史、6 岁以下的儿童应慎用或禁用。要避免高日剂量和高总剂量，连续用药不要超过 2 周。用药过程中，医生与护士务必要监测患者用药后的听力、前庭功能、早期反应，出现耳毒性的迹象应立即停药。

点滴积累

1. 这类抗生素的共同结构特征为氨基糖与环氨基醇形成的苷。易水解，极性大，注射给药。
2. 阿米卡星结构中引入的 α- 羟基酰胺结构的手性为 L-（－）型，若为 D-（+）型则抗菌活性大为降低，如为 DL-（±）型则抗菌活性降低一半。
3. 氨基糖苷类抗生素的耳、肾毒性大，可引起不可逆性耳聋。
4. 氨基糖苷类抗生素与 β– 内酰胺类抗生素配伍可降低两者的抗菌效价，其机制尚未完全阐明。

第四节　四环素类抗生素

一、概述

四环素类抗生素是 20 世纪 40 年代发现的一类具有菲烷母核的广谱抗生素。该类抗生素广泛应用于革兰氏阳性和阴性细菌、细胞内支原体、衣原体和立克次体引起的感染。

四环素类抗生素已经有 3 代产品用于临床。第一代的金霉素、四环素和土霉素为天然抗生素，因其具有广谱、使用方便、经济等特点而被广泛使用。

天然四环素类抗生素的化学结构不够稳定，且易产生耐药现象，研发新型四环素类抗生素迫在眉睫。通过对其进行广泛的结构修饰，发现了以多西环素及米诺环素为代表的第二代半合成四环素类抗生素。这类抗生素的亲脂性更强，有利于细胞吸收，但近年来随着耐药菌株的不断出现也限制了它的临床应用。替加环素由于对金黄色葡萄球菌和万古霉素耐药菌具有明显的抑制作用，于2005年被FDA批准上市，于是以它为代表的甘氨酰环素类抗生素就标志着第三代四环素的诞生。

天然四环素类及其衍生物见表3-6。

表3-6 天然四环素类及其衍生物

药物名称	药物结构	作用特点
金霉素 chlortetracycline	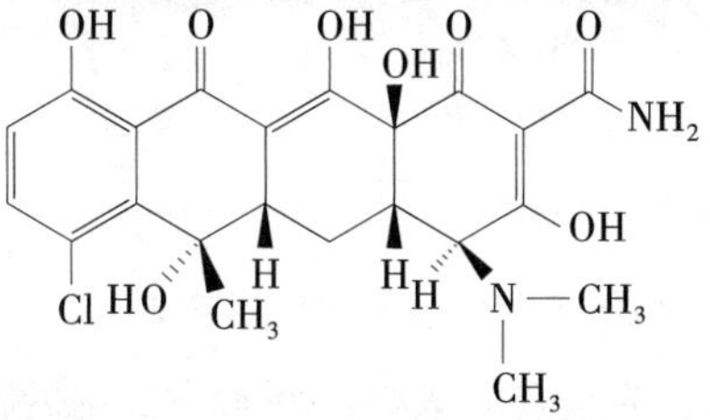	为天然四环素类抗生素。临床用于治疗斑疹伤寒、原发性异型肺炎、泌尿道感染和阿米巴痢疾等，对结膜炎、沙眼等也有效
土霉素 oxytetracycline	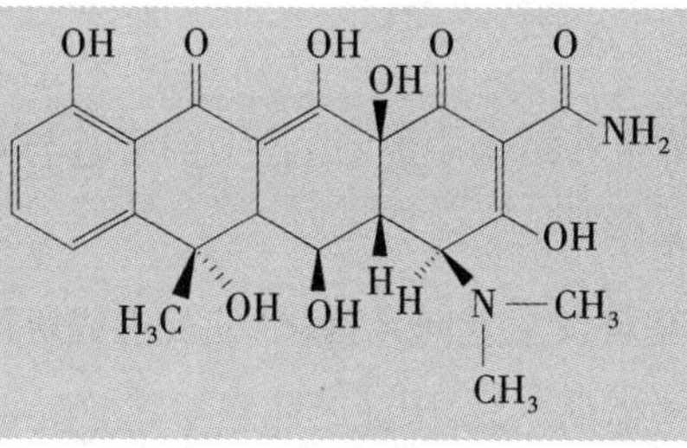	为天然四环素类抗生素。土霉素及其盐酸盐均用于临床，抗菌谱与金霉素相似
四环素 tetracycline	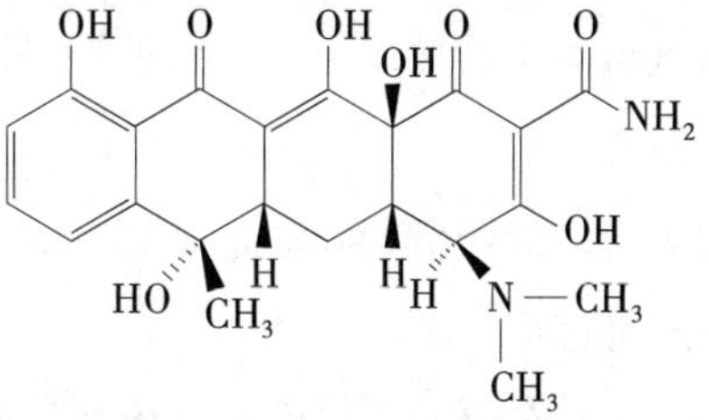	本品的抗菌谱和制菌效力与金霉素和土霉素相似，吸收快，因此血药浓度较高
多西环素 doxycycline	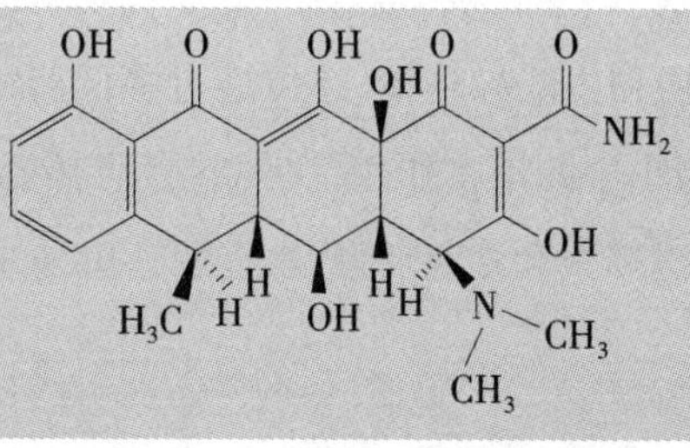	本品的抗菌作用比四环素强，对四环素耐药菌仍有效。对支原体肺炎、霍乱及出血热等也有良好的疗效
米诺环素 minocycline	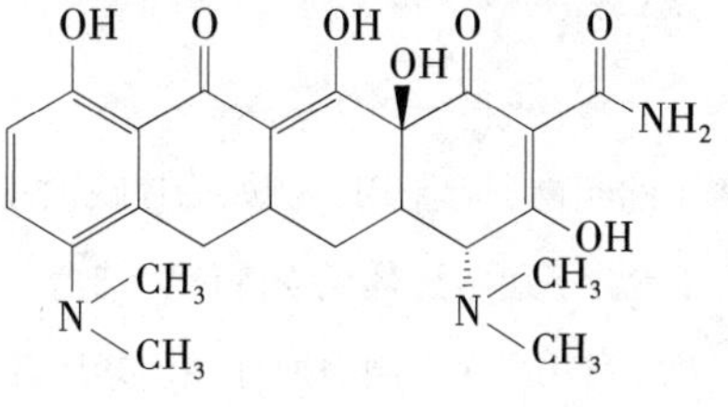	为7-二甲氨基取代四环素类抗生素。对耐药的金黄色葡萄球菌、链球菌、大肠埃希菌敏感，临床用于尿路、胃肠道、妇科、眼及耳鼻喉等感染，对骨髓炎效果好

续表

药物名称	药物结构	作用特点
替加环素 tigecycline	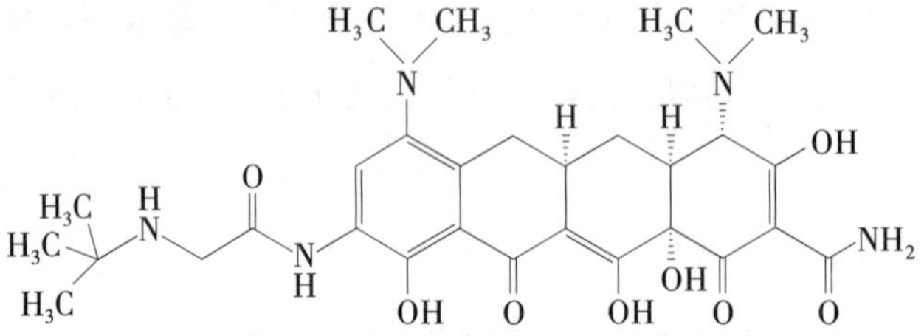	为第一个甘氨酰环素类抗生素，又称 9- 叔丁基甘氨酰氨基米诺环素或丁甘米诺环素。与其他四环素类药物比较，细菌对之不易产生耐药性，对有抗药性的耐甲氧西林金黄色葡萄球菌也有活性

四环素类抗生素均为黄色结晶性粉末，味苦，在水中的溶解度小，显酸碱两性。

ER-3-4 替加环素

本类药物在干燥状态下稳定，遇光变色。天然四环素类药物的稳定性受 pH 影响较大。

在酸性条件下天然四环素类抗生素结构中的 C_6- 位上的羟基与 $C_{5\alpha}$ 上的氢发生消除反应，生成橙黄色的无活性的脱水物。

在 pH2~6 条件下，C_4- 二甲氨基可发生差向异构化反应，生成肾毒性较大的差向异构体。磷酸根、醋酸根等阴离子可促进差向异构体的生成，因此要注意与其配伍的药物酸性不能过强。

在碱性条件下，C_6 上的羟基以氧负离子的形式与 C_{11} 上的羰基发生分子内亲核反应，经电子转移，C 环破裂，生成内酯结构的异构体。

四环素类药物结构中的 C_{10}- 酚羟基、C_{12}- 烯醇羟基及 C_{11}- 羰基是富电子体系，在近中性条件下能与多种金属离子形成不溶性的盐或络合物。

依据四环素类药物的构效关系，$C_{1\sim4}$- 位及 $C_{10\sim12}$- 位的取代基是抑菌的必要基团；C_6- 位羟基不仅可导致四环素类药物形成脱水物和内酯异构体，还可通过降低药物的脂溶性影响其在体内的吸收。基于 C_6- 位羟基在四环素类药物中的不良作用，又因它为非必要基团，因此改造此部位得到了对酸、碱较稳定的半合成四环素米诺环素和多西环素，半衰期延长，抗菌活性增强。

知识链接

四环素类药物禁忌

四环素类药物不宜和含金属离子的药物一起服用，例如治疗缺铁性贫血的药物、中和胃酸的含铝制剂等。在牙齿发育的矿化期，四环素分子可与牙体组织内的钙结合，形成极稳定的螯合物，沉积于牙体组织中，使牙着色。从胚胎 4 个月到儿童 7~8 周岁换牙期前禁用四环素类药。妊娠期妇女和哺乳期妇女也不宜使用。

二、典型药物

盐酸多西环素　doxycycline hyclate

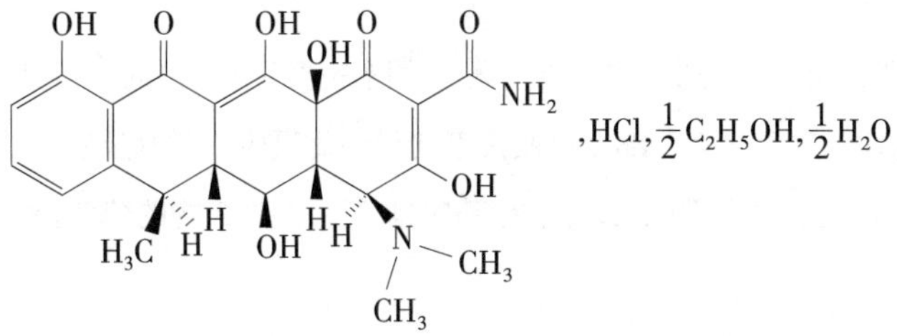

化学名为6-甲基-4-(二甲氨基)-3,5,10,12,12-五羟基-1,11-二氧代-1,4,4*α*,5,5*α*,6,11,12*α*-八氢-2-并四苯甲酰胺盐酸盐半乙醇半水合物。又名为盐酸脱氧土霉素、盐酸强力霉素等。

本品为淡黄色至黄色结晶性粉末；无臭。易溶于水或甲醇，微溶于乙醇或丙酮。微有引湿性，室温下稳定，遇光变色。减压干燥到100℃时失去结晶水和结晶醇。

本品的结构特点是具有C_{10}-酚羟基、C_3-和C_{12}-烯醇羟基，显酸性；C_4-位的二甲氨基是碱性来源，药用为其盐酸盐。

本品的固体在干燥条件下比较稳定，在酸、碱性条件下酰胺键易发生水解反应。

本品分子中的酚羟基、烯醇羟基及酮羰基在近中性条件下能与多种金属离子形成不溶性螯合物。与钙离子、铝离子形成黄色螯合物，与铁离子形成红色螯合物。

本品在pH2~6条件下，C_4-二甲氨基易发生差向异构化反应，生成毒性较大的差向异构体。磷酸根、醋酸根等阴离子的存在可加速差向异构化反应的进行。

盐酸米诺环素　minocycline hydrochloride

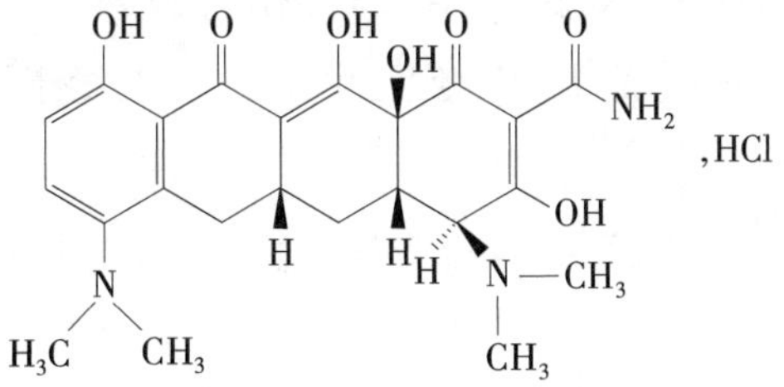

化学名为[4*S*-(4*α*,4*aα*,5*aα*,12*aα*)]-4,7-双(二甲氨基)-1,4,4*a*,5,5*a*,6,11,12*α*-八氢-3,10,12,12*α*-四羟基-1,11-二氧代-2-并四苯甲酰胺盐酸盐。本品为黄色结晶性粉末；无臭；有引湿性。溶于甲醇，略溶于水，微溶于乙醇，几乎不溶于乙醚。

6-去氧的米诺环素消除了四环素类药物的C_6-羟基对药物脂溶性的影响；同时也降低了药物发生脱水和异构化反应的可能性，增加了药物的稳定性和药效。在半合成四环素类结构基础上的7-二甲氨基取代，使其对耐药的金黄色葡萄球菌、链球菌、大肠埃希菌敏感，临床用于尿路、胃肠道、妇科、眼及耳鼻喉等感染，对骨髓炎效果好。抗菌谱与多西环素相似，抗菌作用强于后者。口服吸收后可广泛分布于体内各组织中，每日服1次具有长效的性质，具有高度的亲脂性、较强的组织穿透力及较强的抗菌作用。米诺环素(minocycline)是一种高效、长效的半合成四环素类抗生素，其抗菌活性较强，口服吸收迅速，血药浓度高，半衰期约为 16 小时，临床上用于泌尿系统、消化系统、皮肤软组织感染及妇科感染。

点滴积累

天然四环素类药物结构中的不稳定因素主要是 C_4- 位的二甲氨基和 C_6- 位上的羟基，在一定的 pH 条件下这 2 个部位可发生差向异构化反应、脱水反应，从而影响该类药物的稳定性；合理改造这 2 个部位可以减少药物的降解，提高药物的药效。

第五节　其他类抗生素

本节重点介绍氯霉素（chloramphenicol）、环孢素（ciclosporin）、林可霉素及其衍生物（lincomycins and its derivatives）、万古霉素（vancomycin）和磷霉素（fosfomycin）。

一、氯霉素

氯霉素　chloramphenicol

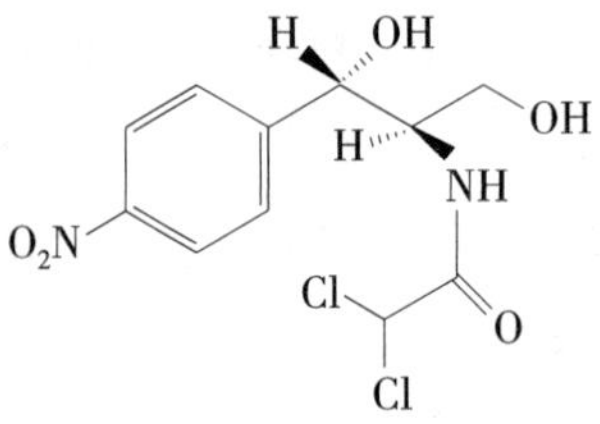

化学名为 D- 苏式 -（－）-*N*-［*α*-（羟基甲基）-*β*- 羟基 - 对硝基苯乙基］-2，2- 二氯乙酰胺。

本品为白色至微带黄绿色的针状、长片状结晶或结晶性粉末。在无水乙醇中（50mg/ml）中的比旋度为 +18.5° ~+21.5°，在乙酸乙酯中的比旋度为 –25.5°。易溶于甲醇、乙醇、丙酮或丙二醇，微溶于水。

本品结构中含有 2 个手性碳原子，有 4 个光学异构体。临床应用为 1*R*，2*R*（－）型或 D- 苏阿糖型。

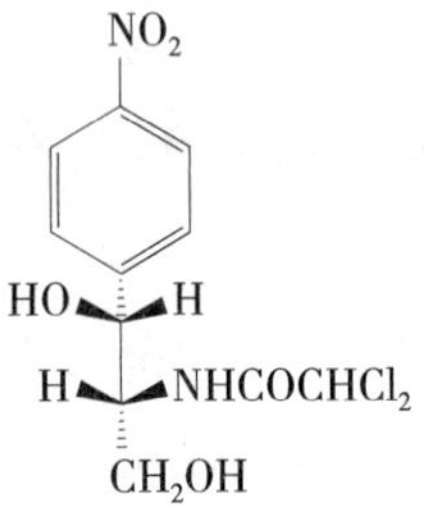

1*R*，2*R* (–)
D-（－）-苏阿糖型

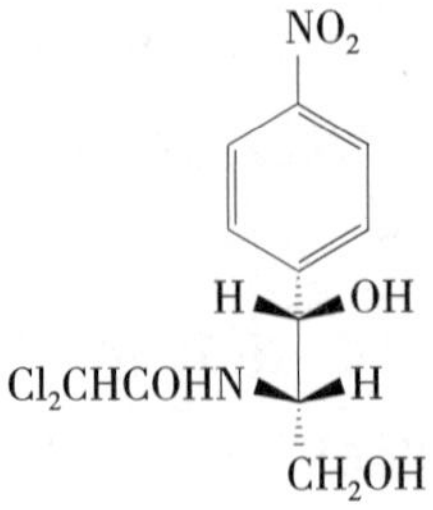

1*S*，2*S* (+)
L-（＋）-苏阿糖型

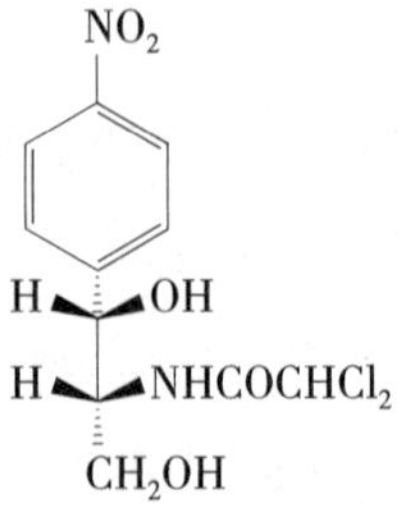

1*S*，2*S* (+)
D-（＋）-赤藓糖型

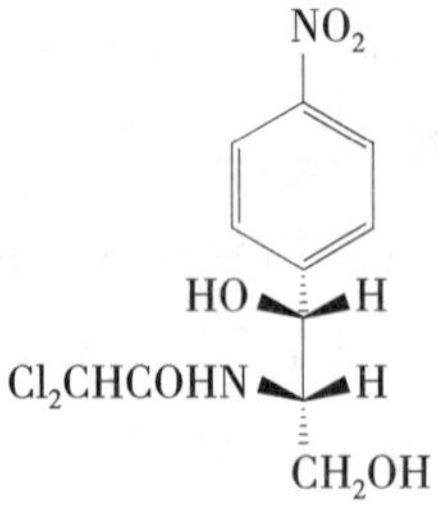

1*S*，2*S* (–)
L-（－）-赤藓糖型

本品性质稳定，耐热，在干燥状态下可保持抗菌活性 5 年以上，水溶液可以冷藏几个月，煮沸 5 小时不影响抗菌活性。

本品在中性或弱酸性条件下较稳定，但在强酸、强碱性的水溶液中均可水解失效。

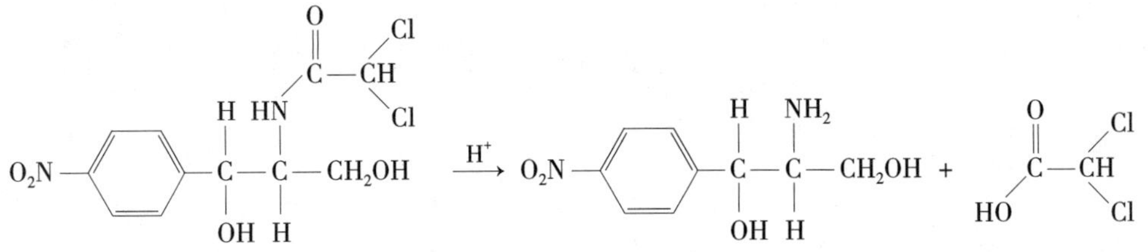

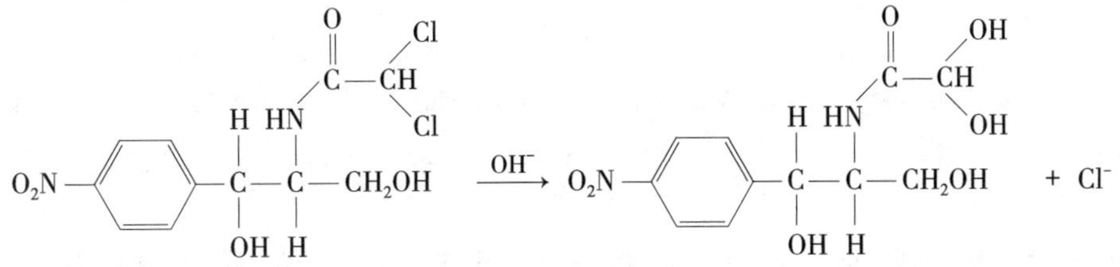

本品分子中的硝基经氯化钙和锌粉还原成羟胺衍生物，在乙酸钠存在下与苯甲酰氯反应，生成的酰化物在弱酸性溶液中与 Fe^{3+} 生成紫红色络合物。

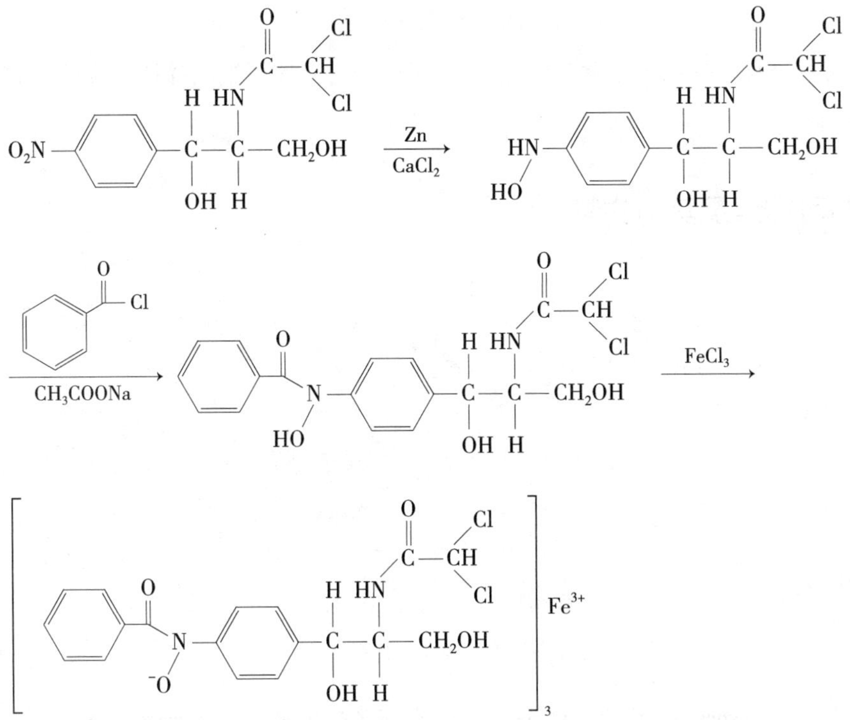

氯霉素对革兰氏阴性菌的效力比革兰氏阳性菌强。临床上主要用于治疗伤寒、副伤寒、斑疹伤寒，对百日咳、沙眼、细菌性痢疾及尿道感染等也有效。

本品长期和多次应用可损坏骨髓的造血功能，引起再生障碍性贫血。本品虽然毒性较大，但在控制伤寒、斑疹伤寒方面仍是首选药，且对衣原体、支原体有特效，是其他抗生素所不能代替的。

二、多肽类抗生素

环孢素　ciclosporin

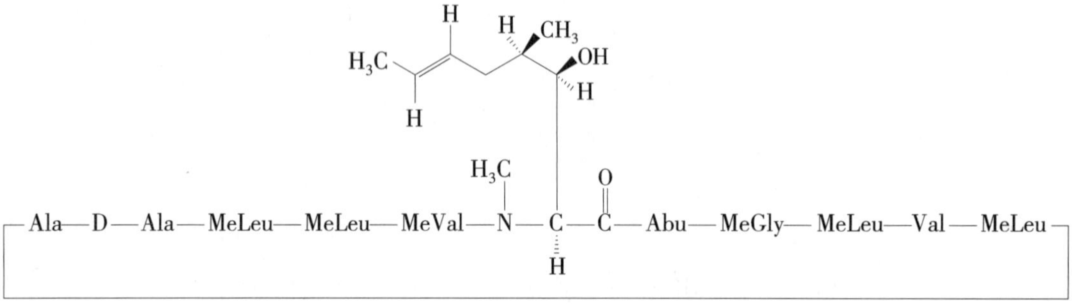

环孢素（又称环孢素 A）是含有 11 个氨基酸的环状多肽，是土壤中的一种真菌的活性代谢物。

本品为白色或类白色粉末；无臭。在甲醇中（10mg/ml）的比旋度为 -193° ~-185°。极易溶于甲醇、乙醇或乙腈，易溶于乙酸乙酯，溶于丙酮或乙醚，几乎不溶于水。

环孢素可选择性地作用于 T 淋巴细胞，主要用于器官移植或组织移植后排斥反应的防治和自身免疫病的治疗。

三、林可霉素及其衍生物

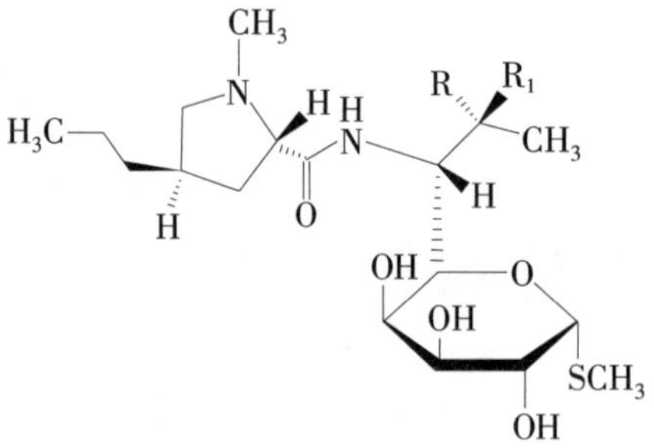

林可霉素　R=OH　R_1=H

克林霉素　R=H　R_1=Cl

林可霉素（lincomycin）又名洁霉素，属于林可酰胺类抗生素。氨基辛硫代甲苷与 4- 丙基 -*N*- 甲基吡咯烷酸通过酰胺键相连，在酸、碱及氧化剂的存在下本品可发生降解反应。

本品可与红霉素竞争细菌核糖体的肽基转移酶中心，呈现拮抗作用，因此两药不能同时应用。

本品临床用于治疗败血症、呼吸道感染、五官感染等。口服吸收较差，易受食物影响。

克林霉素（clindamycin）是通过去除林可霉素结构中 7- 位的羟基，并以 7（*S*）构型的氯取代后得到的半合成衍生物。其抗菌活性较克林霉素强 4~8 倍，口服吸收好，不受食物影响，对胃酸稳定；其制品有盐酸盐、棕榈酸酯盐酸盐和磷酸酯等。

四、万古霉素

万古霉素（vancomycin）是由东方链霉菌（*S.orientalis*）发酵后提取获得的糖肽类抗生素。它通过影响细菌细胞膜的通透性，抑制细菌细胞壁及细菌浆内 RNA 的合成而三重杀灭细菌。临床用于革兰氏阳性菌严重感染，尤其是对其他抗菌药耐药的耐甲氧西林菌株。

万古霉素

本品易溶于水，极微溶于甲醇，几乎不溶于乙醇或丙酮。

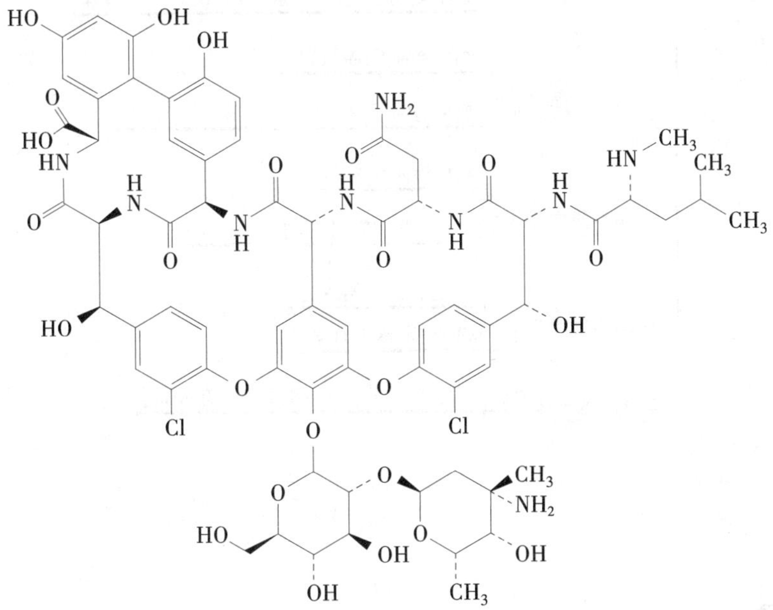

点滴积累

1. 氯霉素含有 2 个手性碳原子，药用为 1*R*，2*R*（-）型，性质较稳定，主要用于治疗伤寒、副伤寒等感染，可损坏骨髓的造血功能。
2. 环孢素为含有 11 个氨基酸的环状多肽抗生素，主要用于器官移植或组织移植后排斥反应的防治和自身免疫病的治疗。
3. 万古霉素为糖肽类抗生素，临床用于革兰氏阳性菌严重感染，尤其是对其他抗菌药耐药的耐甲氧西林菌株，在其他抗生素对病菌无效时使用，是所谓的最后一线药物。

复习导图

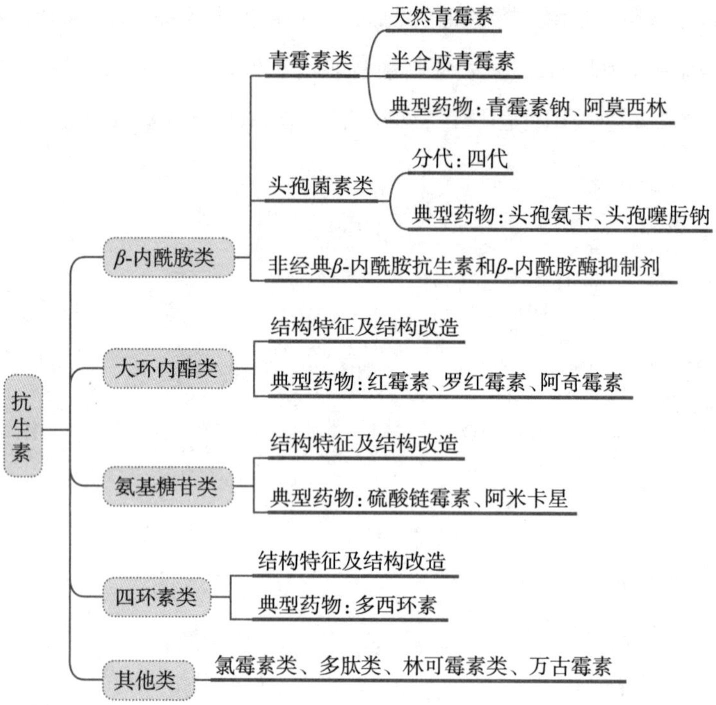

目标检测

一、选择题

（一）单项选择题

1. 阿莫西林的化学结构式为

A. 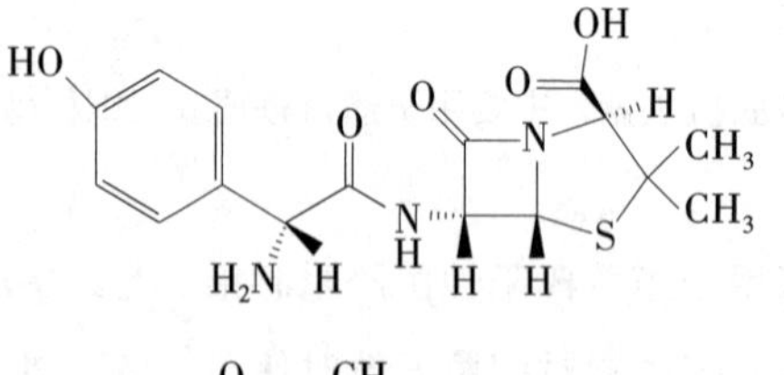

B. 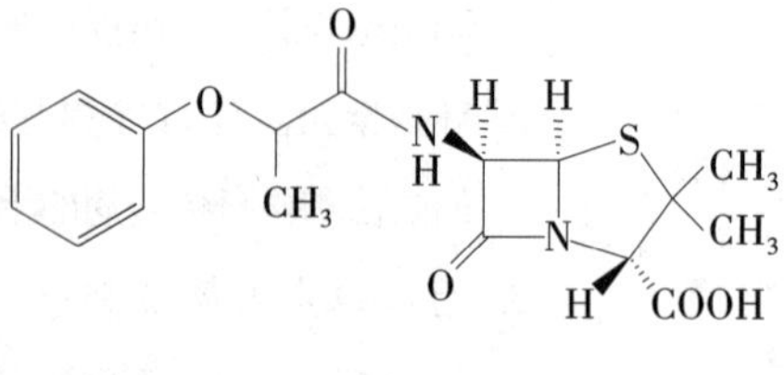

C. 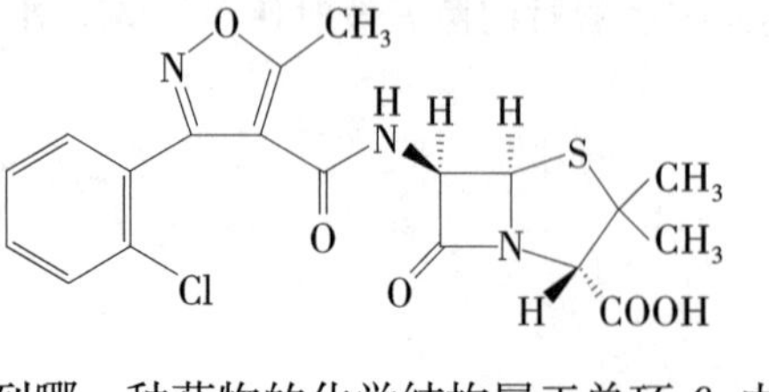

D. 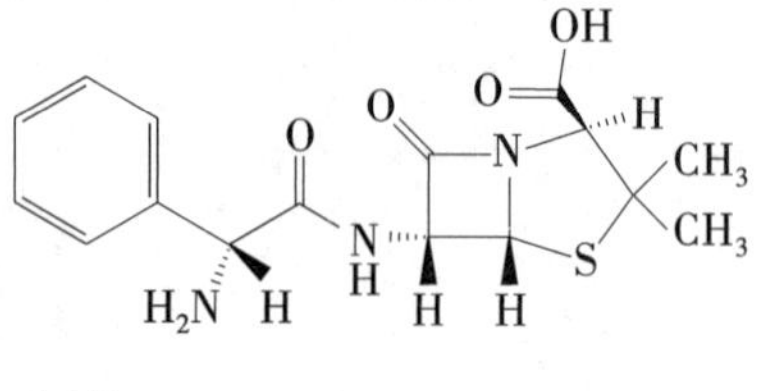

2. 下列哪一种药物的化学结构属于单环 β- 内酰胺类抗生素

A. 苯唑西林　　B. 舒巴坦　　C. 氨曲南　　D. 克拉维酸钾

3. 属于大环内酯类抗生素的药物是

A. 多西环素　　B. 罗红霉素　　C. 阿米卡星　　D. 环孢素

4. 青霉素在强酸性条件下的最终分解产物为

A. 青霉噻唑酸　B. 青霉烯酸　C. 青霉二酸　D. 青霉醛和青霉胺

5. 在碱性、加热条件下能够发生麦芽酚反应的药物是

A. 青霉素 G 钠　B. 链霉素　C. 氯霉素　D. 红霉素

6. 耐酸青霉素的结构特点是

A. 6- 位酰胺侧链引入强吸电子基团　B. 6- 位酰胺侧链引入供电子基团

C. 5- 位引入大的空间位阻　D. 5- 位引入大的供电基团

7. 半合成青霉素的原料是

A. 6-ACA　B. 7-APA　C. 6-APA　D. 7-ACA

8. 固体粉末具有颜色的药物是

A. 链霉素　B. 红霉素　C. 青霉素　D. 利福平

9. 细菌对青霉素产生耐药性的原因是细菌产生一种酶使

A. 噻唑环开环　B. β- 内酰胺环开环　C. 酰胺侧链水解　D. 噻唑环氧化

10. 2 分子链霉素可以和几分子硫酸结合

A. 1　B. 2　C. 3　D. 4

11. 下列哪一种药物属于十四元大环内酯类抗生素

A. 红霉素　B. 阿奇霉素　C. 麦迪霉素　D. 螺旋霉素

12. 氯霉素含有 2 个手性碳原子，有 4 个光学异构体，临床应用为

A. D-(－)苏阿糖型　B. L-(＋)苏阿糖型

C. D-(＋)赤藓糖型　D. L-(－)赤藓糖型

13. 红霉素水溶液遇酸、碱及热不稳定，是由于其化学结构中存在(　　)的缘故

A. 糖苷键　B. 酯键

C. 叔醇基　D. A、B、C 三项均是

14. 阿米卡星属于

A. 大环内酯类　B. 氨基糖苷类　C. 磷霉素类　D. 四环素类

15. 能引起永久性耳聋的抗生素药物是

A. 四环素类抗生素　B. 氨基糖苷类抗生素

C. β- 内酰胺类抗生素　D. 红霉素类抗生素

16. 第一个在临床上使用的抗生素是

A. 青霉素　B. 头孢氨苄　C. 四环素　D. 氯霉素

17. 青霉素钠于室温下在稀酸溶液中生成

A. 青霉酸和青霉醛

B. 青霉酸

C. 青霉二酸，可进一步分解成青霉胺和青霉醛

D. 青霉噻唑酸

18. 引起青霉素过敏的主要原因是

A. 青霉素本身为过敏原

B. 合成、生产过程中引入杂质青霉噻唑等高聚物

C. 青霉素与蛋白质反应物

D. 青霉素的水解产物

19. 氨苄西林室温放置24小时生成无抗菌活性的聚合物，是由于其分子结构中具有游离的

A. 羧基　　B. 甲基　　C. 羰基　　D. 氨基

20. 具有下列结构的药物是

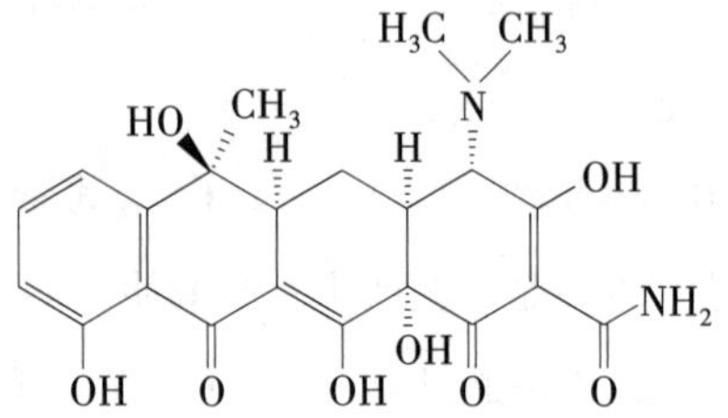

A. 头孢氨苄　　B. 红霉素　　C. 四环素　　D. 氯霉素

21. 青霉素中具有的3个手性碳的构型分别是

A. 2*S*, 5*R*, 6*R*　　B. 2*S*, 5*R*, 6*S*　　C. 2*S*, 5*S*, 6*R*　　D. 2*R*, 5*R*, 6*R*

22. 具有下列结构的药物是

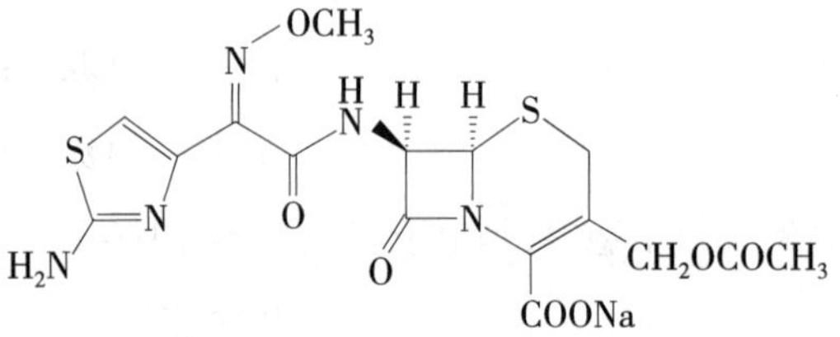

A. 氨苄西林　　B. 阿莫西林　　C. 头孢羟氨苄　　D. 头孢噻肟钠

23. 对第Ⅷ对脑神经有损害作用，可引起不可逆性耳聋的药物是

A. 青霉素　　B. 四环素　　C. 链霉素　　D. 氯霉素

24. 具有下列结构的药物的主要临床用途是

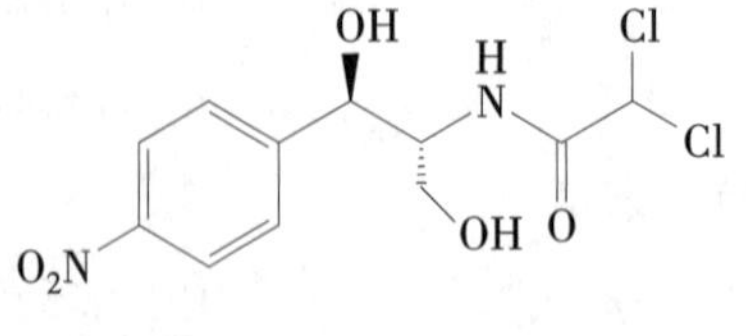

A. 抗真菌　　B. 抗肿瘤　　C. 抗细菌　　D. 抗病毒

25. 下列哪一个药物不是黏肽转肽酶抑制剂

A. 阿莫西林　　B. 氨曲南　　C. 头孢氨苄　　D. 红霉素

26. 阿奇霉素属于（　　）元大环内酯类抗生素

A. 十二　　B. 十三　　C. 十四　　D. 十五

27. 阿莫西林属于（　　）抗生素

A. 大环内酯类　B. 氨基糖苷类　C. 四环素类　D. β- 内酰胺类

28. 下列抗生素中能够和钙离子形成不溶性螯合物的是

A. 青霉素　B. 头孢氨苄　C. 四环素　D. 氯霉素

29. 能引起骨髓造血系统损伤产生再生障碍性贫血的药物是

A. 氨苄西林　B. 氯霉素　C. 泰利霉素　D. 阿奇霉素

30. 下列哪个药物属于单环 - 内酰胺类抗生素

A. 舒巴坦　B. 氨曲南　C. 克拉维酸　D. 甲砜霉素

（二）多项选择题

1. 下列说法错误的项是

A. 红霉素显红色

B. 白霉素显白色

C. 氯霉素显绿色

D. 磷霉素属于氨基糖苷类抗生素

E. 青霉素钠显白色

2. 下列哪些药物具有酸碱两性

A. 四环素　B. 磺胺嘧啶　C. 青霉素

D. 头孢氨苄　E. 异烟肼

3. 天然青霉素的缺点是

A. 不能口服　B. 易发生过敏反应　C. β- 内酰胺环易开环水解变质

D. 易产生耐药性　E. 毒性小

4. 应制成粉针剂在临床应用的药物是

A. 青霉素钠　B. 硫酸链霉素　C. 红霉素

D. 氯霉素　E. 阿莫西林

5. 含酰胺结构的抗生素药物有

A. 头孢菌素类　B. 青霉素类　C. 大环内酯类

D. 氯霉素类　E. 氨基糖苷类

6. 下列药物中为大环内酯类抗生素的是

A. 红霉素　B. 麦迪霉素　C. 庆大霉素

D. 白霉素　E. 螺旋霉素

7. 下列不属于氨基糖苷类抗生素的是

A. 卡那霉素　B. 庆大霉素　C. 土霉素

D. 阿米卡星　E. 多西环素

8. 青霉素在临床应用中的缺点有

A. 对酸不稳定　B. 只能注射给药，不能口服　C. 抗菌谱比较窄

D. 有严重的过敏反应　E. 可产生肾毒性和耳毒性

9. 下列属于四环素类抗生素的是

A. 卡那霉素　　B. 庆大霉素　　C. 土霉素

D. 链霉素　　E. 多西环素

10. 下列药物中属于 β- 内酰胺酶抑制剂的是

A. 舒巴坦钠　　B. 克拉维酸　　C. 亚胺培南

D. 氨曲南　　E. 头孢克洛

二、简答题

1. 为什么青霉素 G 不能口服？其钠盐为什么必须做成灭菌粉末应用于临床？

2. 为什么要严格控制四环素的质量？

三、实例分析

1. 下列用药合理吗？

某男，30 岁，肺部感染，发热数日，并出现代谢性酸中毒。医生拟用青霉素 G 钠与 5% 碳酸氢钠合用静脉滴注治疗。试分析该用药是否合理。

2. 试从化学结构上分析苯唑西林主要用于治疗耐青霉素 G 的金黄色葡萄球菌感染的原因。

3. 试给出从红霉素、罗红霉素到阿奇霉素结构上的改变，从而导致药效的变化。

4. 收集滥用抗生素导致不良反应的实际案例，进行分析，从而达到用所学的理论知识指导临床药品应用的目的。

ER-03章习题

（惠　春）

第四章

中枢神经系统药物

ER-04章PPT

导学情景

情景描述

在某重点高中读书的小王平时学习十分优异，临近高考小王出现焦虑、紧张、失眠症状，高考前夜整宿未合眼，导致高考失利。得知高考成绩后，小王情绪低落，对周围的一切事物都缺乏兴趣和活力，不与人交流，家务和日常活动都懒得去做，平素衣着整洁的人也变得邋遢。

学前导语

小王在考前已经存在焦虑、失眠，小王及家长都没有重视，没有及时治疗，导致高考失利。小王高考后的情况已经是抑郁症的典型表现，应及时去看精神科医生。本章我们将带领同学们学习镇静催眠药和抗抑郁药等各类中枢神经系统药物。

中枢神经系统药物（central nervous system drugs）对中枢神经活动起到抑制或兴奋的作用，用于治疗相关的疾病。按治疗的疾病或药物的作用分类，主要有镇静催眠药、抗癫痫药、抗精神病药、抗抑郁药、镇痛药和神经退行性疾病治疗药。

第一节　镇静催眠药

镇静药（sedatives）可使人处于安静或思睡状态，催眠药（hypnotics）可引起类似于正常的睡眠，两者并没有明显的界限，常因剂量不同而产生不同的效果，通常小剂量时镇静，较大剂量时催眠，大剂量时则产生抗惊厥、麻醉作用，统称为镇静催眠药。本类药物对中枢神经系统具有广泛的抑制作用，也用于癫痫、焦虑等疾病的治疗。镇静催眠药按照化学结构可分为苯二氮䓬类和非苯二氮䓬类。

知识链接

镇静催眠药的管理

镇静催眠药长期应用几乎都可产生耐受性和依赖性，突然停药时可引起戒断综合征，多数属于国家特殊管理的二类精神药品，因此镇静催眠药的处方、使用、保管必须严加管理，临床应用时要严格控制药量，避免长期应用。

一、苯二氮䓬类

（一）概述

FR-4-1

苯二氮䓬类药物

1. 发展　苯二氮䓬类药物是20世纪60年代初期发展起来的镇静催眠药，结构特征为具有苯环和七元亚胺内酰胺环骈合的苯二氮䓬类母核，其中1，4-苯二氮杂䓬的镇静催眠药作用最强。由于此类药物具有选择性高、安全范围大、对呼吸抑制小、不影响肝药酶活性、大剂量不引起麻醉、长期应用虽可产生耐受性与依赖性但相对发生率低等优点，临床上已成为镇静、催眠、抗焦虑的首选药物。苯二氮䓬类的基本结构如下：

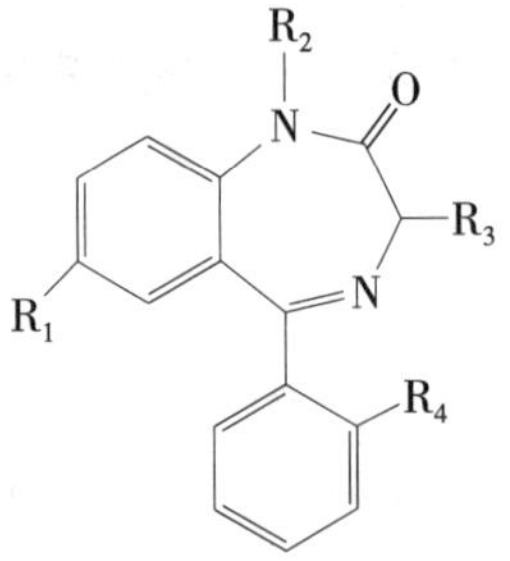

苯二氮䓬类基本结构

首先用于临床的是氯氮䓬（chlordiazepoxide，利眠宁），用于治疗焦虑症神经症、失眠等。在氯氮䓬的结构改造中，发现二氮䓬环上氮氧化和脒基的结构不是活性的必要部分，经结构简化得到同类药物地西泮（diazepam，安定），作用强于氯氮䓬3~10倍，毒性更低，临床主要用于治疗焦虑症、各种功能性神经症、失眠等。为提高药物疗效、降低毒性，在地西泮的基础上进行结构改造，得到一系列苯二氮䓬类药物，如氯硝西泮（clonazepam）的抗惊厥作用比地西泮强5倍，作用迅速，用于治疗各型癫痫；奥沙西泮（oxazepam）是地西泮和氯氮䓬的主要活性代谢产物，药理作用与地西泮相似，副作用较少，用于焦虑障碍、伴有焦虑的失眠；劳拉西泮（lorazepam）的抗焦虑作用较地西泮强5倍，用于严重焦虑症、焦虑状态以及惊恐焦虑的急性期控制；艾司唑仑（estazolam）的镇静催眠作用比硝西泮强2.4~4倍，用于各种类型的失眠；阿普唑仑（alprazolam）的抗焦虑作用比地西泮强10倍，主要用于治疗焦虑症；三唑仑（triazolam）为短效镇静催眠药，口服吸收快，用于治疗各种类型的失眠。

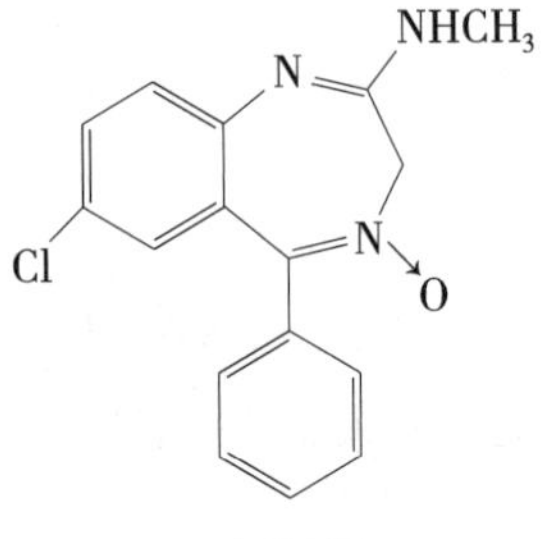

氯氮䓬

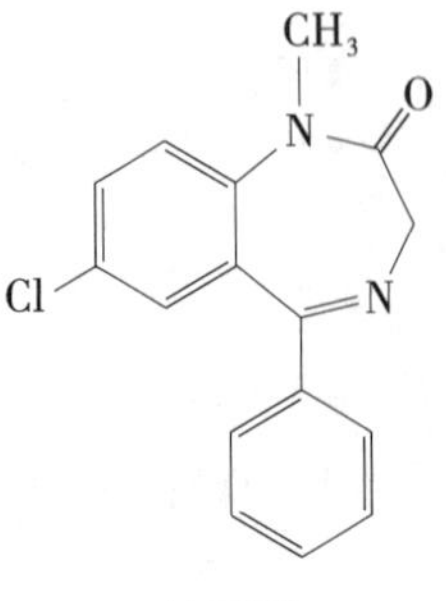

地西泮

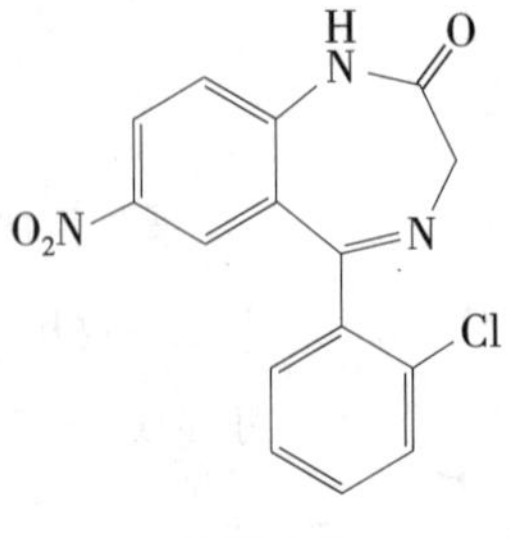

氯硝西泮

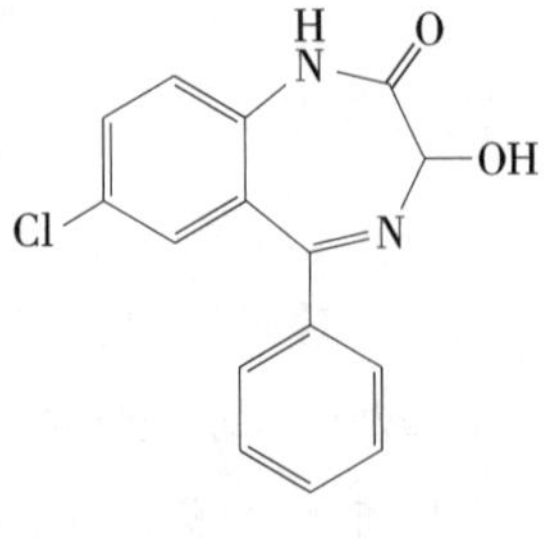

奥沙西泮

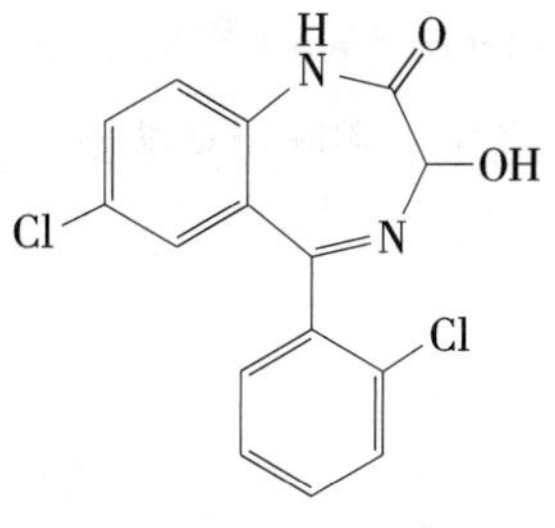

劳拉西泮

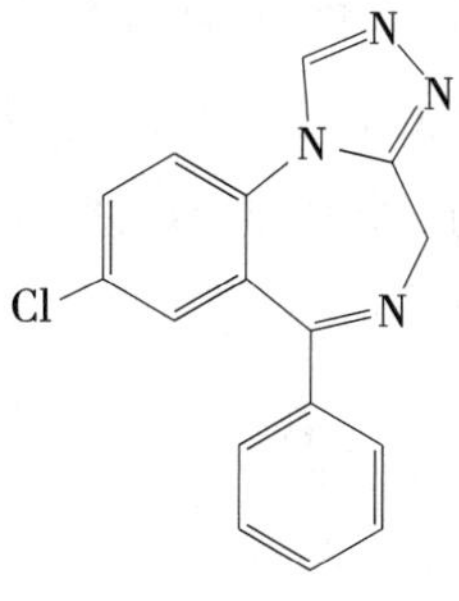

艾司唑仑

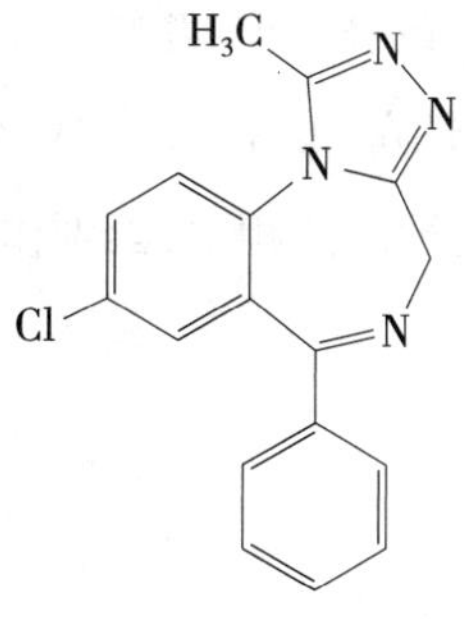

阿普唑仑

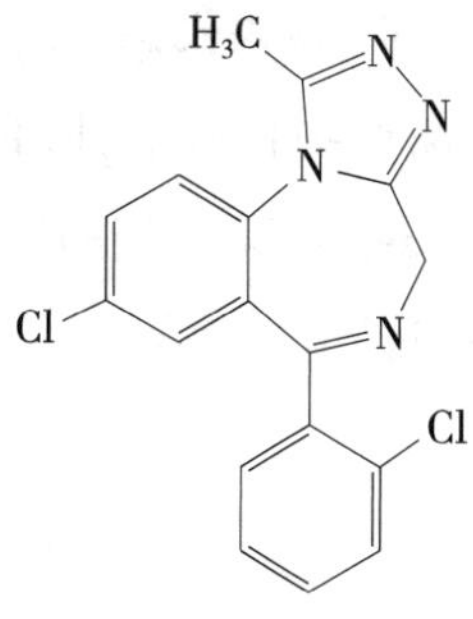

三唑仑

2. 构效关系

（1）分子中的七元亚胺内酰胺环为活性的必需结构。

（2）在分子的 7- 和 5- 位苯环取代的邻位（$C_{2'}$ - 位）引入吸电子取代基时，能显著增强药物活性，吸电子性越强，作用越强，其次序为—NO_2>—Br>—CF_3>—Cl。

（3）3- 位引入羟基活性不变，增加了分子极性，易于排出体外，较原药物更加安全。

（4）5- 位上苯环取代是产生药效的重要基团之一。

（5）在 1，2- 位并入杂环，可增加药物的代谢稳定性和对受体的亲和力，生物活性明显提高。

知识链接

三唑仑的滥用和危害

三唑仑又称海乐神、酣乐欣，为淡蓝色片剂，是常用的有效催眠药之一，也可用于焦虑及神经紧张等。它是一种强烈的麻醉药品，口服后可以迅速使人昏迷晕倒（0.75mg 三唑仑能让人在 10 分钟内快速昏迷，昏迷时间可达 4~6 小时），故俗称迷药、蒙汗药、迷魂药。可溶于水及各种饮料中，也可以伴随乙醇类共同服用。三唑仑没有任何味道，见效迅速，药效比普通地西泮强 45~100 倍。

三唑仑近年来常被一些犯罪分子用来麻醉抢劫。三唑仑滥用后会对人的身心造成严重危害，属于我国严格管制的一类精神药品。

3. 作用机制　苯二氮䓬类药物为苯二氮䓬类受体激动剂，作用于脑内特定部位的 GABA（γ- 氨基丁酸）受体，产生镇静、催眠、抗焦虑、抗惊厥和中枢性肌松等药理作用。

氟马西尼（flumazenil）为苯二氮䓬类受体拮抗剂，能与苯二氮䓬类受体结合，阻断苯二氮䓬类药物的所有药理作用，用于苯二氮䓬类药物过量使用或中毒的患者。

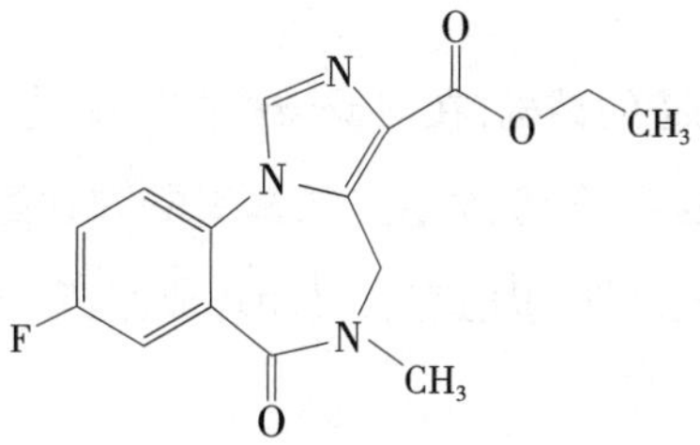

氟马西尼

4. 体内代谢　地西泮的体内代谢主要在肝脏进行，代谢途径为 1- 位去甲基、3- 位羟基化，代谢产物仍有活性，且毒性降低，被开发成药物使用，即为替马西泮（temazepam）和奥沙西泮（oxazepam）。它们的疗效与地西泮相似，毒副作用小，半衰期较短，适宜于老年人和肝肾功能不良者使用。

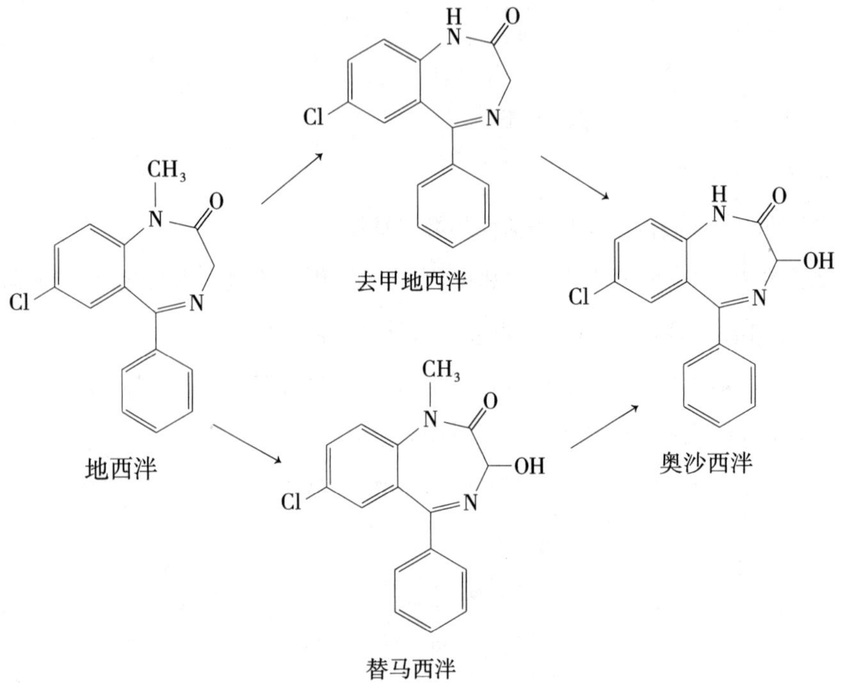

（二）典型药物

地西泮　diazepam

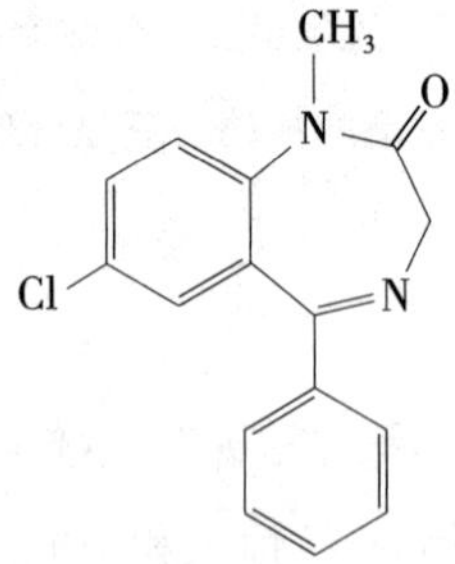

化学名为 1- 甲基 -5- 苯基 -7- 氯 -1，3- 二氢 -2*H*-1，4- 苯并二氮杂䓬-2- 酮。又名安定。

本品为白色或类白色的结晶性粉末；无臭。熔点为 130~134℃。易溶于丙酮或三氯甲烷，溶于乙醇，几乎不溶于水。

本品分子中具有内酰胺及亚胺的结构，在酸或碱性溶液中受热易水解开环，开环发生在二氮杂䓬环的 1，2- 位或 4，5- 位，生成 2- 甲氨基 -5- 氯 - 二苯甲酮和甘氨酸。口服药物后，在胃酸作用下 4，5- 位开环，当开环的化合物进入碱性的肠道后，又闭环成原药。因此，4，5- 位间开环为可逆性的，不影响药物的生物利用度。

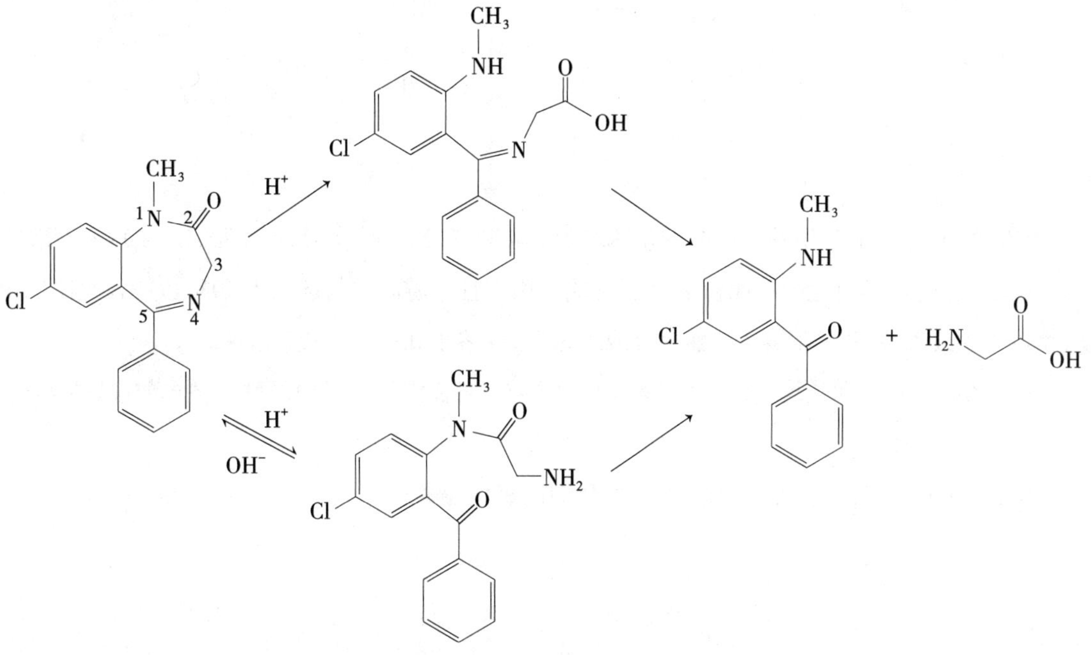

本品溶于硫酸，在紫外线灯（365nm）下检视，显黄绿色荧光。

本品溶于稀盐酸，加碘化铋钾试剂，即产生橙红色沉淀，放置颜色加深。

本品具有抗焦虑、镇静、催眠、抗癫痫等作用，临床用于治疗焦虑症、失眠及各种神经官能症。

二、非苯二氮䓬类

1. 非苯二氮䓬类受体激动剂　20世纪90年代，一些安全性更高的新型镇静催眠药物相继问世，作用机制是选择性地作用苯二氮䓬类受体，药理作用特点与苯二氮䓬类药物不同。如唑吡坦（zolpidem）和佐匹克隆（zopiclone），其镇静催眠作用很强，口服后吸收迅速，半衰期短，已被《中国药典》（2015年版）收载。本类药物的治疗指数高，安全性高，在提高睡眠质量等方面较苯二氮䓬类药物更理想，基本不改变正常的生理睡眠结构，无成瘾性和耐受性，较少抗焦虑、肌肉松弛和抗惊厥作用。

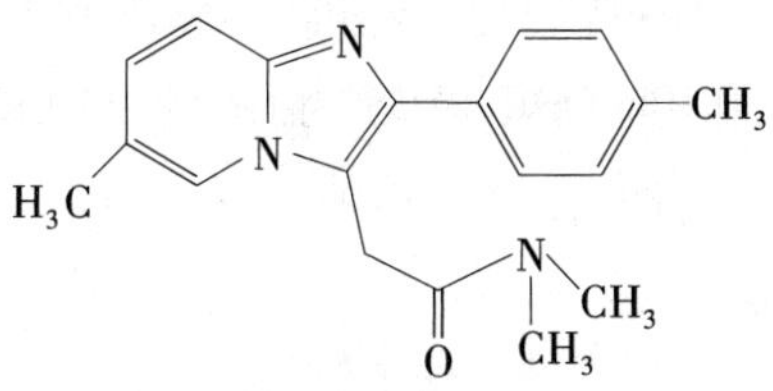

唑吡坦

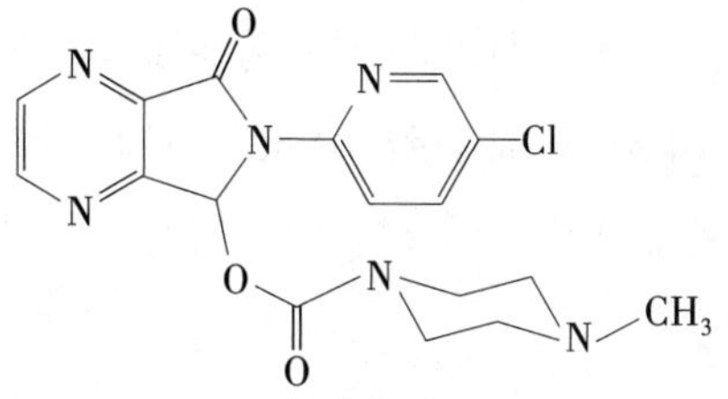

佐匹克隆

酒石酸唑吡坦　zolpidem tartrate

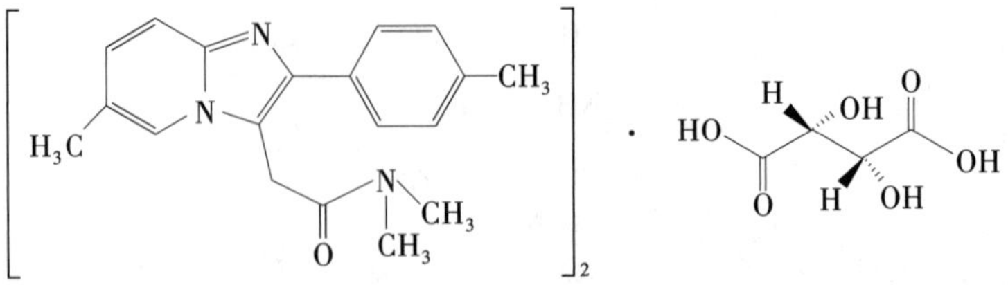

化学名为*N*,*N*,6- 三甲基 -2-（4- 甲基苯基）咪唑并［1,2-*α*］吡啶 -3- 乙酰胺 -L-（+）- 酒石酸盐。

本品为白色或类白色结晶性粉末；无臭；略有引湿性。游离碱的熔点为 193~197℃。略溶于甲醇，微溶于水或乙醇，几乎不溶于三氯甲烷或二氯甲烷；溶于 0.1mol/L 盐酸溶液。

本品的固体对光和热均稳定，水溶液在 pH1.5~7.4 时稳定。分子中的酰胺键在酸、碱催化下发生水解，药效会降低。

本品口服吸收好，在肝脏进行首关代谢，代谢以氧化为主。

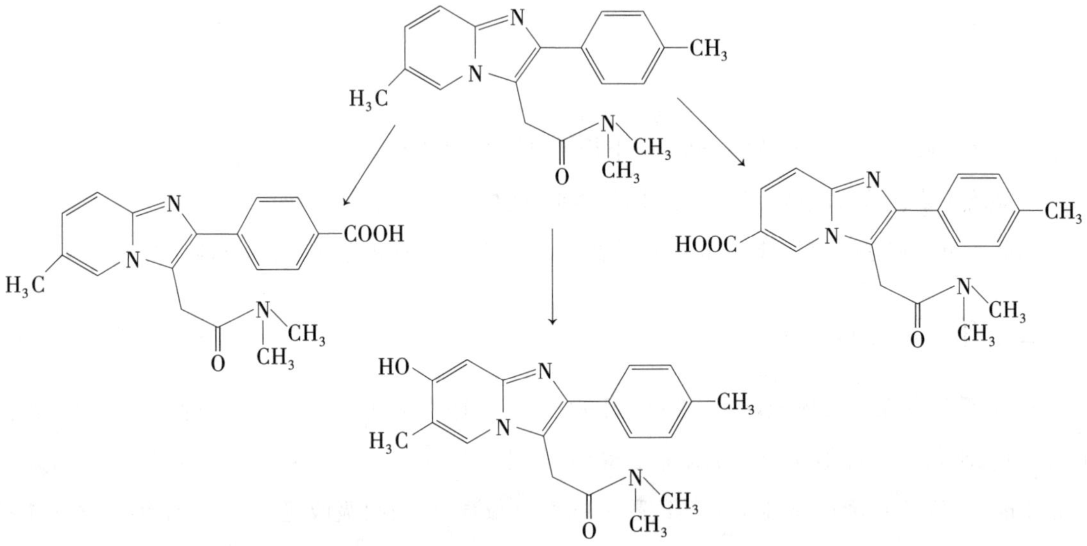

本品加丙二酸和醋酐，水浴加热显红色。

本品加 10% 溴化钾溶液、2% 间苯二酚溶液与硫酸，水浴加热 10 分钟，显深蓝色；冷却后倾入水中，即变为红色。

本品为咪唑并吡啶类催眠药，可选择性地激动苯二氮䓬受体，具有较强的镇静、催眠作用，较少的抗焦虑、肌肉松弛和抗惊厥作用，无呼吸抑制作用。用药剂量小，作用时间短，极少产生耐受性和成瘾性。

本品临床用于治疗短暂性、偶发性失眠症或慢性失眠的短期治疗。

佐匹克隆　zopiclone

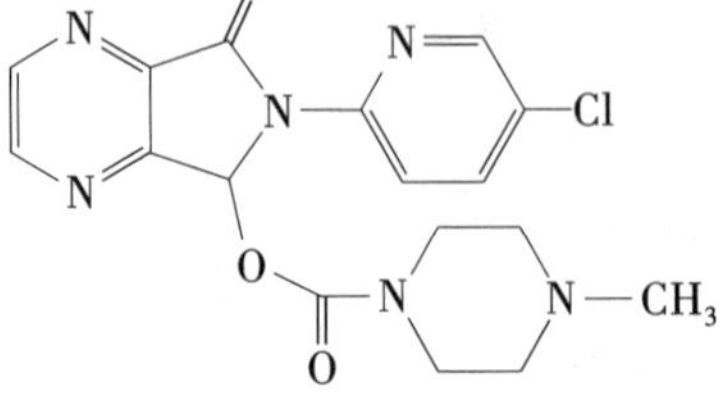

化学名为 6-（5- 氯吡啶 -2- 基）-7-［（4- 甲基哌嗪 -1- 基）甲酰氧基］-5，6- 二氢吡咯并［3，4-*b*］吡嗪 -5- 酮。

本品为白色至微黄色的结晶性粉末。熔点为 175~178℃；本品易溶于二氯乙烷，略溶于甲醇或 *N*，*N*- 二甲基甲酰胺，微溶于乙醇和稀盐酸，几乎不溶于水。

本品结构中含有 1 个手性碳原子，可形成 1 对对映体，其中右旋异构体的活性强于外消旋体和左旋异构体。

本品用加稀盐酸溶解后，加碘化汞钾试液，即产生微乳黄色沉淀。

本品为环吡咯酮类催眠药，是第一个非苯二氮䓬类 GABA（*γ*- 氨基丁酸）受体激动剂，催眠作用迅速，能延长睡眠时间，提高睡眠质量，减少夜间觉醒和早醒次数。

本品用于各种原因引起的失眠症，尤其适用于不能耐受次晨残余作用的患者。

2. 其他非苯二氮䓬类药物　在苯二氮䓬类药物用于临床之前，临床应用的镇静催眠药有巴比妥类（见第二节抗癫痫药）、醛类、氨基甲酸酯类、具有酰胺结构的杂环化合物，如水合氯醛（chloral hydrate）、甲丙氨酯（meprobamate）、格鲁米特（glutethimide，导眠能）、甲喹酮（methaqualone，安眠酮），现在临床应用比较少。

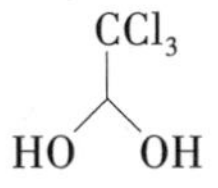

水合氯醛

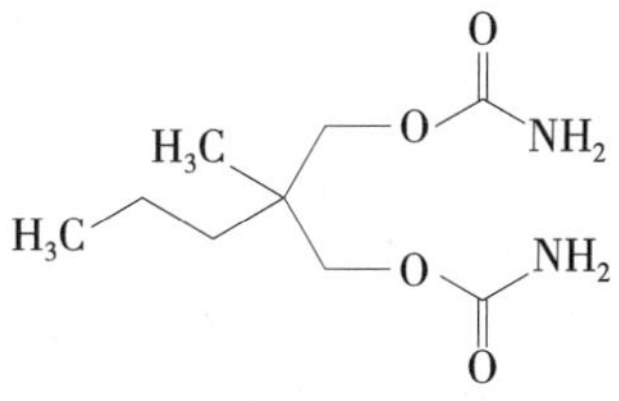

甲丙氨酯

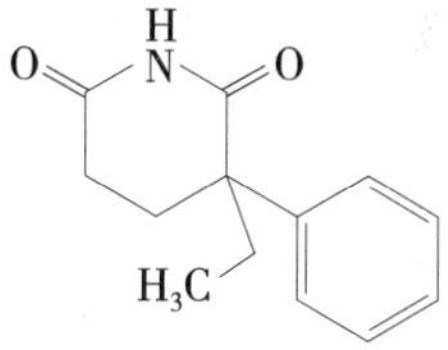

格鲁米特

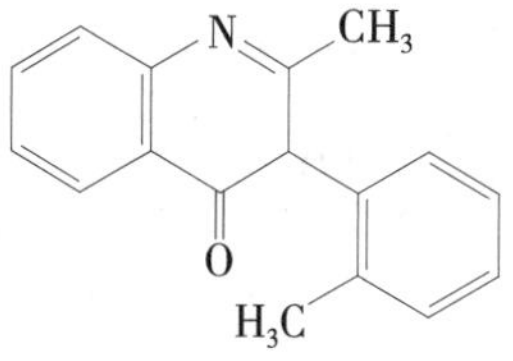

甲喹酮

点滴积累

1. 苯二氮䓬类镇静催眠药是一类具有苯环和七元亚胺内酰胺环骈合的苯二氮䓬类母核的药物，能产生镇静、催眠、抗焦虑、抗惊厥和中枢性肌松等药理作用。经典代表药物是地西泮。
2. 非苯二氮䓬类镇静催眠药主要有唑吡坦和佐匹克隆。

第二节　抗癫痫药

癫痫是由大脑局部神经元过度兴奋，产生阵发性放电所导致的慢性、反复性和突发性的大脑功能失调，表现为不同程度的运动、感觉、意识、行为和自主神经障碍等症状。抗癫痫药（antiepileptics）可抑制大脑神经的兴奋性，用于防止和控制癫痫发作。抗癫痫药按照化学结构可分为酰脲类（巴比妥类及其同型物）、苯二氮䓬类（见第一节镇静催眠药）、二苯并氮䓬类和其他类。

一、酰脲类

ER-4-2
巴比妥药物构效关系

（一）概述

1. 发展　巴比妥类药物是应用较早的镇静催眠药，为巴比妥酸（丙二酰脲）的

5,5-二取代衍生物。巴比妥酸本身无镇静催眠活性，只有当分子中亚甲基（C_5）上的2个氢原子被烃基取代后，才呈现镇静催眠作用。由于长期用药可产生成瘾性以及抑制呼吸中枢的副作用，已被苯二氮䓬类药物替代。巴比妥类镇静催眠药的代表药物为苯巴比妥（phenobarbital），现在临床上主要用于癫痫的治疗。将巴比妥类药物分子中的羰基去掉1个后成为五元环的乙内酰脲类化合物，仍具有抗惊厥作用，由此发现了苯妥英（phenytoin）。根据巴比妥类药物的结构改造还得到一些酰脲类抗癫痫药物，如扑米酮（primidone）的作用与苯巴比妥相似，毒性较低；乙琥胺（ethosuximide）主要用于失神小发作。

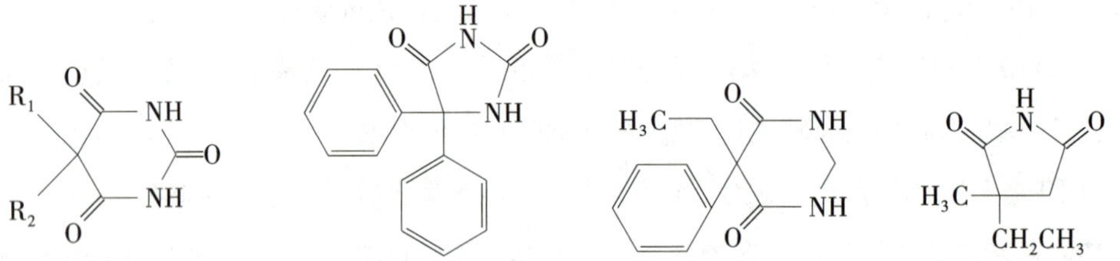

巴比妥类基本结构　　苯妥英　　扑米酮　　乙琥胺

2. 巴比妥类药物的分类　巴比妥类药物按其作用时间的不同可分为4种类型，包括长效类，如苯巴比妥（phenobarbital）的作用持续4~12小时；中效类，如异戊巴比妥（amobarbital）的作用持续2~8小时；短效类，如司可巴比妥（secobarbital）的作用持续1~4小时；超短效类，如硫喷妥钠（thiopental sodium）的作用持续0.5~1小时。

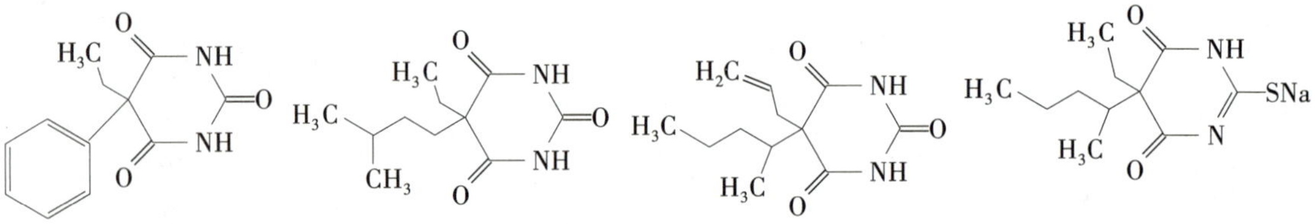

苯巴比妥　　异戊巴比妥　　司可巴比妥　　硫喷妥钠

3. 巴比妥类药物的构效关系　巴比妥类药物镇静催眠作用的强弱和起效快慢取决于药物的解离常数和脂水分配系数，作用时间的长短则与药物在体内的代谢程度难易有关。

（1）解离常数 pK_a 对药效的影响：通常药物以分子形式透过生物膜，在膜内水介质中解离成离子后再发挥作用，这就要求药物要有一定的解离度。巴比妥类药物的解离程度不同，透过细胞膜进入脑内的药物量也有差异，因此表现在镇静催眠作用的强弱和快慢方面也就不同。各种常用的巴比妥类药物的 pK_a 和未解离百分率（即分子形式占总药量的比例）见表4-1。

表4-1　常用的巴比妥类药物的 pK_a 和未解离百分率

	巴比妥酸	苯巴比妥酸	苯巴比妥	异戊巴比妥	戊巴比妥	海索巴比妥
pK_a	4.12	3.75	7.4	7.9	8.0	8.4
未解离百分率/%	0.05	0.02	50	75.97	79.92	90.91

由表4-1可见，巴比妥酸衍生物的解离常数 pK_a 与其5-位碳上的取代基数目有关，巴比妥酸（5-位碳上无取代基）和5-苯巴比妥酸（5-位碳上单一取代基）在生理pH7.4条件下99%以上是以离子状态存在的，几乎不能透过生物膜，无镇静催眠作用。苯巴比妥（5-位碳上双取代基）在生理

pH7.4 条件下 50% 以分子状态存在，50% 以离子状态存在，有镇静催眠作用。因此，巴比妥类药物的 5- 位碳上必须是双取代基。

（2）脂水分配系数对药效的影响：药物具有亲水性才能在体液中转运，具有亲脂性才能透过血脑屏障，到达作用部位，故药物必须有适当的脂水分配系数。具体为：①5- 位碳上 2 个取代基的碳原子总数在 4~8 时脂水分配系数较合适，具有良好的镇静催眠作用；②2- 位碳上的氧原子以硫原子代替，如硫喷妥钠，则增大脂溶性，起效快，作用时间短；③氮原子上引入甲基，如海索巴比妥，可降低酸性和增加脂溶性，起效快。

（3）药物在体内代谢的难易程度对药物作用时间的影响：巴比妥类 5- 位碳上取代基的氧化反应是代谢的主要途径。具体为：①当 5- 位碳上的取代基为饱和直链烷烃或芳烃时不易氧化，则作用时间长，如苯巴比妥为长效巴比妥；②当 5- 位碳上的取代基为支链烷烃或不饱和烃基时易氧化，则作用时间短，如司可巴比妥为短效巴比妥。

（二）典型药物

苯巴比妥 phenobarbital

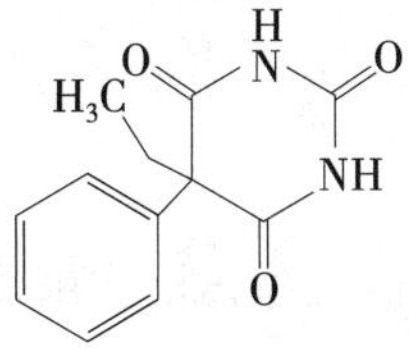

化学名为 5- 乙基 -5- 苯基 -2，4，6（1*H*，3*H*，5*H*）- 嘧啶三酮。又名鲁米那。

本品为白色有光泽的结晶性粉末；无臭。熔点为 174.5~178℃。溶于乙醇或乙醚，略溶于三氯甲烷，极微溶于水；在氢氧化钠或碳酸钠溶液中溶解。

本品的二酰亚氨基结构可互变异构成烯醇式结构，使其显弱酸性，pK_a 为 7.40，在氢氧化钠或碳酸钠溶液中溶解，可得到苯巴比妥钠，其钠盐水溶液不稳定，易吸收空气中的二氧化碳而析出苯巴比妥，使溶液呈现混浊。因此，巴比妥类钠盐注射液不能与酸性药物配伍使用或暴露在空气中。

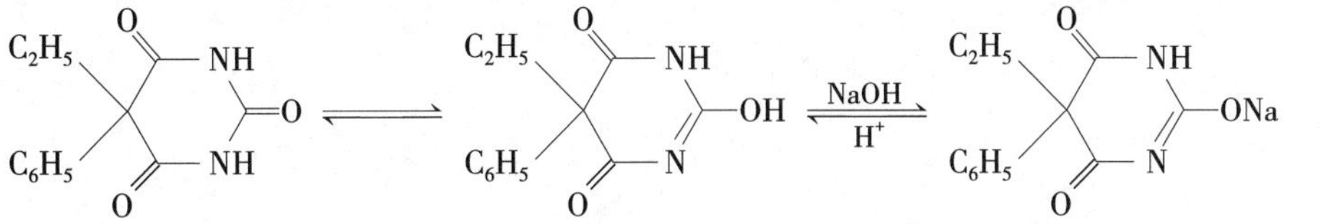

本品的酰脲结构使其具有水解性，水解程度及产物与水解条件有关，随温度和 pH 升高，水解速度加快。固体在干燥空气中较稳定；钠盐水溶液室温放置即可水解，生成 2- 苯基丁酰脲而失去活性；钠盐在吸湿的情况下也能水解成无效的物质。巴比妥类钠盐注射液须制成粉针剂，临用时配制。

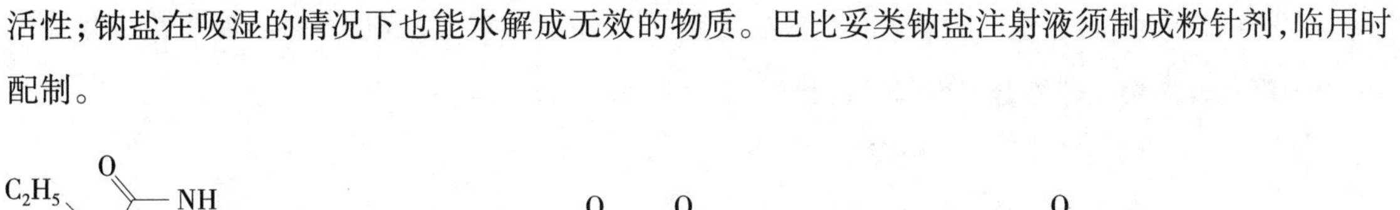

本品在碳酸钠溶液中与硝酸银试液作用，生成白色可溶性的一银盐；加入过量的硝酸银试液，可生成白色不溶性的二银盐沉淀。与硝酸汞也存在类似的反应。这是巴比妥类的鉴别反应之一。

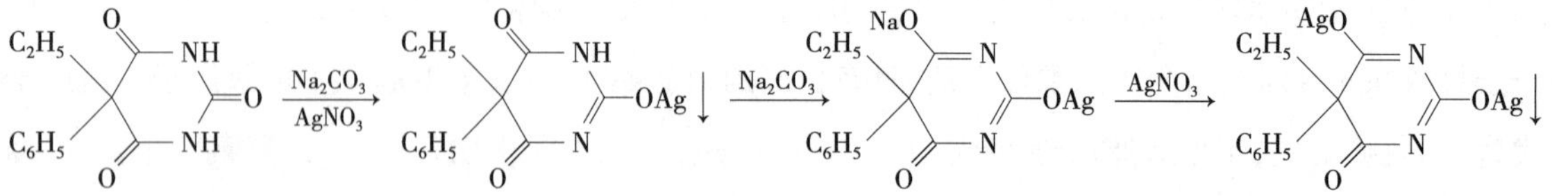

本品与吡啶-硫酸铜试液作用显紫红色，含硫巴比妥显绿色。这是巴比妥类的鉴别反应之一。

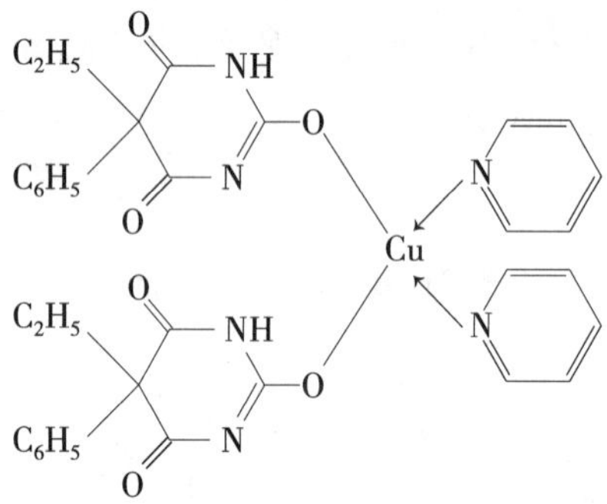

本品分子中具有苯环，可与亚硝酸钠-硫酸试液作用，即显橙黄色，随即转橙红色。与甲醛-硫酸试剂作用，接界面产生玫瑰红色。可用于区别不含苯基的巴比妥类药物。

本品具有镇静、催眠、抗惊厥作用。作为经典的抗癫痫药物已有百年历史，优于其他巴比妥药物，临床主要用于抗癫痫。

课堂活动

苯巴比妥钠注射液为什么要现用现配？其能否与酸性药物配伍使用？

苯妥英钠　phenytoin sodium

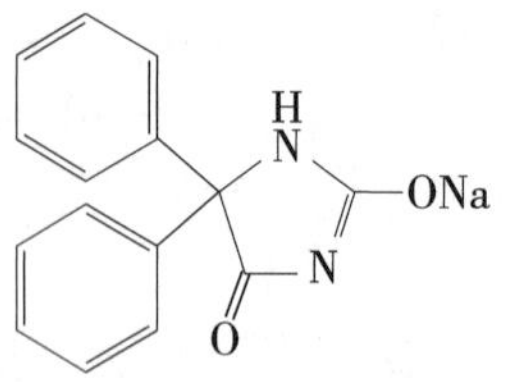

化学名为 5，5-二苯基乙内酰脲钠盐。又名大仑丁钠。

以苯甲醛为原料，在氰化钠存在下，经安息香缩合，生成苯甲酰苯甲醇，经硝酸氧化成联苯甲酰，再与脲在碱液中加热缩合即得苯妥英钠。

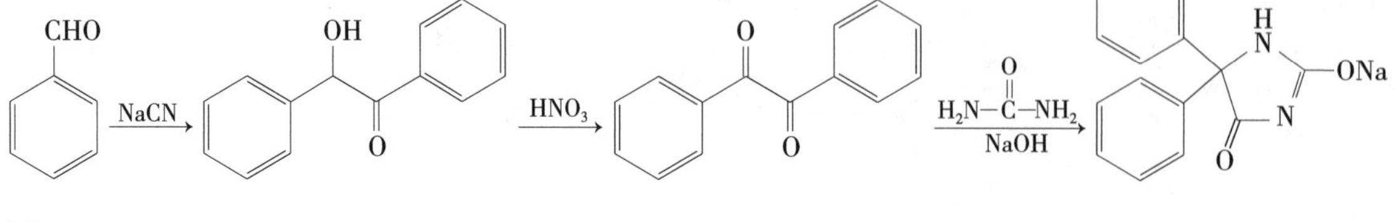

固职升本

安息香缩合

安息香又称二苯羟乙酮、2- 羟基 -2- 苯基苯乙酮，是一种无色或白色结晶，可用作合成化学药物的原料或中间体。由 2 分子苯甲醛以氰化钾（钠）作催化剂，在乙醇溶液中发生缩合反应生成二苯羟乙酮的反应称为安息香缩合反应。20 世纪 70 年代后，开始采用辅酶维生素 B_1（盐酸硫胺）代替氰化物作催化剂进行缩合反应。反应机制如下：

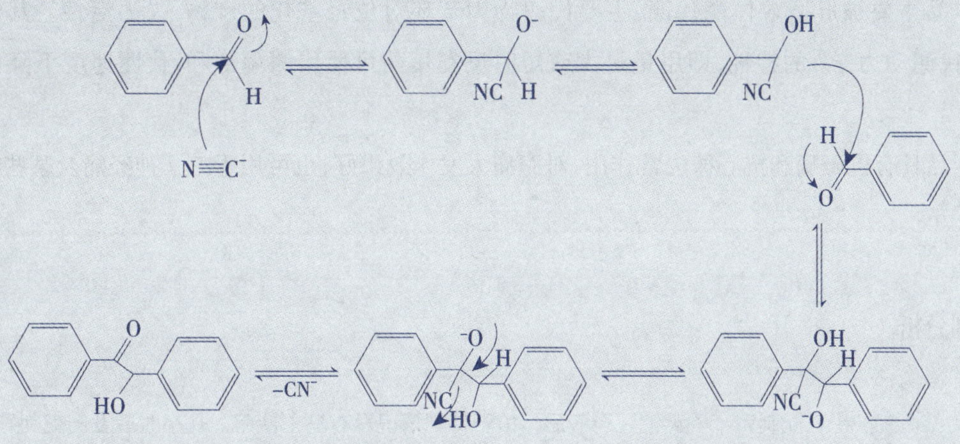

本品为白色粉末；无臭；微有引湿性。易溶于水，溶于乙醇，几乎不溶于三氯甲烷或乙醚。

本品为强碱弱酸盐，水溶液呈碱性，在空气中渐渐吸收二氧化碳，析出苯妥英，使溶液混浊，故本品及水溶液都应密闭保存或新鲜配制。

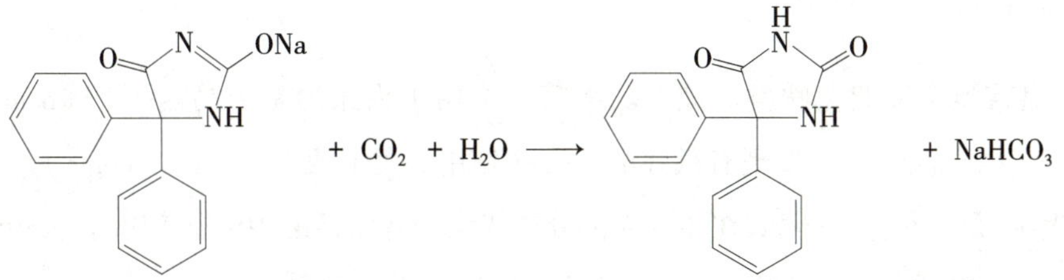

本品分子中具有内酰脲结构，在碱性溶液中受热易水解，可生成二苯基脲基乙酸，最后生成二苯基氨基乙酸，并释放出氨。

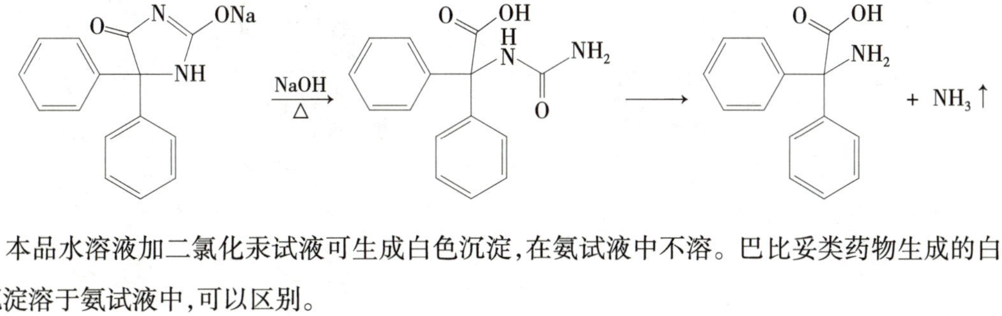

本品水溶液加二氯化汞试液可生成白色沉淀，在氨试液中不溶。巴比妥类药物生成的白色汞盐沉淀溶于氨试液中，可以区别。

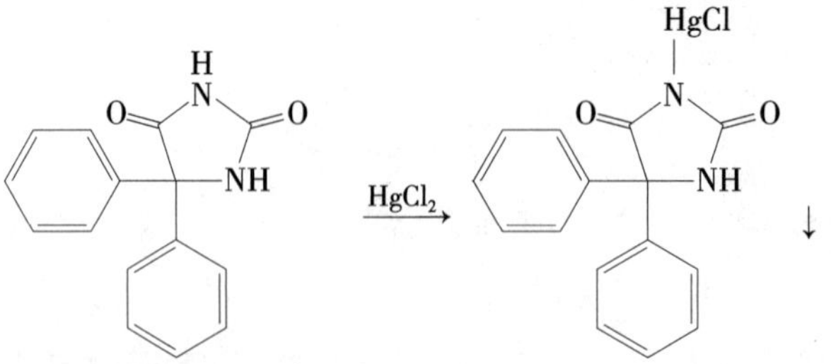

本品与吡啶 - 硫酸铜试液作用显蓝色。

本品主要被肝微粒体酶代谢，主要代谢物为苯环对位羟基化的产物，失去活性。其代谢有“饱和代谢动力学”的特性，即用量过大或短时反复用药可使代谢酶饱和，代谢速度下降而产生毒性。

本品具有抗癫痫和抗心律失常作用，对癫痫大发作效果好，也可用于三叉神经痛及某些类型的心律不齐。

案例分析

案例

某医院护士在配制完苯妥英钠注射液后，由于特殊情况没有马上使用，几小时后发现配制好的注射液变混浊，试分析此现象。

分析

苯妥英钠水溶液呈碱性，放置过程可吸收空气中的二氧化碳，析出苯妥英，使溶液混浊。

二、二苯并氮䓬类

二苯并氮䓬类又称亚芪胺类。该类药物第一个用于临床的是卡马西平（carbamazepine），最初用于治疗三叉神经痛，后来发现有很强的抗癫痫作用。奥卡西平（oxcarbazepine）是卡马西平的10- 酮基衍生物，是一种前体药物，在体内大部分被代谢为有活性的 10- 羟基代谢物，药理作用和临床疗效与卡马西平相似，具有很强的抗癫痫活性，且耐受性较好。

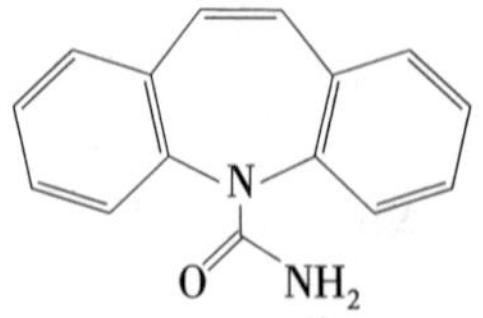

卡马西平

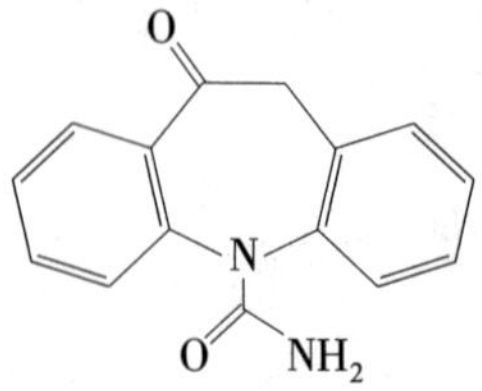

奥卡西平

卡马西平　carbamazepine

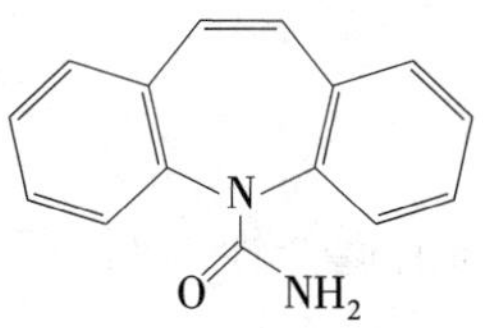

化学名为 5*H*- 二苯并［*b*,*f*］氮杂䓬-5- 甲酰胺。又名酰胺咪嗪、卡巴咪嗪，简称 CBZ。

本品为白色或类白色的结晶性粉末；几乎无臭。熔点为 189~193℃。易溶于三氯甲烷，略溶于乙醇，几乎不溶于水或乙醚。

本品在干燥状态及室温下较稳定。片剂在潮湿的环境中可生成二水合物，导致片剂表面硬化，溶解和吸收困难，药效降至原来的 1/3。本品长时间光照可发生聚合和氧化反应，生成二聚体和 10，11- 环氧化物，由白色变成橙色，故需避光密闭保存。

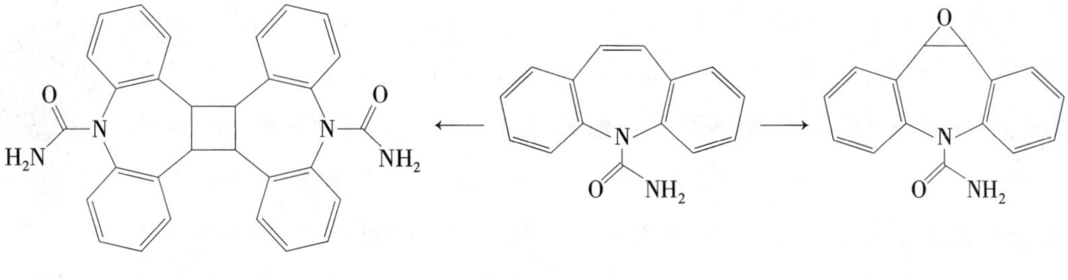

本品与硝酸共热，显橙红色。

本品临床上用于治疗癫痫，是单纯及复杂部分性发作的首选药，也用于治疗三叉神经痛。

三、其他类

1. GABA（*γ*- 氨基丁酸）衍生物　GABA 是哺乳动物中枢神经系统的抑制递质，与 GABA 受体作用可降低脑部的兴奋性。从 GABA 的结构出发设计出 GABA 衍生物用于抗癫痫，如加巴喷丁（gabapentin）和氨己烯酸（vigabatrin）等。

2. 脂肪酸类　丙戊酸钠（sodium valproate）是第一个用于临床的脂肪酸类抗癫痫药，为不含氮的广谱抗癫痫药。丙戊酰胺（valpromide）也具有较好的抗癫痫作用。

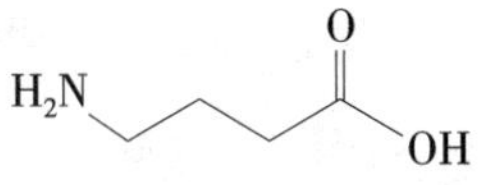
γ-氨基丁酸

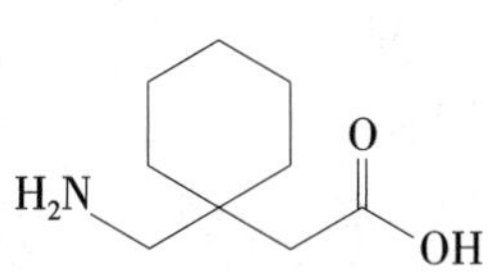
加巴喷丁

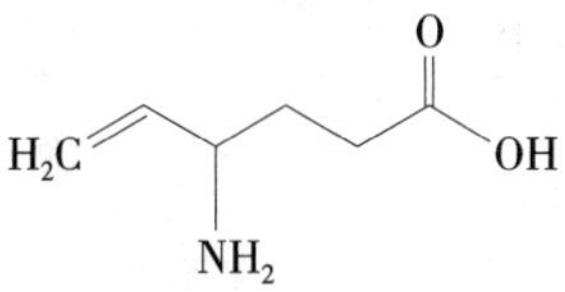
氨己烯酸

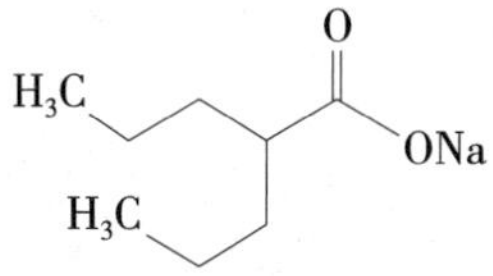
丙戊酸钠

点滴积累

1. 巴比妥类药物为巴比妥酸的衍生物。巴比妥酸本身无治疗作用，当 5- 位上的 2 个氢原子被烃基取代时才呈现活性，不同的取代基导致起效快慢和作用时间不同。
2. 苯妥英钠具有乙内酰脲结构，性质不稳定，易水解，可与金属离子反应。
3. 卡马西平具有二苯并氮䓬结构，干燥状态及室温下较稳定，潮湿、光照条件下变质。

第三节　抗精神病药

抗精神病药对神经活动具有较强的选择性抑制，可在不影响意识清醒的条件下，控制兴奋、躁动、妄想和幻觉等症状。抗精神病药主要治疗精神分裂症，故又称抗精神分裂症药、强安定药。

早期的抗精神病药物常可发生锥体外系反应，随着精神药理学的发展，发现了锥体外系副作用低的新型抗精神病药物。前者被称为经典的抗精神病药物，后者为非经典的抗精神病药物。

一、经典的抗精神病药

（一）概述

吩噻嗪类药物

1．吩噻嗪类　吩噻嗪类药物为20世纪50年代初期临床用于治疗精神病的一类药物，结构特征为具有吩噻嗪杂环。氯丙嗪（chlorpromazine）是第一个用于治疗精神病的吩噻嗪类药物，氯丙嗪虽然具有较好的疗效，但其毒性和副作用也大，为了寻找毒副作用小、疗效好的新药，对氯丙嗪进行结构改造，得到一系列吩噻嗪类抗精神病药。构效关系的研究结果表明：①吩噻嗪环上的2-位氯原子是活性的必要原子，可用其他吸电子基团取代，活性强弱顺序是CF_3>Cl>$COCH_3$。如三氟丙嗪（triflupromazine）的抗精神病活性为氯丙嗪的4倍。②吩噻嗪环的10-位侧链为3个直链碳原子与碱性基团相连，常为叔胺或哌嗪，哌嗪比叔胺的活性大。如奋乃静（perphenazine）的抗精神病活性为氯丙嗪的10倍；氟奋乃静（fluphenazine）的抗精神病作用较强，活性是氯丙嗪的几十倍，作用时间能维持1天。将氟奋乃静的侧链醇羟基与脂肪酸成酯，可增加药物的脂溶性，体内吸收减慢，水解成原药的速度也较慢，得到延长作用时间的前药。如癸氟奋乃静（fluphenazine decanoate）的药理作用同氟奋乃静，但作用时间较氟奋乃静长9~20倍，1次注射可在体内维持2~4周，特别适用于需要长期治疗且服药困难的患者。

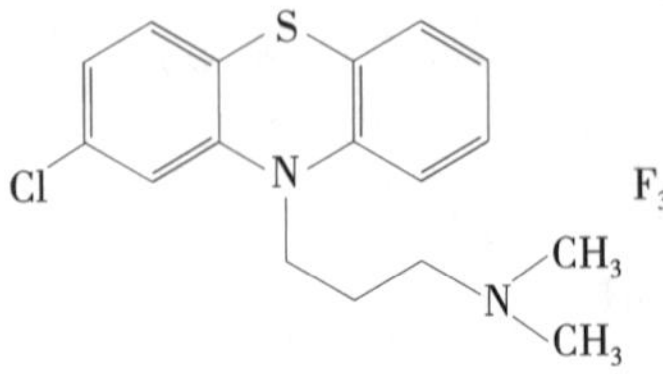

氯丙嗪

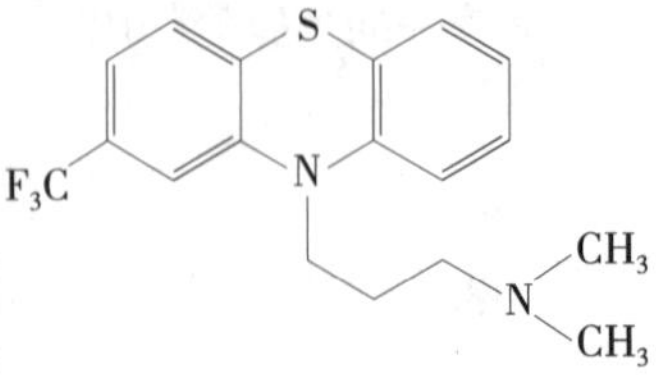

三氟丙嗪

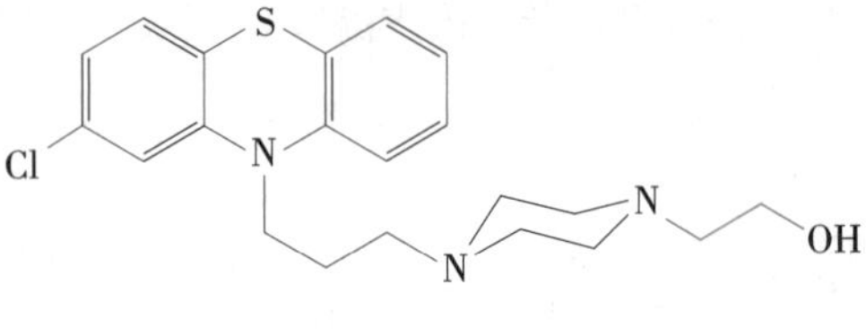

奋乃静

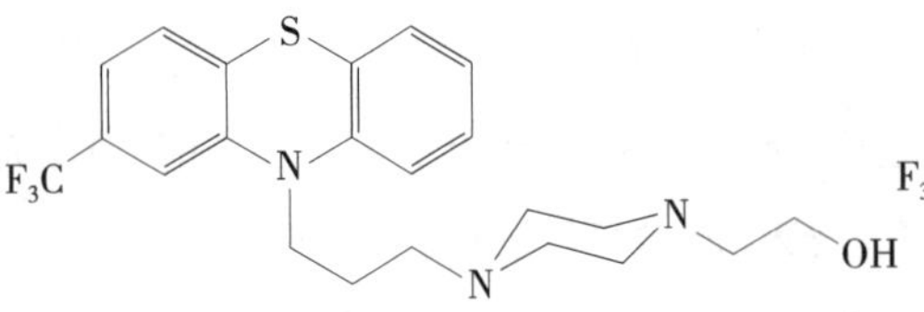

氟奋乃静

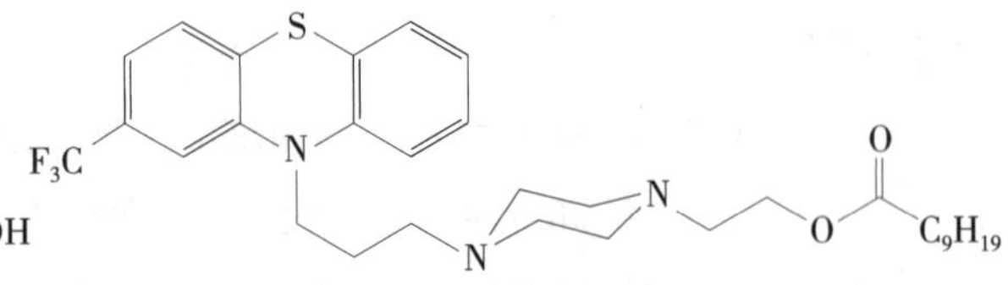

癸氟奋乃静

2. 丁酰苯类　丁酰苯类药物较吩噻嗪类药物的抗精神病作用强。氟哌啶醇（haloperidol）是最早用于临床的丁酰苯类药物，对躁狂症和抑郁症都有效，无吩噻嗪类药物的毒性作用。用三氟甲基替换氟哌啶醇中的氯，得到的三氟哌多（trifluperidol）活性增加，毒性仅为氟哌啶醇的 1/10。

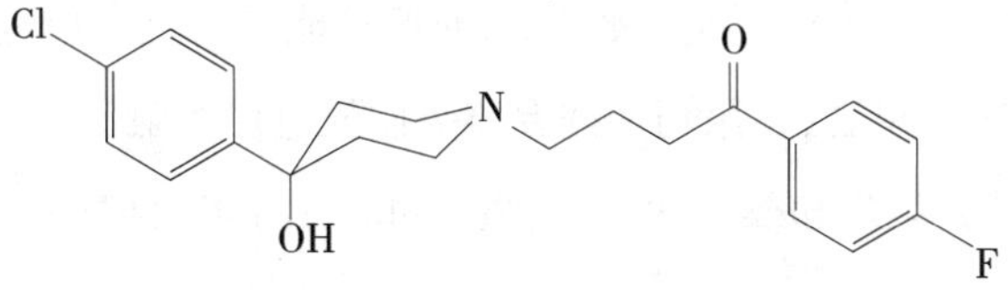

氟哌啶醇

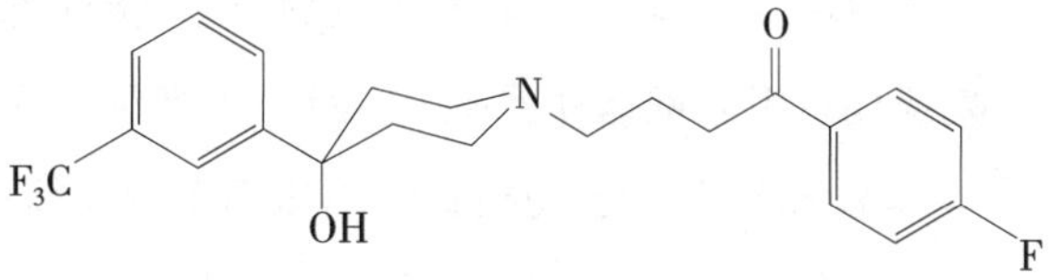

三氟哌多

3. 噻吨类　噻吨类（硫杂蒽类）的基本结构与吩噻嗪类相似，仅是吩噻嗪环的 10- 位氮原子换成碳原子，并通过双键与侧链相连，其中很多药物的侧链结构都与吩噻嗪类药物相同。镇静作用较吩噻嗪类弱，有一定的抗焦虑和抗抑郁作用，对伴有焦虑、抑郁的精神病性障碍属于首选。如氯普噻吨（chlorprothixene）和氟哌噻吨（flupenthixol）。

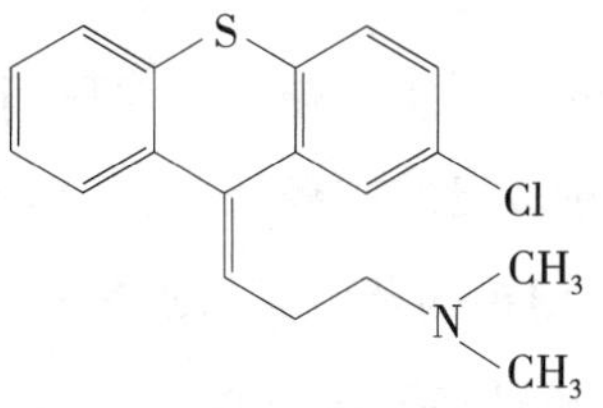

氯普噻吨

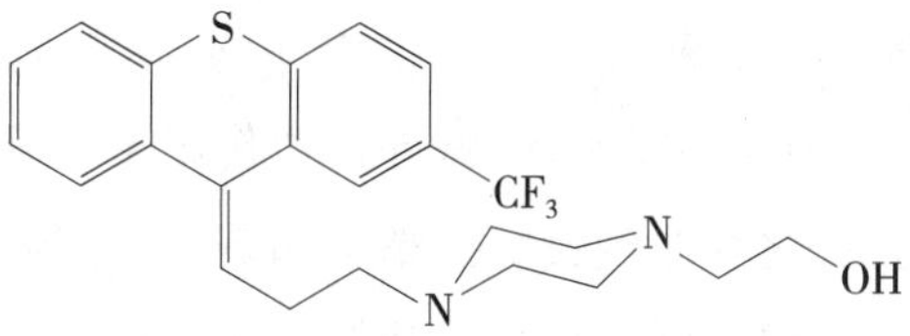

氟哌噻吨

（二）典型药物

盐酸氯丙嗪　chlorpromazine hydrochloride

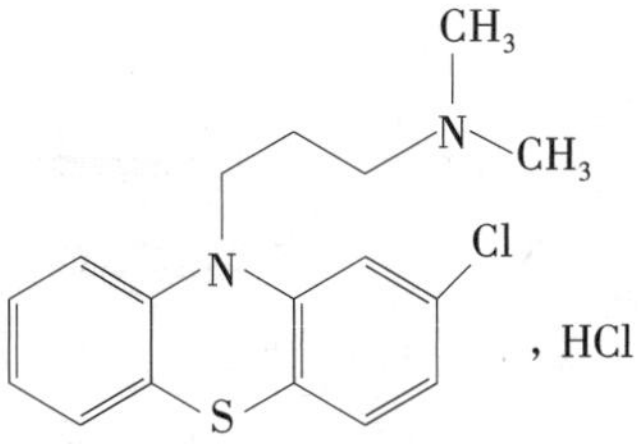

化学名为 *N*,*N*- 二甲基 -2- 氯 -10*H*- 吩噻嗪 -10- 丙胺盐酸盐。又名冬眠灵。

本品为白色或乳白色结晶性粉末；有微臭；有引湿性；遇光渐变色。熔点为 194~198℃。易溶于水、乙醇或三氯甲烷，不溶于乙醚或苯。

本品水溶液呈酸性反应，注射液的 pH 应为 3.0~5.0，遇碱可析出游离氯丙嗪沉淀，故本品不能与碱性药物配伍使用。

本品结构中的吩噻嗪环易被氧化，在空气或日光中放置逐渐变为红色。为防止变色，其注射液在生产中加入连二亚硫酸钠、亚硫酸氢钠或维生素 C 等抗氧剂，部分患者用药后，在强烈日光照射下发生严重的光敏反应。

本品水溶液加硝酸后可能形成自由基或醌式结构而显红色，渐变为淡黄色。与三氯化铁试液作用，显稳定的红色。

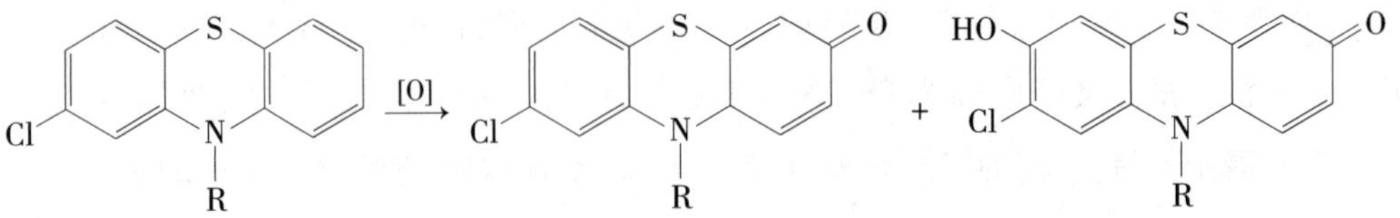

本品的主要副作用有口干、视物不清、上腹部不适、乏力、嗜睡、便秘等，对肝功能有一定影响，长期应用可引起锥体外系反应。对产生光毒性反应的患者，在服药期间要避免阳光过度照射。

本品为多巴胺受体拮抗剂，临床用于治疗精神分裂症和躁狂症，大剂量时可用于镇吐、强化麻醉及人工冬眠。

▶▶ 课堂活动

盐酸氯丙嗪注射液在放置过程中会发生变色现象，原因是什么？在制备时应采取哪些措施以增加其稳定性？

二、非经典的抗精神病药

1. 二苯并二氮䓬类　20世纪60年代，氯氮平（clozapine）用于抗精神分裂症，其作用机制与经典的抗精神病药物不同，特异性地作用于中脑皮质的对多巴胺神经元，为区别于经典的抗精神病药物，称之为非经典的抗精神病药，又称为第二代抗精神病药。其特点是较少产生锥体外系副作用，不仅对精神分裂症的阳性症状（如幻觉、妄想和思维逻辑障碍等）有效，而且对阴性症状（如思维贫乏、情感淡漠和意志减退等）的效果也较好，可有效治疗一些经典抗精神病药无效的患者。对氯氮平进行结构改造，运用生物电子等排原理，得到奥氮平（olanzapine），可作用于中枢神经系统的多种受体，对精神病疗效广泛，几乎无锥体外系副作用，适用于各种精神分裂症的治疗。

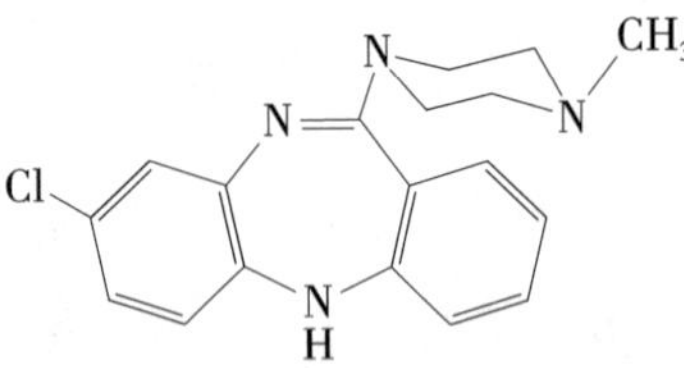

氯氮平

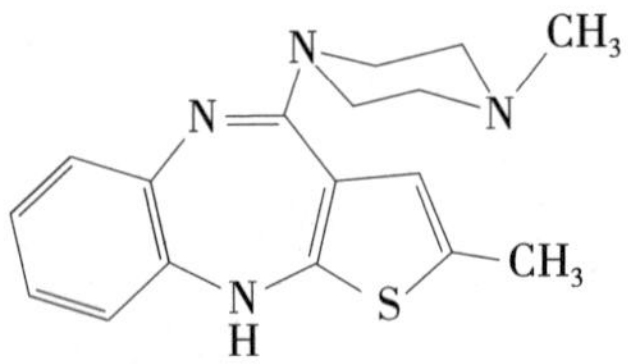

奥氮平

2. 苯甲酰胺类　舒必利（sulpiride）既无镇静作用又很少有锥体外系反应，具有非常强的抗精神病作用，并具有较强的中枢性止吐作用。

3. 苯并异噁唑类　利培酮（risperidone）对受体有很高的亲和力，口服迅速，吸收完全，代谢产物仍具有抗精神病活性，用于治疗急性和慢性精神分裂症。

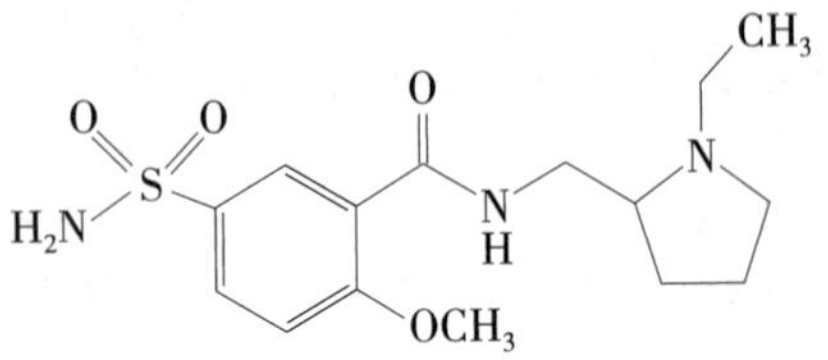

舒必利

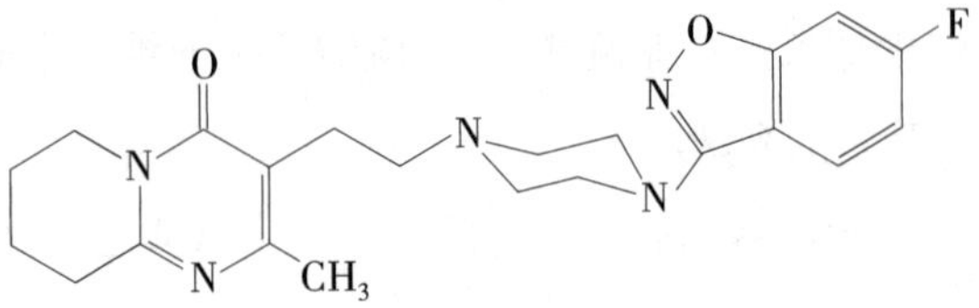

利培酮

点滴积累

1. 吩噻嗪类抗精神病药物的代表药物是氯丙嗪，临床上常用来治疗以兴奋症为主的精神病，主要副作用是锥体外系反应。
2. 非经典的抗精神病药主要有氯氮平、奥氮平、舒必利、利培酮。

第四节 抗抑郁药

抑郁症是情感活动发生障碍的常见精神疾病，以情绪异常低落为主要临床表现，常有强烈的自杀倾向，伴有自主神经或躯体性症状。抗抑郁药用于治疗抑郁症或抑郁状态，临床常用的治疗药物按作用机制可分为去甲肾上腺素重摄取抑制剂、5- 羟色胺重摄取抑制剂和其他类。

一、去甲肾上腺素重摄取抑制剂

去甲肾上腺素重摄取抑制剂多为三环类化合物，通过选择性地抑制中枢神经突触前膜对去甲肾上腺素的重摄取，增加中枢神经系统去甲肾上腺素的功能，从而起到抗抑郁的作用。运用生物电子等排原理，将氯丙嗪的 5- 位硫原子用亚乙基（$—CH_2—CH_2—$）替代，得到氯米帕明（clomipramine），为安全可靠、起效迅速的抗抑郁药。按照噻吨类的设计思路，将三环中的氮原子换成碳原子，并通过双键与侧链相连，又得到阿米替林（amitriptyline）和多塞平（doxepin）等三环类抗抑郁药。

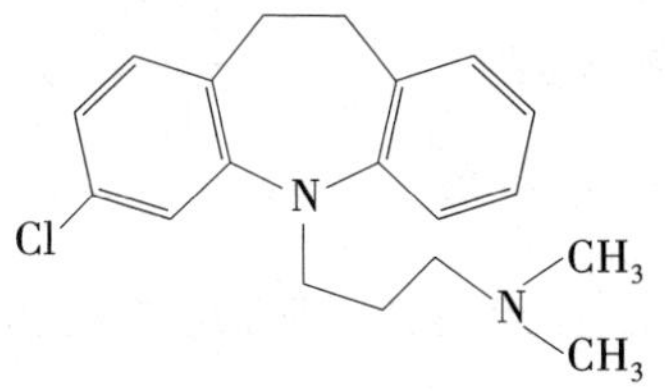

氯米帕明

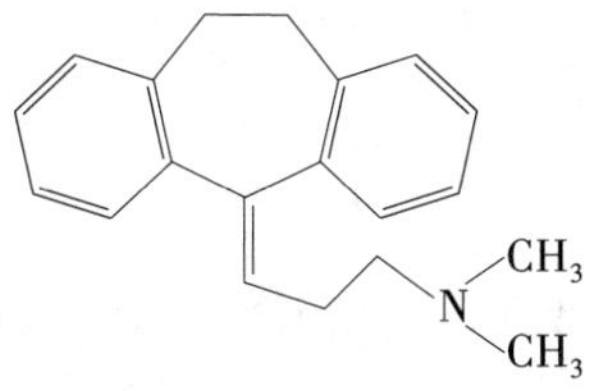

阿米替林

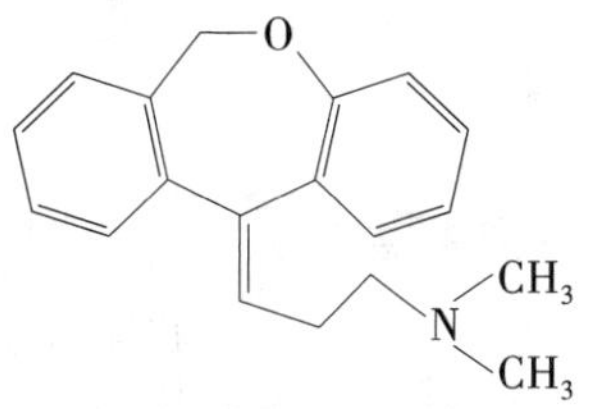

多塞平

二、5- 羟色胺重摄取抑制剂

5- 羟色胺重摄取抑制剂可选择性地抑制突触前膜对 5- 羟色胺的重摄取，提高突触间隙中的 5- 羟色胺浓度，从而起到抗抑郁的作用。此类药物的结构差异较大，具有口服吸收良好、生物利用度高、耐受性好、疗效与三环类抗抑郁药相当、不良反应较三环类抗抑郁药少等优点，现已成为临床主要应用的抗抑郁药，如氟西汀（fluoxetine）、文拉法辛（venlafaxine）、西酞普兰（citalopram）、帕罗西汀（paroxetine）。

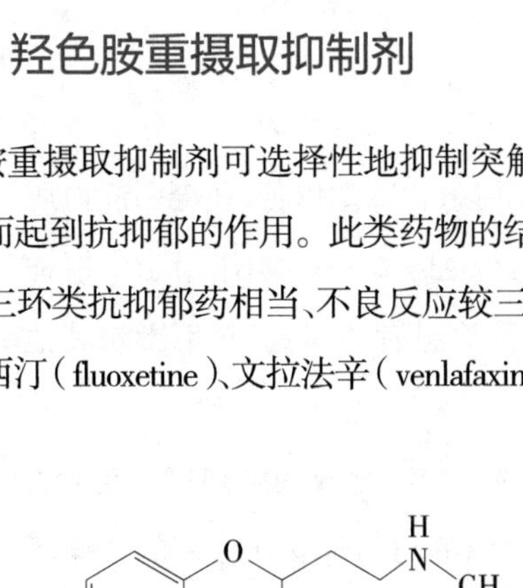

氟西汀

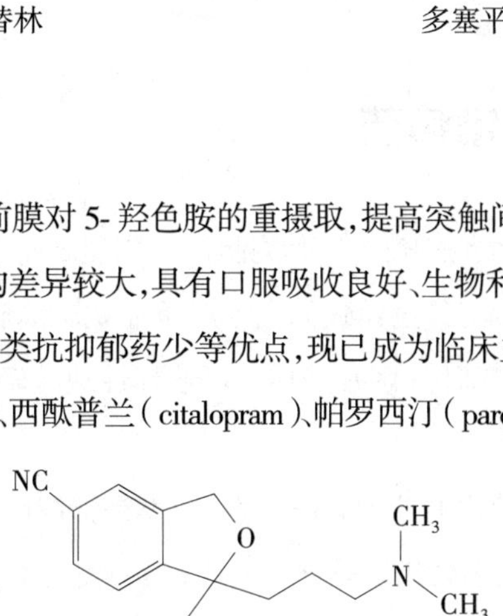

西酞普兰

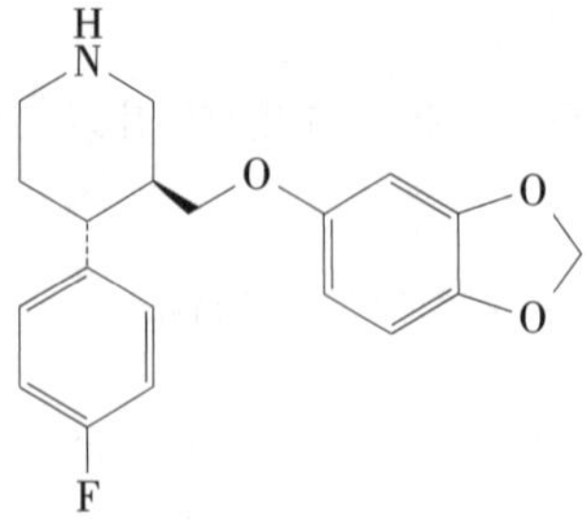

帕罗西汀

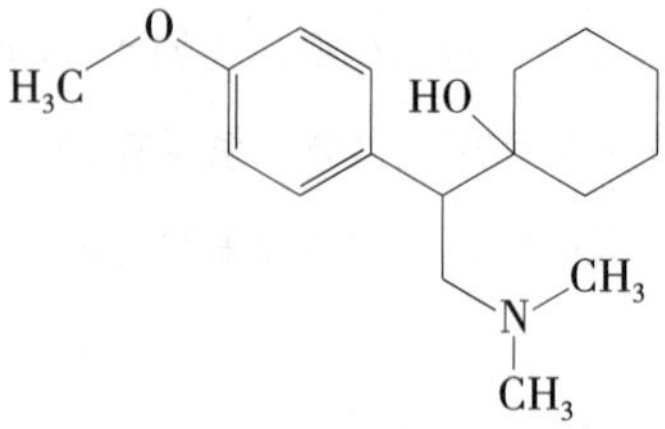

文拉法辛

三、其他类

单胺氧化酶（MAO）是一种催化体内的单胺类递质代谢失活的酶。单胺氧化酶抑制剂可以通过抑制去甲肾上腺素（NE）、肾上腺素、5-羟色胺（5-HT）等的代谢失活，减少脑内5-羟色胺（5-HT）和去甲肾上腺素（NE）的氧化脱胺代谢，使脑内受体部位的浓度增加，利于突触的神经传递而达到抗抑郁的目的。如吗氯贝胺（moclobemide）和托洛沙酮（toloxatone）均是可逆性的单胺氧化酶-A（MAO-A）抑制剂，口服吸收快，临床主要用于治疗抑郁症。

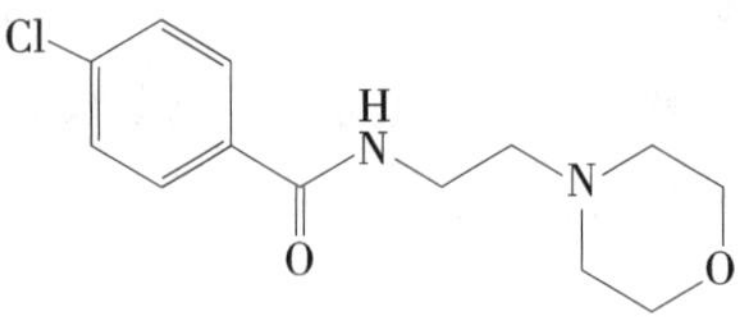

吗氯贝胺

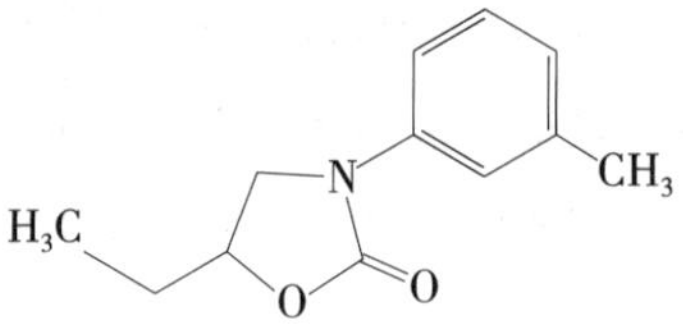

托洛沙酮

点滴积累

抗抑郁药按作用机制可分为去甲肾上腺素重摄取抑制剂（三环类抗抑郁药）、5-羟色胺重摄取抑制剂和其他类。

第五节 镇痛药

疼痛是许多疾病的一种常见症状，剧烈疼痛不仅使患者感觉痛苦，还会引起血压降低、呼吸衰竭，甚至导致休克等严重症状。镇痛药（analgesics）主要作用于中枢神经系统的特定部位（阿片受体），可选择性地减轻或消除患者的痛觉，而不影响其他感觉。

ER-4-4 镇痛药的发展

常用于镇痛的药物有两大类，一类是抑制前列腺素生物合成的解热镇痛药（非甾体抗炎药），通常用于外周的钝痛；另一类是本节介绍的与阿片受体作用的镇痛药，习惯上称作麻醉性镇痛药，简称镇痛药。2类药物的作用机制不同，适应证和副作用也不同。镇痛药由于可导致呼吸抑制，有成瘾性和易被滥用，其应用受到限制。国家颁布的《麻醉药品和精神药品管理条例》对镇痛药进行了严格的监管。

镇痛药按结构和来源可分为吗啡及其衍生物、合成镇痛药和内源性阿片样镇痛物质。

知识链接

内源性阿片样镇痛物质

阿片受体的发现提示脑内可能存在内源性阿片样镇痛物质，最早是从哺乳动物脑内发现了 2 个具有阿片样镇痛活性的多肽，称为脑啡肽（enkephalins），即亮氨酸脑啡肽（L-enkephalin）和甲硫氨酸脑啡肽（M-enkephalin）。它们在脑内的分布与阿片受体的分布相似，与阿片受体结合后产生吗啡样作用，在体内易被肽酶水解失去活性，不能用于临床。继脑啡肽后，陆续发现 20 多种有镇痛作用的多肽类物质，统称为内啡肽（endorphins）。内源性镇痛物质的发现和对其进行的研究为镇痛药的受体学说找到了物质基础，也开辟了一条寻找新药的途径。

一、吗啡及其衍生物

吗啡具有悠久的药用历史，存在于罂粟浆果浓缩物即阿片中。阿片中至少含有 25 种生物碱，吗啡（morphine）的含量最高可达 20% 左右。1805 年从阿片中提取分离得到纯品吗啡，1847 年确定分子式，1923 年阐明化学结构，1952 年完成全合成，1968 证明其绝对构型。20 世纪 70 年代后，逐渐揭示出其作用机制。

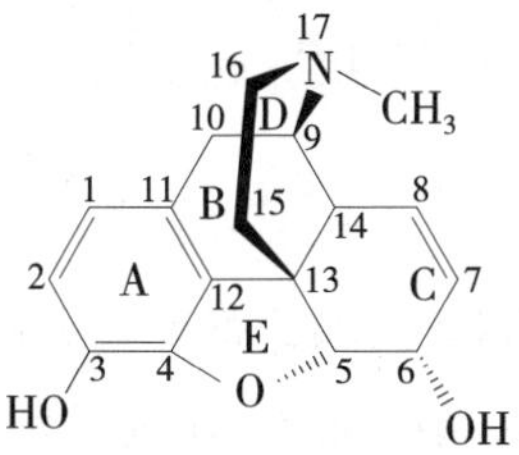

吗啡

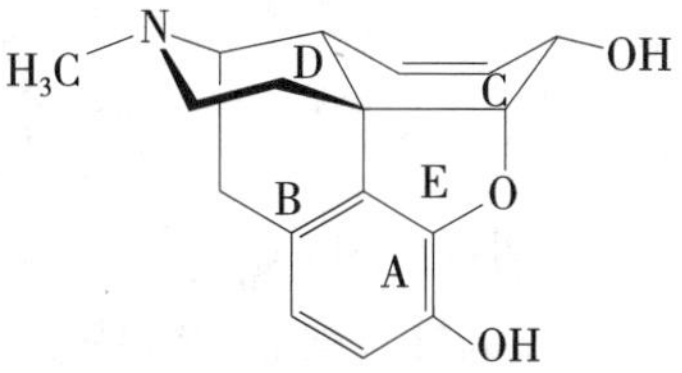

吗啡的立体构象

吗啡的结构是由 5 个环稠合而成的，含有部分氢化菲环，每个环上有固定的编号。环上有 5 个手性碳原子，构型分别为 5*R*、6*S*、9*R*、13*S* 和 14*R*，天然存在的吗啡为左旋体。吗啡的立体构象呈三维的“T”形，环 A、B 和 E 构成“T”形的垂直部分，环 C、D 为其水平部分。吗啡的镇痛作用与其立体结构关系密切，化学合成的吗啡右旋体无镇痛及其他生理活性。

吗啡具有优良的镇痛、镇咳和镇静作用，但最大的缺点是容易成瘾和抑制呼吸中枢，为了降低或消除吗啡的成瘾性、呼吸抑制等副作用，得到更好的镇痛药，对吗啡进行了结构改造，得到许多吗啡的半合成衍生物。例如将吗啡的 3- 位酚羟基甲基化后得到可待因（codeine），镇痛作用仅是吗啡的 1/10，成瘾性也降低，具有较强的镇咳作用，是临床上最有效的镇咳药之一；将吗啡 3，6- 位的 2 个羟基同时乙酰化，得到二乙酰吗啡即海洛因（heroin），镇痛作用是吗啡 2 倍，毒性是吗啡的 5~10 倍，成瘾性更为严重，是禁用的毒品；将吗啡的 *N*- 甲基换成 *N*- 烯丙基后，成为吗啡受体拮抗剂，如烯丙吗啡（nalorphine）和纳洛酮（naloxone），可用于吗啡类镇痛药中毒时的解救。

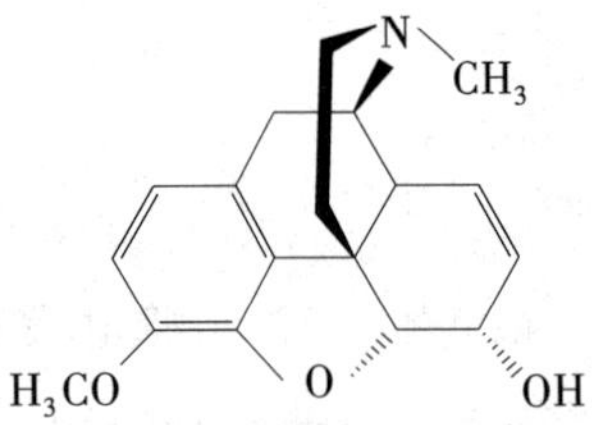

可待因

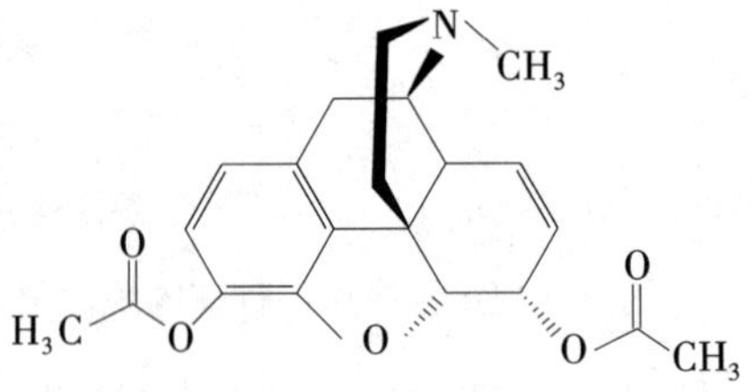

海洛因

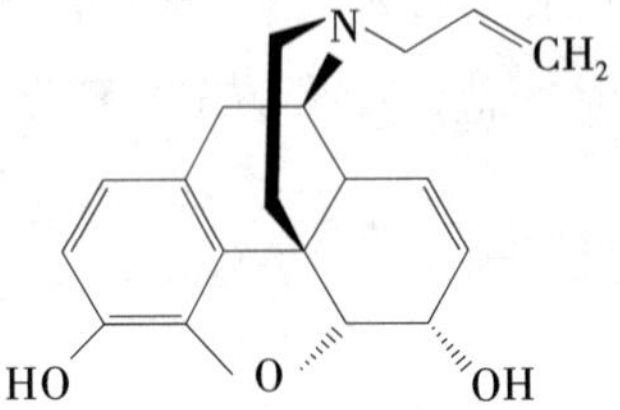

烯丙吗啡

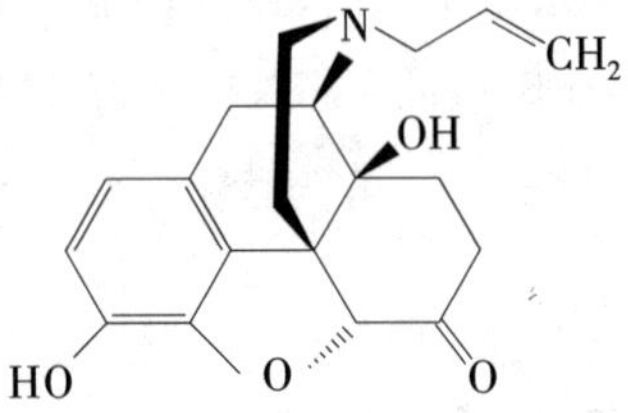

纳洛酮

盐酸吗啡　morphine hydrochloride

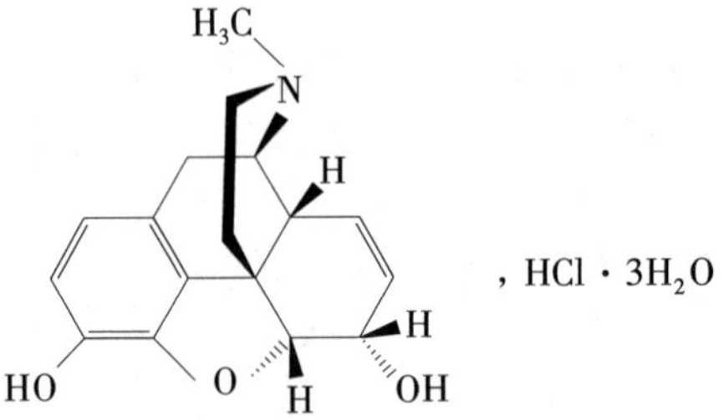

化学名为 17- 甲基 -4，5α- 环氧 -7，8- 二脱氢吗啡喃 -3，6α- 二醇盐酸盐三水合物。

本品为白色、有丝光的针状结晶或结晶性粉末，无臭；遇光易变质。比旋度为 -115.0° ~-110.0°（2% 水溶液）。溶于水，略溶于乙醇，几乎不溶于三氯甲烷或乙醚。

吗啡结构中既有酚羟基，又有叔氨基，为两性化合物。药用为盐酸盐。

吗啡及其盐类具有还原性，在光照下能被空气氧化，生成毒性较大的伪吗啡（pseudomorphine，又称双吗啡）和 *N*- 氧化吗啡，故本品应避光、密闭保存。

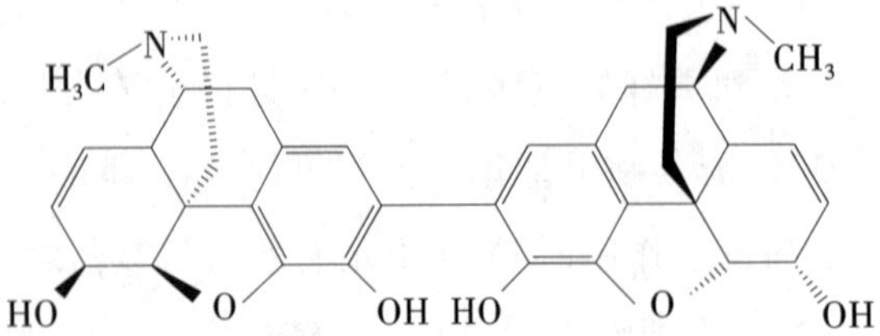

伪吗啡

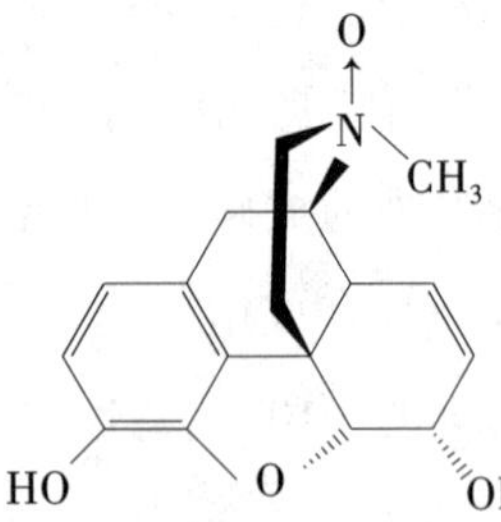

N–氧化吗啡

本品水溶液在酸性条件下稳定，在中性或碱性下易被氧化。故在配制吗啡注射液时，应调整 pH 为 3~4，还可充入氮气，加入焦亚硫酸钠、亚硫酸氢钠等抗氧剂，以保持其稳定。

本品在酸性溶液中加热，可脱水并进行分子重排，生成阿扑吗啡（apomorphine）。阿扑吗啡对呕吐中枢有显著的兴奋作用，临床上作为催吐药物。

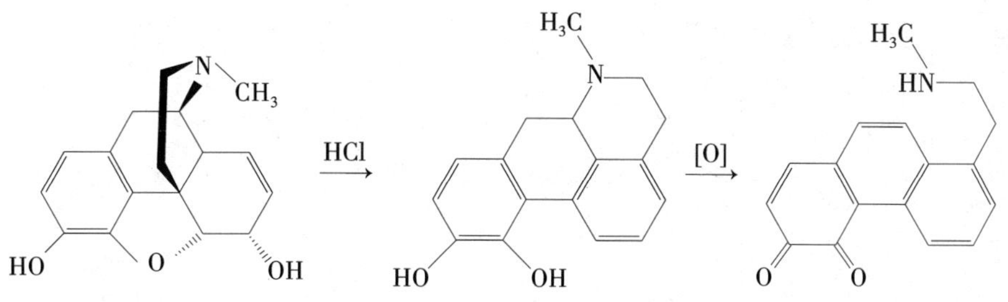

阿扑吗啡具有邻苯二酚的结构，极易被氧化，可用稀硝酸氧化成邻苯二醌而显红色，也可被碘试液氧化显翠绿色，加乙醚振摇，醚层呈红色，此反应可用于检查吗啡中的阿扑吗啡。

吗啡可被铁氰化钾氧化生成伪吗啡，铁氰化钾则被还原生成亚铁氰化钾；再与三氯化铁试液反应生成亚铁氰化铁而呈蓝色，可待因无此反应。

$$C_{17}H_{19}NO_3+K_3[Fe(CN)_6] \longrightarrow C_{34}H_{36}N_2O_6+K_4[Fe(CN)_6]$$

$$K_4[Fe(CN)_6]+FeCl_3 \longrightarrow Fe_4[Fe(CN)_6]_3+KCl$$

吗啡有多种颜色反应可用作鉴别，如盐酸吗啡的水溶液与中性三氯化铁试液反应显蓝色；与甲醛硫酸试液反应显蓝紫色（Marquis 反应）；与钼硫酸试液反应显紫色，继而变为蓝色，最后变为棕绿色（Frohde 反应）。

本品具有镇痛、镇咳、镇静作用。临床上主要用于抑制剧烈疼痛，也用于麻醉前给药。

课堂活动

如何用化学方法区别吗啡和可待因?

二、合成镇痛药

由于吗啡及其衍生物的天然来源受到限制，故对吗啡分子进行结构简化，发展出合成镇痛药，按化学结构可分为哌啶类、氨基酮类、苯并吗喃类及其他类。

（一）哌啶类

哌啶类首先用于临床的是哌替啶（pethidine），结构较吗啡简单，仅具有吗啡的 A 和 D 环，镇痛作用为吗啡的 1/10~1/8，镇静、镇咳作用较弱，成瘾性也弱，适用于需阿片类镇痛的任何情况，口服效果较吗啡好。在哌替啶的结构改造过程中发现了芬太尼（fentanyl），镇痛作用约为哌替啶的 500 倍、吗啡的 80 倍，镇痛作用产生快，维持时间短，镇痛剂量对呼吸抑制作用轻，成瘾性较弱。将芬太尼分子中的苯基以极性的乙基四氮唑取代得到阿芬太尼（alfentanil），因为其 pK_a 较低（pK_a 为 6.5），在生理条件下更易透过血脑屏障。将芬太尼分子中的苯基以噻唑替代得到舒芬太尼（sufentanil），镇痛作用强，安全性好，起效快，持续时间短，临床用作辅助麻醉药。将芬太尼分子中的苯基以羧酸酯替代得到属于前体药物的瑞芬太尼（remifentanil），起效快，维持时间短，临床用于诱导和维持全身麻醉期间维持镇痛。

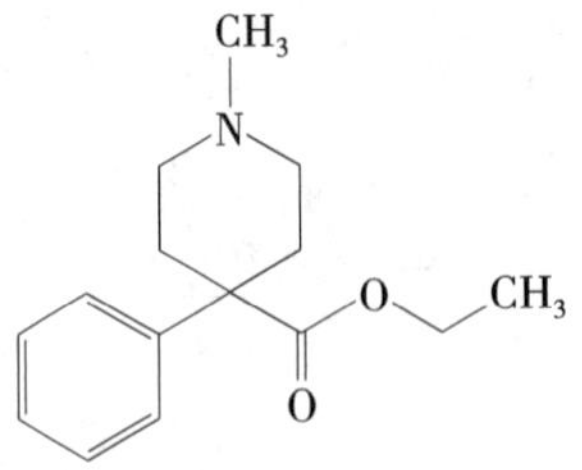

哌替啶

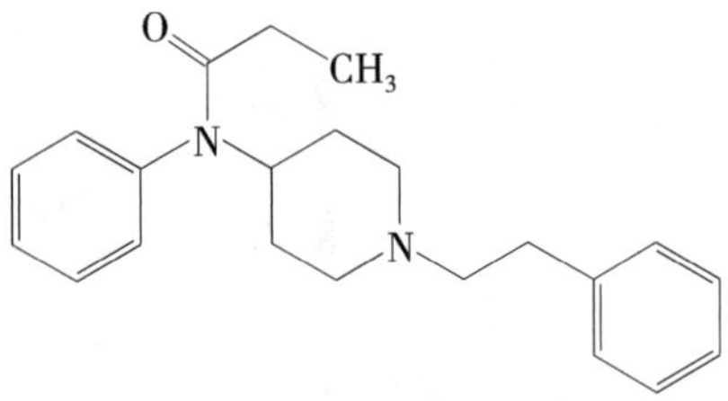

芬太尼

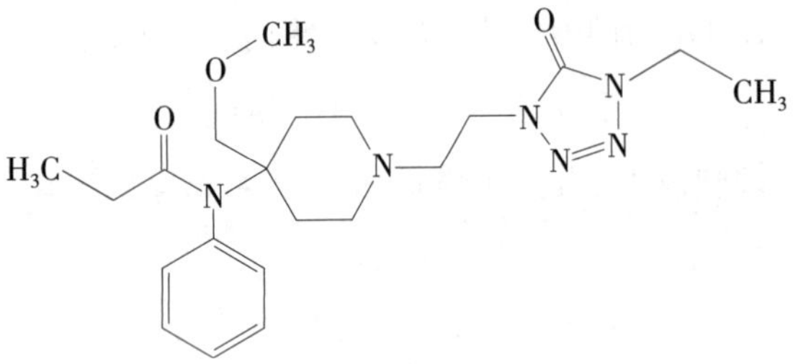

阿芬太尼

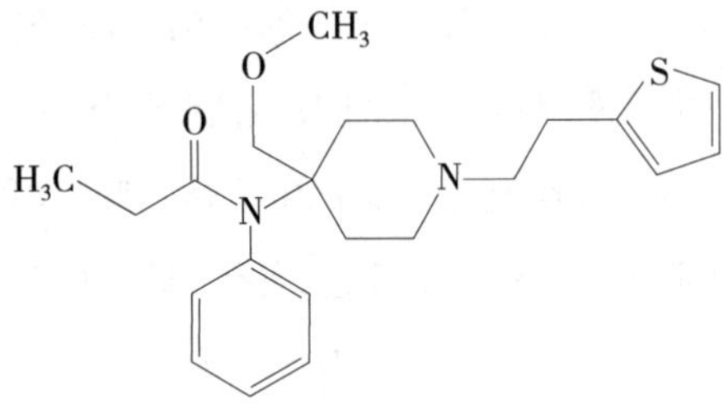

舒芬太尼

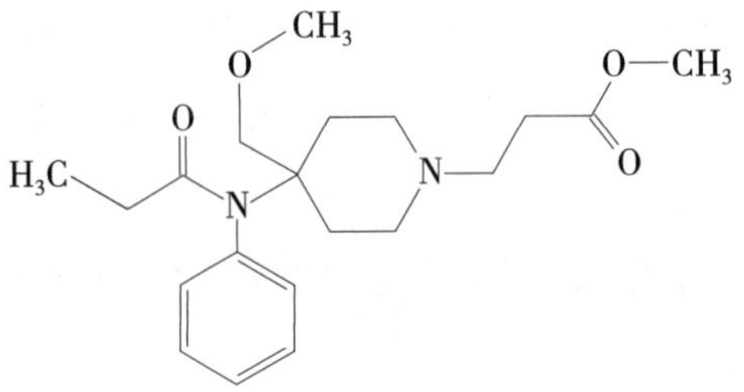

瑞芬太尼

盐酸哌替啶　pethidine hydrochloride

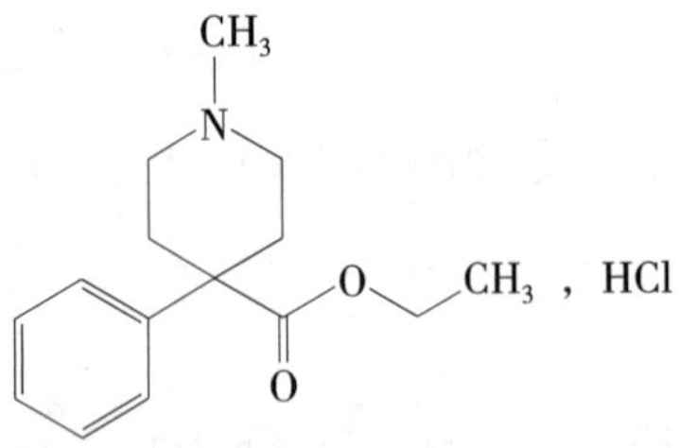

化学名为 1- 甲基 -4- 苯基 -4- 哌啶甲酸乙酯盐酸盐。又名度冷丁。

本品为白色结晶性粉末；无臭或几乎无臭。熔点为 186~190℃。易溶于水或乙醇，溶于三氯甲烷，几乎不溶于乙醚。

本品 3% 水溶液的 pH 为 4.5~5.5。

本品具有酯的结构，在酸催化下易水解，在 pH4 时最稳定，短时间煮沸不易水解。

本品与碳酸钠溶液作用，析出游离碱，为油滴状物。

本品的乙醇溶液与三硝基苯酚的乙醇溶液反应，生成黄色的结晶性沉淀，熔点为 188~191℃。

本品与甲醛硫酸试液反应，显橙红色。

本品在体内被血浆中的酯酶水解生成无镇痛活性的哌替啶酸，也可以在肝脏中脱甲基代谢生成几乎无镇痛作用的去甲基哌替啶，进一步水解生成去甲基哌替啶酸。以上 2 种代谢产物均与葡糖醛酸结合经肾脏排出体外。去甲基哌替啶在体内消除很慢，易蓄积产生中枢毒性，引发惊厥。

本品临床上主要用于创伤、术后及癌症晚期等各种剧烈疼痛。

枸橼酸芬太尼　fentanyl citrate

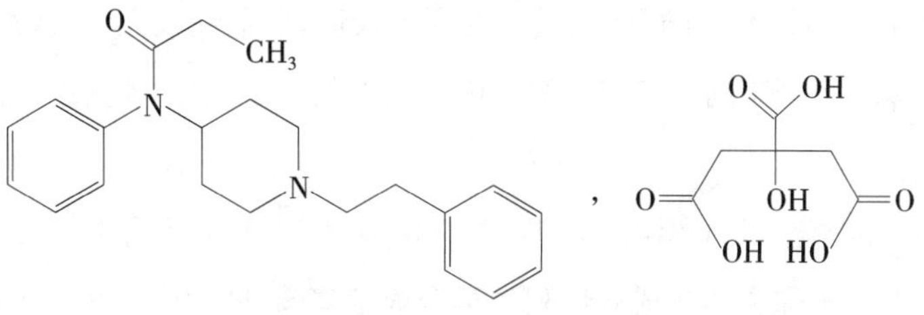

化学名为 *N*-［1-（2- 苯乙基）-4- 哌啶基］-*N*- 苯基丙酰胺枸橼酸盐。

本品为白色结晶性粉末。熔点为 150~153℃，熔融时同时分解。易溶于热异丙醇，溶于甲醇，略溶于水或三氯甲烷。

本品水溶液呈酸性反应。

本品的水溶液中加入三硝基苯酚试液，搅拌后可析出沉淀，熔点为 173~176℃。

本品水溶液显枸橼酸盐的鉴别反应。

本品临床用于外科手术中和后及癌症等的镇痛，还可与麻醉药合用作为辅助麻醉用药。

（二）氨基酮类

氨基酮类镇痛药美沙酮（methadone）可以看成是开环的哌啶类化合物。美沙酮是一个高度柔性分子，由于羰基容易极化，碳原子带部分正电荷，与氨基氮原子上的孤对电子相互吸引，通过非共价键相互作用使之与哌替啶有相似的药效构象，从而呈现镇痛作用。

盐酸美沙酮　methadone hydrochloride

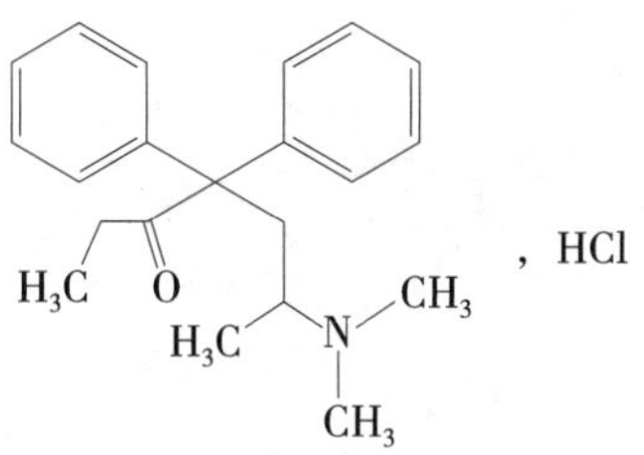

化学名为 4，4- 二苯基 -6-（二甲氨基）-3- 庚酮盐酸盐。

本品为无色结晶或白色结晶性粉末；无臭。熔点为 230~234℃。易溶于乙醇或三氯甲烷，溶于水，几乎不溶于乙醚。

本品分子中含有 1 个手性碳原子，具有旋光性，其左旋体的活性大于右旋体。临床上常用其外消旋体。

本品 1% 水溶液的 pH 为 4.5~6.5。

本品游离碱的有机溶液在 30℃贮存时，形成美沙酮的 *N*- 氧化物。

本品水溶液受光照射部分分解，溶液变成棕色，pH 发生改变，旋光率降低。

本品的水溶液中加入氢氧化钠试液呈碱性，析出游离碱，熔点为 76℃。

本品的羰基位阻较大，羰基的化学反应活性较低，不发生一般羰基的反应如生成缩氨脲或腙。

本品水溶液遇常见的生物碱试剂能生成沉淀，如与苦味酸产生沉淀；与甲基橙试液作用，生成黄色复盐沉淀。

本品的镇痛作用与吗啡相当，耐受性、成瘾性发生较慢，但毒性较大，有效剂量与中毒剂量比较接近，安全性小。临床主要用于阿片、吗啡、海洛因成瘾者的脱毒治疗（脱瘾疗法）。

（三）苯并吗喃类

苯并吗喃类是三环类化合物（相当于吗啡的A、B、D环）。此类药物中的喷他佐辛（pentazocine）又名镇痛新，是第一个用于临床的非成瘾性阿片类合成镇痛药，结构中有3个手性碳原子，具有旋光性，其左旋体的活性大于右旋体20倍，临床上用其外消旋体。喷他佐辛的镇痛作用为吗啡的1/3、哌替啶的3倍，呼吸抑制作用约为吗啡的1/2，临床用于各种慢性剧痛。

（四）其他类

曲马多（tramadol）为具有吗啡样作用的环己烷衍生物，也可看作是4-苯基哌啶类似物。曲马多为非阿片受体类中枢性镇痛药，但与阿片受体有弱的亲和力，其能通过对单胺重摄取的抑制作用，阻断疼痛脉冲的传导，为中枢性镇痛药。镇痛作用为吗啡的1/10~1/8，无呼吸抑制作用，依赖性小。临床用于中、重度急、慢性疼痛，也用于术后痛、创伤痛、癌症痛、心脏病突发性痛、关节痛、神经痛、分娩痛。

布桂嗪（bucinnazine）又名强痛定，镇痛作用约为吗啡的1/3，显效速度快，注射后10分钟起效，连续使用可致耐受性和成瘾性，已列为麻醉药品，不可滥用。临床上用于偏头痛、三叉神经痛、炎症性及外伤性疼痛、关节痛、痛经、癌症引起的疼痛等。

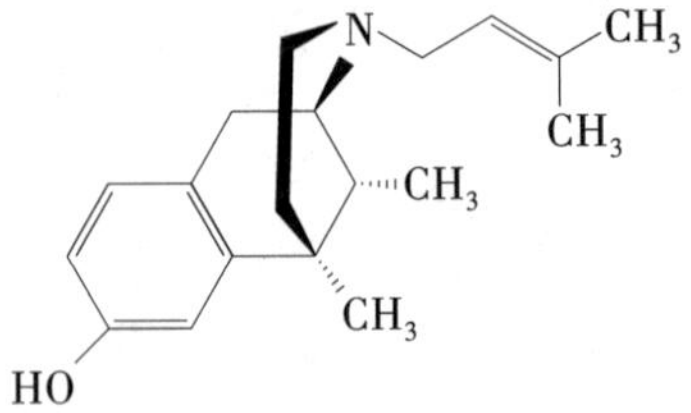

喷他佐辛

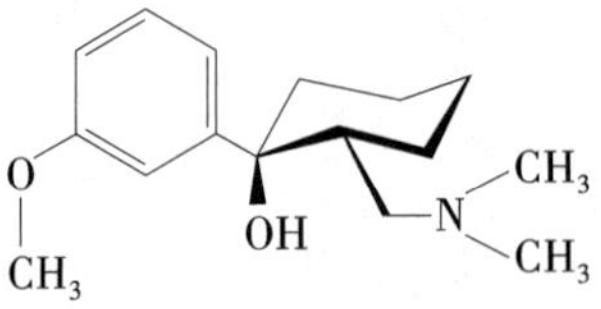

曲马多

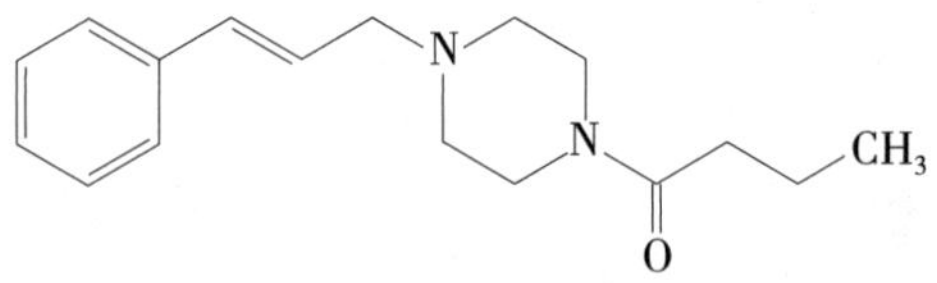

布桂嗪

案例分析

案例

某患者感冒后持续咳嗽，按照说明书服用止咳露，每日3次，每次15ml，症状并未缓解，咳嗽依旧。自行加大剂量每日多次，每次1瓶，终于感觉咳嗽减轻了。一段时间后，咳嗽症状全都消失，他却忍不住还想喝药，不喝药的日子里，他变得无精打采、浑身无力，伴有失眠和头痛，严重影响工作，不得不求医治疗。

分析

某些品牌的止咳药含有的磷酸可待因不仅有很强的镇咳作用，也有镇痛作用及具有轻度的成瘾性，为中枢性镇咳药。该患者服用的止咳露就是一种含磷酸可待因的复方口服溶液，药液中还有麻黄碱成分，能松弛支气管平滑肌、收缩局部血管，起到平喘作用。一般情况下，按说明书用药是安全有效的，但如果大剂量使用，其中所含的磷酸可待因和麻黄碱 2 种成分作用叠加，会产生致幻作用，极易造成滥用，对人体造成损害，甚至危及生命。磷酸可待因属于特殊管理的药品，对其生产、经营和使用应严格执行《麻醉药品和精神药品管理条例》。

三、构效关系

对吗啡及其衍生物和全合成镇痛药的结构分析认识到，这类药物属于结构特异性药物。吗啡及其衍生物之所以有镇痛作用，是因为药物进入体内，与体内中枢神经系统中具有三维立体结构的阿片受体结合，呈现出镇痛活性。因此，镇痛药分子应包括以下 3 个结构部分：①分子结构中具有 1 个平坦的芳环结构；②具有 1 个碱性中心，在生理 pH 条件下大部分电离为阳离子，碱性中心与平坦的芳环结构在同一平面；③含有哌啶或类似于哌啶的空间结构，而哌啶或类似于哌啶的烃基部分应突出于芳环构成的平面的上方。

镇痛药立体构象的研究表明，吗啡与结构简化后的合成镇痛药具有相似的立体构象：当吗啡中的哌啶环为椅式构象时，苯基以直立键取代在哌啶环的 4- 位上。合成镇痛药如哌替啶、喷他佐辛等可通过键的旋转，也能全部或部分满足上述构象要求。美沙酮为开链化合物，通过羰基碳原子的部分正电荷与氮原子上的未共用电子对配位，形成类似的哌啶环，也呈相似的构象。

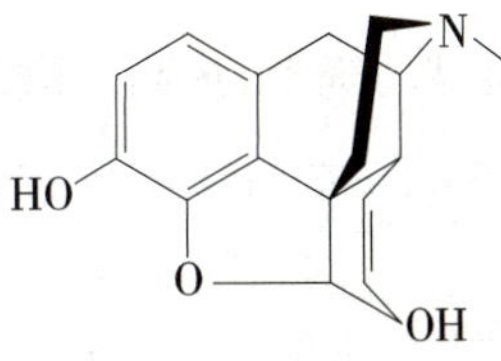

吗啡

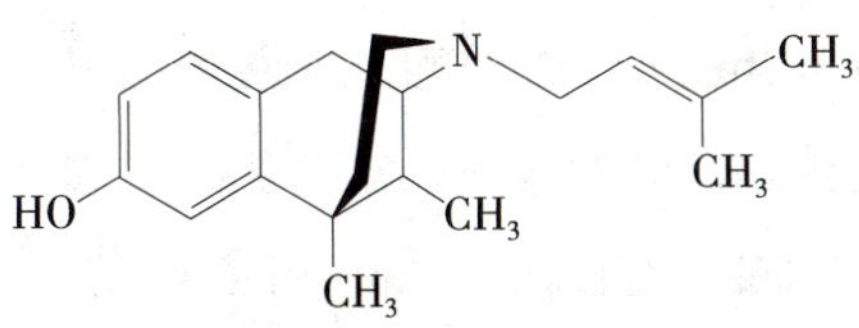

喷他佐辛

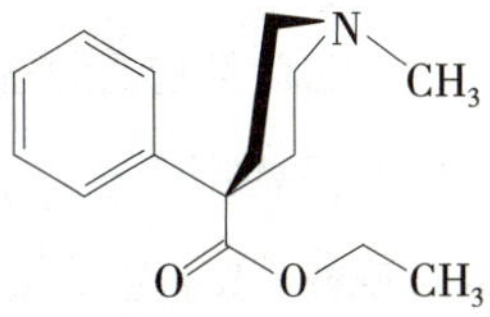

哌替啶

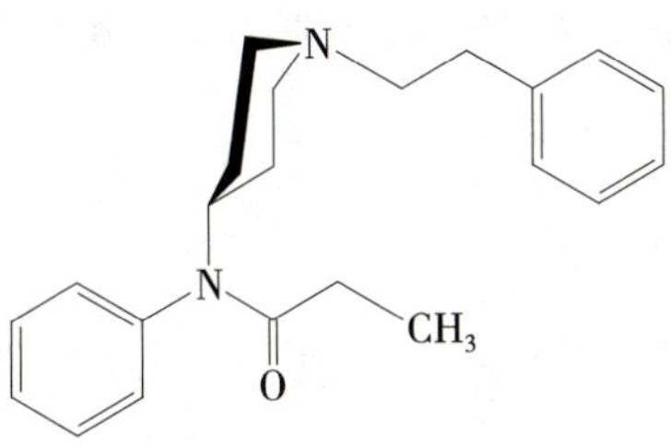

芬太尼

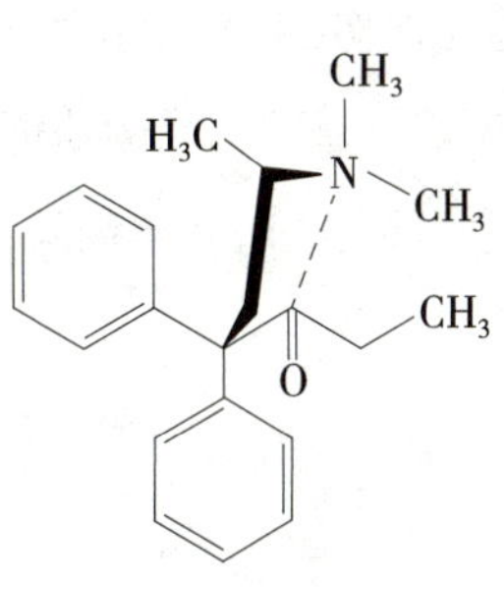

美沙酮

点滴积累

1. 吗啡是从植物罂粟的浆果浓缩物中提取出来的具有菲环结构的生物碱，是由 5 个环稠合而成的立体结构，基本母核是部分氢化菲核。结构上既有酸性的酚羟基，又有碱性的叔氨基，为两性药物。另外，吗啡具有很强的还原性，在光照下容易被氧化，生成毒性较大的伪吗啡和 *N*- 氧化吗啡等。

2. 哌啶类合成镇痛药哌替啶和芬太尼具有吗啡的 A 和 D 环，前者的镇痛作用为吗啡的 1/10~1/8，后者的镇痛作用约为吗啡的 80 倍。

3. 氨基酮类镇痛药美沙酮可以看成是开环的哌啶类化合物，镇痛作用与吗啡相当。

第六节　神经退行性疾病治疗药物

神经退行性疾病又称神经退化性疾病，是由于大脑和脊髓的神经元退行性病变而引起的慢性、进行性神经系统疾病。阿尔茨海默病（Alzheimer disease，AD）和帕金森病（Parkinson disease，PD）是 2 种最为常见的老年性神经退行性疾病，临床症状前者以认知障碍为主，后者以运动障碍为主。

一、抗阿尔茨海默病药

阿尔茨海默病又称老年性痴呆，是一种常见的、进行性发展的、致死性的神经退行性疾病，主要表现为渐进性记忆障碍、认知功能障碍、人格改变及语言障碍等神经精神症状，严重影响社交、职业与生活功能。

阿尔茨海默病的发病机制极为复杂，至今尚未明确其确切的发病机制。研究表明，脑中乙酰胆碱的合成、释放和摄取的减少与阿尔茨海默病相关。目前临床应用的抗阿尔茨海默病药物主要为乙酰胆碱酯酶抑制剂（AChEI）、NMDA（*N*- 甲基 -D- 天冬氨酸）受体拮抗剂和增强脑代谢药。

1. 乙酰胆碱酯酶抑制剂（AChEI）　AChEI 可以延缓突触间隙乙酰胆碱的降解，提高乙酰胆碱含量，主要用于改善轻、中度阿尔茨海默病的认知损害症状，如多奈哌齐（donepezil）、卡巴拉汀（rivastigmine）、加兰他敏（galantamine）、石杉碱甲（huperzine A）等。

2. NMDA（*N*- 甲基 -D- 天冬氨酸）受体拮抗剂　NMDA 受体拮抗剂可以阻断谷氨酸浓度病理性升高导致的神经元损伤，用于治疗中、重度阿尔茨海默病，如美金刚（memantine）。

3. 增强脑代谢药　增强脑代谢药可直接作用于大脑皮质，具有激活、保护和修复神经细胞的作用，用于老年精神衰退综合征、老年痴呆，如吡拉西坦（piracetam）。

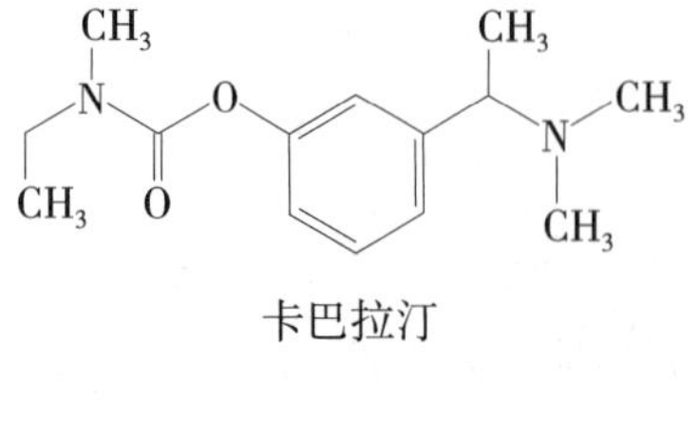

卡巴拉汀

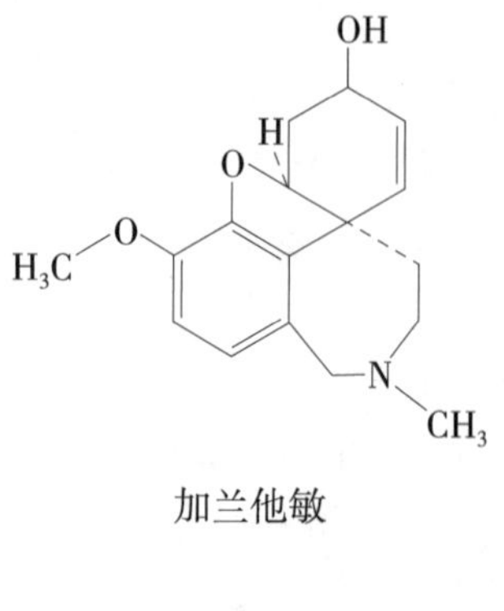

加兰他敏

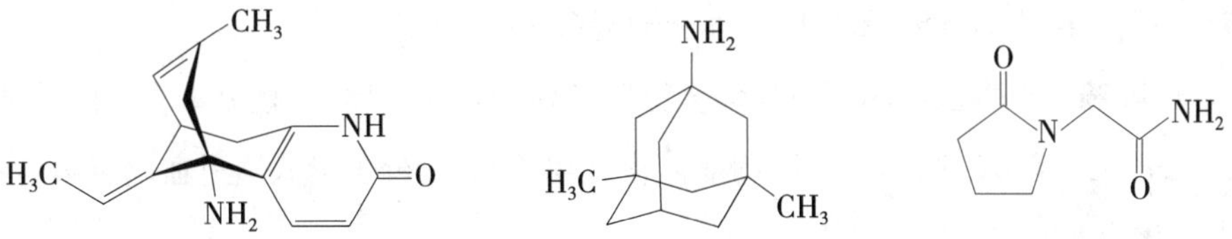

石杉碱甲　　美金刚　　吡拉西坦

盐酸多奈哌齐　donepezil hydrochloride

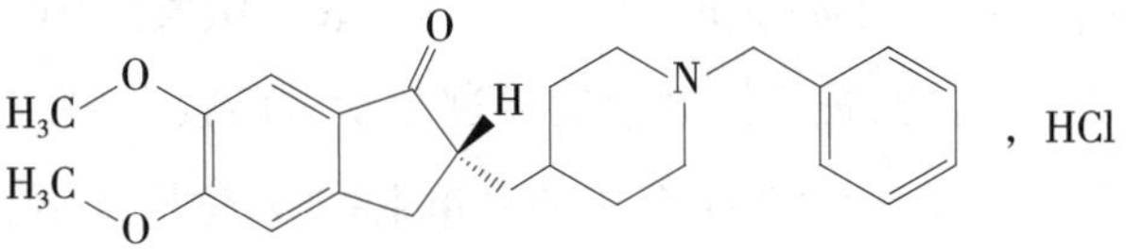

化学名为(±)-2-[(1-苄基-4-哌啶基)甲基]-5,6-二甲氧基-1-茚酮盐酸盐。

本品为白色或类白色结晶性粉末。熔点为211~212℃(分解)。易溶于三氯甲烷,溶于水,略溶于乙醇和盐酸溶液(1→1000)。

本品为强效的可逆性非竞争性乙酰胆碱酯酶抑制剂,对轻、中度阿尔茨海默病患者的临床症状有较好的改善作用,对血管性痴呆患者也有显著疗效。本品还有改善患者的精神状态和保持脑功能活性的作用。因对中枢乙酰胆碱酯酶具有高度的专一性,故对外周神经系统产生的副作用较轻。

本品用于轻至中度认知障碍的阿尔茨海默病的治疗。

知识链接

老龄化社会与阿尔茨海默病

目前我国的阿尔茨海默病患者人数已居世界第1位,同时也是全球增速最快的国家/地区之一。随着中国人口正在进入老龄化,人口年龄分布的倒金字塔形结构使中国的阿尔茨海默病患者数量正在不断向峰值攀升。阿尔茨海默病虽然不能在短期内直接导致死亡,但却严重影响患者健康与生命,增加家庭及照料者负担。

1994年,国际老年痴呆协会在英国爱丁堡第十次会议上确定每年的9月21日是“世界阿尔茨海默病日”,每年在全世界的许多国家和地区都要举办这个宣传日活动,使全社会都懂得老年痴呆病的预防是非常重要的,应当引起足够的重视。

二、抗帕金森病药

帕金森病又称震颤麻痹,是一种中枢神经系统锥体外系功能障碍的慢性进行性疾病,主要表现为静止性震颤、运动迟缓、肌强直和姿势步态障碍,伴有知觉、识别和记忆障碍。

帕金森病与脑内的多巴胺含量下降密切相关,多巴胺在生理pH条件下以质子形式存在,不能透过血脑屏障发挥作用,因此不能直接供药用。目前临床用于帕金森病治疗的药物主要是减轻症状或增加脑中的多巴胺,通过刺激多巴胺受体,增加多巴胺的合成或减少其分解代谢等。主要可分为拟多巴胺药、外周脱羧酶抑制剂、多巴胺受体激动剂和多巴胺加强剂。

1. 拟多巴胺药　拟多巴胺药可以作为多巴胺替代物发挥作用，明显改善患者的运动症状。如左旋多巴（levodopa）是多巴胺体内代谢的前体化合物，能够以分子形式透过血脑屏障，在脑内脱羧酶的作用下转化为多巴胺而发挥作用。

2. 外周脱羧酶抑制剂　外周脱羧酶抑制剂可抑制外周多巴胺脱羧酶，阻止左旋多巴在外周组织的降解，使进入脑内的左旋多巴显著增加，既可减少左旋多巴的用量，又可降低左旋多巴的不良反应。如卡比多巴（carbidopa）或苄丝肼（benserazide）与左旋多巴组成复方联合用药。

3. 多巴胺受体激动剂　多巴胺受体激动剂通过激动多巴胺受体，起到模拟多巴胺递质功能的作用。如溴隐亭（bromocriptine）为半合成的麦角生物碱，适用于不能耐受左旋多巴治疗的患者。

4. 多巴胺加强剂　多巴胺加强剂可降低脑内多巴胺的代谢，提高脑内的多巴胺水平。如司来吉兰（selegiline）是一种选择性单胺氧化酶抑制剂，适用于原发性帕金森病。

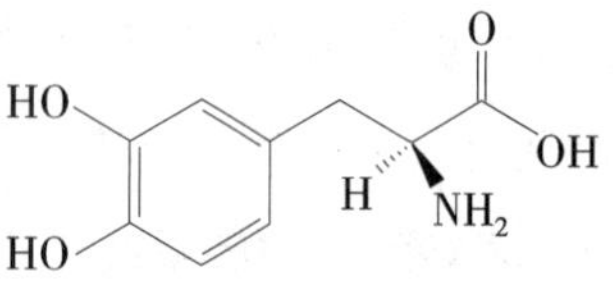

左旋多巴

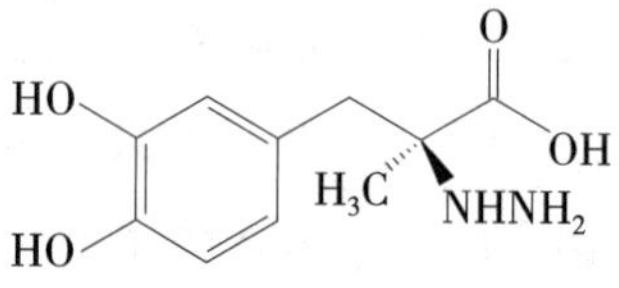

卡比多巴

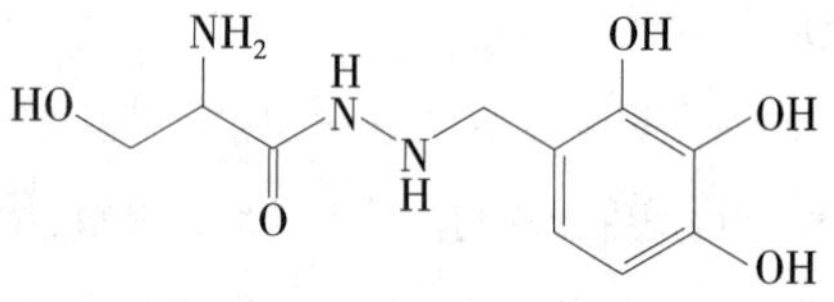

苄丝肼

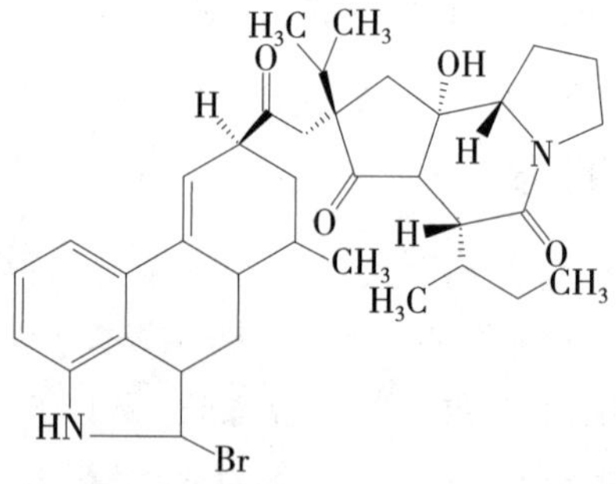

溴隐亭

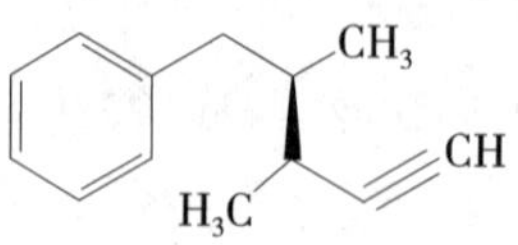

司来吉兰

左旋多巴　levodopa

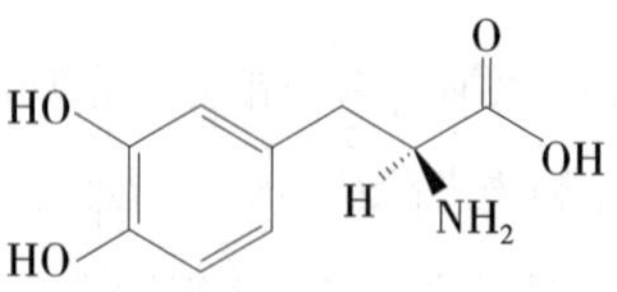

化学名为（-）-3-（3，4-二羟基苯基）-L-丙氨酸。又名左多巴。

本品为白色或类白色的结晶性粉末；无臭。熔点为284~286℃。微溶于水，不溶于乙醇、三氯甲烷或乙醚；在稀酸中易溶。

本品具有邻苯二酚结构，极易被空气中的氧氧化变色，水溶液放置后颜色变黄色、红紫色直至黑色，高温、光、碱和重金属离子可加速其变化，变色后则不能使用。

本品为多巴胺的前体药物，本身无药理活性，通过血脑屏障进入中枢，经多巴脱羧酶作用转化成多巴胺而发挥药理作用。

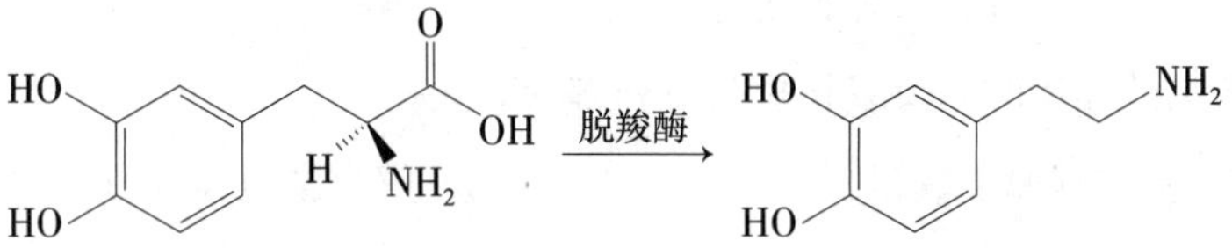

左旋多巴　　　　多巴胺

本品用于治疗各种类型的帕金森病，改善肌强直和运动迟缓的效果明显；也可用于肝性脑病的治疗。

点滴积累

1. 抗阿尔茨海默病药主要包括乙酰胆碱酯酶抑制剂、NMDA 受体拮抗剂和增强脑代谢药。
2. 抗帕金森病药包括拟多巴胺药、外周脱羧酶抑制剂、多巴胺受体激动剂和多巴胺加强剂。

复习导图

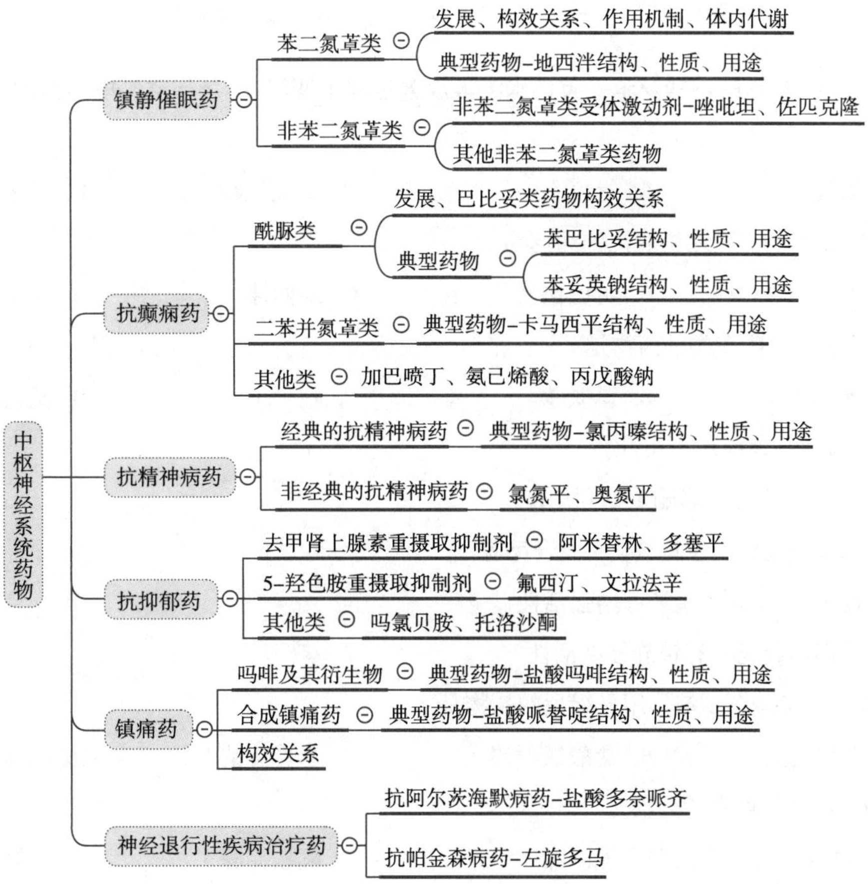

目标检测

一、选择题

（一）单项选择题

1. 巴比妥类药物具有弱酸性是因为分子中具有

A. 羰基　　B. 二酰亚氨基　　C. 氨基　　D. 嘧啶环

2. 巴比妥类药物的作用时间持续长短与下列哪项有关

A. 5- 位取代基的碳原子数目　　B. 解离常数

C. 5- 位取代基在体内的代谢稳定性　　D. 脂水分配系数

3. 苯二氮䓬类发生水解反应是因为分子中具有

A. 羰基　　B. 酯键　　C. 七元环　　D. 内酰胺结构

4. 下列哪一个化合物有催眠活性

A. 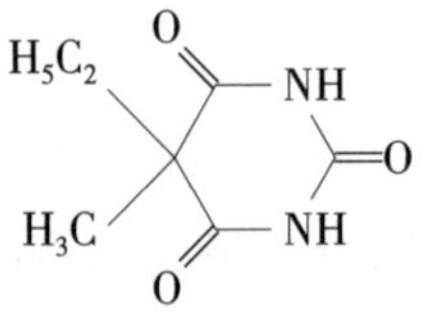

B. 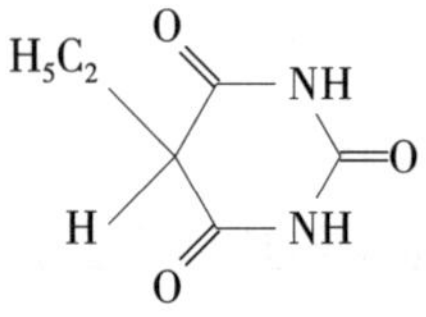

C. 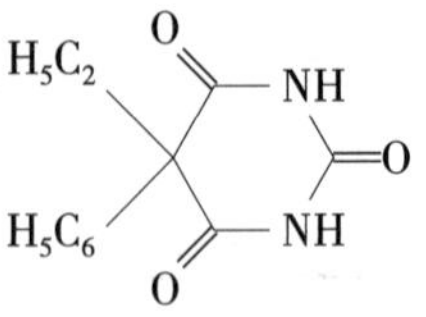

D. 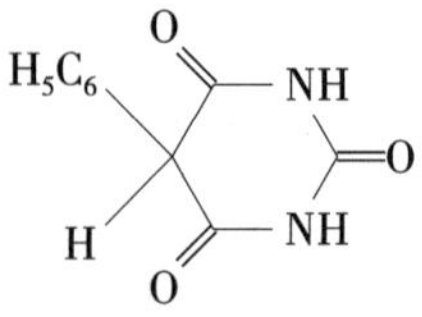

5. 巴比妥类药物的钠盐及苯妥英钠水溶液放置过程中变混浊，是与空气中的哪种气体接触引起的

A. 氮气　　B. 氧气　　C. 二氧化碳　　D. 二氧化硫

6. 具有二苯并氮䓬结构的抗癫痫药物是

A. 卡马西平　　B. 苯巴比妥　　C. 地西泮　　D. 苯妥英钠

7. 属于非苯二氮䓬类的药物是

A. 地西泮　　B. 氯氮䓬　　C. 唑吡坦　　D. 艾司唑仑

8. 下列哪项与地西泮不相符

A. 4，5- 位开环不影响生物利用度

B. 水解产物可发生重氮化 - 偶合反应

C. 在 1，2- 位并入杂环可增强活性

D. 代谢产物仍具有镇静催眠活性

9. 与吡啶 - 硫酸铜试液作用显绿色的药物是

A. 苯巴比妥　　B. 盐酸氯丙嗪　　C. 苯妥英钠　　D. 硫喷妥钠

10. 用于治疗抑郁症的药物是

A. 氯米帕明　　B. 氯丙嗪　　C. 氟哌啶醇　　D. 氯氮平

11. 属于非经典的抗精神病药物是

A. 多塞平　B. 氯氮平　C. 盐酸氯丙嗪　D. 奋乃静

12. 氯丙嗪在空气或日光中放置,逐渐变为红色,结构中易氧化的部分是

A. 二甲基氨基　B. 侧链部分　C. 酚羟基　D. 吩噻嗪环

13. 下列镇痛药中结构上没有哌啶环的是

A．吗啡　B．芬太尼　C．喷他佐辛　D．美沙酮

14. 吗啡在酸性溶液中受热,脱水并进行分子重排的产物是

A．伪吗啡　B．*N*- 氧化吗啡　C．去水吗啡　D．阿扑吗啡

15. 吗啡易氧化变色是因为分子中具有

A. 酚羟基　B. 醇羟基　C. 哌啶环　D. 醚键

16. 吗啡及合成镇痛药都具有镇痛作用,是因为

A. 具有相同的基本结构　B. 具有相同的构型

C. 具有共同的构象　D. 化学结构具有很大的相似性

17. 氟奋乃静是对氯丙嗪的哪些部位改造得到的

A. 2- 位三氟甲基替代氯

B. 10- 位侧链引入哌嗪环

C. 吩噻嗪环

D. 2- 位三氟甲基替代氯和 10- 位侧链引入哌嗪环

18. 用于治疗阿尔茨海默病的药物是

A. 左旋多巴　B. 佐匹克隆　C. 芬太尼　D. 多奈哌齐

19. 临床用于治疗阿尔茨海默病的药物主要是

A. 苯二氮䓬类药物　B. 乙酰胆碱酯酶抑制剂

C. 巴比妥类药物　D. 吩噻嗪类药物

20. 用于治疗帕金森病的药物是

A. 氯丙嗪　B. 左旋多巴　C. 佐匹克隆　D. 咖啡因

（二）多项选择题

1. 下列哪些项与地西泮相符

A. 在酸或碱性溶液中受热易水解,水解产物可发生重氮化 - 偶合反应

B. 与吡啶 - 硫酸铜试液作用显紫色

C. 属于苯二氮䓬类镇静催眠药

D. 代谢产物仍有活性

E. 可用于治疗焦虑症

2. 属于苯二氮䓬类镇静催眠药的是

A. 唑吡坦　B. 替马西泮　C. 奥美拉唑

D. 地西泮　E. 艾司唑仑

3. 可用于抗癫痫的药物是

A. 苯妥英钠　B. 丙戊酸钠　C. 苯巴比妥

D. 左旋多巴　E. 卡马西平

4. 下列哪些项与苯妥英钠相符

A. 水溶液在空气中放置可析出白色沉淀

B. 与吡啶 - 硫酸铜试液作用显紫色

C. 具有内酰脲结构,可发生水解反应

D. 可与酸性药物配伍使用

E. 具有抗癫痫和抗心律失常作用

5. 下列哪些项与盐酸氯丙嗪相符

A. 属于吩噻嗪类抗精神病药

B. 2- 位上的氯原子用三氟甲基取代,抗精神病作用增强

C. 在空气或日光中放置,逐渐变为红色

D. 可与碱性药物配伍使用

E. 可用于人工冬眠

6. 对光敏感易被氧化变色的药物是

A. 氯丙嗪　B. 丙戊酸钠　C. 奋乃静

D. 地西泮　E. 卡马西平

7. 下列哪些项与盐酸哌替啶相符

A. 具有酯键,可发生水解反应　B. 镇痛作用比吗啡强

C. 连续应用可成瘾　D. 可与三氯化铁显色

E. 可口服给药

8. 吗啡的化学结构中具有

A. 4 个环　B. 哌啶环　C. 手性碳原子

D. 苯环　E. 酸性结构功能基和碱性结构功能基

9. 下列哪些药物作用于阿片受体

A. 阿司匹林　B. 美沙酮　C. 哌替啶

D. 喷他佐辛　E. 吲哚美辛

10. 用于治疗阿尔茨海默病的药物有

A. 多奈哌齐　B. 加兰他敏　C. 石杉碱甲

D. 咖啡因　E. 左旋多巴

二、简答题

1. 试述镇静催眠药的类型,各举 1 例。

2. 简述巴比妥类药物的主要化学性质。

3. 试分析吗啡注射液放置过久颜色变深的原因。为避免或减缓此现象产生，在配制吗啡注射液时可采取哪些措施？

4. 巴比妥类药物的钠盐及苯妥英钠为何常制成粉针剂？

5. 苯二氮䓬类药物的水解是否影响其生物利用度？为避免水解失效，应如何进行结构改造？

三、实例分析

1. 试分析比较苯巴比妥与苯妥英的结构和性质有何异同。如何用化学方法区别两者？

2. 根据吗啡及可待因的化学结构，试分析它们在酸碱性、稳定性方面的异同。

ER-04章习题

（唐　虹）

第五章

外周神经系统药物

导学情景

情景描述

2014 年 4 月，正是食用春韭菜的好时节，然而某市部分医院陆续收治了一些食用韭菜后出现头痛、恶心、腹泻等症状的市民。经医院检查，这是韭菜上残留的有机磷农药严重超标导致的食物中毒症状。

学前导语

据查，韭菜因易受虫害影响，故某些菜农违规使用了有机磷农药 3911 灌根。有机磷农药在农业生产中使用广泛，属于本章第一节的不可逆性乙酰胆碱酯酶抑制剂。在本章第一节将介绍有机磷类物质中毒后有哪些临床表现，又有哪些药物可以用于中毒后的解救等内容。

外周神经系统包括传入神经系统和传出神经系统。目前临床使用的外周神经系统药物（peripheral nervous system drugs）大部分作用于传出神经系统，传出神经系统根据末梢释放的神经递质不同分为胆碱能神经和肾上腺素能神经。按照药理作用的不同，将影响传出神经系统的药物分为影响胆碱能神经系统药物和影响肾上腺素能神经系统药物。

组胺是广泛存在于人体组织细胞中的一种自身活性物质，是一种重要的化学递质，在细胞间传递信息，参与多种复杂的生理过程。组胺存在于外周组织，也存在于外周和中枢神经，本章主要讨论作用于外周组织和外周神经系统的组胺受体药物。抗组胺药（antihistamine drugs）主要分为 H_1 受体拮抗剂（H_1-receptor antagonists）和 H_2 受体拮抗剂（H_2-receptor antagonists），本章只介绍临床常用的抗变态反应药（抗过敏药）——H_1 受体拮抗剂，H_2 受体拮抗剂请参阅“消化系统药物”。

局部麻醉药（local anesthetics）是指在用药局部能可逆性地阻断周围神经冲动从局部向大脑传递的药物，在意识清醒的条件下使局部痛觉暂时消失，以便于进行外科手术。

第一节　影响胆碱能神经系统药物

机体中的胆碱能神经兴奋时，其末梢释放神经递质乙酰胆碱（acetylcholine，ACh），它与胆碱受体结合，使受体兴奋，产生一系列生理反应。由于天然生物碱毒蕈碱（muscarine）和烟碱（nicotine）

作用于胆碱受体产生不同的生物活性，因此认为存在2种类型的胆碱受体，即毒蕈碱样胆碱受体（M受体）和烟碱样胆碱受体（N受体）。M受体广泛分布于心脏、平滑肌、腺体等外周组织和脑内，包括M_1、M_2、M_3、M_4和M_5 5种亚型，不同的亚型具有不同的分布和功能。当乙酰胆碱与M受体结合时，产生多种生理效应，包括心肌收缩力减弱，心率减慢；气管、胃肠道及其他脏器平滑肌收缩；动脉血管平滑肌松弛，血管舒张；腺体分泌增强等。N受体主要分布在自主神经节、骨骼肌的神经肌肉接头处和脑内等，包括N_1和N_2 2种亚型。

知识链接

毒蕈碱和烟碱

蕈菌俗称蘑菇，有毒的大型菌类称为毒蕈。毒蕈碱最初是从捕蝇蕈中提取的生物碱，丝盖伞菌属和杯伞菌属含较高的毒蕈碱成分，为经典的M胆碱受体激动剂。食用后在30~60分钟内可出现毒蕈碱样中毒症状，主要表现为体内多种腺体分泌增加和平滑肌收缩所产生的症状和体征，如多汗、流涎、流泪、恶心、呕吐、腹部绞痛、腹泻、大小便失禁、瞳孔缩小、视力模糊、血压下降和休克等。

烟碱俗名尼古丁，为茄科植物中的生物碱，也是烟草的重要成分。烟碱可兴奋自主神经节和神经肌肉接头的N受体，一般出现先兴奋后抑制的双重作用。烟碱的作用广泛且复杂，故无临床实用价值。烟草燃烧的烟雾中含有烟碱和其他致癌物质，可引发多种疾病，如癌症、溃疡病、心血管系统疾病和呼吸系统疾病。

影响胆碱能神经系统的药物包括拟胆碱药和抗胆碱药。

一、拟胆碱药

拟胆碱药（cholinergic drugs）是一类作用与乙酰胆碱相似的药物。根据作用机制的不同，可分为直接作用于胆碱受体的胆碱受体激动剂和通过抑制内源性乙酰胆碱的水解反应而发挥间接作用的乙酰胆碱酯酶抑制剂2种类型。拟胆碱药临床主要用于治疗手术后腹胀气、尿潴留；降低眼压，治疗青光眼；缓解肌无力；治疗阿尔茨海默病及其他老年性痴呆；大部分胆碱受体激动剂还具有吗啡样镇痛作用，可用于止痛镇吐；具有N样作用的拟胆碱药还可缓解帕金森病等。

（一）胆碱受体激动剂

胆碱受体激动剂分为M受体激动剂和N受体激动剂，临床使用的是M受体激动剂。乙酰胆碱因分子内有酯键，在体内极易水解，且其作用对胆碱受体无选择性，故无临床实用价值。胆碱受体激动剂按化学结构主要分为胆碱酯类和生物碱类。

胆碱酯类M受体激动剂主要是乙酰胆碱的类似物，是对乙酰胆碱的结构进行必要的改造以增加其稳定性，提高其选择性，并能与胆碱受体结合产生生理效应的药物。乙酰胆碱的结构由季铵基、亚乙基桥、乙酰氧基三部分构成，通过对各部分的结构改造，陆续产生了一系列M受体激动剂，如卡巴胆碱（carbachol）、氯贝胆碱（bethanechol chloride），前者主要治疗青光眼，后者主要用于手术后腹胀气、尿潴留及其他原因所致的胃肠道或膀胱功能异常。

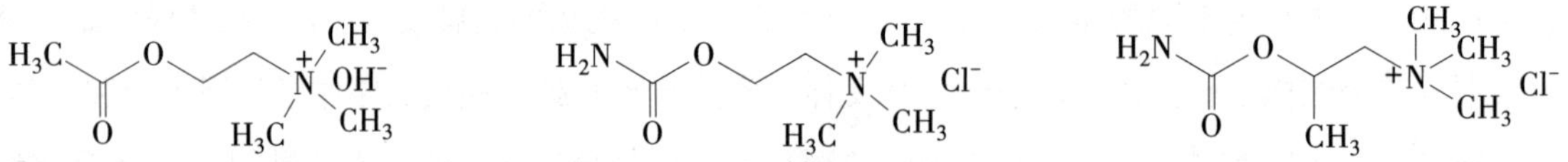

乙酰胆碱　　　　卡巴胆碱　　　　氯贝胆碱

临床使用的天然生物碱类 M 受体激动剂主要是从芸香科植物毛果芸香叶子中分离出的毛果芸香碱（pilocarpine），虽然结构与乙酰胆碱有较大的差别，但具有 M 受体激动作用。

另外，由于 M 受体亚型多、分布广、功能多样，带来 M 受体激动剂作用选择性不高、副作用多的问题，近年来开展了选择性作用于 M 受体亚型的激动剂的研究。如 2000 年美国上市的 M_1/M_3 受体激动剂西维美林（cevimeline），可用于口腔干燥症的治疗。目前，选择性作用于 M 受体亚型的激动剂的研究集中在开发治疗 AD 和其他认知障碍疾病的药物。

硝酸毛果芸香碱　pilocarpine nitrate

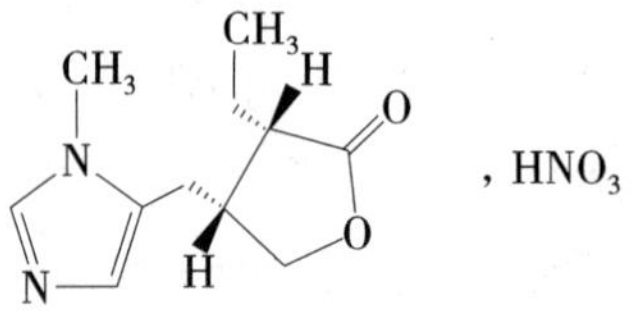

化学名为 4-[（1- 甲基 -1*H*- 咪唑 -5- 基）甲基]-3- 乙基二氢 -2（3*H*）- 呋喃酮硝酸盐。又名匹鲁卡品。

本品为无色结晶或白色结晶性粉末；无臭；遇光易变质，应遮光、密封保存。熔点为 174~178℃，熔融时同时分解；加水溶解后的比旋度 $[\alpha]_D^{20}$ 为 +80°~+83°。易溶于水，微溶于乙醇，不溶于三氯甲烷或乙醚。

毛果芸香碱含有咪唑环，具有碱性，*N*-3 和 *N*-1 的 pK_a 分别为 7.15 和 12.57。

本品为顺式结构，受热或碱性条件下 C_3- 位可发生差向异构化，生成较稳定的异毛果芸香碱。后者的生理活性仅为毛果芸香碱的 1/20~1/6。

本品分子中具有羧酸内酯环，在碱性条件下易水解生成无活性的毛果芸香酸钠而溶解，pH4.0~5.5 时较稳定。

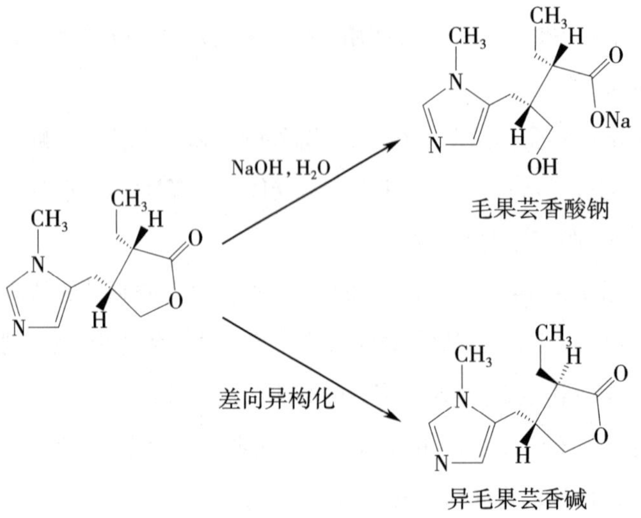

本品具有硝酸盐的特征性反应。

本品具有缩瞳、降低眼压、兴奋汗腺和唾腺分泌的作用，临床主要用于治疗原发性青光眼。

课堂活动

比较氯贝胆碱与乙酰胆碱的结构，分析为什么氯贝胆碱的作用强、时间长?

（二）乙酰胆碱酯酶抑制剂及胆碱酯酶复活剂

乙酰胆碱酯酶抑制剂（acetylcholinesterase inhibitors，AChEI）又称为抗胆碱酯酶药，通过抑制乙酰胆碱酯酶（acetylcholinesterase，AChE）的活性，使突触处的乙酰胆碱浓度升高，增强并延长乙酰胆碱的作用。抗胆碱酯酶药按其与乙酰胆碱酯酶的结合程度不同，分为可逆性抗胆碱酯酶药和不可逆性抗胆碱酯酶药。

1. 可逆性抗胆碱酯酶药　此类药物能与乙酰胆碱竞争胆碱酯酶的活性中心，使胆碱酯酶暂时失活，但因其结合并不牢固，经过一段时间后，胆碱酯酶可恢复活性。

毒扁豆碱（physostigmine）是从西非洲出产的毒扁豆中提取的一种生物碱，是第一个被发现的抗胆碱酯酶药，因选择性低、毒性大，现已少用。

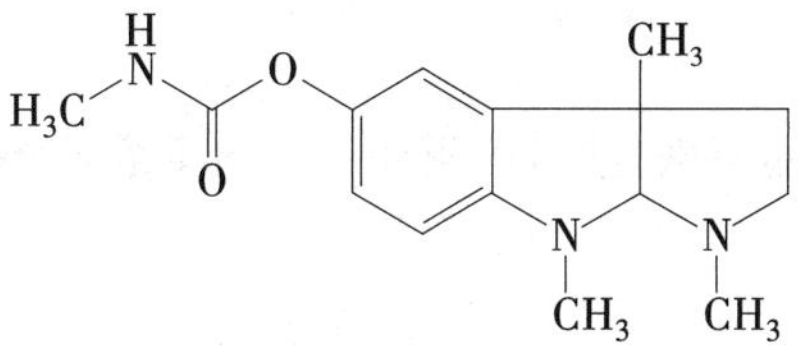

毒扁豆碱

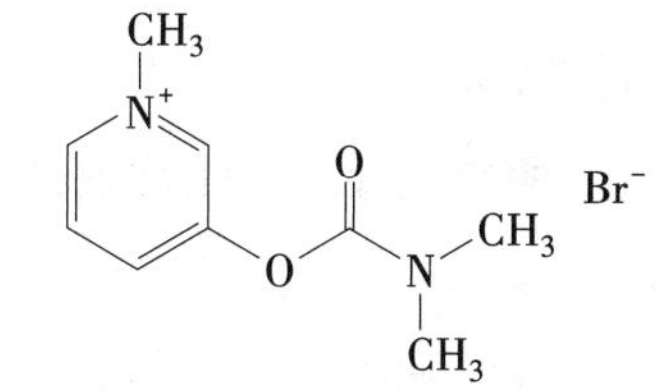

溴吡斯的明

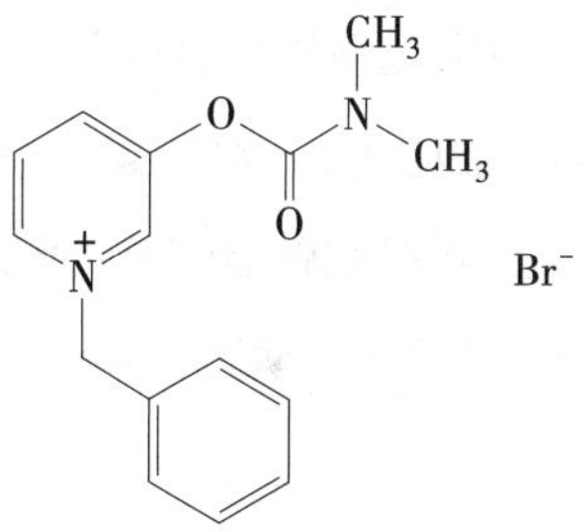

苄吡溴铵

对毒扁豆碱的结构进行改造，用芳香胺代替三环结构，引入季铵离子，既可增强与胆碱酯酶的结合，又可降低中枢作用。用 *N*，*N*- 二甲基氨基甲酸酯代替更易水解的 *N*- 甲基氨基甲酸酯，因此找到了疗效更好的溴新斯的明（neostigmine bromide）及其类似物溴吡斯的明（pyridostigmine bromide）和苄吡溴铵（benzpyrinium bromide）等抗胆碱酯酶药，其中 2 个类似物的作用更持久。

溴新斯的明　neostigmine bromide

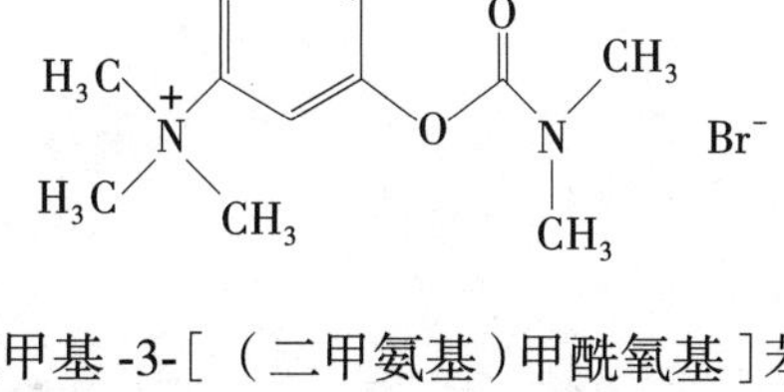

化学名为溴化 -*N*，*N*，*N*- 三甲基 -3-［（二甲氨基）甲酰氧基］苯铵。

本品为白色结晶性粉末；无臭。熔点为 171~176℃，熔融时同时分解。极易溶于水，易溶于乙醇或三氯甲烷，几乎不溶于乙醚。

本品加氢氧化钠溶液，加热可水解生成间二甲氨基苯酚钠与二甲氨基甲酸钠。前者与重氮苯磺酸试液发生偶合反应，生成红色偶氮化合物；后者可进一步水解为具有氨臭的二甲胺，并可使湿润的红色石蕊试纸变蓝。

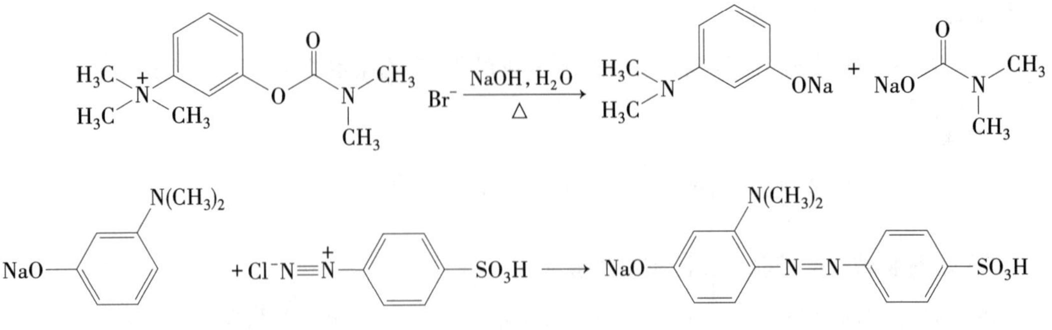

$$(CH_3)_2NCOONa \xrightarrow{NaOH,\ H_2O} (CH_3)_2NH\uparrow + Na_2CO_3$$

本品为溴化物，与硝酸银试液反应可生成淡黄色凝乳状沉淀；此沉淀微溶于氨试液，而不溶于硝酸。

本品具有兴奋平滑肌、骨骼肌的作用。由于是季铵类化合物，不易透过血脑屏障，临床常用溴新斯的明供口服、甲硫酸新斯的明供注射用，用于重症肌无力、术后腹气胀及尿潴留等的治疗。大剂量时可引起恶心、呕吐、腹泻、流泪、流涎等，可用阿托品对抗。

2. 不可逆性抗胆碱酯酶药及乙酰胆碱酯酶复活剂　一些有机磷农药和含磷的化学毒剂是乙酰胆碱酯酶的不可逆性抑制剂，它们的作用机制与氨基甲酸酯类的可逆性酶抑制剂相同，但是生成的磷酰化酶的水解速率非常慢，很难重新释放出 AChE，使体内的乙酰胆碱堆积，产生一系列中毒症状，需及时用乙酰胆碱酯酶复活剂救治。

乙酰胆碱酯酶复活剂能水解磷酸酯键，使中毒的乙酰胆碱酯酶恢复活性，可用于有机磷农药等中毒的解救。如碘解磷定（pralidoxime iodide）等。

碘解磷定　pralidoxime iodide

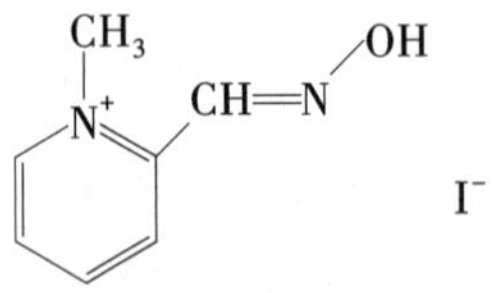

又名解磷毒、派姆（PAM）。为有机磷农药解毒剂，能与有机磷酸酯类直接作用，结合成无毒的化合物排出体外。但仅对形成不久的磷酰化胆碱酯酶有复活作用，对已经老化的胆碱酯酶复活效果差。为了克服碘解磷定水溶性差、需静脉注射的缺点，用 Cl^- 代替 I^- 制得氯解磷定，易溶于水，可肌内注射给药，毒性较低。它们均难通过血脑屏障，对中枢神经系统的解毒效果差。

案例分析

案例

某男，55 岁，农作物喷药工，在一次劳动作业后，出现肌肉震颤无法控制、视力模糊、胃肠道与膀胱失禁（大小便失禁）等症状。

分析

有机磷酸酯类农药大多脂溶性较高，以气雾剂或微粉作为杀虫剂时，可以通过胃肠道、皮肤、黏膜、肺组织等各种途径吸收，且分布广泛并能进入中枢神经系统。脂溶性的药物可以在体内滞留数周甚至数月，在体内蓄积引起中毒。磷酸酯类与乙酰胆碱酯酶发生不可逆性结合，乙酰胆碱不能及时代谢而发生积蓄，引起毒性作用。低剂量慢性中毒即出现视力模糊、大小便失禁、肌肉震颤、支气管腺体分泌增加等症状。一般处理方式是首选用肥皂、碱性液体等清洁皮肤，消除毒物以免继续吸收，可以给予吸氧、通风等呼吸支持治疗，再注射抗胆碱药阿托品及有机磷酸酯类特异性解毒药，常用氯解磷定等。

二、抗胆碱药

抗胆碱药（anticholinergic drugs）是能抑制乙酰胆碱的生物合成或释放，或者与胆碱受体结合，阻断乙酰胆碱与受体的结合而产生抗胆碱作用的胆碱受体拮抗剂。按照药物的作用部位及对胆碱受体选择性的不同，抗胆碱药通常分为 M 受体拮抗剂和 N 受体拮抗剂。

ER-5-1

M 受体亚型非选择性拮抗剂构效关系

（一）M 受体拮抗剂

M 受体拮抗剂能可逆性地阻断 M 受体，具有松弛内脏平滑肌、解除痉挛、抑制腺体分泌、扩大瞳孔、加快心率等作用。这类药物主要用于胃肠道痉挛，如胃痛、肠绞痛和肾绞痛等。

按来源可分为颠茄生物碱类 M 受体拮抗剂和合成类 M 受体拮抗剂。

1. 颠茄生物碱类　颠茄生物碱是一类从茄科植物颠茄、曼陀罗、莨菪、东莨菪和唐古特莨菪等中提取的生物碱，在临床上常用的主要有阿托品（atropine）、山莨菪碱（anisodamine）、东莨菪碱（scopolamine）和樟柳碱（anisodine）等。这些药物的结构均属于酯类，其中氨基醇部分均含有基本骨架托烷，也称莨菪烷。药物分子结构中的 6、7- 位之间的氧桥及 6- 位或莨菪酸 *α*- 位羟基的存在与否，对药物的中枢作用有很大影响，氧桥的存在增加分子的亲脂性，使中枢作用增强，而羟基的存在使中枢作用减弱。因此，几种药物的中枢作用顺序为东莨菪碱 > 阿托品 > 樟柳碱 > 山莨菪碱。

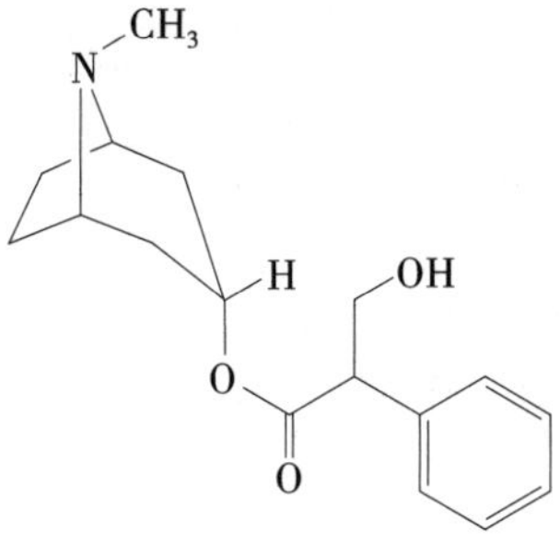

阿托品

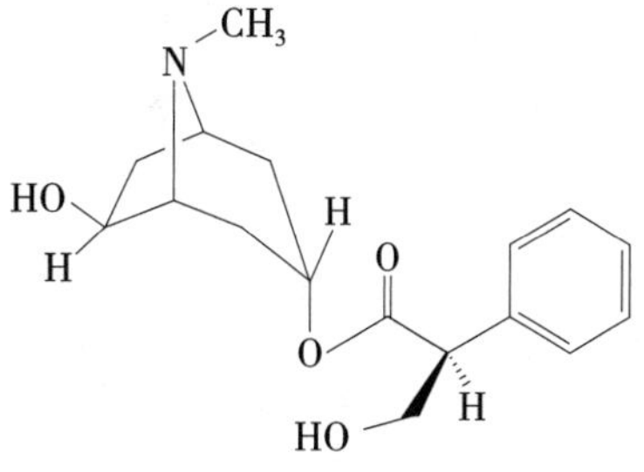

山莨菪碱

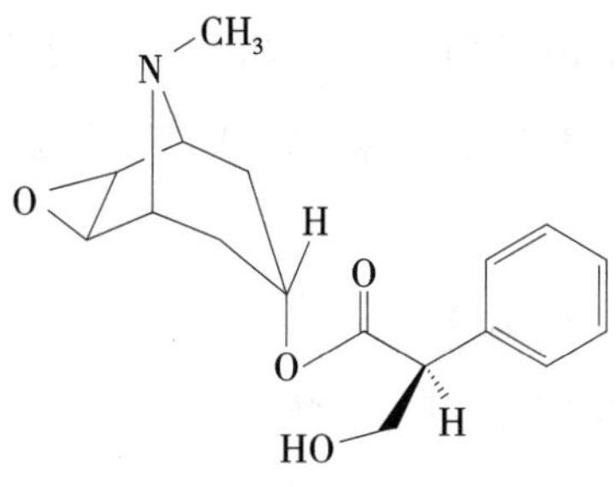

东莨菪碱

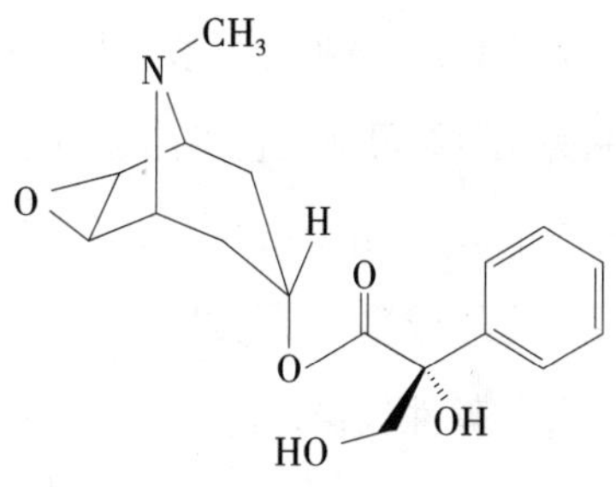

樟柳碱

山莨菪碱是我国研究者从分布于青海、四川等地的唐古特山莨菪根中分离出的一种莨菪烷类的新型生物碱，药用为氢溴酸山莨菪碱（anisodamine hydrobromide），天然品为左旋体，称为 654-1；合成品为外消旋体，称为 654-2，后者的不良反应略大。山莨菪碱阻断 M 受体的作用与阿托品相似或稍弱，临床用于抢救感染中毒性休克、治疗血栓及各种神经痛等。

东莨菪碱口服易从胃肠道吸收，可以透过血脑屏障和胎盘，为 M 胆碱受体拮抗剂，作用与阿托品相似，与阿托品的不同之处为对中枢神经系统有明显的抑制作用。药用为氢溴酸东莨菪碱（scopolamine hydrobromide），临床用于全身麻醉前给药、预防和控制晕动病，还用于内脏痉挛、睫状肌麻痹和有机磷农药中毒的解救等。

樟柳碱也是从唐古特山莨菪中分离出的生物碱，为左旋体。它与东莨菪碱的结构区别是以樟柳酸代替了托品酸，临床用其氢溴酸盐治疗血管性头痛、眼底疾病、帕金森病、支气管哮喘、晕动病、有机磷农药中毒等。

知识链接

颠茄与莨菪碱

颠茄的学名为 *Atropa belladonna*，是一种茄科多年生草本植物，植物分类学家林奈氏根据它的毒性将其命名为"*Atropa belladonna*"。Atropa 是希腊主管人生死的命运三女神之一，据说古代意大利姑娘爱用颠茄植物的提取液滴眼，引起瞳孔放大而显得漂亮，因此而得到 belladonna 这个俗称，意为"漂亮女人"。颠茄中毒的症状表现为瞳孔放大、对光敏感、视力模糊、头痛、神志不清和抽搐。19 世纪，欧洲科学家从颠茄根中提取分离出莨菪碱等生物碱，具有镇静、麻醉、止痛、解痉、减少腺体分泌及扩大瞳孔等抗胆碱作用。

硫酸阿托品　atropine sulfate

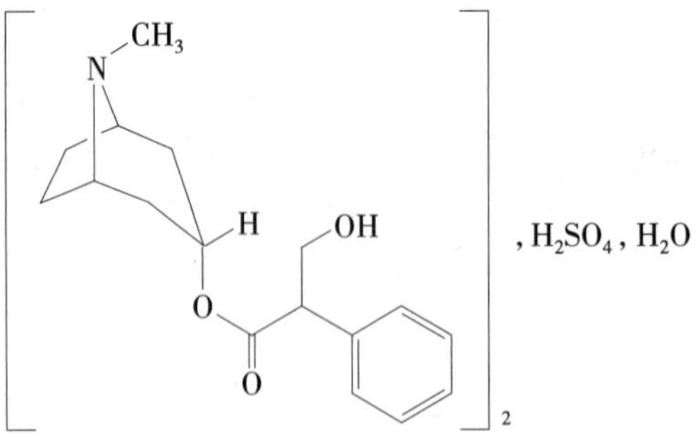

化学名为（±）-*α*-（羟甲基）苯乙酸 -8- 甲基 -8- 氮杂双环[3.2.1]-3- 辛酯硫酸盐一水合物。

本品为无色结晶或白色结晶性粉末；含 1 分子结晶水，无臭。熔点为 190~194℃，熔融时同时分解。极易溶于水，易溶于乙醇。

本品是生物碱左旋莨菪碱的外消旋体，可经提取法或全合成制备。

阿托品的碱性较强，pK_b 为 4.35，在水溶液中能使酚酞呈红色，可与硫酸形成稳定的中性盐，其水溶液呈中性。本品遇碱性药物（如硼砂）引起分解。

本品的结构中含有酯键，在弱酸性、近中性条件下较稳定，pH3.5~4.0 时最稳定，在碱性溶液中易水解，生成莨菪醇和消旋莨菪酸（亦称托品酸）。因此，在制备注射液时应注意调整溶液的 pH，加入适量的氯化钠作稳定剂，采用中性硬质玻璃安瓿，注意灭菌温度。

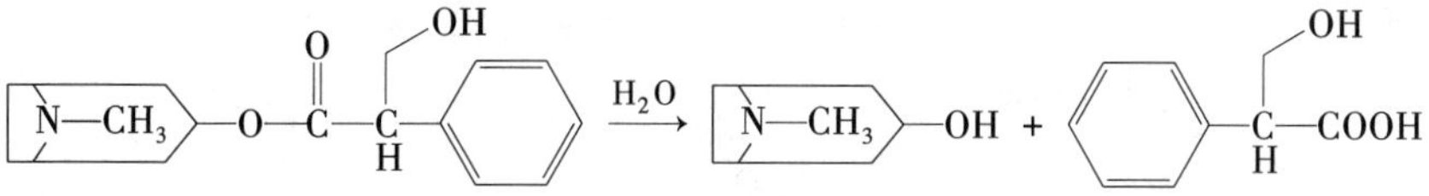

课堂活动

根据阿托品的稳定性，分析制备硫酸阿托品注射液时应采取哪些措施防止其水解。

阿托品与发烟硝酸共热，生成的莨菪酸发生硝基化反应，生成三硝基衍生物；再加入氢氧化钾的醇溶液和 1 小粒固体氢氧化钾，分子内双键重排，初显紫堇色，继变为暗红色，最后颜色消失。此反应称为维他立（Vitali）反应，为莨菪酸的专属反应。东莨菪碱、山莨菪碱等颠茄生物碱由于结构中均含有莨菪酸，亦可发生此反应。

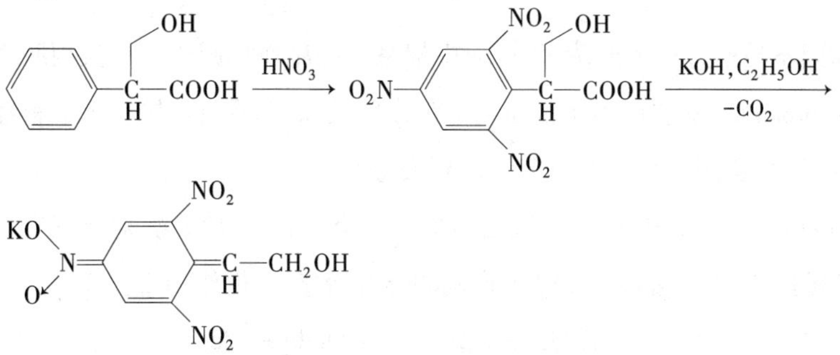

本品的游离体因碱性较强，与氯化汞作用可析出黄色氧化汞沉淀，加热后转变成白色。而碱性弱的东莨菪碱无此反应，可用以区别。

$$C_{17}H_{23}NO_3 + HgCl_2 + H_2O \longrightarrow HgO\downarrow + C_{17}H_{23}NO_3 \cdot HCl$$

阿托品亦能与多数生物碱显色剂及沉淀试剂反应。

本品水溶液显硫酸盐的鉴别反应。

本品具有外周及中枢 M 胆碱受体阻断作用，临床常用于胃肠痉挛引起的绞痛、眼科诊疗、抗心律失常、抗休克，也可用于有机磷中毒的解救和手术前麻醉给药等。

2. 合成类 颠茄生物碱类抗胆碱药由于药理作用广泛，故临床不良反应较多，因此对阿托品进行结构改造，目的是寻找选择性高、作用强、毒性低的合成类抗胆碱药。阿托品的酰基部分取代基较大，大取代基对阻断 M 受体功能十分重要。根据这一设计思想合成了多种叔胺类和季铵类抗胆碱药。

叔胺类 M 受体拮抗剂的解痉作用较明显，同时也具有抑制胃酸分泌的作用。常见药物如贝那替嗪（benactyzine）、苯海索（benzhexol）、丙环定（procyclidine）、哌仑西平（pirenzepine）等。苯海索、丙环定属于双环苯丙醇胺类，没有酯的结构，因其亲脂性大，更易进入中枢，抑制中枢内乙酰胆碱的作用，临床用于治疗帕金森病。

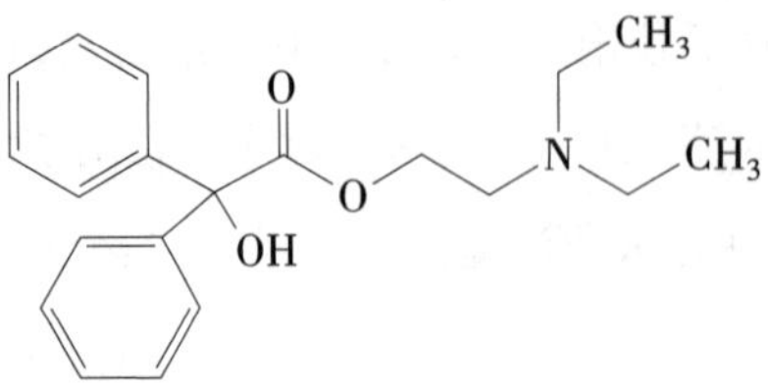

贝那替嗪

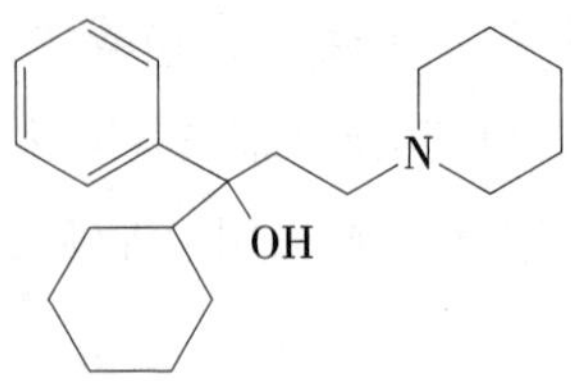

苯海索

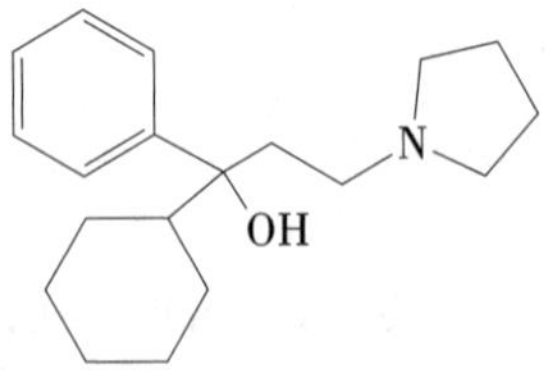

丙环定

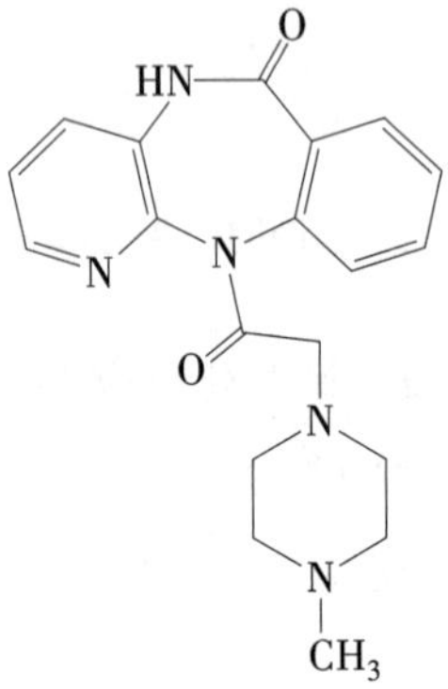

哌仑西平

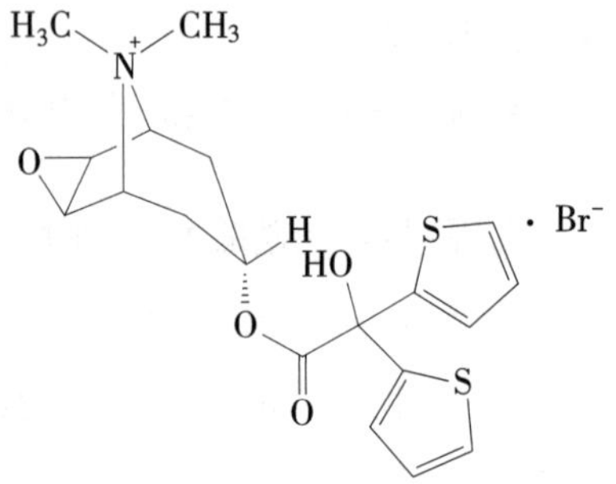

噻托溴铵

季铵类药物因不易通过血脑屏障，因此对中枢系统的副作用减少。如溴丙胺太林（propantheline bromide）对胃肠道平滑肌的解痉作用较强，并具有不同程度的神经节阻断作用，临床主要用于胃及十二指肠溃疡、胃炎等。

噻托溴铵

噻托溴铵（tiotropium bromide）是东莨菪碱的季铵类半合成类似物，对支气管的扩张作用持续时间长，适用于慢性阻塞性肺疾病的维持治疗，中枢作用小。

溴丙胺太林　propantheline bromide

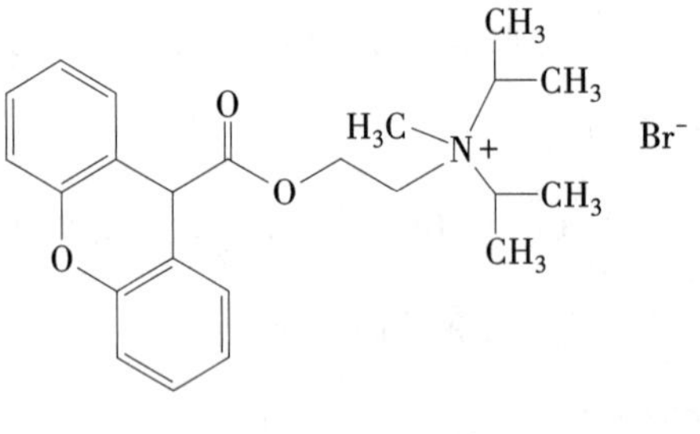

化学名为溴化 *N*- 甲基 -*N*-（1- 甲基乙基）-*N*-［2-（9*H*- 呫吨 -9- 甲酰氧基）乙基］-2- 丙铵。又名普鲁本辛。

本品为白色或类白色的结晶性粉末；无臭；微有引湿性。熔点为 157~164℃，熔融时同时分解。极易溶于水、乙醇或三氯甲烷，不溶于乙醚。

本品分子中含有酯键，与氢氧化钠试液煮沸则水解生成呫吨酸钠，用稀盐酸中和，析出呫吨酸固体，经稀乙醇重结晶，熔点为 213~219℃。呫吨酸遇硫酸呈亮黄色或橙黄色，并微显绿色荧光。

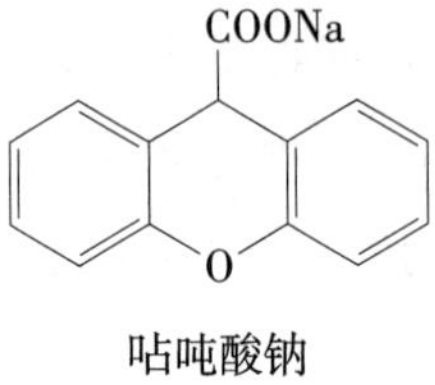

呫吨酸钠

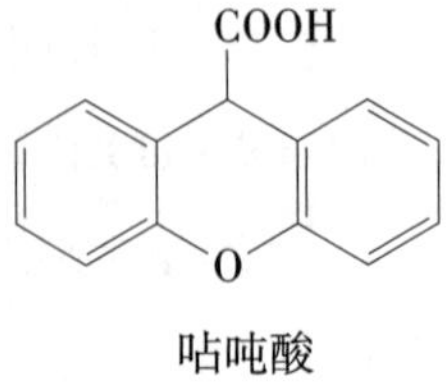

呫吨酸

本品为季铵类抗胆碱药，具有较强的外周抗胆碱药作用，主要用于胃肠道痉挛、胃及十二指肠溃疡、胃炎、胰腺炎等疾病的治疗。

（二）N 受体拮抗剂

N 受体拮抗剂可分为 N_1 受体拮抗剂和 N_2 受体拮抗剂。

1. N_1 受体拮抗剂　N_1 受体拮抗剂又称为神经节阻断剂，早期用于治疗重症高血压。但因作用广泛、不良反应多，现已少用。

2. N_2 受体拮抗剂　N_2 受体拮抗剂又称为神经肌肉阻滞剂。N_2 受体存在于骨骼肌细胞上，N_2 受体拮抗剂可使骨骼肌松弛，临床作为肌松药用于辅助麻醉。该类药物按照作用机制可分为非去极化型和去极化型两大类。

非去极化型药物按来源又可分为生物碱类和合成类。主要药物有氯化筒箭毒碱（tubocurarine chloride）、泮库溴铵（pancuronium bromide）、维库溴铵（vecuronium bromide）、罗库溴铵（rocuronium bromide）、雷库溴铵（racuronium bromide）等。氯化筒箭毒碱是从南美洲产防己科植物中提取出的最早应用于临床的骨骼肌松弛药，结构特点为单季铵结构，另一氮原子为叔胺盐，2 个氮原子相隔 10~12 个原子，含有双苄基四氢异喹啉等，曾广泛用于骨骼肌松弛及辅助麻醉。泮库溴铵为甾类合成肌松药，泮库溴铵的肌松作用为氯化筒箭毒碱的 5~6 倍，起效时间（4~6 分钟）和持续时间（120~180 分钟）与氯化筒箭毒碱相近，无神经节阻断作用，不促进组胺释放，治疗剂量下对心血管系统的影响较小，现已成为大手术辅助药的首选。

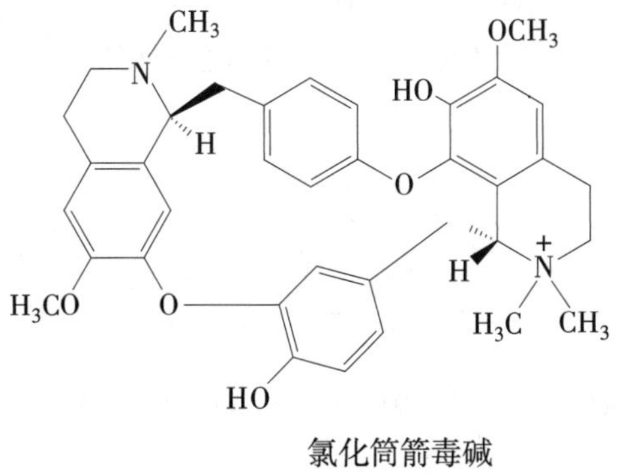

氯化筒箭毒碱

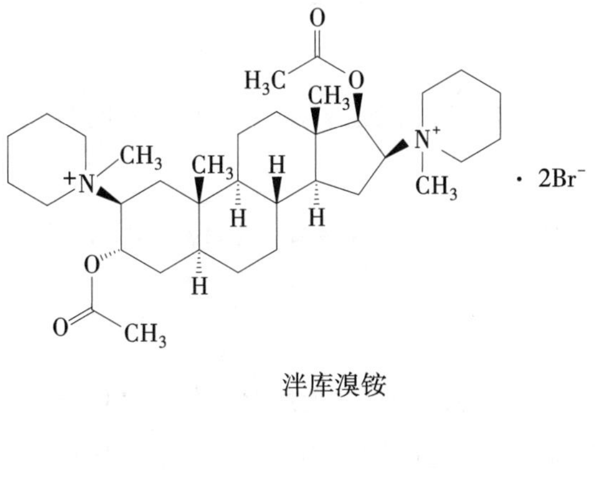

泮库溴铵

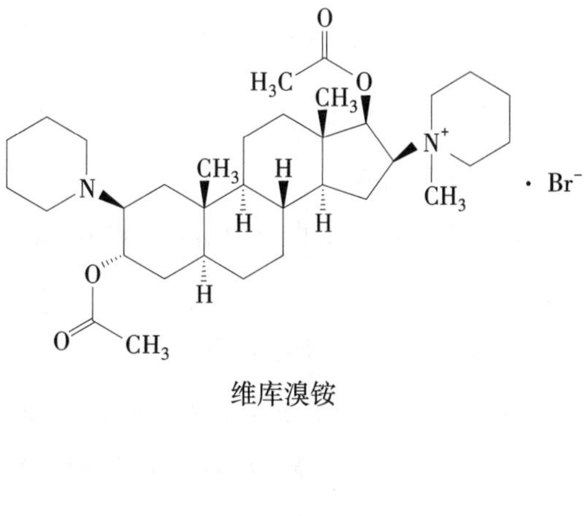

维库溴铵

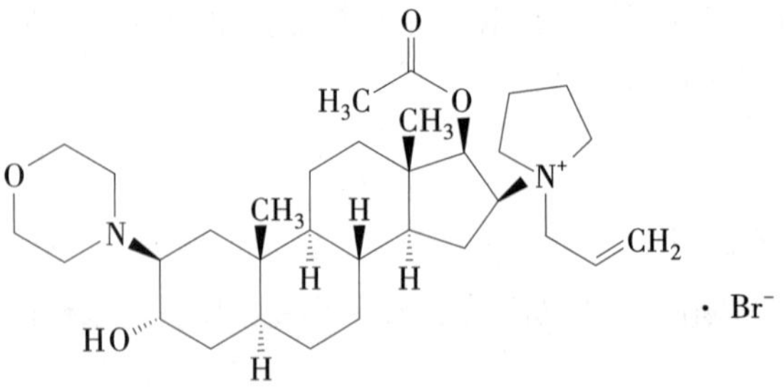

罗库溴铵

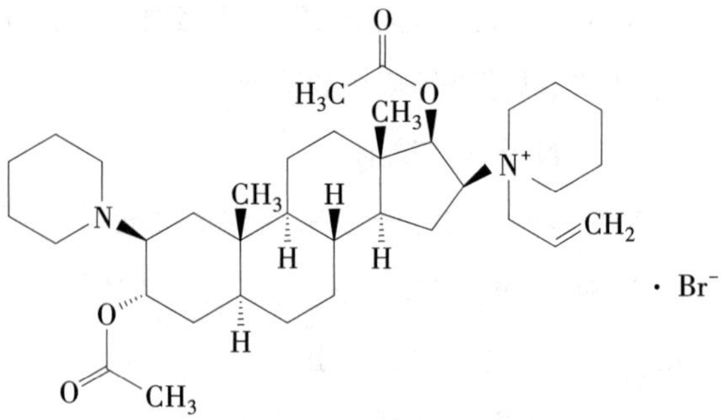

雷库溴铵

去极化型肌松药是通过对氯化筒箭毒碱的构效关系的研究而设计的一系列结构较简单的双季铵化合物，称为烃铵盐类。如氯化琥珀胆碱（suxamethonium chloride）。

知识链接

软　　药

软药是指本身具有治疗作用，在体内发挥作用后，经预期和可控制的途径迅速代谢失活为无活性或无毒性的代谢物的药物。软药的设计可以减少药物蓄积的副作用，提高治疗指数。氯化琥珀胆碱是用原子数相同的酯替代肌肉松弛药十烃季铵中的烷基得到的软药。

临床上使用的肌松药除 N_2 受体拮抗剂（外周性肌松药）外，还有中枢性肌松药，其代表药物有氯唑沙宗（chlorzoxazone），主要用于治疗骨骼肌疾病和肌肉痉挛疼痛。

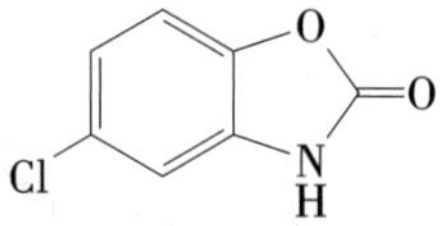

氯唑沙宗

氯化琥珀胆碱　suxamethonium chloride

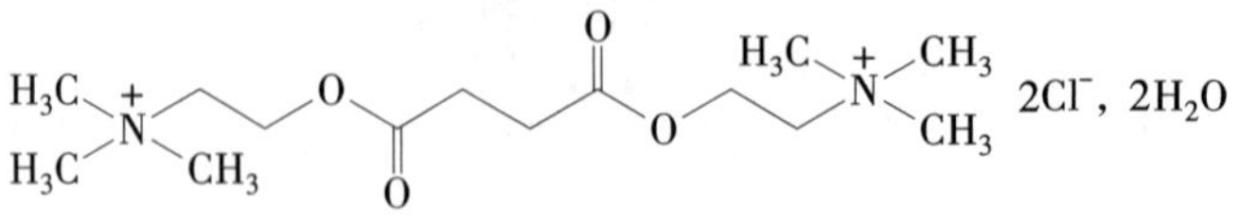

化学名为二氯化 2，2′ -［（1，4- 二氧代 -1，4- 亚丁基）双（氧）］双［*N*，*N*，*N*- 三甲基乙铵］二水合物。又名司可林。

本品为白色或类白色的结晶性粉末；无臭。熔点为 157~163℃。极易溶于水，微溶于乙醇或三氯甲烷，不溶于乙醚。

本品水溶液呈酸性，pH 约为 4。

本品分子中有酯键，水溶液不稳定，易发生水解反应，pH 和温度是主要影响因素。pH3~5 时较稳定，pH7.4 时缓慢水解，在碱性条件下很快被水解。此外，温度升高，水解也加快。水解产物为 1 分子的琥珀酸和 2 分子的氯化胆碱。

本品为去极化型骨骼肌松弛药，在血液中迅速被胆碱酯酶水解，给药后仅有少量到达神经肌肉接头处，起效快，持续时间短，易于控制，副作用小。临床作为全身麻醉的辅助药，但大剂量时可引起呼吸肌麻痹，而且不能用抗胆碱酯酶药对抗。

苯磺顺阿曲库铵　cisatracurium besilate

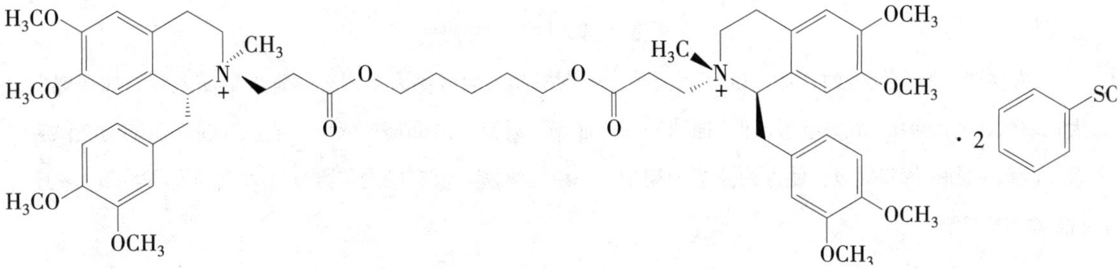

化学名为（1*R*，1′*R*，2*R*，2′*R*）-2，2′-（3，11- 二氧代 -4，10- 二氧十三烷亚甲基）二（1，2，3，4- 四氢 -6，7- 二甲氧 -2- 甲基 -1- 藜芦基异喹啉）二苯磺酸盐。

阿曲库铵为具有对称分子结构的双季铵神经肌肉阻滞剂。分子中的 2 个季铵氮原子的 *β*- 位上均有吸电子的酯基，易发生酸碱催化的酯水解反应及碱催化的 Hofmann 反应。阿曲库铵的分子中有 4 个手性中心：C-1、N-2、C-1′ 和 N-2′，在不同的异构体中以 1*R*、1′*R*、2*R* 和 2′*R* 的顺式体活性最强，为阿曲库铵的 3 倍，起效快（1~2 分钟），维持时间短（约 0.5 小时），不会引起组胺释放和心血管副作用，已收载于《中国药典》2015 年版）。苯磺顺阿曲库铵原料药应调至 pH3.5~5.0，在 2~8℃储存。

本品于体液中可发生 Hofmann 消除反应，成为无活性的代谢物 *N*- 甲基四氢罂粟碱；还可在血浆酯酶作用下发生非特异性酯水解反应，生成无活性的季铵羧酸。它在体内代谢失活并不经过肝和肾的酶催化反应，因此并不影响肝、肾功能，不会产生积蓄中毒，不良反应小，是比较安全的肌松药。

点滴积累

1. 阿托品具有酯的水解性、莨菪酸结构的专属反应——维他立（Vitali）反应。
2. 阿托品分子中引入极性的 –OH，脂溶性降低，中枢作用减弱，如山莨菪碱；引入脂溶性的氧桥，中枢作用增强，如东莨菪碱。
3. 药用硝酸毛果芸香碱为顺式结构，受热或碱性条件下发生差向异构化，作用降低。

第二节　影响肾上腺素能神经系统药物

临床使用的肾上腺素能神经系统药物主要作用于肾上腺素受体而产生生理效应，包括肾上腺素受体激动剂和肾上腺素受体拮抗剂。肾上腺素受体激动剂又称拟肾上腺素药物，是一类使肾上腺素受体兴奋，产生肾上腺素样作用的药物；反之，肾上腺素受体拮抗剂是一类虽能与肾上腺素受体结合，但无或极少内在活性，不产生或较少产生肾上腺素样作用，却能阻断肾上腺素能神经递质等与受体结合，从而拮抗其作用的药物。

肾上腺素能受体分为 α 和 β 两大类，在体内各组织中分布广泛，对心血管、呼吸及内分泌系统等具有广泛的生理功能和调节作用。其中 α 受体又分为 α_1 和 α_2 亚型，β 受体分为 β_1、β_2 和 β_3 亚型。

知识链接

肾上腺素与急中生智

人在遇到紧急情况时，体内的高度自动化应激机制就会分泌大量肾上腺素，能使人呼吸加快提供大量氧气、心跳和与血液流动加速、血压升高、血糖量升高，从而增加大脑、心脏和骨骼肌的血液供应量，改善大脑的营养供应，使人的注意力集中，思维、理解、反应能力与判断能力立即提高。即大家所说的急中生智。

一、拟肾上腺素药

（一）概述

肾上腺素（epinephrine）是由肾上腺髓质分泌的主要激素，具有明显的升高血压的作用。20 世纪初，首次人工合成了肾上腺素的消旋体，随后消旋体拆分成功，并证实人工合成的左旋体与天然品完全相同。后来，人们逐步发现除肾上腺素外，人体内还广泛存在着去甲肾上腺素（norepinephrine）和多巴胺（dopamine）2 种与之作用相似的化合物。麻黄碱（ephedrine）在 20 世纪 30 年代应用于临床。可乐定（clonidine）是 20 世纪 60 年代发现的中枢性降压药，可激动脑内的 α_2 受体和与血压相关的咪唑啉 I_1 受体，具有降压作用。

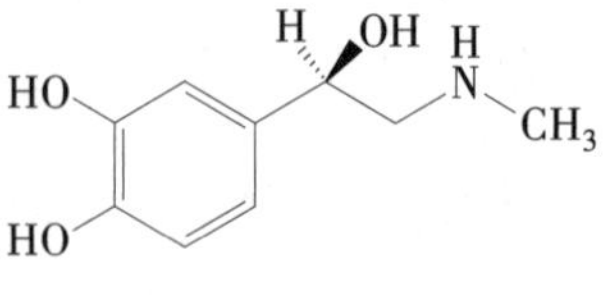
肾上腺素

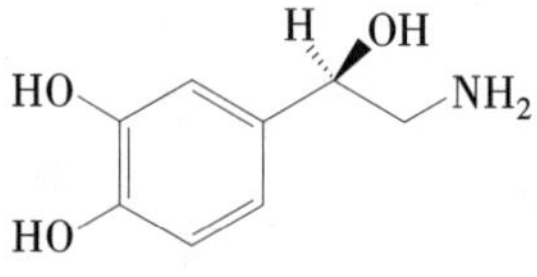
去甲肾上腺素

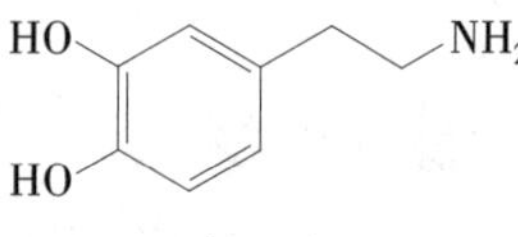
多巴胺

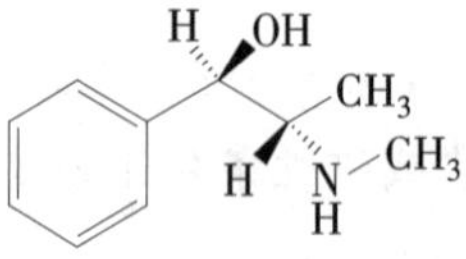
麻黄碱

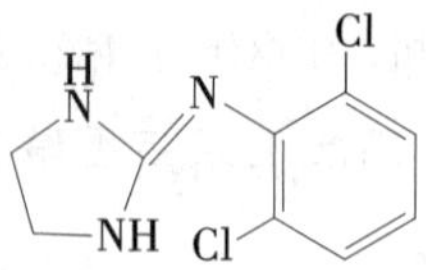
可乐定

拟肾上腺素药（adrenergic drugs）在化学结构上均为胺类，部分药物又具有儿茶酚结构（邻苯二酚结构），故亦称拟交感胺或儿茶酚胺。

1. 拟肾上腺素药的类型　按药物化学结构，拟肾上腺素药主要可分为苯乙胺类和苯异丙胺类。

根据药物作用的受体与机制不同，拟肾上腺素药分为 α 肾上腺素受体激动剂、β 肾上腺素受体激动剂和 α、β 肾上腺素受体激动剂。其中 α 肾上腺素受体激动剂主要有去氧肾上腺素（phenylephrine）、甲氧明（methoxamine）、间羟胺（metaraminol）、可乐定（clonidine）等；β 肾上腺素受体激动剂主要有异丙肾上腺素（isoprenaline）、多巴酚丁胺（dobutamine）、沙丁胺醇（salbutamol）、克仑特罗（clenbuterol）、沙美特罗（salmeterol）、福莫特罗（formoterol）等；α、β 肾上腺素受体激动剂主要有肾上腺素（epinephrine）、去甲肾上腺素（norepinephrine）和麻黄碱（ephedrine）等。

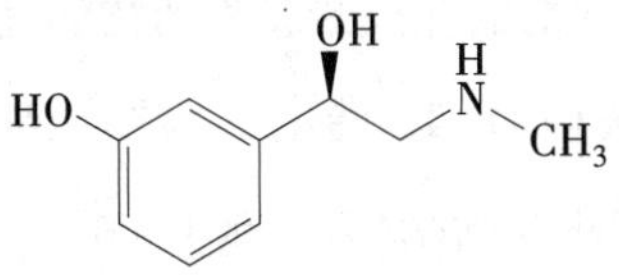

去氧肾上腺素

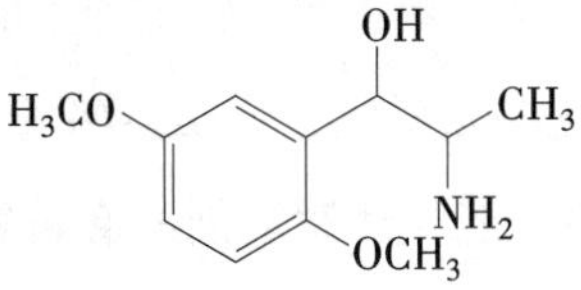

甲氧明

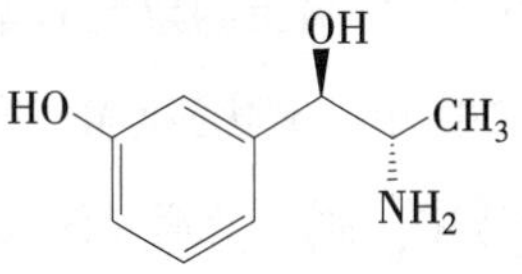

间羟胺

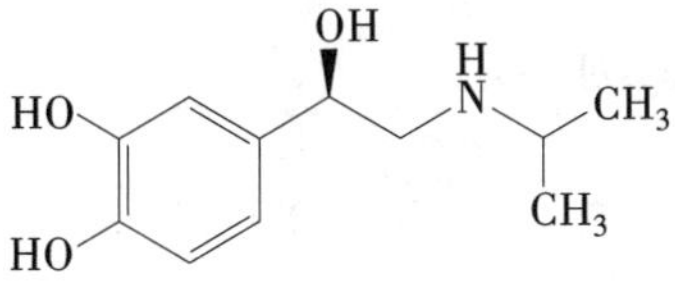

异丙肾上腺素

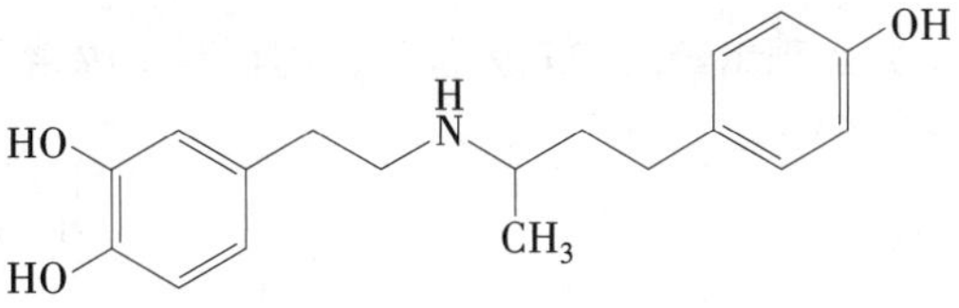

多巴酚丁胺

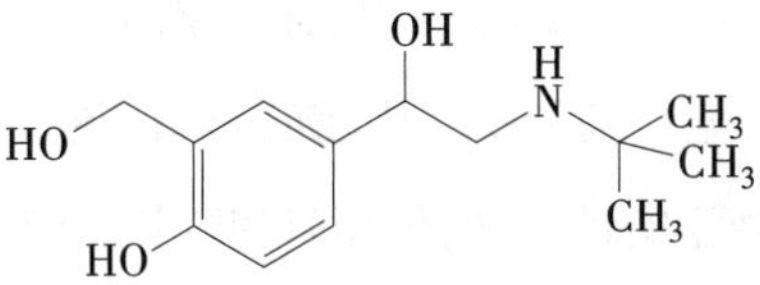

沙丁胺醇

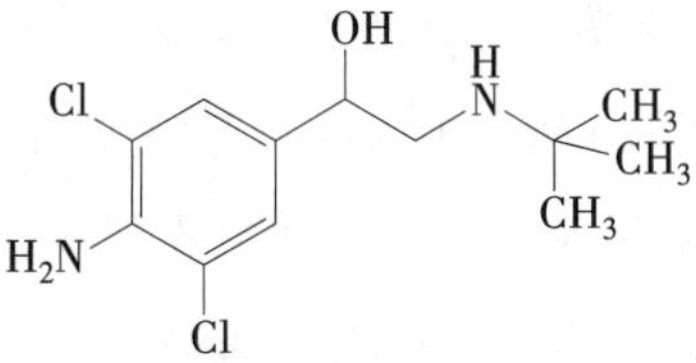

克仑特罗

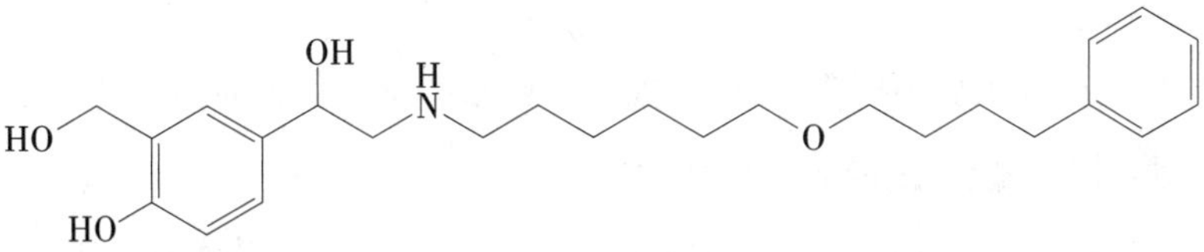

沙美特罗

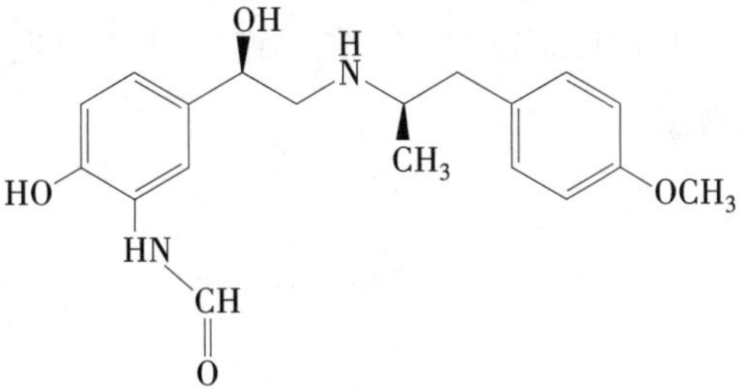

福莫特罗

β 受体与瘦肉精

2. 拟肾上腺素药的稳定性

（1）还原性：本类药物含有儿茶酚结构，水溶液易发生自动氧化而变色，从红色逐渐变为棕色的聚合物，pH 升高、光照、温度升高、微量金属离子、空气、氧化剂等因素均能促进氧化变质，pH3.0~4.0 时较稳定。本类药物应避光、密闭、阴凉处保存。

课堂活动

结合儿茶酚胺类药物的结构特点，分析归纳影响所有氧化反应速度的因素有哪些？如何影响？制备其注射剂时应采取哪些措施可以防止氧化的进行？

（2）消旋化：含有 1 个手性碳原子的药物，如肾上腺素、去甲肾上腺素的水溶液室温放置或加热时，会发生一部分左旋体转变为右旋体的消旋化现象，效价降低。pH<4 时，消旋化速度较快。

3. 拟肾上腺素药的体内代谢 属于苯乙胺类肾上腺素能受体激动剂的儿茶酚胺类药物的代谢主要由单胺氧化酶（MAO）催化氧化脱氨反应、儿茶酚 -*O*- 甲基转移酶（COMT）催化 3- 位酚羟基的甲基化。而属于苯异丙胺类肾上腺素能受体激动剂的麻黄碱不具备儿茶酚结构，不被 COMT 所催化代谢，其结构中的氨基 *α*- 位引入甲基，增加空间位阻，亦不受 MAO 催化，所以麻黄碱较稳定，不易代谢转化。

4. 拟肾上腺素药的构效关系 常用拟肾上腺素药的基本结构如下：

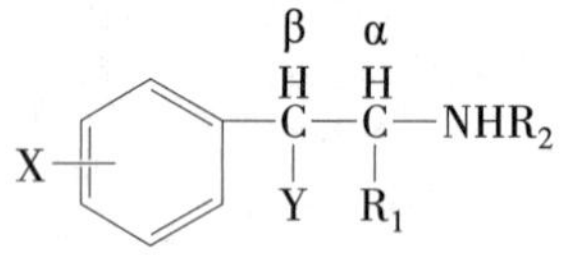

（1）苯环与侧链氨基之间隔 2 个碳原子时作用最强，碳链延长或缩短，作用强度下降。

（2）X 多为 1 或 2 个酚羟基，羟基的存在可使作用增强，但羟基易受体内酶的影响而使作用时间缩短，口服后迅速代谢失活，因此不能口服。如果去掉 X，则稳定性增加，作用时间延长，药物的中枢作用增强，外周作用减弱，如麻黄碱。

（3）Y 多为仲醇基，不同光学异构体的活性有显著性差异，通常左旋体（绝对构型为 *R* 构型）的活性远大于右旋体。

（4）R_1 为甲基时，则为苯异丙胺类，如麻黄碱等。甲基的空间位阻使该类药物不易受酶的破坏而使稳定性增加、时效延长，但强度减弱、毒性增加。

（5）R_2 的大小可显著影响 α 和 β 受体效应。随着烃基的增大，α 受体效应逐渐减弱，β 受体效应逐渐增强。如无烃基取代的去甲肾上腺素主要表现为 α 受体效应；*N*- 甲基取代的肾上腺素同时兼有 α 和 β 受体效应；*N*- 异丙基取代的异丙肾上腺素则主要表现为 β 受体效应；*N*- 叔丁基取代的克仑特罗表现为 β_2 受体效应。

（二）典型药物

肾上腺素 epinephrine

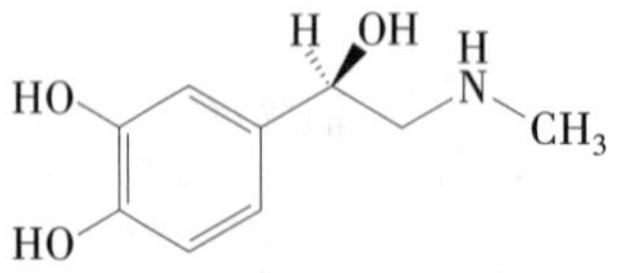

化学名为（*R*）-4-［2-（甲氨基）-1- 羟基乙基］-1，2- 苯二酚。又名副肾碱。

本品为白色或类白色结晶性粉末；无臭。熔点为 206~212℃，熔融时同时分解；比旋度$[\alpha]_D^{20}$为 −53.5°~−50.0°［2% 盐酸溶液（9 → 200）］。极微溶于水，不溶于乙醇、三氯甲烷、乙酸、脂肪油或挥发油；易溶于无机酸或氢氧化钠溶液，不溶于氨溶液或碳酸氢钠溶液。

本品的合成是以儿茶酚为原料，在氧氯化磷的作用下用氯乙酸进行氯乙酰化反应，生成 *α*- 氯 -3，4- 二羟基苯乙酮，再经胺化、氢化还原，最后用酒石酸拆分得本品。

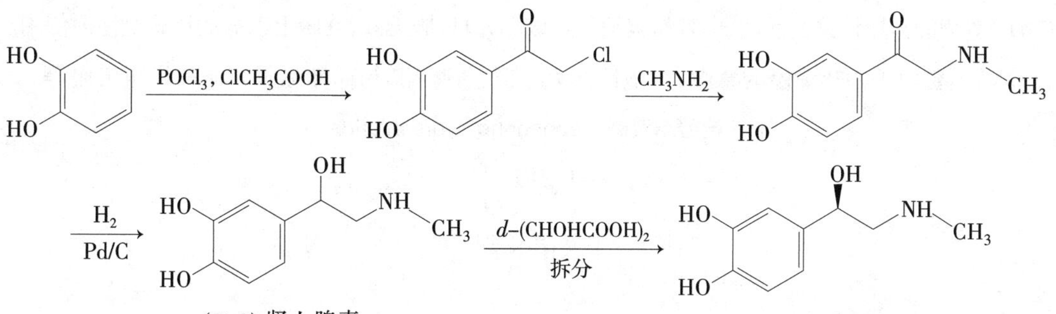

(R,S)-肾上腺素　　(R)-肾上腺素

本品呈酸碱两性。分子中的酚羟基显弱酸性，可与氢氧化钠成盐而溶解；侧链的脂肪族仲胺结构显弱碱性，可与强酸成盐而溶于水，临床上使用其盐酸盐。

本品水溶液加热或室温放置可发生消旋化，即部分左旋体转变为右旋体，致使药物活性降低。消旋化的速度与溶液的 pH 有关，在 $pH<4$ 时消旋化速度较快。

本品含有邻苯二酚结构，具有较强的还原性。在酸性介质中相对较稳定，在中性或碱性溶液中不稳定，容易被氧化变质。某些弱氧化剂（二氧化锰、升汞、过氧化氢、碘等）或空气中的氧均能使其氧化，生成肾上腺素红而呈红色，并可进一步聚合生成棕色多聚物。

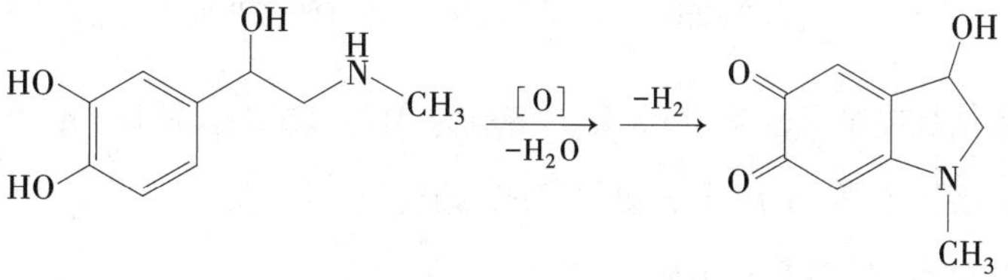

肾上腺素红

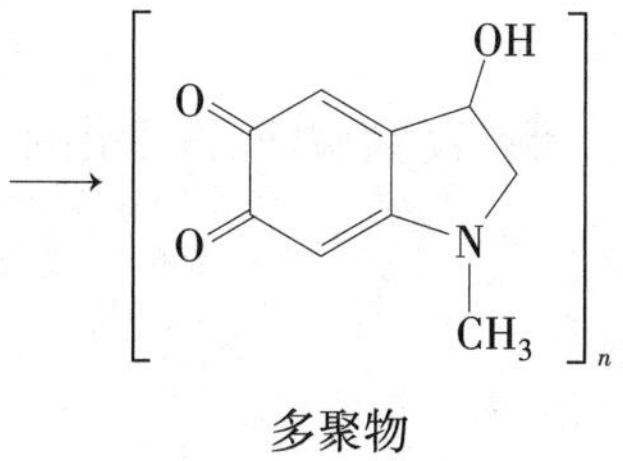

多聚物

日光、加热及微量金属离子均可加速上述反应的发生。为了延缓本品的氧化变质，药典规定本品注射液的 pH 为 2.5~5.0；加金属离子配合剂乙二胺四乙酸二钠（EDTA-2Na）；加抗氧剂焦亚硫酸钠；注射用水经惰性气体二氧化碳或氮气饱和，安瓿内同时充入上述气体；100℃流通蒸汽灭菌 15 分钟；并且遮光、减压严封，置阴凉处存放。

课堂活动

盐酸肾上腺素注射剂放置一段时间后变为淡粉色，为什么？配制其注射剂时应采取哪些措施增加稳定性？

本品的稀盐酸溶液加过氧化氢试液，煮沸，即显血红色；遇三氯化铁试液即显翠绿色，加氨试液即变为紫色，最后变为紫红色。

本品对 α 和 β 受体都有较强的激动作用。在体内易受单胺氧化酶（MAO）、儿茶酚 -*O*- 甲基转移酶

（COMT）等酶的作用而失去活性，也容易被消化道破坏，故口服无效，临床上以盐的形式供注射使用。

本品主要用于心搏骤停的急救、过敏性休克、支气管哮喘、局部鼻黏膜充血和齿龈出血等。

盐酸麻黄碱　ephedrine hydrochloride

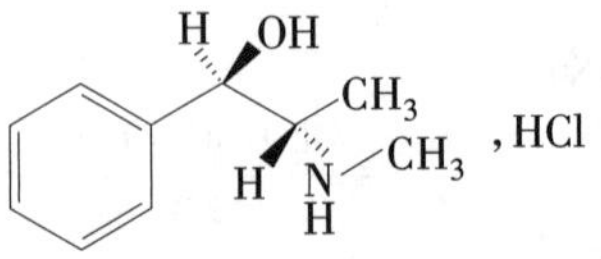

化学名为［R-（R^*，S^*）］-α-［1-（甲氨基）乙基］苯甲醇盐酸盐。又名麻黄素。

麻黄碱分子中有 2 个手性碳原子，故有 4 个光学异构体，其中仅（－）（1R，2S）麻黄碱的活性最强，（＋）（1S，2S）伪麻黄碱的作用比麻黄碱弱，有间接的拟肾上腺素作用，中枢不良反应小，常用于复方感冒药中，用于减轻鼻黏膜充血。

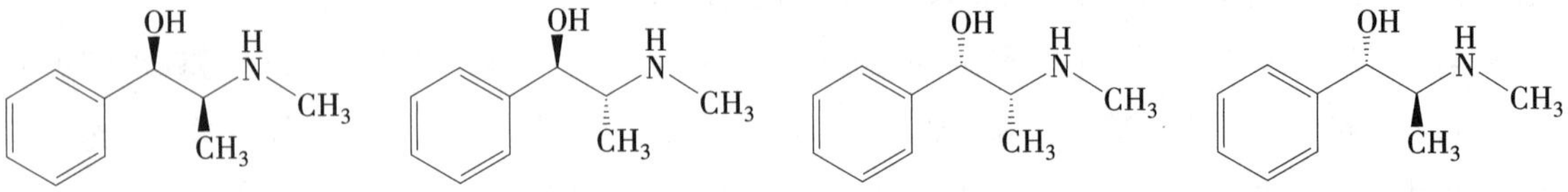

（－）-麻黄碱（1R，2S）　（－）-伪麻黄碱（1R，2R）　（＋）-麻黄碱（1S，2R）　（＋）-伪麻黄碱（1S，2S）

本品为白色针状结晶或结晶性粉末；无臭。熔点为 217~220℃；比旋度$[\alpha]_D^{20}$为 −35.5°~−33°（5% 水溶液）。易溶于水，溶于乙醇，不溶于三氯甲烷或乙醚。

本品较稳定，遇光、空气、热不易被破坏。

本品水溶液与碱性硫酸铜试液作用，仲氨基与铜离子形成蓝紫色配合物；加乙醚振摇后，放置，乙醚层即显紫红色，水层变成蓝色。

本品具有 α- 羟基 -β- 氨基结构，可被高锰酸钾、铁氰化钾等氧化生成苯甲醛和甲胺，后者可使红色的石蕊试纸变蓝。

课堂活动

分析比较麻黄碱与肾上腺素的结构、作用特点和化学性质有什么不同。

本品水溶液显氯化物的鉴别反应。

本品的作用与肾上腺素相似，对 α 和 β 受体都有激动作用，且能促进肾上腺素能神经末梢释放递质。与肾上腺素比较，性质较稳定、口服有效、作用缓慢而温和、持续时间较长。主要用于治疗支气管哮喘、过敏反应、鼻黏膜肿胀及低血压等。

案例分析

案例

2014 年，广东公安、武警在陆丰市“第一大毒村”缴获冰毒 2.925 吨、K 粉 260kg、制毒原料过百吨。根据警方公开的信息，某公司生产的感冒药成为该村重要的制毒原料。

分析

制造冰毒的最主要的原料是麻黄碱，常用的复方感冒药均含有该成分。在麻黄碱原料难以获得的情况下，不法分子大量骗购、套购麻黄制剂，从中提取麻黄碱后制造冰毒，造成了严重的社会危害和公共卫生问题。

麻黄碱是《联合国禁止非法贩运麻醉药品和精神药物公约》附表管制品种。它是一种兴奋剂，是“冰毒”（甲基苯丙胺）的生产原料。苯丙胺类毒品吸食或注射后，会对中枢神经产生很强的兴奋作用，还有致幻和“共鸣”（不能自控地易受外界诱导的过激行为）作用，是“摇头丸”的主要成分。因此，对麻黄碱的生产、经营和使用必须按《易制毒化学品管理条例》执行。

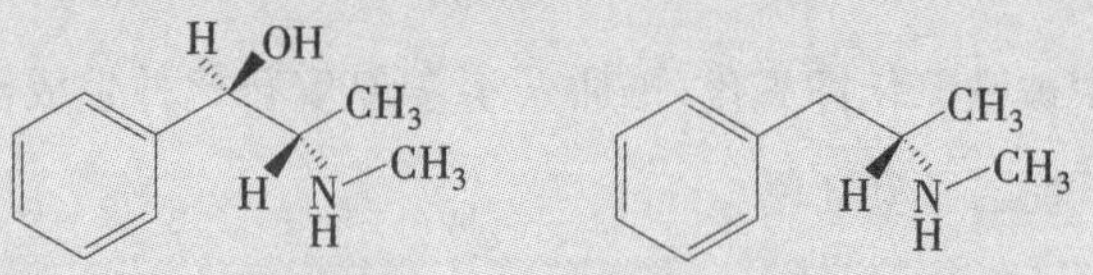

麻黄碱　　冰毒

我国对含麻黄碱的制剂制定了“限购令”，将单位剂量麻黄碱类药物含量 >30mg（不含 30mg）的含麻黄碱类复方制剂列入必须凭处方销售的处方药管理。规定药品零售企业销售含麻黄碱类复方制剂，应当查验购买者的身份证，并对其姓名和身份证号码予以登记。除处方药按处方剂量销售外，一次销售不得超过 2 个最小包装。

重酒石酸去甲肾上腺素　norepihephrine bitartrate

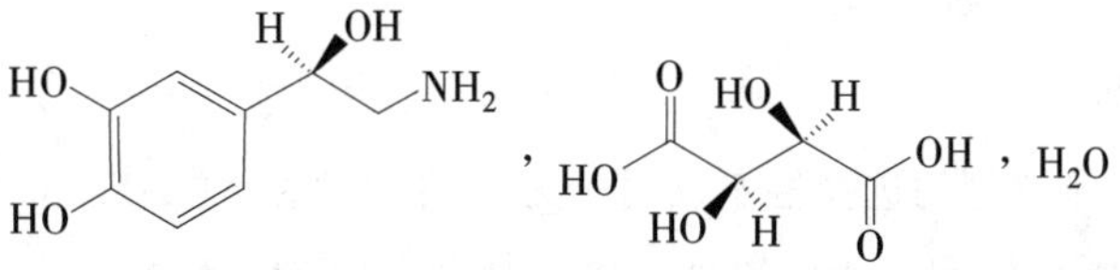

化学名为（*R*）-4-（2- 氨基 -1- 羟基乙基）-1，2- 苯二酚重酒石酸盐一水合物。又名重酒石酸正肾上腺素。

本品为白色或类白色结晶性粉末；无臭。熔点为 100~106℃，熔融时同时分解，并显混浊；比旋度 $[\alpha]_D^{20}$ 为 −12.0° ~−10.0°。易溶于水，微溶于乙醇，不溶于三氯甲烷或乙醚。

本品含有邻苯二酚结构，具有较强的还原性，遇光和空气易变质。故注射液加抗氧剂焦亚硫酸钠，并避光保存，避免与空气接触。

本品水溶液加三氯化铁试液即显翠绿色；再缓缓加碳酸氢钠试液，即显蓝色，最后变成红色。

本品加酒石酸氢钾的饱和溶液溶解后，加碘试液，放置后，加硫代硫酸钠试液，溶液为无色或仅显微红色或淡紫色（与肾上腺素或异丙肾上腺素的区别）。

本品含有酒石酸，加 10% 氯化钾溶液析出酒石酸氢钾结晶性沉淀。

本品兴奋 α 受体，具有很强的血管收缩作用。静脉滴注用于治疗各种休克，口服用于治疗消化道出血。

沙丁胺醇　salbutamol

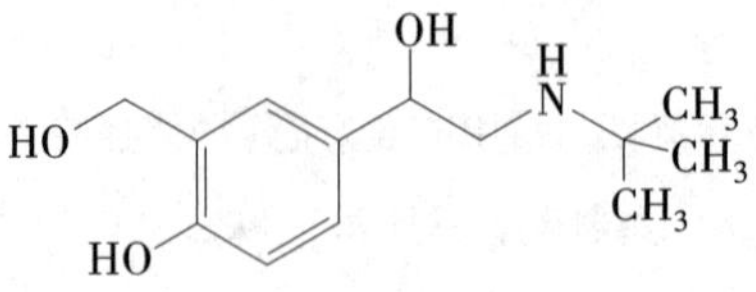

化学名为 1-(4- 羟基 -3- 羟甲基苯基)-2-(叔丁氨基)乙醇。又名舒喘灵。

本品为白色结晶性粉末;无臭。熔点为 154~158℃,熔融时同时分解。溶于乙醇,略溶于水,不溶于乙醚。

本品具有酚羟基,其水溶液加三氯化铁试液,振摇,溶液显紫色,加碳酸氢钠试液后,溶液转为橙红色。

本品在弱碱性溶液中被铁氰化钾氧化,再加入 4- 氨基安替比林生成橙红色缩合物,加三氯甲烷振摇,放置使分层,三氯甲烷层显橙红色。

本品能选择性地兴奋平滑肌 β_2 受体,有较强的支气管扩张作用,不易被代谢失活,因而口服有效,作用时间长。主要用于支气管哮喘、喘息型支气管炎等伴有支气管痉挛的呼吸道疾病。

二、肾上腺素受体拮抗剂

肾上腺素受体拮抗剂(adrenoceptor antagonists)能通过阻断肾上腺素能神经递质或外源性肾上腺素受体激动剂与肾上腺素受体的相互作用,产生与肾上腺素能神经递质作用相反的生物活性。根据肾上腺素受体拮抗剂对 α、β 受体选择性的不同,可分为 α 受体拮抗剂(又称 α 受体阻断剂)和 β 受体拮抗剂(又称 β 受体阻断剂)。

(一)α 受体拮抗剂

本类药物根据对受体亚型的选择性不同可分为 2 类:非选择性拮抗剂和选择性拮抗剂。

1. 非选择性 α 受体拮抗剂　非选择性 α 受体拮抗剂可同时拮抗 α_1 和 α_2 受体,主要药物有酚妥拉明(phentolamine)和妥拉唑林(tolazoline)等。这类药物由于在阻断 α_1 受体的同时阻断了突触前 α_2 受体,从而促进去甲肾上腺素的释放,引起心率和心肌收缩力的增加,部分抵消了阻断受体 α_1 产生的降压作用,故降压作用弱、时间短,不良反应多。在临床上主要用于改善微循环,治疗外周血管痉挛性疾病及血栓闭塞性脉管炎等。

甲磺酸酚妥拉明　phentolamine mesylate

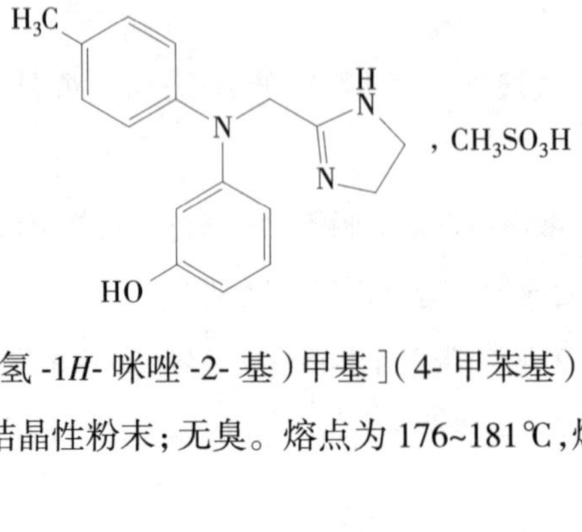

化学名为 3-[[(4,5- 二氢 -1*H*- 咪唑 -2- 基)甲基](4- 甲苯基)氨基]苯酚甲磺酸盐。

本品为白色或类白色的结晶性粉末;无臭。熔点为 176~181℃,熔融时同时分解。易溶于水或乙醇,微溶于三氯甲烷。

本品有血管舒张作用，用于外周血管痉挛性疾病及室性期前收缩等。

2. 选择性 α_1 受体拮抗剂　选择性 α_1 受体拮抗剂通过扩张血管降低外周血管阻力，使血压下降，并较少引起心动过速的不良反应，具有良好的降压效果，且能口服。

哌唑嗪（prazosin）是第一个被发现的选择性 α_1 受体拮抗剂，其结构属于喹唑啉类，临床用于治疗各种原因引起的高血压和充血性心力衰竭。

还有多种喹唑啉类药物，如特拉唑嗪（terazosin）、多沙唑嗪（doxazosin）、阿夫唑嗪（alfuzosin）。

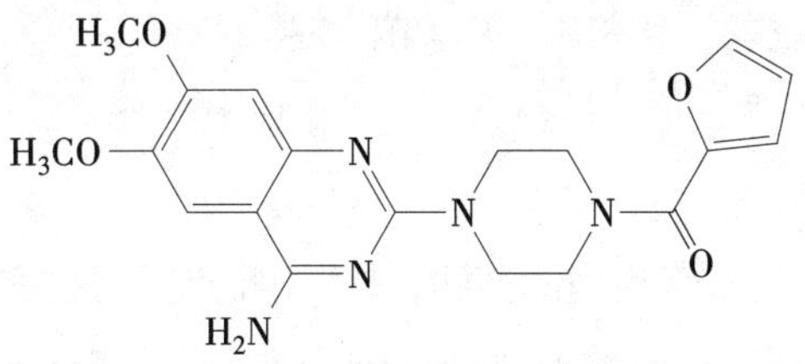

哌唑嗪

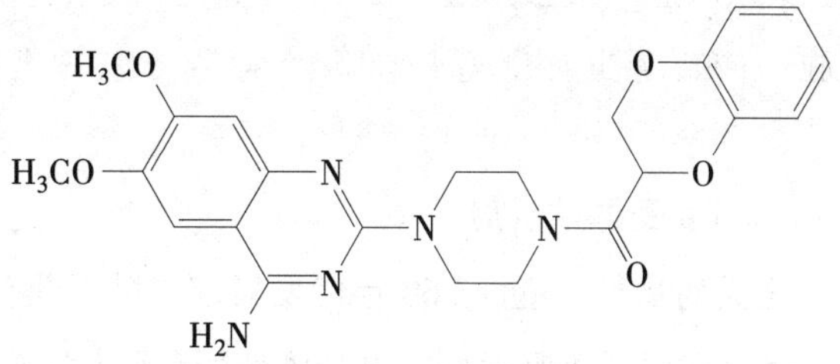

多沙唑嗪

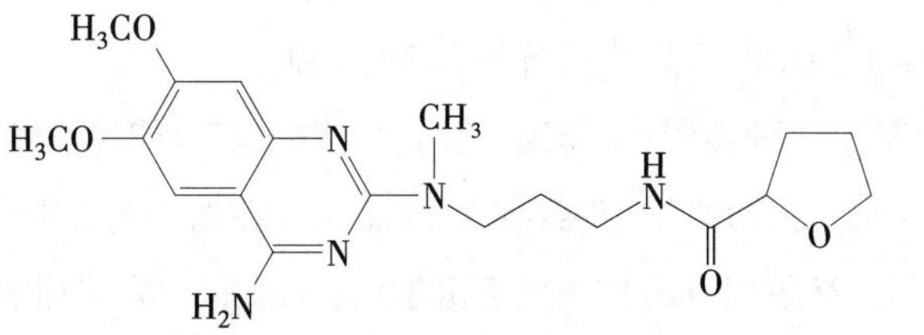

阿夫唑嗪

选择性 α_1 受体拮抗剂还有坦洛新（tamsulosin），用于治疗良性前列腺增生。

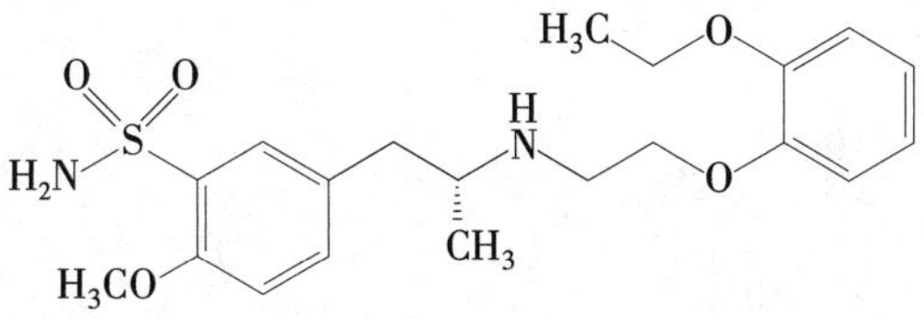

坦洛新

盐酸特拉唑嗪　terazosin hydrochloride

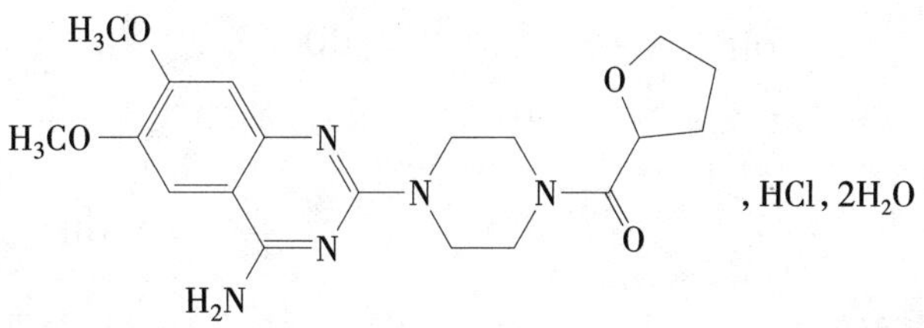

化学名为 1-（4- 氨基 -6，7- 二甲氧基 -2- 喹唑啉基）-4-（四氢 -2- 呋喃甲酰基）哌嗪盐酸盐二水合物。

本品为白色或类白色结晶性粉末；几乎无臭。在甲醇中溶解，在水中略溶，在乙醇中微溶。

本品水溶液显氯化物的鉴别反应。

本品口服吸收好，服药后 1 小时血浆浓度达到峰值。

本品具有舒张血管平滑肌，降低外周血管阻力，松弛膀胱颈、前列腺和尿道平滑肌的作用。临床上用于治疗高血压和良性前列腺增生症。

知识链接

哌唑嗪的"首剂现象"

部分患者首次使用哌唑嗪后会发生较为严重的直立性低血压、晕厥和心悸等，即首剂现象，尤其在饥饿、直立体位或低盐时更易发生，这可能与受体的敏感度有关。为防止首剂现象，可采用以下措施：①首次减少剂量；②睡前服用；③若已用利尿药降压药者，给药前一天停用利尿药。

（二）β 受体拮抗剂

这类药物是 20 世纪 60 年代发展起来的一类治疗心血管疾病的药物，其作用特点是对抗交感神经递质和拟肾上腺素药的 β 受体作用，减慢心率，减弱心肌收缩力，减少心肌耗氧量，并降低外周血管阻力。临床上主要用于治疗心律失常、缓解心绞痛和抗高血压等。

1. 分类　目前临床上使用的 β 受体拮抗剂有 30 多种。

（1）按受体选择性分为 3 种类型：①非选择性 β 受体拮抗剂，如普萘洛尔（propranolol）、噻吗洛尔（timolol）、艾司洛尔（esmolol）、氟司洛尔（flestolol）等；②选择性 β_1 受体拮抗剂，如阿替洛尔（atenolol）、美托洛尔（metoprolol）、倍他洛尔（betaxolol）、醋丁洛尔（acebutolol）等；③非典型的 β 受体拮抗剂，兼有 α_1 和 β 受体拮抗作用，如拉贝洛尔（labetalol）、阿罗洛尔（arotinolol）、卡维地洛（carvediolol）等。

（2）按化学结构 β 受体拮抗剂主要分为芳基乙醇胺类和芳氧丙醇胺类。大多数 β 受体拮抗剂为芳氧丙醇胺类。

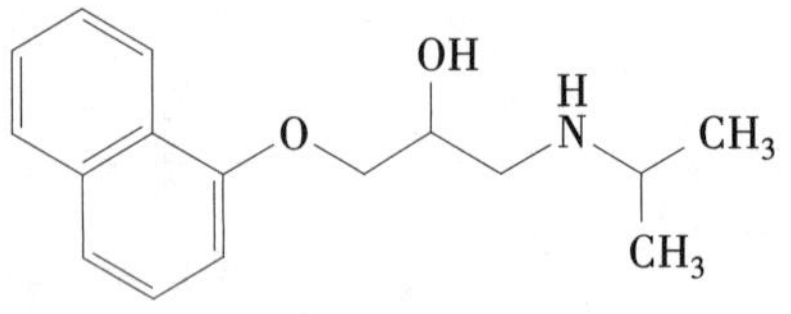

普萘洛尔

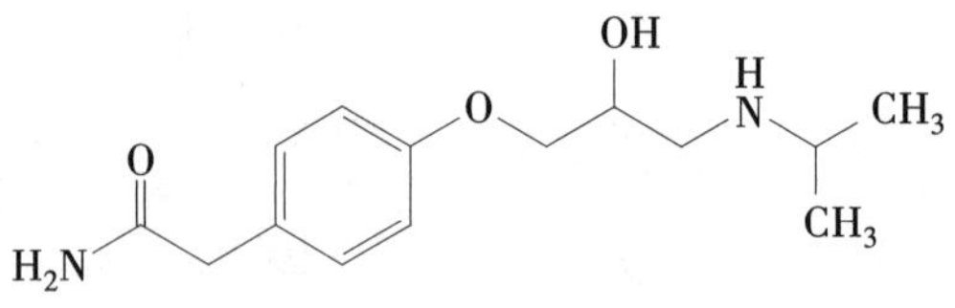

阿替洛尔

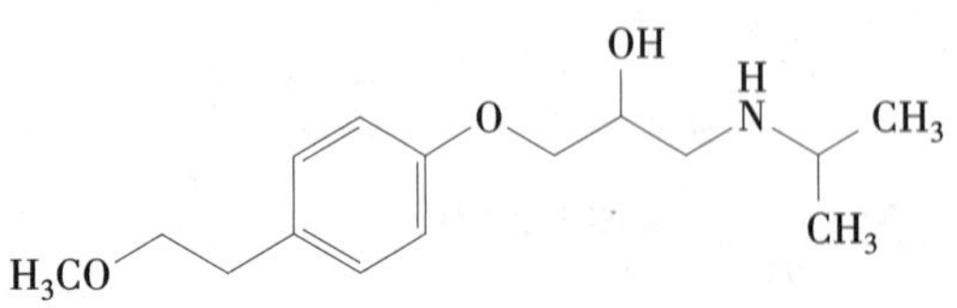

美托洛尔

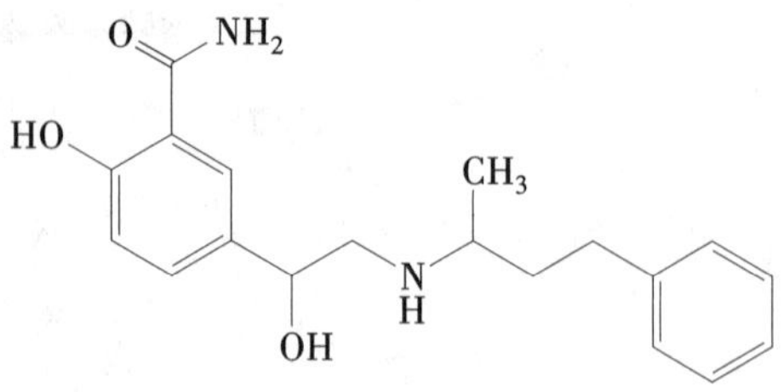

拉贝洛尔

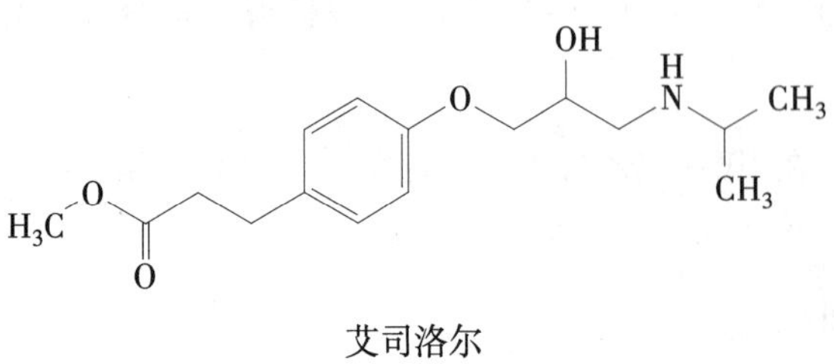

艾司洛尔

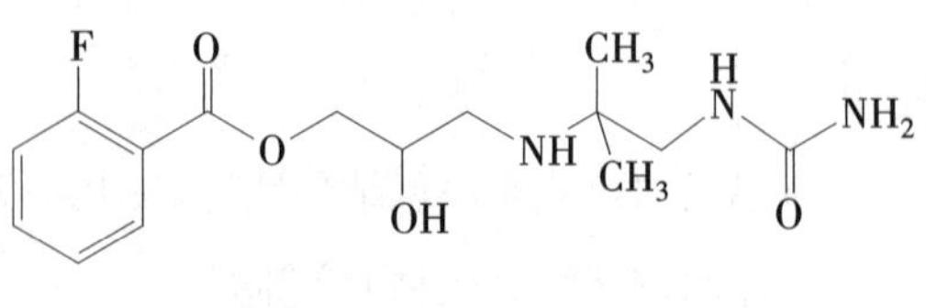

氟司洛尔

2. *β* 受体拮抗剂的结构特征　主要由三部分构成：芳香环、仲醇胺侧链和 *N*- 取代基。通式如下：

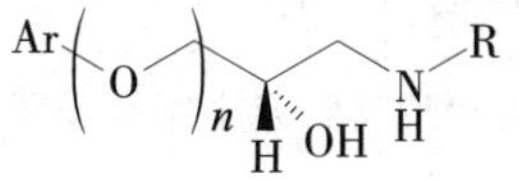

n=0　苯乙醇胺类
n=1　芳氧丙醇胺类

3. 构效关系

（1）芳环：在 *β* 受体拮抗剂的基本结构苯乙醇胺类或芳氧丙醇胺类分子中，对芳环部分要求不严格，苯、萘、芳杂环和稠环均可。在芳氧丙醇胺类中，苯环的对位引入取代基，对 β_1 受体有较高的选择性，如阿替洛尔、美托洛尔等。

（2）侧链取代基：侧链的 *α*- 位一般无取代基，引入甲基，可增加对 β_2 受体的选择性。

（3）*N*- 取代基：侧链氨基上的取代基对 *β* 受体阻断活性的影响基本上与 *β* 受体激动剂平行。N 原子上的取代基为异丙基和叔丁基时活性最高。

（4）手性碳的立体化学：*β* 受体拮抗剂的侧链部分在受体上的结合部位与 *β* 受体激动剂相同，其立体选择性一致。在苯乙醇胺类中，与醇羟基相连的 *β*- 碳原子的 *R* 构型具有较强的 *β* 受体拮抗作用。而芳氧丙醇胺类中，*S* 构型的立体结构与苯乙醇胺类的 *R* 构型相当。

普萘洛尔游离碱的亲脂性较大（脂水分配系数为 20.40），主要在肝脏代谢，因此肝损害患者慎用。由于高脂溶性，易产生中枢效应，还有较强的抑制心肌收缩力和引起支气管痉挛及哮喘的副作用，支气管哮喘患者忌用。

阿替洛尔为目前应用的选择性最高的选择性 β_1 受体拮抗剂，对心脏的 β_1 受体有较强的选择性，可使心肌收缩力减弱、心率减慢，对血管和支气管的作用很小。由于其脂溶性很小（脂水分配系数为 0.008），因此与中枢神经系统有关的副作用小，但主要在肾脏消除，因此肾功能不全者慎用。本品适用于支气管哮喘患者。临床用于治疗高血压、心绞痛和心律失常，作用快速且持久。

美托洛尔具有 4- 甲氧乙基芳氧丙醇胺结构，为选择性 β_1 受体拮抗剂，其 β_1/β_2 值约为 3，抑制 β_1 受体的强度与普萘洛尔相似，但阻断 β_2 受体的作用比普萘洛尔弱，只有其 1/100~1/58。本品有轻度的局部麻醉作用，无内源性拟交感活性，临床用于治疗心绞痛、高血压和心律失常等。

拉贝洛尔的结构中含有 2 个手性碳原子，有 4 个异构体，其中（*S*，*S*）和（*R*，*S*）2 个异构体无活性，（*S*，*R*）异构体为 *α* 受体拮抗剂，（*R*，*R*）异构体具有 *β* 受体阻断作用，对 *β* 受体的阻断活性是对 *α* 受体阻断活性的 3 倍。目前临床应用其外消旋体，同时具有 *α* 和 *β* 受体阻断作用，能显著改变心率和心排血量。本品是第一个获得成功的混合型 *α*/*β* 受体拮抗剂类抗高血压药物，用于中、重度高血压的治疗，特别对妊娠高血压患者安全有效。其不良反应主要为直立性低血压、眩晕、乏力、幻觉等。

艾司洛尔是根据软药原理得到的超短效的选择性 β_1 受体拮抗剂，结构中含有易被血浆酯酶水解的酯键，起效快，作用维持时间短，静脉注射后的消除半衰期大约为 9 分钟。主要用于心房颤动、心房扑动时控制心室率；围手术期高血压；窦性心动过速的治疗。同样属于软药的还有非选择性 *β* 受体拮抗剂氟司洛尔，作用基本与普萘洛尔相似，特点为作用时间短，对房颤、房扑患者的心率能迅速有效地控制，对心肌缺血患者可很快地改善血液供应。

知识链接

普萘洛尔与诺贝尔奖

20 世纪 60 年代，英国的 James Whyte Black 博士及其研究小组开发了心血管系统药物普萘洛尔，20 世纪 70 年代又开发出第一个抑制胃酸分泌的 H_2 受体拮抗剂西咪替丁。由于对药物研究作出的巨大贡献，1988 年与美国的 2 位科学家共同获得诺贝尔医学奖。他近 90 岁高龄时仍坚持工作，他坚持不懈的创新精神将激励我们不断探索。

盐酸普萘洛尔　propranolol hydrochloride

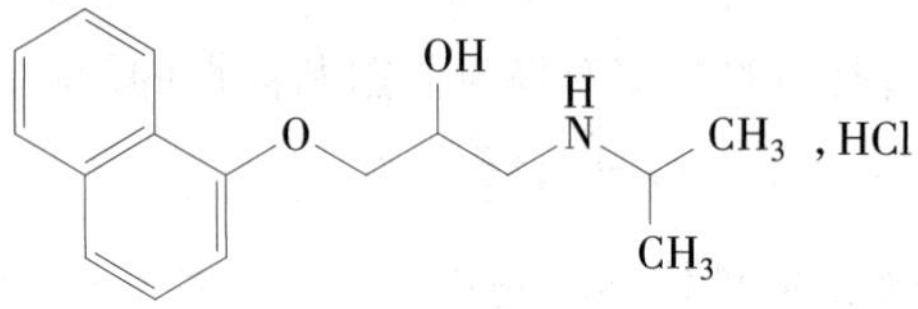

化学名为 1- 异丙氨基 -3-（1- 萘氧基）-2- 丙醇盐酸盐。又名心得安、萘心安。

本品为白色或类白色的结晶性粉末；无臭。熔点为 162~165℃。溶于水或乙醇，微溶于三氯甲烷。

本品侧链含 1 个手性碳原子，*S* 构型左旋体的活性强，*R* 构型的活性仅为左旋体的 1/100~1/50。为避免分离光学异构体或进行不对称合成，药用品为其外消旋体。

本品在碱性条件下较稳定，在稀酸中易分解，遇光易变质。

本品溶液与硅钨酸试液作用生成淡红色沉淀。

本品水溶液显氯化物的反应。

本品主要用于心绞痛、窦性心动过速、心房扑动及颤动等室上性心动过速，也可用于期前收缩和高血压的治疗等。

点滴积累

1. 儿茶酚结构易被氧化变质；遇三氯化铁试剂显绿色，加碱后变色。
2. 儿茶酚胺类药物可被 MAO 和 COMT 代谢，时间短，不能口服；羟基的存在使作用增强，极性增大。
3. 麻黄碱不具备儿茶酚结构，但增加了甲基（空间位阻），不被 COMT、MAO 代谢，时效长，可以口服，脂溶性增大，具有中枢兴奋作用。
4. β 受体拮抗剂具有芳香醇胺的特点；大多数 N 原子上有异丙基或叔丁基。

第三节　组胺 H_1 受体拮抗剂

组胺是广泛存在于人体组织细胞中的一种自身活性物质，是由 L- 组氨酸脱羧而形成的，通常组胺与肝素 - 蛋白质形成复合物存在于肥大细胞中。当机体受到某种刺激引发抗原 - 抗体反应时，肥大细胞的细胞膜改变，释放出组胺，与组胺受体作用产生病理生理学效应。目前发现的组胺受体有

4 个亚型：H_1、H_2、H_3 和 H_4 受体。H_1 受体分布于支气管和胃肠道平滑肌以及其他多种组织或器官中，组胺作用于 H_1 受体，引起肠道、子宫、支气管等器官的平滑肌收缩，严重时引起支气管平滑肌痉挛而呼吸困难；还可引起毛细血管舒张，导致血管通透性增加，产生水肿和痒感，出现过敏反应的症状。H_2 受体主要分布于胃、十二指肠壁细胞膜，组胺作用于 H_2 受体，引起胃酸分泌增加，导致消化性溃疡。H_3 受体主要分布在中枢神经系统，调节心功能、胃酸分泌、过敏反应、睡眠和觉醒、认知和记忆、惊厥抽搐等，现已发现了一批有着潜在止咳、治疗心肌缺血、止泻或减少胃酸分泌作用的 H_3 受体激动剂类药物和治疗癫痫等中枢神经系统疾病的 H_3 受体拮抗剂类药物。H_4 受体首先在小肠内发现，与调节免疫功能有关，目前正处于研究阶段。

H_1 受体拮抗剂竞争性地阻断组胺的 H_1 效应而具有抗变态反应的药理活性，临床上主要用于变态反应的对症治疗，也用于防治呕吐和眩晕、镇静催眠等。H_2 受体拮抗剂临床用作抗溃疡药（见第七章消化系统药物）。本节介绍组胺 H_1 受体拮抗剂。

一、概述

H_1 受体拮抗剂的研究从 1933 年哌罗克生（piperoxan）对由吸入组胺气雾剂引发的支气管痉挛有保护作用开始，此后不断有新药上市。20 世纪 80 年代以前上市的 H_1 受体拮抗剂（又称为第一代抗组胺药）由于脂溶性较高，易于通过血脑屏障进入中枢神经而产生中枢抑制和镇静的不良反应；同时产生不同程度的抗肾上腺素、5- 羟色胺、抗胆碱等不良反应。为此开发设计选择性高、不良反应少的抗组胺药物成为重要研究内容，由此产生了第二代抗组胺药——非镇静性 H_1 受体拮抗剂，它们通常分子的极性较大，不易透过血脑屏障，同时对外周 H_1 受体的选择性增高，从而增强与 H_1 受体的作用强度。

H_1 受体拮抗剂按化学结构分类可分为乙二胺类、氨基醚类、丙胺类、三环类、哌嗪类、哌啶类等。除乙二胺类外，其他 5 种结构类型均开发出了非镇静性 H_1 受体拮抗剂。

H_1 受体拮抗剂的基本结构可用如下通式表示：

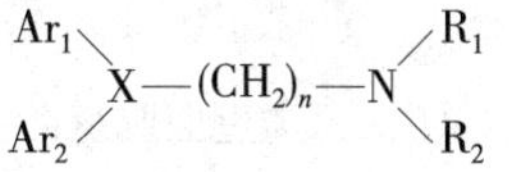

1. Ar_1 和 Ar_2 为芳环、芳杂环、取代芳环或连成三环；X 是 N（乙二胺类）、CHO（氨基醚类）或 CH（丙胺类）等；n=2~3，一般为 2，叔胺与芳环中心之间以 0.5~0.6nm 为保持活性的较好距离；$-NR_1R_2$ 一般为叔胺，也可以是环，如四氢吡咯。

2. 2 个芳环（或杂环）Ar_1 和 Ar_2 不处于一个平面时才能保持最大的抗组胺活性，否则活性降低。苯海拉明的 2 个苯环、氯苯那敏的对氯苯基和吡啶基都不处在同一平面上，异丙嗪分子中的噻嗪环呈船式构象，因此均具有较高的抗组胺活性。

3. H_1 受体拮抗剂的几何异构体有立体选择性，显示不同的拮抗活性。光学异构体也显示不同的活性，如氯苯那敏的右旋体活性比左旋体高。

（一）乙二胺类

芬苯扎胺（phenbezamine）为第一个应用于临床的乙二胺类抗组胺药，活性高，毒性较低。随后用吡啶对苯环进行生物电子等排体交换得到了活性更大和副作用更小的抗过敏药，如曲吡那敏（tripelennamine）。将乙二胺的2个氮原子分别构成杂环，仍为有效的抗组胺药，如安他唑啉（antazoline）。

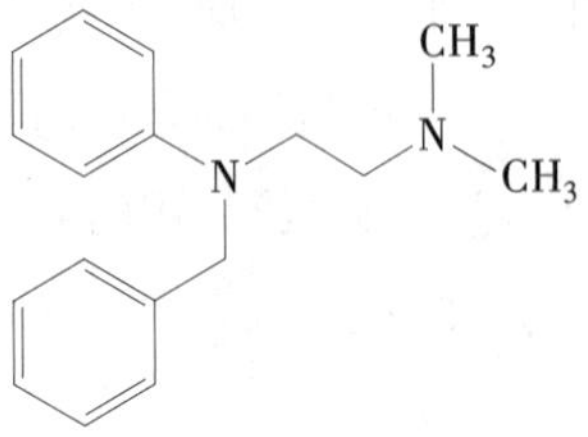

芬苯扎胺

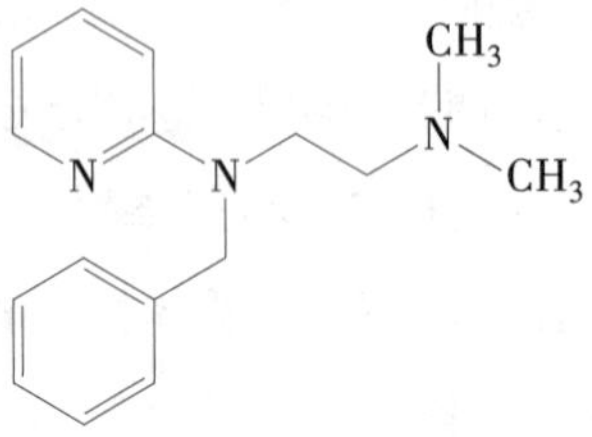

曲吡那敏

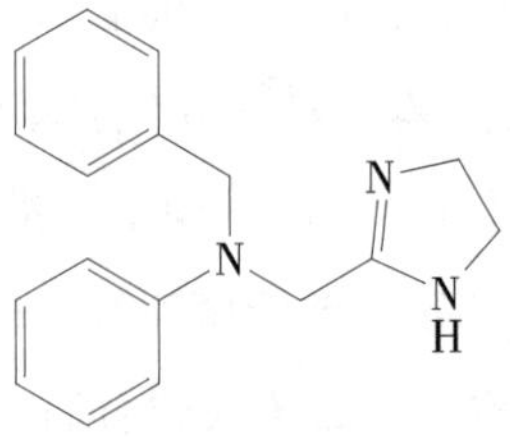

安他唑啉

（二）氨基醚类

将乙二胺的$ArCH_2$（Ar′）N-置换成Ar（Ar′）CHO-，得到氨基醚类药物，如苯海拉明（diphenhydramine）为临床常用的H_1受体拮抗剂，除用作抗过敏药外，也用于抗晕动病。

经进一步结构改造，得到作用更强的氨基醚类抗组胺药如氯马斯汀（clemastine）等。氯马斯汀是第一个氨基醚类非镇静性抗组胺药，临床用其富马酸盐治疗过敏性鼻炎、荨麻疹、湿疹及其他过敏性皮肤病，也可用于支气管哮喘。

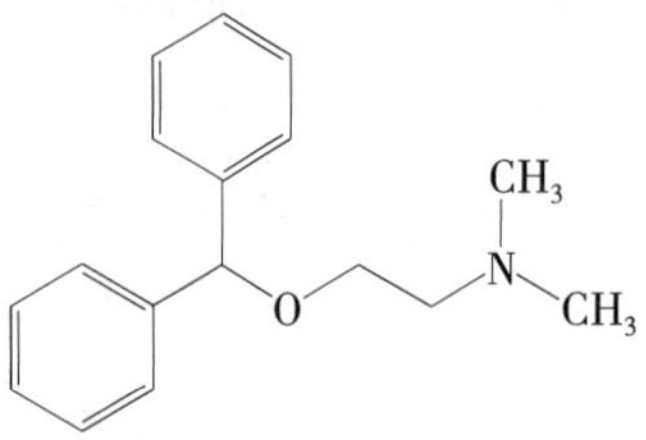

苯海拉明

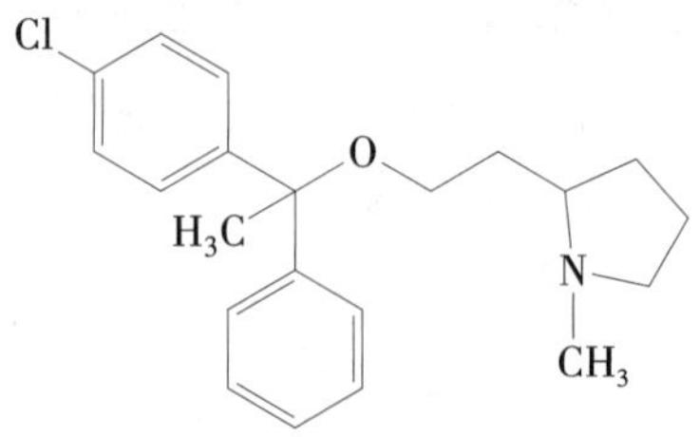

氯马斯汀

知识链接

茶苯海明

苯海拉明结构中有较大的脂溶性基团，易透过血脑屏障产生中枢抑制作用，服用该药后容易困倦，影响车辆驾驶和高空作业。为了克服这一缺点，与具有中枢兴奋作用的8-氯茶碱配伍制成茶苯海明（乘晕宁），临床用于防治因乘车、船、飞机等引起的恶心、呕吐、眩晕。

（三）丙胺类

运用生物电子等排原理，将乙二胺的$ArCH_2$（Ar′）N-置换成Ar（Ar′）CH-，得到丙胺类H_1受体拮抗剂。这类药物也可以认为是从氨基醚类简化了1个氧原子后得到的，如氯苯那敏（chlorphenamine），其抗组胺作用强而持久。对该类药物的结构改造中，发现在丙胺链中引入不饱和双键，同样有很好的抗组胺活性，如曲普利啶（triprolidine）。在*E*型曲普利啶的吡啶环上增加1个亲水性的丙烯酸基团，即为阿伐斯汀（acrivastine），其不易通过血脑屏障，减少了中枢系统副作用，是非镇静性H_1受体拮抗剂。

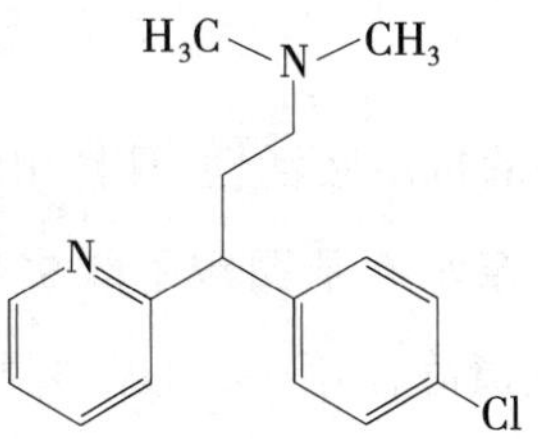

氯苯那敏

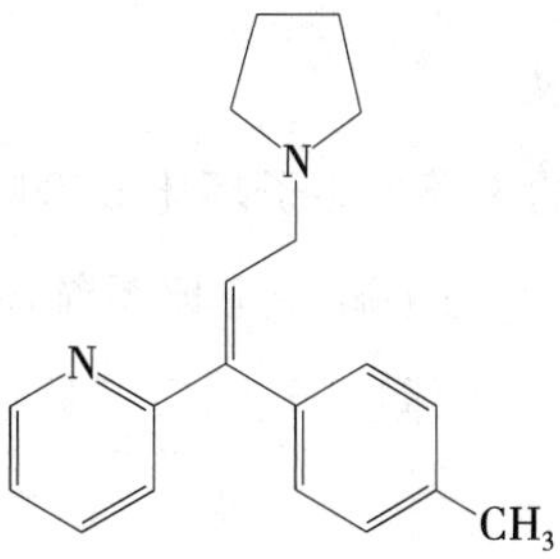

曲普利啶

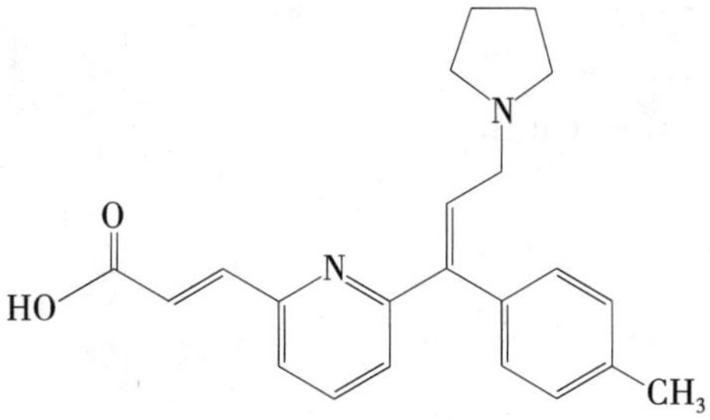

阿伐斯汀

（四）三环类

将上述乙二胺类、氨基醚类、丙胺类药物的 2 个芳（杂）环通过 1 或 2 个原子连接得到三环类 H_1 受体拮抗剂，如异丙嗪（promethazine）和赛庚啶（cyproheptadine）等。氯雷他定（loratadine）、酮替芬（ketotifen）是赛庚啶的结构类似物。氯雷他定对外周 H_1 受体有很高的亲和力，不易通过血脑屏障进入中枢神经系统，对中枢受体的作用很低，该药为三环类非镇静性抗组胺药。酮替芬具有 H_1 受体拮抗作用，还是过敏介质释放抑制剂，具有较强的中枢抑制不良反应。

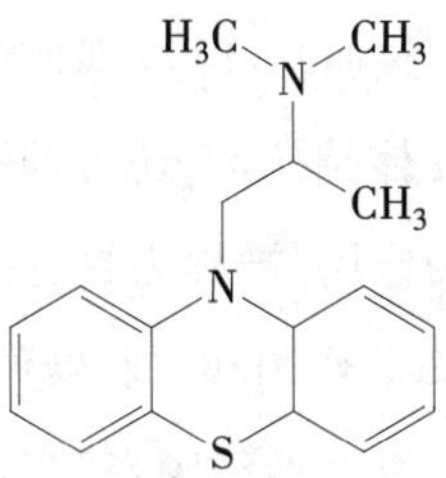

异丙嗪

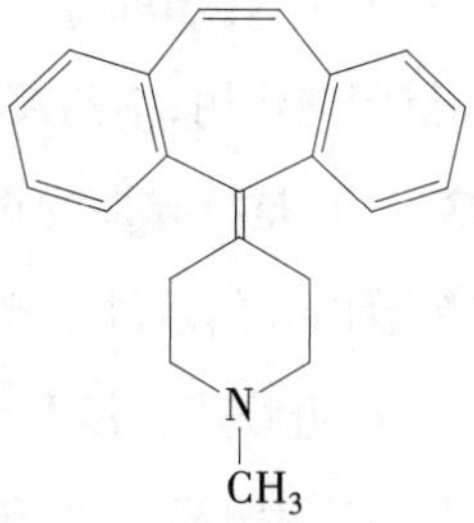

赛庚啶

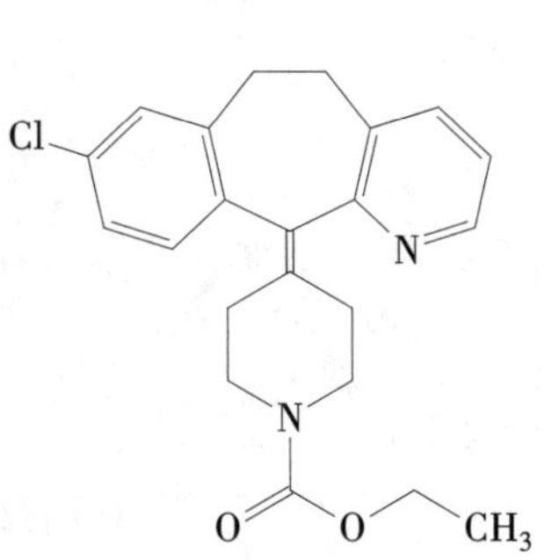

氯雷他定

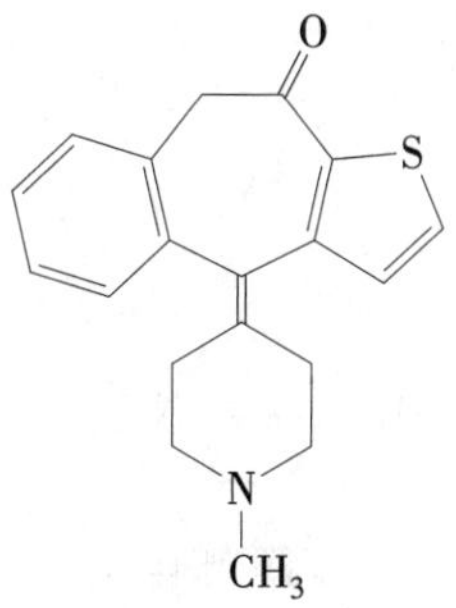

酮替芬

（五）哌嗪类

将乙二胺的 2 个 N 原子环化成哌嗪环，同样具有很好的抗组胺活性，且作用时间长，如布克利嗪（buclizine）。为了减少中枢系统副作用，分子中引入亲水性基团羧甲氧烷基，得西替利嗪（cetirizine），其 H_1 受体选择性好，不易通过血脑屏障，中枢镇静作用少，为哌嗪类非镇静性抗组胺药。

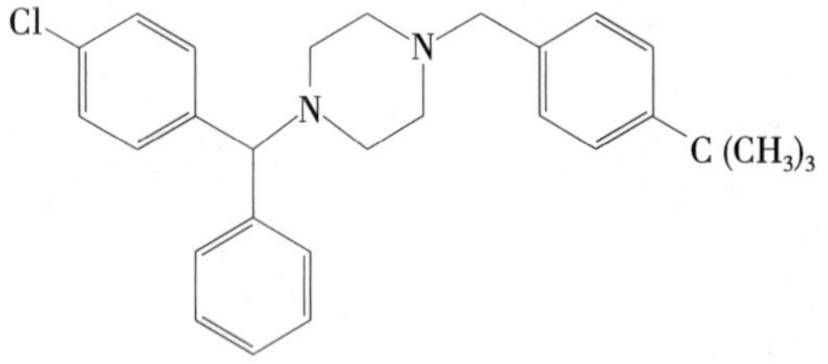

布克利嗪

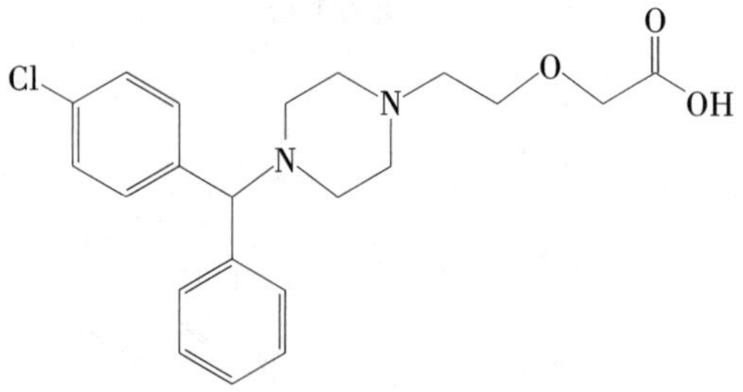

西替利嗪

（六）哌啶类

哌啶类是非镇静性 H_1 受体拮抗剂的主要类型，如阿司咪唑（astemizole）、左卡巴斯汀（levocabastine）、咪唑斯汀（mizolastine）等。阿司咪唑的抗组胺作用强，选择性地阻断 H_1 受体，无中枢镇静及抗胆碱作用，临床上用于治疗季节性过敏性鼻炎和荨麻疹等，但服用过量可引起致死性尖端扭转型室性心动过速，FDA 于 1999 年决定撤出。可见非镇静性抗组胺药的心脏毒性备受关注。左卡巴斯汀是卡巴斯汀的左旋体，是一种局部应用的强效、速效、具有高度选择性的 H_1 受体拮抗剂，局部用药治疗过敏性鼻炎和结膜炎。依巴斯汀（ebastine）是由苯海拉明和特非那定的部分结构拼合而成的，于 1990 年上市，作用综合了两者的优点，为外周选择性组胺 H_1 受体拮抗剂，无明显的中枢神经系统作用和抗胆碱作用，本药及其代谢产物均不能穿过血脑屏障。咪唑斯汀（mizolastine）于 1998 年在欧洲首次上市，是特异性的选择性外周组胺 H_1 受体拮抗剂，还可抑制其他炎症介质的释放，以及对花生四烯酸诱导的水肿表现出强效、持久的抗炎作用，被称为具有抗组胺和抗变态反应炎症介质双重作用的抗组胺药。其不良反应极少，无中枢镇静作用和抗胆碱作用，治疗剂量未发现明显的心脏副作用，临床用于季节性和常年性过敏性鼻痒、过敏性结膜炎、荨麻疹和其他过敏反应症状。

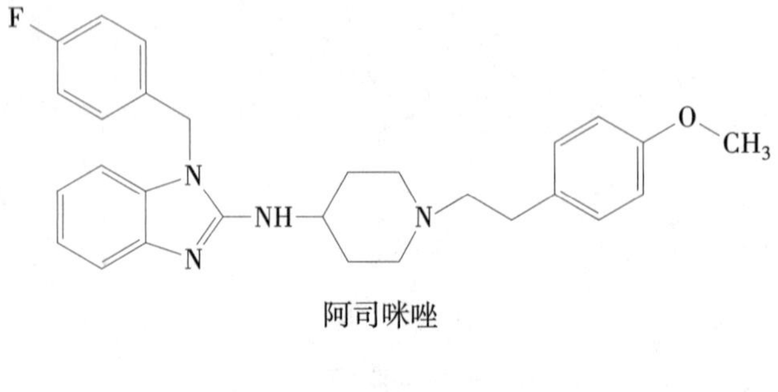

阿司咪唑

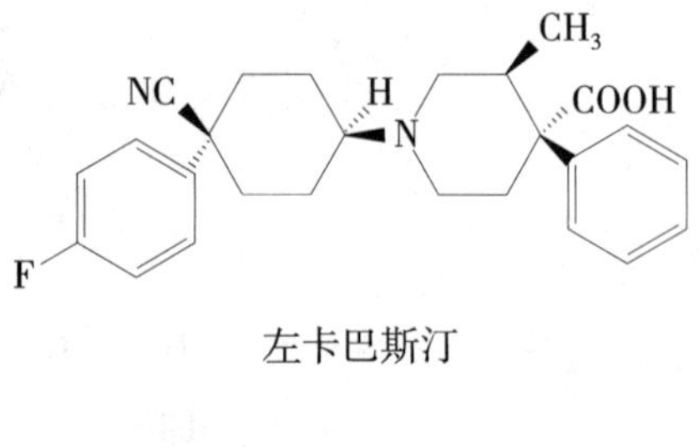

左卡巴斯汀

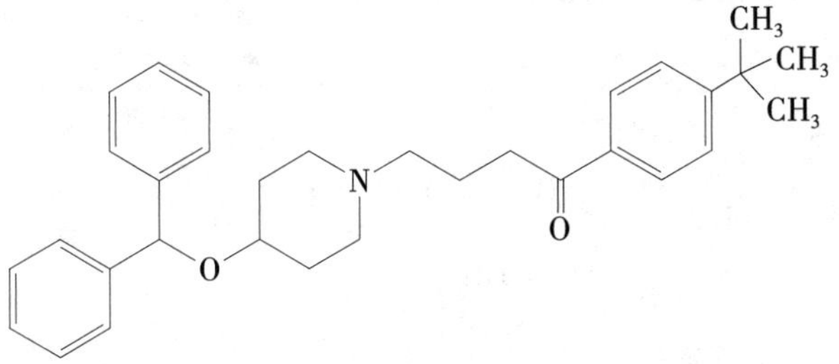

依巴斯汀

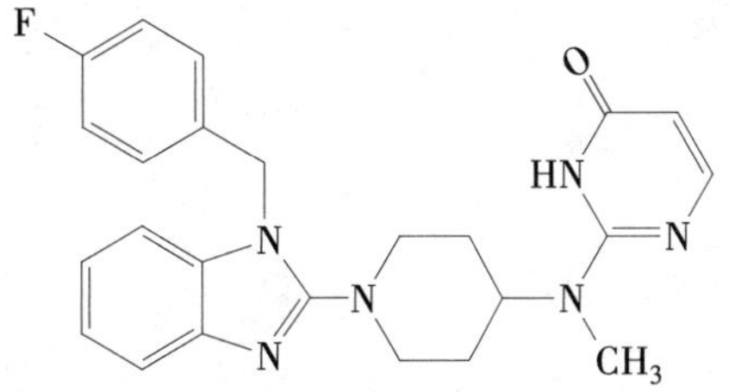

咪唑斯汀

知识链接

其他抗过敏药物

1. 过敏介质释放抑制剂，如色甘酸钠、曲尼司特、奈多罗米钠。

2. 白三烯受体拮抗剂，如扎鲁司特、孟鲁司特、普仑司特。

3. 组胺脱敏药，如倍他司汀。

4. 抑制抗原 - 抗体反应药，如肾上腺皮质激素类药、免疫抑制药等。

5. 改善或控制变态反应症状药，如平滑肌解痉药异丙肾上腺素、沙丁胺醇等；减轻过敏所致的水肿药，如氯化钙、葡萄糖酸钙等钙制剂。

二、经典的 H_1 受体拮抗剂

马来酸氯苯那敏　chlorphenamine maleate

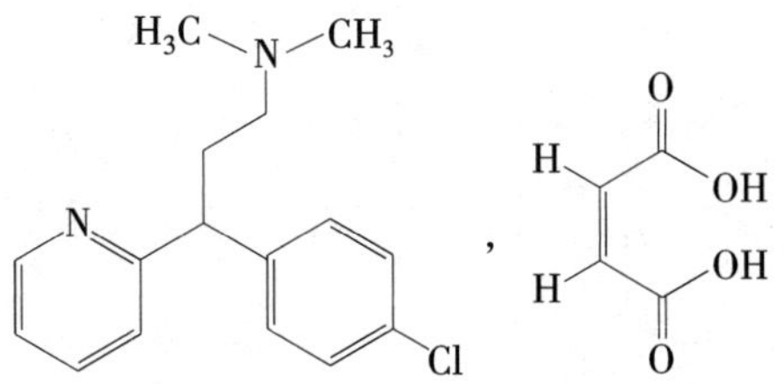

化学名为 2-［对 - 氯 -*α*-［2-（二甲氨基）乙基］苯基］吡啶马来酸盐。又名扑尔敏。

本品为白色结晶性粉末；无臭。熔点为 131.5~135℃。易溶于水、乙醇或三氯甲烷，微溶于乙醚。

本品具有升华性，升华物为特殊晶形，可与其他 H_1 受体拮抗剂相区别。

本品分子中的马来酸是较强的酸，故其水溶液呈酸性。

本品结构中有 1 个手性碳原子，存在 1 对光学异构体，右旋体（*S* 构型）的活性强于左旋体（*R* 构型），药用为其外消旋体。

本品的马来酸结构中有不饱和双键，加稀硫酸及高锰酸钾试液，红色褪去。

本品具有叔胺结构，与枸橼酸醋酐试液在水浴上加热，呈红紫色。

本品用量小、副作用小，适合小儿使用。主要用于过敏性鼻炎、荨麻疹、各种过敏性皮肤病等。

富马酸酮替芬　ketotifen fumarate

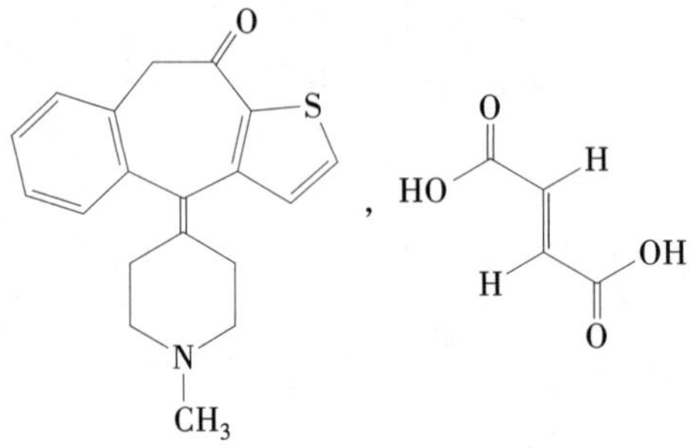

化学名为4,9-二氢-4-(1-甲基-4-亚哌啶基)-10*H*-苯并[4,5]环庚[1,2-*b*]噻吩-10-酮反丁烯二酸盐。

本品为类白色结晶性粉末;无臭。熔点为191~195℃,熔融时同时分解。溶于甲醇,微溶于水或乙醇,极微溶于丙酮或三氯甲烷。

本品加硫酸,即显橙黄色,加水,橙黄色消失。

本品分子中含有酮的结构,加二硝基苯肼试液,置水浴中加热,溶液产生红色絮状沉淀。

本品分子中的富马酸为不饱和酸,加碳酸钠试液,振摇,滤过,取滤液,滴加高锰酸钾试液,红色即褪去,产生棕色沉淀。

本品具有很强的组胺 H_1 受体拮抗作用和抑制过敏介质释放的作用,多用于过敏性哮喘等。

三、非镇静性 H_1 受体拮抗剂

盐酸西替利嗪　cetirizine hydrochloride

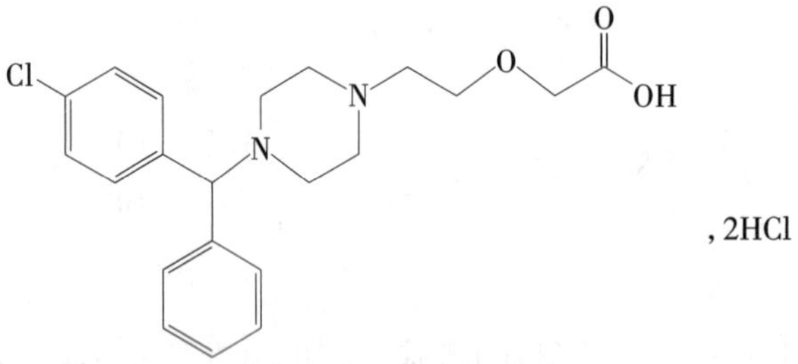

化学名为(±)-2-[2-[4-[(4-氯苯基)苯甲基]-1-哌嗪基]乙氧基]乙酸二盐酸盐。

本品为白色或类白色结晶性粉末;无臭。易溶于水,溶于甲醇或乙醇,几乎不溶于三氯甲烷或丙酮。本品应遮光,密闭保存。

本品为哌嗪类非镇静性抗组胺药,临床用于治疗过敏性鼻炎、过敏性结膜炎。

课堂活动

1. 由结构分析西替利嗪属于非镇静类 H_1 受体拮抗剂的原因。
2. 总结本节学过的非镇静性 H_1 受体拮抗剂，并分析它们的结构特点。

氯雷他定　loratadine

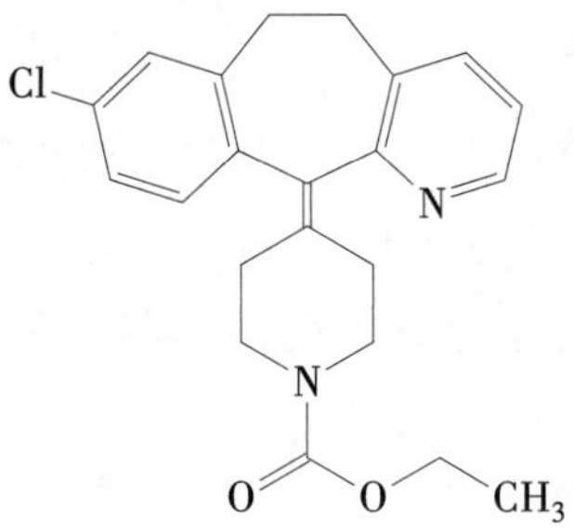

化学名为4-(8-氯-5,6-二氢-11*H*-苯并[5,6]环庚烷[1,2-*b*]吡啶-11-亚基)-1-哌啶羧酸乙酯。

本品为白色或类白色结晶性粉末；无臭。易溶于甲醇、乙醇或丙酮，几乎不溶于水；在0.1mol/L盐酸溶液中略溶。

本品为三环类非镇静性抗组胺药，临床用于治疗过敏性鼻炎、慢性荨麻疹及其他过敏性瘙痒性皮肤病。

点滴积累

1. 盐酸苯海拉明的醚类结构比较稳定。
2. 几何异构体有立体选择性，显示不同的活性，如马来酸氯苯那敏右旋体（*S*构型）的活性强于左旋体（*R*构型）。
3. 第一代组胺H_1受体拮抗剂存在中枢抑制的副作用；第二代组胺H_1受体拮抗剂分子增加了极性基团，消除了中枢抑制作用。

第四节　局部麻醉药

局部麻醉药(简称局麻药)是指局部使用能可逆性地阻滞神经冲动传导功能，使患者在意识清醒的条件下局部感觉(主要是痛觉)丧失的药物。由于中枢神经系统和心肌细胞对局麻药特别敏感，故该类药物的毒副作用主要表现为中枢神经系统和心血管系统，以及过敏反应。

案例分析

案例

在发现麻醉药以前，外科手术治疗最大的障碍是难忍的疼痛。虽然人们积累了许多经验，如李时珍在《本草纲目》中介绍了曼陀罗花的麻醉作用，甚至有饮酒、放血等使患者丧失神志等“麻醉”方法，但这些方法都不令人满意。

分析

曼陀罗花含莨菪碱、东莨菪碱和阿托品等，起麻醉作用的主要成分是东莨菪碱。在外科手术中引入全身麻醉剂是 19 世纪最伟大的治疗学革命之一，麻醉药的发现和使用减轻了手术患者的痛苦，挽救了更多患者的生命。

全身麻醉药是一类作用于中枢神经系统，使其受到可逆性抑制，从而导致人的意识、感觉和反射暂时消失，特别是痛觉消失的药物。全身麻醉药根据给药途径又分为 2 类：一类是吸入麻醉药，如麻醉乙醚、异氟烷、恩氟烷等；另一类是静脉麻醉药，如盐酸氯胺酮、丙泊酚、依托咪酯、羟丁酸钠及硫喷妥钠等。

一、概述

1860 年从南美洲古柯树叶中提取得到可卡因（cocaine，古柯碱），1884 年正式应用于临床，是最早使用的局麻药。但可卡因具有成瘾性、毒性较强、致变态反应、组织刺激性及水溶液不稳定等缺点，因此对其结构进行改造，以寻找更好的局麻药。

对可卡因的结构进行分析和简化，发现去除 *N*- 甲基、甲氧羰基以及打开四氢吡咯环后，仍保留局部麻醉作用。由此证明了苯甲酸酯部分在可卡因的局部麻醉作用中占重要地位，于是开始集中研究苯甲酸酯类衍生物。1890 年合成了局麻药苯佐卡因（benzocaine），但其溶解度小，且不宜制成注射剂。故又在其结构中引入二乙氨基，于 1904 年开发出了普鲁卡因（procaine），其作用优良，无可卡因的不良反应，其盐酸盐的水溶性较大，可制成注射剂，至今仍为临床广泛使用的局部麻醉药。

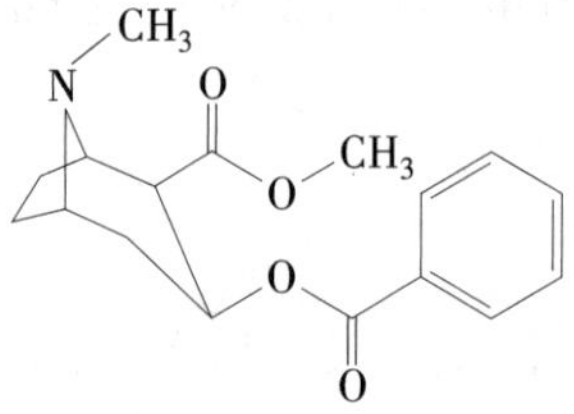

可卡因

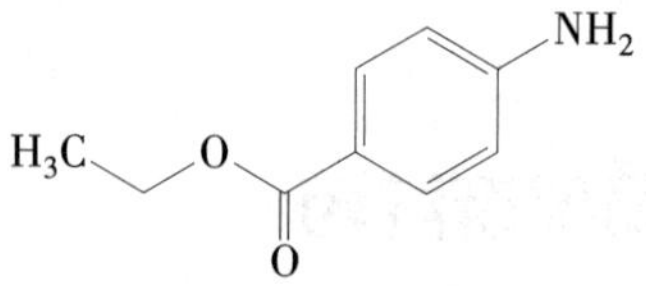

苯佐卡因

普鲁卡因的发现，使人们认识到苯甲酸酯结构的重要性，也认识到简化天然产物的结构是寻找新药的一条重要途径。对苯甲酸酯结构的研究中，发展了其他类局部麻醉药。局部麻醉药按化学结构类型可分为芳酸酯类、酰胺类、氨基醚类、氨基酮类、氨基甲酸酯类等。

知识链接

可卡因的滥用及危害

滥用可卡因的由来和发展已有 100 多年的历史。大约在 1880 年，在美国和欧洲，可卡因被推荐作为一种全身强壮剂和医治花粉症的药物，亦曾被用来作为治疗吗啡毒瘾的药物，但不久即发现其医疗作用（主要是中枢兴奋作用）比原来的毒瘾还可怕而停止使用。尽管如此，除某些公开上市的药品中含有可卡因外，糖、酒、饮料及滋补品类中亦掺有提纯的可卡因，在市场上大量销售，从而使可卡因的滥用更加无度。直到 1914 年，可卡因才与吗啡、海洛因一道受到管制。

（一）芳酸酯类

从普鲁卡因的发现和应用到现在已有 100 多年的历史，至今仍在临床上广泛应用。但普鲁卡因易水解失效，麻醉持续时间短，不能用于黏膜的表面麻醉。为了克服这些缺点，以普鲁卡因作为先导物，对苯环、氨基侧链、碳链、羧酸酯进行变化，获得了一系列其他芳酸酯类局麻药，如氯普鲁卡因（chloroprocaine）、丁卡因（tetracaine）、布他卡因（butacaine）、硫卡因（thiocaine）等。其中氯普鲁卡因的局部麻醉作用比普鲁卡因强 2 倍，毒性小，作用迅速持久，临床上用于各种手术麻醉；丁卡因的局麻作用比普鲁卡因强 5~10 倍，穿透力强，但毒性也大，作用迅速，临床主要用于黏膜麻醉。

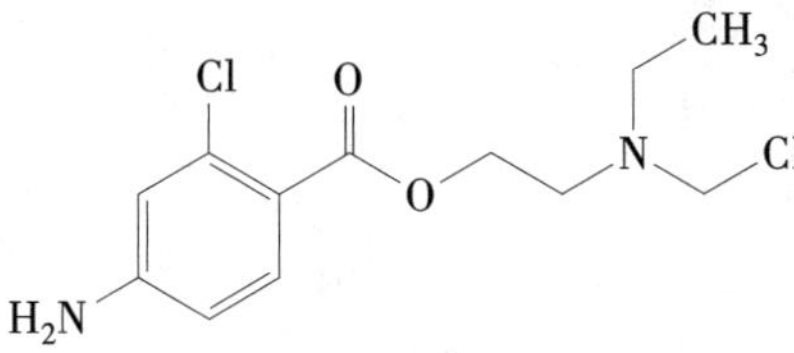
氯普鲁卡因

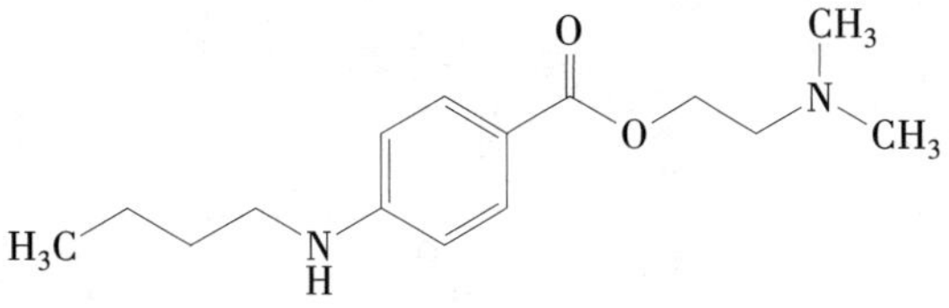
丁卡因

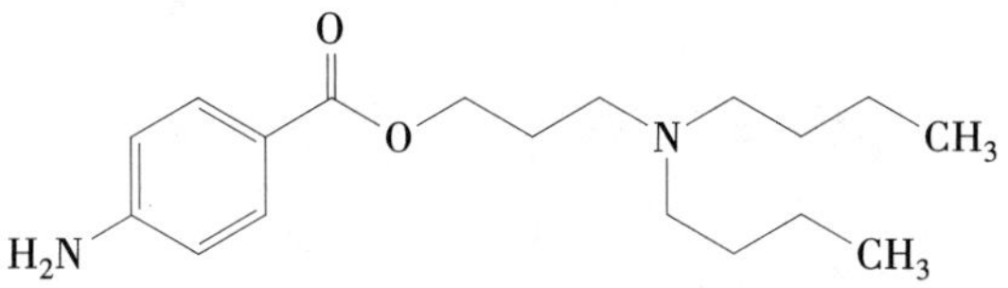
布他卡因

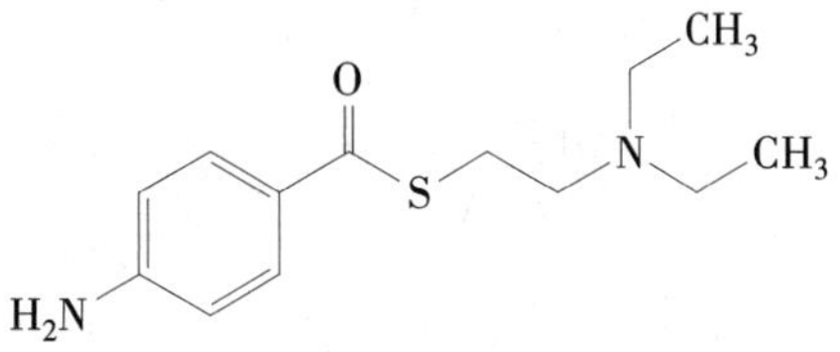
硫卡因

知识链接

麻醉药品与麻醉药

麻醉药品（narcotic drug）是指列入麻醉药品目录的药品或其他物质，连续使用后易产生身体依赖性和精神依赖性，能成瘾癖的药品，其使用和储存应严格管理。麻醉药品的专有标识——“麻”字为白底蓝字。

麻醉药（anesthetic）是指可以使患者暂时性、可逆性地失去知觉及痛觉的药物，在药理上虽具有麻醉作用，但一般不易产生依赖性、成瘾性。

（二）酰胺类

1936 年全合成异芦竹碱（isogramine）时，发现其开环前体具有局麻作用。于是人们合成了 50 多个类似物，从中筛选出了利多卡因（lidocaine）。利多卡因的酰胺键比普鲁卡因的酯键稳定，加之其邻位 2 个甲基产生的空间位阻作用使其较难水解，因此利多卡因的作用比普鲁卡因强，作用时间延长 1 倍，还具有抗心律失常作用。

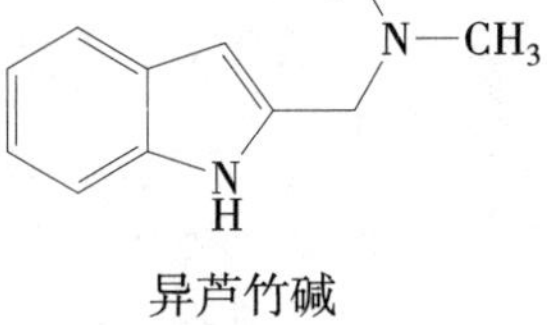
异芦竹碱

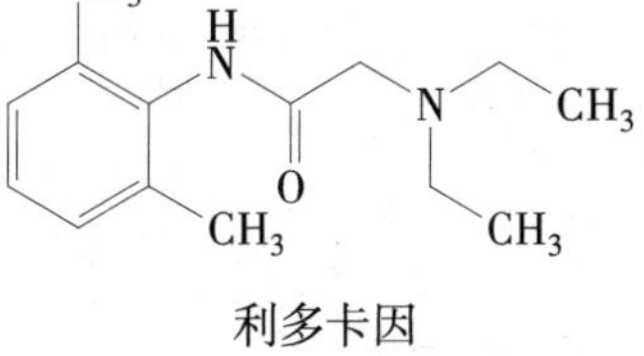
利多卡因

改造利多卡因的结构，获得其他酰胺类药物。如侧链为 *N*- 取代的哌啶甲酰胺类的布比卡因（bupivacaine）为长效局麻药，局麻作用比利多卡因强 4~5 倍，作用持续时间长，较安全，临床用于局部浸润麻醉、外周神经阻滞麻醉及椎管内阻滞麻醉。该药的毒性主要源于右旋体，现左旋体左布比卡因（*S*- 异构体）已上市。罗哌卡因（ropivacaine）是第一个以纯 *S*- 异构体供药用的局麻药，作用时间持久，安全性高，具有麻醉和镇痛作用。结构上比利多卡因多 1 个甲基和乙基的依替卡因（etidocaine）的局麻作用与布比卡因相似，起效迅速，持续时间长，主要用于浸润麻醉、神经阻滞麻醉及硬膜外麻醉。不含苯环的酰胺类局部麻醉药阿替卡因（articaine）起效快、作用时间短、毒性小，广泛用于牙科手术中，为口腔用局部麻醉药。

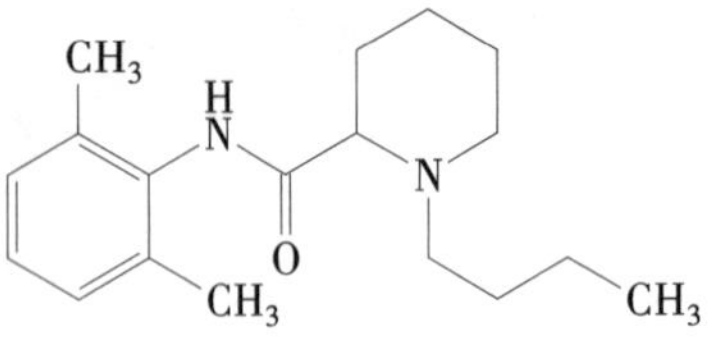

布比卡因

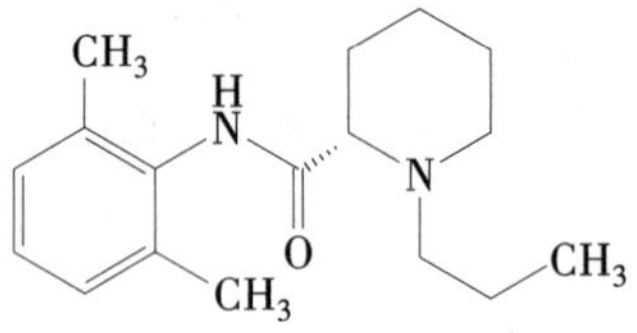

罗哌卡因

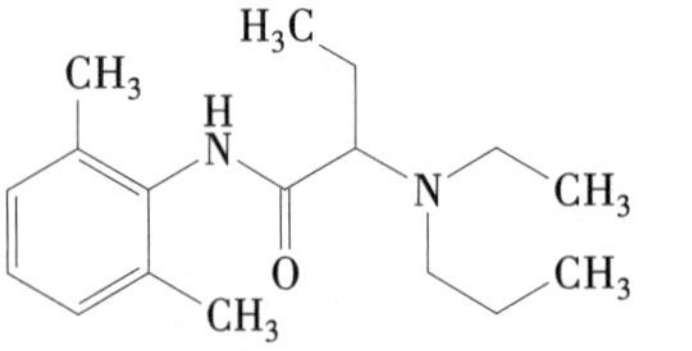

依替卡因

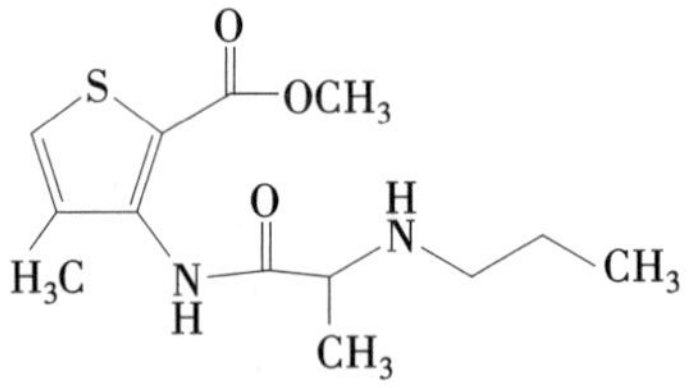

阿替卡因

（三）氨基酮类、氨基醚类、氨基甲酸酯类及脒类

氨基酮类是用电子等排体—CH_2—代替酯键中的—O—，作用时间延长。此类药物中的达克罗宁（dyclonine）对黏膜的穿透力强，作用迅速，具有很强的表面麻醉作用。对皮肤有止痛、止痒及杀菌作用，可用于火伤、擦伤、痒疹、虫咬伤、痔瘘、溃疡、压疮以及喉镜、气管镜、膀胱镜检查前的准备。

氨基醚类是用醚键代替前 2 类局麻药中的酯键或酰胺键，稳定性增加，麻醉作用强而持久。如普莫卡因（pramocaine），用于表面麻醉。

氨基甲酸酯类药物如卡比佐卡因（carbizocaine）等有很强的局部麻醉作用。

脒类药物如非那卡因（phenacaine）在眼科中用于表面麻醉，渗透作用较强，不扩张瞳孔。

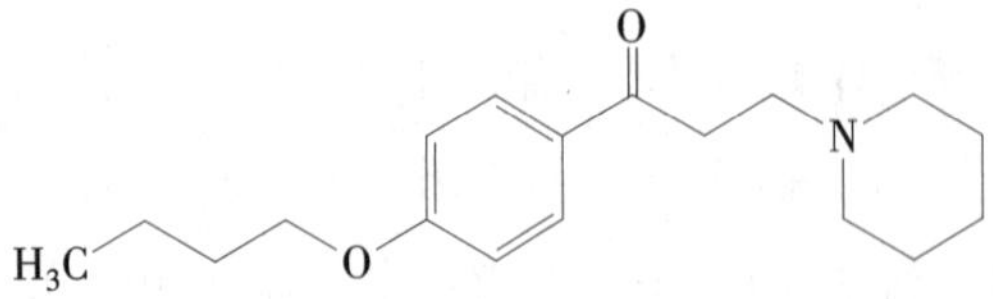

达克罗宁

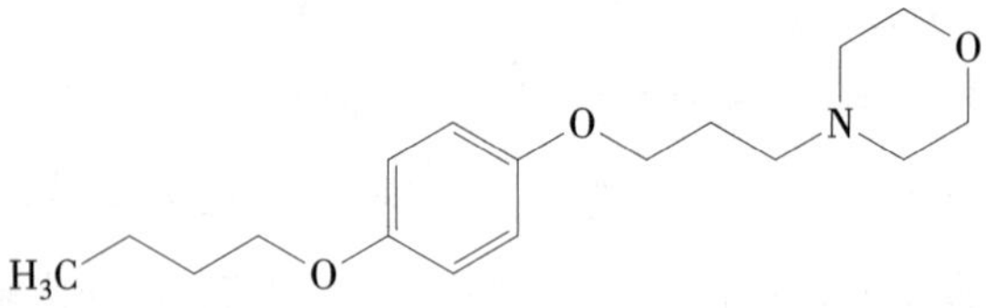

普莫卡因

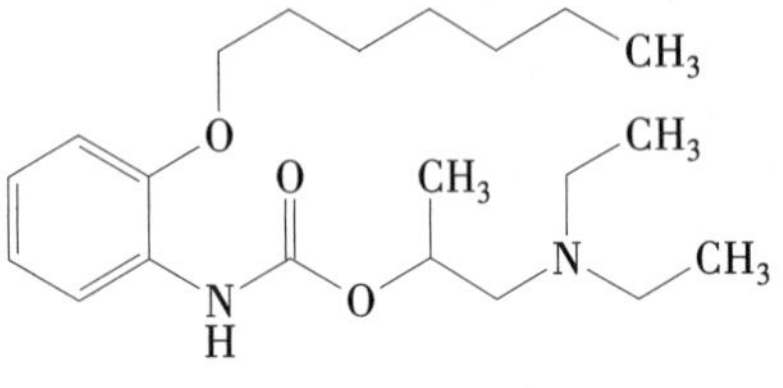

卡比佐卡因

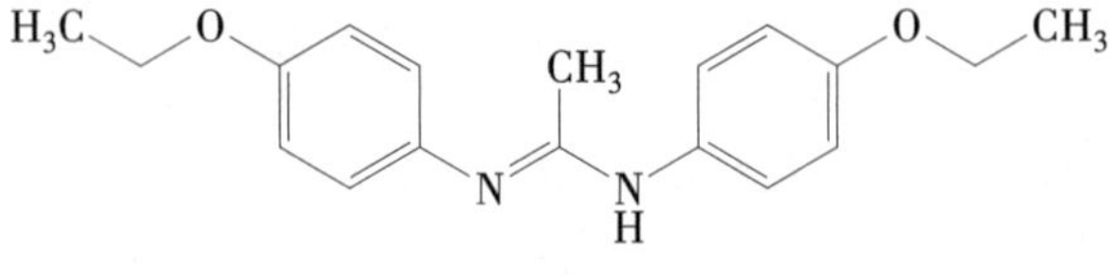

非那卡因

二、典型药物

盐酸普鲁卡因　procaine hydrochloride

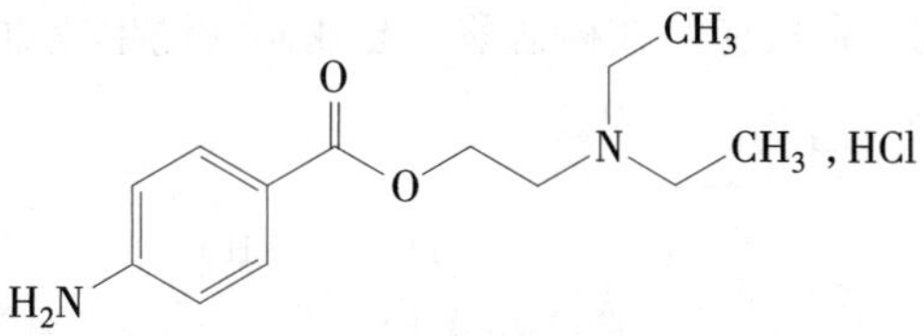

化学名为4-氨基苯甲酸-2-(二乙氨基)乙酯盐酸盐。又名盐酸奴佛卡因。

本品的合成方法为以对硝基甲苯为原料，经重铬酸氧化生成对硝基苯甲酸，再与二乙氨基乙醇酯化，用二甲苯共沸脱水得硝基卡因(对硝基苯甲酸-2-二乙氨基乙酯)，然后用稀盐酸、铁粉还原为普鲁卡因，与浓盐酸成盐后即得。

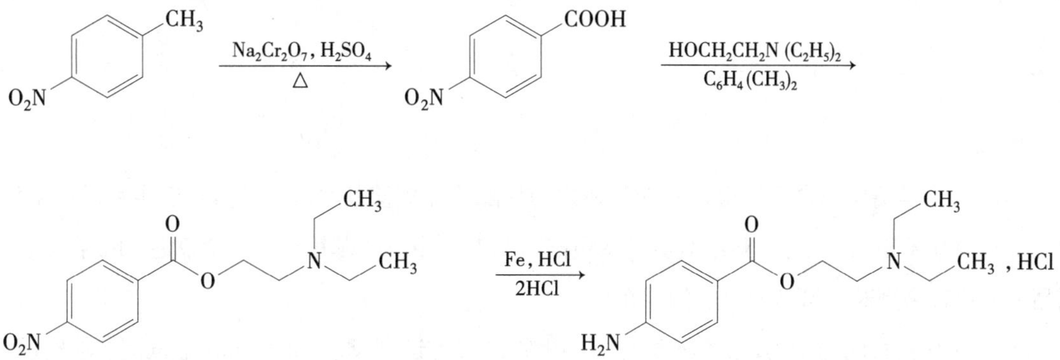

本品为白色结晶或结晶性粉末；无臭。熔点为154~157℃。易溶于水，略溶于乙醇，微溶于三氯甲烷，几乎不溶于乙醚。

本品为盐酸盐，其水溶液加氢氧化钠溶液后游离，析出普鲁卡因白色沉淀，加热酯水解，产生二乙氨基乙醇(蒸气使湿润的红色石蕊试纸变蓝)和对氨基苯甲酸钠，放冷，加盐酸酸化，即析出对氨基苯甲酸白色沉淀，此沉淀能在过量的盐酸中溶解。

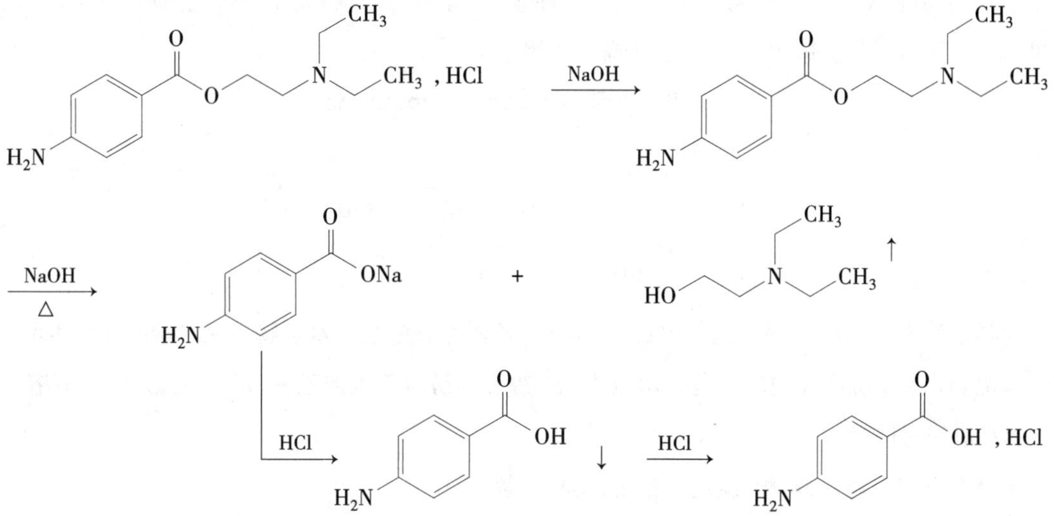

本品结构中含有芳香第一胺，具有还原性，光照下容易氧化变色，宜遮光、密封保存。另外 pH 及温度升高、紫外线、氧、重金属离子等均可加速其氧化，故配制盐酸普鲁卡因注射液时应调节 pH 为 3.5~5.5，并严格控制灭菌温度和时间。

本品显芳香第一胺类的鉴别反应。在稀盐酸中与亚硝酸钠生成重氮盐，加碱性 *β*- 萘酚试液发生偶合反应，生成红色的偶氮化合物。

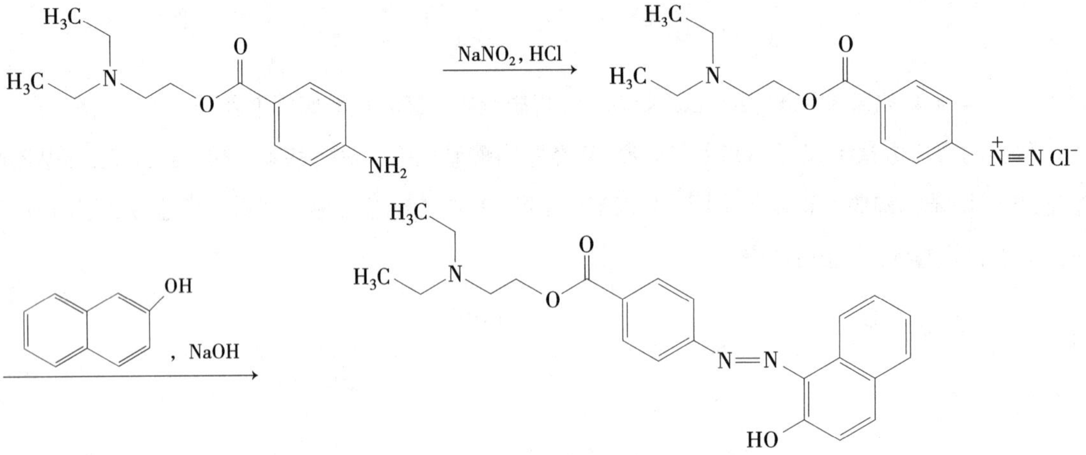

本品的化学结构中含有酯键，酸、碱和体内的酯酶均能促使其水解。药典规定本品的注射液必须检查对氨基苯甲酸的存在，利用对氨基苯甲酸可与对二甲氨基苯甲醛生成有颜色的缩合物，与对照品溶液比较来判断对氨基苯甲酸的存在。

本品具有叔胺的结构，其水溶液能与一些生物碱沉淀试剂反应，如与氯化金试液、碘化铋钾试液、碘试液、碘化汞钾试液和三硝基苯酚试液等反应生成沉淀。

本品显氯化物的鉴别反应。

本品在体内的代谢过程主要为血浆假性胆碱酯酶催化水解生成对氨基苯甲酸和二乙氨基乙醇。前者是普鲁卡因引起过敏反应的主要原因，80% 可随尿排出，或形成结合物后排出；后者有微弱的麻醉作用，30% 随尿排出，其余可在肝脏继续脱氨、脱羟和氧化后排出。

本品的局部麻醉作用强、毒性低且无成瘾性，但其穿透力弱，不能用于表面麻醉。临床上用于浸润麻醉、阻滞麻醉、腰麻、硬膜外麻醉和局部封闭疗法。

盐酸利多卡因　lidocaine hydrochloride

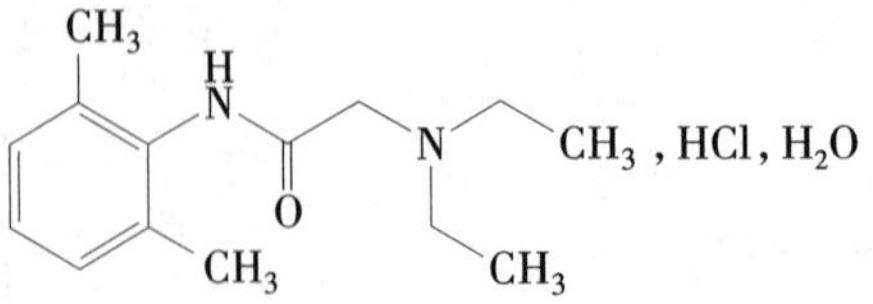

化学名为 *N*-（2，6- 二甲苯基）-2-（二乙氨基）乙酰胺盐酸盐一水合物。又名盐酸赛洛卡因。

本品为白色结晶性粉末；无臭。熔点为 75~79℃。易溶于水或乙醇，溶于三氯甲烷，不溶于乙醚。本品应密封保存。

本品在空气中稳定，对酸、碱均较稳定，不易水解。

本品具叔胺结构，其水溶液加三硝基苯酚试液即产生复盐沉淀，熔点为 288~232℃，熔融时同时分解。

本品酰胺键上的氮能与金属离子生成有色的配位化合物。其水溶液加硫酸铜和碳酸钠试液，即显蓝紫色，加三氯甲烷振摇后放置，三氯甲烷层显黄色；其乙醇溶液与氯化钴试液显绿色，放置后，生成蓝绿色沉淀。

本品的局部麻醉作用为普鲁卡因的2~9倍，因其性质稳定，起效快，维持时间较长，具有穿透性、弥散性强、刺激性小的特点，被认为是较理想的局部麻醉药。其代谢产物是产生毒性的主要原因，单乙基甘氨酰二甲苯胺可以引起中枢神经系统副作用。主要用于表面麻醉、硬膜外阻滞或神经阻滞等，也是治疗室性心律失常和强心苷中毒引起的心律失常的首选药物。

课堂活动

分析利多卡因的结构，说明为什么作用比普鲁卡因强、持久？

三、构效关系

局麻醉药的化学结构可概括为三部分，即亲脂部分、中间链和亲水部分。

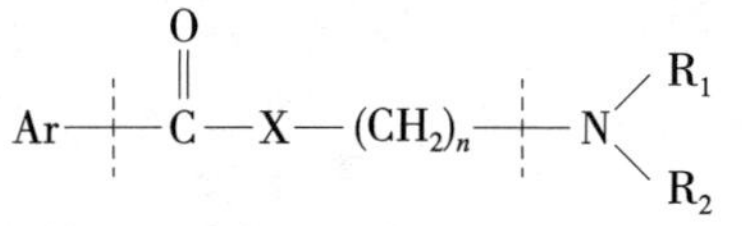

亲脂部分　　　中间链　　　亲水部分

1. 亲脂部分　可为芳烃及芳杂环，活性顺序为：

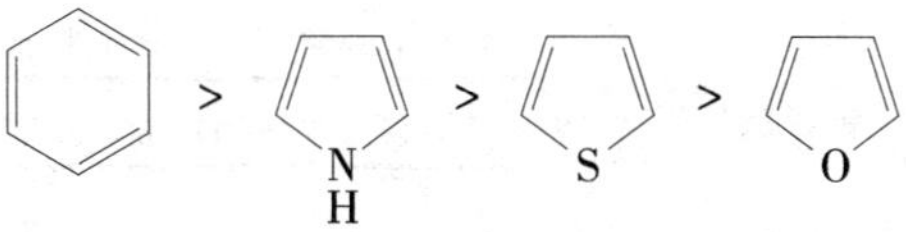

苯环的邻、对位由给电子基—OH、—OR、$—NH_2$ 等取代时作用增强。若苯环的邻位再引入其他取代基，如—Cl、—OH、—OR 等，由于位阻作用延缓了酯的水解，活性增强，作用时间延长，如氯普鲁卡因。

知识链接

—OH、—OR、$—NH_2$ 与局麻作用

—OH、—OR、$—NH_2$ 等基团的引入使局麻作用增强。

—OH、—OR、$—NH_2$ 与苯环相连，形成 p-π 共轭效应，电子云密度趋向于平均化，表现为供电子基，促进羰基的极化，使羰基的极性增加，增强药物与受体的亲和力，局麻作用增强。

2. 中间链　中间链决定药物的稳定性，根据水解的难易程度，其麻醉持续时间为：

$$—COCH_2— > —CONH— > —COS— > —COO—$$

麻醉作用强度次序为：

$$—COS— > —COO— > —COCH_2— > —CONH—$$

中间链中的 n 以 2~3 为好,碳链增长,如在酯基的 α- 位引入支链,由于位阻作用使酯键不易水解,局麻作用增强,作用时间延长,但毒性增大。

3. 亲水部分　亲水部分多为叔胺或脂环胺(如吡咯、哌啶等)。伯胺、仲胺的刺激性较大,季铵有箭毒样作用而不被采用。以叔胺最为常见,叔胺上的烷基以 3~4 个碳原子时作用最强。

局麻药作用于神经细胞膜上的 Na^+ 通道内口,必须有一定的脂溶性才能穿透神经细胞膜到达作用部位,结构中的亲脂性芳环部分保证了药物分子的脂溶性。而药物的脂溶性又不能太大,否则将易于穿透血管壁,被血流带走,使局部浓度很快降低而达不到应有的效果。而亲水性的叔胺结构既保证了药物分子有一定的水溶性而有利于转运,又提供了与靶点结合的结构基础。因此,局部麻醉药的亲脂性部分和亲水性部分必须保持适当的平衡,即有合适的脂水分配系数。

点滴积累

1. 普鲁卡因具有酯的水解性和芳香第一胺的还原性、弱碱性及重氮化 – 偶合反应。
2. 利多卡因的酰胺结构比普鲁卡因的酯结构稳定。
3. 局麻药结构由亲脂部分、中间链和亲水部分三部分组成。

复习导图

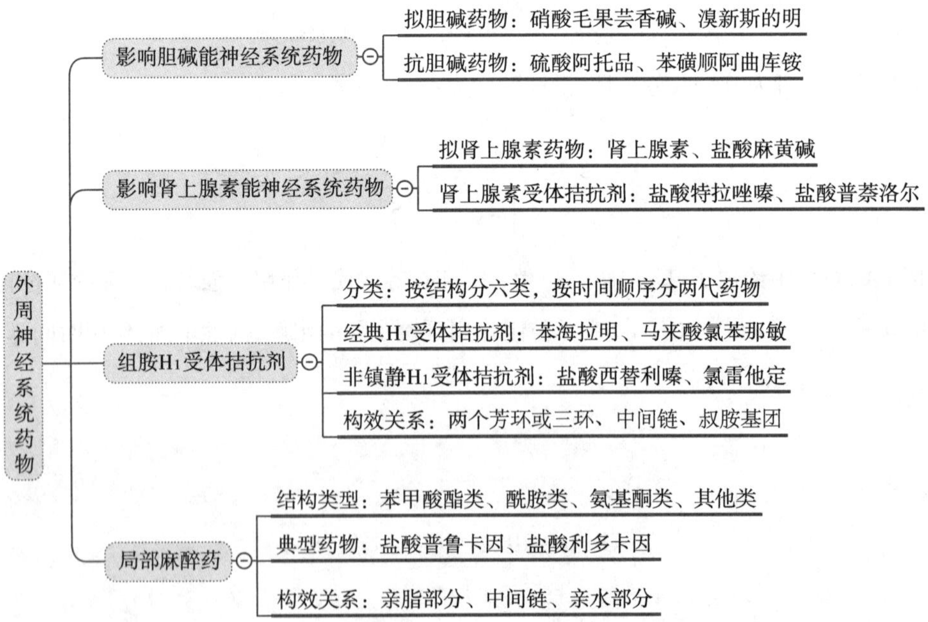

目标检测

一、选择题

(一)单项选择题

1. 盐酸普鲁卡因是通过对下面哪个天然药物的结构进行简化而得到的

A. 吗啡　　B. 阿托品

C. 奎宁　　D. 可卡因

2. 关于硫酸阿托品，下列说法不正确的是

A. 现可采用合成法制备　　B. 水溶液呈中性

C. 在碱性溶液中较稳定　　D. 可用 Vitali 反应鉴别

3. 具有莨菪酸结构的特征定性鉴别反应是

A. 重氮化 - 偶合反应　　B. $FeCl_3$ 试液显色反应

C. 坂口反应　　D. Vitali 反应

4. 属于酰胺类局麻药的是

A. 盐酸普鲁卡因　　B. 硫卡因

C. 盐酸布比卡因　　D. 盐酸丁卡因

5. 对盐酸可乐定的阐述不正确的是

A. α_2 受体激动剂　　B. 抗高血压药物

C. 分子结构中含 2，6- 二氯苯基　　D. 分子结构中含噻唑环

6. 下列哪项不符合氯化琥珀胆碱的性质

A. 为酯类化合物，难溶于水　　B. 为季铵盐类化合物，极易溶于水

C. 在血浆中极易被酯酶水解，作用时间短　　D. 为去极化型肌松药

7. 化学名为 *N*-（2，6- 二甲苯基）-2- 二乙氨基乙酰胺的是

A. 恩氟烷　　B. 氯胺酮

C. 普鲁卡因　　D. 利多卡因

8. 与盐酸普鲁卡因不符的是哪一条叙述

A. 对光敏感，需避光保存

B. 对可卡因的结构进行改造而得到的

C. 易被水解生成对氨基苯甲酸和二乙氨基乙醇

D. 可用于表面麻醉

9. 沙丁胺醇氨基上的取代基为

A. 甲基　　B. 异丙基

C. 叔丁基　　D. 乙基

10. 以外消旋体供药的局部麻醉药是

A. 盐酸普鲁卡因　　B. 盐酸布比卡因

C. 盐酸氯胺酮　　D. 盐酸达克罗宁

11. 关于马来酸氯苯那敏的叙述不正确的是

A. 氨基醚类 H_1 受体拮抗剂

B. 加稀硫酸及高锰酸钾试液颜色褪去

C. 具有酸性

D. 分子结构中有 1 个手性碳原子，药用为外消旋体

12. 结构中无酚羟基的药物是

A. 肾上腺素　　B. 麻黄碱

C. 异丙肾上腺素　　D. 去甲肾上腺素

13. 利多卡因的作用时间比普鲁卡因长的原因是

A. 酰胺比酯键稳定,同时还有邻位 2 个甲基的位阻作用

B. 酰胺比酯键不稳定

C. 氨基酮的结构不易水解

D. 碳链支链的位阻作用

14. 依巴斯汀属于下列哪类抗过敏药

A. 乙二胺类　　B. 哌嗪类　　C. 丙胺类　　D. 哌啶类

15. 下列哪个药物属于 β 受体拮抗剂

A. 哌唑嗪　　B. 硫酸阿托品　　C. 阿替洛尔　　D. 肾上腺素

16. 显芳香第一胺的特征性反应的是

A. 盐酸布比卡因　　B. 盐酸利多卡因

C. 盐酸普鲁卡因　　D. 盐酸丁卡因

17. 局部麻醉药的结构类型不包括

A. 氨基醚类　　B. 酰胺类

C. 巴比妥类　　D. 苯甲酸酯类

18. 属于氨基醚类 H_1 受体拮抗剂的药物是

A. 赛庚啶　　B. 酮替芬

C. 苯海拉明　　D. 氯苯那敏

19. 属于非镇静 H_1 受体拮抗剂的药物是

A. 氯苯那敏　　B. 酮替芬

C. 西替利嗪　　D. 赛庚啶

20. α_1 受体拮抗剂是

A. 特拉唑嗪　　B. 去甲肾上腺素

C. 麻黄碱　　D. 普萘洛尔

（二）多项选择题

1. 下列哪些结构类型属于 H_1 受体拮抗剂

A. 乙二胺类　　B. 氨基醚类　　C. 氨基酮类

D. 丙胺类　　E. 哌嗪类

2. 下列属于非镇静性 H_1 受体拮抗剂的药物是

A. 咪唑斯汀　　B. 氯苯那敏　　C. 依巴斯汀

D. 西替利嗪　　E. 氯雷他定

3. 局部麻醉药的基本结构的主要组成部分是

A. 亲脂部分　　B. 中间连接部分　　C. 亲水部分

D. 六元杂环部分　　E. 阴离子部分

4. 关于泮库溴铵的论述正确的是

A. 具有雄甾烷母核

B. 2- 和 16- 位有 1- 甲基哌啶基取代

C. 3- 和 17- 位有乙酰氧基取代

D. 属于甾类非去极化型神经肌肉阻滞剂

E. 具有雄性激素活性

5. 属于苯乙胺类的拟肾上腺素药物是

A. 甲氧明　　B. 麻黄碱　　C. 去甲肾上腺素

D. 沙美特罗　　E. 沙丁胺醇

6. 以下叙述中与盐酸利多卡因相符的有

A. 易发生水解反应

B. 酰胺类局麻药

C. 分子结构中含有 2,6- 二甲苯基

D. 具有抗心律失常作用

E. 局麻作用强于普鲁卡因,作用时间亦长

7. 能发生维他立反应的药物有

A. 溴丙胺太林　　B. 氢溴酸山莨菪碱　　C. 溴新斯的明

D. 硫酸阿托品　　E. 碘解磷定

8. 下列哪些药物属于季铵盐类化合物

A. 溴新斯的明　　B. 雷库溴铵　　C. 溴丙胺太林

D. 氯化琥珀胆碱　　E. 泮库溴铵

9. 含有邻苯二酚结构的药物有

A. 沙丁胺醇　　B. 肾上腺素　　C. 去甲肾上腺素

D. 麻黄碱　　E. 哌唑嗪

10. 肾上腺素受体激动剂的构效关系包括

A. 具有 β- 苯乙胺的结构骨架

B. β- 碳上通常带有醇羟基,其绝对构型以 S 构型为活性体

C. α- 碳上带有 1 个甲基,外周拟肾上腺素作用减弱,中枢兴奋作用增强,作用时间延长

D. N 上的取代基对 α 和 β 受体效应的相对强弱有显著影响

E. 苯环上可以带有不同的取代基

二、简答题

1. 苯乙醇胺类肾上腺素受体激动剂的碳是手性碳原子,其 R 构型异构体的活性大大高于 S 构型体,试解释之。

2. 试从氯化琥珀胆碱的化学结构讨论其化学稳定性、作用持续时间与体内代谢过程的关系。

3. 经典的 H_1 受体拮抗剂为什么具有中枢抑制的副作用？可以通过怎样的结构修饰来克服？

4. 根据普鲁卡因的结构说明其与稳定性有关的性质。

三、实例分析

1. 我国药品监督管理部门于 2000 年 11 月通知停用所有含苯丙醇胺化学成分的药品，首当其冲的就是复方盐酸苯丙醇胺缓释胶囊，其主要成分为盐酸苯丙醇胺和马来酸氯苯那敏。目前临床常用的是以盐酸伪麻黄碱和马来酸氯苯那敏为主要成分的复方盐酸伪麻黄碱缓释胶囊。

试分析：

（1）苯丙醇胺引起不良反应的原因是什么？

（2）为什么可以用伪麻黄碱取代它用于复方感冒药中，减轻鼻黏膜充血、缓解鼻塞？

2. 王某，30 岁，高空作业者，由于花粉过敏，来药店买药，为了不影响他的工作，作为药剂师的你给他推荐下列哪种药？并说明你的理由。

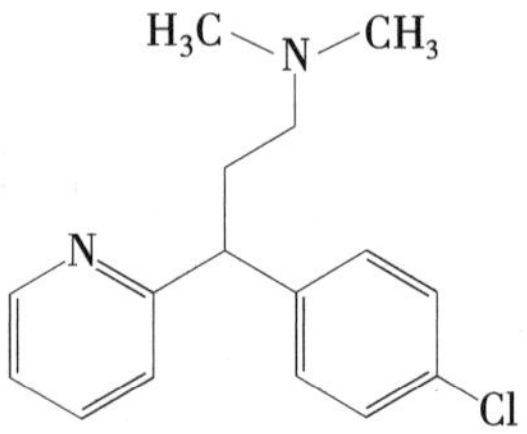

氯苯那敏

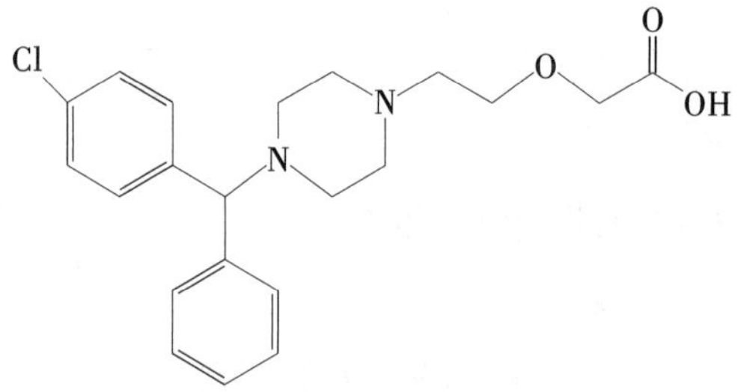

西替利嗪

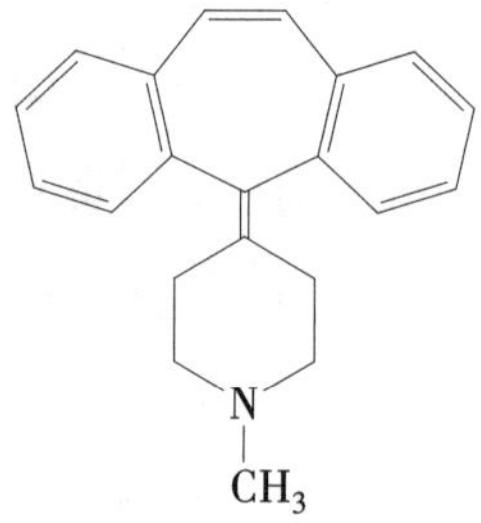

赛庚啶

3. 阿替卡因是新一代酰胺类口腔专用局麻药，具有麻醉起效快、效力强、持续时间长、过敏反应少等特点。

（1）试从药物化学角度分析它与传统的口腔科局麻药利多卡因相比优势在哪里。

（2）在使用中阿替卡因一般与肾上腺素配伍，制成阿替卡因肾上腺素注射液，请问主要目的是什么？

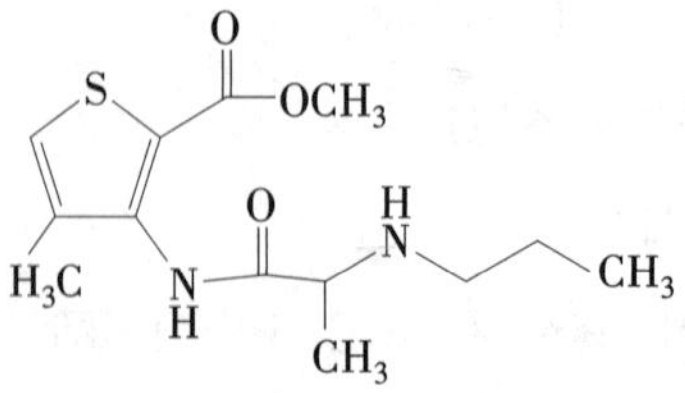

阿替卡因

（付　正）

第六章

心血管系统药物

导学情景

情景描述

某女士，近1个月来在运动、激动和劳累时经常感觉到胸骨中、上部有紧缩感、窒息感，有时伴压榨性疼痛，有时左上肢内侧酸痛乏力，休息后症状可缓解。患者有原发性高血压病史5年、肥胖10年，经诊断为“心绞痛”。

学前导语

心血管系统疾病是导致死亡的四大病因之一，近年来发病率呈上升趋势，是危害人类健康的严重疾病。临床常见的心血管系统疾病主要包括动脉粥样硬化、冠心病、心绞痛、高血压、心律失常、心力衰竭等。

心血管系统药物在临床上占有十分重要的地位，其研发已成为世界各国医药领域的科学家们格外重视的研究热点。20世纪80年代以来，许多新型、高效、选择性好的药物用于临床，显著改善了心血管系统疾病的治疗状况。心血管系统药物种类繁多，作用机制各异，根据药物的临床用途，分为调血脂药、抗心绞痛药、抗高血压药、抗心律失常药、抗血栓药和抗心力衰竭药。

第一节　调血脂药

一、概述

调血脂药（antilipemic agents）又称抗动脉粥样硬化药，是指能调节血脂含量，纠正脂代谢紊乱，预防和治疗动脉粥样硬化及冠心病等疾病的药物。

（一）血脂的化学与生物化学

血脂是指血浆或血清中的脂质，包括游离胆固醇（CH）、胆固醇酯（CE）、甘油三酯（TG）、磷脂等。体内的血脂有2个来源：一是外源性的，由食物中摄取经消化吸收后进入血液；二是内源性的，由肝细胞、脂肪细胞及其他组织合成后释放至血液中。由于脂类难溶于水，它们通常与载脂蛋白（apolipoproteins，Apo）结合，形成脂蛋白（lipoproteins）而增加溶解性。

血浆中的脂蛋白根据其体积、电荷及密度等方面的差异分为乳糜微粒（CM）、极低密度脂蛋白（VLDL）、中等密度脂蛋白（IDL）、低密度脂蛋白（LDL）和高密度脂蛋白（HDL）。载脂蛋白主要包括载脂蛋白 A、B、C、D 及 E，不同的脂蛋白所含的载脂蛋白不同。

血浆中的各种脂质和脂蛋白需有基本恒定的浓度以维持相互间的平衡，当血中有过量的脂质存在时，会造成高脂血症，主要是 VLDL 和 LDL 增多，而血浆中 HDL 则有利于预防动脉粥样硬化。当血浆中的胆固醇高于 230mg/100ml、甘油三酯高于 140mg/100ml 时，即可称为高脂血症。

高脂血症分原发性和继发性 2 类。前者是指原因不明的高脂血症，可能与遗传有关，可用降血脂药物治疗；后者是指由肾脏疾病、糖尿病、酒精中毒、甲状腺功能减退等引起的高脂血症。高脂血症在饮食、生活方式改变 6 周以上，血脂水平仍然异常时，应考虑用调血脂药治疗。

知识链接

动脉粥样硬化

动脉粥样硬化是缺血性心脑血管疾病的病理基础，当机体的脂质代谢紊乱、血脂长期升高后，血脂及其分解产物将逐渐沉积于动脉血管壁上，继而血管内膜纤维组织增生，形成斑块，使血管局部增厚、通道变窄、弹性减小，最后导致血管堵塞。动脉粥样硬化可损伤心、脑、肾等重要器官，引起冠心病、心肌梗死、脑卒中、肾衰竭等疾病。调整血脂含量，纠正脂代谢紊乱，是预防和消除动脉粥样硬化，改善冠心病、高血压及相关疾病的症状，降低脑血管意外的关键。因此，调血脂药也可被看作是心血管疾病的预防药物。

（二）调血脂药物

调血脂药可通过不同途径降低动脉粥样硬化的 CM、LDL、VLDL 等脂蛋白，或升高动脉粥样硬化的 HDL，以纠正脂质代谢紊乱。根据作用效果不同，调血脂药可分为主要降低胆固醇和低密度脂蛋白的药物及主要降低甘油三酯和极低密度脂蛋白的药物两大类。

1. 主要降低胆固醇和低密度脂蛋白的药物　包括 HMG-CoA 还原酶抑制剂（他汀类）及胆汁酸螯合剂。

（1）HMG-CoA 还原酶抑制剂：HMG-CoA 还原酶是肝细胞中胆固醇合成的限速酶，通过竞争性地抑制该酶的活性，可达到有效降低胆固醇水平的目的。20 世纪 80 年代问世的他汀类药物能选择性地分布于肝脏，竞争性地抑制 HMG-CoA 还原酶的活性，限制了内源性胆固醇的生物合成，同时通过降低胆固醇的浓度来触发肝脏 LDL 受体表达增加，加快了血浆中 LDL、IDL、VLDL 的消除，从而显著降低了血浆中的 LDL 水平，并可提高 HDL 水平。

临床上应用的 HMG-CoA 还原酶抑制剂可根据化学来源分为天然和人工合成 2 类。天然药物包括洛伐他汀（lovastatin）、辛伐他汀（simvastatin）及普伐他汀（pravastatin）等，人工合成药物包括氟伐他汀（fluvastatin）、阿托伐他汀（atorvastatin）及西立伐他汀（cerivastatin）等。

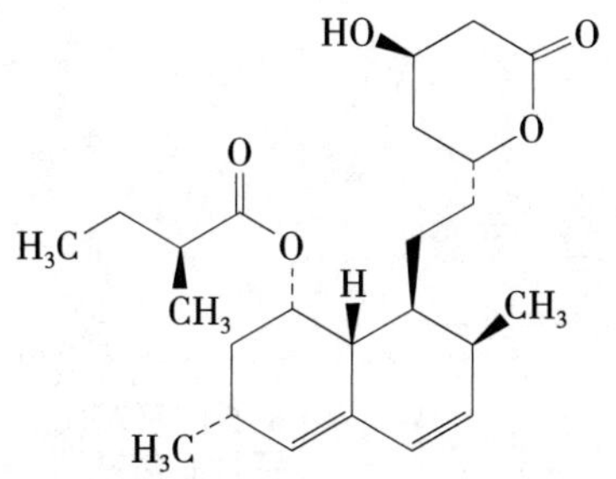

洛伐他汀

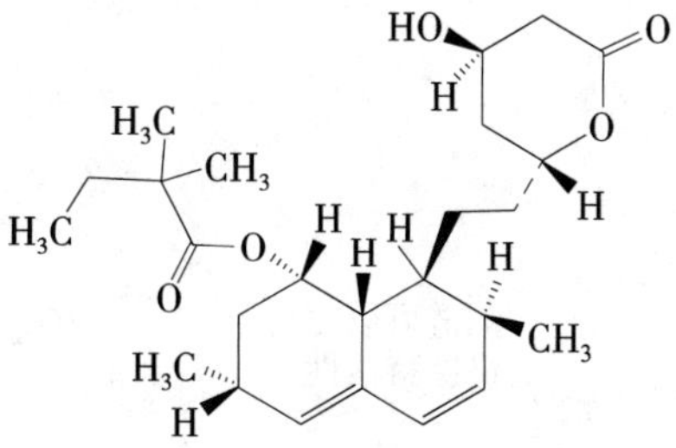

辛伐他汀

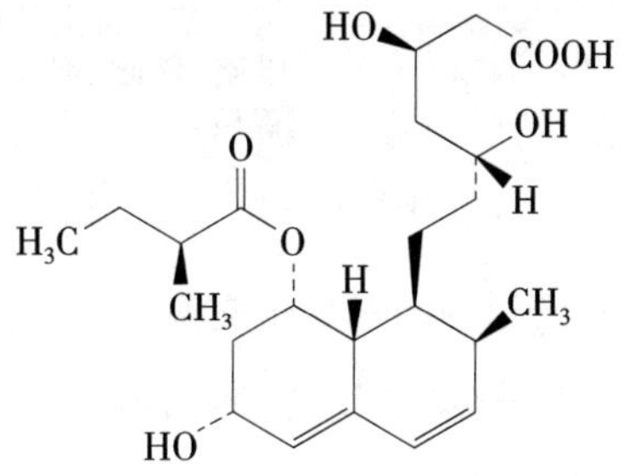

普伐他汀

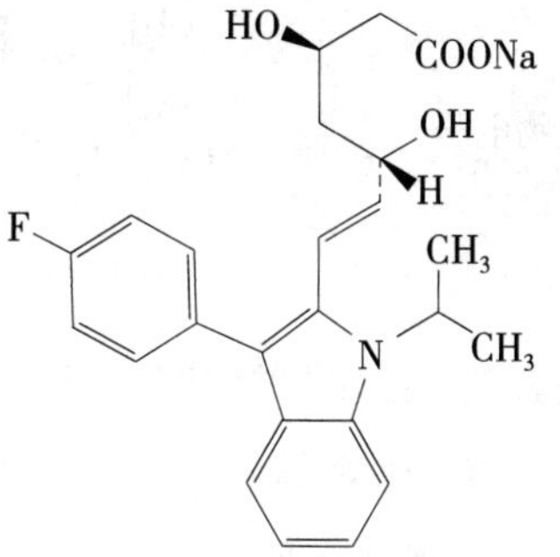

氟伐他汀

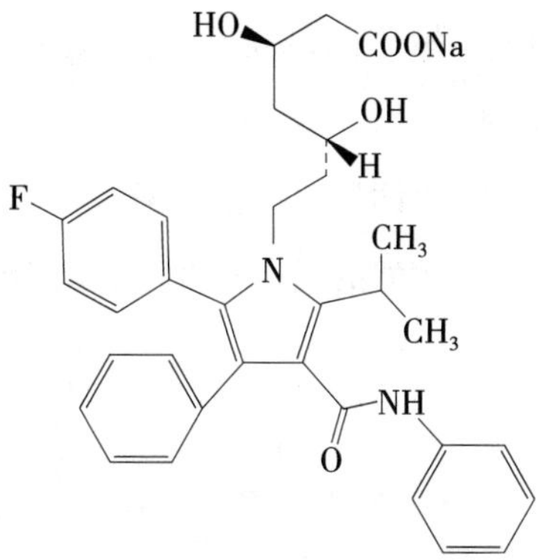

阿托伐他汀

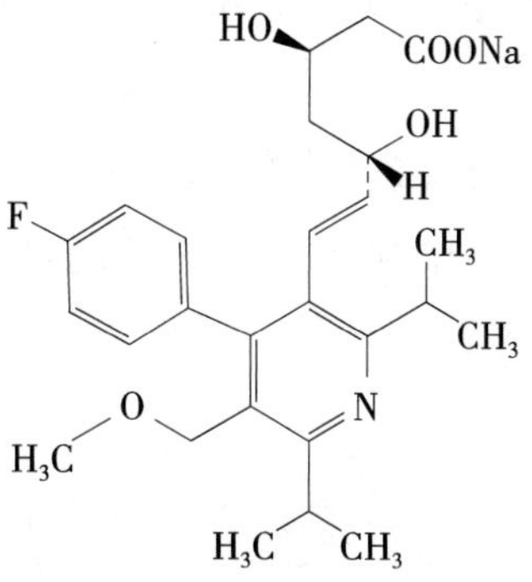

西立伐他汀

洛伐他汀及其结构类似物辛伐他汀是具有内酯结构的前药，进入肝脏后经酶水解生成 β- 羟基酸的活性形式而发挥药效，而普伐他汀结构本身就含有 β- 羟基酸的活性形式。

氟伐他汀是第二代他汀类药物，它是在第一代药物的基础上进行结构简化获得的化合物，与普伐他汀类似，无须经过代谢转化就具有药理活性。一般来说，疏水性前药比羟基酸更易分布到肝脏，安全性和耐受性都较好；羟基酸形式具有相对较强的亲水性，在血浆和非肝脏组织中的浓度相对较高，但是在肝脏中的浓度相对较低。

课堂活动

根据结构特点，考虑洛伐他汀和氟伐他汀的作用可能有何不同。

阿托伐他汀是强效他汀类新药，其降低血中胆固醇、LDL 的作用优于上述他汀类药物，并具有抗动脉粥样硬化、减少脂质浸润和泡沫细胞形成、防止动脉粥样硬化斑块破裂等作用。

西立伐他汀虽然降血脂作用较好，但因其毒副作用，现已撤出市场。

固职升本

他汀类药物的构效关系

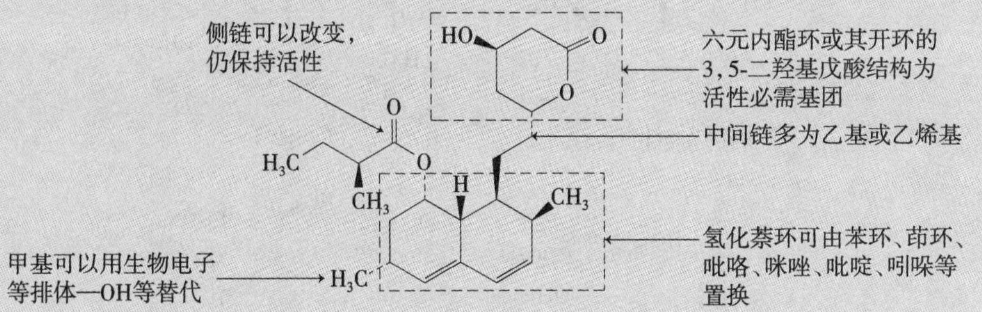

（2）胆汁酸螯合剂：某些强碱性阳离子树脂可在肠道内通过离子交换作用，与胆汁酸结合，阻止胆汁酸的肝肠循环，由于这些树脂不被吸收，故可使其螯合的胆汁酸随粪便排出，导致胆汁酸的排出量增加 3~15 倍。胆汁酸排出增多，可促使肝内胆固醇进一步转化为胆汁酸，加速了肝脏胆固醇的代谢，从而降低了血中的胆固醇水平。临床上应用的此类药物主要有考来酰胺（cholestyramine）和考来替泊（cholestipol）等，它们不溶于水，不易被消化酶破坏，口服不吸收，但用量较大时会出现恶心、腹胀等副作用。

新型降胆固醇药依折麦布（ezetimibe）是一种高效、代谢稳定的胆固醇吸收抑制剂，作用于肠道，可选择性地阻断肠壁对食物和胆汁中的胆固醇及植物固醇的摄取和吸收，但不影响甘油三酯、脂溶性维生素等的吸收。

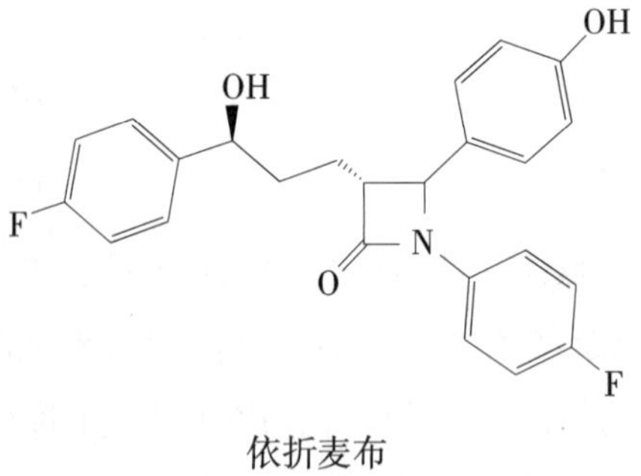

依折麦布

2. 主要降低甘油三酯和极低密度脂蛋白的药物　包括苯氧乙酸类（贝特类）、烟酸类。

（1）苯氧乙酸类：胆固醇在体内的生物合成是以乙酸为起始原料进行的，因此，可利用乙酸衍生物干扰胆固醇的合成以达到降低胆固醇的目的。通过对乙酸衍生物的筛选，在 20 世纪 60 年代开发了苯氧乙酸类调血脂药，目前已有 30 余种此类药物用于临床，如氯贝丁酯（clofibrate）、降脂铝（alufibrate）、非诺贝特（fenofibrate）、苄氯贝特（beclobrate）和吉非罗齐（gemfibrozil）等。

苯氧乙酸类调血脂药的作用机制可能与抑制肝脏甘油三酯的合成有关，也可能与增加脂蛋白的脂解，使高血脂血清中脂蛋白的排出速率增加有关。

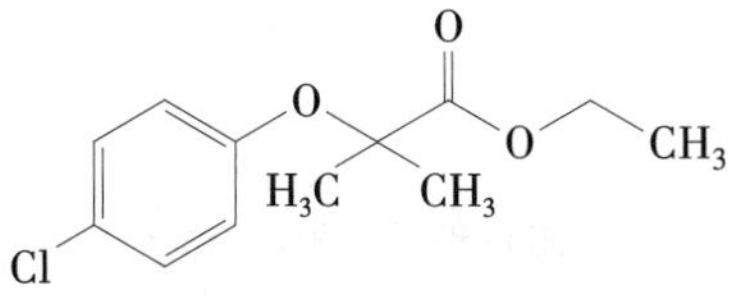

氯贝丁酯

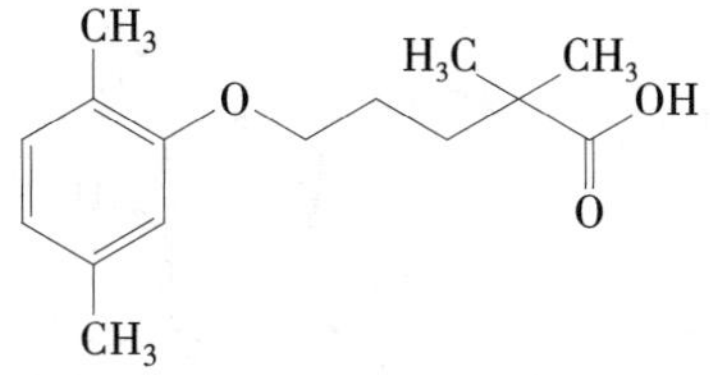

吉非罗齐

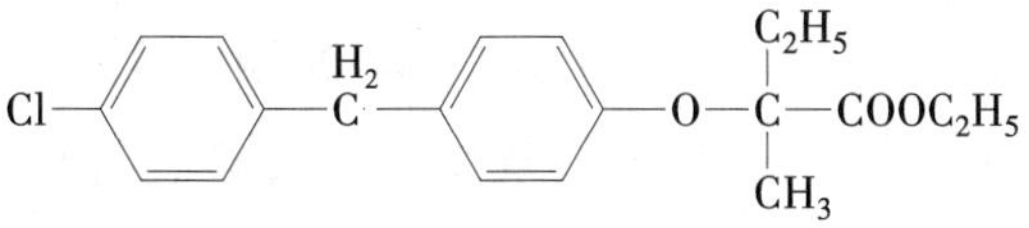

苄氯贝特

（2）烟酸类：烟酸为B族维生素，一直是防治糙皮病的重要辅助药物。20世纪50年代发现高剂量的烟酸可降低人体中的总胆固醇（TC）、TG水平，对高脂血症有效。由于烟酸具有扩血管的作用，常伴有潮红、皮肤瘙痒及胃肠道不适等副作用，因此合成了一系列烟酸的衍生物，如烟酸脂类的前药烟酸肌醇酯（inositol nicotinate）、烟酸的类似物阿昔莫司（acipimox）等。

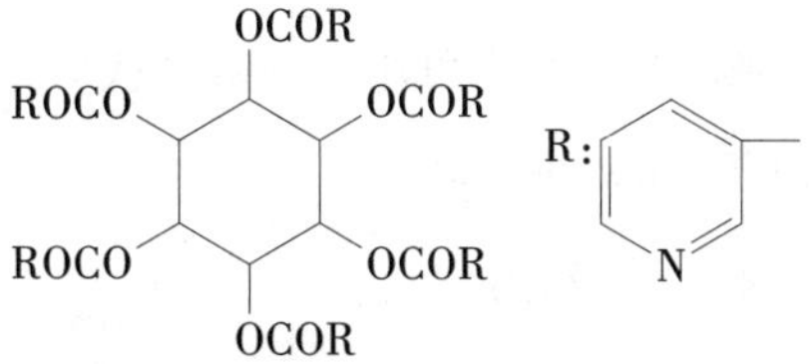

烟酸肌醇酯

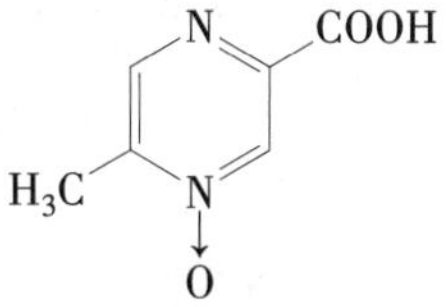

阿昔莫司

关于烟酸类药物调节血脂的机制，一方面可能是抑制脂肪的分解，使游离脂肪酸的来源减少，从而减少肝脏甘油三酯及VLDL的合成与释放；另一方面是烟酸类药物能直接抑制肝脏中VLDL和胆固醇的生物合成。

知识链接

"拜斯亭"事件

"拜斯亭"的通用名为西立伐他汀钠，是德国拜尔公司研制的降低胆固醇和血脂的药物，用于冠心病的治疗。该药自1997年上市以来，有80多个国家超过600万患者使用过该药。西立伐他汀钠的不良反应，轻者如对肝功能损伤，导致氨基转移酶超出正常值3倍，或肌肉酸痛；若其与主要降低甘油三酯的药物吉非罗齐合用，则严重者可导致横纹肌溶解、急性肾衰竭而死亡。2003年因欧美一些国家陆续发现52人死亡可能与西立伐他汀钠的不良反应有关，因而在全球市场撤回。

二、典型药物

洛伐他汀　lovastatin

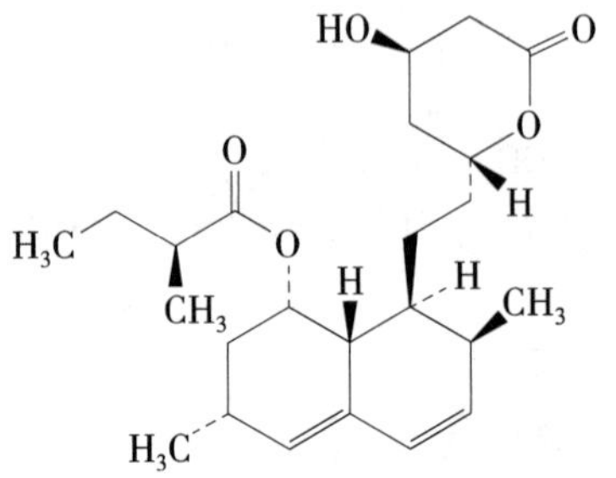

化学名为（*S*）-2- 甲基丁酸（4*R*，6*R*）-6-［2-［（1*S*，2*S*，6*R*，8*S*，8α*R*）-1，2，6，7，8，8α- 六氢 -8- 羟基 -2，6- 二甲基 -1- 萘基］乙基］四氢 -4- 羟基 -2*H*- 吡喃 -2- 酮 -8- 酯。

本品为白色或类白色结晶或结晶性粉末；无臭，无味；略有引湿性。熔点为 174.5℃；比旋度为 +325° ~+340°（乙腈）。易溶于三氯甲烷，溶于丙酮，略溶于乙醇、乙酸乙酯或乙腈，不溶于水。

本品在水溶液中内酯环可被水解生成羟基酸衍生物。

本品在放置过程中可发生氧化反应，生成二酮吡喃衍生物。

本品为无活性的前药，进入体内后内酯环水解生成开链的 *β*- 羟基酸衍生物而发挥作用，可有效抑制 HMG-CoA 还原酶的活性。

本品主要用于原发性高胆固醇血症和冠心病的治疗，也可用于预防冠状动脉粥样硬化。

阿托伐他汀　atorvastatin

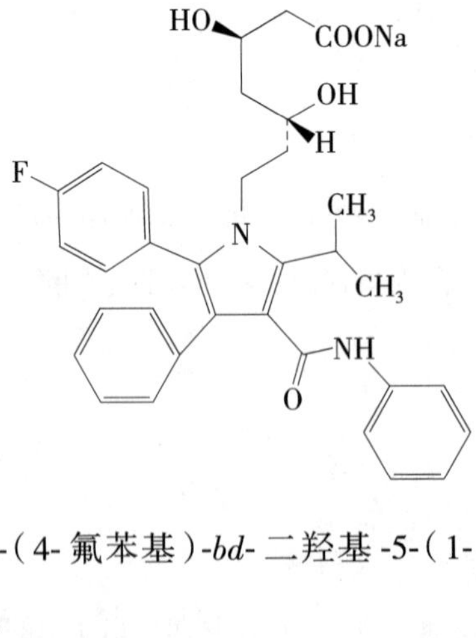

化学名为［*R*-（*R*′，*R*′）］-2-（4- 氟苯基）-*bd*- 二羟基 -5-（1- 甲基乙基）-3- 苯基 -4-［（苯胺）羰基］-1- 氢 - 吡咯 -1- 庚酸钠盐。

本品口服后吸收迅速，高浓度分布于胆固醇生物合成旺盛的肝脏及小肠等部位，给药后 1~2 小时即达最大血药浓度，半衰期约为 1.5 小时。本品能迅速且强力地降低血清胆固醇，改善血清脂质。临床用于治疗高胆固醇血症和混合性高脂血症，还可用于冠心病和脑卒中的防治。

吉非罗齐　gemfibrozil

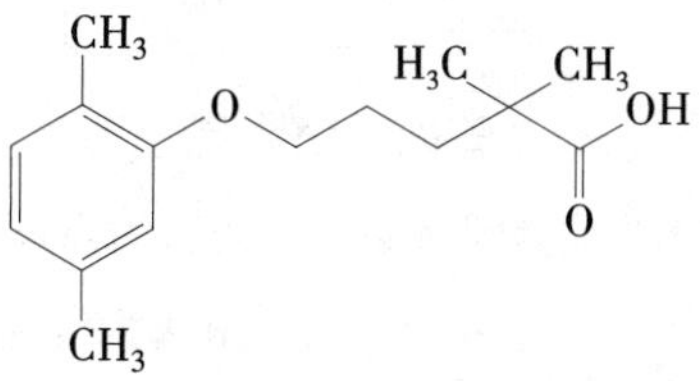

化学名为 2,2- 二甲基 -5-(2,5- 二甲苯基氧基)- 戊酸。

本品为白色结晶性粉末;无臭。熔点为 58~61℃。极易溶于三氯甲烷,易溶于甲醇、乙醇、丙酮或己烷,不溶于水;在氢氧化钠溶液中易溶。

本品可降低血中的总胆固醇和甘油三酯水平,降低冠心病的发病率,适用于 VLDL- 胆固醇、LDL- 胆固醇及甘油三酯水平升高的高脂血症患者和糖尿病引起的高脂血症,毒性较小。

本品口服吸收快而完全,服药后 1~2 小时血药浓度可达峰值,半衰期为 8.5~35 小时。主要通过氧化代谢,代谢反应均发生在苯环上,产物包括酚类、苄醇、苯甲酸衍生物,以及吉非罗齐与葡糖醛酸的结合物,并随尿排出。

点滴积累

1. 调血脂药包括主要降低胆固醇和低密度脂蛋白的药物及主要降低甘油三酯和极低密度脂蛋白的药物两大类。
2. 主要降低胆固醇和低密度脂蛋白的药物包括 HMG-CoA 还原酶抑制剂(他汀类)及胆固醇吸收抑制剂，如洛伐他汀、阿托伐他汀等。
3. 主要降低甘油三酯和极低密度脂蛋白的药物包括苯氧乙酸类(贝特类)、烟酸类，如吉非罗齐等。

第二节　抗心绞痛药

心绞痛是冠心病的常见症状,其发生是由于冠状动脉供血不足而引起的心肌急剧的、暂时性的缺血和缺氧所致。缓解和治疗心绞痛的合理途径是扩张冠状动脉,增加心肌供氧量,以及减轻心脏工作量,降低心肌耗氧量。根据作用机制,抗心绞痛药可分为硝酸酯类和亚硝酸酯类、钙通道阻滞剂拮抗剂、β 受体拮抗剂及其他类。

一、硝酸酯和亚硝酸酯类

最早用于临床的抗心绞痛药物是硝酸酯和亚硝酸酯类化合物,迄今已有 150 多年的历史,常用药物有硝酸甘油(nitroglycerin)、硝酸异山梨酯(isosorbide dinitrate)、丁四硝酯(erythrityl tetranitrate)等。

(一)概述

20 世纪 80 年代中期,人们发现了血管内皮细胞能够释放一种扩血管物质——血管内皮舒张因子(endothelium-derived relaxing factor,EDRF),即一氧化氮(NO),它可从内皮细胞弥散到血管平滑肌细胞,通过激活鸟苷酸环化酶,增加 cGMP 的含量,导致血管平滑肌松弛,血管扩张。

知识链接

血管内皮舒张因子

1992 年，血管内皮舒张因子 NO 被美国 *Science* 杂志选为当年的明星分子（molecule of the year）。1998 年美国药理学家 R.F.Furchgott、L.J.Ignarro 和 F.Murad 因为发现 NO 是心血管系统的信使分子而荣获诺贝尔生理学或医学奖。NO 的特点及研究意义如下：①NO 作用具有广泛性，在心血管、免疫、神经等系统都具有重要的生理功能；②NO 是体内发现的第一个气体信使分子，对以后其他信使的发现具有重大的启示作用；③NO 调控剂在新药研发方面具有潜在的价值。

在确定体内 NO 分子的作用以后，人们普遍认为硝酸酯类药物的作用是由 NO 引起的，因此将硝酸酯类药物及吗多明、硝普钠等能够在体内释放外源性 NO 分子的药物统称为 NO 供体药物。硝酸酯类药物为经典的扩血管药，进入体内后先与细胞中的巯基形成不稳定的 *S*- 亚硝基中间体，很快分解出具有一定脂溶性的 NO 分子。NO 可激活鸟苷酸环化酶，升高细胞中的 cGMP 水平，后者能激活 cGMP 依赖型蛋白激酶，进而影响多种蛋白的磷酸化状态，最终松弛血管平滑肌，使血管舒张，增加心内膜血流；而且还可扩张外周血管，减轻心脏负荷，减少心肌耗氧量。同时 cGMP 可促进 Ca^{2+} 的胞内释放，加速 Ca^{2+} 进入肌浆网内储存，诱发血管平滑肌松弛。此外，释放出的 NO 还能抑制血小板聚集和黏附，有利于冠心病的治疗。

由于硝酸酯类药物是通过与平滑肌细胞内的“硝酸酯受体”结合，并被“硝酸酯受体”中的巯基还原成 NO 或 SNO（亚硝巯基）而发挥作用的，因此这类药物连续使用后，体内“硝酸酯受体”中的巯基被耗竭，易产生耐受性。在应用硝酸酯类药物时，如同时能给予保护体内巯醇基的化合物如 1,4- 二巯基 -3,3- 丁二醇，就可避免耐受性的产生。

（二）典型药物

硝酸甘油　nitroglycerin

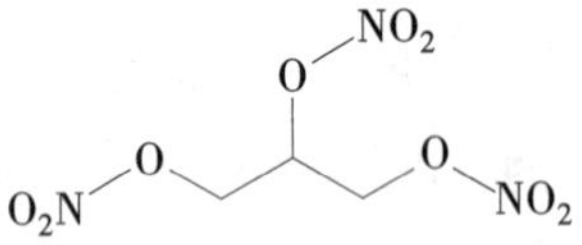

化学名为 1，2，3- 丙三醇三硝酸酯。

本品为淡黄色、无臭、微带甜味的油状液体。溶于乙醇，混溶于三氯甲烷、丙酮、乙醚等，略溶于水。具有挥发性并易吸潮，沸点为 145℃。

本品在受热或剧烈振动下易发生爆炸，产生大量氮和二氧化碳等气体，故药用为其 10% 的无水乙醇溶液，以便于运输或贮存。

本品在弱酸性及中性条件下相对稳定，在碱性条件下迅速发生水解。与氢氧化钾试液反应生成甘油，再加硫酸氢钾，即可产生丙烯醛的刺激性臭气。

本品舌下含服可通过口腔黏膜迅速吸收，生物利用度可达 80%。在体内可逐步代谢，分别生成 1,2- 甘油二硝酸酯、1,3- 甘油二硝酸酯、甘油单硝酸酯和甘油，它们均可经肾脏及肠道排泄；部分甘油可进一步转化成糖原等参与生理过程，一部分可被继续氧化成 CO_2 而排出体外。

本品吸收快、起效快，临床用于预防和治疗各类心绞痛。

硝酸异山梨酯　isosorbide dinitrate

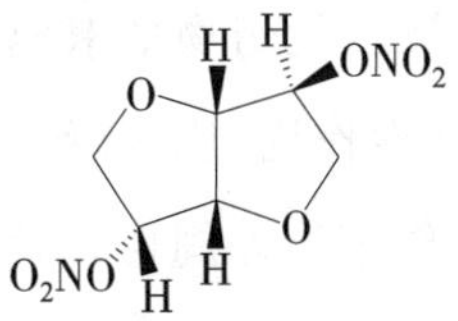

化学名为 1，4∶3，6- 二脱水 -D- 山梨醇二硝酸酯。又名消心痛、消异梨醇。

本品为白色结晶性粉末；无臭。熔点为 68~72℃；比旋度为 +135° ~+140°（无水乙醇）。易溶于丙酮或三氯甲烷，略溶于乙醇，微溶于水。

本品干燥时较稳定，但在酸、碱性溶液中易水解，生成脱水山梨醇及亚硝酸。

本品与适量的水和硫酸混合后可水解生成硝酸，沿管壁缓缓加入硫酸亚铁，在两液层接界面呈棕色环。

本品经硫酸水解后，生成的亚硝酸可与儿茶酚溶液作用生成对 - 亚硝基儿茶酚，再加入硫酸，溶液显暗绿色。

本品在受到猛烈撞击或高热时可发生爆炸，为增加安全性，可将其溶解在乙醇中运输和贮存。

本品在体内很快被代谢为 2- 单硝酸异山梨酯和 5- 硝酸异山梨酯，两者均有抗心绞痛活性，半衰期分别为 1.8~2 小时和 5~7.6 小时。由于硝酸异山梨酯为二硝酸酯，脂溶性大，易透过血脑屏障，有头痛的不良反应。5- 硝酸异山梨酯又称单硝酸异山梨酯，其水溶性增大、副作用降低，效果优于硝酸异山梨酯，也是目前临床上常用的抗心绞痛药。

本品可扩张冠状动脉，作用持续时间长，为有效的长效抗心绞痛药。临床主要用于缓解和预防心绞痛、心肌梗死后持续心绞痛的治疗，与洋地黄或利尿剂联合应用，治疗慢性充血性心力衰竭。

课堂活动

硝酸酯类药物在应用和贮存时应注意哪些问题？

二、钙通道阻滞剂

（一）概述

钙通道阻滞剂又称钙拮抗剂，是在离子通道水平上选择性地阻滞 Ca^{2+} 内流，减少细胞内 Ca^{2+} 浓度的药物。这类药物发展于 20 世纪 70 年代，主要用于治疗高血压、心绞痛、心律失常、脑血管痉挛、心肌缺血等心脑血管疾病。

Ca^{2+} 具有多项生理作用，除了参与心脏搏动、血液凝固外，还与神经细胞兴奋、递质释放、肌肉收缩、腺体分泌、细胞运动等有关。同时 Ca^{2+} 是心肌和血管平滑肌兴奋收缩耦联中的关键物质，Ca^{2+} 进入血管平滑肌细胞后，可直接收缩平滑肌，使冠状动脉痉挛，阻力增大，耗氧增加。钙通道阻滞剂通过抑制细胞外的 Ca^{2+} 内流，使心肌和血管平滑肌细胞内缺乏足够的 Ca^{2+}，结果导致心肌收缩力减弱，心率减慢，同时血管平滑肌松弛，血管扩张，血压下降，从而减少心肌耗氧量。

钙通道阻滞剂按化学结构可分为二氢吡啶类、芳烷基胺类、苯并硫氮杂䓬类及二苯基哌嗪类。

1. 二氢吡啶类　二氢吡啶类药物是临床应用最广泛、作用最强的钙通道阻滞剂，目前上市的药物超过30余种。其中硝苯地平（nifedipine）为第一代药物的代表，具有较强的血管扩张作用，主要用于心绞痛、高血压的治疗。第二代药物尼卡地平（nicardipine）扩张血管的作用较硝苯地平强，对脑血管和脑组织具有选择性作用，用于轻、中度高血压、心绞痛及脑血管疾病的治疗；尼群地平（nitrendipine）选择性地作用于外周血管，降压作用较硝苯地平持久，主要用于高血压和冠心病的治疗；尼莫地平（nimodipine）选择性地扩张脑血管，增加脑血流，用于防治偏头痛。第三代药物非洛地平（felodipine）对原发性高血压和充血性心力衰竭有效，也可用于心绞痛的治疗；氨氯地平（amlodipine）主要扩张冠状动脉和外周血管，作用缓慢而持久，血浆半衰期为35~45小时，日服1次即可，常用于治疗中、轻度原发性高血压，也可用于治疗稳定型心绞痛。

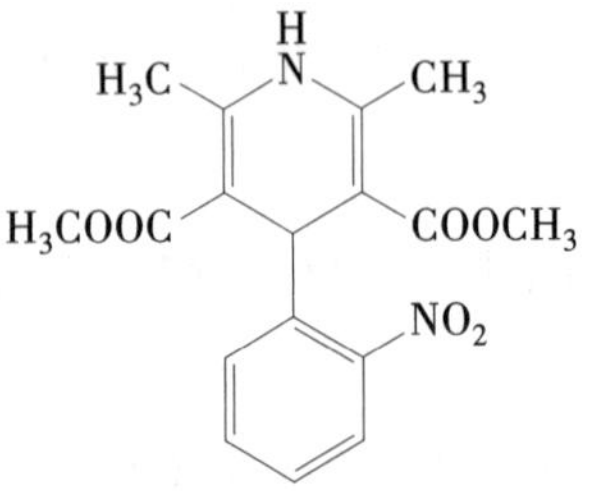

硝苯地平

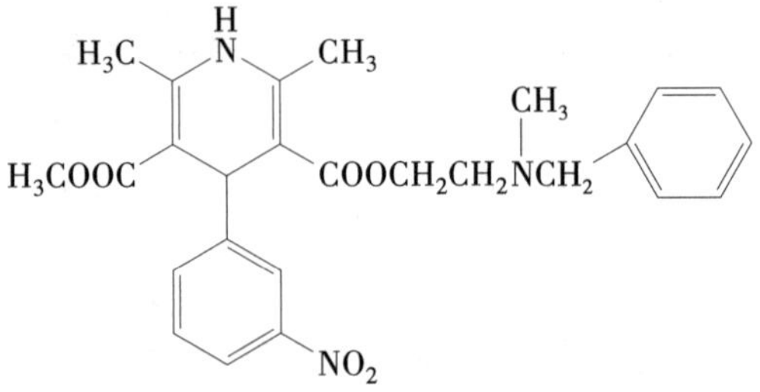

尼卡地平

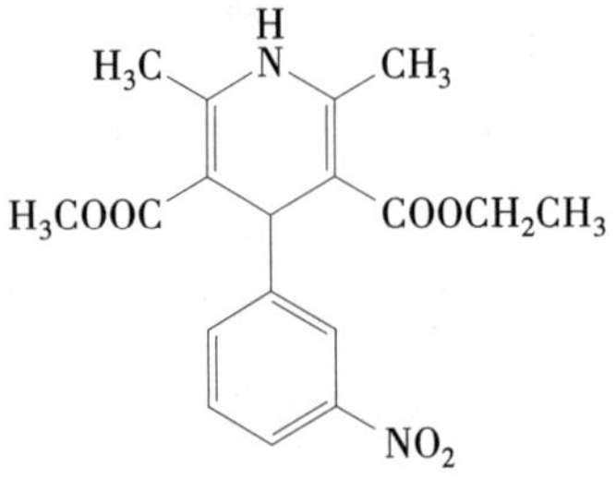

尼群地平

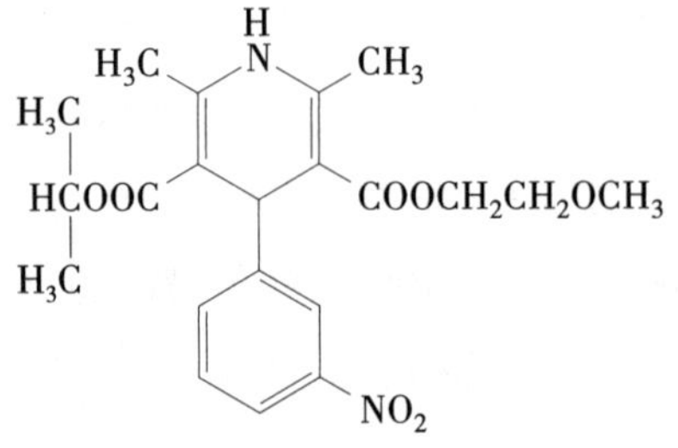

尼莫地平

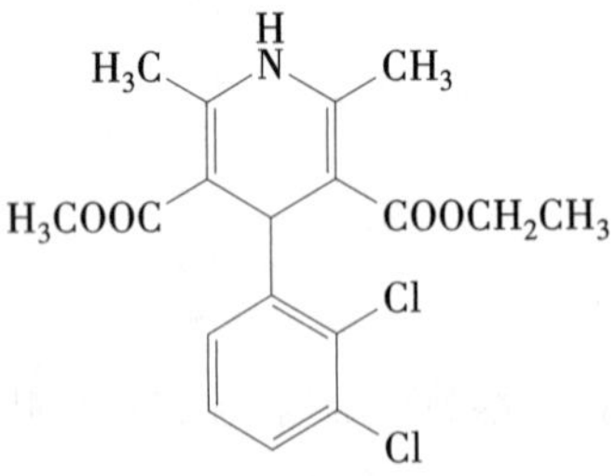

非洛地平

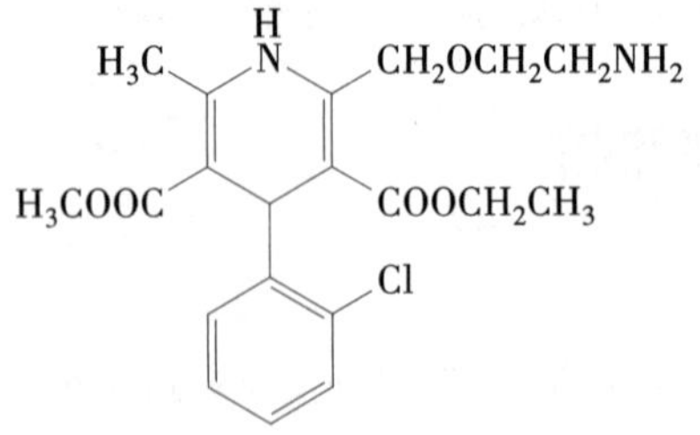

氨氯地平

课堂活动

从化学结构看，你认为氨氯地平为何作用持久？

ER-6-1

苯磺酸氨氯地平简介

2. 芳烷基胺类　芳烷基胺类药物主要包括维拉帕米（verapamil）、加洛帕米（gallopamil）等。本类药物的分子结构中都有手性中心，代表药物维拉帕米有明显的立体选择性，其 *S*- 异构体是室上性心动过速的首选药，*R*- 异构体则用于治疗心绞痛。加洛帕米对心肌和平滑肌的作用强于维拉帕米，临床应用的是其 *S*- 异构体。

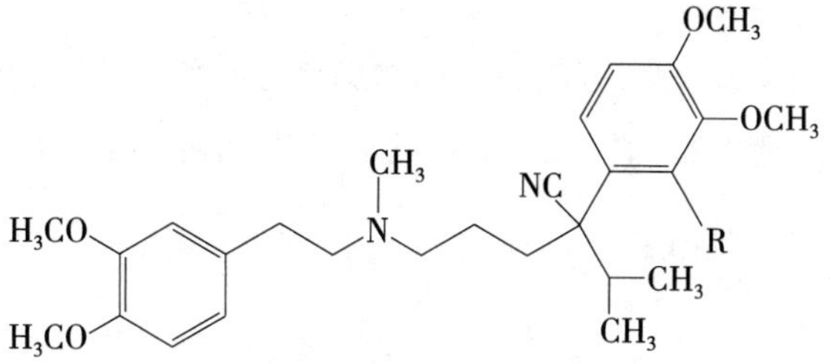

R=—H　　维拉帕米
R=—OCH_3　加洛帕米

3. 苯并硫氮杂䓬类　20 世纪 70 年代初，在研究具有抗抑郁、安定和扩张冠状动脉作用的苯并硫氮杂䓬类衍生物时，发现了一类选择性高的钙通道阻滞剂，其代表药物为地尔硫䓬（diltiazem），主要作用于心肌和血管平滑肌，临床上用于治疗冠心病中的各种心绞痛，也可用于高血压的治疗。

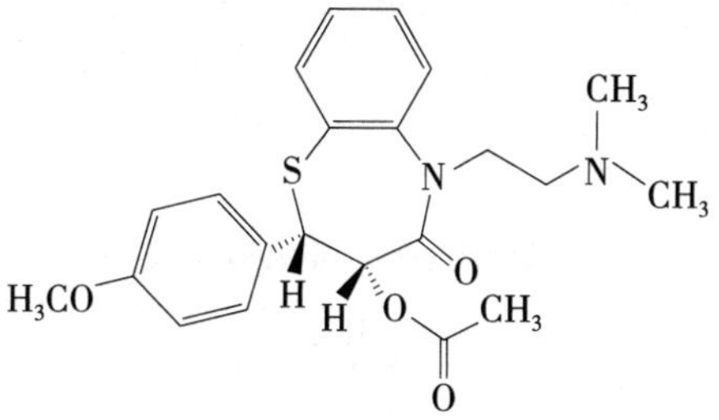

地尔硫䓬

4. 二苯基哌嗪类　二苯基哌嗪类药物选择性地抑制血管平滑肌钙通道，包括桂利嗪（cinnarizine）、氟桂利嗪（flunarizine）、利多氟嗪（lidoflazine）等。临床主要用于脑细胞和脑血管疾病，对缺血性脑缺氧引起的脑损伤和代谢异常、脑水肿等有效。

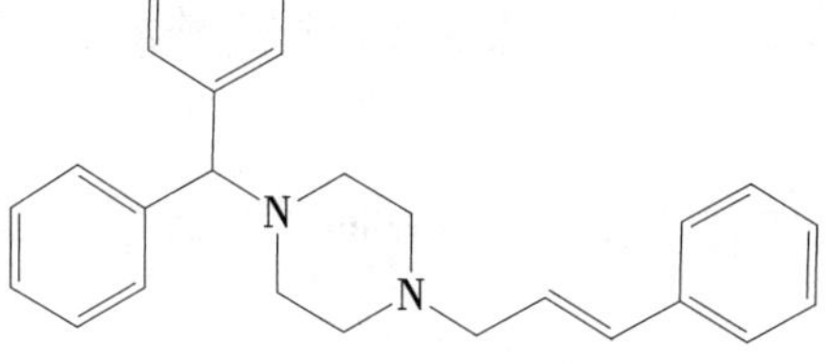

桂利嗪

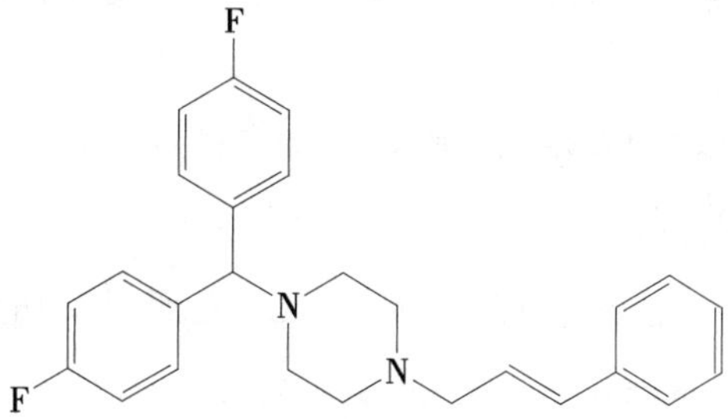

氟桂利嗪

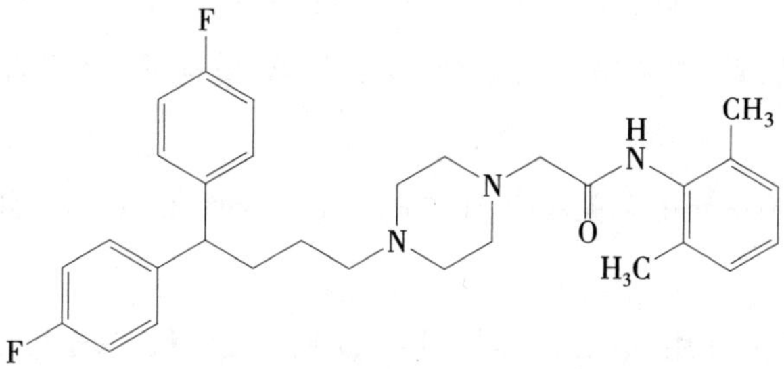

利多氟嗪

知识链接

葛 根 素

葛根素是从豆科植物野葛的根中提取得到的异黄酮类化合物，为血管扩张药，具有活血化瘀、改善微循环、扩张冠状动脉和脑血管、降低心肌耗氧量等作用，可用于辅助治疗冠心病、心绞痛等。

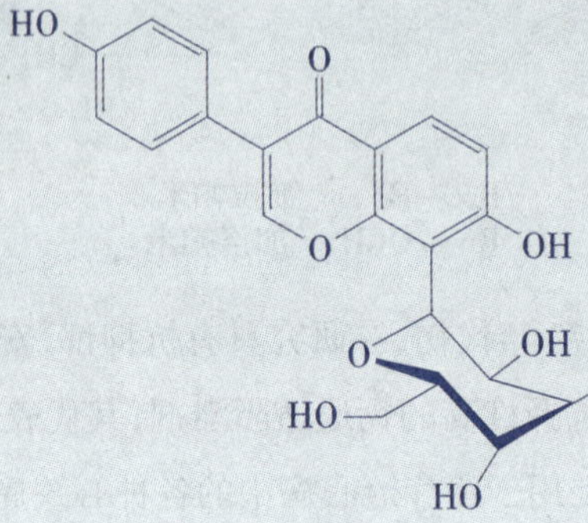

葛根素

（二）典型药物

硝苯地平　nifedipine

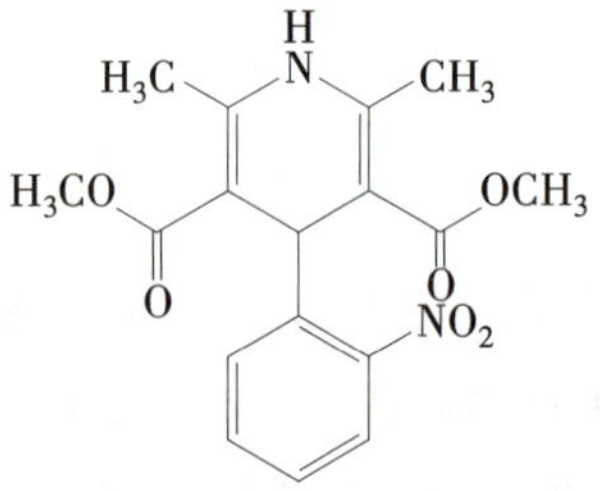

化学名为 2，6- 二甲基 -4-（2- 硝基苯基）-1，4- 二氢 -3，5- 吡啶二甲酸二甲酯。又名硝苯吡啶、心痛定。

本品为黄色结晶性粉末；无臭。熔点为 171~175℃。易溶于丙酮或三氯甲烷，略溶于乙醇，几乎不溶于水。

本品加三氯甲烷溶解后，加无水乙醇制成 1ml 含 15μg 的溶液，在 237nm 波长处有最大吸收，在 320~355nm 波长处有较大的宽幅吸收。

本品的丙酮溶液加 20% 氢氧化钠溶液振摇后，溶液显橙红色。

本品的二氢母核脱氢氧化为吡啶环，则无活性。本品遇光和氧化剂不稳定，分子内部发生光催化歧化反应，生成硝基苯吡啶衍生物和亚硝基苯吡啶衍生物，后者对人体有害，故在生产和贮存中要注意遮光、密封。

本品口服吸收良好，有一定的首关效应，生物利用度为 45%~65%。在肝脏中代谢失活，80% 经肾脏排泄。

本品具有强烈的扩血管作用，适用于冠状动脉痉挛所致的心绞痛，也可用于高血压等疾病的防治，可与 β 受体拮抗剂等药物合用。

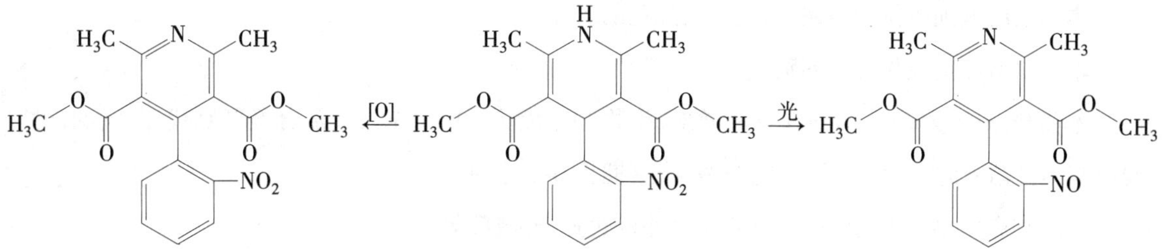

苯磺酸氨氯地平　amlodipine besilate

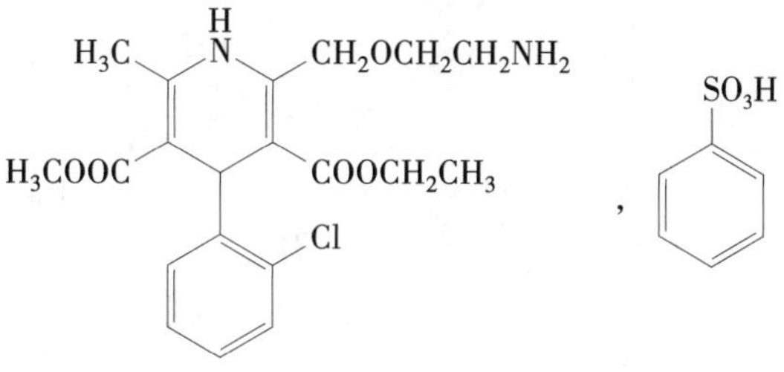

化学名为(±)-2-[(2-氨基乙氧基)甲基]-4-(2-氯苯基)-1,4-二氢-6-甲基-3,5-吡啶二羧酸-5-甲酯-3-乙酯苯磺酸盐。

本品(外消旋体)为白色或类白色粉末。熔点为178~179℃。在甲醇或*N*,*N*-二甲基甲酰胺中易溶,在乙醇中略溶,在水或丙酮中微溶。本品应避光保存。

本品二氢吡啶环的3-位和5-位取代基不同,因而4-位碳原子具有手性,可产生2个光学异构体,临床用外消旋体和左旋体。左旋体的降压作用是右旋体的1000倍,右旋体几乎无降压作用,且易引起不良反应,因此苯磺酸左氨氯地平较苯磺酸氨氯地平更高效、安全性更好。

本品口服吸收不受食物影响,生物利用度接近于100%,血药浓度稳定。主要在肝脏中代谢,产物无活性,消除半衰期为36小时。

本品既作用于Ca^{2+}通道的1,4-二氢吡啶类结合位点,也作用于硫氮䓬类结合位点,故起效较慢,作用时间持久。可直接扩张血管,具有降压作用;扩张外周小动脉,使外周阻力降低,从而降低心肌耗氧量;扩张缺血区的冠状动脉及冠状小动脉,使冠心病患者的心肌供氧量增加。

本品主要用于治疗高血压,单用或与其他抗高血压药合用均可,也可用于治疗稳定型心绞痛。

盐酸维拉帕米　verapamil hydrochloride

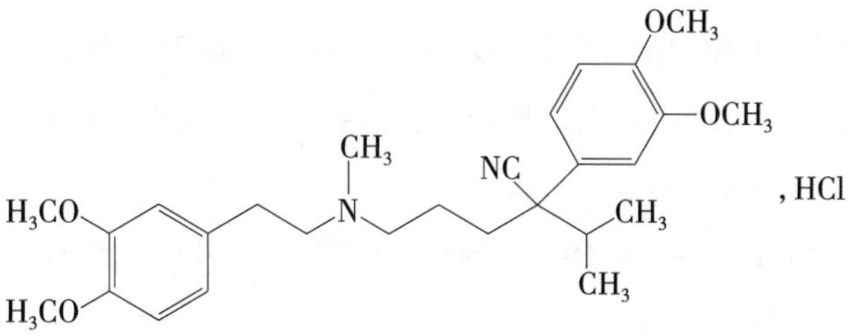

化学名为(±)-*α*-[3-[[2-(3,4-二甲氧苯基)乙基]甲氨基]丙基]-3,4-二甲氧基-*α*-异丙基苯乙腈盐酸盐。又名异搏定、戊脉安。

本品为白色粉末;无臭。熔点为141~145℃。易溶于甲醇、乙醇或三氯甲烷,溶于水中。

本品水溶液加硫氰酸铬铵，即生成淡红色的沉淀。

本品水溶液显氯化物的鉴别反应。

本品口服吸收完全，但存在首关效应，生物利用度为 10%~35%，大部分经肝脏代谢，代谢产物脱甲基维拉帕米的活性仅为原药的 20%，半衰期为 6~8 小时。

本品临床主要用于治疗阵发性室上性心动过速、心绞痛等。

盐酸地尔硫䓬　diltiazem hydrochloride

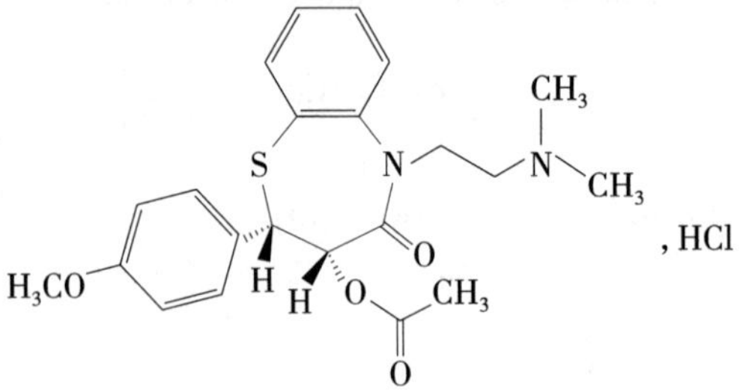

化学名为顺-(+)-5-[(2-二甲氨基)乙基]-2-(4-甲氧基苯基)-3-乙酰氧基-2,3-二氢-1,5-苯并硫氮杂䓬-4(5*H*)-酮盐酸盐。

本品为白色或类白色的结晶或结晶性粉末；无臭。易溶于水、甲醇或三氯甲烷，不溶于乙醚。

本品的分子结构中有 2 个手性碳原子，有 4 个立体异构体，其中(2*S*,3*S*)异构体的冠状动脉扩张作用较强，故临床仅用(2*S*,3*S*)异构体。

本品加盐酸溶解后，再加硫氰酸铵试液、2.8% 硝酸钴溶液及三氯甲烷充分振摇，静置，三氯甲烷层显蓝色。

本品水溶液显氯化物的鉴别反应。

本品口服吸收快而完全，有首关效应，生物利用度仅为 20%~40%，几乎全部(95%)在肝脏中氧化失活，经肾排泄，半衰期为 4~5 小时。

本品主要用于心绞痛的防治，尤其是变异型心绞痛、冠脉痉挛所致的心绞痛，以及室上性心律失常的预防。对原发性高血压有中等程度的疗效，作用缓和、平稳，适合于老年人高血压患者。

点滴积累

1. 抗心绞痛药是缓解和治疗心绞痛的药物，通过扩张冠状动脉，增加心肌供氧量，以及减轻心脏工作量，降低心肌耗氧量来发挥作用。抗心绞痛药包括硝酸酯类和亚硝酸酯类、钙拮抗剂、β 受体拮抗剂等。
2. 硝酸酯和亚硝酸酯类化合物是治疗心绞痛的常用药物，常用药物有硝酸甘油、硝酸异山梨酯、丁四硝酯等。
3. 钙通道阻滞剂临床用于治疗高血压、心绞痛、心律失常、脑血管痉挛、心肌缺血等心脑血管疾病，常用药物包括硝苯地平、氨氯地平、维拉帕米、地尔硫䓬及桂利嗪等。

第三节　抗高血压药

一、概述

高血压是最常见的心血管疾病，以体循环动脉血压持续高于正常水平为主要特征，其最大的危害性是导致包括心血管结构和功能的改变，肾、脑及视网膜病变等在内的多种病理性改变，诱发冠状动脉粥样硬化和脑血管硬化而危及生命。

知识链接

高　血　压

世界卫生组织建议高血压的诊断标准为 18 岁以上的成人血压≥18.7/12.0kPa（140/90mmHg）。高血压可分为原发性高血压和继发性高血压 2 类。原发性高血压是在各种因素的影响下，血压调控功能失调所致，约占高血压患者的 90%；继发性高血压是某些疾病（如嗜铬细胞瘤）的一些症状，占高血压患者的 5%~10%。

抗高血压药又称为降压药，是指能降低血压，用于治疗高血压的药物。目前药物治疗仍是高血压的主要治疗措施。近年来研究已明确高血压的治疗目标不仅是降低、控制血压于正常水平，而且还应注意逆转靶器官的病理损伤（如血管壁增厚、重构及左心室肥厚等），降低致死性及非致死性并发症的发生率。

血压的生理调节是由神经调节、体液调节和肾调节等多种机制共同参与完成的。以中枢神经系统功能调节为主导，肾、内分泌及电解质系统调节为协同，形成相应的病理反射信息传递网，由此造成的“高血压病理内环境”是导致血压升高的主要原因。抗高血压药是通过影响上述系统中的一个或几个生理环节而发挥降压作用的。根据作用机制，将抗高血压药分为：①作用于自主神经系统的药物；②影响肾素 - 血管紧张素 - 醛固酮系统（renin-angiotensin-aldosterone system，RAS 或 RAAS）的药物；③作用于离子通道的药物；④利尿药及其他药物。

（一）作用于自主神经系统的药物

本类药物主要包括作用于中枢交感神经系统、外周交感神经系统及副交感神经系统的降压药。

1. 中枢性降压药　可乐定（clonidine）通过激动中枢 α_2 受体，负反馈性地减少外周交感神经末梢释放去甲肾上腺素而导致血压下降。

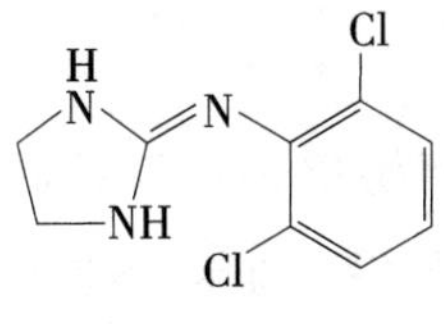

可乐定

莫索尼定（moxonidine）通过选择性地激动脑内的咪唑啉受体而产生降压作用，疗效与可乐定相当；甲基多巴（methyldopa）在脑内经脱羧酶代谢为甲基多巴胺，再经酪氨酸羟化酶转化为 α- 甲基 -*N*- 去甲肾上腺素，后者为 α_2 受体激动剂。

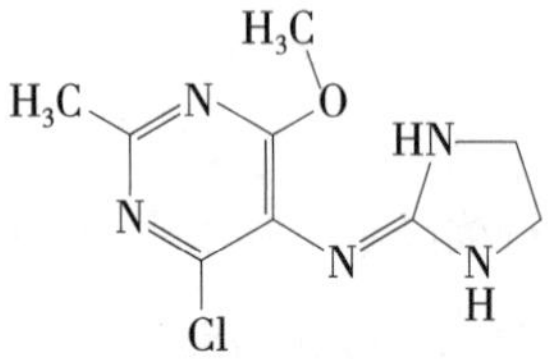

莫索尼定

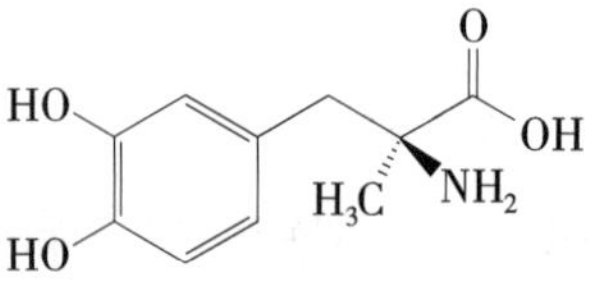

甲基多巴

2. 神经节阻断药　神经节阻断药为早期应用的降压药，如美加明（mecamylamine）、六甲溴铵（hexamethonium bromide）等，它们可与乙酰胆碱竞争受体，切断神经冲动的传导，导致血管舒张、血压下降。此类药物作用强而可靠，但易产生耐受性且副作用较多，现已较少应用。

3. 作用于神经末梢的药物　利血平（reserpine，利舍平）是从印度萝芙木的根部得到的降压药，也是第一个用于临床的天然抗高血压药。利血平可使交感神经末梢囊泡内的交感介质释放增加，并阻止其再摄入囊泡而使囊泡内的神经递质逐渐减少甚至耗竭，导致交感神经冲动传导受阻，产生降压作用，其作用特点是缓慢、温和、持久。降压灵（verticill）为国产萝芙木提取的总生物碱，含有利血平等多种降压成分，作用较利血平温和，副作用小，适用于轻度高血压患者。

胍乙啶（guanethidine）的降压机制是将囊泡中的递质置换出来，氧化破坏，使其耗竭。该药的作用较强，曾用于中度和重度高血压患者，因其不良反应较多，现已少用。

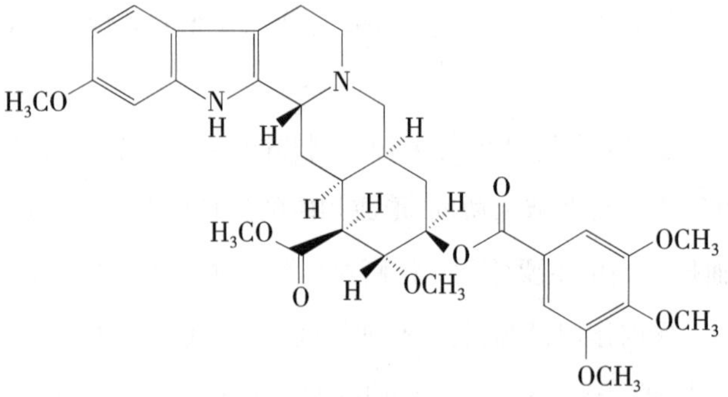

利血平

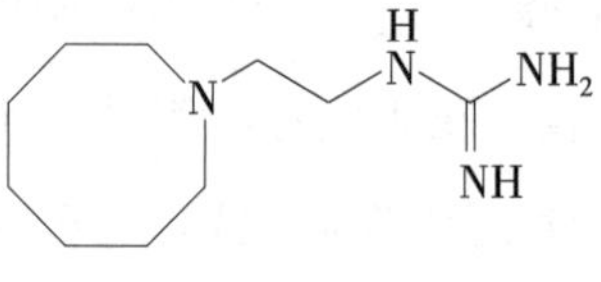

胍乙啶

4. 肾上腺素受体拮抗剂　包括 α_1 受体拮抗剂、β 受体拮抗剂及 α、β 受体拮抗剂。

（1）α_1 受体拮抗剂：包括哌唑嗪、特拉唑嗪、多沙唑嗪等，这类药物口服有效，降压的同时不会反射性引起心动过速，副作用小。

（2）β 受体拮抗剂：常用于降压的 β 受体拮抗剂包括普萘洛尔、阿替洛尔和美托洛尔等，对轻、中度高血压有效，适用于伴有心绞痛的高血压患者。其中选择性 β_1 受体拮抗剂美托洛尔、阿替洛尔的作用优于普萘洛尔，且副作用小。

（3）α、β 受体拮抗剂：拉贝洛尔又名柳胺苄心定，是第一个成功获得的具有 α_1、β_1 和 β_2 受体阻断作用的抗高血压药。临床用于治疗原发性高血压，不会显著改变心率和心排血量。同类药物还包括卡维地洛（carvedilol）、阿罗洛尔（aronixil）等。

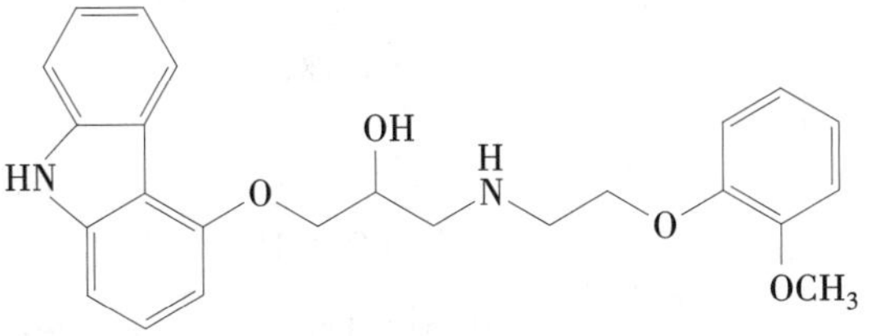

卡维地洛

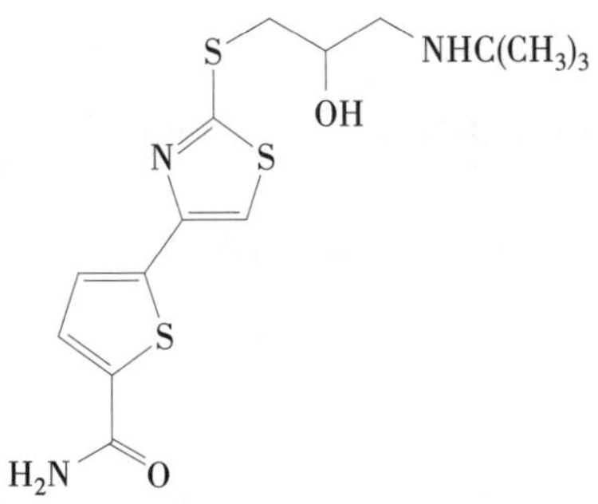

阿罗洛尔

（二）影响肾素 - 血管紧张素 - 醛固酮系统（RAS 或 RAAS）的药物

ER-6-2

影响 RAAS 系统药物简介

RAS 对正常的心血管系统发育、电解质和体液平衡、血压调节、病理状态下的心血管系统结构与功能重塑起着重要作用，在众多的降压药物中，RAS 抑制剂正日益受到重视。

肾素是一种蛋白水解酶，可激活血管紧张素原，释放出无降压活性的十肽结构的血管紧张素Ⅰ（angiotensin Ⅰ，AⅠ）。血管紧张素Ⅰ在血管紧张素转化酶（angiotensin converting enzyme，ACE）的催化下，转变为八肽的血管紧张素Ⅱ（angiotensin Ⅱ，AⅡ）。血管紧张素Ⅱ具有收缩血管和促进醛固酮释放的作用，可引起血压升高。

近年来影响 RAS 的药物发展迅速，其中最主要的是血管紧张素转化酶抑制剂和血管紧张素Ⅱ受体拮抗剂。

1. 血管紧张素转化酶抑制剂　迄今为止，抗高血压药研究最为活跃的即是血管紧张素转化酶抑制剂（angiotensin converting enzyme inhibitors，ACEI），这类药物研发于 20 世纪 70 年代，首先设计并合成了非肽类 ACEI——卡托普利（captopril），随后以卡托普利为先导物，设计合成了一系列 ACEI 类药物，现已上市 20 多种，主要用于高血压及充血性心力衰竭的治疗，具有疗效好、作用持久等特点。

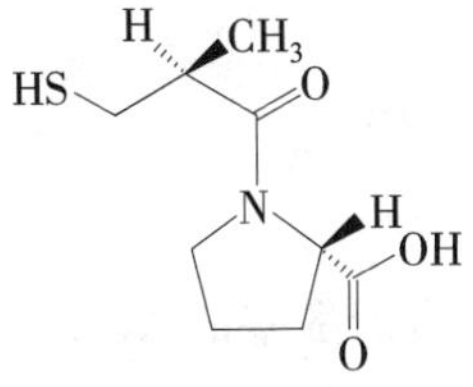

卡托普利

卡托普利分子中的巯基可引起味觉异常、皮疹等副作用，为了克服这些缺点，开发了卡托普利的前药及含二羧基的 ACEI。阿拉普利（alacepril）是卡托普利的前药，体内活性与卡托普利相当或较强；含二羧基的 ACEI 依那普利（enalapril）也是前体药物，在体内被肝酯酶水解成活性代谢物依那普利拉而发挥作用，其起效较慢，但作用持久，副作用小；赖诺普利（lisinopril）具有长效作用，用于原发性高血压和充血性心力衰竭；雷米普利（ramipril）起效快，作用持久，毒副作用小，为长效、高效的抗高血压药。同类药物还有培哚普利（perindopril）、地拉普利（delapril）、喹那普利（quinapril）、西拉普利（cilazapril）、贝那普利（benazepril）和螺普利（spirapril）等，这些药物由于结构中引入了不同的环系，与酶的结合能力增强，并且在吸收、蛋白结合、排泄、作用时间和剂量等方面都有较好的改善。

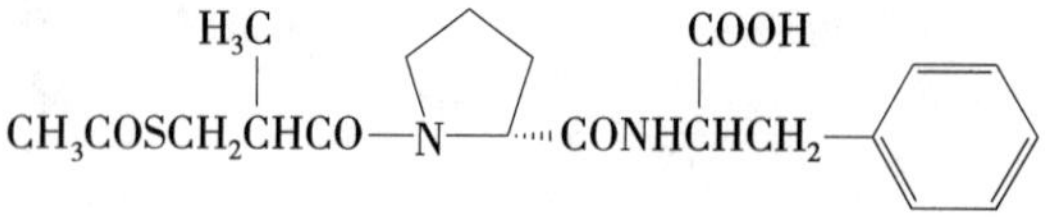

阿拉普利

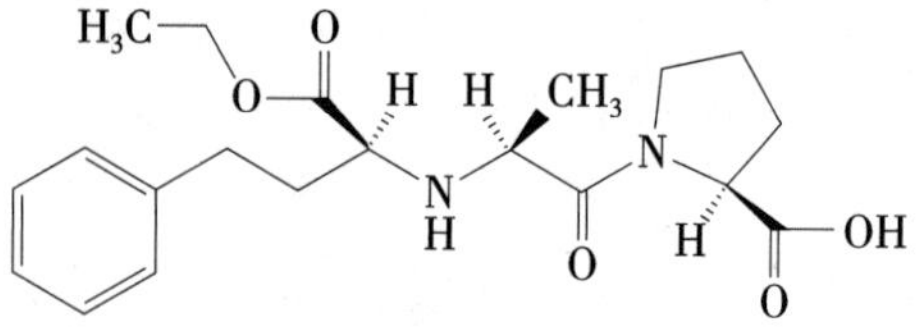

依那普利

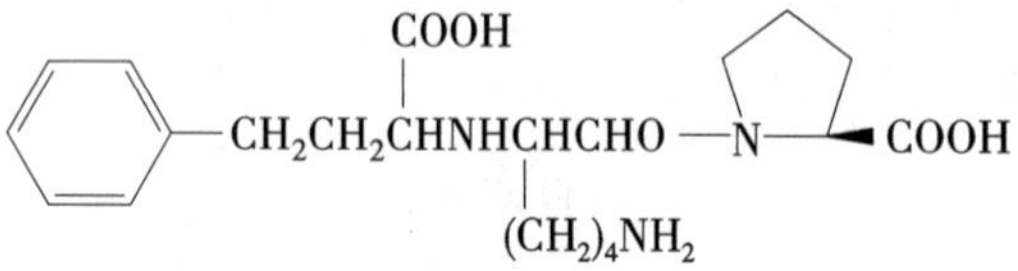

赖诺普利

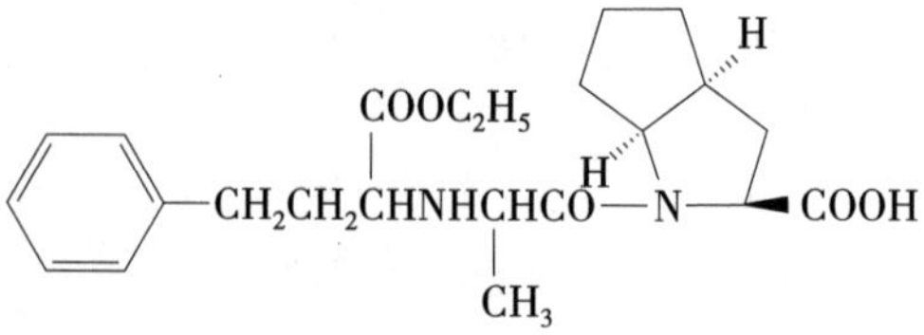

雷米普利

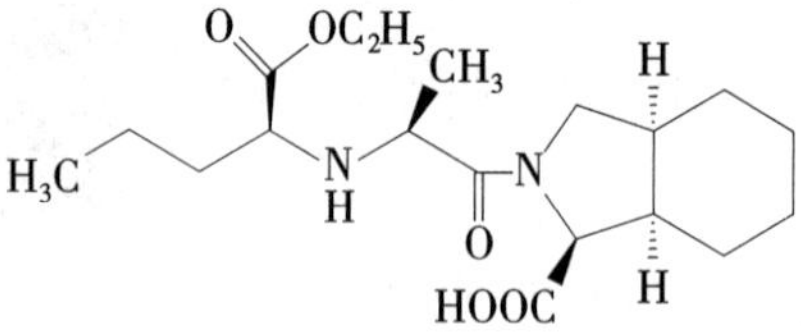

培哚普利

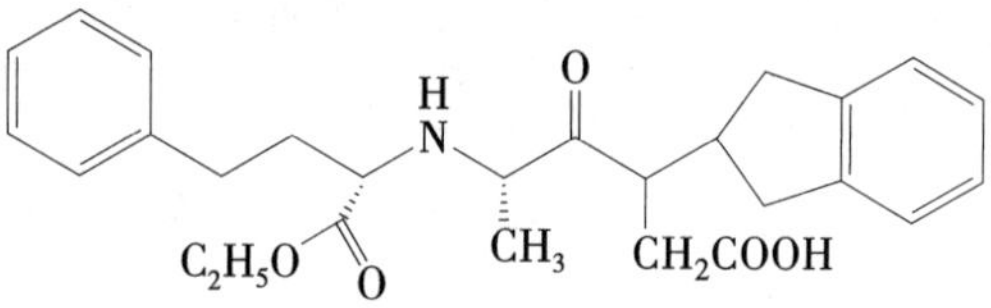

地拉普利

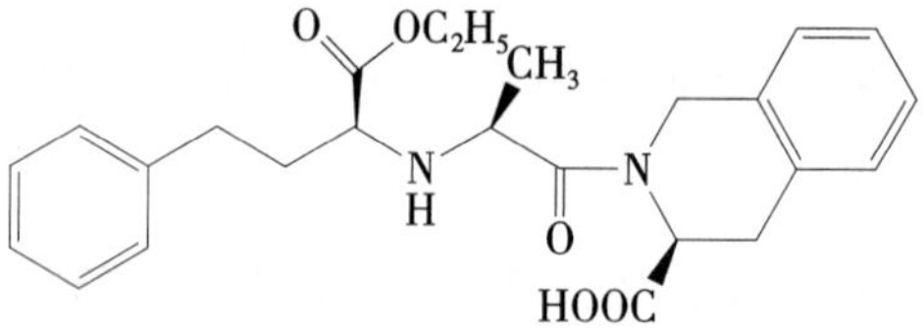

喹那普利

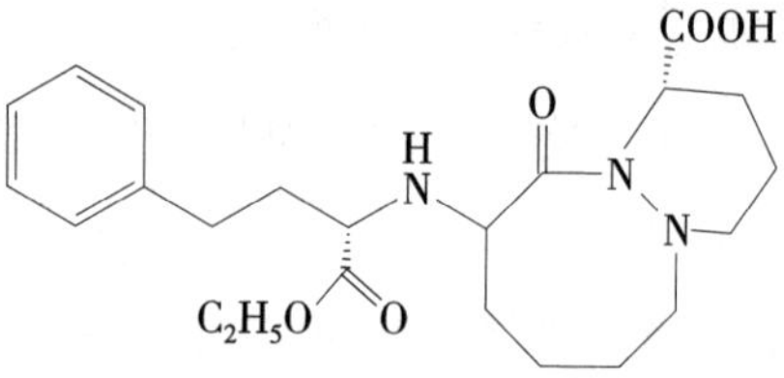

西拉普利

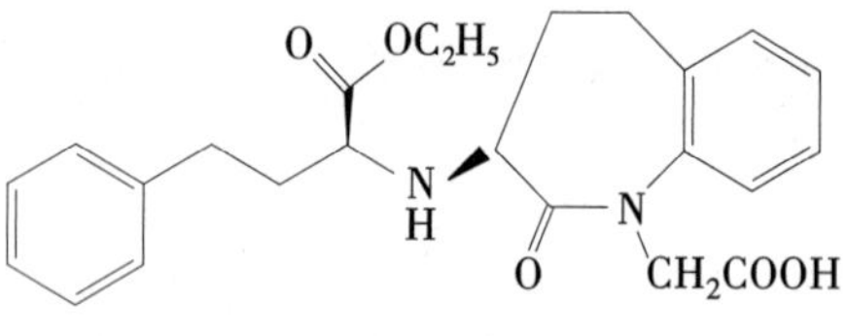

贝那普利

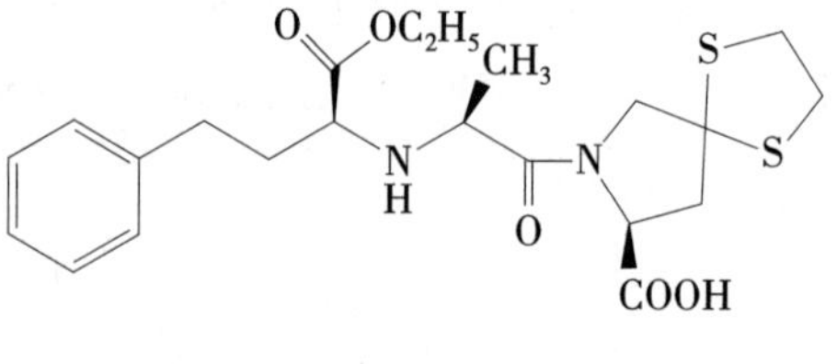

螺普利

上述非巯基 ACEI 的研究也促进了含磷酰基的 ACEI 的发现，它们是以磷酸基与锌离子结合，如福辛普利拉（fosinoprilat），作用优于卡托普利，但低于依那普利拉。

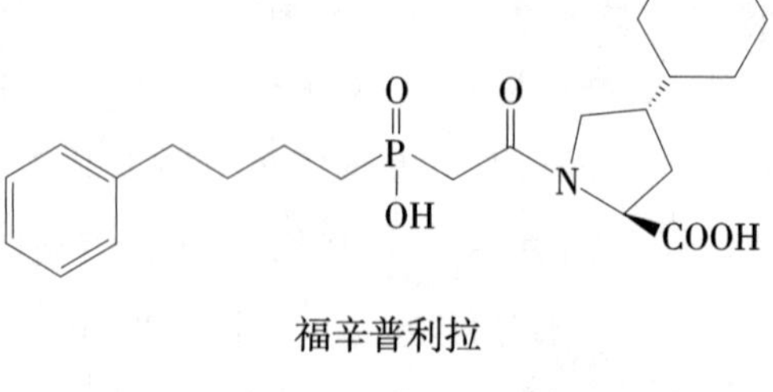

福辛普利拉

2. 血管紧张素Ⅱ受体拮抗剂　由于 ACEI 在减少 AⅡ生成的同时，也抑制了缓激肽、脑啡肽等生物活性物质的灭活，因此会产生刺激性干咳、血管神经性水肿等不良反应。

AⅡ受体主要有 2 种亚型，即 AT_1 受体和 AT_2 受体，目前认为 AⅡ的作用主要是由 AT_1 受体介导的。AⅡ受体拮抗剂通过阻止 AⅡ与 AT_1 受体结合，在受体水平阻断 AⅡ的生理效应。由于 AⅡ受体处于 RAS 信号转导通路的末端，因此 AⅡ受体拮抗剂能够更充分、更直接地阻断 RAS，同时避免了 ACEI 类药物抑制缓激肽等降解而导致的非剂量相关性不良反应。

氯沙坦（losartan）是第一个 AT_1 受体拮抗剂类药物，具有可以口服、高效、选择性好等特点；依普沙坦（eprosartan）为选择性 AT_1 受体拮抗剂，其口服吸收迅速，生物利用度为 13%，蛋白结合率为 98%，肝肾功能不全者或饱食后服用本药，血药浓度峰值可增加约 50%，对老年患者可增加 2~3 倍。

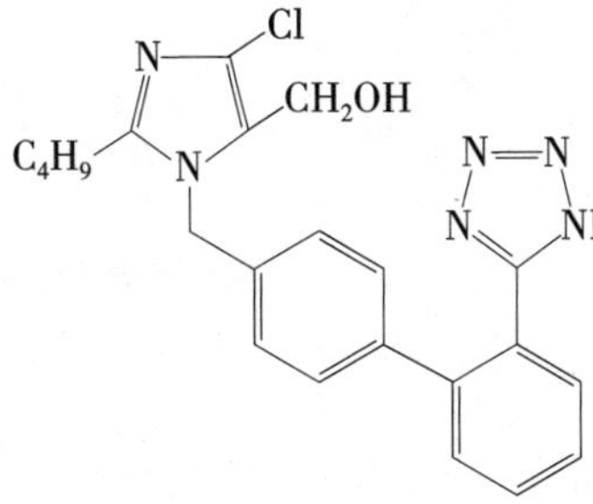

氯沙坦

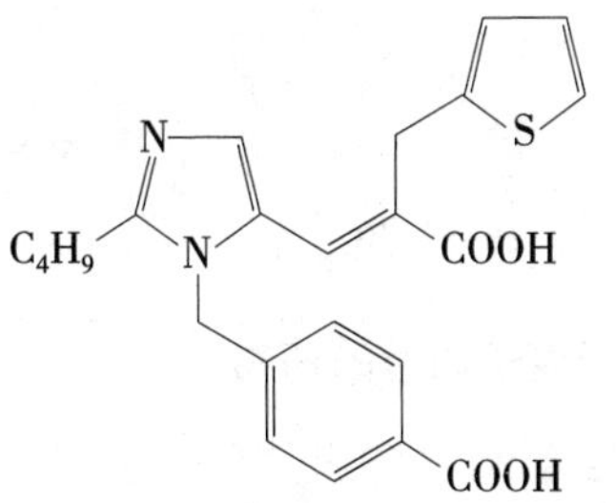

依普沙坦

坎地沙坦酯（candesartan cilexetil）为苯并咪唑酯类前药，比氯沙坦的活性强，作用时间长；厄贝沙坦（irbesartan）为 4- 位具有螺环的咪唑酮类化合物，以羰基代替氯沙坦的羟甲基作为氢键受体，活性与氯沙坦相当，但起效更快，是欧盟首次批准用于高血压、2 型糖尿病、肾病患者的主要降压用药；缬沙坦（valsartan）是用非环状酰化氨基酸代替氯沙坦咪唑环的衍生物，作用时间可持续 24 小时；他索沙坦（tasosartan）为吡啶并嘧啶类化合物，该药在降压方面显示出量效关系。

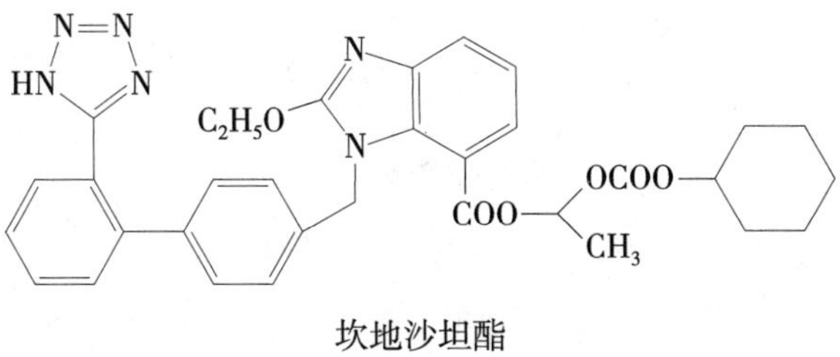

坎地沙坦酯

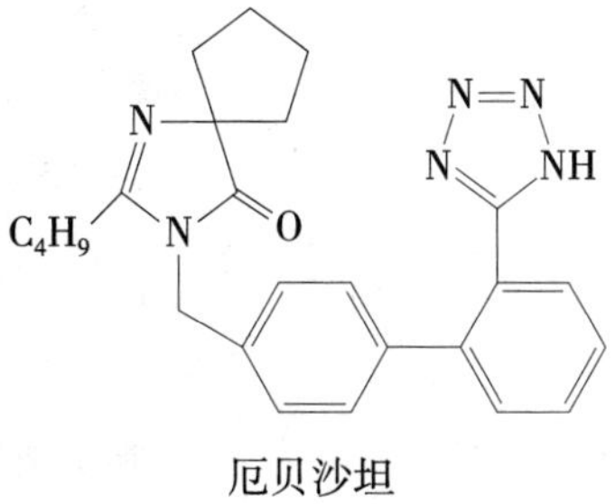

厄贝沙坦

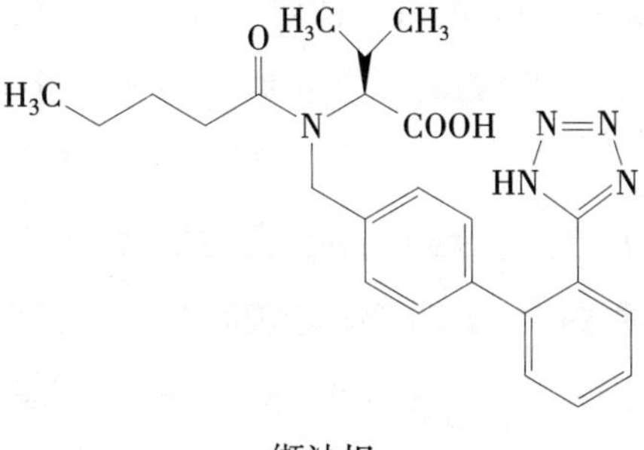

缬沙坦

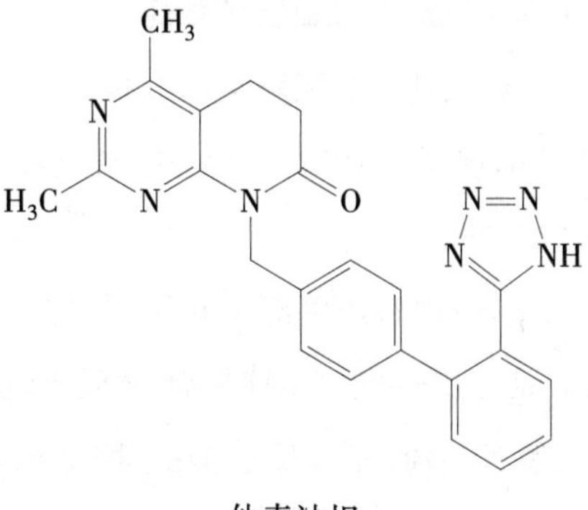

他索沙坦

替米沙坦（telmisartan）为长效、低毒、高效的降压药，适用于其他降压药不能耐受或过敏的各型高血压患者，其拮抗 AT_1 受体的活性为氯沙坦的 3 倍，具有口服吸收好、作用时间长（降压作用时间在 24 小时以上）等特点，现已有替米沙坦与氢氯噻嗪的复方制剂上市；奥美沙坦酯（olmesartan medoxomil）为酯类前药，具有平稳、温和的降压作用，安全性好，效果优于氯沙坦，它与氢氯噻嗪的复方制剂降压效果很好。

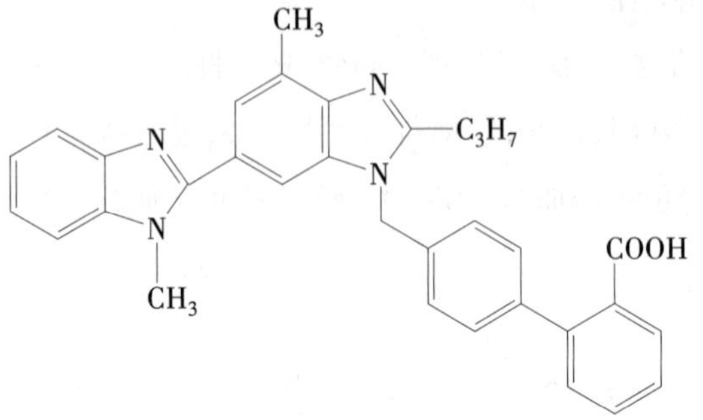

替米沙坦

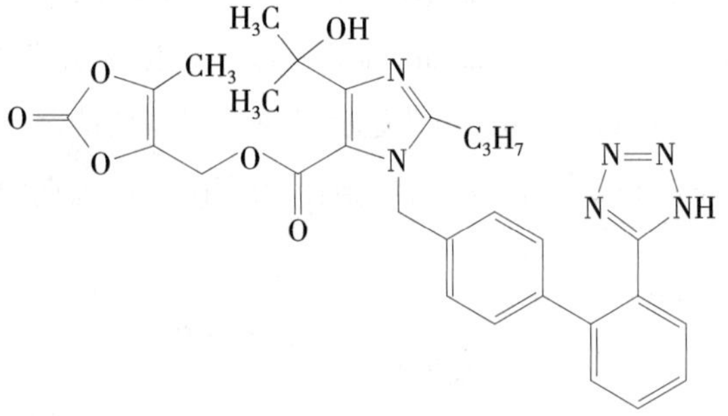

奥美沙坦酯

（三）作用于离子通道的药物

1. 钙通道阻滞剂　这类药物对高血压有很好的治疗效果，临床证明其疗效超过 β 受体拮抗剂。其中硝苯地平可用于轻、中、重度高血压，维拉帕米、地尔硫䓬、尼群地平等对高血压具有良好的疗效，氨氯地平常用于治疗高血压，作用稳定而持久，为长效药物。

2. 钾通道开放剂　选择性钾通道开放剂的降压机制是作用于 ATP 敏感的钾通道，使细胞膜发生超极化，导致细胞内的钙离子浓度下降，血管扩张，血压下降。钾通道开放剂以舒张血管平滑肌作用为主，降压活性比钙通道阻滞剂强。代表药物有吡那地尔（pinacidil）、米诺地尔（minoxidil）等，临床用于高血压、心绞痛、心律失常、充血性心力衰竭等心血管疾病的治疗。

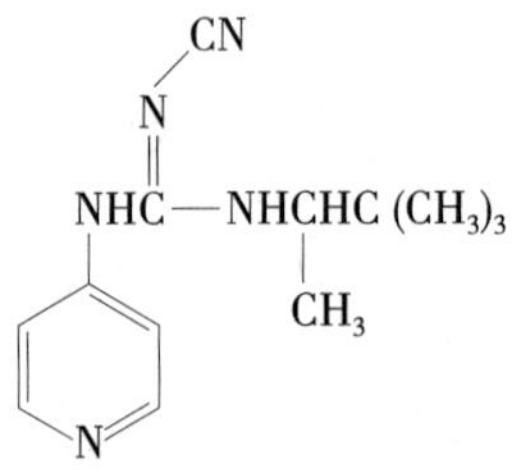

吡那地尔

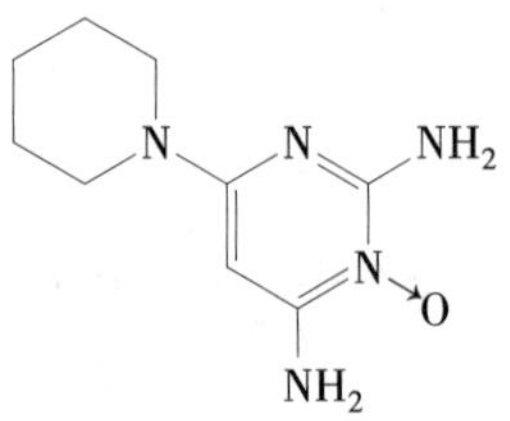

米诺地尔

（四）利尿药及血管扩张药

1. 利尿药　利尿药是指直接作用于肾脏，促进水、电解质排出，使尿量增加的药物。大多数利尿药可影响原尿中 Na^+、Cl^- 等电解质和水的重吸收，增加肾脏的排尿速度，减少血容量而达到降低血压的目的。

根据药物的作用部位和作用机制，利尿药分为4类：①渗透性利尿药，又称脱水药，如甘露醇（mannitol）。②碳酸酐酶抑制剂，属低效能利尿药，其通过抑制碳酸酐酶，碳酸形成减少，肾小管内的 H^+ 减少，使 Na^+、HCO_3^- 重吸收减少，增加尿量，如乙酰唑胺（acetazolamide）。③髓袢升支利尿药，包括中效能利尿药和高效能利尿药。中效能利尿药如氢氯噻嗪（hydrochlorothiazide）可抑制 Na^+-Cl^- 同向转运系统，减少 Na^+、Cl^- 重吸收；高效能利尿药如呋塞米（furosemide）可抑制 Na^+-K^+-Cl^- 同向转运系统，抑制 Na^+、K^+、Cl^- 重吸收，干扰肾的稀释和浓缩功能，故利尿作用强大。④保钾利尿药，通过抑制 Na^+-K^+ 交换而发挥利尿作用，主要包括螺内酯（spironolactone）、氨苯蝶啶（triamterene）等，也属低效能利尿药。

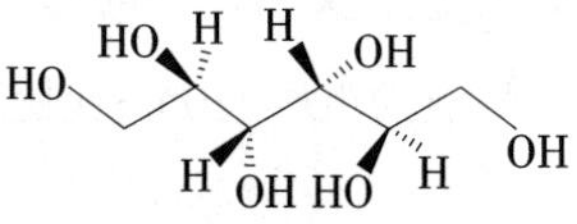

甘露醇

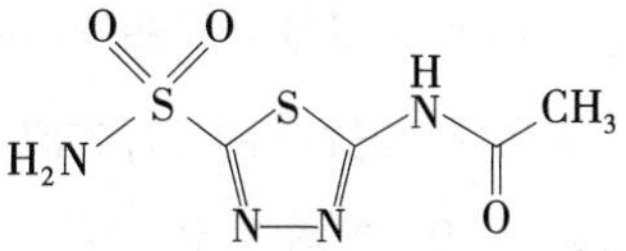

乙酰唑胺

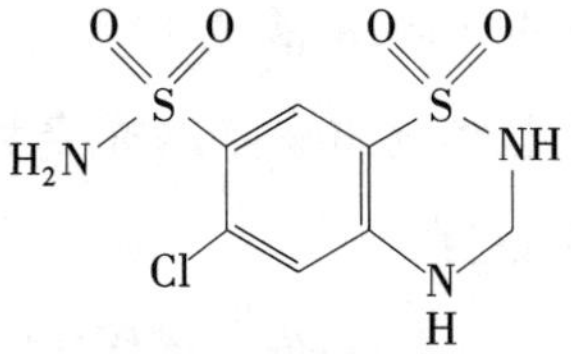

氢氯噻嗪

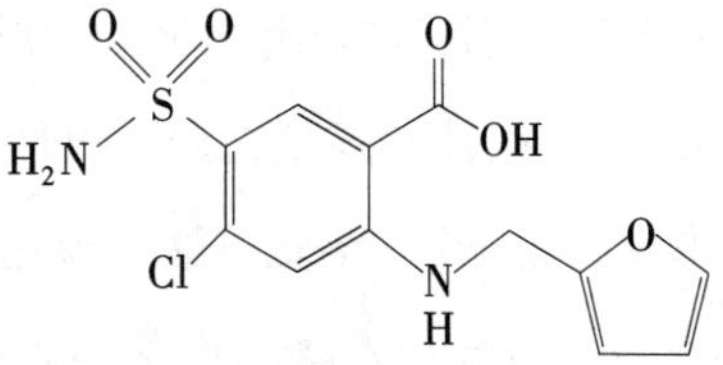

呋塞米

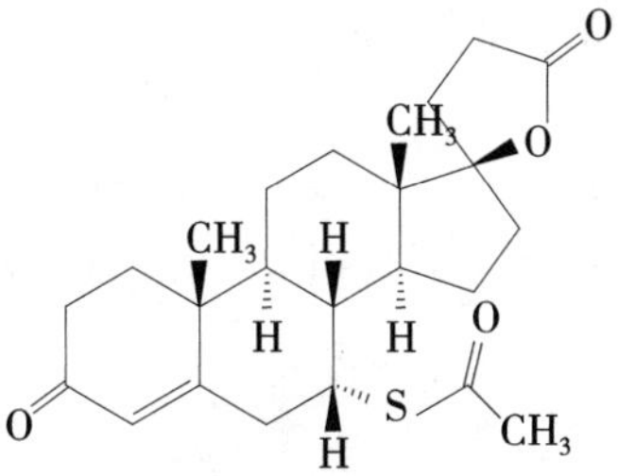

螺内酯

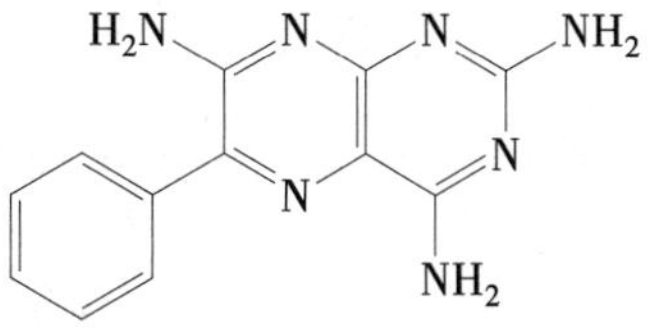

氨苯蝶啶

原则上各类利尿药都有降压作用，临床上多用氢氯噻嗪等中效能利尿药，为治疗高血压的基础药物，既可单独用于轻症患者，也可联合用药治疗各类高血压。

2. 血管扩张药　这类药直接作用于外周小动脉平滑肌，扩张血管，降低外周阻力，使血压下降。早期应用的肼屈嗪（hydralazine）降压作用强度中等，其舒张压下降较显著，并能增加血流量。类似物双肼屈嗪（dihydralazine）作用缓慢持久，适用于肾功能不全的高血压患者。布屈嗪（budralazine）主要用于原发性高血压，与肼屈嗪相比，作用时间持久，对心脏的刺激作用较弱。

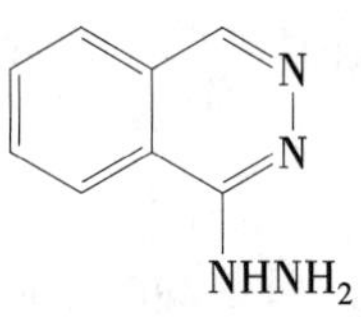

肼屈嗪

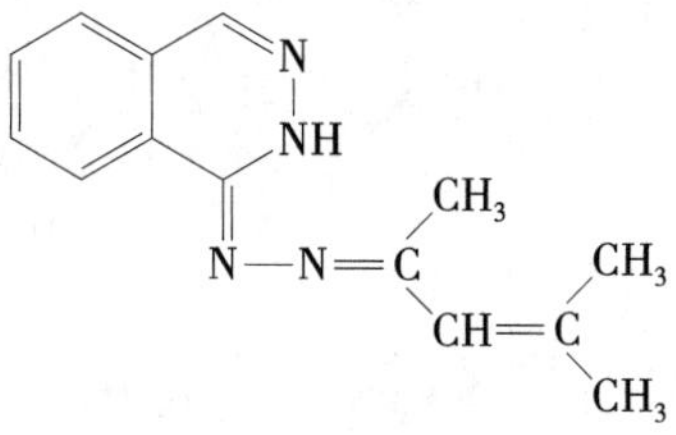

布屈嗪

二、典型药物

卡托普利　captopril

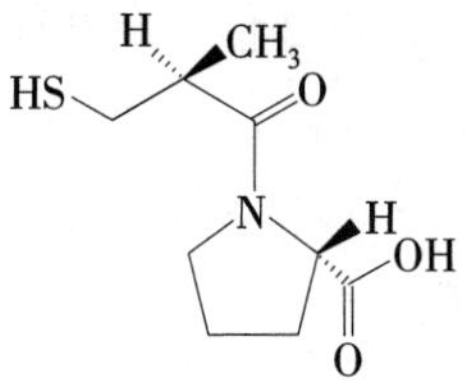

卡托普利的发现

化学名为 1-[（2*S*)-2- 甲基 -3- 巯基 - 丙酰基]-L- 脯氨酸。又名巯甲丙脯酸。

本品为白色或类白色结晶性粉末；有类似于蒜的特臭。熔点为 104~110℃；比旋度为 –132° ~–126° 。易溶于甲醇、乙醇或三氯甲烷，溶于水。

本品结构中含有—SH，具有还原性，其水溶液可使碘试液褪色，可用于鉴别。

本品适量加乙醇溶解后，加亚硝酸钠结晶和稀硫酸，振摇后，溶液显红色。

本品易被氧化剂氧化，能够发生二聚反应形成二硫键，体内 40%~50% 的药物以原形排泄，剩余药物以二硫聚合体或卡托普利 - 半胱氨酸二硫化物的形式排泄。

卡托普利的合成是以硫代乙酸与甲基丙烯酸加成得 *α*- 甲基 -*β*- 乙酰硫代丙酸，以氯化亚砜将其转化为酰氯后，在氢氧化钠存在下与 L- 脯氨酸缩合得到 *S*，*S*- 和 *R*，*S*- 两种异构体，再与二环己胺成盐后分离得到 *S*，*S*- 体，最后以氨 - 甲醇溶液脱去乙酰基即得本品。

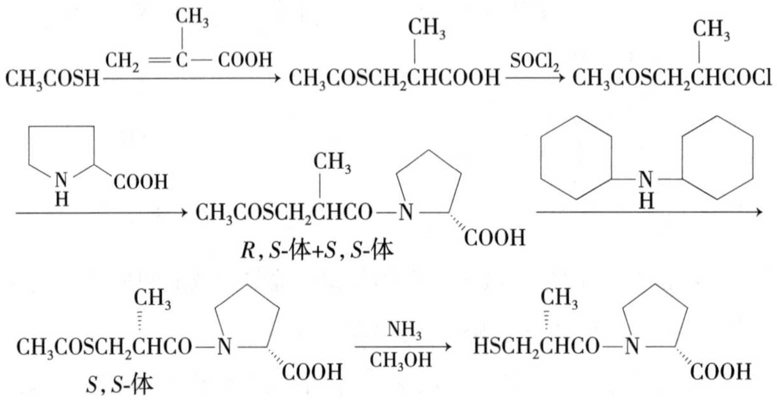

本品作为第一个可以口服的 ACEI 类药物，可用于各型高血压，尤其适用于合并糖尿病、左心室肥厚、心力衰竭、急性心肌梗死的患者，为目前高血压治疗的一线药物之一。

马来酸依那普利　enalapril maleate

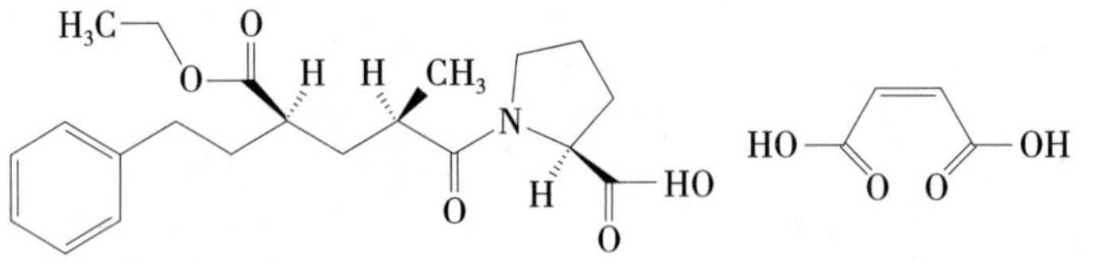

化学名为 *N*-[（*S*)-1- 乙氧羰基 -3- 苯丙基]-L- 丙氨酰 -L- 脯氨酸顺丁烯二酸盐。

本品为白色或类白色结晶性粉末；无臭；微有引湿性。比旋度为 –43.5° ~–41.0° 。易溶于甲醇，略溶于水，微溶于乙醇或丙酮，几乎不溶于三氯甲烷。

本品加稀硫酸后，滴加高锰酸钾试液，红色即消失。

本品为依那普利那的乙酯，口服后在体内水解为依那普利那，后者是长效 ACEI，能强烈抑制 ACE，发挥降压作用。依那普利那只能注射给药，本品是其前药，临床用于原发性高血压、肾性高血压。

课堂活动

如何鉴别卡托普利和马来酸依那普利？为什么？

氯沙坦　losartan

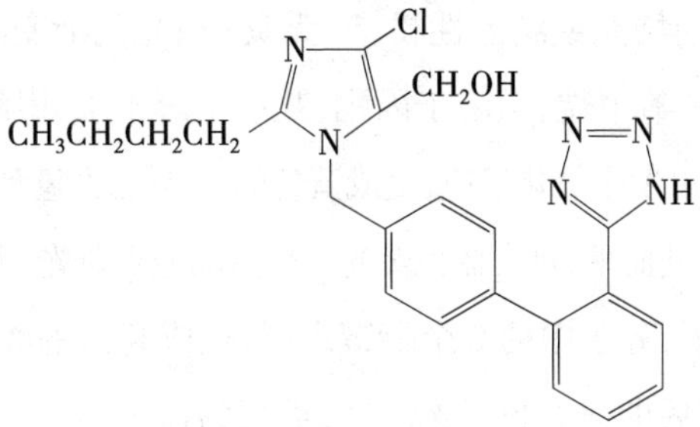

化学名为 2- 丁基 -4- 氯 -1-[［2′-（1*H*- 四唑 -5- 基)[1,1′- 联苯］-4- 基］甲基］-1*H*- 咪唑 -5- 甲醇。

本品为淡黄色结晶。熔点为 183.5~184.5℃。

本品为中等强度的酸，可与氢氧化钾成盐，通常药用氯沙坦的钾盐。

本品口服吸收较好，蛋白结合率高达 99%，经肝脏代谢为有活性的 EXP-3174 和另外 2 种无活性的产物，原药和代谢产物均可经肝脏代谢及肾脏排泄。

本品具有良好的抗高血压、抗心力衰竭作用，可用于各型高血压患者。

缬沙坦　valsartan

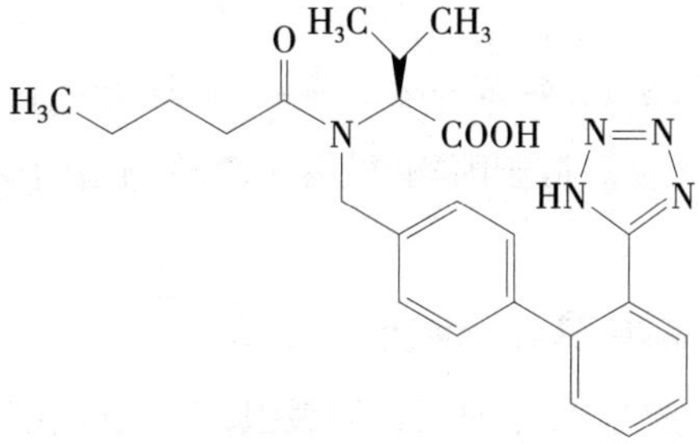

化学名为 *N*- 戊酰基 -*N*-[［2′-（1*H*- 四氮唑 -5- 基）联苯 -4- 基］甲基］-L- 缬氨酸。

本品为白色结晶或白色、类白色粉末；有吸湿性。在乙醇中极易溶解，在甲醇中易溶，在乙酸乙酯中略溶，在水中几乎不溶。

本品口服吸收快，血浆蛋白结合率为 95%，无须经肝脏代谢即可发挥作用，以原形经胆道及肾脏排泄。

本品对 AT_1 受体的亲和力比氯沙坦强 5 倍，降压作用平稳，可用于各型高血压，尤其适用于伴有肾损害的患者。

利血平　reserpine

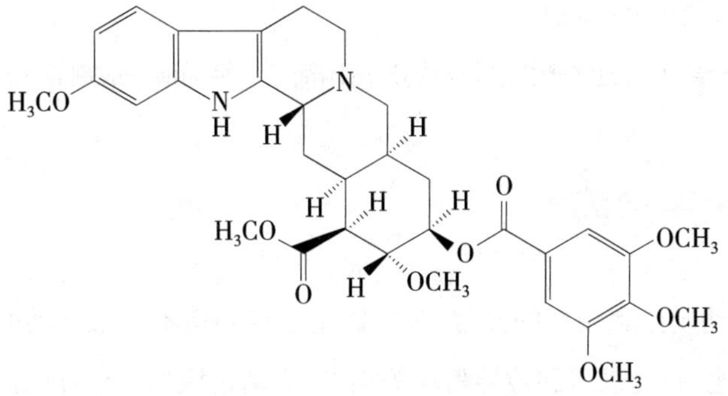

化学名为 18*β*-（3,4,5- 三甲氧基苯甲酰氧基）-11,17*α*- 二甲氧基 -3*β*,20*α*- 育亨烷 -16*β*- 甲酸甲酯。

本品为白色至淡黄褐色的结晶或结晶性粉末；无臭；遇光色渐变深。熔点为 264~265℃；比旋度为 −131° ~−115°。易溶于三氯甲烷，微溶于丙酮，几乎不溶于水、甲醇、乙醇或乙醚。

本品在光照和有氧条件下可发生氧化反应，生成黄色的 3，4- 二去氢利血平，具有黄绿色荧光；还可进一步氧化生成 3，4，5，6- 四去氢利血平，具有蓝色荧光。故本品应在避光、密封、干燥的条件下保存。

本品在酸性或碱性条件下，分子中的 2 个酯键水解，生成利血平酸，仍具有抗高血压活性。

本品加 0.1% 钼酸钠溶液后即显黄色，约 5 分钟后变为蓝色。

本品加新制的香草醛试液后显玫瑰红色。

取本品适量加对二甲氨基苯甲醛、冰醋酸和硫酸混匀，即显绿色，再加冰醋酸后转变为红色。

本品用于早期轻度高血压，作用缓慢、温和而持久。

氢氯噻嗪　hydrochlorothiazide

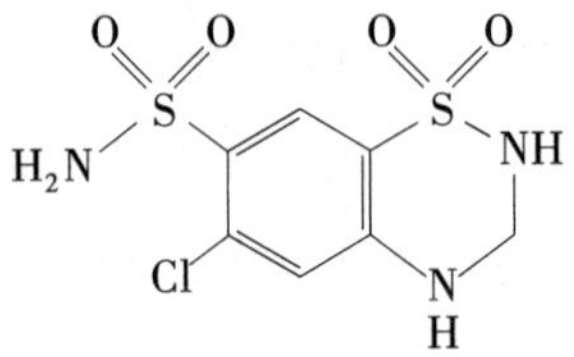

化学名为 6- 氯 -3,4- 二氢 -2*H*-1,2,4- 苯并噻二嗪 -7- 磺酰胺 -1,1- 二氧化物。

本品为白色结晶性粉末；无臭。溶于丙酮，微溶于乙醇，不溶于水、三氯甲烷或乙醚；溶于氢氧化钠试液。

本品分子中含有 2 个磺酰氨基，具有弱酸性。

本品口服吸收良好，2 小时起效，4 小时后作用最强，生物利用度为 65%，在体内不经代谢，以原形排泄。

本品为利尿药，能抑制肾小管对 Na^+、Cl^- 的重吸收，促进肾脏对 NaCl 的排泄。临床用于治疗多种类型的水肿及高血压，常与其他降压药合用。

点滴积累

1. 抗高血压药通过影响血压调节过程中的一个或几个生理环节而发挥降压作用。抗高血压药包括作用于自主神经系统的药物、影响肾素 - 血管紧张素 - 醛固酮系统（RAS）的药物、作用于离子通道的药物、利尿药及其他药物。
2. 影响 RAS 的药物主要有血管紧张素转化酶抑制剂（ACEI）和血管紧张素Ⅱ受体拮抗剂，为临床常用的抗高血压药。
3. 作用于离子通道的药物主要有钙通道阻滞剂、钾通道开放剂等。

第四节　抗心律失常药

心律失常是指心动规律和频率的异常，其原因是心房心室不正常冲动的形成和传导障碍。心律失常表现为心动过速、心动过缓和传导阻滞等类型，心动过缓型和传导阻滞型心律失常临床应用阿托品等药物治疗，通常抗心律失常药特指用于心动过速型心律失常治疗的药物。

对心律失常的治疗主要是针对心肌的电生理作用，通过调整心肌细胞膜通道的离子流，改变心肌细胞的电生理特性而发挥抗心律失常作用。根据 Vaughan Williams 分类法，将抗心律失常药分为 4 类：Ⅰ类，钠通道阻滞剂；Ⅱ类，β 受体拮抗剂；Ⅲ类，延长动作电位时程的药物；Ⅳ类，钙通道阻滞剂。

一、钠通道阻滞剂

钠通道阻滞剂可抑制心肌细胞膜的 Na^+ 内流，降低动作电位的最大除极速率，减慢传导，延长有效不应期，对心律失常有治疗作用。根据作用差异，钠通道阻滞剂又分为 $Ⅰ_A$、$Ⅰ_B$ 和 $Ⅰ_C$ 3 个亚类。

1. $Ⅰ_A$ 类钠通道阻滞剂　适度阻滞 Na^+ 通道，主要影响传导速率，包括奎尼丁（quinidine）、普鲁卡因胺（procainamide）等。奎尼丁是从金鸡纳树皮中提取的生物碱，常用其硫酸盐，具有右旋光性，其分子中有四个手性碳，其光学立体异构体的活性各不相同。

硫酸奎尼丁　quinidine sulfate

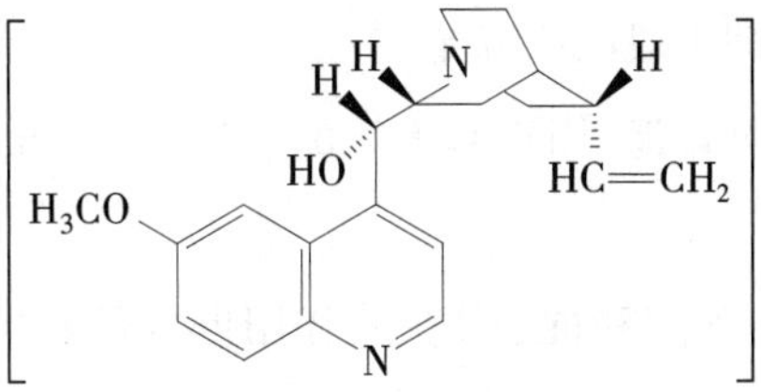

化学名为（9*S*）-6′ - 甲氧基 - 脱氧辛可宁 -9- 醇硫酸盐二水合物。

本品为白色细针状结晶；无臭；遇光渐变色。比旋度为 +275° ~+290°。易溶于沸水，溶于三氯甲烷或乙醇，微溶于水，几乎不溶于乙醚。

本品加水溶解后，加稀硫酸即显蓝色荧光，加几滴盐酸，荧光即消失。

取上述溶液 5ml，加溴试液 1~2 滴，加氨试液 1ml，即显翠绿色。

本品为广谱抗心律失常药，主要用于心房纤颤、心房扑动、室上性和室性心动过速的转复和预防。

本品的不良反应较多，大量服用可发生累积中毒，常在其他药物无效时才选用。

普鲁卡因胺是局麻药普鲁卡因结构改造的衍生物，抗心律失常作用与奎尼丁相似，但更为安全，可口服或注射给药。

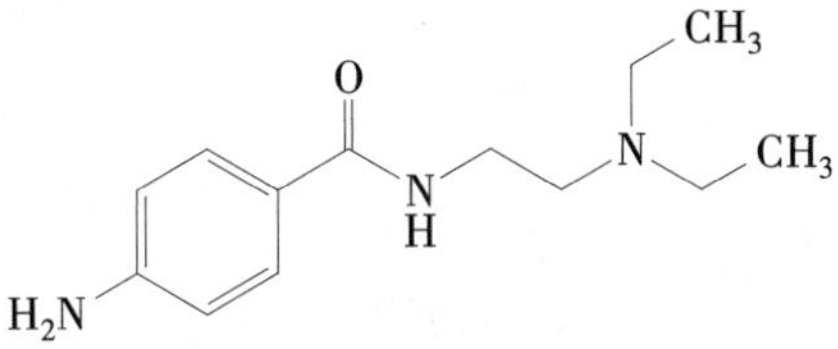

普鲁卡因胺

课堂活动

普鲁卡因和普鲁卡因胺哪一种药物的化学结构更稳定？为什么？普鲁卡因胺如何鉴别？

2. $Ⅰ_B$ 类钠通道阻滞剂　$Ⅰ_B$ 类药物轻度而迅速地阻滞 Na^+ 通道，影响动作电位 4 相 Na^+ 内流而降低自律性。常用药物有利多卡因、美西律（mexiletine）、妥卡尼（tocainide）等。

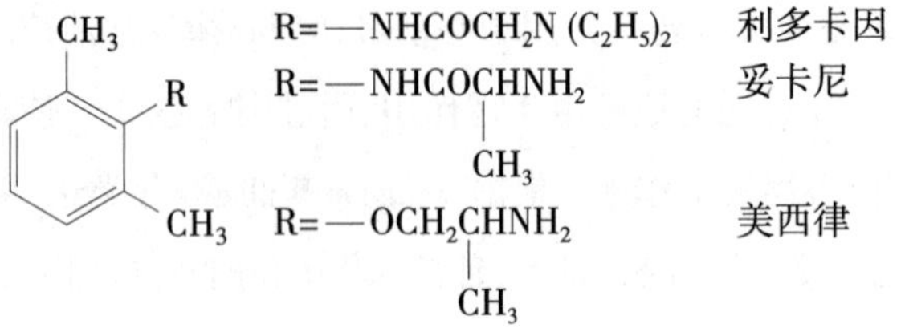

盐酸美西律　mexiletine hydrochloride

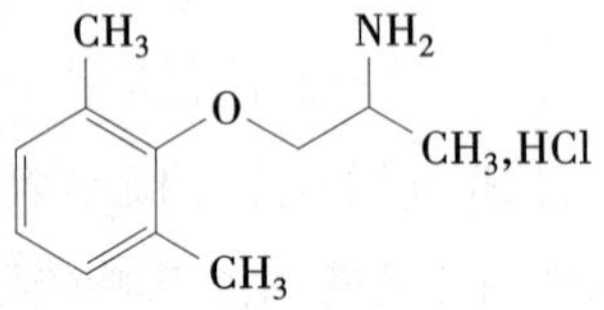

化学名为(±)-1-(2,6-二甲基苯氧基)-2-丙胺盐酸盐。

本品为白色或类白色结晶性粉末；几乎无臭。熔点为200~204℃。易溶于水或乙醇，几乎不溶于乙醚。

本品加水溶解后，加碘试液2滴，即生成红色沉淀。

本品在肝内代谢较慢，主要由肾脏排泄，当正常人尿的pH由5~8升高时，血药浓度可显著升高，故本品应用时需监控尿液的pH。

本品与利多卡因的结构类似，局麻作用和抗心律失常作用也与利多卡因类似，临床用于各种室性心律失常，如室性期前收缩、心室纤颤等，特别适合于急性心肌梗死和洋地黄引起的心律失常。

利多卡因可用于各种室性心律失常的治疗，为一种安全有效的药物。妥卡尼可用于室性期前收缩，口服有效，无明显的负性肌力作用。

3. $\mathrm{I_C}$类钠通道阻滞剂　$\mathrm{I_C}$类药物的特点是阻滞Na^+通道的作用明显，对心肌自律性和传导性有较强的抑制作用。代表药物为普罗帕酮(propafenone)，对心肌传导细胞有局麻作用和膜稳定作用，还有一定程度的β受体阻断作用，适用于室性和室上性心律失常。氟卡尼(flecainide)对期前收缩和室上性心动过速有效，恩卡尼(encainide)适用于连续性心动过速。但这类药物具有较强的致心律失常作用，常在其他药物无效时使用。

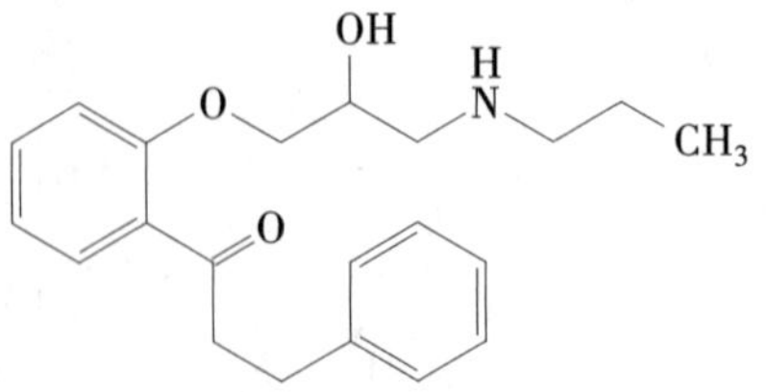

普罗帕酮

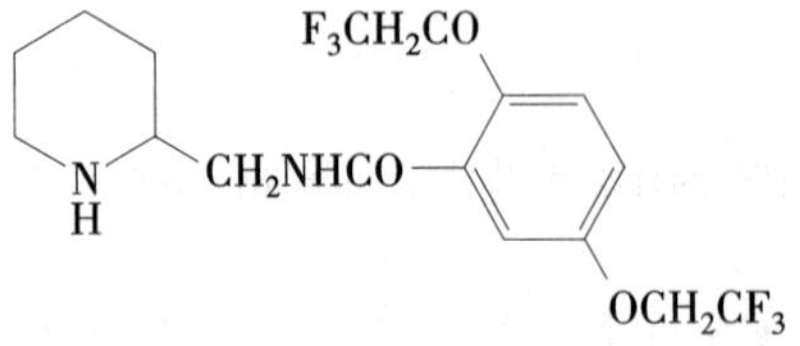

氟卡尼

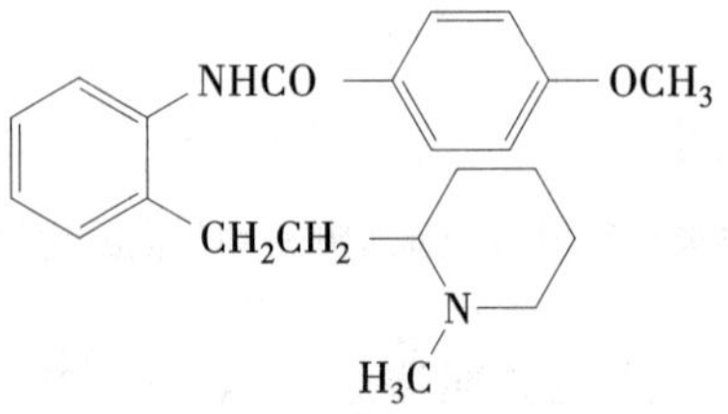

恩卡尼

二、β 受体拮抗剂

β 受体拮抗剂能拮抗内源性递质或 β 受体激动剂的效应，使心率减慢，心肌收缩力减弱，延缓心房和房室结的传导。代表药物为普萘洛尔，适用于交感神经兴奋所致的各种心律失常。

三、延长动作电位时程的药物

延长动作电位时程的药物主要是钾通道阻滞剂，其作用于心肌细胞的电压敏感性 K^+ 通道，使 K^+ 外流速度减慢，改变动作电位的平段时相，选择性地延长 APD。代表药物为胺碘酮（amiodaron）。

盐酸胺碘酮　amiodaron hydrochloride

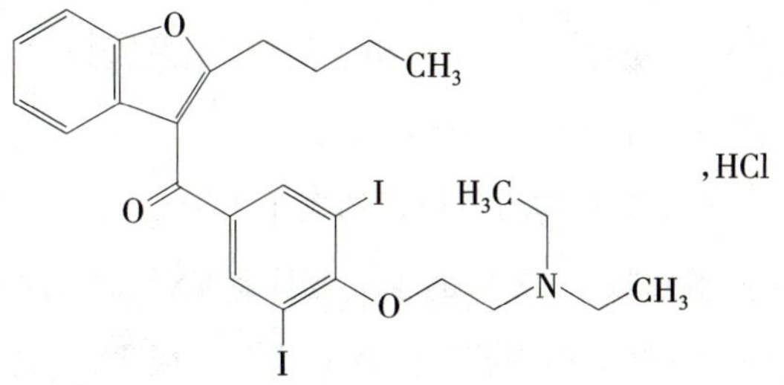

化学名为（2- 丁基 -3- 苯并呋喃基）[4-[2-（二乙氨基）乙氧基]-3,5- 二碘苯基] 甲酮盐酸盐。

本品为白色至微黄色结晶性粉末；无臭。熔点为 158~162℃，熔融时同时分解。易溶于三氯甲烷，溶于乙醇，微溶于丙酮，几乎不溶于水。

本品口服吸收较慢，4~6 小时起效，体内分布广泛，代谢产物主要是 *N*- 脱乙基胺碘酮，也具有类型的电生理活性，可延长心肌动作电位时程和有效不应期，半衰期为 5~7 天，属长效抗心律失常药。临床适用于各种原因引起的室上性和室性心律失常，长期口服能防止室性心动过速和室颤的复发。

四、钙通道阻滞剂

许多钙通道阻滞剂都具有较好的抗心律失常作用，临床常用的有维拉帕米、地尔硫䓬等。维拉帕米是治疗阵发性室上性心动过速的首选药，地尔硫䓬可用于阵发性室上性心动过速和心房颤动的治疗。

点滴积累

1. 抗心律失常药通常指用于心动过速型心律失常治疗的药物，包括Ⅰ类药钠通道阻滞剂剂、Ⅱ类药 β 受体拮抗剂、Ⅲ类药延长动作电位时程的药物及Ⅳ类药钙通道阻滞剂。
2. Ⅰ类药钠通道阻滞剂分为 $Ⅰ_A$、$Ⅰ_B$ 和 $Ⅰ_C$ 3 个亚类，包括硫酸奎尼丁、盐酸美西律等。
3. Ⅲ类药延长动作电位时程的药物主要是钾通道阻滞剂，代表药物为胺碘酮。

第五节　抗血栓药

血液中同时存在着凝血和抗凝血、纤溶和抗纤溶 2 个对立的系统，在平衡机制控制下，两者保持动态平衡，从而维持血液的流动性。当血液中的这种平衡失调时，将导致血管内凝血，形成血栓，进而产生冠脉血栓和脑血栓等栓塞性疾病。血液的凝血过程包括内源性和外源性 2 种途径，凝血过程需要多种凝血因子参与，依次激活生成纤维蛋白，最终形成血凝块。而纤维蛋白有可能在抗凝血因子的作用下被降解。在血栓形成过程中，血小板是必需物质，凝血因子与凝血酶起着核心作用，纤维蛋白溶酶可溶解血栓中的纤维蛋白，使血栓溶解。

根据作用机制不同，抗血栓药分为抗血小板药、抗凝血药和溶血栓药等。

一、抗血小板药

血小板在凝血、血栓形成、动脉粥样硬化等过程中均起着重要作用。抗血小板药主要通过减少血栓素 A_2（TXA_2）的生成或直接对抗 TXA_2 的促凝作用，抑制花生四烯酸代谢，增加血小板内的 cAMP 浓度，阻断血小板膜糖蛋白受体，抑制血小板黏附、聚集及释放等功能而发挥抗凝作用，主要用于防治心、脑血栓形成或其他血栓栓塞性疾病。

TXA_2 是目前发现的最强的缩血管物质及最强的血小板聚集剂之一，如果 TXA_2 生成过多，则会出现血栓栓塞性疾病，因此抑制或减少 TXA_2 的生成或抑制 TXA_2 的活性，可防治血栓栓塞性疾病。花生四烯酸是 TXA_2 生物合成的前体，抑制花生四烯酸代谢生成 TXA_2 的中间环节，可减少 TXA_2 的生成及其对血管内皮细胞的损伤，这类药包括阿司匹林、帕米格雷（pamicogrel）等。

血小板的聚集功能受到血小板内 cAMP 浓度的调节，通过抑制膜磷脂的分解和 TXA_2 的形成可增加血小板中 cAMP 的浓度并减少血小板聚集。腺苷酸环化酶（AC）激活剂和选择性血小板磷酸二酯酶（PDE）抑制剂均可增加血小板内的 cAMP 浓度，如西洛他唑（cilostazol）、曲匹地尔（trapidil）等不仅抑制磷酸二酯酶的活性，还有扩张血管的作用。

血小板膜上的腺苷二酸（ADP）受体拮抗剂如噻吩并吡啶类药物能专一性地阻碍 ADP 介导的血小板活化，产生类似于阿司匹林的不可逆性的抑制血小板功能的作用。噻氯匹定（ticlopidine）抑制 ADP 诱导的 α_2 颗粒分泌（α_2 颗粒含有纤维蛋白、分裂因子等粘连蛋白），能抑制多种实验性血栓形成，但缺点是可能导致中性粒细胞减少。噻氯匹定的类似物氯吡格雷（clopidogrel）的活性比其强 5~10 倍。

氯吡格雷 clopidogrel

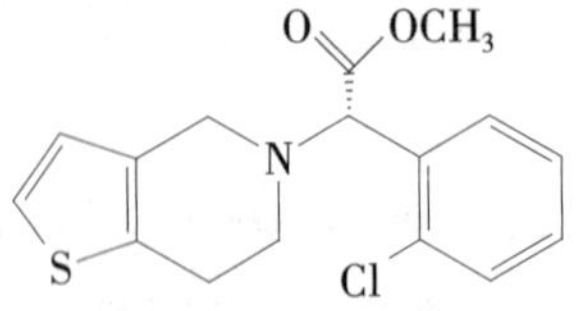

化学名为（*αS*）-*α*-（2- 氯苯基）-6,7- 二氢噻吩并［3,2-*c*］吡啶 -5（4*H*）- 乙酸甲酯。又名波立维。

本品为无色油状物，药用其硫酸盐，为白色结晶。

本品为噻吩并四氢吡啶衍生物，有 1 个手性碳原子，*S*- 异构体的活性强。

本品在体外无活性，进入体内很快被吸收，并在肝脏中被代谢，噻吩环开环生成有活性的巯基衍生物，其巯基选择性地与血小板膜上的 ADP 受体以二硫键结合，通过改变 GP Ⅱb/ Ⅲa 复合物的构象，抑制 ADP 诱导的 GP Ⅱb/ Ⅲa 活化，使纤维蛋白原无法与 GP Ⅱb/ Ⅲa 受体发生粘连而阻碍血小板聚集。

本品临床主要用于预防动脉粥样硬化患者发生心肌梗死、缺血性脑卒中或心脑血管性死亡等。

二、抗凝血药

血栓的形成是一系列凝血因子相继酶解激活的过程，最终在凝血酶的作用下形成纤维蛋白凝块。因此，抗凝血药以凝血过程中的某些凝血因子或凝血酶为作用的靶标，抑制和破坏它们的活性，既能破坏凝血过程的某个环节，又能抑制血液凝固和血栓的形成。

（一）抑制凝血因子活性的药物

1. 香豆素类药物　维生素 K 在肝脏中参与凝血因子Ⅱ、Ⅶ、Ⅸ、Ⅹ的合成。另外，血栓的形成与维生素 K 和 2,3- 环氧维生素 K 之间的相互转换有关。香豆素类药物的结构与维生素 K 相似，为维生素 K 拮抗剂，主要通过干扰凝血因子Ⅱ、Ⅶ、Ⅸ、Ⅹ和蛋白 C、蛋白 S 的羧基化，使新合成的因子不具有生物功能，从而达到抗凝、抑制血栓形成的目的。华法林（warfarin）为这类药物的代表。

华法林钠　warfarin sodium

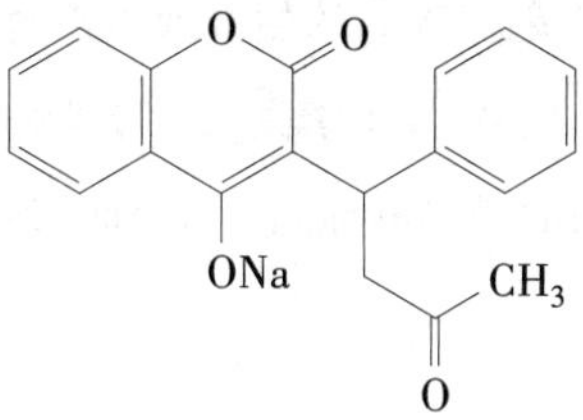

化学名为 3-（α- 丙酮基苄基）-4- 羟基香豆素钠盐。

本品为白色结晶性粉末；无臭。极易溶于水，易溶于乙醇，几乎不溶于三氯甲烷或乙醚。

本品具有手性，药用为其消旋体，但 *S*- 异构体的抗凝活性比 *R*- 异构体强。

本品的代谢涉及多种 P-450 酶，其中 *R*- 异构体的代谢产物包括 3- 羟基华法林、6- 羟基华法林，*S*- 异构体的代谢产物为 7- 羟基华法林，各种代谢产物均无活性。由于 *R*- 异构体竞争性地抑制 *S*- 异构体的羟化代谢，导致了 *S*- 异构体的活性大于其 *R*- 异构体。

本品可用于治疗急性心肌梗死、肺栓塞及人工心脏瓣膜置换手术引起的血栓栓塞性疾病。由于其不是直接作用于已存在的凝血因子，故起效较慢。

同类药物醋硝香豆素、苯丙香豆素、双香豆素等都具有抗凝活性，多数不溶于水，由于 4- 位羟基的存在使其显弱酸性，因此相应的盐可增加其溶解性。

2. 肝素类抗凝药物　肝素（heparin）在体内外均有强大而迅速的抗凝作用，其可活化血浆中的抗凝血酶Ⅲ，中和凝血因子Ⅱa、Ⅸa、Ⅹa、Ⅺa、Ⅻa，抑制凝血过程，并能抑制纤维蛋白形成和血小板聚集，临床用于治疗血栓栓塞性疾病。低分子量肝素是肝素经化学或酶法解聚而得到的一种短链制剂，作用与肝素相似，如依诺肝素（enoxaparin）、替地肝素（tedelparin）等，临床替代肝素用于深部静脉血栓、急性心肌梗死等，与肝素相比，生物利用度高，不良反应较少。

（二）抑制血液中的凝血酶的药物

凝血酶是一种蛋白水解酶，通过对多种凝血因子的蛋白水解作用参与凝血过程，如果药物能直接抑制或破坏凝血酶的活性，则可高效、快速地抑制血栓形成。

水蛭素（hirudin）是凝血酶最强的特异性抑制剂，它结合在凝血酶非催化位点上使凝血酶失活，因其分子小，能进入血栓内，对动、静脉血栓均有效。

阿加曲班（argatroban）通过快速可逆性地结合凝血酶而发挥抗凝作用，特异性强，不但可抑制血液中游离的凝血酶，而且还能抑制已与纤维蛋白结合的凝血酶，对进展性和皮质性脑血栓疗效显著。

除上述药物外，血栓溶解药也可用于心肌梗死和脑梗死的治疗。这类药物的作用机制是直接或间接激活纤维蛋白溶酶原，使其转变为纤维蛋白溶酶（纤溶酶），后者可溶解血栓中的纤维蛋白，从而溶解血栓，如链激酶（streptokinase）、尿激酶（urokinase）等。

点滴积累

1. 抗血栓药是指阻止血液凝固，临床用于血栓栓塞性疾病的药物，包括抗血小板药、抗凝血药和溶血栓药等。
2. 抗血小板药主要通过减少 TXA_2 的生成或直接对抗 TXA_2 的促凝作用或增加血小板中的 cAMP 浓度，抑制血小板黏附、聚集等发挥抗凝作用。
3. 抗凝血药以凝血过程中的某些凝血因子或凝血酶为作用的靶标，抑制和破坏它们的活性来对抗血栓形成。

第六节　抗心力衰竭药

充血性心力衰竭（CHF）又称慢性心功能不全，是由多种原因引起的心肌收缩力严重损害所致的“超负荷心肌病”，临床症状是心排血量明显不足、心脏容量有所增加，导致血压升高、肾血流量降低等，严重时出现下肢水肿、肺水肿及肾衰竭。CHF 是多种心脏疾病的终末阶段，其发病率高，5 年存活率与恶性肿瘤相仿。目前用于治疗 CHF 的药物包括强心药、肾素 - 血管紧张素 - 醛固酮系统抑制剂、血管扩张药、利尿药等，本节主要介绍强心药。

强心药（正性肌力药）是一类选择性地作用于心肌，加强心肌收缩力的药物，又称正性肌力药，主要有强心苷类和非强心苷类。

一、强心苷类

强心苷类药物是含有甾体苷元的苷类化合物，多存在于有毒的植物体内，如紫花洋地黄、毛花洋地黄、黄花夹竹桃等。这类药物通过抑制心肌细胞膜结合的 Na^+，K^+-ATP 酶使钠泵失灵，细胞内的 Na^+ 浓度增高，兴奋 Na^+-Ca^{2+} 交换系统，使 Na^+ 外流增加、Ca^{2+} 内流增加，增加心肌收缩力而发挥作用。

这类药物的选择性强，治疗剂量有强心作用，可增强心肌收缩力，但大剂量使用会使心脏中毒，因此临床应用受到限制，须住院在监测下使用。主要药物有地高辛（digoxin）、洋地黄毒苷（digitoxin）等。

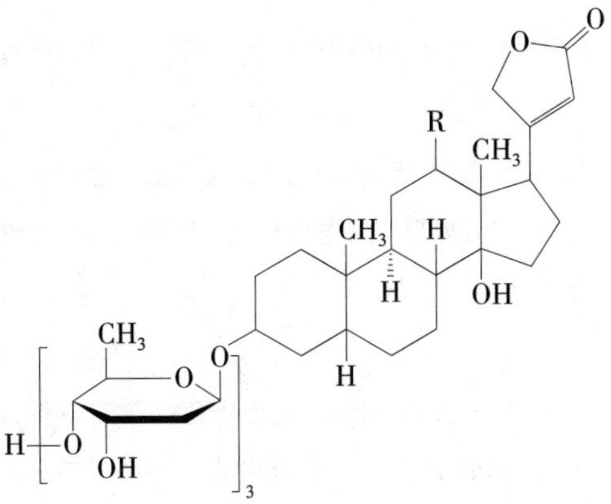

R=—H洋地黄毒苷　R=—OH地高辛

洋地黄毒苷口服吸收完全，半衰期较长，起效慢，主要用于慢性充血性心力衰竭。

地高辛　digoxin

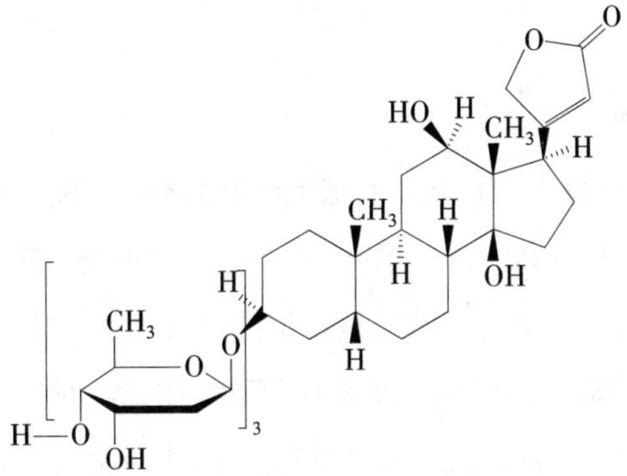

化学名为3*β*-[[*O*-2,6-二脱氧-*β*-D-核-己吡喃糖基-(1→4)*O*-2,6-二脱氧-*β*-D-核-己吡喃糖基-(1→4)-2,6-二脱氧-*β*-D-核-己吡喃糖基]氧代]-12*β*,14*β*-二羟基-5*β*-心甾-20(22)烯内酯。

本品为白色结晶或结晶性粉末；无臭。熔点为235~245℃，熔融时同时分解；比旋度为+9.5°~+12.0°（2%吡啶溶液）。易溶于吡啶，微溶于稀醇，极微溶于三氯甲烷，不溶于水或乙醚。

本品1ml置小试管中，加含三氯化铁的冰醋酸1ml溶解后，沿管壁缓缓加入硫酸1ml，使成两液层，接界处即显棕色，放置后，上层显靛蓝色。

本品属于强心甾烯类，由苷元和糖苷基两部分组成，其药理活性主要由苷元部分决定。苷元的空间结构对其活性影响较大，糖苷基能增加苷元的水溶性，增强对心肌的亲和力。

本品口服后迅速被吸收并分布于组织中，大多数以原形药物从肾脏排泄，7%经肝脏代谢，氢化为二氢地高辛后被水解成不同的物质，与葡糖醛酸结合后排出体外。

本品具有正性肌力作用，可增强心肌收缩力，临床适用于充血性心力衰竭以及阵发性室上性心动过速、心房纤颤、心房扑动等。

本类药物的安全范围小，易发生毒性作用，特别是心脏毒性，因此临床应用时应监测血药浓度，剂量应个体化，以保证用药安全。

案例分析

案例

某先生因心悸、气短、水肿和尿少等症状而诊断为风湿性心脏病伴慢性心功能不全。住院后口服氢氯噻嗪 50mg，一日 2 次；地高辛 0.25mg，每 8 小时 1 次，当总量达 2.25mg 时，症状好转。此后，地高辛 0.25mg，每日 1 次口服；氢氯噻嗪 25mg，一日 2 次口服。患者在改为维持量后的第 4 日开始食欲减退、恶心、头痛、失眠；第 6 日开始脉搏不规则、心律不齐，心电图显示室性期前收缩，形成二联律。诊断为地高辛（强心苷）中毒。

分析

强心苷类药物的安全范围小，一般治疗剂量已接近中毒剂量的 60%，临床应用时易发生不同程度的毒性作用，特别是在低血钾、高血钙等情况下更易发生。强心苷的毒性作用早期常见胃肠道症状，而心脏毒性是强心苷最严重、最危险的中毒症状，可出现各种类型的心律失常。氢氯噻嗪属排钾利尿药，可致低血钾，从而加重强心苷的毒性，两药合用时应适量补钾。

二、非强心苷类

（一）磷酸二酯酶抑制剂

磷酸二酯酶抑制剂通过选择性地抑制心肌细胞膜上的磷酸二酯酶（phosphodiesterase，PDE），阻碍心肌细胞内的 cAMP 降解，使 cAMP 水平增高，从而激活多种蛋白酶，使心肌膜上的钙通道开放，Ca^{2+} 内流，而增加心肌收缩力。本类药物曾经被希望能够替代强心苷类药物，但在临床应用中出现了氨基转移酶异常、血小板下降、心律失常及低血压等副作用，因此临床应用受到限制。

吡啶并吡啶酮类化合物氨力农（amrinone）是第一个用于临床的磷酸二酯酶抑制剂，具有正性肌力作用及扩张周围血管的作用，因其副作用较多，现已少用。米力农（milrinone）是氨力农的结构类似物，药理作用较氨力农强 10~20 倍，口服有效，副作用较小，为氨力农的替代品。

依洛昔酮（enoximone）是咪唑酮类衍生物，为强效 PDE-Ⅲ选择性抑制剂，其代谢产物也有较母体弱的强心活性。匹罗昔酮（piroximone）是依洛昔酮的类似物，但作用比依洛昔酮强 5~10 倍。

（二）β 受体激动剂

多巴胺有强心利尿作用，其许多类似物在临床上被用作抗 CHF 药物，如多巴酚丁胺，对心肌 β_1 受体有相对选择性，可增强心肌收缩力，但其不能口服，只能静脉给药，限制了对 CHF 的应用。通过对多巴酚丁胺的结构修饰，得到了异波帕胺（ibopamine）等药物。异波帕胺为 β_1 受体部分激动剂，治疗 CHF 能缓解症状、提高运动耐力，疗效与地高辛类似，且口服有效。

非多巴胺衍生物的 β 受体激动剂主要有扎莫特罗（xamoterol）、普瑞特罗（prenalterol）。扎莫特罗对心脏有选择性兴奋作用，交感神经功能低下时可产生正性肌力作用，但当交感神经亢进时则产生负性频率作用，适用于使用普萘洛尔等 β 受体拮抗剂可能在休息时产生心肌抑制或心动过速的中度心力衰竭患者，不适合治疗重症 CHF。普瑞特罗为选择性 β_1 受体激动剂，用于治疗伴有心肌梗死的心力衰竭患者。

（三）钙敏化剂

能增加肌纤维对 Ca^{2+} 的敏感性的药物称为钙敏化剂，它们可直接提高心肌收缩蛋白对 Ca^{2+} 的敏感性，在不增加细胞内 Ca^{2+} 浓度的情况下提高心肌收缩力。苯并咪唑哒嗪酮类的匹莫苯丹（pimobendan）为这类药物的代表，具有强而持久的强心作用。

点滴积累

1. 抗心力衰竭药包括强心药、肾素 - 血管紧张素 - 醛固酮系统抑制剂、血管扩张药、利尿药等。强心药包括强心苷类和非强心苷类。
2. 强心苷类主要有地高辛、洋地黄毒苷等，为经典强心药。
3. 非强心苷类药物包括磷酸二酯酶抑制剂、β 受体激动剂和钙敏化剂等。

复习导图

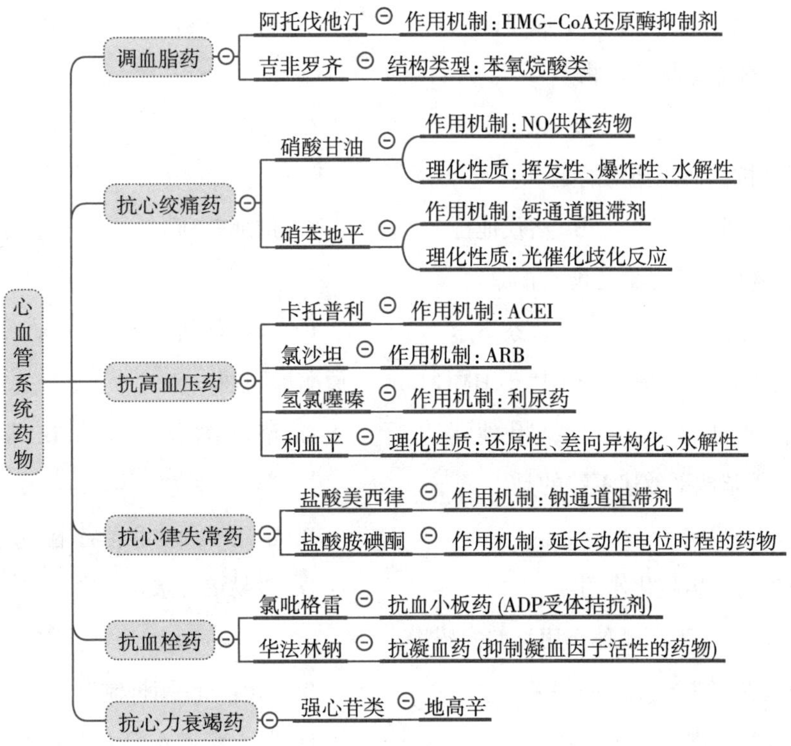

目标检测

一、选择题

（一）单项选择题

1. 盐酸美西律属于哪类钠通道阻滞剂

A. I_A　　B. I_B　　C. I_C　　D. I_D

2. 氢氯噻嗪与下列哪项叙述不符

A. 无水碳酸钠灼烧后，其水溶液可检出氯离子

B. 在碱性溶液中水解生成甲醛

C. 碱性溶液中的水解物具有重氮化反应，并与变色酸偶合生成红色沉淀

D. 乙醇液加对二甲氨基苯甲醛试液显红色

3. 醛固酮拮抗剂类利尿药是

A. 甘露醇　B. 依他尼酸　C. 螺内酯　D. 氨苯蝶啶

4. 下列不属于抗心律失常药物的是

A. 美西律　B. 胺碘酮　C. 普鲁卡因胺　D. 地高辛

5. 下列药物中受撞击或高热有爆炸危险的是

A. 胺碘酮　B. 硝苯地平　C. 硝酸甘油　D. 普萘洛尔

6. 下列哪个药物能发生重氮化 - 偶合反应

A. 硝苯地平　B. 普鲁卡因胺　C. 肾上腺素　D. 普萘洛尔

7. 下列能与 2,4- 二硝基苯肼反应生成腙的药物是

A. 硝苯地平　B. 胺碘酮　C. 普萘洛尔　D. 美西律

8. 下列具有酰胺结构的药物是

A. 普鲁卡因胺　B. 氯贝丁酯　C. 普萘洛尔　D. 吉非罗齐

9. 下列不是抗高血压药物的是

A. 卡托普利　B. 洛伐他汀　C. 依那普利　D. 氯沙坦

10. 下列药物中属于苯氧乙醇类的是

A. 氯贝丁酯　B. 普萘洛尔　C. 卡托普利　D. 肾上腺素

11. 下列调血脂药中，哪一个不属于 HMG-CoA 还原酶抑制剂

A. 氟伐他汀　B. 辛伐他汀　C. 洛伐他汀　D. 非诺贝特

12. 下列与硝苯地平叙述不符的是

A. 又名心痛定　B. 常用于预防和治疗冠心病、心绞痛

C. 遇光易发生歧化作用　D. 极易溶于水

13. 卡托普利属于下列哪种作用类型的药物

A. 血管紧张素转化酶抑制剂　B. 磷酸二酯酶抑制剂

C. 钙通道阻滞剂　D. 肾上腺素 α_1 受体拮抗剂

14. 作用于交感神经末梢的抗高血压药是

A. 酚妥拉明　B. 甲基多巴　C. 普萘洛尔　D. 利血平

15. 下列哪一药物属于血管紧张素转化酶抑制剂

A. 硝苯地平　B. 依那普利　C. 非诺贝特　D. 利血平

16. 洛伐他汀主要用于治疗

A. 高甘油三酯血症　B. 高胆固醇血症　C. 心绞痛　D. 心律不齐

17. 不用于抗心律失常的药物是

A. 美西律　B. 甲基多巴　C. 奎尼丁　D. 盐酸胺碘酮

18. 非诺贝特为

A. 调血脂药　B. 抗心绞痛药　C. 高血压药　D. 抗心律失常药

19. 具有下列化学结构的药物是

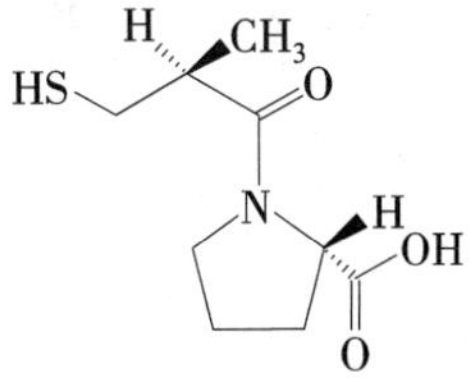

A. 硝苯地平　B. 氢氯噻嗪　C. 卡托普利　D. 氯沙坦

20. 下列化学结构属于哪种药物

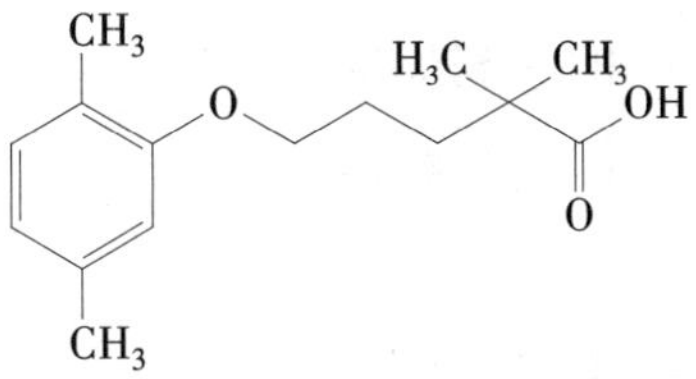

A. 普萘洛尔　B. 吉非罗齐　C. 洛伐他汀　D. 利血平

（二）多项选择题

1. 关于地高辛的说法，错误的是

A. 结构中含 3 个 α-D- 洋地黄毒糖　B. C_{17} 上连接 1 个六元内酯环

C. 属于半合成的天然苷类药物　D. 能抑制磷酸二酯酶活性

E. 能抑制 Na^+，K^+-ATP 酶活性

2. 下列哪些药物可用于治疗心绞痛

A. 硝酸甘油　B. 胺碘酮　C. 氯贝丁酯

D. 硝酸异山梨酯　E. 硝苯地平

3. 下列关于利血平的叙述，正确的是

A. 遇光色渐变深　B. 遇酸或碱易分解成利血平酸

C. 遇香草醛试液显玫瑰红色　D. 具有抗心律失常作用

E. 具有 β 受体拮抗作用

4. 下列关于盐酸普萘洛尔的叙述，正确的是

A. 属于 β 受体拮抗剂　B. 具有抗凝血作用

C. 光学异构体的活性强度不同　D. 药用品为右旋体

E. 药用品为外消旋体

5. 下列哪些药物是钙通道阻滞剂

A. 维拉帕米　B. 尼卡地平　C. 桂利嗪

D. 美西律　E. 地尔硫䓬

6. 属于血管紧张素转化酶抑制剂的降压药是

A. 利血平　　B. 硝苯地平　　C. 卡托普利
D. 依那普利　　E. 氢氯噻嗪

7. 下列哪几点与利血平有关
A. 为抗心绞痛药物　　B. 为神经递质耗竭类药物
C. 降压作用持久　　D. 不是生物碱
E. 为生物碱类药物

8. 下列具有抗高血压作用的药物是
A. 卡托普利　　B. 甲基多巴　　C. 非诺贝特
D. 利血平　　E. 米诺地尔

9. 影响 RAS 的降压药物有
A. 卡托普利　　B. 米诺地尔　　C. 缬沙坦
D. 甲基多巴　　E. 氢氯噻嗪

10. 下列属于前药的是
A. 洛伐他汀　　B. 普伐他汀　　C. 氟伐他汀
D. 辛伐他汀　　E. 西伐他汀

二、简答题

1. 洛伐他汀保存时需遮光、密封,为什么?
2. 利血平有哪些主要性质?分解失效的主要原因是什么?
3. 抗高血压药按作用机制可分为哪些类型?请列举出典型药物。
4. 心血管系统药物包括哪几类?请列举出常用药物。
5. 根据化学结构,卡托普利可如何鉴别?

三、实例分析

1. 氢氯噻嗪水溶液的水解产物有哪些?能与什么特征的化学试剂反应?
2. 如何用化学方法区别硝苯地平和卡托普利?
3. 分析硝苯地平的性质,其应如何贮存?

ER-06章习题

(黄素臻)

第七章

消化系统药物

导学情景

情景描述

2016 年 10 月，英国 1 名女孩来到酒吧庆祝自己的生日，但 1 杯 -196℃的液氮鸡尾酒却使她的胃部严重冻伤，导致胃部多处穿孔。为了维持她的生命，医生不得不将她的部分胃部切除。

学前导语

胃穿孔是消化系统疾病中溃疡病患者最严重的并发症之一，由于溃疡不断加深，穿透肌层、浆膜层，最后穿透胃壁而发生穿孔。胃穿孔患者突然发生剧烈腹痛，疼痛最初开始于上腹部或穿孔的部位，常呈刀割或烧灼样痛，一般为持续性，疼痛很快扩散至全腹部。

消化系统疾病是临床常见病和多发病，疾病种类多，用药繁杂。消化系统药物（digestive system agents）根据治疗目的可分为抗溃疡药、促胃肠动力药、止吐药和催吐药、泻药和止泻药、肝胆病辅助用药等几大类。本章主要介绍抗溃疡药、促胃肠动力药和止吐药。

第一节　抗溃疡药

课堂活动

回忆胃的生理解剖图，思考胃溃疡的形成原因和好发部位，并探讨针对溃疡的成因，临床可能会有哪些种类的抗溃疡药物呢？

消化性溃疡主要发生在胃幽门及十二指肠处，溃疡的形成与多种因素有关，可将这些因素分为损伤因子和保护因子。损伤因子主要包括胃酸、胃蛋白酶和幽门螺杆菌，保护因子主要包括胃分泌的黏液、HCO_3^- 和前列腺素等。当胃酸分泌相对过多，超过了胃自身的保护能力时，幽门螺杆菌感染导致胃黏膜损伤，进而形成溃疡。

临床上使用的抗溃疡药主要是通过抑制损伤因子和增强保护因子来发挥作用的。抑制损伤因子的药物主要有抗酸剂、胃酸分泌抑制剂、抗幽门螺杆菌感染药，增强保护因子的药物主要有胃黏膜保护剂。因此，抗溃疡药在临床上又可分为抗酸药、胃酸分泌抑制剂、胃黏膜保护剂及抗菌药等。

抗酸药是一类能中和胃酸的弱碱性无机化合物，属于对症治疗药物，这类药物的使用未能解决胃酸分泌过多的病因，副作用大且疗效不确切。

在近年来揭示了胃酸分泌的生理和病理过程的基础上，胃酸分泌抑制剂如组胺 H_2 受体拮抗剂和质子泵抑制剂的问世才完全改变了溃疡病的治疗方法，这些药物是目前最常用的抗溃疡药。20 世纪 80 年代，澳大利亚学者巴里·马歇尔（Barry J. Marshall）和罗宾·沃伦（J. Robin Warren）发现幽门螺杆菌感染胃部会导致胃炎、胃溃疡和十二指肠溃疡，这一成果改变了消化性溃疡以针对胃酸为主的治疗模式，大大提高了胃溃疡患者彻底治愈的机会。随后杀灭幽门螺杆菌的抗菌药物如甲硝唑或替硝唑、阿莫西林等开始应用在溃疡的治疗上，使抗溃疡药物日趋完善。

胃黏膜保护剂具有增强黏膜抗损伤能力和加速溃疡愈合的作用，在临床抗溃疡治疗中，联合使用本类药物可以降低溃疡的复发率。目前常用的胃黏膜保护剂有枸橼酸铋钾、米索前列醇及硫糖铝等。

知识链接

胃酸分泌的生理过程示意图

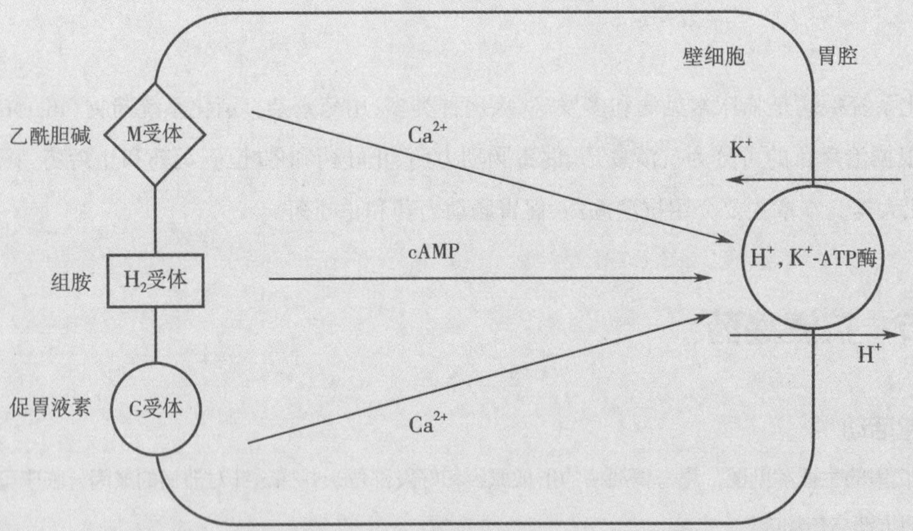

在胃黏膜细胞底膜表面存在着乙酰胆碱 M 受体、组胺 H_2 受体和促胃液素 G 受体，它们受到对应物质的结合后，分别通过腺苷环化酶使 cAMP 浓度升高，引发胞内的一系列生化过程，最后激活蛋白激酶和 H^+，K^+-ATP 酶（又称质子泵），最终进行 H^+-K^+ 交换，泵出胃酸，使得胃酸分泌过多。所以，抑制胃酸分泌过程和增强胃黏膜屏障作用是治疗消化性溃疡的有效途径。

本节只介绍目前最常用的 H_2 受体拮抗剂（H_2 receptor antagonists）和质子泵抑制剂（proton pump inhibitor，PPI）。

一、组胺 H_2 受体拮抗剂

（一）概述

早在 20 世纪 50 年代，人们已经知道组胺可以刺激胃酸分泌。20 世纪 60 年代从假定胃壁细胞中存在促胃酸分泌的组胺 H_2 受体开始了该类药物的研究。

FR-7-1

西咪替丁的发现

由于要寻找的组胺 H_2 受体拮抗剂是与组胺竞争同一受体，且与组胺受体的结合力应大于组胺，但又不能激活受体使其产生生理作用。因此这类拮抗剂必须具有组胺的某些特征，但在结构上不完全与组胺相似。研究人员以组胺的结构为基础，保留组胺的咪唑环，改变侧链，通过筛选得到 *N*- 胍基组胺，具有微弱的抑制组胺刺激胃酸分泌的作用，提供了非常急需的先导化合物。

在这个先导化合物的基础上对胍基进行改造，由于胍基是一个碱性较强的基团，在体内容易质子化形成电荷。故考虑用同样具有极性但不带电荷的非碱性基团硫脲基取代强碱性的胍基，并延长烷基侧链，不久合成出布立马胺（又称咪丁硫脲）。布立马胺是第一个 H_2 受体拮抗剂，这一发现证明了 H_2 受体的存在。

布立马胺仍缺乏作为一个药物所应有的口服活性。研究者通过采用动态构效分析方法进行研究，选用亚甲基的电子等排体硫（—S—）代替原侧链上的第 2 个亚甲基（$—CH_2—$）。并在其咪唑环的 5- 位引入供电子的甲基，获得活性更高的甲硫米特。

甲硫米特在体内外均有较强的 H_2 受体拮抗活性，然而临床研究中发现有少数患者出现粒细胞减少的症状。研究表明甲硫米特所产生的毒性可能与分子结构中的硫脲基有关，于是将硫脲基用其生物电子等排体胍基替代，并在胍基的亚氨基氮上引入吸电子的氰基以降低胍基的碱性，最后得到西咪替丁（cimetidine）。西咪替丁的活性和安全性均达到临床要求，成为第一个高活性的 H_2 受体拮抗剂。

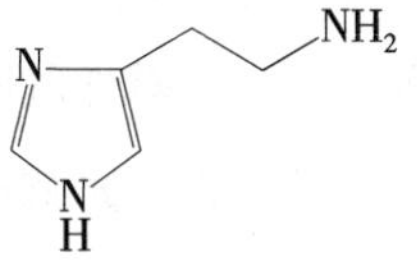

组胺

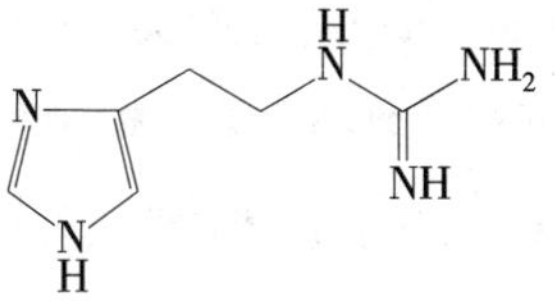

N-胍基组胺

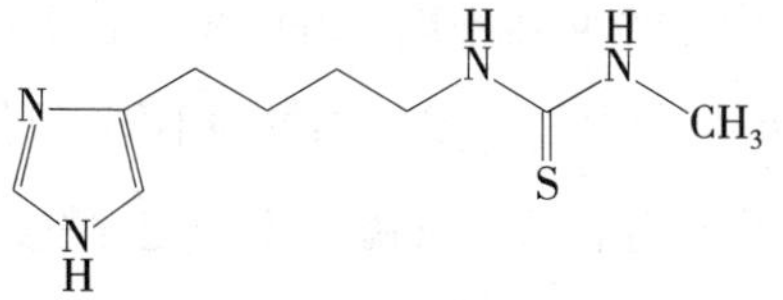

布立马胺

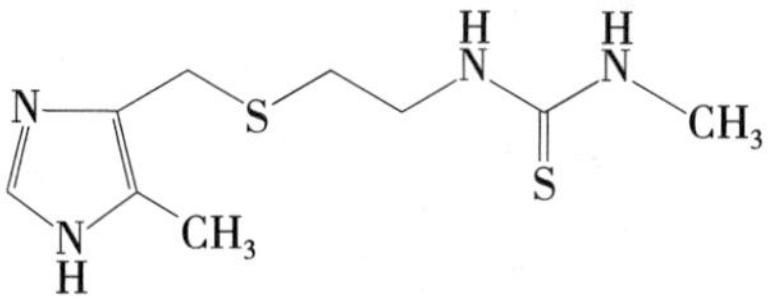

甲硫米特

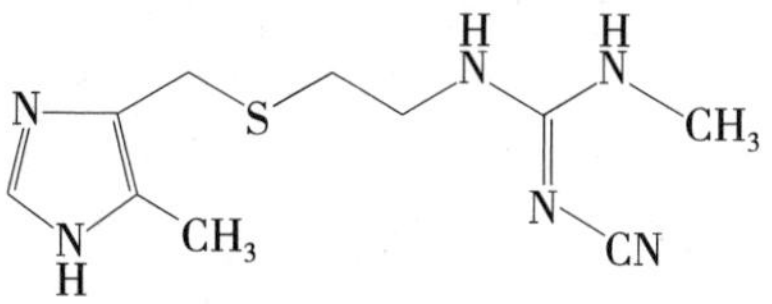

西咪替丁

组胺 H_2 受体拮抗剂的研究到发现新药是合理药物设计的典型案例。西咪替丁上市后很快取代了传统的抗酸药，成为当时治疗消化性溃疡的首选药物，掀起了“泰胃美”革命，使胃溃疡的治疗有了根本性的突破。这是市场上第一个年销售额超过 10 亿美元的药物，被称为“重磅炸弹”。

由于西咪替丁抑制依赖肝脏的 CYP-450 的代谢过程，因此可减少多种药物的代谢速率。此外，西咪替丁具有轻度的拮抗雄性激素的作用，长期应用可引起男子乳腺发育和阳痿、妇女溢乳等副作用。

利用生物电子等排原理，用呋喃环置换西咪替丁结构中的咪唑环，在环上引入二甲氨基甲基以保持碱性，将侧链末端的氰基胍置换为硝基乙脒，得到了呋喃类 H_2 受体拮抗剂雷尼替丁（ranitidine），于 1982 年上市，其抑制胃酸分泌的作用比西咪替丁强 5~8 倍，无西咪替丁的抗雄激素等作用，不良反应比西咪替丁少，上市后不久其销量就超过西咪替丁而跃居 H_2 受体拮抗剂的首位，称为第二代 H_2 受体拮抗剂药物。

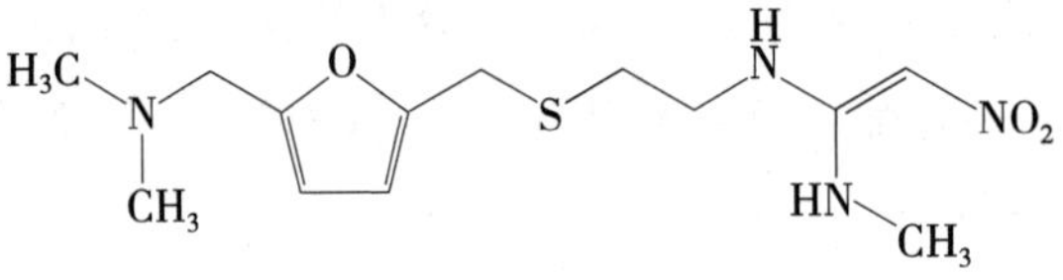

雷尼替丁

以噻唑环代替西咪替丁结构中的咪唑环，相继开发了噻唑类药物法莫替丁（famotidine）和尼扎替丁（nizatidine）。法莫替丁用胍基取代的噻唑环取代西咪替丁的咪唑环，侧链用 *N*- 氨基磺酰基脒取代氰基胍的平面结构。法莫替丁抑制胃酸分泌的作用比西咪替丁强 30~100 倍，比雷尼替丁强 6~10 倍，且无西咪替丁的抗雄激素作用。尼扎替丁的结构与雷尼替丁相似，差异之处只是将雷尼替丁的呋喃环换成噻唑环。本品的抗溃疡作用比西咪替丁强 3~4 倍，口服持续时间长达 8 小时。法莫替丁和尼扎替丁称为第三代 H_2 受体拮抗剂。

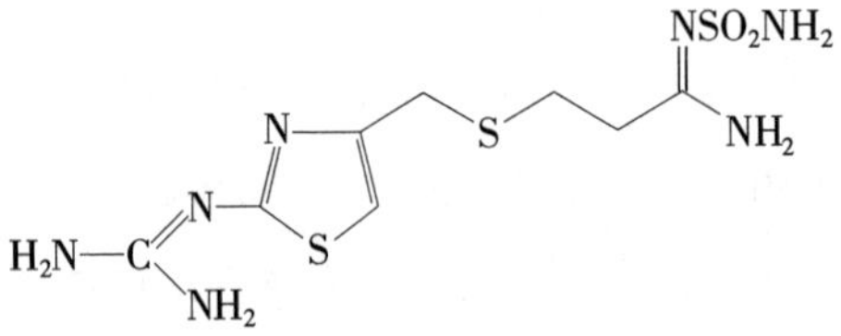

法莫替丁

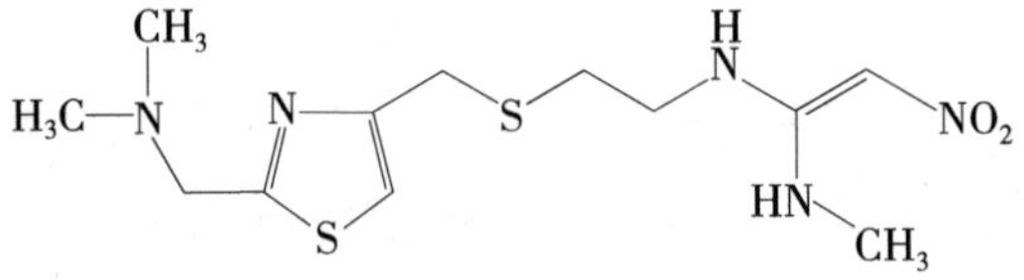

尼扎替丁

20 世纪 80 年代中期出现的罗沙替丁（roxatidine）为哌啶类新型结构的第四代 H_2 受体拮抗剂，结构与上述经典的 H_2 受体拮抗剂不同，但仍可与经典结构来比较，哌啶甲苯代替了碱性基团取代的芳杂环，含氧链替代了含硫四原子链，酰胺结构代替了原脒（或胍），仍有含双键的平面结构。本品具有强效的抑制胃酸分泌的作用，生物利用度达 90% 以上。2000 年上市的拉呋替丁（lafutidine）为一高效、长效的 H_2 受体拮抗剂，对胃酸分泌具有明显的抑制作用，且具有胃黏膜保护作用。

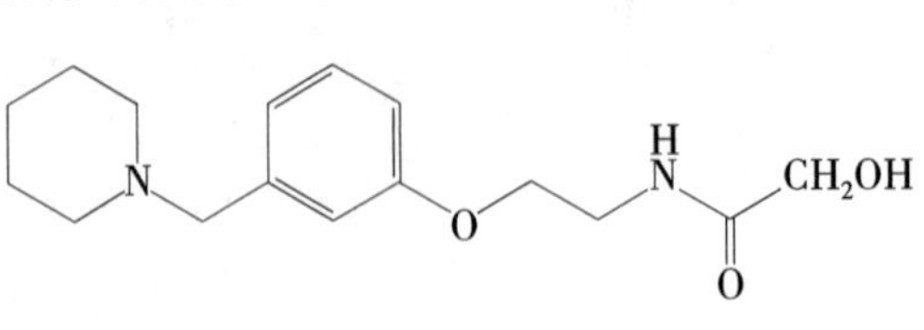

罗沙替丁

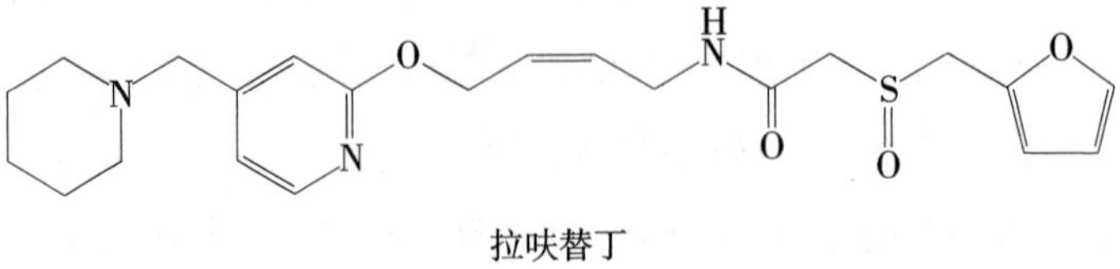

拉呋替丁

知识链接

组胺 H_2 受体拮抗剂的构效关系

经典的 H_2 受体拮抗剂的化学结构一般由三部分组成：碱性或碱性基团取代的芳杂环、一条易曲绕的含硫四原子链和含氮的平面极性基团。以西咪替丁为例：

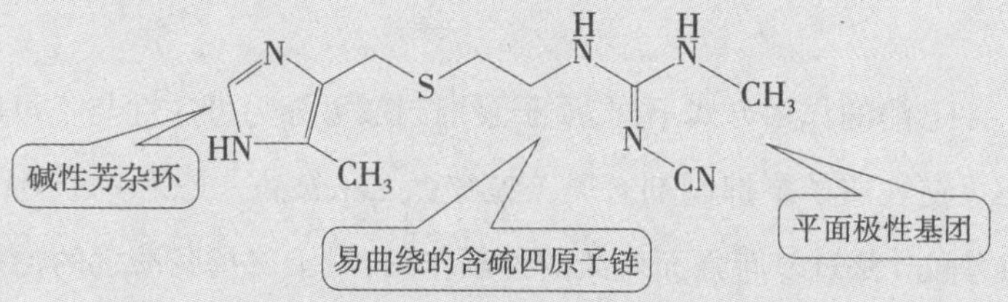

1. 碱性芳杂环　西咪替丁为咪唑环，雷尼替丁为呋喃环，法莫替丁为噻唑环等。

2. 平面极性基团　大多数是平面极性的胍基或脒脲结构，在生理 pH 下可部分离子化，保持其活性。

3. 易曲绕的含硫四原子链　上述 2 个基团通过易曲绕的四原子链连接，链的长度为组胺的 2 倍（即 4 个原子），四原子链中以含硫原子为最佳。

（二）典型药物

盐酸雷尼替丁　ranitidine hydrochloride

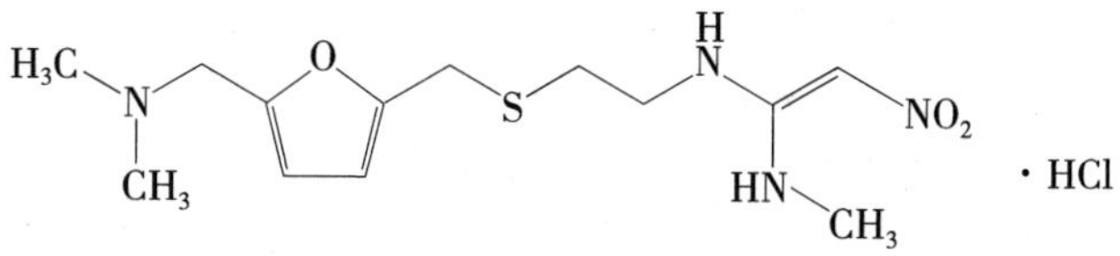

化学名为 *N′* - 甲基 -*N*-［2-［［［5-［（二甲氨基）甲基］-2- 呋喃基］甲基］硫代］乙基］-2- 硝基 -1，1- 乙烯二胺盐酸盐。又名呋喃硝胺、甲硝呋胍。

本品为类白色至淡黄色结晶性粉末，有异臭；极易潮解，吸潮后颜色变深，应遮光、密封，在凉暗干燥处保存。易溶于水或甲醇，略溶于乙醇，几乎不溶于丙酮。

本品结构中含有碳碳双键，存在顺反异构体，药用品为反式异构体，顺式异构体无活性。

本品用小火缓缓加热，产生硫化氢气体，能使湿润的乙酸铅试纸显黑色。

本品的作用比西咪替丁强 5~8 倍，具有高效、速效和长效的特点，无抗雄激素作用，不抑制 CYP-450 氧化酶，与其他药物的相互作用较小，不良反应较少。本品用于治疗十二指肠溃疡、良性胃溃疡、术后溃疡、反流性食管炎等。本品与枸橼酸铋组成枸橼酸铋雷尼替丁复方片剂或胶囊剂，兼有抑制胃酸分泌、杀灭幽门螺杆菌及保护胃黏膜等多重作用。

二、质子泵抑制剂

ER-7-2

PPI 简介

（一）概述

质子泵即 H^+，K^+-ATP 酶，该酶催化胃酸分泌过程的最后一个环节，使氢离子和钾离子交换，向胃腔直接分泌高浓度的胃酸。质子泵抑制剂是一类通过抑制质子泵而致胃酸分泌减少的药物，又名 H^+，K^+-ATP 酶抑制剂。其能够抑制各种因素引起的胃酸分泌，比 H_2 受体拮抗剂的作用面广，是已知的对胃酸分泌作用最强的抑制剂。质子泵仅存在于胃壁细胞表面，H_2 受体不但存在胃壁细胞，还存在于其他组织中。因此，与 H_2 受体拮抗剂相比，质子泵抑制剂具有作用专一、选择性高、副作用较小等优点，是目前治疗消化性溃疡应用最多的一类药物。

根据与 H^+，K^+-ATP 酶的作用方式不同，质子泵抑制剂可分为可逆性与不可逆性两大类，目前临床应用的主要是不可逆性质子泵抑制剂。奥美拉唑（omeprazole）是第一个上市的质子泵抑制剂，对各种原因引起的胃酸分泌过多有强而持久的抑制作用，对十二指肠溃疡的治愈率高。其上市后，一系列的“me-too”药物出现，它们的结构都十分相似，只是在苯并咪唑环和吡啶环上的取代基有所不同，均为治疗消化性溃疡的理想药物。比如泮托拉唑（pantoprazole）与奥美拉唑相比，与质子泵的结合选择性更高，稳定性更强，具有一定的抗幽门螺杆菌作用；兰索拉唑（lansoprazole）为《中国药典》（2015 年版）新增品种，是含氟化合物，抑酸作用比奥美拉唑强，口服可快速吸收，生物利用度超过 80%；雷贝拉唑（rabeprazole）也为《中国药典》（2015 年版）新增品种，与奥美拉唑相比，是更有效的质子泵和酸分泌抑制剂，对质子泵的抑制速度快于同类其他产品，具有很强的胃酸分泌抑制作用和较强的抗幽门螺杆菌作用，因药效学和药动学的突出优点，被誉为“质子泵抑制剂的新突破”。

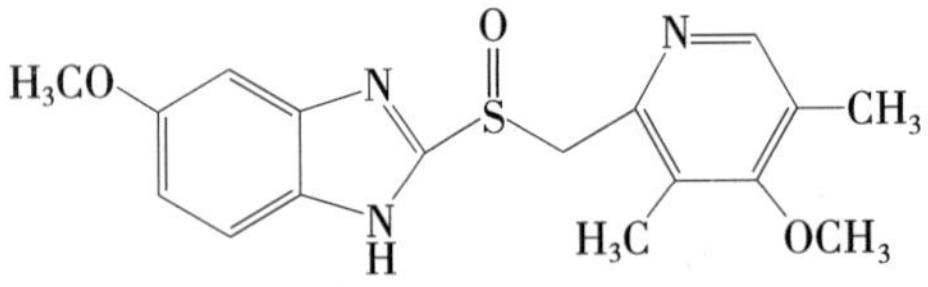

奥美拉唑

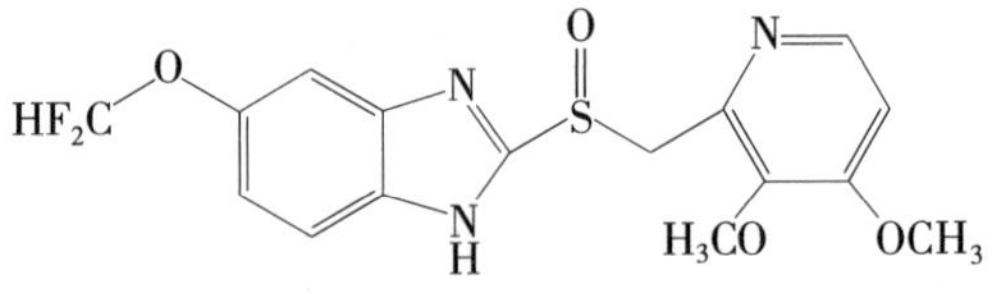

泮托拉唑

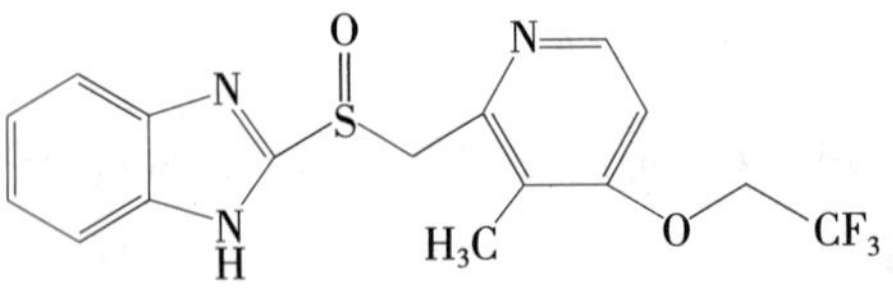

兰索拉唑

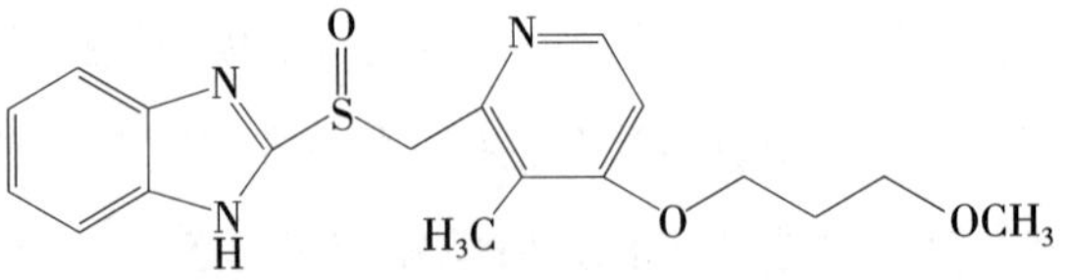

雷贝拉唑

（二）典型药物

奥美拉唑　omeprazole

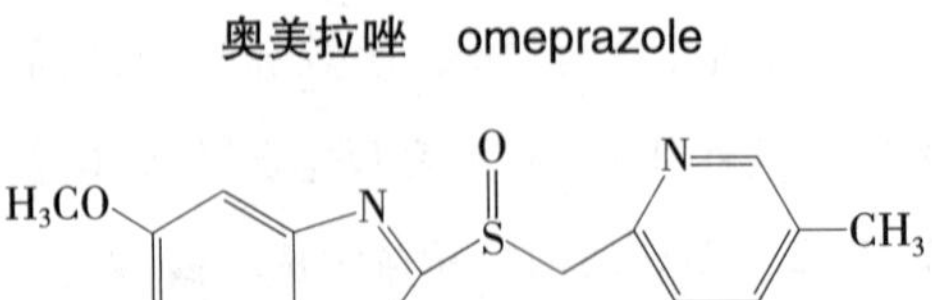

化学名为 5- 甲氧基 -2［［（4- 甲氧基 -3，5- 二甲基 -2- 吡啶基）甲基］亚硫酰基］-1*H*- 苯并咪唑。

本品为白色或类白色结晶性粉末，无臭；遇光易变色。易溶于二氯甲烷，略溶于甲醇或乙醇，微溶于丙酮，不溶于水；在 0.1mol/L 氢氧化钠溶液中溶解。

本品的化学结构由苯并咪唑环、吡啶环和连接2个环系的甲基亚磺酰基三部分构成。因亚砜基上的硫原子有手性而具光学活性，药用其外消旋体。其*S*(－)-异构体艾司奥美拉唑(esomeprazole)现已用于临床，与奥美拉唑相比，生物利用度更大，代谢速率更慢，代谢的个体差异更小，2015版药典新增品种收载的是艾司奥美拉唑钠。

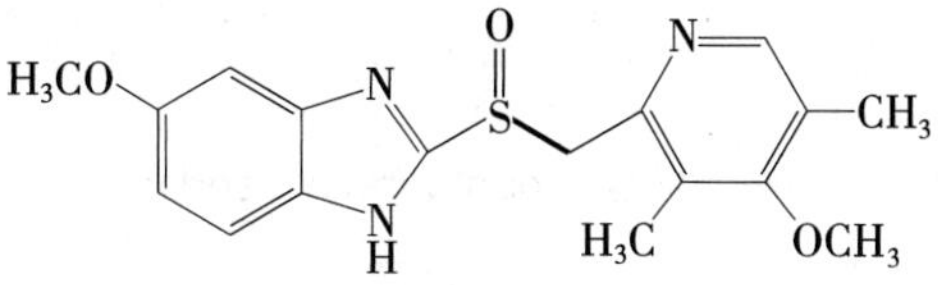

艾司奥美拉唑

本品为酸碱两性化合物，可溶于碱液，在强酸性水溶液中不稳定，很快分解，故本品以肠溶片和肠溶胶囊供临床药用。

奥美拉唑为前药，口服后迅速被吸收。主要用于治疗十二指肠溃疡和卓-艾综合征(胃泌素瘤)，也可用于胃溃疡和反流性食管炎。本品与阿莫西林和克拉霉素或与甲硝唑、克拉霉素合用，可有效地杀灭幽门螺杆菌。

长期使用奥美拉唑等不可逆性质子泵抑制剂易引起胃酸缺乏，会诱发胃窦反馈机制而导致高促胃液素血症；还有可能在胃体内引起内分泌细胞增生，形成类癌，故在临床上不宜长期连续使用。

知识链接

奥美拉唑的作用机制

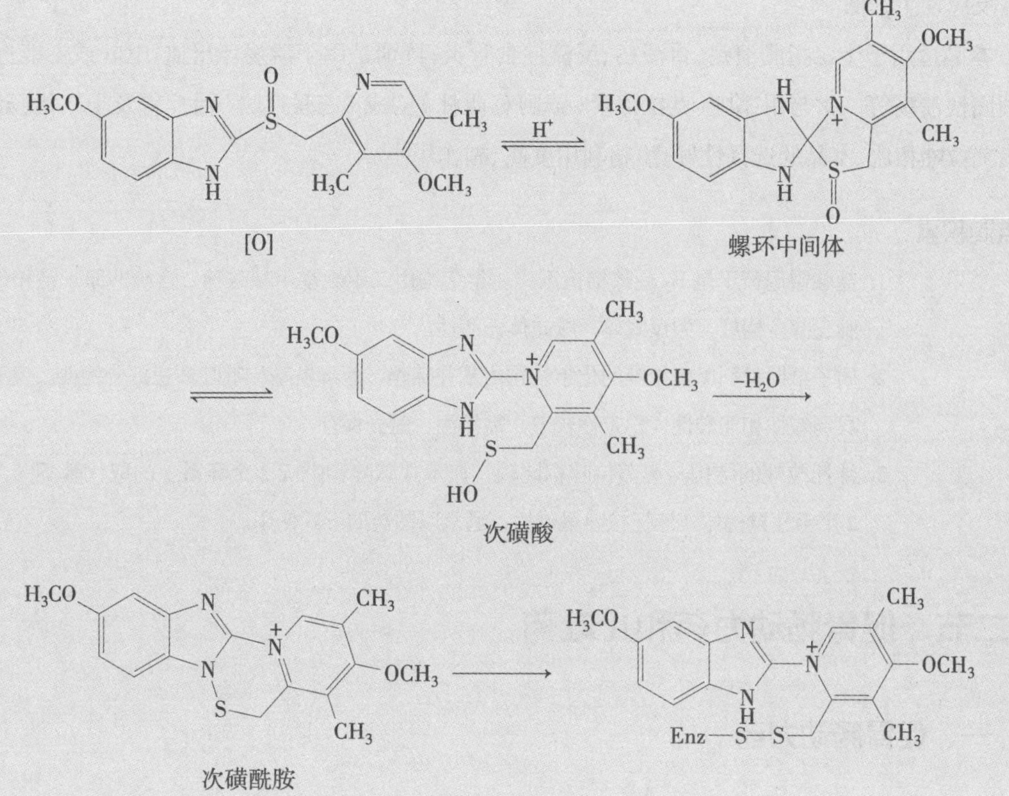

奥美拉唑为脂溶性的弱碱性药物，口服后在十二指肠吸收，选择性地聚集在胃壁细胞的酸性环境中，经氢离子催化重排为活性代谢产物次磺酰胺，与 H^+，K^+-ATP 酶上的巯基通过二硫键共价结合，形成酶 - 抑制剂复合物，使 H^+，K^+-ATP 酶失活，产生不可逆性的抑制作用，阻断胃酸分泌的最后环节，使胃液中酸的含量大为减少。

泮托拉唑钠　pantoprazole sodium

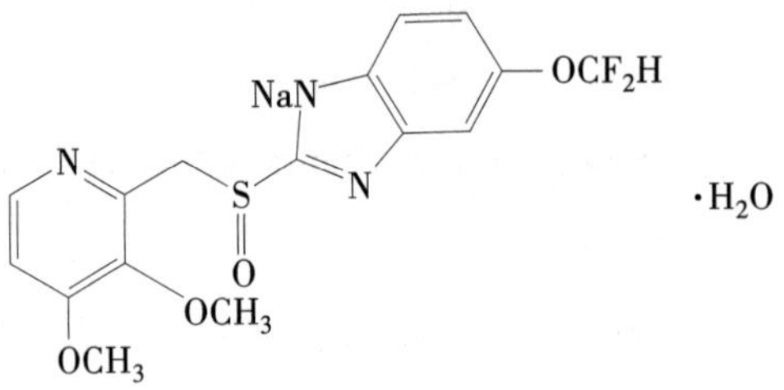

化学名为 5- 二氟甲氧基 -2-[[(3，4- 二甲氧基 -2- 吡啶基)- 甲基]- 亚磺酰基]-1*H*- 苯并咪唑钠一水合物。

本品为白色或类白色结晶性粉末。易溶于水或甲醇，几乎不溶于三氯甲烷或乙醚。

本品为有机弱酸强碱盐，水溶液呈碱性，临床上使用肠溶片或粉针剂，后者临用前用生理盐水配制稀释后供静脉滴注。

本品分子中有亚砜基，其中的硫原子具有手性，含有 1 对光学异构体，临床使用的为外消旋体。其左旋光学异构体左泮托拉唑钠[(*S*)-(−)-pantoprazole sodium]与消旋体相比，剂量小、疗效好、不良反应发生率低。

本品适用于十二指肠溃疡、胃溃疡、反流性食管炎，特别是用于溃疡伴出血、呕吐或不能进食以及顽固性溃疡等。常与甲硝唑、克拉霉素(或阿莫西林)构成"三联疗法"治疗胃及十二指肠溃疡；与奥美拉唑相比，本品的选择性好、生物利用度高、副作用小。

点滴积累

1. 盐酸雷尼替丁是 H_2 受体拮抗剂，化学结构由二甲氨基甲基呋喃、含硫四原子链和硝基乙脒三部分构成，为反式体，顺式体无活性。
2. 质子泵抑制剂奥美拉唑的化学结构由苯并咪唑、亚磺酰基和吡啶环三部分构成。奥美拉唑具弱碱性和弱酸性，稳定性较差，需低温、避光保存。
3. 泮托拉唑的结构与奥美拉唑相比较，在苯并咪唑和吡啶 2 个环系上的取代基不同，具有 2 个手性异构体。泮托拉唑呈碱性，通常以钠盐的形式使用。

第二节　促胃肠动力药和止吐药

一、促胃肠动力药

促胃肠动力药(prokinetics)是能增加胃肠推进性蠕动，促使胃肠道内容物向前移动的一类药物。胃动力低下时，胃内容物排空延缓，表现为腹胀、恶心、呕吐、胃灼热、饭后不适及消化不良等，并可引起胃食管反流，导致食管溃疡。胃肠推进性蠕动受神经、体液等因素调节，其中乙酰胆碱、多巴胺、5-羟色胺（5-HT）等神经递质起重要作用。

目前临床上常用的促胃肠动力药已发展到第三代。第一代常用药物为甲氧氯普胺（metoclopramide），第二代为多潘立酮（domperidone），第三代为西沙必利（cisapride）、莫沙必利（mosapride）、伊托必利（itopride）等。

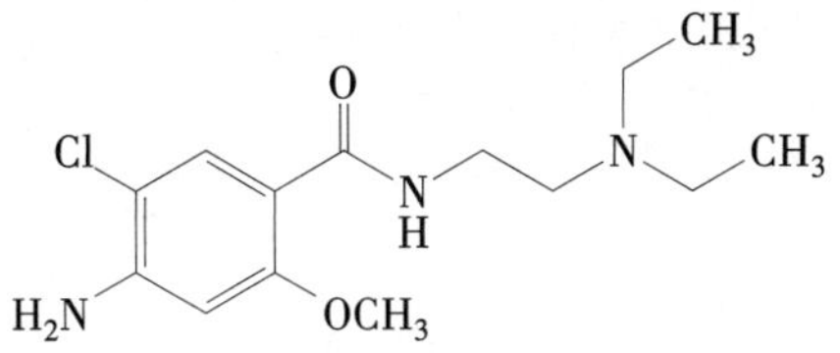

甲氧氯普胺

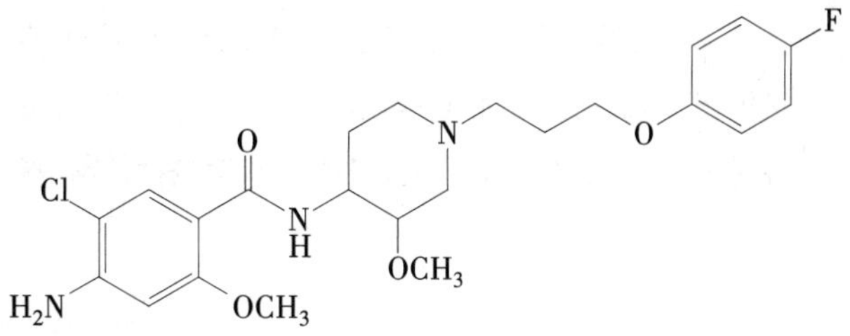

西沙必利

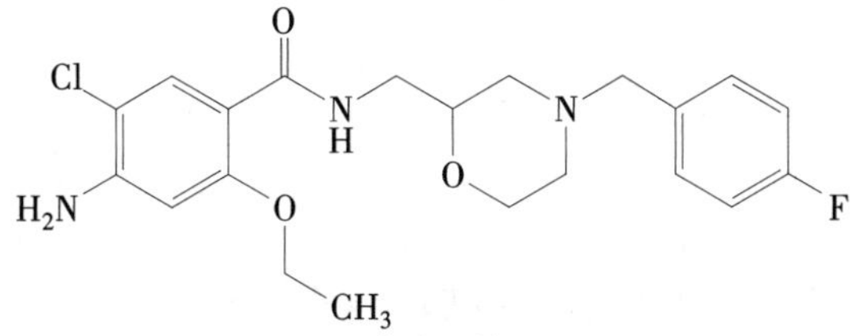

莫沙必利

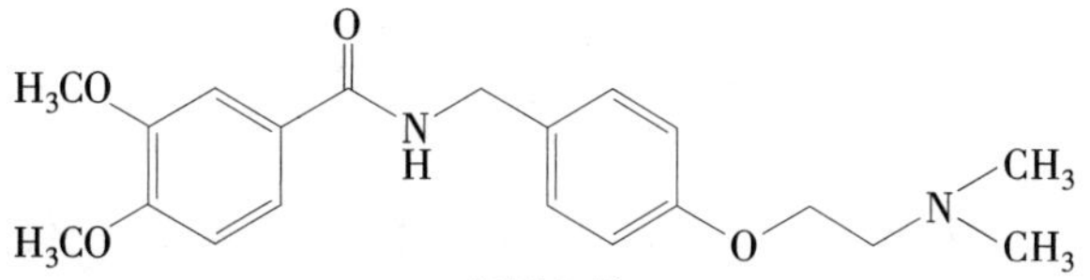

伊托必利

甲氧氯普胺又名胃复安，属于苯甲酰胺类化合物，为普鲁卡因胺的衍生物。本品含叔胺和芳香第一胺结构，具有碱性。本品与硫酸共热，显紫黑色，加水，有绿色荧光，碱化后消失。本品为多巴胺 D_2 受体拮抗剂，兼有促动力和止吐的功效，用于缓解胃肠动力障碍疾病的症状，并抑制各种原因所致的恶心、呕吐。主要不良反应为中枢神经系统反应（锥体外系症状），常见嗜睡和倦怠。多潘立酮为作用较强的外周多巴胺受体拮抗剂，故对中枢系统的副作用较少。

多潘立酮（domperidone）同为多巴胺 D_2 受体拮抗剂，直接作用于胃肠壁，可增加食管下部括约肌张力，增强胃蠕动，促进胃排空，协调胃与十二指肠运动，有效地防止胆汁反流，但有该药可能导致 Q-T 间期延长及扭转型室性心动过速、引起心律失常的病例报告，目前已被《中国药典》（2015 年版）收载。

西沙必利是第一个 $5\text{-}HT_4$ 受体激动剂，属于苯甲酰胺的衍生物，是从早期的甲氧氯普胺发展起来的。本品能促进食管、胃、小肠甚至结肠的运动，用于治疗功能性消化不良、反流性食管炎等。但在本品上市后的不良反应监测中，发现可引起罕见的、能危及生命的室性心律失常，这限制了西沙必利的使用。莫沙必利从结构上对西沙必利进行了优化，克服了西沙必利的心脏副作用，是强效的选择性 $5\text{-}HT_4$ 受体激动剂。本品含叔胺和芳香第一胺结构，具有碱性，可用重氮化 - 偶合反应鉴别。伊托必利也是一种新型的胃动力药，具有阻断多巴胺 D_2 受体和抑制乙酰胆碱酯酶活性的双重功能，其在中枢神经系统分布少，无锥体外系症状，无致室性心律失常及其他严重不良反应，安全性高。

案例分析

案例

患者，男，59 岁，无高血压、冠心病、糖尿病病史。因慢性萎缩性胃炎给予多潘立酮 10mg 口服，约 15 分钟后患者突感心悸、胸闷，未重视；下午患者再次口服本品 10mg 后心悸加重，出现晕厥。急查心电图：室性期前收缩，呈三联律。给予利多卡因治疗，1 小时后期前收缩消失。

分析

多潘立酮有确切的心脏毒性，它能延长心脏的 Q-T 间期，发生室性心律失常，严重者会导致心脏性猝死。多潘立酮的心脏毒性与长期大剂量服药相关，也与同服药物相关。因此，针对多潘立酮对心脏的毒性风险，建议缩小适应证范围、降低推荐剂量和缩短使用疗程。

多潘立酮　domperidone

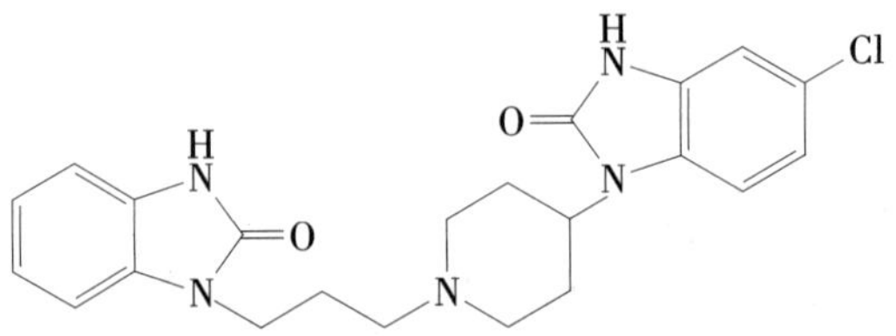

化学名为 5- 氯 -1-[1-[3-(2,3- 二氢 -2- 氧代 -1*H*- 苯并咪唑 -1- 基)丙基]-4- 哌啶]-1,3- 二氢 -2*H*- 苯并咪唑 -2- 酮。

本品为白色或类白色结晶性粉末；无臭。极微溶于甲醇，几乎不溶于水；在冰醋酸中易溶。

本品为苯并咪唑衍生物，为作用较强的外周多巴胺受体拮抗剂，有促进胃动力及止吐作用，使胃排空速率加快，并抑制各种原因所致的恶心、呕吐。临床用于由胃排空延缓、反流性胃炎、慢性胃炎、反流性食管炎引起的消化不良症状及各种原因引起的恶心、呕吐。

本品极性较大，不透过血脑屏障，对脑内的多巴胺受体几乎无拮抗作用，因此中枢神经系统的不良反应较少，其止吐活性也小于甲氧氯普胺。

枸橼酸莫沙必利　mosapride citrate

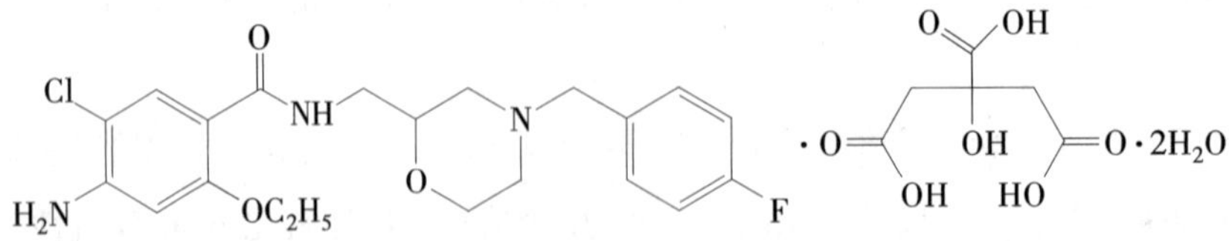

化学名为(±)4- 氨基 -5- 氯 -2- 乙氧基 -*N*-[[4-(4- 氟苄基)-2- 吗啉基]甲基]苯甲酰胺枸橼酸盐二水化合物。

本品为白色或类白色结晶性粉末；无臭，味微苦。易溶于 *N*,*N*- 二甲基甲酰胺、吡啶或冰醋酸，略溶于甲醇，微溶于乙醇，几乎不溶于水或乙醚。

本品含有手性碳原子，具有光学异构体，药用品为消旋体。

本品结构中含有吗啉环，具有较强的碱性，可与酸成盐，药用品多为其枸橼酸盐。

本品含芳伯胺结构，可用重氮化-偶合反应鉴别。

本品显有机氟化物的鉴别反应。

本品主要用于功能性消化不良伴有胃灼热、嗳气、恶心、呕吐、早饱、上腹胀等消化道症状者。

二、止吐药

止吐药（antiemetic）是通过不同的环节抑制呕吐反应的药物，用于胃肠道疾病、晕动病、外科手术后、放射治疗及某些药物治疗引起的恶心、呕吐等。常用药物包括以下几类：①中枢性镇吐类：如氯丙嗪、奋乃静等，主要抑制催吐化学感受区，对各种呕吐（除晕动病呕吐外）均有效。②抗组胺类药：如茶苯海明、苯海拉明和布克利嗪等，常用于晕动病呕吐。③多巴胺或 5-HT_3 受体拮抗剂：如甲氧氯普胺、多潘立酮、莫沙必利、昂丹司琼等。④神经激肽（NK_1）受体拮抗剂：如阿瑞匹坦（aprepitant）等，NK_1 受体拮抗剂对化疗引起的急性呕吐的止吐作用与 5-HT_3 受体拮抗剂相当，对延迟性呕吐疗效更优。NK_1 受体拮抗剂还具有抗抑郁、抗焦虑等作用，已成为各大制药公司争相开发的热点药物。

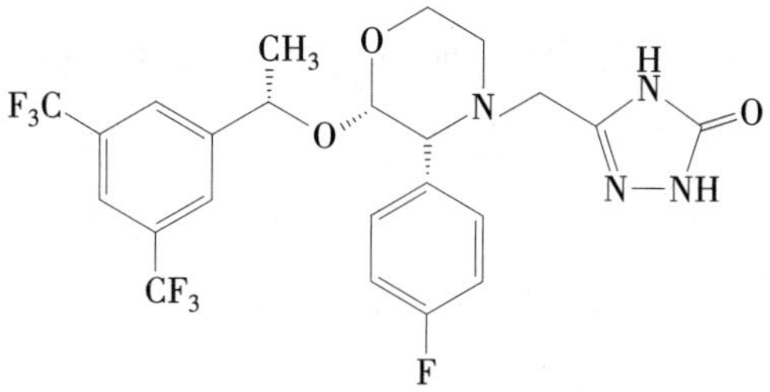

阿瑞匹坦

本节主要介绍 5-HT_3 受体拮抗剂类止吐药。5-HT_3 受体是 5-羟色胺（5-HT）受体的一个亚型，主要分布在肠道中。癌症化疗药物及放射治疗作用于胃肠道的黏膜组织，使胃肠道的类嗜铬细胞释放多巴胺及 5-羟色胺（5-HT），5-HT 与 5-HT_3 受体结合，通过神经反射作用于呕吐中枢而引起恶心、呕吐。昂丹司琼（ondansetron）是第一个用于治疗放、化疗呕吐的 5-HT_3 受体拮抗剂，于 1990 年上市，解决了众多癌症患者进行放、化疗时最令人头痛的副作用。由于其疗效确实、不良反应少，各种新的 5-HT_3 受体拮抗剂陆续推出，如格拉司琼（granisetron）和托烷司琼（tropisetron）等。

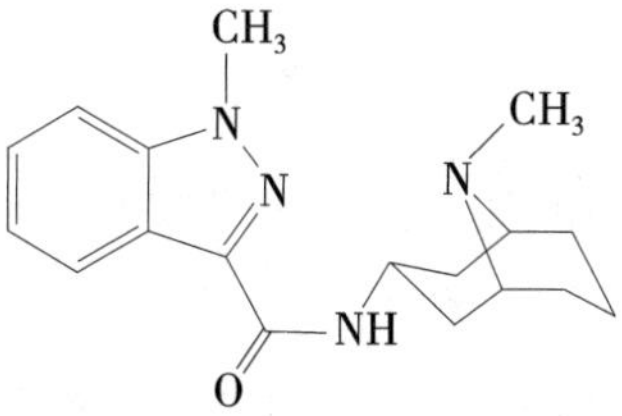

格拉司琼

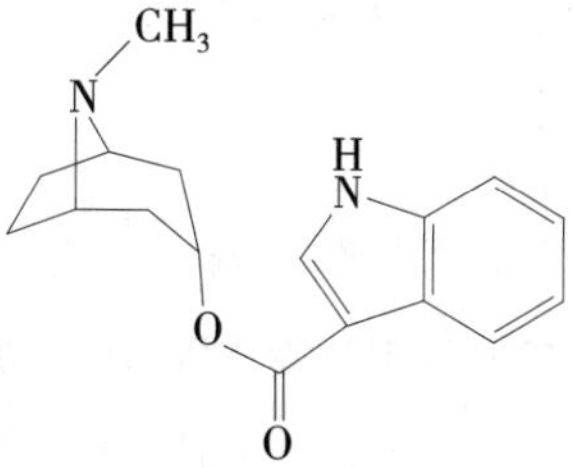

托烷司琼

固职升本

$5\text{-}HT_3$ 受体拮抗剂的构效关系

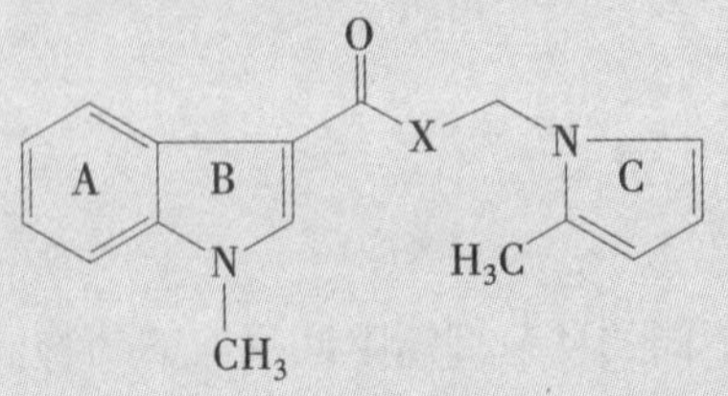

$5\text{-}HT_3$ 受体拮抗剂的基本结构包括芳环、含有羰基的中间链和碱性中心三部分。

1. A 环为芳环，是活性所必需的，与受体的疏水区结合。

2. B 环不是结合所必需的，起空间分割作用，可以是吡咯、咪唑或吡唑等。B 环的 N 原子上有甲基取代时亲脂性增加，与受体的亲和力增加。

3. 羰基与芳环共平面，X 起连接作用，可以是—O—、—NH—、—CH_2—。

4. C 环可以是托品、咪唑等含 N 杂环，C 环的碱性中心是位于环内的 N 原子，多为叔胺，可质子化形成阳离子与受体结合。

盐酸昂丹司琼 ondansetron hydrochloride

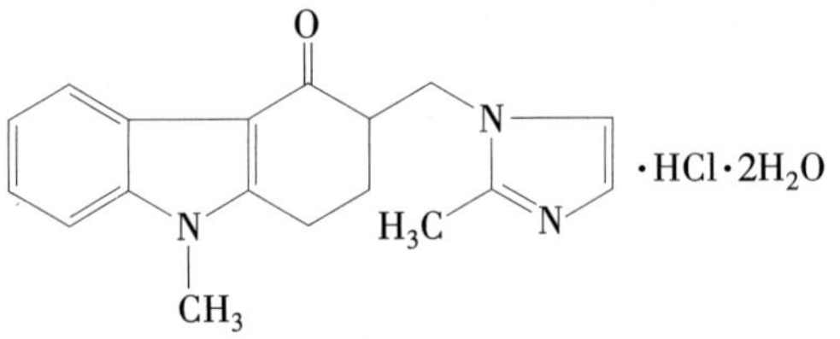

化学名为 2,3- 二氢 -9- 甲基 -3-[(2- 甲基咪唑 -1- 基)甲基]-4(1*H*)- 咔唑酮盐酸盐二水合物。

本品为白色或类白色结晶性粉末；无臭。在甲醇中易溶，在水中略溶，在丙酮中微溶；在 0.1mol/L 盐酸溶液中略溶。

本品咔唑酮(吲哚并环己酮)环上的 3- 位碳原子具有手性，其中 *R*- 异构体的活性较大，临床上使用外消旋体。

本品为高强度、高选择性的 $5\text{-}HT_3$ 受体拮抗剂，适用于治疗由化疗和放疗引起的恶心、呕吐，也可用于预防和治疗手术后引起的恶心、呕吐。

本品不引起锥体外系反应，毒副作用极小，不良反应较轻。

点滴积累

1. 促胃肠动力药的分类 多巴胺 D_2 受体拮抗剂，如甲氧氯普胺（第一代）、多潘立酮（第二代）；$5\text{-}HT_4$ 受体激动剂，如莫沙必利（第三代）。
2. 止吐药的分类 中枢性镇吐类，如氯丙嗪、奋乃静；抗组胺类药，如茶苯海明、苯海拉明；多巴胺 D_2 受体拮抗剂，如甲氧氯普胺、多潘立酮；5- 羟色胺受体拮抗剂，如莫沙必利、昂丹司琼；NK_1 受体拮抗剂，如阿瑞匹坦。

复习导图

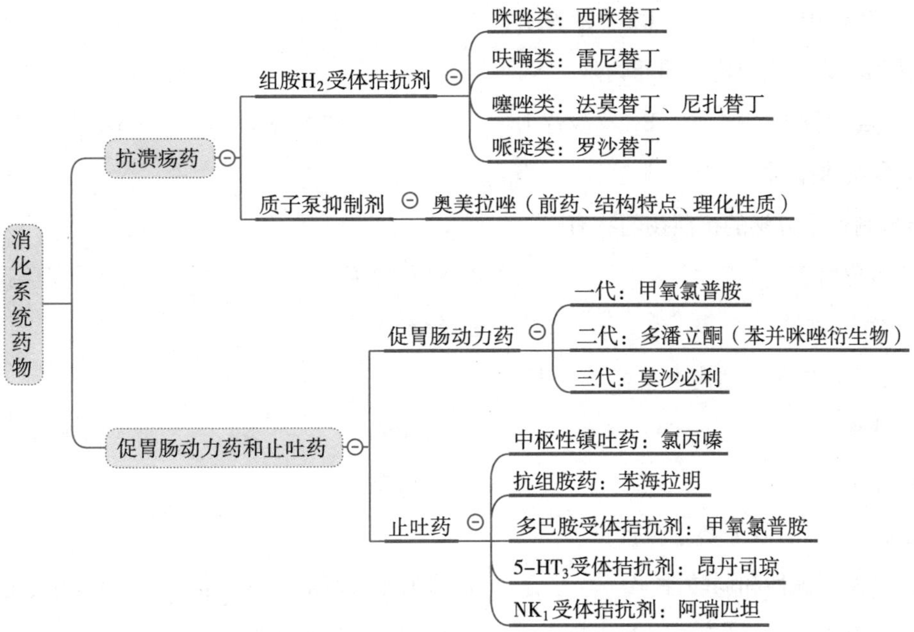

目标检测

一、选择题

（一）单项选择题

1. 属于呋喃类抗溃疡药物的是

A. 西咪替丁　　B. 雷尼替丁　　C. 法莫替丁　　D. 罗沙替丁

2. 组胺 H_2 受体拮抗剂主要用于

A. 抗过敏　　B. 抗溃疡　　C. 抗高血压　　D. 抗肿瘤

3. 下列属于质子泵抑制剂的是

A. 盐酸昂丹司琼　　B. 法莫替丁　　C. 奥美拉唑　　D. 多潘立酮

4. 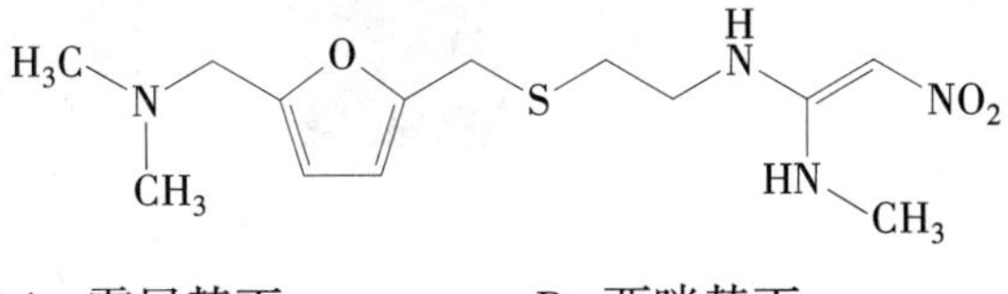

是下列何种药物的化学结构

A. 雷尼替丁　　B. 西咪替丁　　C. 奥美拉唑　　D. 多潘立酮

5. 下列属于前药的是

A. 雷尼替丁　　B. 甲氧氯普胺　　C. 奥美拉唑　　D. 多潘立酮

6. 经灼烧后，遇乙酸铅试纸可生成黑色硫化铅沉淀的药物是

A. 奥美拉唑　　B. 甲氧氯普胺　　C. 多潘立酮　　D. 雷尼替丁

7. 属于 5-HT_3 受体拮抗剂类止吐药的是

A. 昂丹司琼　　B. 甲氧氯普胺　　C. 氯丙嗪　　D. 多潘立酮

8. 含有苯并咪唑结构的抗溃疡药是

A. 兰索拉唑　　B. 尼扎替丁　　C. 罗沙替丁　　D. 西咪替丁

9. 临床上用作促动力药的是

A. 兰索拉唑　　B. 罗沙替丁　　C. 西咪替丁　　D. 多潘立酮

10. 药用品为反式异构体的药物是

A. 西咪替丁　　B. 罗沙替丁　　C. 法莫替丁　　D. 雷尼替丁

（二）多项选择题

1. 能抑制胃酸分泌的抗溃疡药物有

A. 雷尼替丁　　B. 法莫替丁　　C. 奥美拉唑

D. 兰索拉唑　　E. 氢氧化铝

2. H_2受体拮抗剂的结构类型有

A. 咪唑类　　B. 磺胺类　　C. 噻唑类

D. 哌啶类　　E. 呋喃类

3. 奥美拉唑具有以下哪些性质

A. 具有弱碱性和弱酸性　　B. 含有吡啶环和亚砜结构　　C. 属于前体药物

D. 具有旋光性，目前药用外消旋体　　E. H^+，K^+-ATP 酶抑制剂

二、简答题

1. 常用的抗溃疡药有哪些类型？各举 1 例，并说明其作用机制。
2. 何谓质子泵抑制剂？根据奥美拉唑的性质分析其为什么是前药。
3. 请简述止吐药的分类和作用机制。

三、实例分析

1. 分析比较西咪替丁、雷尼替丁和法莫替丁的结构特点、作用特点。
2. 试从化学结构上分析多潘立酮比甲氧氯普胺的中枢神经系统不良反应较少的原因。

ER-07复习题

（孟　姝）

第八章

解热镇痛药和非甾体抗炎药

导学情景

情景描述

俗话说："宝宝十病九烧"。儿科疾病中除了感冒咳嗽以外，发热是最常见的，也是比较严重的常见病。严重的发热可能引起儿童脱水、酸碱平衡紊乱、惊厥甚至昏迷，可能留下严重的脑后遗症甚至死亡。因此儿童发热应该引起足够的重视，那么应该选择哪些解热药呢？

学前导语

儿童常用的解热药有布洛芬混悬液、对乙酰氨基酚等，其中对乙酰氨基酚疗效显著、副作用小。多数小儿解热药中都含有对乙酰氨基酚成分，它是日常生活中常用的解热镇痛药物之一。布洛芬也是非甾体抗炎药中常用的一种解热药。本章我们将带领同学们学习一些常用的解热镇痛药和非甾体抗炎药。

解热镇痛药（antipyretic analgesics）系指既能使发热患者的体温降至正常，又能缓解中等程度疼痛的一类药物，其中多数兼有抗炎和抗风湿作用。由于解热镇痛药作用于外周神经系统，与吗啡类镇痛药物的作用机制不同，所以不易产生耐受性和成瘾性。非甾体抗炎药（non-steroidal anti-inflammatory drugs，NSAIDs）多有解热、镇痛作用，无甾类药物的副作用，在临床上主要侧重于抗炎、抗风湿。

第一节　解热镇痛药

机体发热是一种防御反应，也是很多疾病的常见症状之一。当病原体、病毒及其毒素进入体内后，刺激中性粒细胞、单核细胞或巨噬细胞等产生内源性致热源——前列腺素（PG），前列腺素能使体温升高。

解热镇痛药能选择性地抑制环氧化酶，减少前列腺素的生物合成，使体温恢复正常（图 8-1）。这类药物的镇痛作用主要在外周，用于头痛、神经痛、牙痛、关节痛、肌肉痛及月经痛等慢性钝痛，但对创伤性及内脏痉挛绞痛无效，且不易产生耐受性及成瘾性。

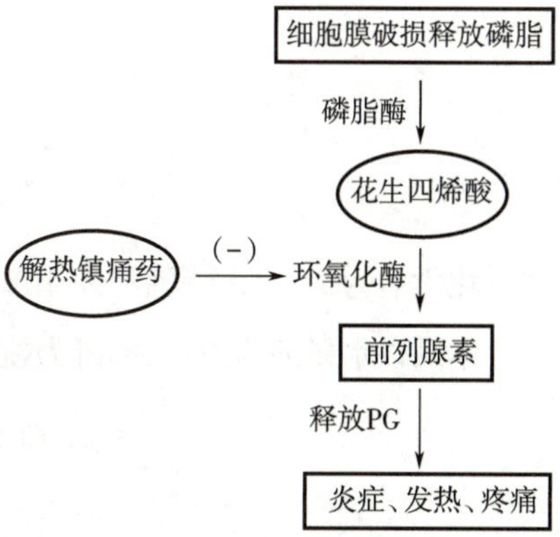

图 8-1　解热镇痛药作用机制示意图

常用的解热镇痛药按化学结构可分为水杨酸类和苯胺类。

一、水杨酸类

ER-8-1 阿司匹林的发现与作用机制

水杨酸及其盐类均有较强的解热镇痛和抗炎、抗风湿等作用。1838 年，水杨酸首次从植物中提取获得，1860 年 Kolbe 以苯酚钠为原料制备了水杨酸并投入商业应用。1875 年巴斯首先将水杨酸钠（sodium salicylic acid）用于临床，但有严重的胃肠道反应。1898 年德国化学家霍夫曼将水杨酸的羟基乙酰化制得阿司匹林（乙酰水杨酸），经过临床试验发现，阿司匹林的解热镇痛作用比水杨酸钠强，而胃肠道反应却大大降低，至今仍然被广泛地应用于临床。目前，阿司匹林的临床应用不仅用于解热镇痛，它还可以对血小板产生明显的抑制作用，故可以用于血栓性疾病的防治。但是，该药物若长期或大剂量使用可以诱发并加重溃疡病，甚至导致胃出血，因此对其进行了一系列结构修饰，以寻找疗效更好、毒副作用更小的水杨酸衍生物。例如将其制成盐、酯、酰胺等。目前还应用于临床的主要有赖氨匹林、阿司匹林铝、乙氧苯酰胺（止痛灵）、贝诺酯（扑炎痛）等。经过结构改造后的药物，绝大部分对胃的刺激性减小甚至消失，而解热、镇痛、抗炎和抗风湿作用却明显增强。

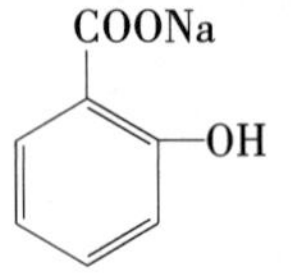
水杨酸钠

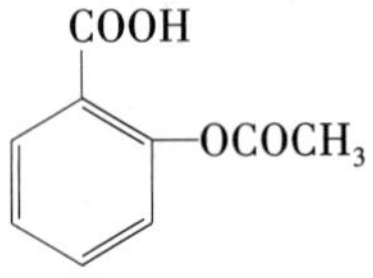
阿司匹林

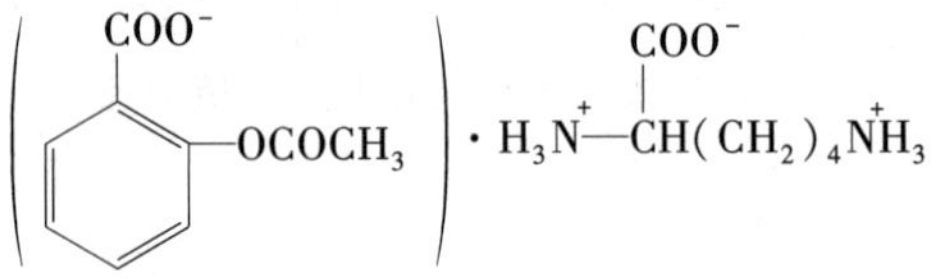
赖氨匹林

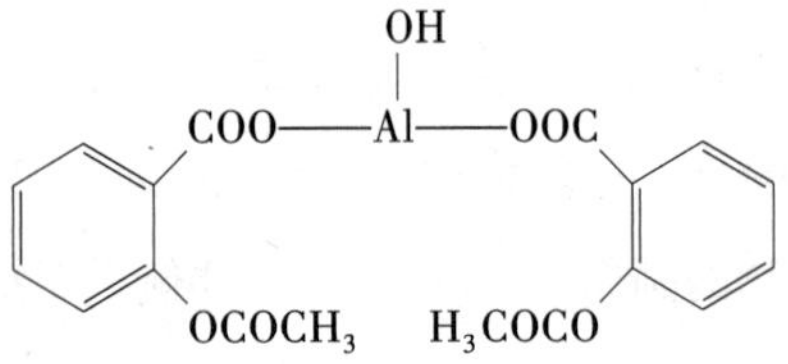
阿司匹林铝

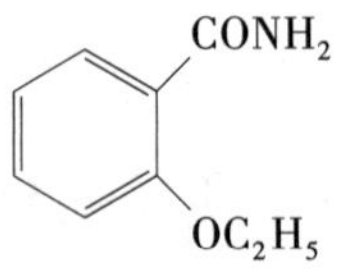
乙氧苯酰胺

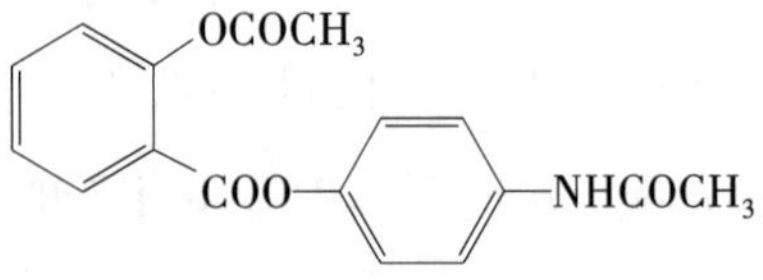
贝诺酯

对水杨酸类药物的研究与开发至今仍然是科研人员研究的一个热点课题，并取得了一些成就。

阿司匹林　aspirin

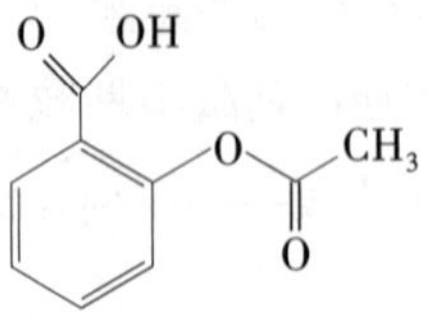

化学名为 2-（乙酰氧基）苯甲酸。又名乙酰水杨酸。

本品以水杨酸为原料，醋酐为酰化剂，在硫酸催化下，进行乙酰化反应即得本品。

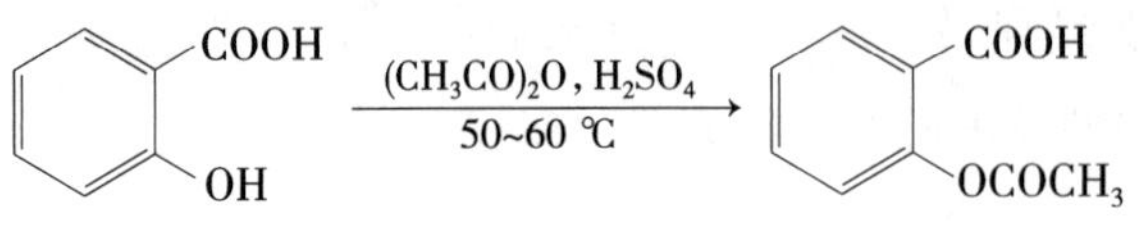

在制备过程中水杨酸酚羟基氧上的孤对电子与苯环共轭，从而降低了其自身的电子云密度，且水杨酸分子内易形成氢键，使乙酰阳离子难以进攻，不易进行乙酰化反应，故通常要在50~60℃的水浴上加热进行酰化反应。但应注意控制反应过程中的温度，温度不宜升得太高或太快，否则会产生大量的有毒副作用的副产物如水杨酰水杨酸和乙酰水杨酸酐等。另外，待酰化反应完毕后，应逐渐降温，以保证反应完全进行。

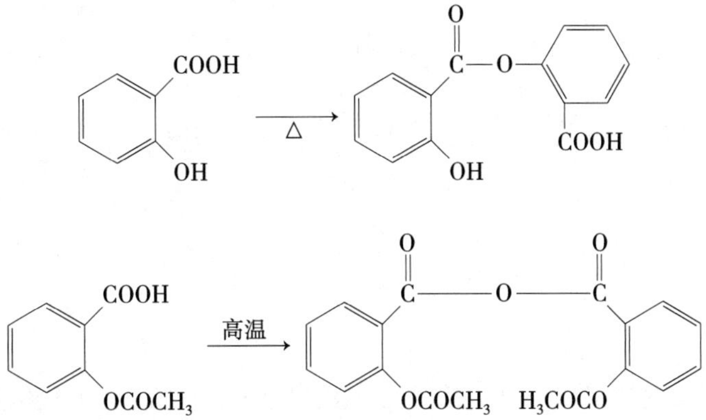

本品在合成过程中，乙酰化不完全或贮存时保管不当都会导致阿司匹林水解，产生水杨酸，故药典规定检查游离水杨酸。在整个合成过程中，因铁质能使产品带有颜色，故应严格防止其掺入。

本品为白色结晶或结晶性粉末；无臭或微带乙酸臭。熔点为135~140℃。易溶于乙醇，溶于三氯甲烷或乙醚，微溶于水或无水乙醚；在氢氧化钠溶液或碳酸钠溶液中溶解，但同时水解生成水杨酸钠和乙酸钠，加热时水解更快。酸化后产生乙酸的酸臭，并析出水杨酸沉淀。

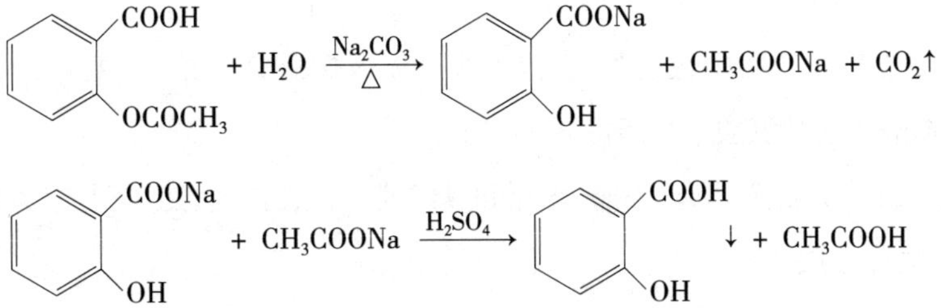

本品具有酚酯结构，稳定性较差。在干燥空气中尚稳定，遇湿气即缓缓水解生成水杨酸和乙酸。这是因为其结构中酚羟基的氧能与苯环共轭，降低了酯羰基碳的电子云密度，有利于 OH^- 进攻。

知识链接

邻 助 作 用

在酯类的分子结构中，邻位上有亲核性羧基会使水解速度大大加快。这是由于在酰基的邻近位置有亲核基团，此亲核基团能引起分子内催化，可以使水解反应速度大大增加，这个作用叫做邻助作用。

本品的水解产物水杨酸易氧化，遇空气可逐渐变为淡黄色、红棕色至深棕色。水杨酸的易氧化性在水溶液中更快，其原因是分子中的酚羟基被氧化成一系列醌型有色物质，在pH偏碱性、日光照射、温度升高、微量重金属离子（铜、铁等）存在下均可促进氧化反应进行，故阿司匹林应密封、置阴凉干燥处保存。

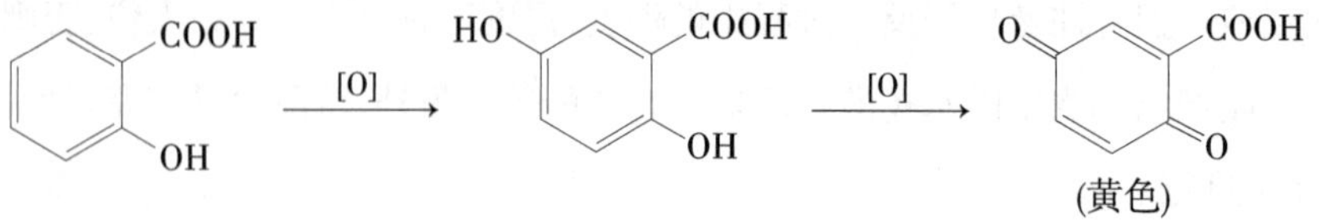

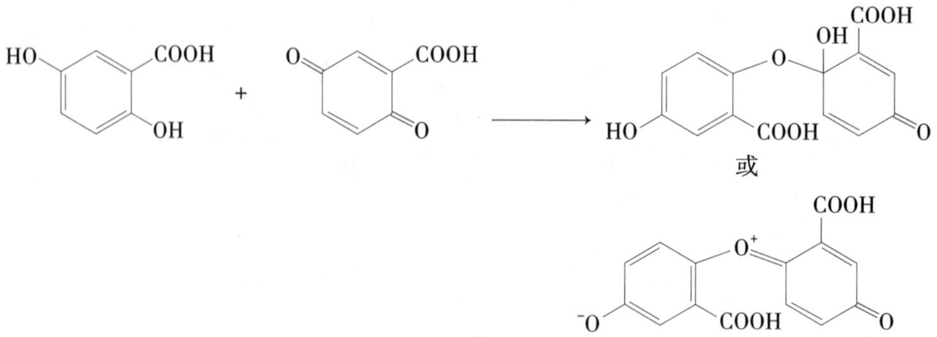

本品分子中无游离的酚羟基，不与三氯化铁试液发生显色反应，但其水溶液加热或长时间放置后会水解产生水杨酸，遇三氯化铁试液即呈紫堇色。

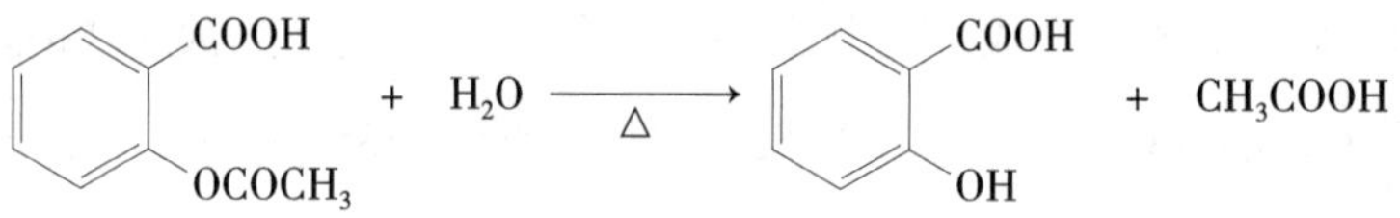

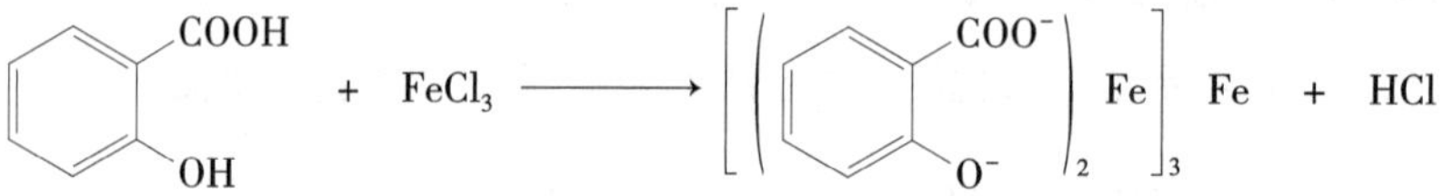

本品口服主要在胃及小肠中快速吸收，但很快在体内被酯酶水解为水杨酸及乙酸。代谢物水杨酸在肝脏与葡糖醛酸或甘氨酸结合后由尿中排出。

本品用于感冒发热的解热镇痛，头痛、牙痛和月经痛等慢性钝痛，是风湿热、类风湿关节炎的首选药物，也可预防血栓形成。

课堂活动

阿司匹林结构中的酯键非常容易水解成水杨酸和乙酸。水解生成的水杨酸具有软化角质的作用，故对胃黏膜构成了强烈的刺激性。那么你知道在服用阿司匹林时需要注意什么吗？知道如何来区分阿司匹林和水杨酸吗？

贝诺酯　benorilate

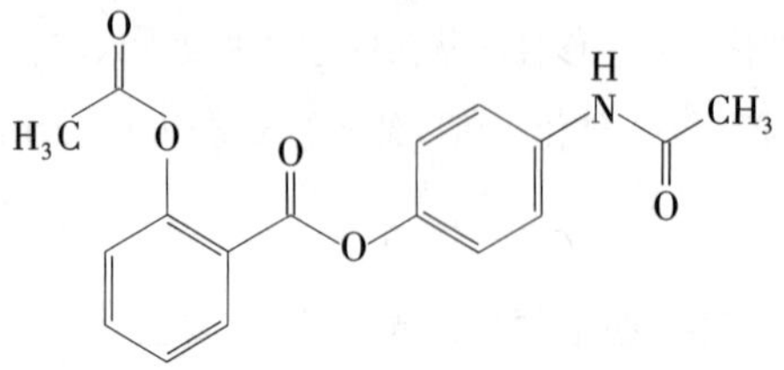

化学名为 4- 乙酰氨基苯基乙酰水杨酸酯。又名苯乐来、扑炎痛、解热安。

本品为白色结晶或结晶性粉末；无臭。熔点为 177~181℃。易溶于沸乙醇，溶于沸甲醇，微溶于甲醇或乙醇，不溶于水。

本品结构中具有酯键和酰胺键，在酸性或碱性条件下易水解，生成的产物是对氨基苯酚和水杨酸，前者可发生重氮化-偶合反应。

本品是利用前药原理，将对乙酰氨基酚上的酚羟基与阿司匹林化学结构上的羧基形成酯键。它在体内因酯键可水解，生成阿司匹林和对乙酰氨基酚并发挥各自的疗效，同时还具有协同作用。该药最大的优点是对胃黏膜的刺激性得以大大减轻，安全范围大，适用于儿童和老年患者使用，主要用于风湿性关节炎及其他发热所引起的疼痛。

二、苯胺类

1875 年人们发现苯胺有很强的解热镇痛作用，但能破坏血红蛋白，毒性大，无药用价值。1886 年将苯胺乙酰化，得到乙酰苯胺（退热冰），也有较强的解热镇痛作用，曾用于临床，但高剂量使用导致高铁血红蛋白症和黄疸，现已停用。将乙酰苯胺的对位醚化修饰得到非那西丁（对乙酰氨基苯乙醚），对头痛发热和风湿痛效果显著，亦曾广泛用于临床，但后来发现其对肾脏有持续性的毒性，对视网膜也有毒性，且易致胃癌，因此逐渐被弃用。研究发现，非那西丁在肝脏的主要代谢产物对乙酰氨基酚是一个优良的解热镇痛药，毒副作用小，尤其适用于胃溃疡患者及儿童，但不宜大剂量使用。

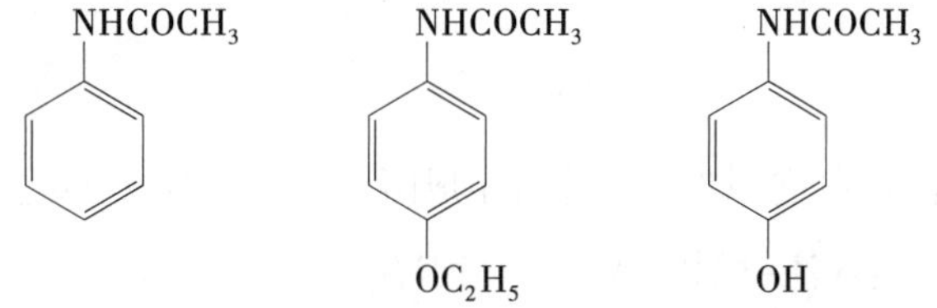

乙酰苯胺　　非那西丁　　对乙酰氨基酚

对乙酰氨基酚　paracetamol

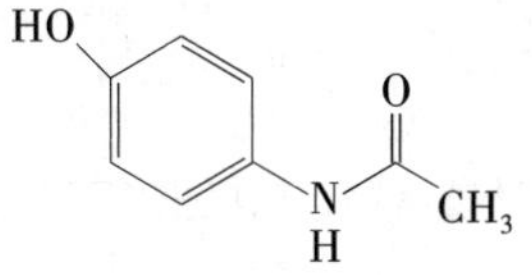

化学名为 4′-羟基乙酰苯胺。又名扑热息痛。

对乙酰氨基酚的制备工艺路线有多种途径，以下主要介绍的途径是以对硝基苯酚钠为原料，在盐酸溶液中加铁粉还原生成对氨基苯酚，再用乙酸酰化，所得的粗品用热水重结晶后即得本品。

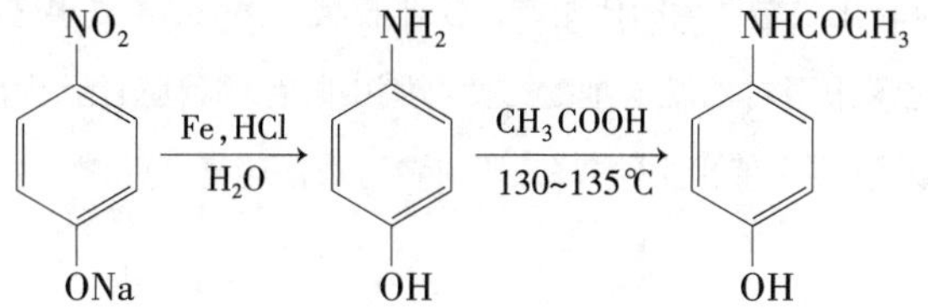

为了提高产率，降低成本，减少操作，生产上也可以硝基苯为原料，以 5% 钯-炭催化及加氢还原，经转位制得对氨基苯酚，再乙酰化制得本品。

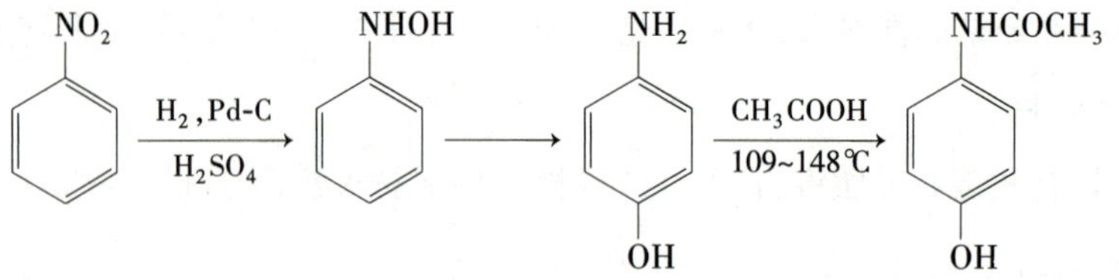

本品为白色结晶或结晶性粉末；无臭。熔点为 168~172℃。易溶于热水或乙醇，溶于丙酮，略溶于水。

本品饱和水溶液的 pH 为 6（pK_a 为 9.51），性质稳定，半衰期为 21.8 年（25℃）。在酸性及碱性条件下稳定性差，酸和碱可催化其水解，生成乙酸和对氨基苯酚。后者在酸性条件下可与亚硝酸钠试液作用，生成重氮盐，再与碱性 *β*- 萘酚试液偶合生成红色的偶氮化合物。

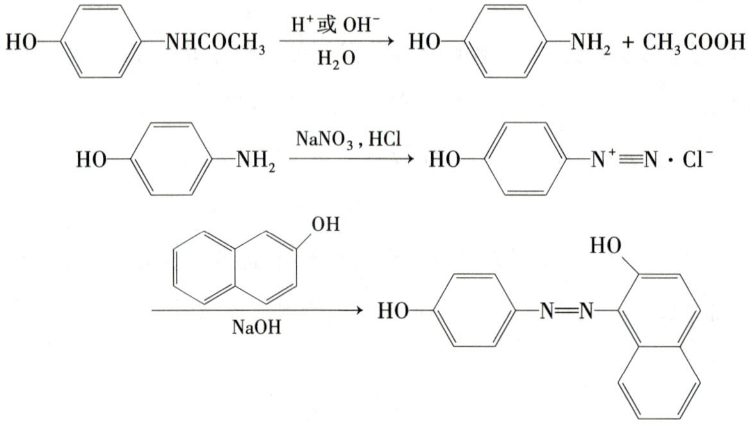

水解产物对氨基苯酚还可进一步氧化降解生成醌亚胺类化合物，颜色逐渐变成粉红色至棕色，最后成黑色。故对乙酰氨基酚注射剂应遮光、密封保存。

本品分子中含有酚羟基，其水溶液加三氯化铁试液显蓝紫色。

案例分析

案例

某患者心急治感冒，混着吃了三种感冒药，结果出现了急性肝损伤症状，为什么叠加服用感冒药会伤肝?

分析

目前大部分感冒药中所含的主要有效成分是对乙酰氨基酚，叠加服用感冒药会导致对乙酰氨基酚服用过量。对乙酰氨基酚在体内主要与葡糖醛酸或硫酸成酯被排出体外，一小部分被氧化产生 *N*- 羟基衍生物，此物可以进一步转化成毒性大的代谢物乙酰亚胺醌，再与 *N*- 酰半胱氨酸、谷胱甘肽等物质结合，最后随尿排出。如过量服用对乙酰氨基酚，使肝脏中贮存的谷胱甘肽大部分被消耗，毒性代谢物可与肝蛋白质形成共价加成物，引起肝脏损害，严重者可致昏迷甚至死亡。

本品用于感冒发热、关节痛、头痛、神经痛等病症的治疗，常作为复方感冒药物的成分之一，尤其适用于儿童和老年患者使用。严重肝肾功能不全者禁用。

点滴积累

1. 水杨酸类药物主要有阿司匹林、贝诺酯。阿司匹林分子中含有羧基而呈弱酸性。阿司匹林的合成过程中通常是在 50~60℃的水浴上加热进行酰化反应，应注意控制好温度。
2. 贝诺酯是利用前药原理，将对乙酰氨基酚上的酚羟基与阿司匹林化学结构上的羧基形成酯键，具有酯键和酰胺键，在酸性或碱性条件下易水解，生成的产物中对氨基苯酚可发生重氮化 - 偶合反应。
3. 对乙酰氨基酚的结构不稳定，在酸性及碱性条件下可水解。本品长期大量用药会引起肝脏损害。

第二节　非甾体抗炎药

局部组织的红、肿、热、痛与炎症介质前列腺素有密切的关系。非甾体抗炎药（non-steroidal anti-inflammatory drugs，NSAIDs）能够抑制前列腺素（PG）合成，消除前列腺素对致炎物质的增敏作用，所以具有解热、镇痛及抗炎作用。非甾体抗炎药物的研究始于 19 世纪末水杨酸钠的使用。到 20 世纪 60 年代吲哚美辛和其他芳基乙酸衍生物的发现及在临床使用，推动了非甾体抗炎药的迅速发展，现已有不少新药陆续应用于临床，其中以氨基苯甲酸类较多。由于非甾体抗炎药无糖皮质激素类甾体药物的副作用，毒副作用小，安全性好，抗炎作用强，镇痛效果显著等，临床上广泛用于风湿性关节炎、类风湿关节炎、风湿热、骨关节炎、红斑狼疮和强直性脊柱炎等炎症，对感染性炎症也有一定的疗效。

一、羧酸类

目前，羧酸类药物的研究开发速度较快，本类药物不但消炎作用强，且毒性和副作用较少，已在临床广泛使用。根据其结构特点，又分为芳基乙酸类和芳基丙酸类。

（一）芳基乙酸类

在研究植物性生长激素时发现，吲哚乙酸、萘乙酸、苯氧乙酸等芳基乙酸类化合物具有一定的抗炎作用。同时发现风湿病患者体内色氨酸的代谢水平较高，其可在体内经羟化、脱羧形成炎症介质 5- 羟色胺，故对吲哚类衍生物进行构效关系研究，从中发现了吲哚美辛具有很强的镇痛抗炎活性，可用于治疗风湿性和类风湿关节炎。

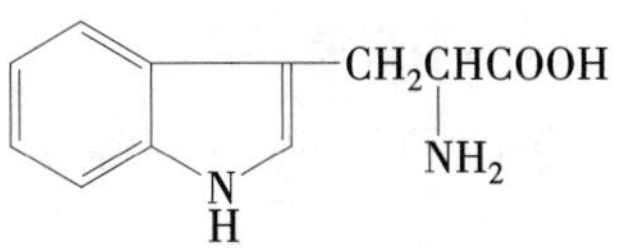

色氨酸

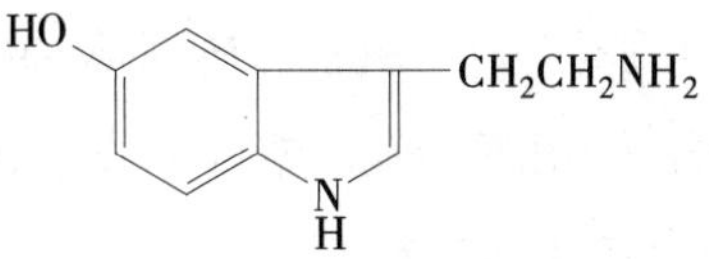

5-羟色胺

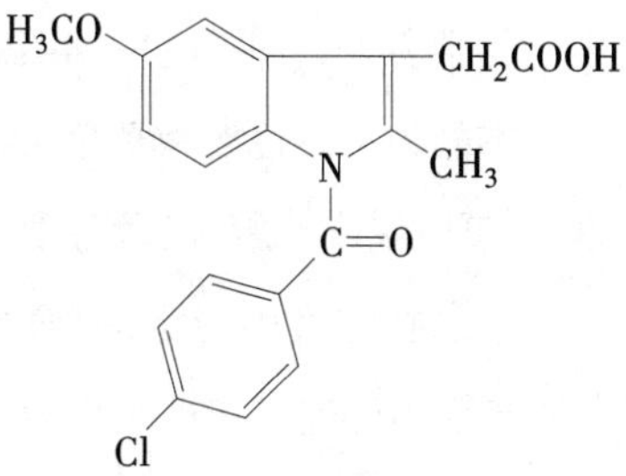

吲哚美辛

利用生物电子等排原理，以—CH═置换吲哚环中的—N═，可得到舒林酸（硫茚酸），是一前体药物。舒林酸本身不具有消炎镇痛活性，口服吸收后在体内被还原为甲巯基化合物而显示活性。其消炎作用相当于大剂量的阿司匹林，不良反应显著减少，半衰期长，故临床上广泛应用于风湿性和类风湿关节炎、滑囊炎及急性痛风等的治疗。

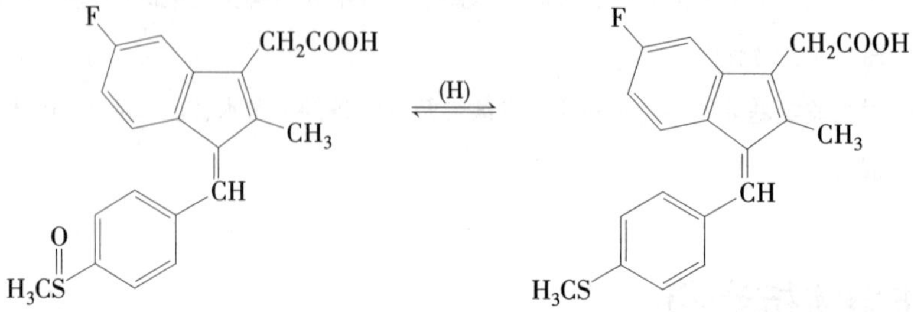

舒林酸　　　　甲巯基化合物

以叠氮基置换吲哚美辛中的氯原子得到齐多美辛，抗炎作用强于吲哚美辛，且毒性低。

将吲哚环简化得苯乙酸类抗炎药物双氯芬酸钠（双氯灭痛）。双氯芬酸钠是强效消炎镇痛药，镇痛活性为吲哚美辛的 6 倍、阿司匹林的 40 倍，解热作用为吲哚美辛的 2 倍、阿司匹林的 350 倍，且具有剂量小、毒性低、对心血管系统及中枢神经系统没有影响的特点，适用于类风湿关节炎和骨关节炎的治疗。

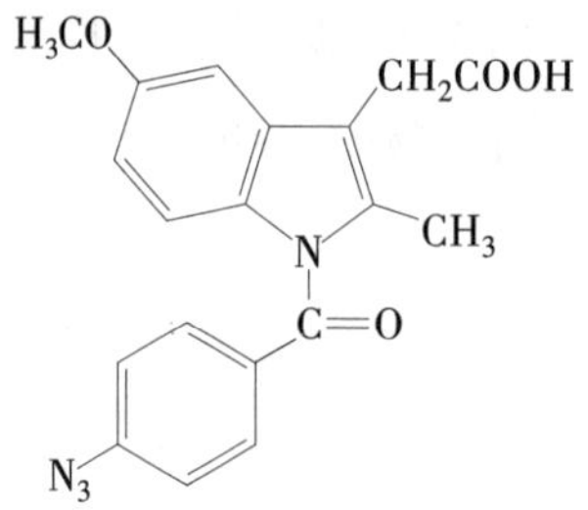

齐多美辛

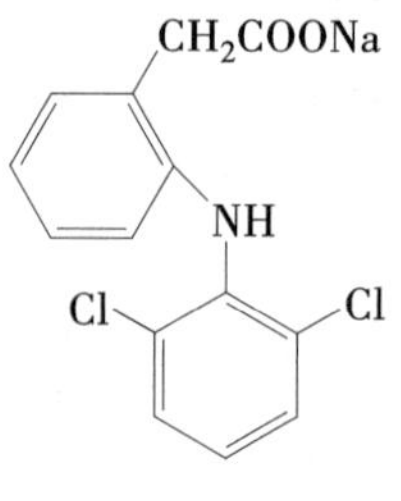

双氯芬酸钠

吲哚美辛　indometacin

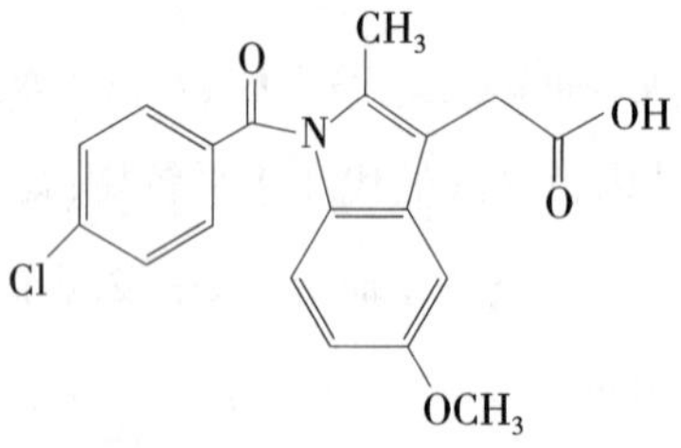

化学名为 2- 甲基 -1-（4- 氯苯甲酰基）-5- 甲氧基 -1*H*- 吲哚 -3- 乙酸。又名消炎痛。

本品为类白色至微黄色结晶性粉末；几乎无臭。熔点为 158~162℃。溶于丙酮，略溶于甲醇、乙醇、三氯甲烷或乙醚，极微溶于甲苯，几乎不溶于水。

本品在空气中稳定，但遇光会逐渐分解；其水溶液在 pH2~8 时较稳定，遇强酸或强碱易水解。水解产物还可进一步被氧化生成有色物质，且随温度升高，水解变色速度更快。

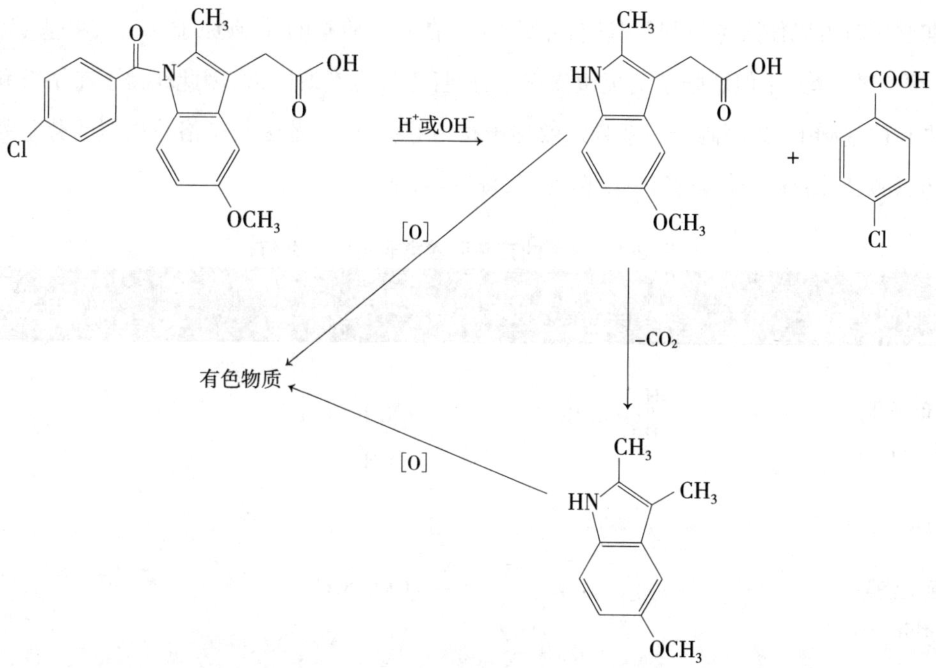

本品的稀碱溶液与重铬酸钾试液共热后，用硫酸酸化并缓缓加热，显紫色；如与亚硝酸钠溶液共热，用盐酸酸化显绿色，放置后，逐渐变为黄色。

本品用于治疗急、慢性风湿性关节炎、痛风性关节炎及癌性疼痛。因本品的不良反应较大，不宜作为治疗关节炎的首选药物，仅用于其他 NSAIDs 治疗无效或不能耐受的患者。

双氯芬酸钠　diclofenac sodium

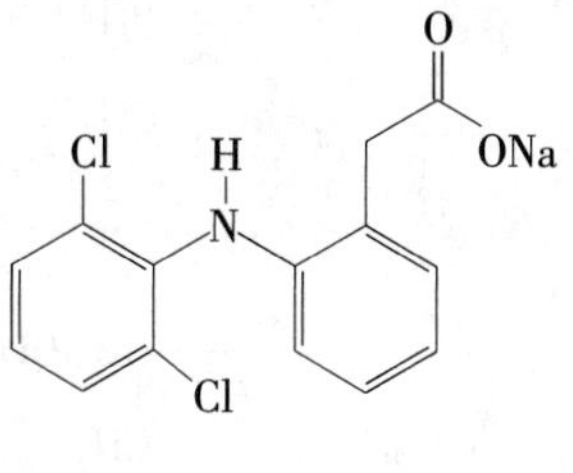

化学名为 2-［（2，6- 二氯苯基）氨基］- 苯乙酸钠。又名双氯灭痛。

本品为白色或类白色结晶性粉末；有刺鼻感与引湿性。易溶于乙醇，略溶于水，不溶于三氯甲烷。

本品炽灼后，显钠盐的鉴别反应。

本品的作用机制特别，除能抑制环氧合酶减少前列腺素的生物合成和血小板的生成外，还能抑制脂氧化酶，减少白三烯的生成。此外，本品还能抑制花生四烯酸的释放，并刺激花生四烯酸的再摄取。

本品的抗炎、镇痛和解热作用很强，不良反应少，剂量小，个体差异小，是非甾体抗炎药中应用最广泛的药物之一。

（二）芳基丙酸类

通过研究发现在芳基乙酸类药物的苯环上增加疏水基团（烷基、芳烷基等）可使抗炎作用增强。在芳基乙酸类药物的研究中，4- 异丁基苯乙酸是这类化合物中首先应用于临床的，但当大剂量或长期服用时可以使天冬氨酸氨基转移酶增高。在其乙酸基的 *α*- 碳原子上引入甲基，得到 4- 异丁基 -*α*- 甲基苯乙酸，不但增强了消炎镇痛作用，而且毒性也有所降低，因此获得了布洛芬和布替布芬。后来在此基础上，又研制出一系列疗效强于布洛芬，且应用范围与布洛芬相似的芳基丙酸类消炎镇痛药，如氟比洛芬、非诺洛芬钙、酮洛芬、萘普生等，见表 8-1。

表 8-1　常用的芳基丙酸类非甾体抗炎药

药物名称	化学结构	作用强度
布洛芬 ibuprofen	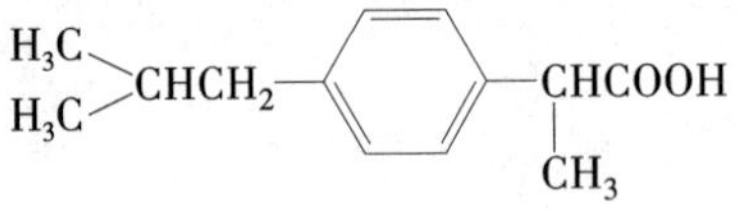	0.1
氟比洛芬 flurbiprofen	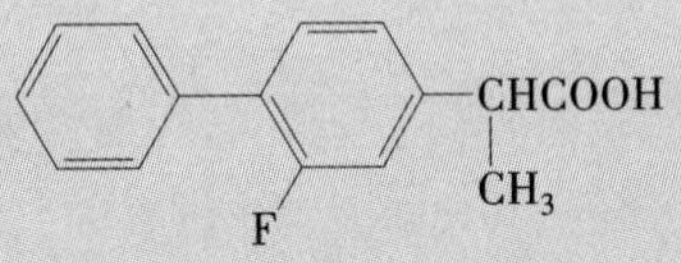	5
非诺洛芬 fenoprofen	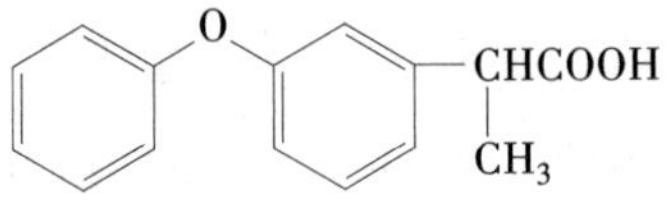	0.1
酮洛芬 ketoprofen	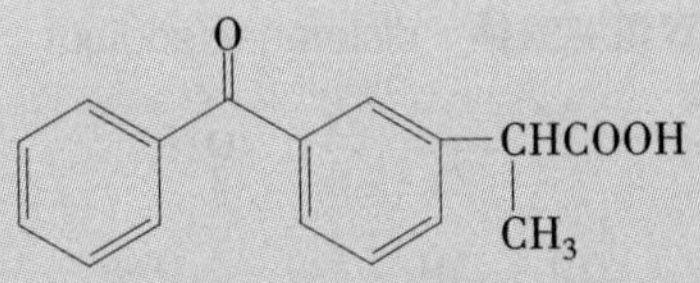	1.5
萘普生 naproxen	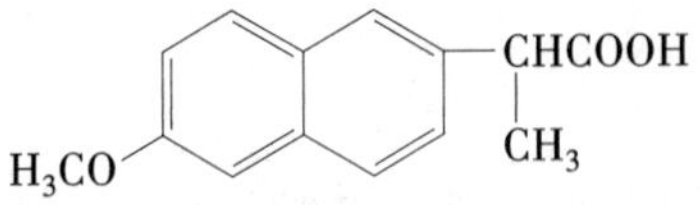	1

布洛芬　ibuprofen

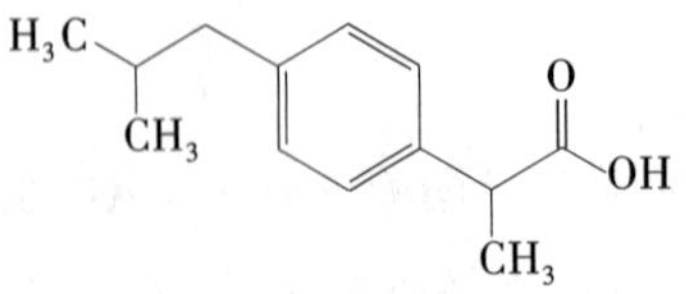

化学名为 *α*- 甲基 -4-（2- 甲基丙基）苯乙酸。又名异丁苯丙酸。

本品的合成是由甲苯与丙烯在钠 - 碳（钠 - 氧化铝）的催化下制得异丁基苯，异丁基苯在无水三氯化铝的催化下与乙酰氯作用，生成 4- 异丁基苯乙酮，再与氯乙酸乙酯进行反应，生成 3-（4- 异丁基苯）-2，3 环氧丁酸乙酯，经水解、脱羧、重排，制得 2-（4- 异丁基苯）丙醛，再在碱性溶液中用硝酸银氧化后即得本品。

固职升本

Darzens 反应

Darzens 反应是醛或酮在强碱（如氨基钠、醇钠）的作用下与 α- 卤代羧酸酯反应，生成 α，β- 环氧酸酯的反应。产物 α，β- 环氧羧酸酯也称作“缩水甘油酸酯”，经水解可以得到醛和酮。

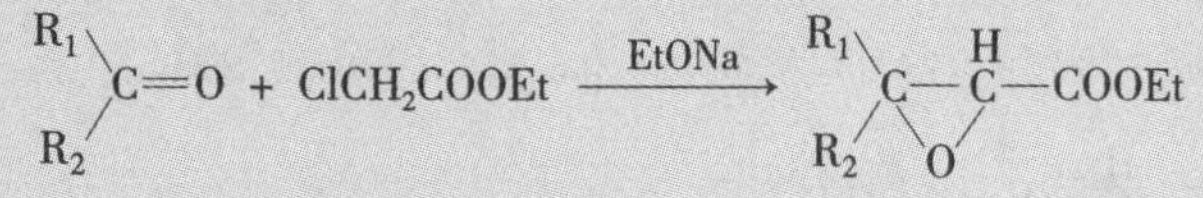

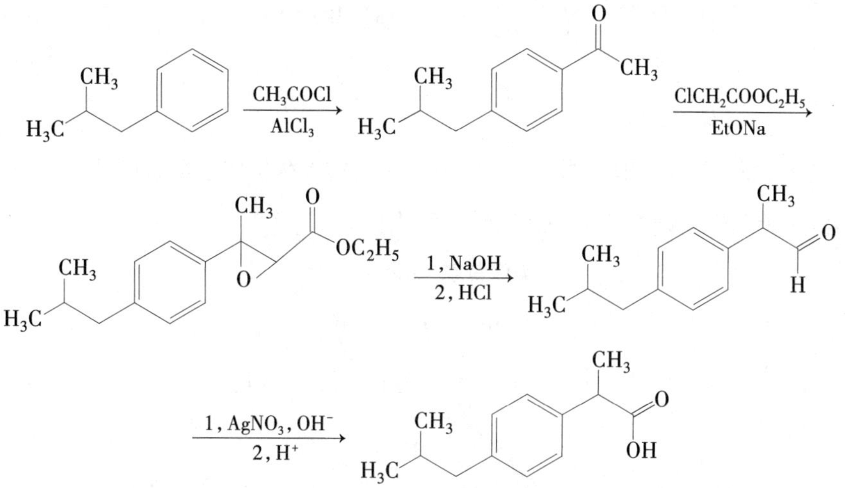

在布洛芬的侧链上具有 1 个手性碳原子，所以存在具有 $R(-)$- 型和 $S(+)$- 型 2 个光学异构体。$S(+)$- 型布洛芬在抑制前列腺素生成上优于 $R(-)$- 型，然而 $R(-)$- 型可以通过形成辅酶 A 硫脂单向地转化为 $S(+)$- 型，所以药用产品中仍多数为消旋体形式。

本品为白色结晶性粉末；稍有特异臭。熔点为 74.5~77.5℃。易溶于乙醇、丙酮、三氯甲烷或乙醚，几乎不溶于水；易溶于氢氧化钠或碳酸钠试液。

本品用于风湿性及类风湿关节炎，其抗炎、镇痛、解热作用与阿司匹林、保泰松相似，比对乙酰氨基酚好。在患者不能耐受阿司匹林、保泰松等时，可试用。

二、非羧酸类

（一）1，2- 苯并噻嗪类

1，2- 苯并噻嗪类又称昔康类（oxicams）非甾体抗炎药，具有 4- 羟基 -1，2- 苯并噻嗪 -3-（*N*- 芳基）羧酰胺 -1，1- 二氧的基本结构，其中 1，2- 苯并噻嗪酸性烯醇式是保持抗炎活性的必需结构。最早用于临床的是吡罗昔康，其抗炎活性比保泰松、萘普生强，与吲哚美辛相似；镇痛作用比布洛芬、萘普生、保泰松强，与阿司匹林相似；其具有良好的耐受性，$t_{1/2}$ 为 35~46 小时，是一长效抗风湿病药。衍化吡罗昔康的结构，可得到一些疗效较好的消炎镇痛药，如舒多昔康、美洛昔康及安吡昔康等。

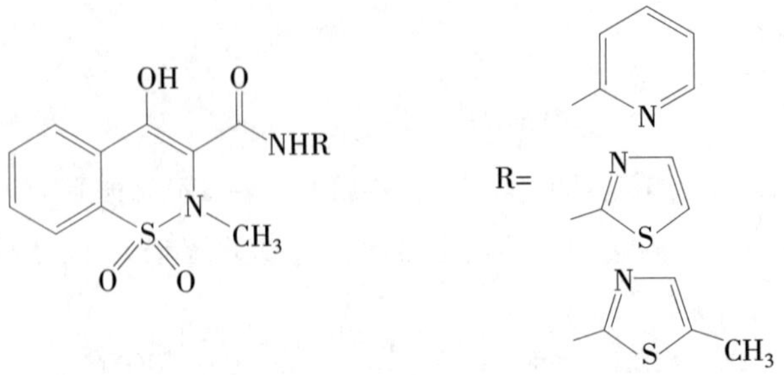

吡罗昔康

舒多昔康

美洛昔康

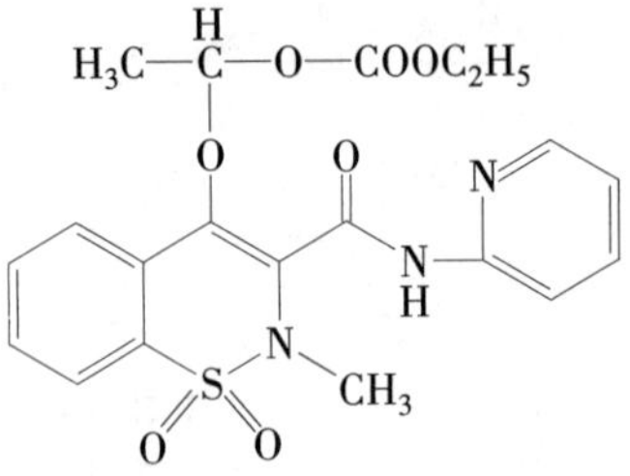

安吡昔康

安吡昔康为吡罗昔康的前体药物，口服后在体内被酶水解生成吡罗昔康从而发挥作用，故此药作用与吡罗昔康相当，但对胃黏膜的损伤较吡罗昔康弱。

美洛昔康　meloxicam

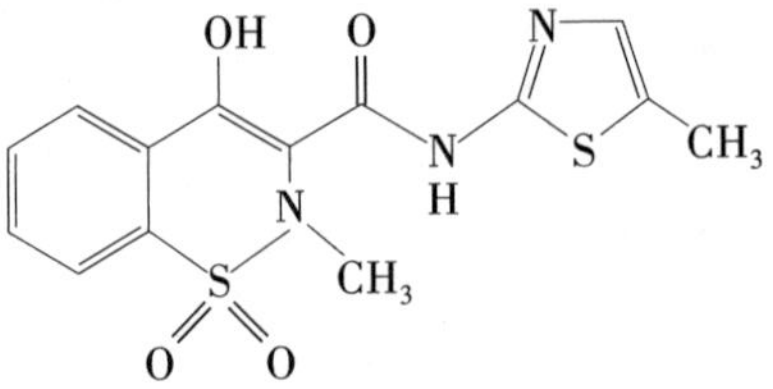

化学名为 2- 甲基 -4- 羟基 -*N*-（5- 甲基 -2- 噻唑基）-2*H*-1，2- 苯并噻嗪 -3- 甲酰胺 -1，1- 二氧化物。

本品为微黄色至淡黄色或微黄绿色至淡黄绿色的结晶性粉末；无臭。在二甲基甲酰胺中溶解，在丙酮中微溶，在甲醇或乙醇中极微溶解，在水中几乎不溶。

本品加氢氧化钠溶解后，在 270nm 和 362nm 处有最大吸收。

本品炽灼产生的气体可使湿润的乙酸铅试纸显黑色。

本品加三氯甲烷溶解后，加三氯化铁试液，三氯甲烷层显淡紫红色。

本品为解热镇痛、非甾体抗炎药，用于类风湿关节炎和骨关节炎的对症治疗。

（二）选择性 COX-2 抑制剂

非甾体抗炎药物的作用靶点为环氧合酶（COX）。这种酶分为 COX-1 和 COX-2，两者的生理性质有很大区别。COX-1 是一种结构酶，存在于肠、胃道、肾等大多数组织中，保护胃肠道黏膜，非甾体抗炎药在抑制 COX-1 时会导致对胃肠道的副作用。而 COX-2 是诱导酶，在正常组织细胞内的活性极低，只有受到诱导才能大量产生，它通过对 PG 合成的促进作用，介导疼痛、炎症和发热等反应。因此，研究选择性 COX-2 抑制剂可避免产生对胃肠道的副作用。如塞来昔布为一典型的选择性 COX-2 抑制剂，是根据 COX 酶的特征运用现代药物设计的方法所设计的新药。该类药物有增大心血管事件的风险，必须在医生的密切监护下使用。

塞来昔布　celecoxib

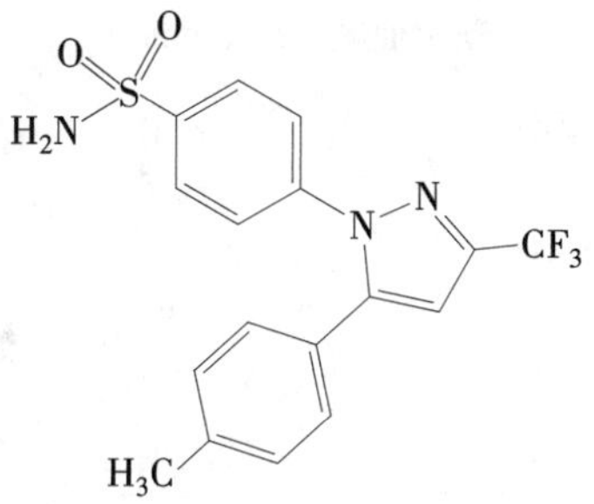

化学名为 4-［5-（4- 甲基苯基）-3- 三氟甲基］-1*H*- 吡咯 -1- 基］苯磺酰胺。

本品为白色或近白色结晶性粉末；无臭。微溶于水，溶解性随碱性的增加而增加。

本品空腹给药吸收良好，2~3 小时达到血浆峰浓度。本品代谢主要在肝脏，代谢过程主要是 4- 位甲基的羟基化，进一步氧化得到羧酸，再与葡糖醛酸结合，以无活性的代谢产物形式从尿及粪便中排出，本品用于急、慢性骨关节炎和类风湿关节炎。

点滴积累

1. 布洛芬的药用产品多为消旋体，合成初期是由甲苯与丙烯在钠 - 碳（钠 - 氧化铝）的催化下制得异丁基苯，再由异丁基苯经过一系列反应得到本品。
2. 吲哚美辛在空气中稳定，但遇光会逐渐分解；其水溶液在 pH2~8 时较稳定，遇强酸或强碱易水解。

第三节　抗痛风药

痛风是由于体内嘌呤代谢紊乱所致的一种疾病。临床表现主要为高尿酸血症，致使尿酸盐在关节、肾脏及结缔组织中结晶析出，从而引起痛风性关节炎及痛风性肾病和肾尿酸盐石症等肾的损害。

ER-8-2 抗痛风药

正常情况下无嘌呤膳食时，体内的嘌呤合成与分解处于相对稳定的状态，随尿液排出的尿酸量是恒定的。当嘌呤代谢紊乱时，嘌呤的合成与分解失衡，次黄嘌呤的含量增加，导致黄嘌呤和尿酸的合成增加，使血液和尿液中尿酸盐的含量增加，容易诱发痛风症状的出现（图 8-2）。

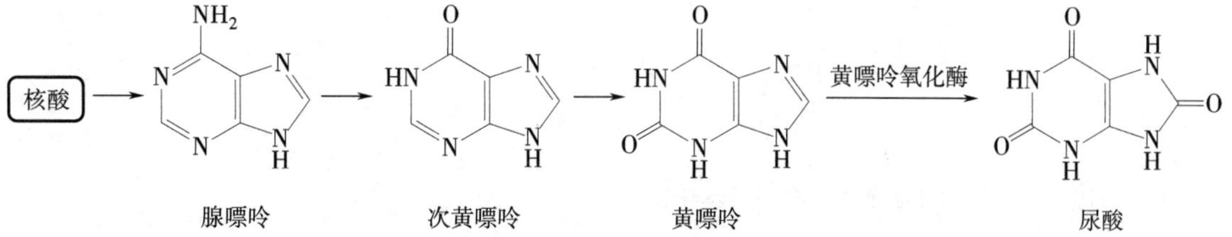

图 8-2　尿酸的体内合成过程

抗痛风药根据其作用特点主要分为三大类：尿酸合成阻断剂类，如别嘌醇；尿酸排泄剂类，如丙磺舒、苯溴马隆；抗痛风发作药类，如吲哚美辛，此药物通常作为急性痛风的首选药物。阿司匹林也常用于治疗痛风。此外，秋水仙碱可用于急性痛风的治疗。

秋水仙碱　colchicine

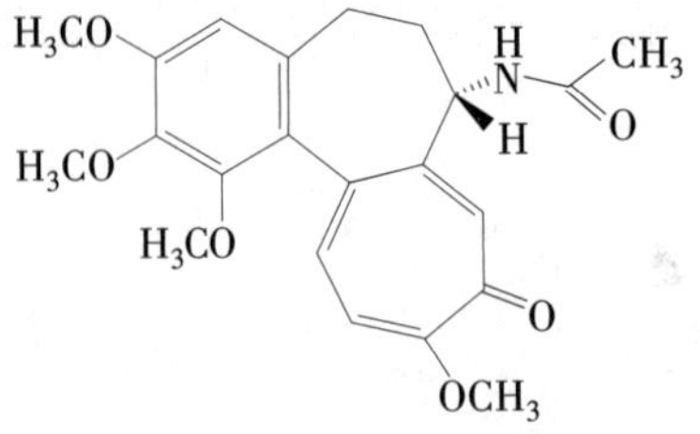

本品为百合科植物丽江山慈菇的球茎中提取得到的一种生物碱。又名秋水仙素。

本品为类白色至淡黄色结晶性粉末；无臭；略有引湿性；遇光色变深，应避光密闭保存。易溶于乙醇或三氯甲烷，在水中溶解（但在一定浓度的水溶液中能形成半水合物的结晶析出），极微溶于乙醚。

本品用于痛风性关节炎的急性发作、预防复发性痛风性关节炎的急性发作，长期用药可产生骨髓抑制，胃肠道反应是严重中毒的前兆，症状出现应立即停药。本品能抑制细胞菌丝分裂，有一定的抗肿瘤作用。

别嘌醇　allopurinol

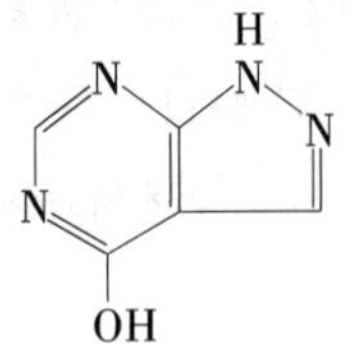

化学名为 1*H*- 吡唑并［3，4-*d*］嘧啶 -4- 醇。

本品为白色或类白色结晶性粉末；几乎无臭。极微溶于水或乙醇，不溶于三氯甲烷或乙醚；易溶于 0.1mol/L 氢氧化钠或氢氧化钾溶液中。

本品在酸性条件（pH3.1~3.4）下最稳定，若 pH 增大，则易分解。

本品与碱性碘化汞钾试液共热煮沸，放置后，产生黄色沉淀。

本品通过抑制黄嘌呤氧化酶来抑制尿酸的生成。临床上适用于原发性或继发性高尿酸血症、反复发作或慢性痛风者、痛风石、尿酸性肾结石和尿酸性肾病，以及伴有肾功能不全的高尿酸血症。

丙磺舒　probenecid

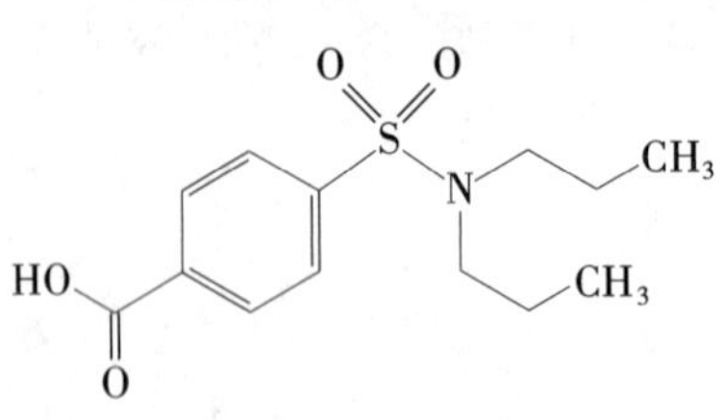

化学名为对 -［（二丙氨基）磺酰基］苯甲酸。

本品为白色结晶性粉末；无臭。熔点为 198~201℃。溶于丙酮，略溶于乙醇或三氯甲烷，几乎不溶于水；溶于稀氢氧化钠溶液，几乎不溶于稀酸。

本品用氢氧化钠溶液溶解后，再加入三氯化铁试液，即生成米黄色沉淀。

本品与氢氧化钠共热熔融后，将分解产生亚硫酸，放冷，加入数滴硝酸试液，再经盐酸酸化后，过滤，滤液显硫酸盐的性质反应。

本品能抑制尿酸盐在近曲小管的主动吸收，增加尿酸的排泄而降低血中尿酸盐的浓度，主要用于慢性痛风的治疗，对急性痛风无效。

苯溴马隆　benzbromarone

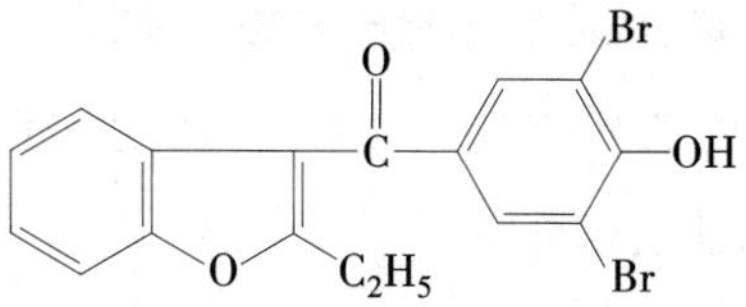

化学名为（3，5- 二溴 -4- 羟基苯基）-（2- 乙基 -3- 苯并呋喃基）甲酮。

本品为白色至微黄色结晶性粉末；无臭。熔点为 149~153℃。极易溶于二甲基甲酰胺，易溶于三氯甲烷或丙酮，在乙醚中溶解，略溶于乙醇，在水中几乎不溶。

本品炽灼后，溶液显溴化物的特性反应。

本品为促尿酸排泄药，通过抑制肾小管对尿酸的重吸收，降低血中尿酸盐的浓度。用于反复发作的痛风性关节炎伴高尿酸血症及痛风石患者。

点滴积累

1. 别嘌醇通过抑制黄嘌呤氧化酶减少尿酸生成，为尿酸合成阻断剂。
2. 丙磺舒、苯溴马隆为促尿酸排泄剂。
3. 秋水仙碱用于治疗急性痛风。

复习导图

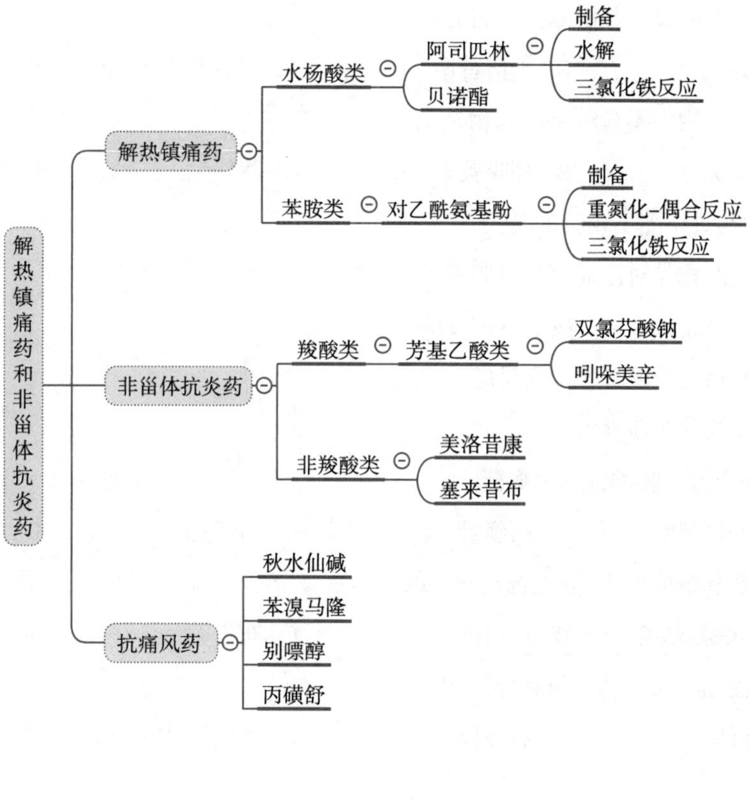

目标检测

一、选择题

（一）单项选择题

1. 阿司匹林与碳酸钠溶液共热，放冷后用稀硫酸酸化，析出的白色沉淀是

A. 乙酰水杨酸　　B. 乙酸　　C. 水杨酸　　D. 水杨酸钠

2. 下列哪项叙述与布洛芬的性质相符

A. 易溶于水

B. 可溶于氢氧化钠溶液中

C. 在酸性或碱性条件下均易水解

D. 在空气中放置可被氧化，颜色可发生变化

3. 下列叙述与阿司匹林不符的是

A. 为解热镇痛药　　B. 易溶于水

C. 微带臭酸味　　D. 遇湿酸、碱、热均易水解失效

4. 对乙酰氨基酚可采用重氮化 - 偶合反应鉴别，是因其结构中具有

A. 酚羟基　　B. 酰胺基

C. 潜在的芳香第一胺　　D. 苯环

5. 区别阿司匹林和对乙酰氨基酚可用

A. NaOH 试液　　B. HCl

C. 加热后加 HCl 试液　　D. 三氯化铁试液

6. 为 1，2- 苯并噻嗪类非甾体抗炎药的是

A. 布洛芬　　B. 美洛昔康　　C. 双氯芬酸钠　　D. 吲哚美辛

7. 显酸性，但结构中不含羧基的药物是

A. 阿司匹林　　B. 吲哚美辛　　C. 萘普生　　D. 吡罗昔康

8. 下列叙述与贝诺酯不相符的是

A. 是阿司匹林与对乙酰氨基酚制成的酯

B. 水解产物显芳香第一胺的鉴别反应

C. 水解产物显酚羟基的鉴别反应

D. 对胃黏膜的刺激性大

9. 下列哪一个为苯胺类解热镇痛药

A. 对乙酰氨基酚　　B. 丙磺舒　　C. 布洛芬　　D. 吡罗昔康

10. 具有解热和镇痛作用，但无抗炎作用的药物是

A. 对乙酰氨基酚　　B. 贝诺酯　　C. 布洛芬　　D. 美洛昔康

11. 临床上使用的布洛芬为何种异构体

A. 左旋体　　B. 右旋体　　C. 内消旋体　　D. 外消旋体

12. 对乙酰氨基酚的哪一个代谢产物可导致肝坏死

A. 葡糖醛酸结合物　B. 硫酸酯结合物　C. *N*-乙酰基亚胺醌　D. 谷胱甘肽结合物

13. 下列通过阻止尿酸生成发挥抗痛风作用的药物是

A. 别嘌醇　B. 秋水仙碱　C. 丙磺舒　D. 苯溴马隆

（二）多项选择题

1. 阿司匹林的性质与下列叙述中的哪些相符

A. 水溶液加热后加入三氯化铁试液，显紫堇色

B. 在氢氧化钠或碳酸钠溶液中溶解，且同时水解

C. 与对乙酰氨基酚生成的酯具有前药性质

D. 具有解热和镇痛作用，无抗炎作用

E. 加水生成黄色沉淀

2. 可与三氯化铁试液作用生成有色配合物的药物有

A. 对乙酰氨基酚　B. 水杨酸　C. 卡托普利

D. 布洛芬　E. 地高辛

3. 不属于羧酸类非甾体抗炎药的是

A. 贝诺酯　B. 羟布宗　C. 美洛昔康

D. 布洛芬　E. 双氯芬酸钠

4. 下列哪些为解热镇痛药

A. 贝诺酯　B. 盐酸哌替啶　C. 对乙酰氨基酚

D. 盐酸美沙酮　E. 吗啡

5. 下列叙述与对乙酰氨基酚相符的是

A. 具有解热和镇痛作用

B. 无抗炎作用

C. 与阿司匹林生成的酯具有前药性质

D. 遇三氯化铁试液显蓝紫色

E. 具有麻醉作用

6. 下列含有羧基的解热镇痛药及非甾体抗炎药有

A. 贝诺酯　B. 布洛芬　C. 吲哚美辛

D. 对乙酰氨基酚　E. 别嘌醇

7. 具有酯键的药物有

A. 布洛芬　B. 别嘌醇　C. 贝诺酯

D. 阿司匹林　E. 盐酸异丙肾上腺素

二、简答题

1. 长期存放后的阿司匹林为什么有乙酸的臭气？

2. 阿司匹林可否做成注射液?
3. 为什么临床上使用的布洛芬为消旋体?
4. 以水杨酸为主要原料合成阿司匹林。

三、实例分析

如何采用化学方法区别对乙酰氨基酚与阿司匹林?

(邵靖宇)

第九章

抗肿瘤药物

ER-09章PPT

导学情景

情景描述

38岁的赵先生因为腰肩疼痛到医院寻求帮助，医生建议住院诊疗，几天后，护士通知他爱人一个人去医生办公室。赵先生心里非常不安，几分钟后他也过去了。爱人在哭泣，满脸的泪水，绝望的眼神，赵先生知道，最不愿意发生的事成为了现实。医生说，肺癌，晚期。

学前导语

肺癌是对人类健康和生命威胁很大的恶性肿瘤之一，发病率和死亡率增长很快。通常所讲的“癌症”指的是所有的恶性肿瘤。目前，药物治疗已成为当今临床治疗肿瘤的重要手段之一。本章我们将带领同学们学习和了解目前常用的抗肿瘤药物有哪些，各有什么特点，以及是如何发挥作用的。

肿瘤是直接危及人类生命健康的一种疾病，是一种常见病和多发病。按其生长的特性和对人体的危害程度可分成两大类：良性肿瘤（innocent tumour）和恶性肿瘤（malignant tumour）。

恶性肿瘤的一个定义特征是快速产生异常细胞，这些细胞超越其通常边界生长并可侵袭身体的毗邻部位和扩散到其他器官。恶性肿瘤源自于一个单细胞，从正常细胞转变为肿瘤细胞要经过一个多阶段的过程，这种变化是个人的基因因素和多种外部因子之间相互作用的结果，包括物理致癌物质、化学致癌物质和生物致癌物质等。

恶性肿瘤、心脑血管疾病以及意外事故是当今世界三大死亡原因，据统计，全球每年死于癌症的人数达数百万之多，因此，世界卫生组织（WHO）和各国政府卫生部门都将攻克恶性肿瘤列为一项首要任务。目前的治疗方法主要包括手术治疗、放射治疗、化学治疗、靶向治疗、免疫治疗和中医中药治疗等。

抗肿瘤药物（antineoplastic agents）是指用于治疗恶性肿瘤的药物，又称抗癌药。按照作用机制，抗肿瘤药物可以分为：①干扰DNA合成的药物，如氟尿嘧啶；②直接作用于DNA的药物，如环磷酰胺；③作用于RNA合成的药物，如放线菌素D；④干扰微管蛋白质合成的药物，如紫杉醇；⑤基于肿瘤信号转导分子为靶点的药物，如喜树碱；⑥表观遗传学类抗肿瘤药物，如地西他滨等。按照作用原理和来源，抗肿瘤药物又可以分为：①烷化剂；②抗代谢药物；③抗肿瘤抗生素；④抗肿瘤植物药有效成分及其衍生物；⑤新型靶向抗肿瘤药等。

抗肿瘤药物的研究开发从传统的细胞毒性药物转向针对肿瘤发生与发展过程中的多环节、多靶点的新型抗肿瘤药物。中国抗肿瘤药物的研究工作近年来发展很快，研究内容主要涉及天然抗肿瘤活性物质的开发、寻找新的药物作用靶点、运用新技术及新方法深入探讨抗肿瘤药物的分子作用机制等。

知识链接

抗肿瘤药物的不良反应

抗肿瘤药物种类很多，多数在抑制或杀伤肿瘤细胞的同时，会对机体的某些正常细胞、组织和器官造成损害。抗肿瘤药物的不良反应主要有以下几个方面：①消化系统：如恶心、呕吐、黏膜炎、腹泻和便秘等；②造血系统：如白细胞、血小板减少等；③呼吸系统：如间质性肺炎、肺水肿、肺纤维化、急性呼吸衰竭等；④泌尿系统：如肾实质损伤和泌尿道刺激反应等；⑤神经系统：如肢体麻木和感觉异常、可逆性末梢神经炎、短暂性语言障碍、意识混乱、耳鸣、耳聋等；⑥肝脏毒性：如肝细胞功能障碍、静脉阻塞性肝病和慢性肝纤维化等；⑦心脏毒性：如窦性心动过速、心律失常、呼吸困难、心脏扩大等；⑧其他：如皮疹、脱发、栓塞性静脉炎等。

第一节　烷化剂

烷化剂(alkylating agents)又称生物烷化剂，是一类最早使用的抗肿瘤药物，化学性质很活泼，在体内能形成缺电子活泼中间体或其他具有活泼亲电性基团的化合物，与脱氧核糖核酸(DNA)、核糖核酸(RNA)和某些酶类中的氨基、巯基、羧基及磷酸基等含有丰富电子的基团发生共价结合，使细胞的结构和生理功能发生变异，抑制细胞分裂，从而导致细胞死亡。DNA分子中鸟嘌呤的N7、胞嘧啶的N1以及链上磷酸中的羟基等都是较重要的作用部位。

烷化剂大多选择性不高，属于细胞毒性药物，不仅可以抑制或破坏增生较快的肿瘤细胞，对增生活跃的正常细胞如毛发细胞、骨髓细胞、肠上皮细胞及生殖细胞等也同样产生抑制或影响作用，因而会产生很多严重的副作用，如恶心、呕吐、骨髓抑制及脱发等。

烷化剂的结构类型较多，目前在临床使用的烷化剂类抗肿瘤药有氮芥类、亚乙基亚胺类、甲磺酸酯及多元醇类、亚硝基脲类和金属铂配合物等。其共同特点是一般都能与代谢产物的多种基团直接作用，但主要是与脱氧核糖核酸(DNA)中的某些基团发生反应，以共价键进行键合。

知识链接

氮芥类药物的起源

氮芥类药物源于芥子气（硫芥、二氯二乙硫醚）。芥子气为无色或淡黄色油状液体，具有大蒜或芥末的气味，性质稳定。第一次世界大战期间芥子气被德国作为军用毒气使用，后来发现其对淋巴癌有治疗作用，但由于对人的毒性太大，不可能作为药物使用，后来对其结构进行改造得到了氮芥类抗肿瘤药物。

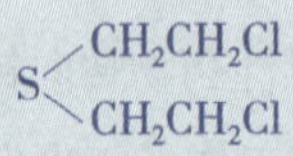

芥子气

一、氮芥类

ER-9-1 氮芥类抗肿瘤药物的作用机制

氮芥类是最早用于临床的生物烷化剂，是β- 氯乙胺类化合物的总称，常含有双 -（β- 氯乙基）氨基。一般通式为：

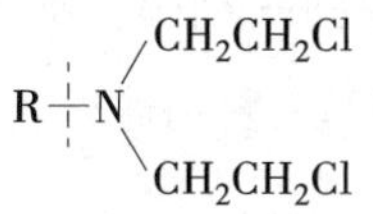

载体部分　烷基化部分

通式中的双 -（β- 氯乙基）氨基为烷基化部分，又称氮芥基，是烷化剂与肿瘤细胞中的有关成分发挥烷化作用的必需结构部分，是抗肿瘤作用的功能基团；R 为载体部分，虽不是直接发生烷化作用的部分，但与氮芥基的活性密切相关。载体部分的变化可以用于改善这类药物在体内的吸收、分布以及提高药物的稳定性、选择性和抗肿瘤活性，并使其毒性降低。选用不同的载体，在一定程度上有助于提高烷化剂的选择性和疗效，并可降低其毒副作用。

根据载体不同，氮芥类又可分为脂肪氮芥、芳香氮芥、氨基酸氮芥、杂环氮芥和甾体氮芥等。

在脂肪氮芥类药物中，R 为脂肪烃基，具有供电子的性质，结构中的氮原子碱性较强，有利于β- 位上氯原子的离去，在生理条件（pH7.4）和游离状态时发生分子内成环作用，形成活性非常强的亚乙基亚胺离子，为亲电性的强烷化剂，极易与肿瘤细胞的亲核中心（X^-, Y^-）发生烷化作用，毒害细胞，使其分裂停止。其反应过程可用下式表示：

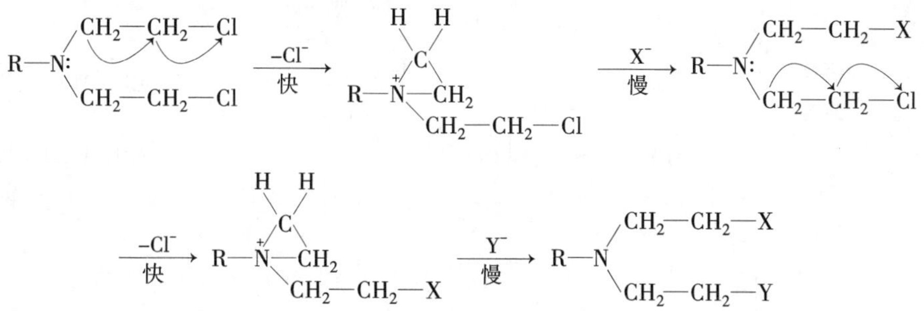

脂肪氮芥属于强烷化剂，对肿瘤细胞的杀伤力较大，抗瘤谱较广。但是选择性比较差，毒性比较大。

在芳香氮芥类药物中，由于氮芥基氮原子上的孤对电子与芳基发生共轭作用，碱性较弱，不能像脂肪氮芥那样迅速形成稳定的环状亚乙基亚胺离子，而是通过失去氯原子得到碳正离子的中间体，再与细胞成分中的亲核中心（X^-, Y^-）发生烷化作用。其反应过程可用下式表示：

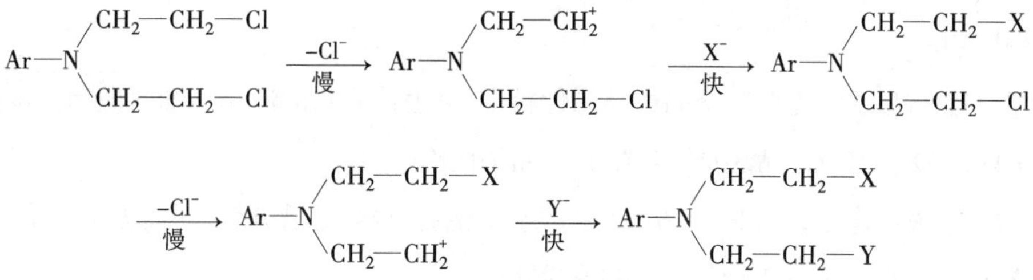

芳香氮芥的烷基化能力较弱，其毒性也比脂肪氮芥小。

从上述两种反应历程可以看出，氮芥类烷化剂的作用强弱与形成亚乙基亚胺离子或碳正离子的速率有关。其中载体 R 的化学性质起着关键作用。这为提高生物烷化剂的选择性，降低毒性提供了理论基础。如引入芳香基团作载体，减小氮原子上的电子云密度，降低其活性，降低毒性；或者应用氨基酸、嘧啶、甾体激素等作载体，提高肿瘤组织内的药物浓度，提高选择性等。

常见氮芥类抗肿瘤药物的类别、结构和主要用途见表 9-1。

表 9-1　氮芥类药物的类别、结构和主要用途

药物名称	结构类型	药物结构	主要用途
盐酸氮芥 chlormethine hydrochloride	脂肪氮芥	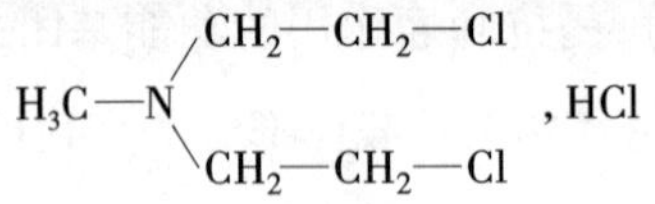	淋巴肉瘤、网状细胞肉瘤
苯丁酸氮芥 chlorambucil	芳香氮芥	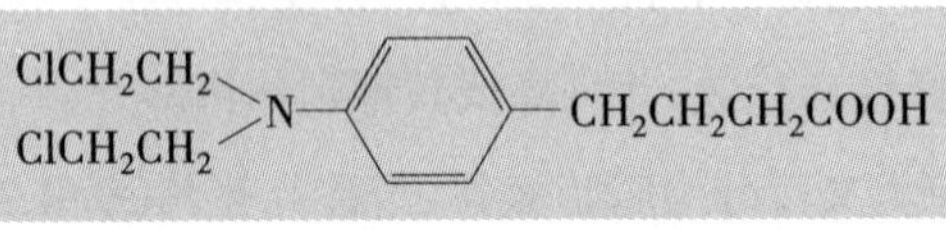	慢性淋巴细胞白血病
美法仑 melphalan	氨基酸氮芥	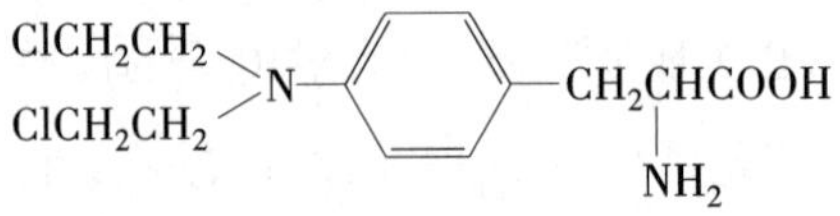	卵巢癌、乳腺癌、淋巴肉瘤
环磷酰胺 cyclophosphamide	杂环氮芥	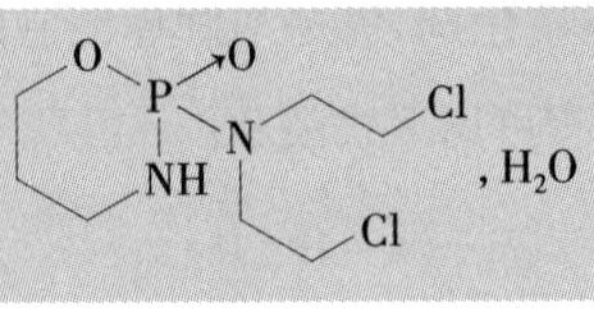	广谱抗癌药，如恶性淋巴瘤等
泼尼莫司汀 prednimustine	甾体氮芥	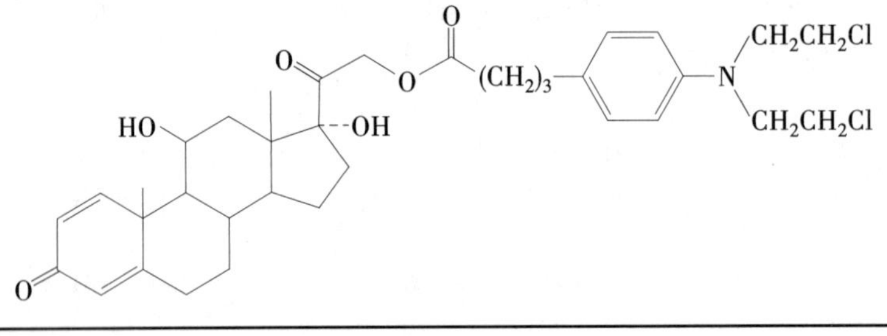	恶性淋巴瘤、慢性淋巴细胞白血病

环磷酰胺　cyclophosphamide

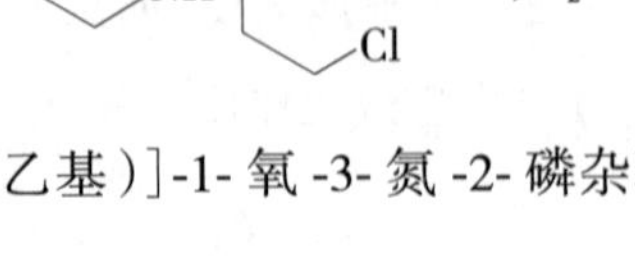

化学名为 *P*-[*N*, *N*- 双 -(*β*- 氯乙基)]-1- 氧 -3- 氮 -2- 磷杂环己烷 -*P*- 氧化物一水合物。又名癌得星、环磷氮芥。

本品含 1 个结晶水时为白色结晶或结晶性粉末，失去结晶水即液化为油状液体。本品不经干燥，熔点为 48.5~52.0℃。在乙醇中易溶，在水或丙酮中溶解。

本品的水溶液不稳定，在 pH4.0~6.0 时磷酰基不稳定，遇热更易分解，而失去生物烷化作用，故一般应在溶解后尽快使用，注射使用时应制成粉针剂。

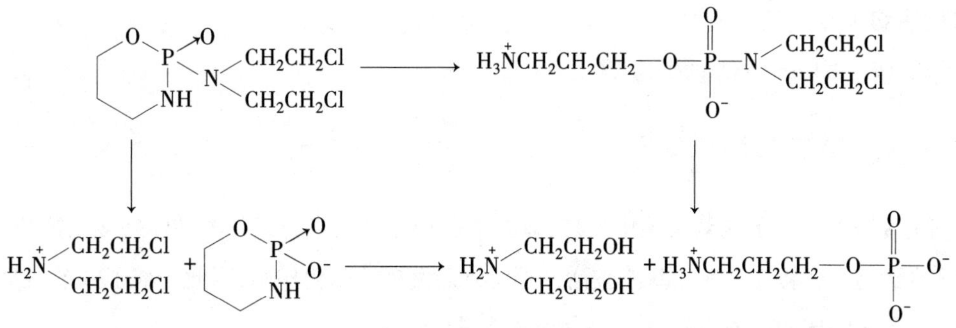

本品与无水碳酸钠加热熔融后，冷却，滤过，滤液加硝酸使其呈酸性后，显磷酸盐和氯化物的鉴别反应。

环磷酰胺是一个前体药物，由于氮芥部分上连有一个吸电子的环状磷酰基，降低了烷基化的能力，在体外几乎无抗肿瘤活性，进入体内后在肝中被细胞色素 P-450 氧化酶氧化生成 4- 羟基环磷酰胺，通过互变异构与醛型平衡存在，在正常组织中氧化为无毒代谢物，对正常组织无影响。而肿瘤细胞中缺乏正常组织所具有的酶，不能进行上述转化，代谢物经 β- 消除产生磷酰氮芥和丙烯醛，磷酰氮芥可以进一步转化为去甲氮芥。详见图 9-1，三者都是较强的烷化剂。

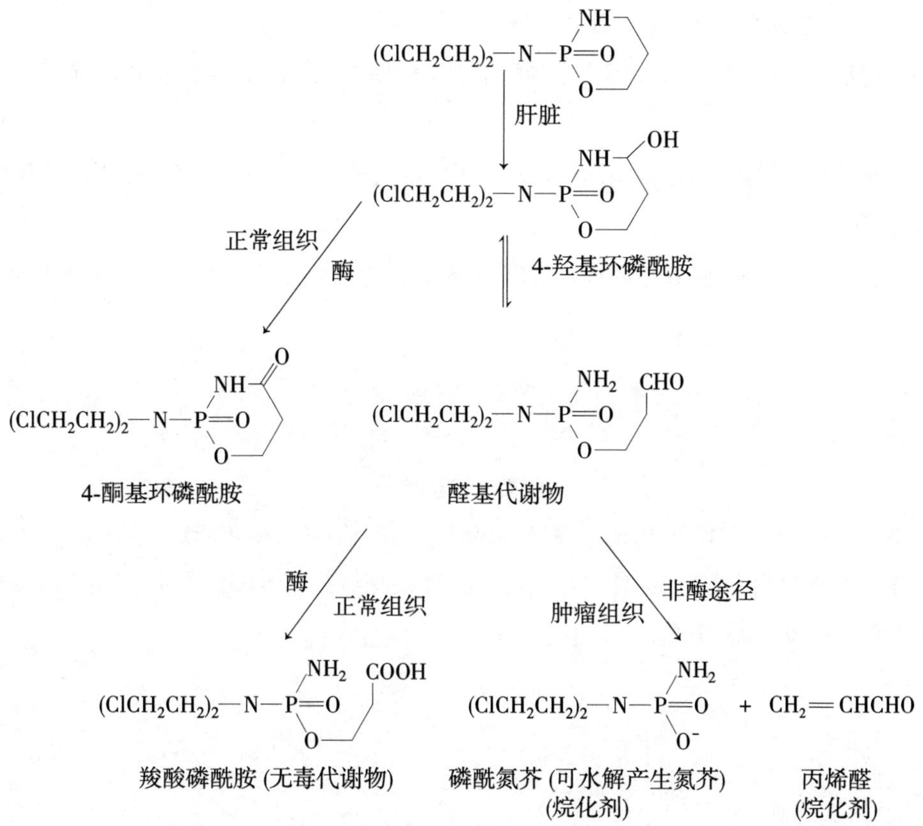

图 9-1　环磷酰胺的代谢途径

因此，环磷酰胺对肿瘤细胞或组织有高度的选择性，对人体的毒性比其他氮芥类药物小。

环磷酰胺的抗肿瘤谱较广，临床上主要用于恶性淋巴瘤、急性淋巴细胞白血病、肺癌、神经细胞瘤、多发性骨髓瘤等，对卵巢癌、乳腺癌、鼻咽癌也有疗效。

课堂活动

环磷酰胺可否制备成水溶液注射剂？

二、亚乙基亚胺类

在研究氮芥类药物的构效关系中发现，氮芥类药物尤其是脂肪氮芥类在体外多无抗肿瘤作用，必须在体内经酶活化转变为亚乙基亚胺活性中间体而发挥烷基化作用，因此合成了一系列亚乙基亚胺类药物。用于临床的主要有替派（tepa）和塞替派（thiotepa）。

塞替派 thiotepa

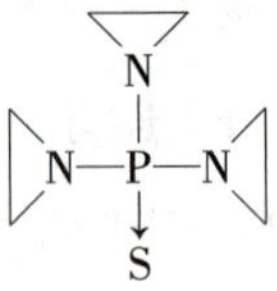

化学名为 1，1′，1″- 硫次膦基三氮丙啶。

本品为白色鳞片状结晶或结晶性粉末；无臭或几乎无臭。熔点为 52~57℃。在水、乙醇或三氯甲烷中易溶，在石油醚中略溶。

本品不稳定，遇酸乙烯亚胺环易破裂并进一步聚合而失效。

本品水溶液与硝酸共热后，分解产生磷酸盐，加入钼酸铵试液，产生淡黄色沉淀，久置后，变为蓝绿色。

本品水溶液加入稀硝酸和高锰酸钾试液，分子中的硫原子被氧化为硫酸盐，再加氯化钡则产生硫酸钡白色沉淀。

本品主要用于乳腺癌、膀胱癌和消化道癌，该药是治疗膀胱癌的首选药物，可直接注入膀胱，疗效较好。

知识链接

前体药物塞替派

塞替派由于含有体积较大的硫代磷酰基，脂溶性大，对酸不稳定，不能口服，在胃肠道中的吸收较差，须通过静脉注射。本品进入体内后，在肝脏代谢，被肝脏 P-450 酶系代谢生成替派而发挥作用，因此塞替派可认为是替派的前药。

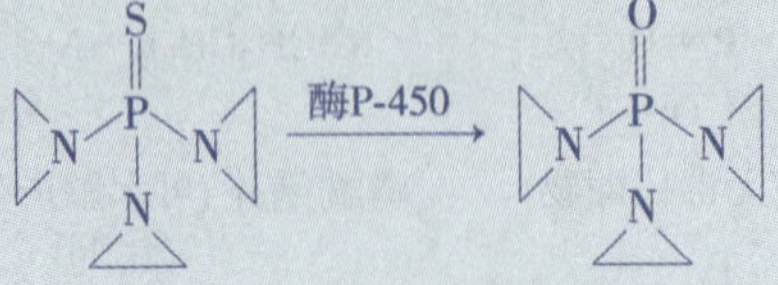

三、甲磺酸酯及多元醇类

甲磺酸酯及多元醇的衍生物是一类非氮芥类的烷化剂，是在氮芥类药物临床应用以后寻找到的新的结构类型的抗肿瘤药物。

在研究磺酸酯类药物时发现，1~8 个次甲基的双甲磺酸酯具有抗癌活性，且是双功能烷化剂，其中活性最强的是含有 4 个次甲基的白消安（busulfan）。甲磺酸酯是较好的离去基团，能生成碳正离子或与生物大分子发生亲核取代反应而发挥烷基化作用。

临床应用的多元醇类药物主要是卤代多元醇，进入体内后能转化为烷基化能力很强的双环氧化合物，如二溴甘露醇（dibromomannitol）和二溴卫矛醇（dibromodulcitol）等。前者主要用于慢性粒细胞白血病的治疗，后者对某些实体瘤如肺癌、胃癌和乳腺癌有一定疗效。

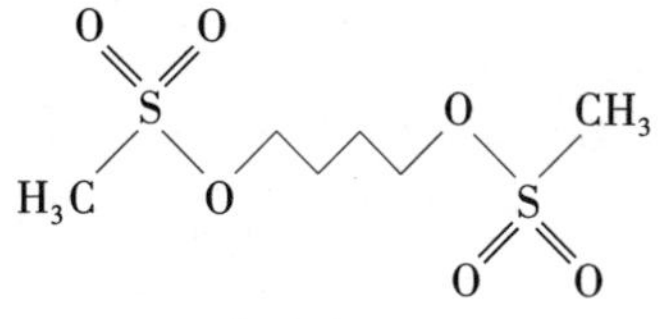
白消安

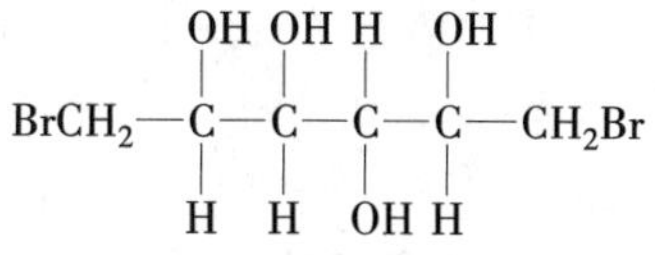
二溴甘露醇

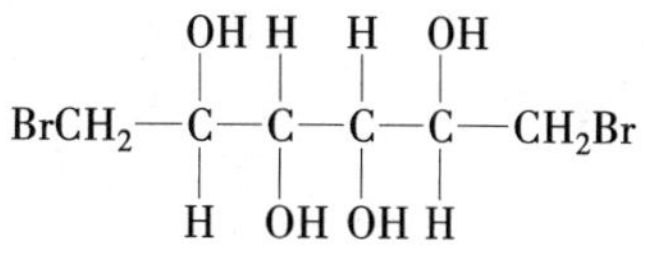
二溴卫矛醇

白消安 busulfan

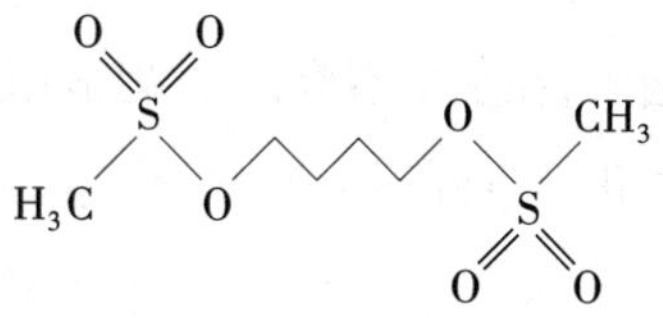

化学名为 1，4- 丁二醇二甲磺酸酯。又名马利兰。

本品为白色结晶性粉末；几乎无臭。熔点为 114~118℃。在丙酮中溶解，在水或乙醇中微溶。

本品在碱性条件下不稳定，易水解失效，加热会加速水解。水解液遇氯化钡试液可产生白色沉淀。

本品在氢氧化钠的条件下可水解生成丁二醇，再经脱水生成具有特臭的四氢呋喃。

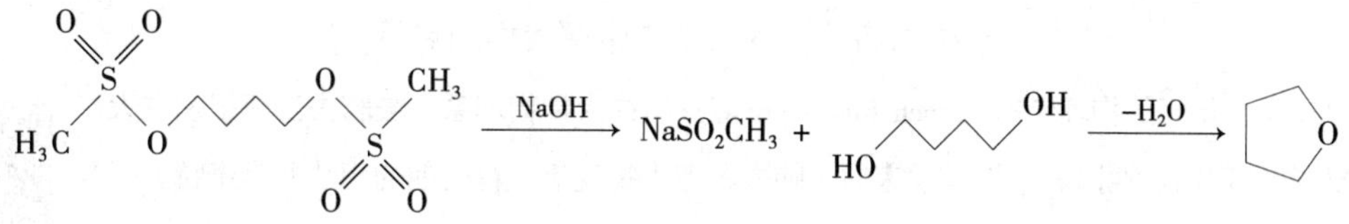

本品含有磺酸酯，口服吸收后迅速分布到各组织中。本品在体内发生水解代谢生成甲磺酸，自尿中缓慢排出，代谢速度较慢，24 小时内排出不足 50%，反复用药可引起蓄积。临床上主要用于治疗慢性粒细胞白血病，其疗效优于放射治疗，主要不良反应为消化道反应和骨髓抑制。

四、亚硝基脲类

亚硝基脲类具有 *β*- 氯乙基亚硝基脲结构，*N*- 亚硝基的存在使该氮原子与邻近羰基之间的键变得不稳定，在生理 pH 下易发生分解，生成亲电性基团，与 DNA 发生烷基化，而起治疗作用。

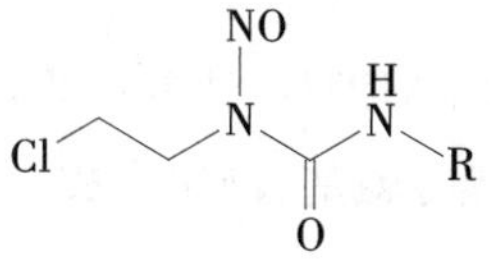

课堂活动

亚硝基脲类与 DNA 发生烷基化作用的亲电性基团结构你写得出来吗?

由于亚硝基脲类药物的结构中含有 β- 氯乙基,在生理 pH 下不解离,具有较强的脂溶性,易透过血脑屏障进入脑脊液中,因此适用于脑瘤、转移性脑瘤、中枢神经系统肿瘤和恶性淋巴瘤的治疗,主要副作用为迟发性骨髓抑制。用于临床的主要有卡莫司汀(carmustine)、洛莫司汀(lomustine)、司莫司汀(semustine)和尼莫司汀(nimustine)等。

卡莫司汀　carmustine

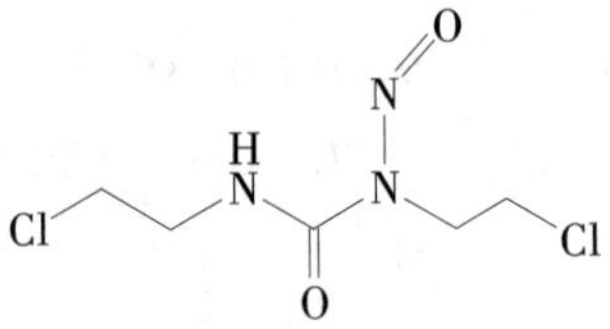

化学名为 1,3- 双(2- 氯乙基)-1- 亚硝基脲。又名卡氮芥、BCNU。

本品为无色至微黄或微黄绿色的结晶或结晶性粉末;无臭。熔点为 30~32℃,熔融时同时分解。本品的脂溶性高,在甲醇或乙醇中溶解,在水中不溶,其注射液用聚乙二醇的灭菌溶液。

本品对酸、碱均不稳定,在氢氧化钠条件下水解,经稀硝酸酸化后,再加硝酸银试液,可生成氯化银白色沉淀。

临床上本品主要用于治疗脑瘤及转移性脑瘤、淋巴肉瘤、肺癌等,与其他抗肿瘤药物合用时可增强疗效。

五、金属铂配合物

课堂活动

抗癌药顺铂的发现史带给我们的启示

1961 年,年轻的物理学家 Barnett Rosenberg 离开纽约大学物理系,被聘去密西根州立大学建立生物物理系。他以一个物理学家的头脑去思考生物现象,有时他的想法非常奇特。一次,他看到细胞有丝分裂的丝状物,联想起这种形状非常像电场或磁偶极场方向图。于是,他设计实验以确定电磁能是否可以让细胞生长停止,结果意外发现由铂电极产生的电解产物可以抑制大肠埃希菌的细胞分裂。这种生物活性物质就是顺铂。Barnett Rosenberg 迅速转向研究顺铂的抗肿瘤作用。1978 年 FDA 批准了顺铂的临床应用。

ER-9-2

铂类抗肿瘤药物发现与机制

抗癌药顺铂的发现史带给我们怎样的启示?

自 1969 年首次报道顺铂对动物肿瘤有强烈的抑制作用后,引起人们对这类金属配合物抗肿瘤药物研究的重视,合成了大量的金属抗肿瘤药物,其中有金、锡、铂、铑等元素的配合物或络合物,尤其铂的配合物引起了人们的极大关注。

顺铂是第一个用于临床的铂类抗肿瘤药物。研究证实,其进入机体后,部分或全部水解成水合或羟基合络合离子,与 DNA 的两个鸟嘌呤碱基 N7 络合成一个封闭的五元螯合环,从而破坏了两条核苷酸链上嘌呤碱基和胞嘧啶碱基之间的氢键，扰乱了 DNA 正常的双螺旋结构，结果使其丧失复制能力，最终导致肿瘤细胞死亡。顺铂的水溶性差，且只能注射给药，缓解期短，并伴有严重的肾毒性、胃肠道毒性、耳毒性及神经毒性，长期使用会产生耐药性。为了进一步增强抗肿瘤活性和降低毒副作用，后又相继开发了卡铂（carboplatin）、奈达铂（nedaplatin）以及奥沙利铂（oxaliplatin）等其他金属铂配合物。

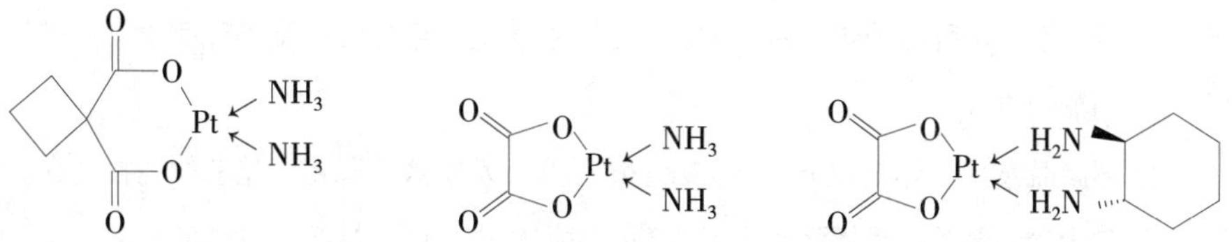

卡铂　　奈达铂　　奥沙利铂

顺铂　cisplatin

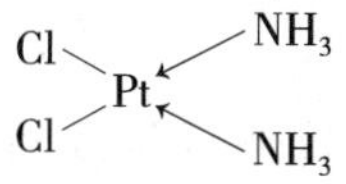

化学名为（*Z*）- 二氨二氯铂。又名顺氯氨铂。

本品为亮黄色至橙黄色的结晶性粉末；无臭。易溶于二甲基亚砜，略溶于 *N*，*N*- 二甲基甲酰胺，微溶于水，不溶于乙醇。

本品加硫酸即显灰绿色。

本品水溶液加硫脲后加热显黄色。

本品的水溶液不稳定，可逐渐水解和转化为无活性的反式异构体。

本品是最先用于临床的第一代铂络合物，属周期非特异性药物，进入细胞后水解成阳离子水化物，具有类似于烷化的双功能基团的作用。

本品对睾丸癌、乳腺癌、肺癌、头颈部癌、卵巢癌、骨肉瘤及黑色素瘤等实体瘤都有效，是当前联合化疗中最常用的药物之一。

奥沙利铂　oxaliplatin

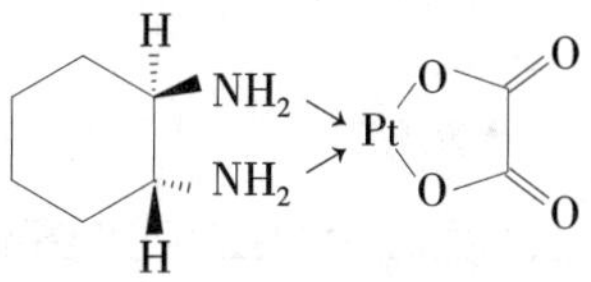

化学名为（1*R*- 反式）-1，2- 环己二胺 -*N*，*N*′）［草酸（2-）-*O*，*O*′］合铂。又名草酸铂、乐沙定。

本品为白色或类白色结晶性粉末；无臭。微溶于水，极微溶于甲醇，在乙醇中几乎不溶。

本品为左旋反式二氨环己烷草酸铂，在体液中通过非酶反应取代不稳定的草酸盐配体，然后转化为具有生物活性的一水合和二水合 1，2- 二氨基环己烷铂衍生物。奥沙利铂有 2 个相同的手性碳原子，有 3 个立体异构体（1*R*，2*R*- 异构体、1*S*，2*S*- 异构体和内消旋体 1*R*，2*S*- 异构体），只有 1*R*，2*R*- 异构体用于临床。

本品为第三代铂的非周期特异性抗肿瘤药，与其他铂类药物的作用相同，以 DNA 为靶作用部位，铂原子与 DNA 形成交叉连接，抑制其复制和转录。本品与顺铂之间无交叉耐药性。

本品对大肠癌、卵巢癌有较好疗效，用于经氟尿嘧啶治疗失败后的结直肠癌转移患者，也可单独或联合氟尿嘧啶使用。

点滴积累

1. 烷化剂类抗肿瘤药包括氮芥类、亚乙基亚胺类、甲磺酸酯及多元醇类、亚硝基脲类和金属铂配合物等。
2. 环磷酰胺为杂环氮芥类，含 1 分子结晶水，水溶液不稳定，是前体药物，在肿瘤组织中代谢为磷酰氮芥、丙烯醛和去甲氮芥而发挥药效，选择性高，毒性低。

第二节　抗代谢药物

机体从食物中摄取的养料经代谢后被转化成对生长、发育所必需的成分，称为代谢物（metabolites）。凡能干扰代谢物合成或阻止代谢物利用的物质称为抗代谢物（antimetabolites）。临床应用的抗代谢抗肿瘤药物通过干扰细胞脱氧核糖核酸（DNA）合成中所需的叶酸、嘌呤、嘧啶及嘧啶核苷的利用途径，从而抑制增生较快的肿瘤细胞生存和复制所需的代谢途径，进而导致肿瘤细胞死亡。

抗代谢抗肿瘤药物是应用代谢拮抗原理而设计的，化学结构一般与代谢物很相似，大多是将代谢物的结构应用生物电子等排原理进行细微改变而得的。常见的有以—F 代替—H、以—S—代替—O—、以$—NH_2$或—SH 代替—OH 等。此外，也发现某些化合物虽在结构上与代谢物不相联系，但因能直接抑制有关的生物合成酶，亦可干扰代谢物的合成，从而达到抗肿瘤的目的。

例如抗肿瘤药物氟尿嘧啶，以原子半径与—H 相似的—F 替代尿嘧啶分子中的 5- 位氢，分子体积与代谢物尿嘧啶几乎相等，而且碳氟键很稳定，在代谢过程中不易分解，因此能在分子水平代替正常代谢物尿嘧啶的作用。

课堂活动

讨论哪些是根据代谢拮抗原理设计开发的药物？

代谢拮抗就是设计与生物体内基本代谢物的结构有某种程度相似的化合物，使其与基本代谢物竞争，干扰基本代谢物的利用，或掺入生物大分子的合成之中形成伪生物大分子，导致致死合成，从而影响细胞的生长。

由于正常细胞与肿瘤细胞之间存在生长分数的不同，所以理论上抗代谢药物能较好地杀死肿瘤细胞而不影响正常细胞。但本类药物对肿瘤细胞的选择性较差，对增殖较快的正常组织如骨髓、消化道黏膜也具有一定的毒性。抗代谢抗肿瘤药物的抗瘤谱相对于烷化剂比较窄，目前临床上多用于治疗白血病、绒毛膜上皮癌，对某些实体肿瘤也有效。

抗代谢抗肿瘤药物在肿瘤的药物治疗上占有较大的比重，常用的抗代谢抗肿瘤药物有嘧啶类抗代谢物、嘌呤类抗代谢物及叶酸类抗代谢物。

一、嘧啶类抗代谢物

嘧啶类抗代谢物主要有尿嘧啶和胞嘧啶衍生物。由于尿嘧啶渗入肿瘤组织的速度比其他嘧啶快，根据生物电子等排原理，用卤原子代替氢原子合成了一系列的卤代尿嘧啶衍生物，如氟尿嘧啶（fluorouracil），其抗肿瘤活性最好，临床上可作为治疗实体肿瘤的首选药物，但此药物的毒性也相对较大。近年来，为了降低氟尿嘧啶的毒性，在此基础上合成了大量的衍生物，如替加氟（tegafur）、双呋氟尿嘧啶（difuradin）、卡莫氟（carmofur）等。

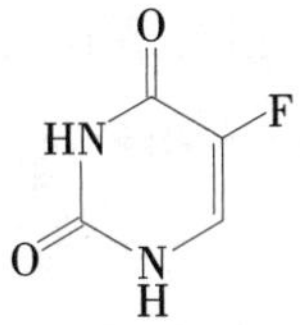

氟尿嘧啶

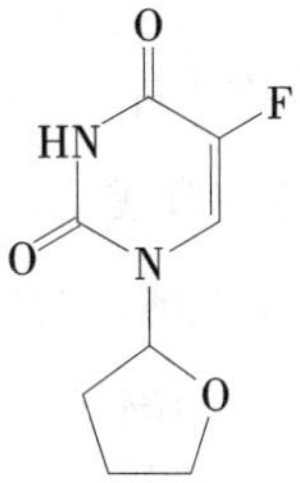

替加氟

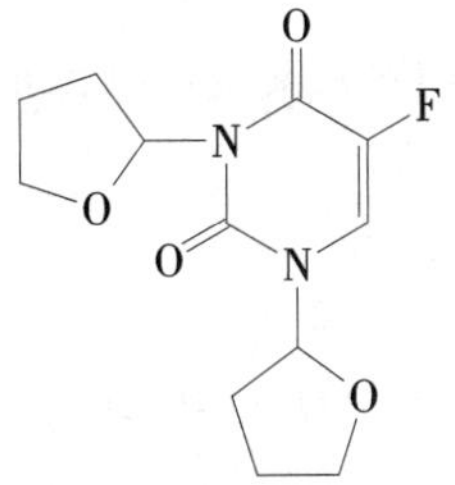

双呋氟尿嘧啶

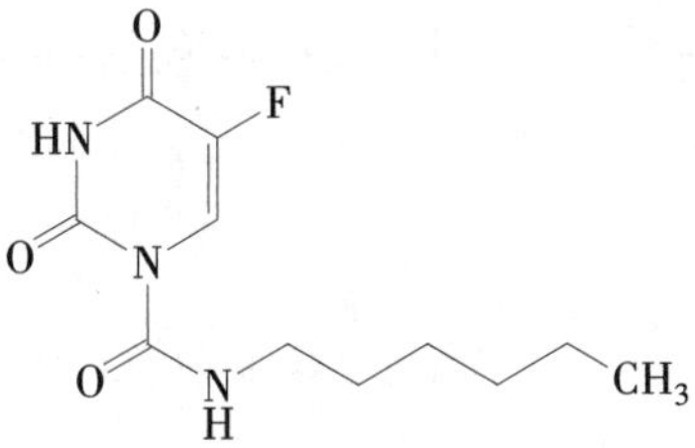

卡莫氟

经进一步的研究发现，将尿嘧啶 4- 位上的氧用氨基取代后得到的胞嘧啶衍生物也具有较好的抗肿瘤作用。如盐酸阿糖胞苷（cytarabine hydrochloride）为嘧啶核苷拮抗剂，可抑制脱氧胸腺嘧啶三磷酸核苷酸掺入 DNA 中去，干扰 DNA 合成，主要用于治疗急性白血病，特别是对急性粒细胞白血病效果显著。后来又研制了阿糖胞苷的前体药物环胞苷（cyclocytidine），常用于治疗各种类型的急性白血病，也可用于虹膜炎和单纯疱疹病毒性角膜炎的治疗。

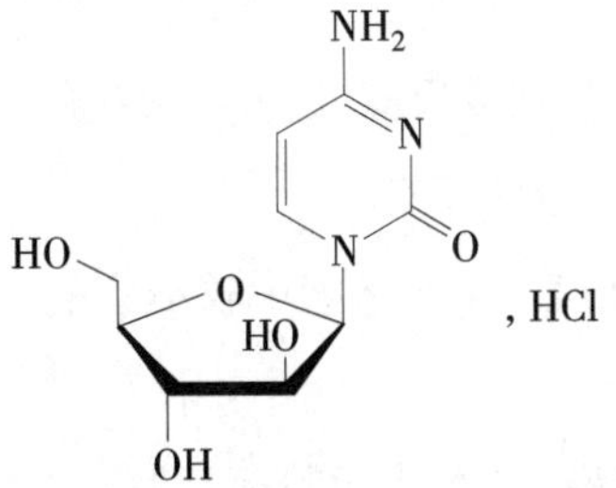

盐酸阿糖胞苷

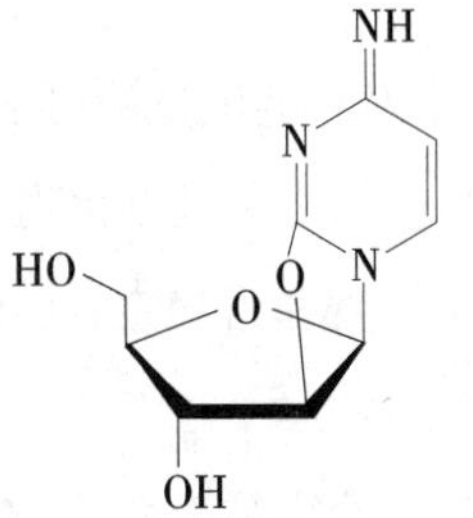

环胞苷

氟尿嘧啶　fluorouracil

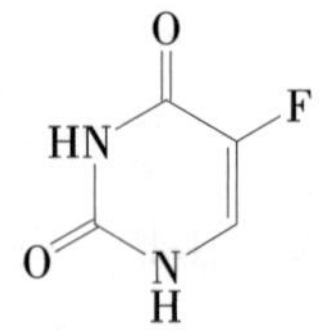

化学名为 5- 氟 -2，4（1*H*，3*H*）- 嘧啶二酮，简称 5-FU。

本品为白色或类白色的结晶或结晶性粉末。熔点为 281~284℃，熔融时同时分解。微溶于乙醇，几乎不溶于三氯甲烷，在常温水中的溶解度仅 1%，在沸水中的溶解度较大；可溶于稀盐酸或氢氧化钠溶液中。

本品是应用生物电子等排原理，以原子半径与—H 相似的—F 替代尿嘧啶分子中的 5- 位氢而得到的，能竞争性地抑制胸苷酸合成酶，干扰脱氧胸苷酸的合成，而后者是 DNA 复制中的 4 种底物之一。抗代谢物氟尿嘧啶分子的体积与代谢物尿嘧啶分子的体积几乎相等，而且碳氟键很稳定，在代谢过程中不易分解，因此抗代谢物能在分子水平代替正常代谢物。

本品的合成方法一般采用氯乙酸乙酯为起始原料，在乙酰胺与无水氟化钾的作用下进行氟置换反应，生成的氟乙酸乙酯再以甲醇钠为缩合剂与甲酸乙酯缩合，得 *α*- 氟代甲酰乙酸乙酯烯醇型钠盐，再与甲基异脲缩合，得 2- 甲氧基 -4- 羟基 -5- 氟嘧啶，最后用稀盐酸去甲基即得本品。其合成的工艺路线如下：

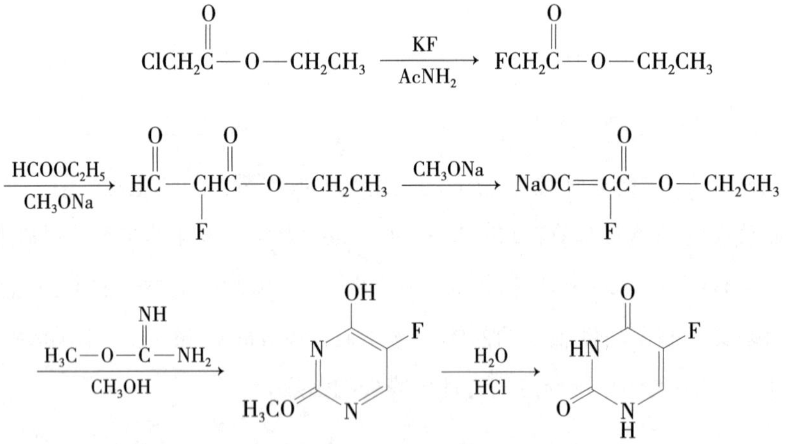

本品结构中有不饱和双键，遇溴试液可发生加成反应，使溴试液褪色。

本品与碱熔融破坏后的水溶液显氟化物的特殊反应。

本品在空气及水溶液中都非常稳定，在亚硫酸钠水溶液中较不稳定。在强碱溶液中，酰亚胺结构可水解开环。

本品的抗瘤谱较广，对治疗绒毛膜上皮癌、恶性葡萄胎等疗效显著，是治疗实体肿瘤的首选药物。

盐酸阿糖胞苷 cytarabine hydrochloride

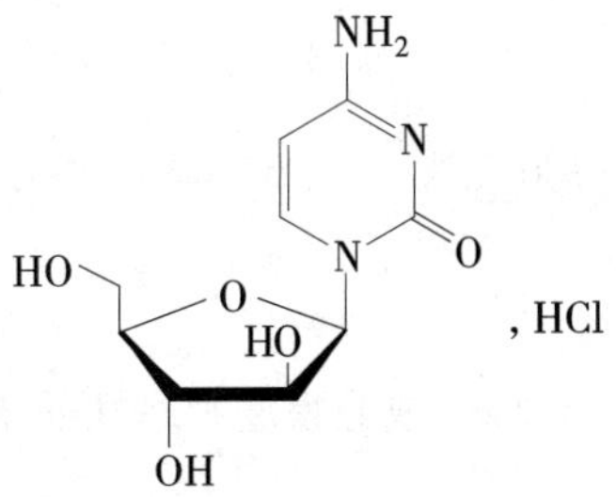

化学名为 1-β-D- 阿拉伯呋喃糖基 -4- 氨基 -2(1*H*)- 嘧啶酮盐酸盐。

本品为白色或类白色细小针状结晶或结晶性粉末。熔点为 189~195℃,熔融时同时分解;比旋度为 +127° ~+133°。在水中极易溶解,在乙醇中略溶,几乎不溶于乙醚。

本品水溶液显氯化物的鉴别反应。

本品在体内转化为具有抗肿瘤活性的三磷酸阿糖胞苷发挥作用。三磷酸阿糖胞苷通过抑制 DNA 多聚酶及少量掺入 DNA,阻止 DNA 合成,抑制细胞生长。

本品口服吸收较差,需注射给药。由于该药在体内迅速被肝脏的胞嘧啶脱氨酶作用脱氨,生成无活性的代谢物尿嘧啶阿糖胞苷,因此需要静脉连续滴注给药才能得到较好的效果。为了减少脱氨基失活,将氨基用长链脂肪酸酰化,如依诺他滨(enocitabine)和棕榈酰阿糖胞苷(*N*-palmitoyl-Arac),在体内代谢为阿糖胞苷而起作用,抗肿瘤作用比阿糖胞苷强而持久。

本品在临床上主要用于治疗急性粒细胞白血病,与其他抗癌药合用可提高疗效。

二、嘌呤类抗代谢物

嘌呤类抗代谢物主要是鸟嘌呤和次黄嘌呤的衍生物。次黄嘌呤是腺嘌呤和鸟嘌呤合成的重要中间体,而腺嘌呤和鸟嘌呤是脱氧核糖核酸(DNA)和核糖核酸(RNA)的主要成分。最早应用于临床的药物是巯嘌呤(mercaptopurine),其结构与黄嘌呤相似,在体内经酶的作用转变为有活性的 6- 硫代次黄嘌呤核苷酸(硫代肌苷酸),干扰嘌呤类核苷酸的生物合成,影响 DNA 和 RNA 的合成,从而对肿瘤细胞产生细胞毒作用。

巯嘌呤 mercaptopurine

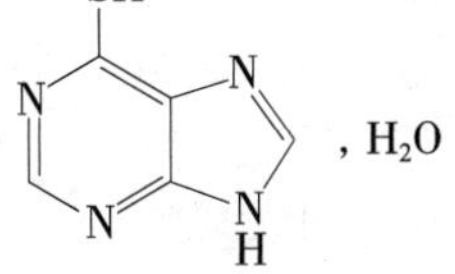

化学名为 6- 嘌呤巯醇一水化合物。又名乐疾宁,简称 6-MP。

本品为黄色结晶性粉末,含 1 分子结晶水;无臭。在乙醚中几乎不溶,在水或乙醇中极微溶解,在热水中稍溶;易溶于碱性水溶液中,但不稳定。分子中含有巯基,应避光密闭保存。

本品的乙醇溶液与乙酸铅试液作用,生成巯嘌呤铅盐的黄色沉淀。

本品分子中的巯基可被硝酸氧化生成 6- 嘌呤亚磺酸,进一步被氧化为 6- 嘌呤磺酸,再与氢氧化钠试液反应生成黄棕色的磺酸钠盐。

本品还可与氨水反应生成铵盐而溶解，遇硝酸银试液生成不溶于热硝酸的白色巯嘌呤银沉淀。

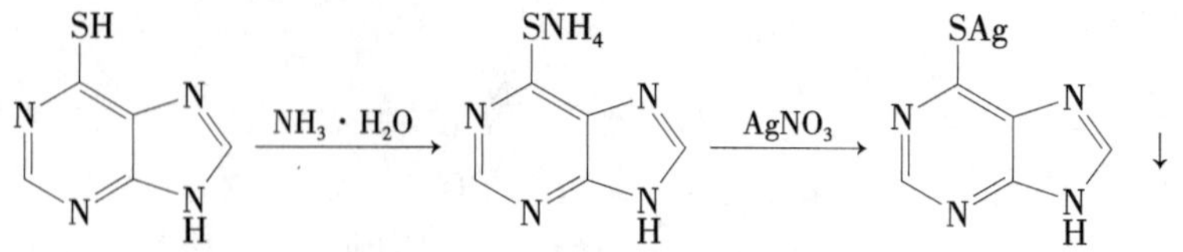

本品用于治疗各种类型的急性白血病、绒毛膜癌和恶性葡萄胎，对恶性淋巴瘤和多发性骨髓瘤也有效。

三、叶酸类抗代谢物

叶酸（folic acid）是核酸生物合成的代谢产物，也是红细胞发育的重要因子，临床上常用于抗贫血。当叶酸缺乏时，白细胞减少，因此叶酸拮抗剂能有效地缓解急性白血病。现已合成多种叶酸拮抗剂，如甲氨蝶呤（methotrexate），疗效较好，主要用于银屑病的治疗。甲氨蝶呤与二氢叶酸还原酶结合，使二氢叶酸还原为四氢叶酸受阻，从而影响辅酶 F 的生成，干扰胸腺嘧啶脱氧核酸和嘌呤核苷酸的合成，进而抑制 DNA 和 RNA 的合成，阻碍肿瘤细胞的生长。

甲氨蝶呤大剂量引起中毒时，可用亚叶酸钙解救。亚叶酸钙又名甲酰四氢叶酸钙，可提供四氢叶酸，与甲氨蝶呤合用降低毒性，但不降低抗肿瘤活性。此外，三甲曲沙（trimetrexate）与甲氨蝶呤相似，为二氢叶酸还原酶抑制剂，该药物对甲氨蝶呤敏感性细胞系和耐甲氨蝶呤的细胞系均有效。

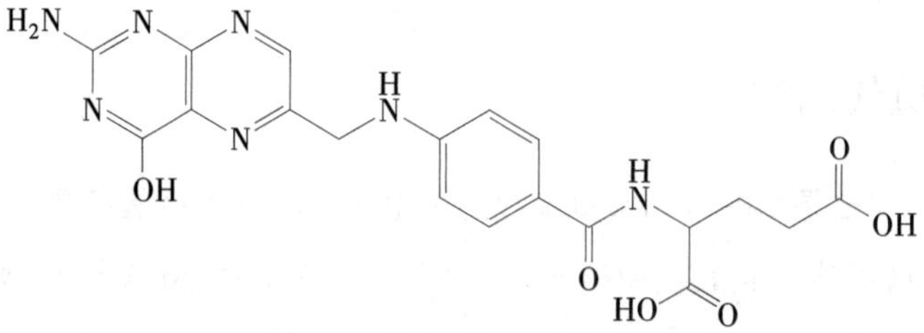

叶酸

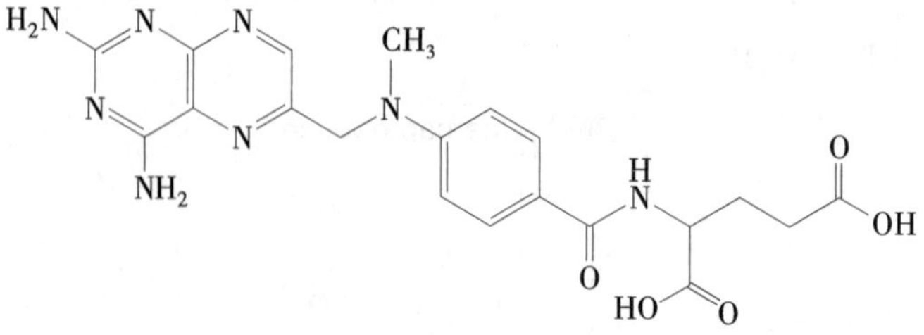

甲氨蝶呤

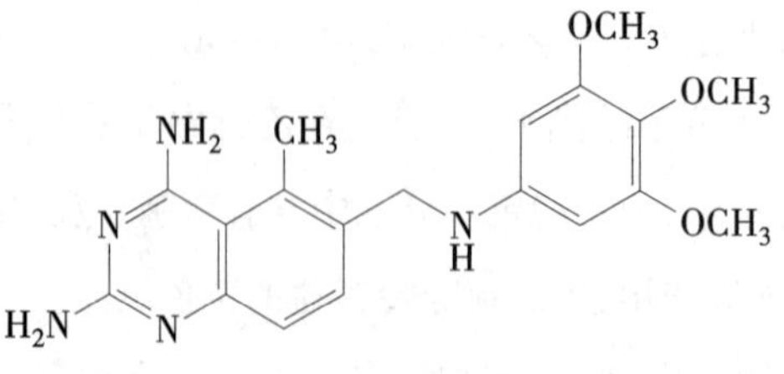

三甲曲沙

甲氨蝶呤　methotrexate

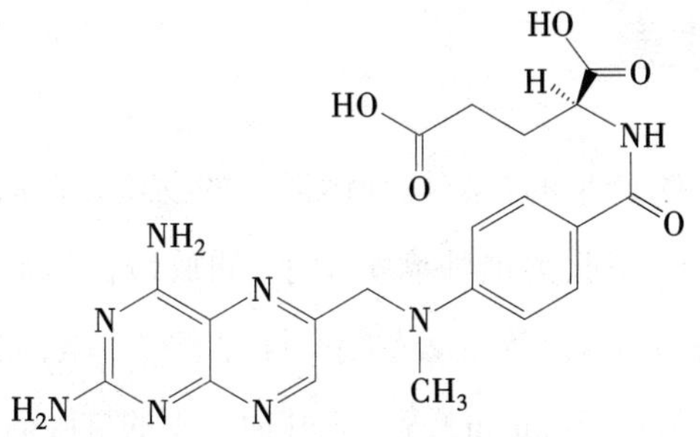

化学名为 L-(+)-*N*-[4-[[(2,4-二氨基-6-蝶啶基)甲基]甲氨基]苯甲酰基]谷氨酸，简称 MTX。

本品为橙黄色结晶性粉末。几乎不溶于水、乙醇、乙醚或三氯甲烷；易溶于稀碱溶液，溶于稀盐酸。

本品在强酸性溶液中不稳定，酰胺基易水解，生成蝶呤酸和谷氨酸而失去活性。

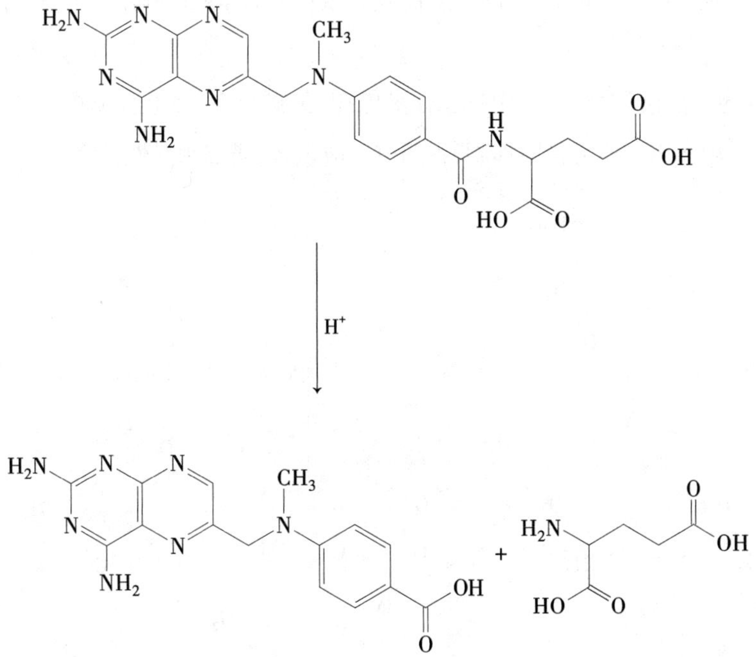

本品临床主要用于治疗急性白血病、绒毛膜上皮癌、恶性葡萄胎等，为联合化疗方案中常用的周期特异性药物。

点滴积累

1. 抗代谢抗肿瘤药物包括嘧啶类抗代谢物、嘌呤类抗代谢物及叶酸类抗代谢物。
2. 氟尿嘧啶是应用生物电子等排原理设计得到的嘧啶类抗代谢物。

第三节　抗肿瘤抗生素

抗肿瘤抗生素是由微生物产生的具有抗肿瘤活性的物质。目前已发现多种抗肿瘤抗生素，根据其化学结构可以分为：①多肽类抗肿瘤抗生素，如放线菌素 D（dactinomycin D）、博来霉素（bleomycin）、平阳霉素（bleomycin A_5）等。②蒽醌类抗肿瘤抗生素，如柔红霉素（daunorubicin）、多柔比星（doxorubicin）、表柔比星（epirubicin）等。③其他类别的抗肿瘤抗生素。这些抗生素大多直接作用于 DNA 或 RNA，干扰模板的功能，为细胞周期非特异性药物。

一、多肽类抗肿瘤抗生素

本类药物主要包括放线菌素 D、博来霉素、平阳霉素等。

放线菌素 D（dactinomycin D）又称更生霉素，能与 DNA 结合形成复合体，阻碍 RNA 多聚酶的功能，抑制 RNA 合成，特别是 mRNA 合成，从而阻碍蛋白质合成，抑制肿瘤生长。属于细胞周期非特异性药物。

放线菌素 D 的抗瘤谱较窄，主要用于恶性淋巴瘤、霍奇金病、绒毛膜上皮癌、肾母细胞瘤、恶性葡萄胎等的治疗。副作用主要为骨髓抑制，胃肠道反应较重，局部刺激性较大。

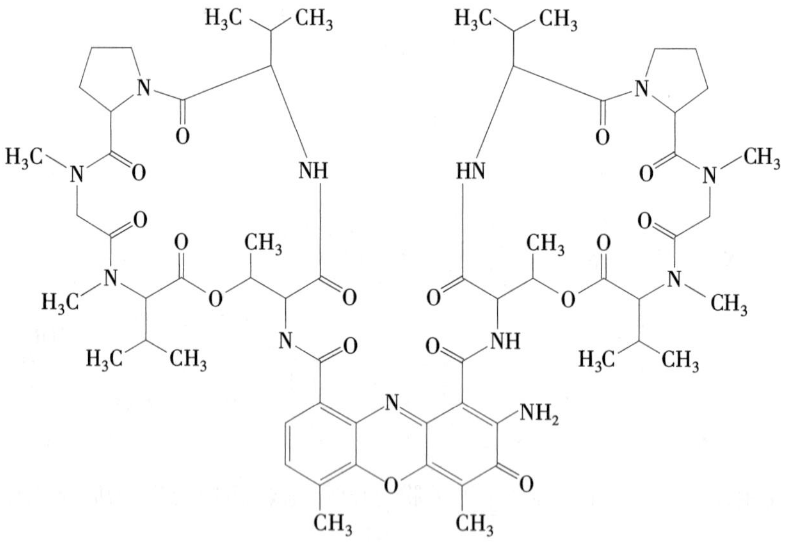

放线菌素 D

博来霉素（bleomycin）又称争光霉素，是一类天然存在的糖肽类抗肿瘤抗生素，能直接作用于肿瘤细胞的 DNA，引起 DNA 单链断裂，抑制 DNA、RNA 及蛋白质合成，最终导致肿瘤细胞死亡。属于细胞周期非特异性药物。

博来霉素是含有 10 余种组分的复合物，为弱碱性物质，用于临床的是其混合物。主要用于治疗鳞状上皮癌，包括皮肤癌、口腔鳞癌、头颈部鳞癌等的治疗。对恶性淋巴瘤、宫颈癌、神经胶质细胞瘤等也有效。

平阳霉素是从我国浙江平阳县土壤中的放线菌培养液中分离得到的抗肿瘤抗生素，与博来霉素的成分相近。博来霉素为多组分的复合药物，主要成分为 bleomycin A_2，而平阳霉素主要成分为单一的 bleomycin A_5。

平阳霉素对鳞癌有较好的疗效，而肺毒性相对较低。临床用于治疗头颈部鳞癌、淋巴瘤、乳腺癌、食管癌、鼻咽癌等。

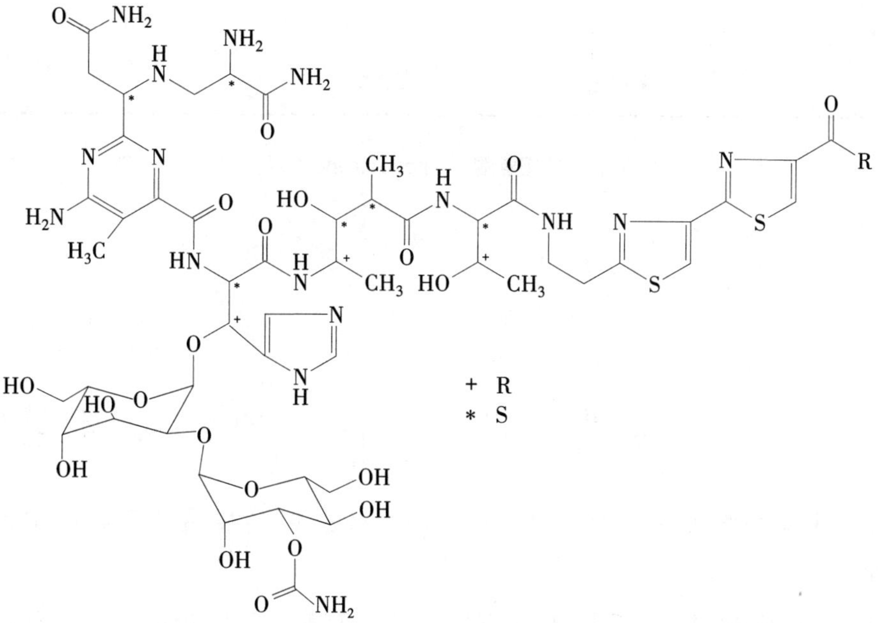

药物	R（末端胺基）	用途
博来霉素（bleomycin A_2）	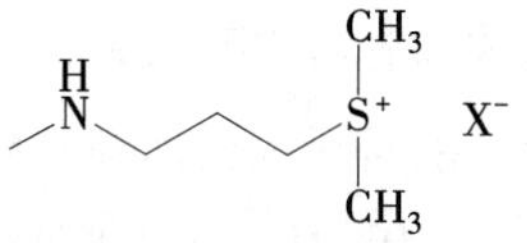	宫颈癌、脑瘤
平阳霉素（bleomycin A_5）	$—NH(CH_2)_3NH(CH_2)_4NH_2$	宫颈癌、脑瘤

二、蒽醌类抗肿瘤抗生素

这类药物是 20 世纪 70 年代发展起来的一类抗肿瘤抗生素，主要有柔红霉素、多柔比星（阿霉素）、表柔比星等，它们均为苷类抗生素。

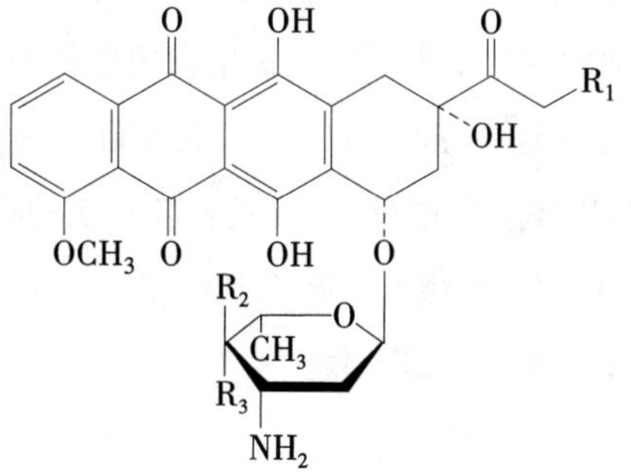

R		药物作用特点
$R_1=R_3=—OH$ $R_2=—H$	多柔比星	乳腺癌、甲状腺癌、肺癌、卵巢癌等
$R_1=R_2=—H$ $R_3=—OH$	柔红霉素	急性粒细胞白血病
$R_1=R_2=—OH$ $R_3=—H$	表柔比星	白血病

米托蒽醌　mitoxantrone

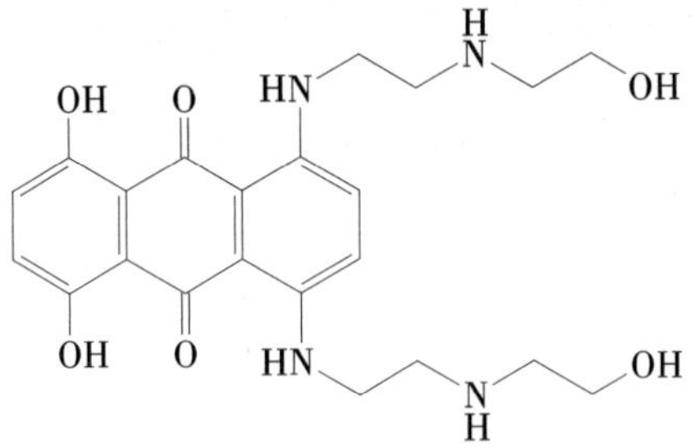

化学名为 1，4- 二羟基 -5，8- 双［［2-［（2- 羟乙基）氨基］乙基］氨基］-9，10- 蒽醌。又名丝裂蒽醌、MIT。

本品为蓝黑色结晶性粉末；无臭；有引湿性。在室温下稳定，可长期保存。在水中溶解，在乙醇中微溶，在三氯甲烷中不溶。

本品是人工合成的蒽醌类衍生物，进入机体细胞后主要聚集在细胞核内，抑制 DNA 拓扑异构酶Ⅱ，阻断 DNA 与 RNA 的合成而产生细胞毒作用，可杀灭任何细胞周期的癌细胞。本品无氨基糖结构，不能产生自由基，并且有抑制脂质过氧化的作用，对心脏的毒性较低。

本品的抗癌活性为多柔比星的 5 倍，临床用于治疗晚期乳腺癌和成人急性非淋巴细胞白血病复发，可与很多抗肿瘤药物合用。

三、其他类别的抗肿瘤抗生素

随着对肿瘤发生、发展机制认识的不断深入，一些结构新颖、作用机制独特的抗肿瘤抗生素不断涌现，包括烯二炔类抗肿瘤抗生素、苯并二吡咯类抗肿瘤抗生素、核苷类抗肿瘤抗生素、β- 内酰胺类抗肿瘤抗生素以及苯醌类抗肿瘤抗生素等。这些抗生素的抗肿瘤活性强、选择性高、毒性较低，显示出了很好的应用前景。如丝裂霉素 C（mitomycin C），又称自力霉素，是从放线菌培养液中分离得到的一种抗生素，结构中含有苯醌、氨基甲酸酯基、环乙亚胺基 3 种有效基团，作用与烷化剂相似，能与 DNA 链形成交联，抑制 DNA 复制，对 RNA 也有抑制作用。属细胞周期非特异性药物，对多种实体肿瘤有效，为目前常用的治疗消化道癌的药物之一。

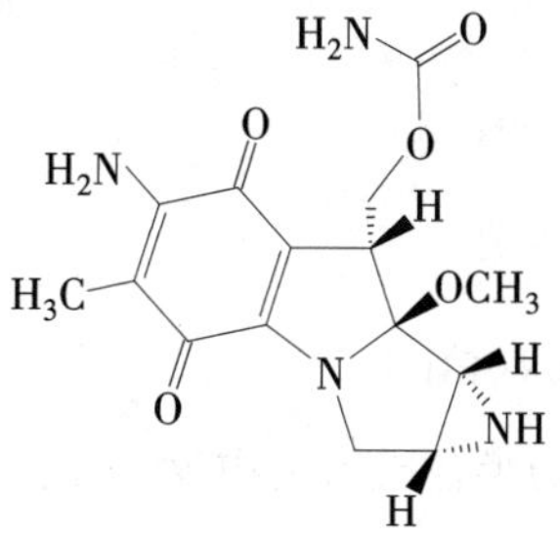

丝裂霉素 C

点滴积累

1. 抗肿瘤抗生素是由微生物产生的具有抗肿瘤活性的物质，根据化学结构可以分为多肽类、蒽醌类以及其他结构类别的抗肿瘤抗生素。
2. 放线菌素 D 是多肽类抗肿瘤抗生素，又称更生霉素，能与 DNA 结合形成复合体，阻碍 RNA 多聚酶的功能，抑制 RNA 合成，特别是 mRNA 合成，从而阻碍蛋白质合成，抑制肿瘤生长。
3. 蒽醌类抗肿瘤抗生素是 20 世纪 70 年代发展起来的一类抗肿瘤药物，主要有柔红霉素、多柔比星和表柔比星等。
4. 米托蒽醌是人工合成的蒽醌类衍生物，其抗癌活性为多柔比星的 5 倍，心脏毒性小，可与很多抗肿瘤药物合用。

第四节　抗肿瘤植物药有效成分及其衍生物

抗肿瘤植物药指来源于植物的具有抗肿瘤作用的药物，其有效成分以生物碱占多数，如作用于微管和微管蛋白的长春碱和紫杉类、作用于拓扑异构酶的喜树碱和鬼臼毒类、抑制肿瘤细胞 DNA 合成的三尖杉酯碱类等。目前，从植物中寻找抗肿瘤药物，已成为国内外学者进行抗肿瘤药物研究的重要组成部分。这些药物结构复杂，天然来源有限，虽然表现出良好的抗肿瘤活性，但是毒副作用大，因此对天然药物的有效成分进行了结构修饰，得到了一些疗效更好、毒性较小的半合成衍生物，近年来这些药物已成为抗肿瘤药的一个重要组成部分。

此处主要介绍喜树碱类、长春碱类、鬼臼毒素类、紫杉烷类等有效成分及其衍生物。

（一）喜树碱类

该类药物是从喜树中分离得到的一类抗肿瘤生物碱类，其基本母核结构为：

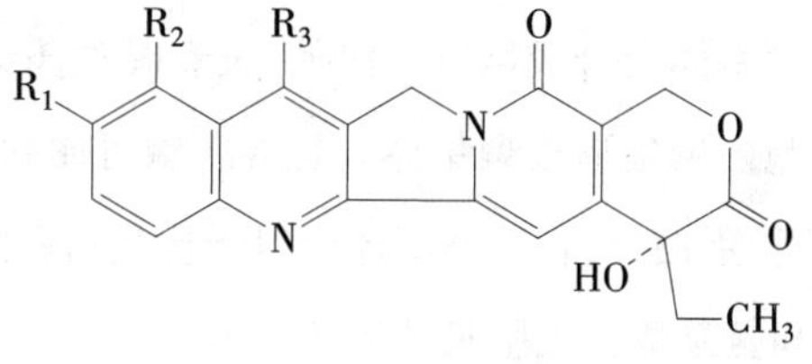

R_1	R_2	R_3	药物
—H	—H	—H	喜树碱
—OH	—H	—H	羟喜树碱
—OH	$—CH_2N(CH_3)_2$	—H	拓扑替康

拓扑替康（topotecan）为喜树碱的半合成衍生物，水溶性较好。本类药物对消化系统肿瘤有效，如胃癌、结肠癌、直肠癌等。

（二）长春花生物碱类

该类药物是从夹竹桃科植物长春花中分离出来的一类具有抗肿瘤活性的生物碱。主要有长春碱（vinblastine）和长春新碱（vincristine）及半合成衍生物长春地辛（vindesine）。

前两者对淋巴细胞白血病有较好的治疗作用；长春地辛主要适用于急性淋巴细胞白血病、绒毛膜上皮癌及恶性淋巴瘤等，具有毒性小的优点。

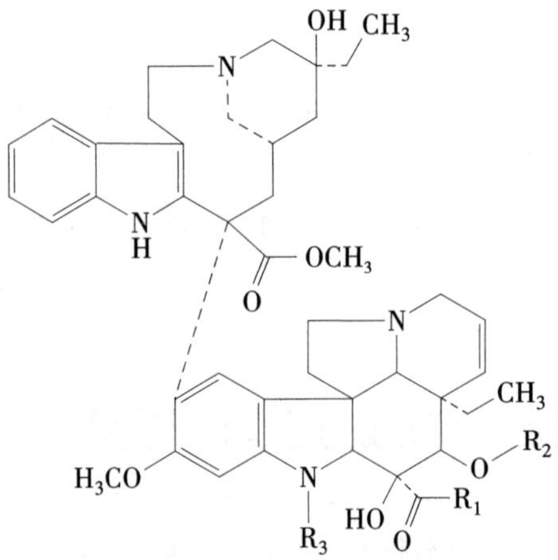

R_1	R_2	R_3	药物
$—OCH_3$	$—COCH_3$	$—CH_3$	长春碱
$—OCH_3$	$—COCH_3$	—CHO	长春新碱
$—NH_2$	—H	$—CH_3$	长春地辛

长春新碱是由长春花中提出的有效成分，又名醛基长春碱，在化学结构上是醛基取代长春碱的甲基。长春新碱在临床上的应用较广，常用其硫酸盐，为白色或类白色结晶性粉末，易溶于水，无臭，有引湿性，遇光或热易变色。

长春新碱为抑制微管蛋白聚合的抗肿瘤药物，与微管蛋白结合时，与未受损的微管蛋白有较高的亲和力，从而阻止微管蛋白二聚体聚合成微管。另外，长春碱类药物在微管壁上有一个低亲和力的结合位点，可诱使微管在细胞内聚集形成聚集体。长春新碱可使肿瘤细胞停止于分裂中期，从而阻止癌细胞增殖。除作用于微管蛋白外，长春新碱还可以干扰蛋白质的代谢，抑制 RNA 多聚酶的活力，抑制细胞膜类脂质的合成和氨基酸在细胞膜的运转。

长春新碱主要用于治疗急性及慢性白血病、恶性淋巴瘤、小细胞肺癌及乳腺癌，也用于治疗睾丸肿瘤、卵巢癌、消化道癌及恶性黑色素瘤等。

（三）鬼臼毒素类

鬼臼毒素（podophyllotoxin）为美鬼臼和喜马拉雅鬼臼根茎中分离得到的生物碱，但因毒性较大，不能应用于临床，须经结构改造获得其半合成衍生物而用于临床。

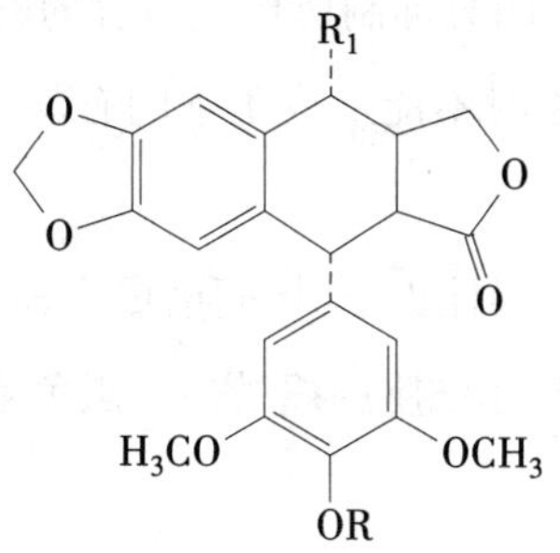

R_1	R	药物
—OH	—CH_3	鬼臼毒素
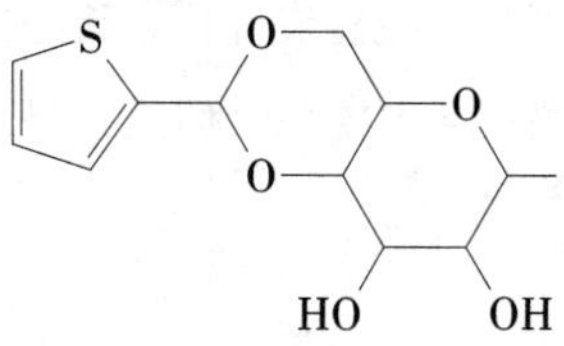	—H	替尼泊苷
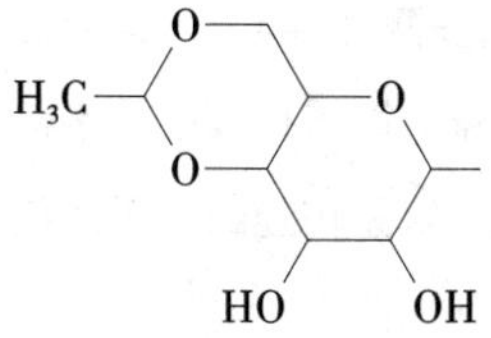	—H	依托泊苷

其中，依托泊苷（etoposide）对单核细胞白血病有效，特别是对小细胞肺癌有显著疗效，为小细胞肺癌化疗的首选药物；而替尼泊苷（teniposide）则具有较高的脂溶性，可透过血脑屏障，主要用于治疗小细胞肺癌、急性淋巴细胞白血病、神经母细胞瘤和淋巴瘤。

（四）紫杉烷类

本类药物是从美国西海岸的短叶红豆杉树皮中分离得到的具有紫杉烯环的二萜类化合物。其基本母核结构如下：

ER-9-3 抗肿瘤植物药——紫杉醇类

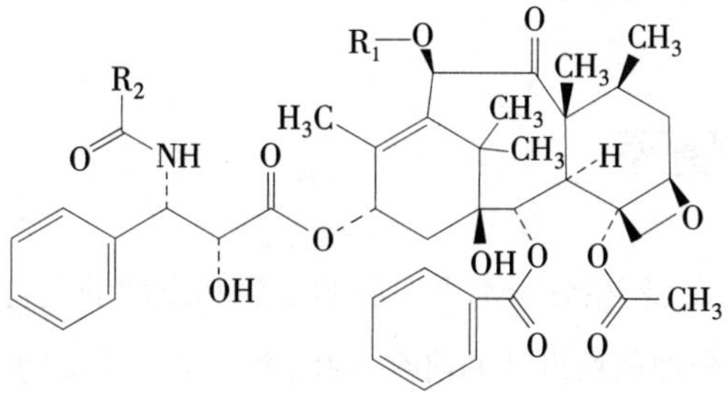

R_1	R_2	药物
—$COCH_3$	—C_6H_5	紫杉醇
—H	—$OC(CH_3)_3$	多西他赛

紫杉醇(paclitaxel)主要用于治疗乳腺癌、非小细胞肺癌及卵巢癌。由于在植物中的含量很低(最高约0.02%),且红豆杉生长缓慢,树皮剥去后不能再生,树木将死亡,因此其来源受到限制。

多西他赛(docetaxel,又称紫杉特尔)为紫杉醇的半合成衍生物,为M期周期特异性药物,通过诱导和促使微管蛋白聚合成微管,同时抑制所形成微管的解聚,产生稳定的微管束,使微管束的正常动态再生受阻,细胞在有丝分裂时不能形成正常的有丝分裂纺锤体,从而抑制了细胞分裂和增殖。

多西他赛的水溶性比紫杉醇好,毒性更小,抗瘤谱更广,对晚期乳腺癌、卵巢癌、非小细胞肺癌有较好的疗效。对头颈部癌、胰腺癌、小细胞肺癌、胃癌、黑色素瘤、软组织肉瘤也有一定的疗效,在同样的情况下活性优于紫杉醇。

案例分析

案例

患者，赵某，男，61岁。因持续性上腹疼痛入院，经检查确诊为胃癌，行胃癌根治术后，予以DCF化疗方案。该方案是常见的胃癌化疗方案吗？所用的药物你熟悉吗？分别属于哪类抗肿瘤药物？

分析

DCF方案是常见的胃癌化疗方案，所用的药物为多西他赛（docetaxel）、顺铂（cisplatin）和氟尿嘧啶（fluorouracil）。多西他赛又称紫杉特尔，为抗肿瘤植物药有效成分紫杉醇的半合成衍生物。顺铂为金属配合物，是第一个用于临床的铂类抗肿瘤药物。氟尿嘧啶的分子体积与尿嘧啶几乎相等，为抗代谢抗肿瘤药物。

点滴积累

1. 抗肿瘤植物药是指来源于植物的具有抗肿瘤作用的药物，其有效成分以生物碱占多数，如喜树碱类、长春碱类、鬼臼毒素类、紫杉烷类等有效成分及其衍生物。
2. 生物碱鬼臼毒素因毒性较大，不能直接应用，须经结构改造获得其半合成衍生物而用于临床，如依托泊苷和替尼泊苷等。

第五节　新型靶向抗肿瘤药

近年来,随着生命科学学科的发展,在分子水平对肿瘤发生和发展的生物学机制有了比较深入的认识,抗肿瘤药物开始走向靶向合理药物设计的研究途径,产生了一些新的高选择性的靶向药物,并在临床实践中取得了显著的疗效。以细胞受体、关键基因和调控分子等为靶点的肿瘤靶向治疗进展很快。

靶向治疗是在细胞分子水平上，针对已经明确的致癌位点比如肿瘤细胞内部的一个蛋白分子来设计相应的治疗药物，使肿瘤细胞特异性死亡，而不会波及肿瘤周围的正常组织细胞。靶向治疗是利用肿瘤细胞与正常细胞之间分子生物学上的差异，以肿瘤细胞的特性改变为作用靶点来抑制其生长增殖的，在发挥更强的抗肿瘤活性的同时，减少对正常细胞的毒副作用，大大改善了治疗效果。

靶向抗肿瘤药物可以按照分子大小分为大分子单克隆抗体和小分子抑制剂。也可以根据药物的作用靶点和性质分为 Bcr-Abl 蛋白激酶抑制剂，如甲磺酸伊马替尼（imatinib mesylate）；表皮生长因子受体酪氨酸激酶抑制剂，如吉非替尼（gefitinib）；血管内皮生长因子受体抑制剂，如贝伐珠单抗（bevacizumab）；多靶点酪氨酸激酶抑制剂，如索拉非尼（sorafenib）；蛋白酶体抑制剂，如硼替佐米（bortezomib）；组蛋白去乙酰化酶抑制剂，如伏立诺他（vorinostat）等。

蛋白激酶（protein kinases，PK）是一种磷酸转移酶，在细胞信号转导、细胞周期调控等系统中形成了纵横交错的网络，催化蛋白质磷酸化反应，它能将腺苷三磷酸（通常是 ATP）上的磷酸转移到底物蛋白的受体氨基酸上，从而改变蛋白质的构象和活性。蛋白质酪氨酸激酶（protein tyrosine kinase，PTK）能催化多种底物蛋白质酪氨酸残基磷酸化，在细胞生长、增殖、分化中具有重要作用。蛋白质酪氨酸激酶功能失调会引发生物体内的一系列疾病。近年来发现很多原癌基因和癌基因产物都具有蛋白质酪氨酸激酶活性，它们的异常表达将导致细胞增殖调节发生紊乱，进而导致肿瘤的发生。此外，酪氨酸激酶的异常表达还与肿瘤的侵袭和转移、肿瘤新生血管的生成、肿瘤的化疗抗性密切相关。因此蛋白质酪氨酸激酶可以作为靶向抗肿瘤药物的作用靶点，设计蛋白激酶抑制剂，干扰细胞信号转导通路，寻找有效的肿瘤治疗药物。

替尼类抗肿瘤药物是一类新型生物靶向治疗肿瘤药物，通过选择性地抑制表皮生长因子受体酪氨酸激酶（EGFR-TK）的信号转导通路而发挥作用。目前在我国市场上常见的替尼类抗肿瘤药物包括吉非替尼、伊马替尼、甲磺酸伊马替尼、尼罗替尼、舒尼替尼、拉帕替尼。

伊马替尼　imatinib

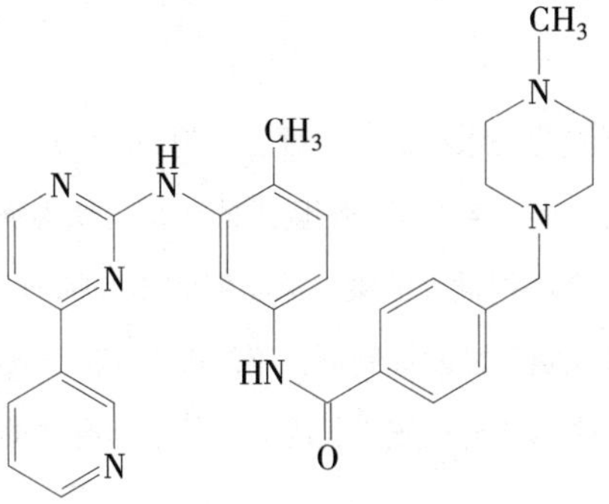

化学名为 4-［（4- 甲基哌嗪 -1- 基）甲基］-*N*-（4- 甲基 -3-{［4-（吡啶 -3- 基）嘧啶 -2- 基］氨基}苯基）苯甲酰胺。又名格列卫、GLIVIC、GLEEVEC。

本品常用其甲磺酸盐，为白色或微黄色结晶性粉末，易溶于水，属苯氨嘧啶的衍生物。

本品是新型蛋白酪氨酸激酶抑制剂，在体内外均可在细胞水平上强烈抑制 Abl 酪氨酸激酶的活性，特异性地抑制 v-Abl 的表达和 Bcr-Abl 细胞的增殖。此外，本品还可以抑制血小板衍化生长因子（PDGF）和干细胞因子（SCF）受体的酪氨酸激酶，并能抑制 PDGF 和 SCF 介导的生化反应。

本品是第一个获得批准的蛋白酪氨酸激酶抑制剂，是选择性地抑制 Bcr-Abl 阳性细胞系细胞的特异性酪氨酸激酶抑制剂，不是广谱抗肿瘤药。临床主要用于治疗慢性粒细胞白血病和恶性胃肠道间质肿瘤。

吉非替尼　gefitinib

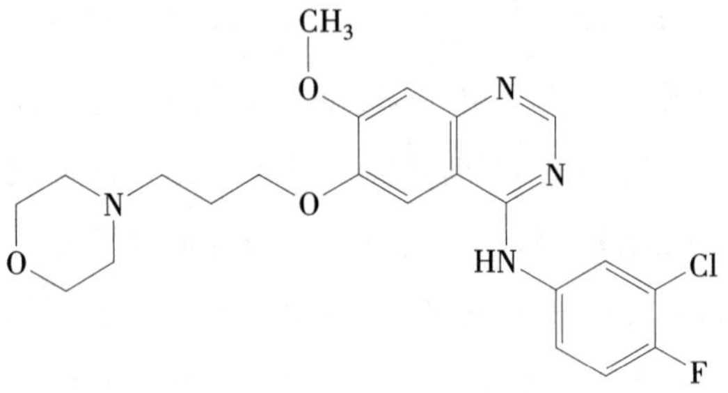

化学名为 4-（3- 氯 -4- 氟苯基氨基）-7- 甲氧基 -6-［3-（4- 吗啉基）丙氧基］喹唑啉。又名易瑞沙。

本品为苯胺喹唑啉化合物。

本品是第一个选择性表皮生长因子受体（EGFR）酪氨酸激酶抑制剂，对癌细胞增殖、生长、存活的信号转导通路起拮抗作用。EGFR 在肿瘤细胞的生长、修复和存活等方面具有重要作用，它的过度表达常与预后差、转移快、生存期短等相关。当 EGFR 与配体结合后，受体发生磷酸化，引起细胞内的一些适配器分子与之结合，或与其他受体分子形成各种同源或异源的二聚体，从而引起下游一系列信号通路的活化，引起细胞增殖、躲避凋亡及细胞侵入和转移。抑制 EGFR 酪氨酸激酶活性可以阻碍肿瘤的生长、转移和血管生成，并增加肿瘤细胞的凋亡，从而实现抗癌的作用。本品在多种肿瘤细胞系中均能有效阻止 EGFR 受体的自身磷酸化作用，临床主要用于既往接受过化学治疗或不适于化疗的局部晚期或转移性非小细胞肺癌的治疗。

点滴积累

1. 靶向治疗是在细胞分子水平上，针对已经明确的致癌位点来设计相应的治疗药物，使肿瘤细胞特异性死亡，而不会波及肿瘤周围的正常组织细胞。
2. 伊马替尼是第一个获得批准的蛋白酪氨酸激酶抑制剂，是选择性地抑制 Bcr-Abl 阳性细胞系细胞的特异性酪氨酸激酶抑制剂，不是广谱抗肿瘤药。
3. 吉非替尼是第一个选择性表皮生长因子受体酪氨酸激酶抑制剂。

复习导图

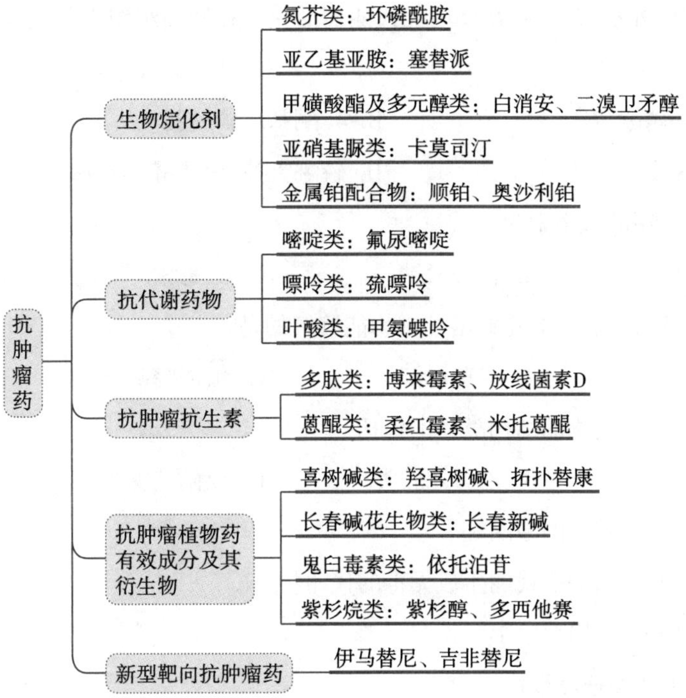

目标检测

一、选择题

（一）单项选择题

1. 环磷酰胺做成一水合物的原因是

A. 易于溶解　　B. 不易分解　　C. 可呈白色结晶　　D. 提高生物利用度

2. 环磷酰胺的化学结构为

A. 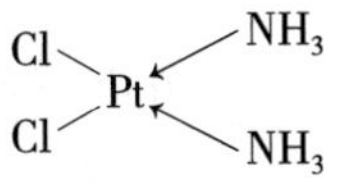

B. 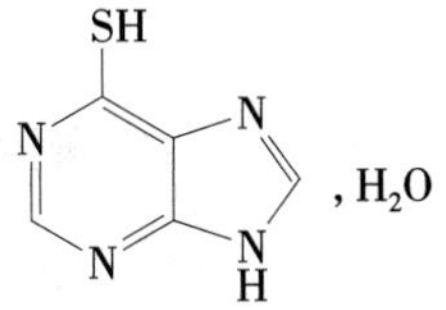

C. 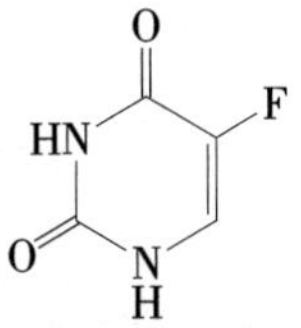

D. 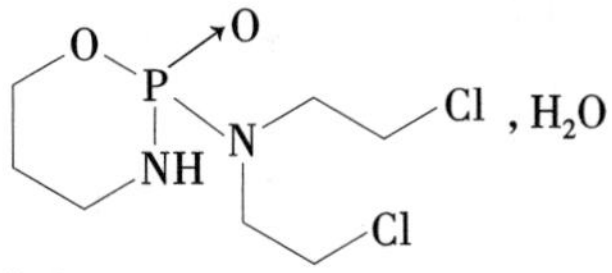

3. 下列药物中，哪个不是前体药物

A. 紫杉醇　　B. 贝诺酯　　C. 环磷酰胺　　D. 异环磷酰胺

4. 下列药物不属于抗肿瘤植物药有效成分的是

A. 长春碱　　B. 鬼臼毒素　　C. 白消安　　D. 紫杉醇

5. 白消安属哪一类抗癌药

A. 抗生素　　B. 烷化剂　　C. 金属络合物　　D. 抗代谢类

6. 下列药物属于抗代谢抗肿瘤药物的是

A. 塞替派　　B. 环磷酰胺　　C. 巯嘌呤　　D. 氮甲

7. 环磷酰胺在体外没有活性，在体内经代谢而活化。在肿瘤组织中所生成的具有烷化作用的代谢产物是

A. 4- 羟基环磷酰胺　　B. 4- 酮基环磷酰胺

C. 醛基磷酰胺　　D. 磷酰氮芥、丙烯醛、去甲氮芥

8. 具有抗肿瘤作用的抗生素为

A. 氯霉素　　B. 青霉素钠　　C. 红霉素　　D. 博来霉素

9. 下列药物在稀盐酸和氢氧化钠溶液中均能溶解的是

A. 顺铂　　B. 卡莫司汀　　C. 氟尿嘧啶　　D. 阿糖胞苷

10. 烷化剂类抗肿瘤药物的结构类型不包括

A. 氮芥类　　B. 乙撑亚胺类　　C. 亚硝基脲类　　D. 硝基咪唑类

11. 环磷酰胺的毒性较小的原因是

A. 在正常组织中，经酶代谢生成无毒的代谢物

B. 烷化作用强，使用剂量小

C. 在体内的代谢速度很快

D. 在肿瘤组织中的代谢速度快

12. 下列哪一种药物为金属抗肿瘤药物

A. 塞替派　　B. 顺铂　　C. 氟尿嘧啶　　D. 巯嘌呤

13. 环磷酰胺为哪一类抗肿瘤药物

A. 抗代谢类　　B. 卤代多元醇类　　C. 乙撑亚胺类　　D. 氮芥类

14. 下列药物中不属于烷化剂类抗肿瘤药物的是

A. 环磷酰胺　　B. 塞替派　　C. 氟尿嘧啶　　D. 白消安

15. 具有亚硝基脲结构的烷化剂药物是

A. 卡莫司汀　　B. 白消安　　C. 塞替派　　D. 环磷酰胺

（二）多项选择题

1. 下列描述与环磷酰胺的性质不相符的是

A. 淡黄色结晶或结晶性粉末

B. 失去结晶水即液化

C. 对热不稳定

D. 水溶液稳定

E. 水解产物显氯化物和磷酸盐的反应

2. 下列哪些药物不是白色结晶性粉末

A. 顺铂　　B. 巯嘌呤　　C. 氟尿嘧啶

D. 白消安　　E. 盐酸阿糖胞苷

3. 下列描述与巯嘌呤不相符的是

A. 黄色结晶性粉末

B. 遇光稳定

C. 乙醇溶液遇乙酸铅生成白色沉淀

D. 烷化剂类抗肿瘤药物

E. 为含有硫元素的抗肿瘤药物

4. 下列药物中含有硫元素的有

A. 环磷酰胺　B. 巯嘌呤　C. 塞替派

D. 氟尿嘧啶　E. 顺铂

5. 下列关于氟尿嘧啶的叙述正确的是

A. 抗代谢物类抗肿瘤药物

B. 白色或类白色结晶或结晶性粉末

C. 结构中有烯键，可使溴试液的红色消褪

D. 在稀盐酸或氢氧化钠溶液中不溶解

E. 又称 5-FU

6. 下列药物属于抗肿瘤植物药有效成分及其衍生物的是

A. 多柔比星　B. 长春新碱　C. 紫杉醇

D. 羟喜树碱　E. 氟尿嘧啶

二、简答题

1. 氮芥类抗肿瘤药物是如何发展而来的？其结构由哪两部分组成？写出氮芥类药物的结构通式，并简述各部分的主要作用。

2. 写出环磷酰胺、氟尿嘧啶的化学结构，并说明它们分别属于哪一类型的抗肿瘤药物。

三、实例分析

根据下列药物的化学结构并通过查阅文献资料，试分析它属于哪一类抗肿瘤药物及临床应用情况，并说明理由。

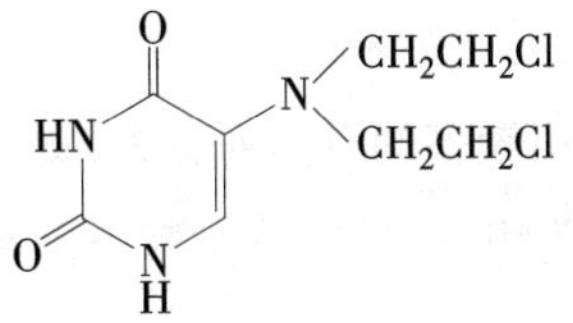

ER-09复习题

（顾勤兰）

第十章

激素类及其有关药物

导学情景

情景描述

周先生，45 岁，近半年来出现多饮、多尿、多食和消瘦等“三多一少”的症状，时常感到乏力、口渴等不适。2 周前，周先生到当地一家三甲医院进行了检查，结果显示空腹血糖 8.6mmol/L，明显大于 7.0mmol/L 的正常值。内分泌科医生结合周先生的症状表现，诊断周先生患有糖尿病，建议周先生使用二甲双胍等降血糖药物治疗。

学前导语

糖尿病是目前发病率较高的内分泌系统疾病之一，由于其高发率和年轻化趋势已引起了人们的高度重视。本章我们将从药物分类、基本结构、结构特点、理化性质、结构修饰与临床应用等方面对甾体激素药物、降血糖药、骨质疏松治疗药进行介绍。

内分泌系统（endocrine system）是一种整合性的调节机制，通过分泌特殊的化学物质——激素来实现对有机体的控制与调节，并与神经系统相辅相成，共同调节机体的生长发育和各种代谢，维持内环境稳定，影响行为和控制生殖等。

激素（hormone）又称为荷尔蒙，是由高分化的内分泌细胞产生并直接分泌入血的化学物质，对人类的繁殖、生长、发育、代谢、其他各种生理功能、行为变化以及适应内外环境等都起着重要的调节作用。

课堂活动

激素对人体健康有很大的影响，缺乏或过多都会引发各种疾病。

1. 生长激素分泌过多、过少分别会引起什么疾病？
2. 胰岛素分泌不足会导致什么疾病？

激素的种类繁多，其中在临床应用较多的有前列腺素、肾上腺素、甾体激素、肽类激素等。

本章主要介绍激素类及其有关药物，包括甾体激素类药物、胰岛素及口服降血糖药、骨质疏松治疗药。

第一节　甾体激素

具有甾体结构的激素统称为甾体激素（steroidal hormones）。甾体激素具有极重要的医药价值，在维持生命、调节生理功能、影响发育、调节免疫等方面有重要作用。

一、概述

（一）结构与分类

甾体激素结构分析

甾体激素按药理作用分类，可分为性激素和肾上腺皮质激素。其中性激素又分为雌激素、雄激素和孕激素。

甾体激素的基本结构是环戊烷并多氢菲（甾烷），由4个环构成，其中A、B和C 3个环均为六元环，D环为五元环。根据甾烷上取代基的不同，可分别得到雌甾烷、雄甾烷和孕甾烷3个基本母核，并由此又可将甾体激素分为雌甾烷类、雄甾烷类和孕甾烷类。其中雌甾烷类 C_{13}- 位有角甲基，编号为 C_{18}，如雌二醇、炔雌醇；雄甾烷类 C_{13}-、C_{10}- 位均有角甲基，编号分别为 C_{18}、C_{19}，如甲睾酮、苯丙酸诺龙；孕甾烷类除 C_{13}-、C_{10}- 位均有角甲基（编号分别为 C_{18}、C_{19}）外，C_{17}- 位还有乙基，2个碳的编号分别为 C_{20}、C_{21}，如黄体酮、地塞米松。

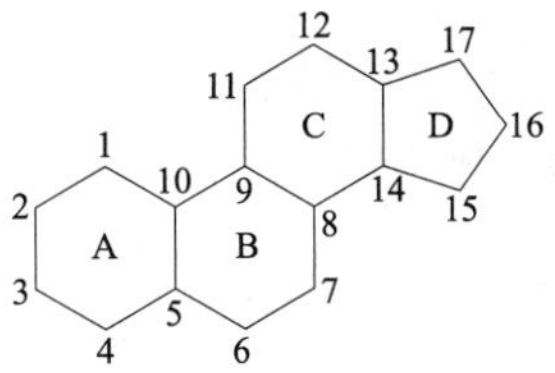

甾烷

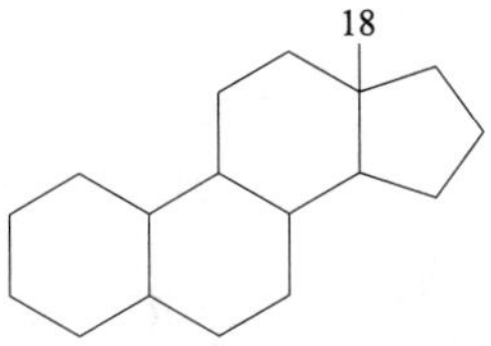

雌甾烷

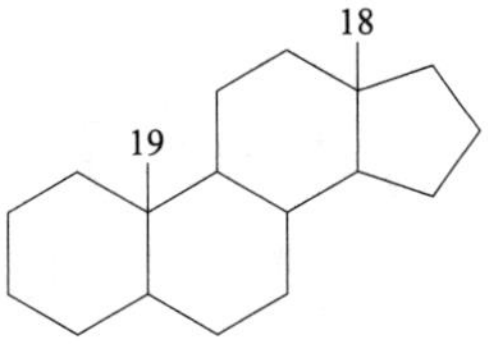

雄甾烷

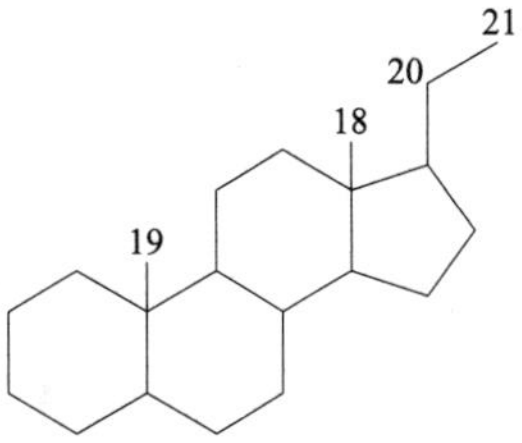

孕甾烷

（二）命名

甾体激素药物的命名方法有系统命名法、以类似化合物为母体进行命名2种方法。

1. 按系统命名法进行命名

（1）基本方法：甾类药物命名时，首先选择一个和被命名药物的结构最接近的母核作为母体，然后从被命名药物的结构中将母体部分去除后，剩下的基团作为取代基，放在母体前（单键取代基）或母体后（烯或酮基），并在取代基前标明该取代基的位置和构型即可。

在命名时应遵循的规定有：①取代基位于甾环环平面上方，用实线相连，为 β 构型；位于甾环环平面下方，用虚线相连，为 α 构型。②环与原母体相比减少1个甲基或环缩小1个碳原子时，用"去甲基"或"降（nor）"来表示；环扩大比原母体多1个碳原子时，用"高（homo）"表示。③结构中有1或2个羰基时分别用"酮""二酮"表示；有1或2个双键时分别用"烯""二烯"表示。

（2）举例

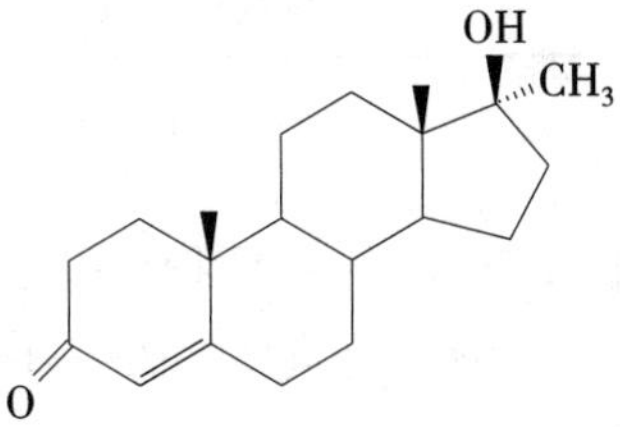

17α- 甲基 -17β- 羟基雄甾 -4- 烯 -3- 酮

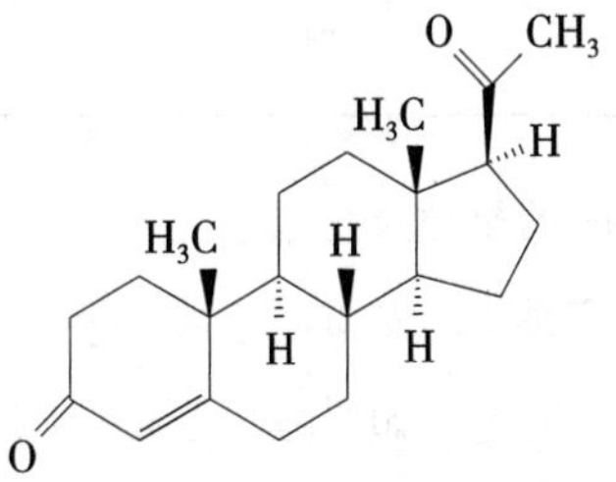

孕甾 -4- 烯 -3，20- 二酮

课堂活动

请同学们命名以下结构:

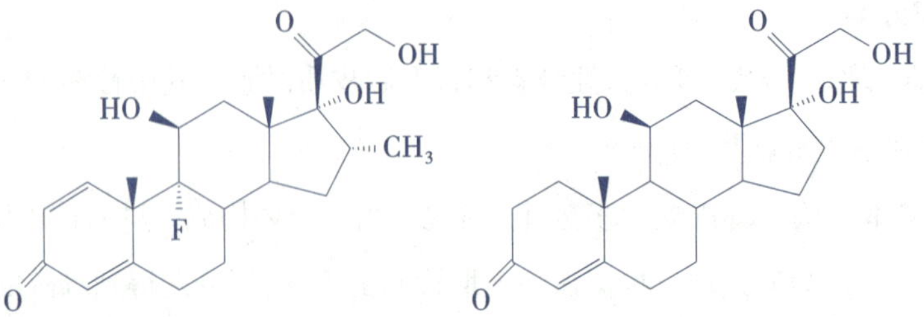

2. 以类似化合物为母体进行命名 即先选择一个和被命名药物的结构类似的药物作为母体,而后将两者的差异采用以下规则标明即可。

氢化:表示增加 2 个氢原子,去氢:表示减少 2 个氢原子

失氧:表示少 1 个氧原子,Δ:表示双键

例如:

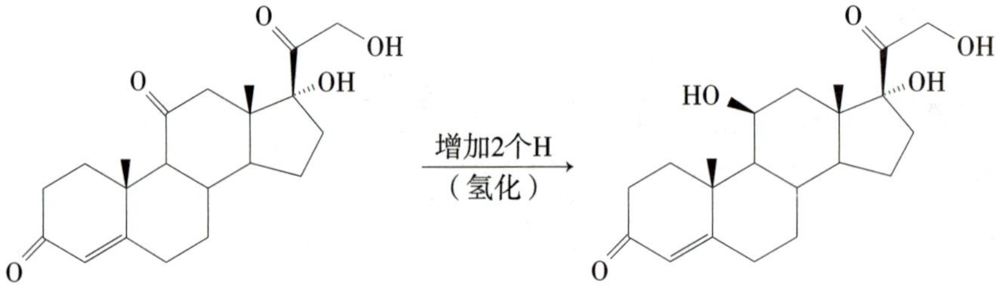

可的松　　　　氢化可的松

(三)一般性质

1. 呈色反应

(1)与强酸的呈色反应:甾体激素在与强酸的呈色反应中,与硫酸的呈色反应应用较广。部分常见甾体激素药物与硫酸的呈色反应详见表 10-1。

表 10-1 部分甾体激素药物与硫酸的呈色反应

药物名称	颜色	荧光	加水后的变化
氢化可的松	棕黄 ~ 红色	绿色	黄 ~ 橙黄色,微带绿色荧光
地塞米松	淡红棕色	无	颜色消失
炔雌醇	橙红色	黄绿(反射光)	玫瑰红色絮状沉淀
甲睾酮	黄色	黄绿	无变化
炔诺酮	红褐色	黄绿	黄褐色沉淀

(2)官能团的呈色反应

1)C_{17}-α- 醇酮基:皮质激素类药物分子结构中 C_{17}- 位上的 α- 醇酮基具有还原性,能与氧化剂四氮唑盐反应而呈色。如醋酸泼尼松在碱性条件下与氯化三苯四氮唑试液反应生成红色。

2)酮基:甾体激素分子结构中含有酮基,如 C_3- 酮基和 C_{20}- 酮基,能与 2,4- 二硝基苯肼、异烟

肼等羰基试剂反应呈色。如醋酸可的松醇溶液加新制的硫酸苯肼试液，加热即显黄色。

3）甲基酮：甾体激素分子结构中含有甲基酮时，能与亚硝基铁氰化钠等反应呈色。其中亚硝基铁氰化钠反应被认为是黄体酮的灵敏、专属的鉴别方法。

4）有机氟：一些含氟的甾体激素药物如醋酸氟轻松、醋酸地塞米松等，经有机破坏后生成无机氟化物，再与茜素氟蓝及硝酸亚铈反应显蓝紫色。

5）酚羟基：C_3为酚羟基的雌激素能与三氯化铁试剂反应呈色。

2. 沉淀反应

（1）含C_{17}-α-醇酮基的甾体激素：因C_{17}-α-醇酮基具有较强的还原性，能与斐林试剂反应生成砖红色的氧化亚铜沉淀，与多伦试剂反应生成黑色金属银沉淀。

（2）含炔基的甾体激素：如炔雌醇、炔诺酮，遇硝酸银试液，即分别反应生成白色的炔雌醇银盐沉淀和炔诺酮银沉淀。

（3）含有机氯的甾体激素：如丙酸氯倍他索、丙酸倍氯米松中的有机氯经有机破坏生成无机氯化物，再在硝酸酸性条件下与硝酸银作用，生成白色的氯化银沉淀。

3. 制备衍生物测定其熔点　利用固醇、甾酮类药物与一些试剂反应生成酯、肟、缩氨脲，或利用醇制碱液水解甾体酯类生成相应的母体，然后测定其熔点进行鉴别。

课堂活动

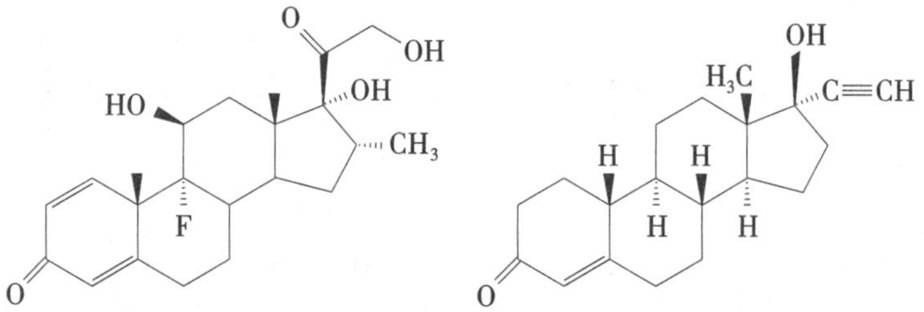

经仔细观察后，根据所学的知识，你能找出几种方法来区别以上两个药物？

二、雌激素及抗雌激素

雌激素（estrogens）属雌甾烷类，由雌性动物的卵巢分泌产生，是促进雌性动物性器官成熟及第二性征发育的物质。雌激素与孕激素一起完成性周期、妊娠、授乳等方面的作用。临床上主要用于治疗雌激素缺乏症、性周期障碍、绝经症状、骨质疏松及乳腺癌、前列腺癌等。常与孕激素组成复方避孕药。

抗雌激素即雌激素拮抗剂，临床常用于治疗乳腺癌等疾病。

天然雌激素有雌二醇（estradiol）、雌酮（estrone）和雌三醇（estriol）。1923年，科学家发现卵巢提取物能引起动情。不久后从妊娠期妇女的尿液中分离得到第一个雌性激素——雌酮，后来又分离得到了雌二醇和雌三醇。3种天然雌激素在体内可相互转化，其中雌二醇的生物活性最高，雌二醇、雌酮及雌三醇的生物活性强度比是100∶10∶3。

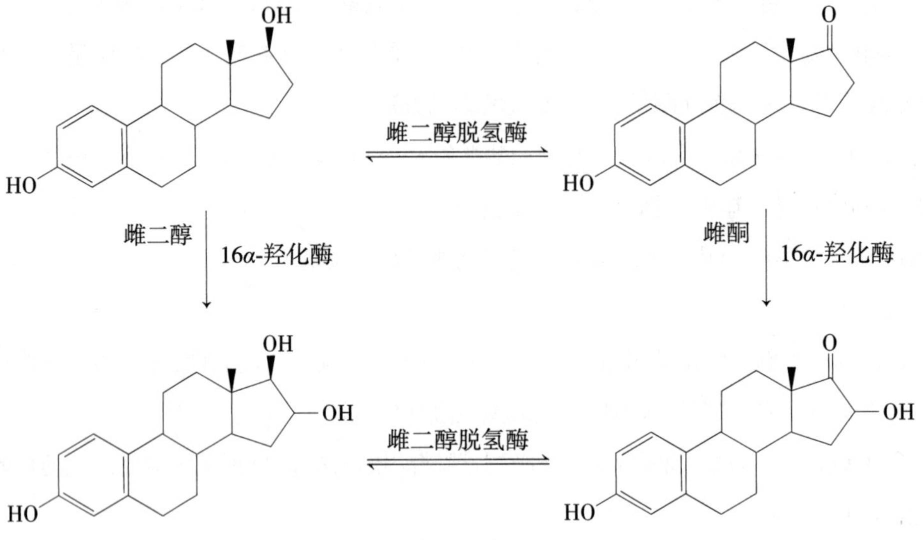

雌三醇

雌二醇在胃肠道及肝脏中迅速失活，因此口服无效。若在雌二醇的 17α- 位引入乙炔基制成炔雌醇（ethinylestradiol），使空间位阻增加，从而阻碍肝脏中的酶对药物的代谢破坏，并抵御胃肠道中微生物的降解作用，则可口服，且口服活性是雌二醇的 10~20 倍。若将炔雌醇的 3- 羟基进一步醚化，如环戊醚化后得到炔雌醚（quinestrol），则不但保留了口服活性，醚化后产物的脂溶性增加，药物贮存在人体脂肪中缓慢释放，作用时间可达数日。

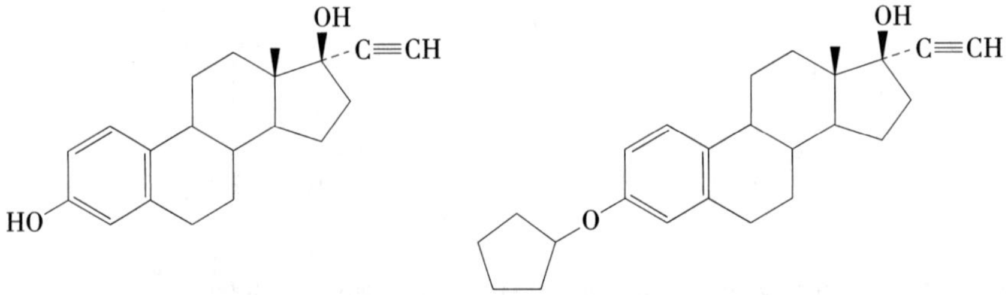

炔雌醇　　　　炔雌醚

雌二醇的 3- 位和 17β- 位都有羟基，用羧酸与其成酯制成前药，虽然生物活性减弱，但在体内缓慢水解，释放出雌二醇，可以达到延长作用时间的目的。如苯甲酸雌二醇（estradiol benzoate）是 3- 位酯、戊酸雌二醇（estradiol valerate）是 17β- 位酯。

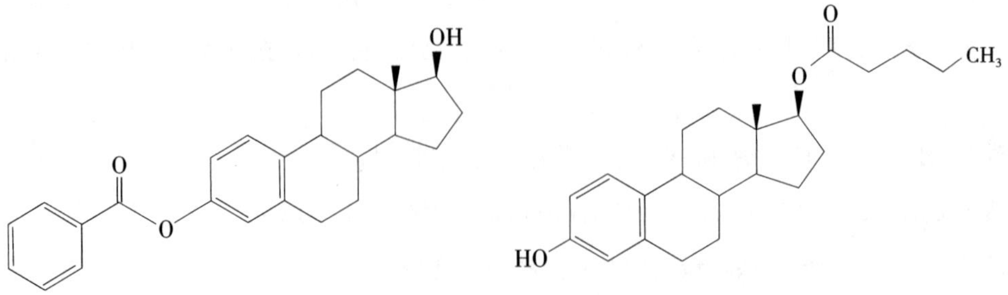

苯甲酸雌二醇　　　　戊酸雌二醇

天然雌激素在动物体内的含量较少，且来源非常有限，所以人们试图寻找结构简单、制备方便的代用品。

通过对雌激素构效关系的研究发现，甾核对于雌激素的活性是非必需的，3-位和17-位的含氧功能基才是雌激素的药效结构。经过合成和筛选，得到超过30类、1000多种有雌激素活性的非甾体化合物，其中比较重要的药物是己烯雌酚（diethylstilbestrol）。己烯雌酚反式立体结构的2个官能团间的距离为0.855nm，与天然雌激素相同。其作用与雌二醇相近，比甾体雌激素便宜，而且可以口服。

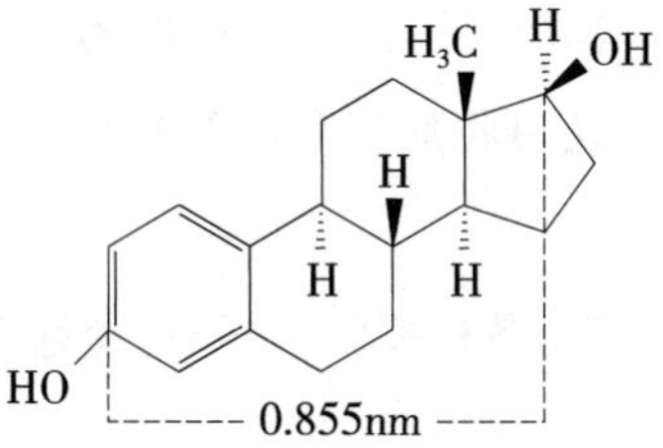

雌二醇

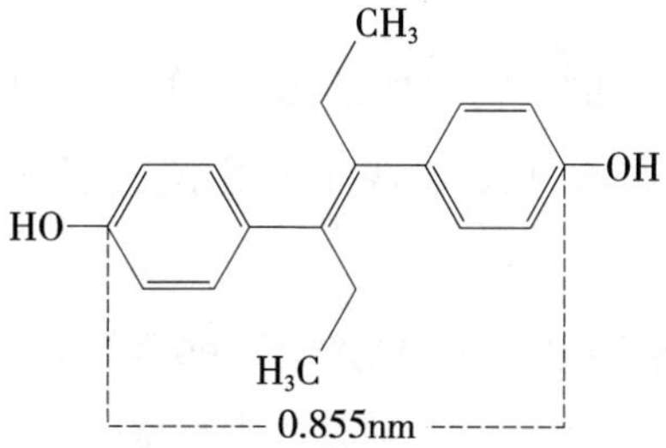

己烯雌酚

在研究己烯雌酚类雌激素的过程中，发现了三苯乙烯类化合物氯米芬（clomifene），它与雌激素受体有强而持久的结合力，但两者的结合体不能进入靶细胞核，不能与染色体适当结合产生雌激素效应，从而达到雌激素拮抗作用。这一发现激发了科学家们的研究兴趣，从其构效关系入手，寻找更具潜力和作用时间更长的化合物。在这一类药物中他莫昔芬（tamoxifen）因没有严重的不良反应，而被广泛应用于不育症和乳腺癌的治疗中。

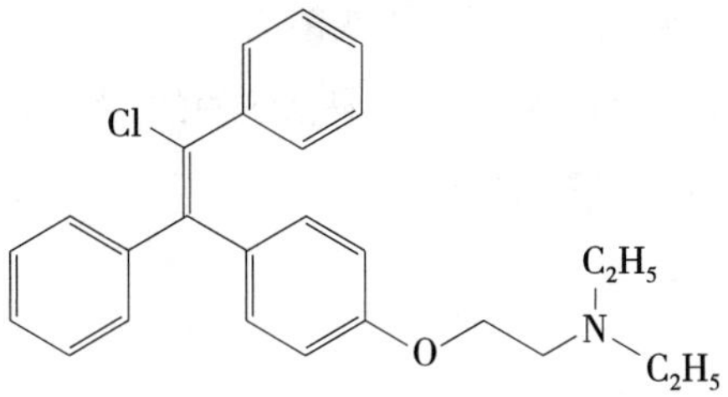

氯米芬

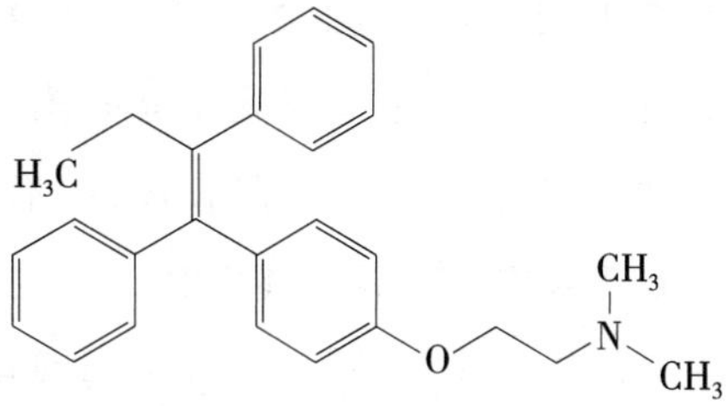

他莫昔芬

雌二醇 estradiol

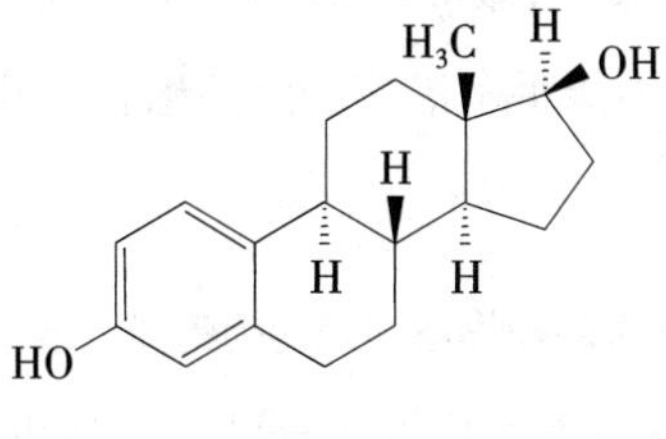

化学名为雌甾-1，3，5（10）-三烯-3，17β-二醇。

本品为白色或类白色结晶性粉末；无臭。熔点为175~180℃；比旋度为+75°~+82°（1%二氧六环溶液）；在280nm波长处有最大吸收。在丙酮中溶解，在乙醇中略溶，在水中不溶。

本品和硫酸作用显黄绿色荧光。

本品结构上有酚羟基，加三氯化铁呈草绿色，再加水稀释，则变为红色。

本品因结构上有酚羟基，具还原性，见光易被氧化变质。

本品的氢氧化钠溶液与苯甲酰氯反应生成苯甲酸酯，熔点为170~196℃。

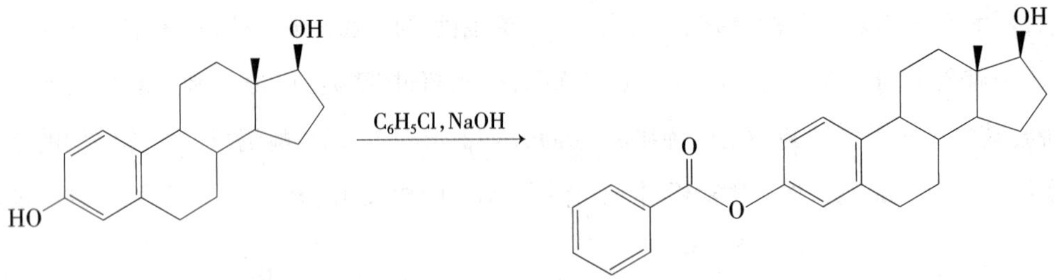

本品有极强的生物活性，口服无效，肌内注射给药起效迅速，但作用时间短。常制成霜剂或贴剂通过皮肤吸收，也可制成栓剂用于阴道给药。同时，还可将雌二醇溶解在植物油中制成长效针剂。

本品主要用于治疗卵巢功能不全或雌激素不足所引起的各种症状，如子宫发育不全、功能性子宫出血、月经不调、原发性闭经及绝经期综合征等。

己烯雌酚　diethylstilbestrol

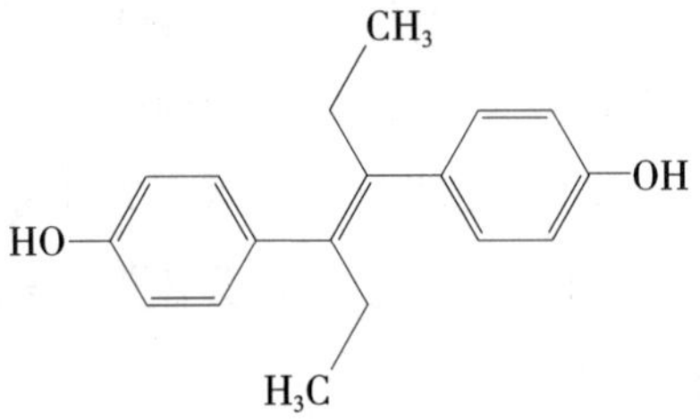

化学名为（*E*）-4，4′-（1，2-二乙基-1，2-亚乙烯基）双苯酚。又名乙底酚。

本品为无色结晶或白色结晶性粉末；几乎无臭。熔点为169~172℃。易溶于甲醇，溶于乙醇、乙醚或脂肪油，微溶于三氯甲烷，在水中几乎不溶；溶于稀氢氧化钠溶液。

本品的反式体有效，顺式体无效。

本品在结构上具有还原性，见光易被氧化变质。

本品和硫酸作用显橙黄色，加水稀释后，颜色即消失。

本品的稀乙醇溶液加三氯化铁溶液，生成绿色配合物，缓缓变成黄色。

本品为人工合成的非甾类雌激素，口服吸收良好，作用为雌二醇的2~3倍。临床主要用于补充体内雌激素不足、乳腺癌、前列腺癌不能手术治疗的晚期患者、预防产后泌乳、退（回）乳。

课堂活动

一位患者拿着一瓶己烯雌酚片到医院药物咨询处询问药师：该药还在效期内，能否使用？药师打开药瓶，取出药片发现该药已经变黄，遂告诉患者该药已经变质，不能再用。请问：

1. 药师凭什么判断药物已经变质？
2. 该药容易变质吗？为什么？应如何贮存？
3. 药物在效期内是否就一定可以继续使用？

枸橼酸他莫昔芬　tamoxifen citrate

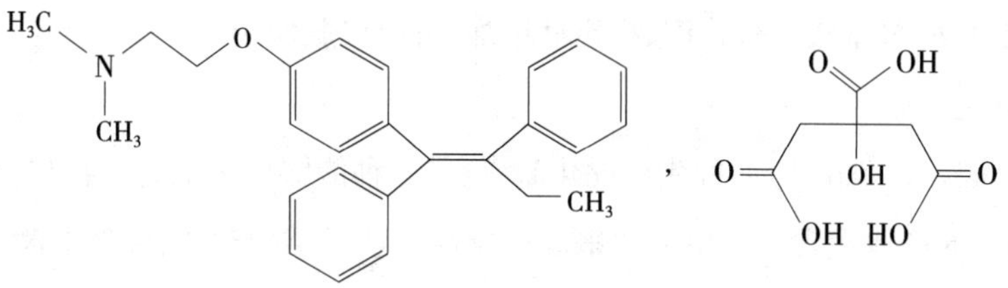

化学名为（*Z*）-*N*,*N*-二甲基-2-［4-（1,2-二苯基-1-丁烯基）苯氧基］-乙胺枸橼酸盐。又名三苯氧胺。

本品为白色或类白色结晶性粉末；无臭。熔点为142~148℃，熔融时同时分解。在甲醇中溶解，在乙醇或丙酮中微溶，在三氯甲烷中极微溶，在水中几乎不溶；在冰醋酸中易溶。

药用品为顺式几何异构体，反式体的活性小于顺式体。

本品与醋酐-吡啶（1∶5）混合，水浴加热，溶液颜色由黄色变为红色。

本品遇光不稳定，对紫外线敏感。

本品主要用于治疗晚期乳腺癌和卵巢癌。

三、雄激素及蛋白同化激素

（一）雄性激素

雄激素（androgens）是维持雄性生殖器官及第二性征发育的物质。同时具有蛋白同化活性，能促进蛋白质合成和骨质形成，使肌肉生长发达、骨骼粗壮。临床常用于内源性激素分泌不足的补充疗法。

1931年，科学家从15吨男性尿液中提取到15mg雄酮（androsterone）。1935年，科学家从公牛睾丸中分离出睾酮（testosterone），活性为雄酮的6~10倍。

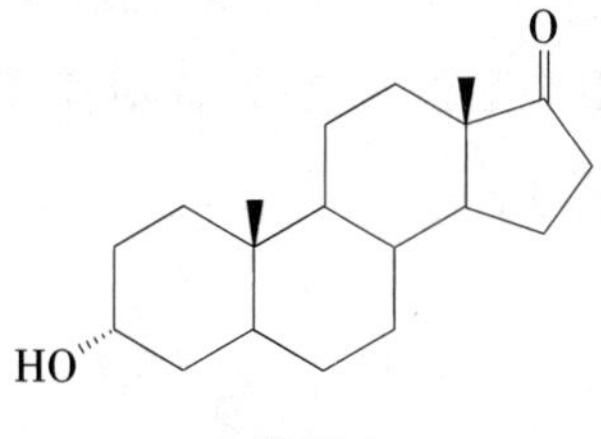

雄酮

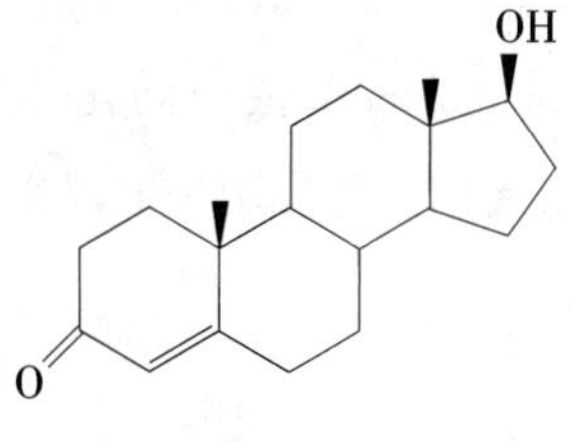

睾酮

睾酮的作用时间短，为了延长作用时间，将其17*β*-羟基酯化。按照选用的酸不同，可以得到丙酸睾酮（testosterone propionate）、苯乙酸睾酮（testosterone phenylacetate）等。

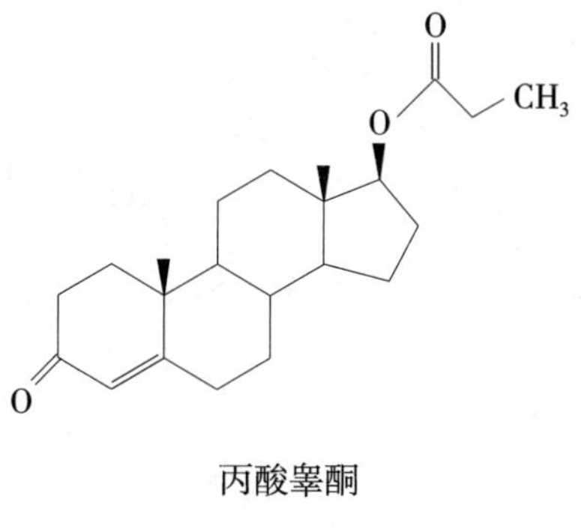

丙酸睾酮

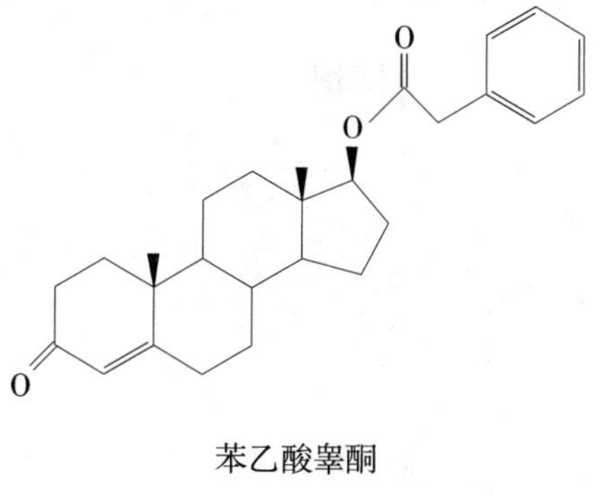

苯乙酸睾酮

睾酮易在消化道内被破坏，因此口服无效。在 17α- 位引入甲基后得到甲睾酮（methyltestosterone），增加空间位阻，使 17β- 羟基较难被代谢，稳定性增加，可以口服使用。

（二）同化激素

同化激素（anabolic steroid）亦称蛋白同化激素，是一种能够促进细胞生长与分化，使肌肉扩增、骨骼及其强度增大的甾体激素。是由天然来源的雄性激素经结构改造，降低雄激素活性，提高蛋白同化活性而得到的半合成激素类药物。临床主要用于治疗病后虚弱及营养不良。

知识链接

蛋白同化激素与兴奋剂

蛋白同化制剂又称同化激素，老百姓俗称合成类固醇，是合成代谢类药物，具有促进蛋白质合成和减少氨基酸分解的特征，它的主要作用是可以促进肌肉增生、提高动作力度和增强男性的性特征。因为蛋白同化制剂、肽类激素滥用的情况较为突出，危害也很大，所以全世界包括中国在内将蛋白同化制剂、肽类激素都作为兴奋剂目录中的重点品种来加强管制。

睾酮是天然的雄性激素，也是最为常见的天然来源的蛋白同化激素。睾酮曾作为同化激素用于临床，但其雄性激素作用强，不良反应较大。若将雄性激素 10- 位上的角甲基去掉，蛋白同化作用变化不大，但雄性激素活性大大降低，常称为 19- 去甲雄激素，是一类很重要的蛋白同化激素。如将 17β- 羟基再与苯丙酸酯化，得到苯丙酸诺龙（nandrolone phenylpropionate），其同化作用为丙酸睾酮的 12 倍而且作用时间持久，雄激素活性则较小，其既能促进蛋白质的合成又能抑制氨基酸分解成尿素，并有使钙、磷沉积和促进骨组织生长等作用。

对 A 环进行改造，2- 位引入取代基或者 4- 位引入卤素，也可以得到一些较好的蛋白同化激素，如羟甲烯龙（oxymetholone），蛋白同化作用是甲睾酮的 3 倍多，而雄激素作用只有 1/2；再如司坦唑醇（stanozolol），蛋白同化作用是甲睾酮的 30 倍。

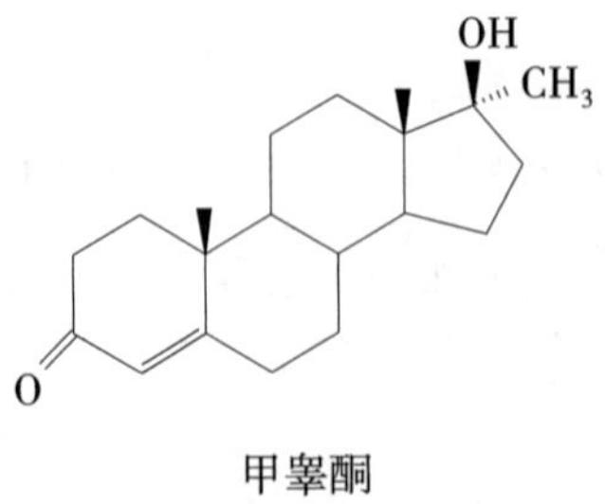

甲睾酮

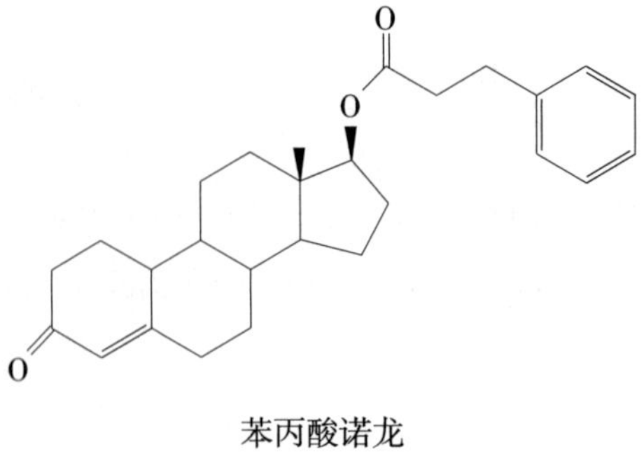

苯丙酸诺龙

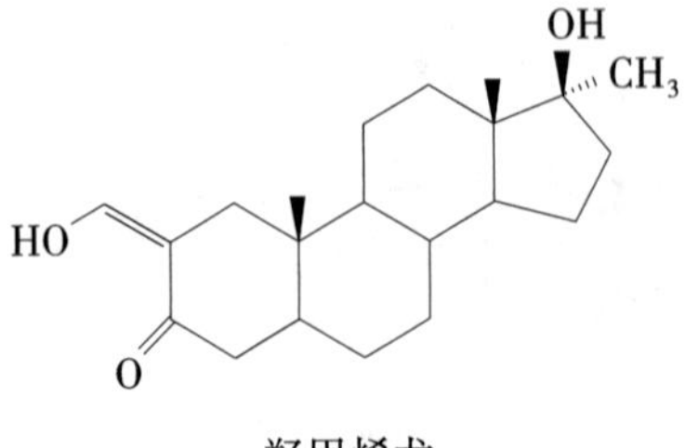

羟甲烯龙

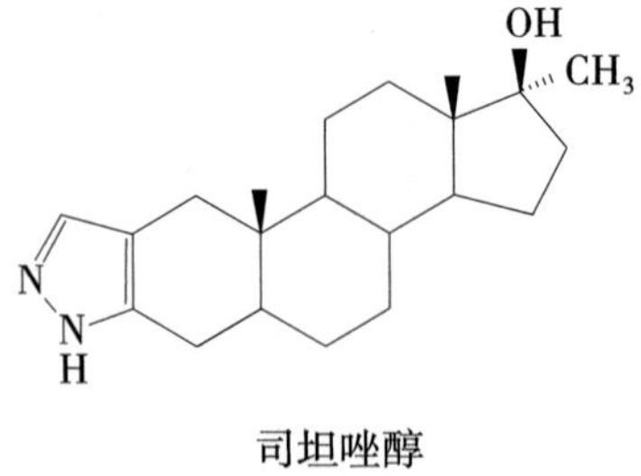

司坦唑醇

但是做到完全没有雄性活性十分困难，目前，雄性活性仍是蛋白同化激素的主要不良反应。

（三）典型药物

甲睾酮　methyltestosterone

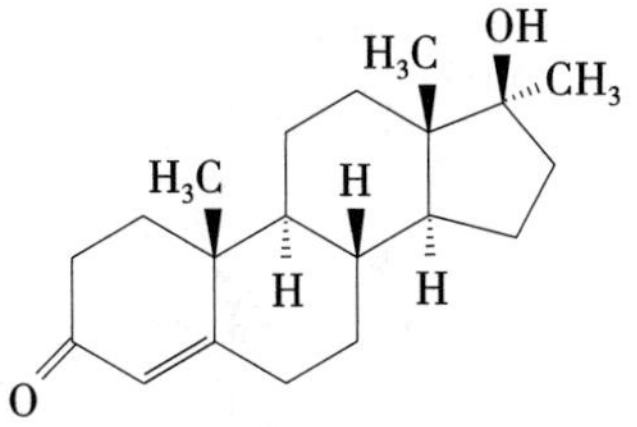

化学名为 17α- 甲基 -17β- 羟基雄甾 -4- 烯 -3- 酮。又名甲基睾丸素、甲基睾丸酮。

本品为白色或类白色结晶性粉末；无臭，无味；微有引湿性。熔点为 163~167℃；比旋度为 +79°~+85°（1% 乙醇溶液）。易溶于乙醇、丙酮或三氯甲烷，略溶于乙醚，微溶于植物油，不溶于水。

本品加硫酸 - 乙醇溶解，即显黄色并带有黄绿色荧光。

本品遇硫酸铁铵溶液，显橘红色，后变为樱红色。

课堂活动

药品柜台上分别有 1 瓶外观相似的己烯雌酚片与甲睾酮片。由于受潮，2 瓶药的标签掉在了地上。

1. 如果你是药师，你将如何用化学方法来区分出 2 瓶药物？
2. 你区分 2 瓶药物的依据是什么？

本品口服给药，能使体内的雌激素水平下降，抑制异位子宫内膜组织生长，使其失活萎缩，为治疗子宫内膜异位症的首选药物，并能预防纤维性乳腺炎结节，可使肿块消失、软化。本品主要用于男性性腺功能减退症、无睾症及隐睾症，绝经妇女晚期乳腺癌。

苯丙酸诺龙　nandrolone phenylpropionate

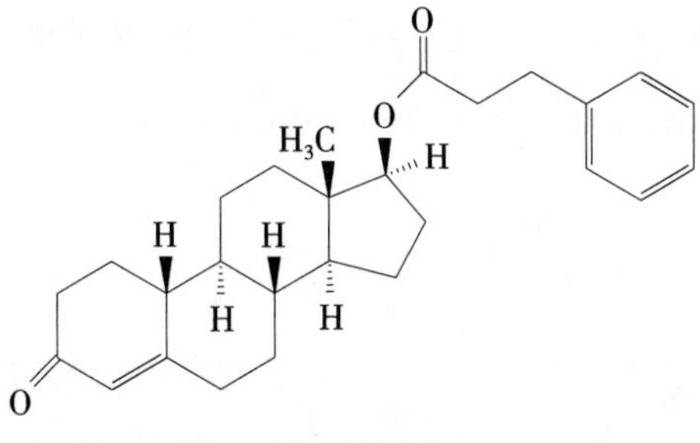

化学名为 17β- 羟基雌甾 -4- 烯 -3- 酮 -3- 苯丙酸酯。

本品为白色或类白色结晶性粉末；有特殊臭。熔点为 93~99℃；比旋度为 +48°~+51°（1% 二氧六环溶液）。溶于甲醇或乙醇，略溶于植物油，几乎不溶于水。

本品的甲醇溶液与盐酸氨基脲缩合，生成缩氨脲衍生物，熔点为 182℃，熔融时同时分解。

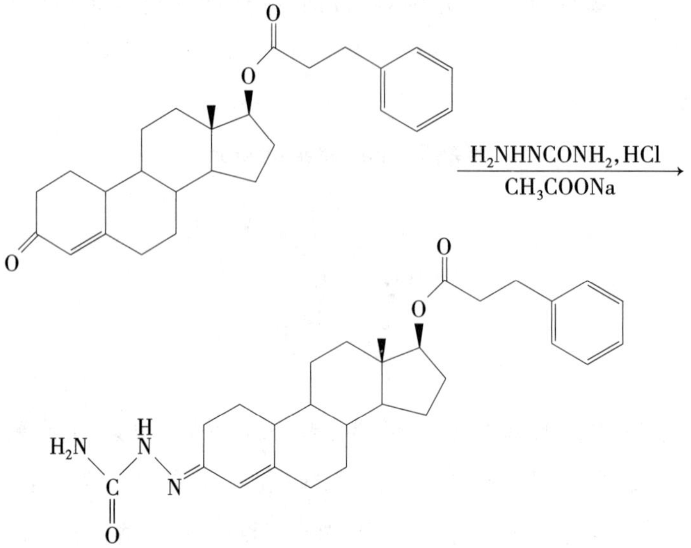

本品临床用于慢性消耗性疾病、严重灼伤、骨质疏松、骨折不易愈合、发育不良等。

四、孕激素及抗孕激素

（一）孕激素

孕激素（progestins）又称“女性激素”，是由卵巢的黄体细胞分泌，以黄体酮（又称孕酮）为主的一类激素。可促进子宫内膜腺体增长，为接纳受精卵做好准备，又有保胎作用，与雌激素一起共同维持性周期及保持怀孕等。临床主要用于预防先兆流产、治疗子宫内膜异位症等妇科疾病。

1903年，科学家首先发现将受孕后的黄体移去，会导致妊娠终止。1934年，从妊娠期妇女的尿液中分离得到了黄体酮，很快就发现其维持妊娠的作用。黄体酮口服易代谢失活，仅能注射给药，因此，获得可口服的长效孕激素就成了结构改造的主要目的。

第一个口服有效的孕激素药物不是黄体酮的衍生物，而是睾酮的衍生物。在寻找口服雄激素的过程中，在睾酮的17*α*-位引入乙炔基得到炔孕酮（ethisterone），其雄性激素活性减弱，而口服后的孕激素活性比黄体酮强15倍。1944年，科学家发现C_{19}-甲基不是产生孕激素活性的必需结构，将炔孕酮的C_{19}-甲基去掉得到炔诺酮（norethisterone），活性比炔孕酮更高。后来又合成了一系列睾酮类孕激素，如异炔诺酮（norethynodrel）、炔诺孕酮（norgestrel）等。

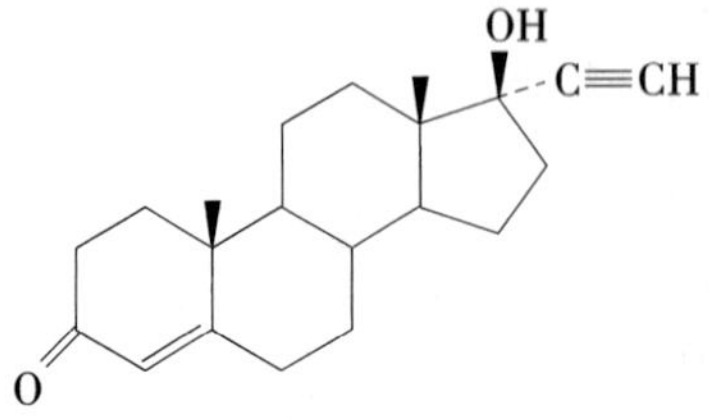

炔孕酮

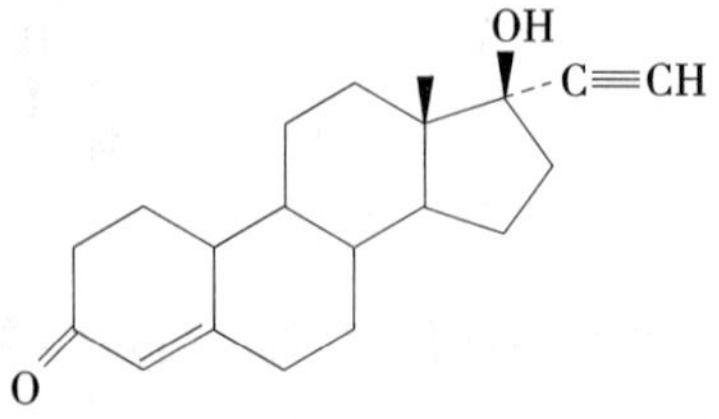

炔诺酮

在研究皮质激素生物合成的过程中，发现了17*α*-羟基黄体酮，几乎没有孕激素活性。将17*α*-羟基酯化，得到的化合物口服有活性，如己酸羟孕酮（17*α*-hydroxyprogesterone caproate）是一种长效避孕药。通过对黄体酮代谢的研究发现，孕酮类化合物失活的主要途径是6-位羟基化，因此

结构修饰主要是在 C_6- 位进行。用甲基取代，甲基占据 6α- 位得到 6α- 甲基衍生物醋酸甲羟孕酮（medroxyprogesterone acetate），由于 19- 角甲基位阻的关系，使 6- 位羟基更稳定。醋酸甲羟孕酮是强效孕激素，活性是黄体酮的 20 倍。在此基础上进一步修饰，还可以得到醋酸甲地孕酮（megestrol acetate）和醋酸氯地孕酮（chlormadinone acetate），活性分别是黄体酮的 12 和 50 倍，都是常用的孕激素药物。

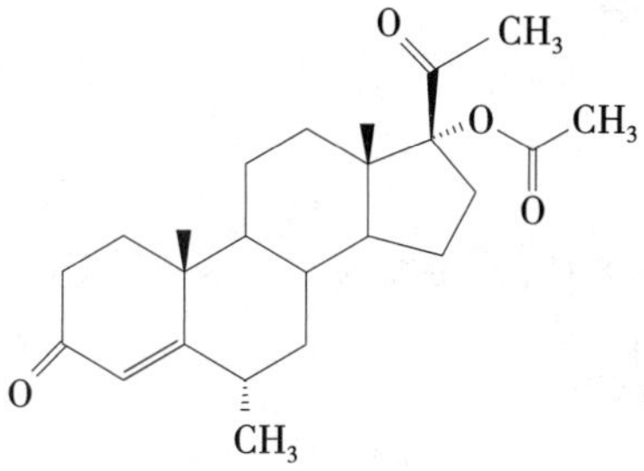

醋酸甲羟孕酮

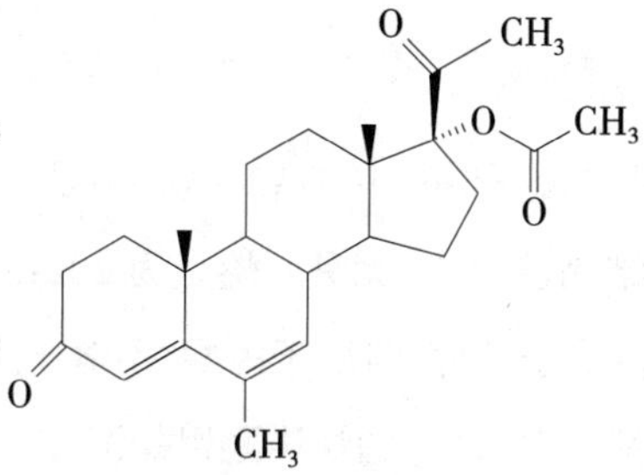

醋酸甲地孕酮

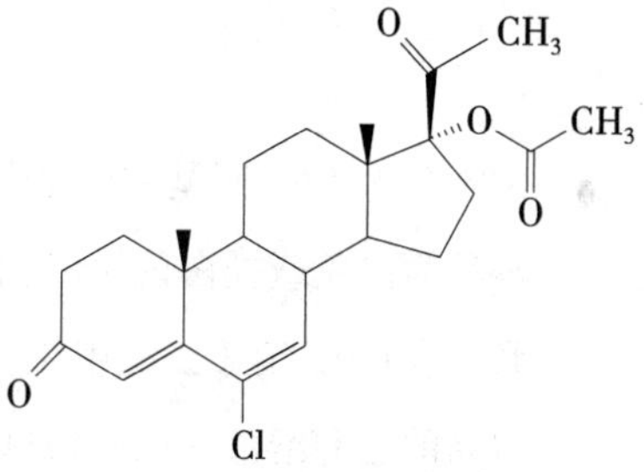

醋酸氯地孕酮

黄体酮　progesterone

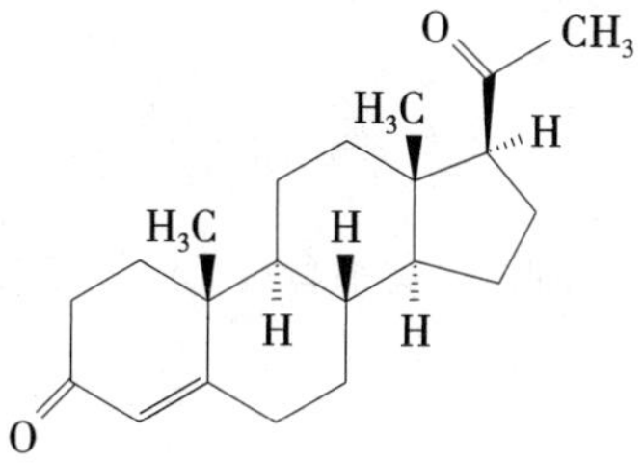

▶▶ 课堂活动

请 2 名同学在黑板上给该药命名，然后老师点评并给出正确答案。

化学名为孕甾 -4- 烯 -3，20- 二酮。又名孕酮。

本品为白色或类白色的结晶性粉末；无臭。熔点为 128~131℃；比旋度为 +186°~+198°（1% 乙醇溶液）。极易溶于三氯甲烷，溶于乙醇、乙醚或植物油，不溶于水。

本品的甲醇溶液加亚硝基铁氰化钠、碳酸钠及乙酸铵，摇匀，一段时间后，应显蓝紫色。该反应为黄体酮特有专属的鉴别反应。

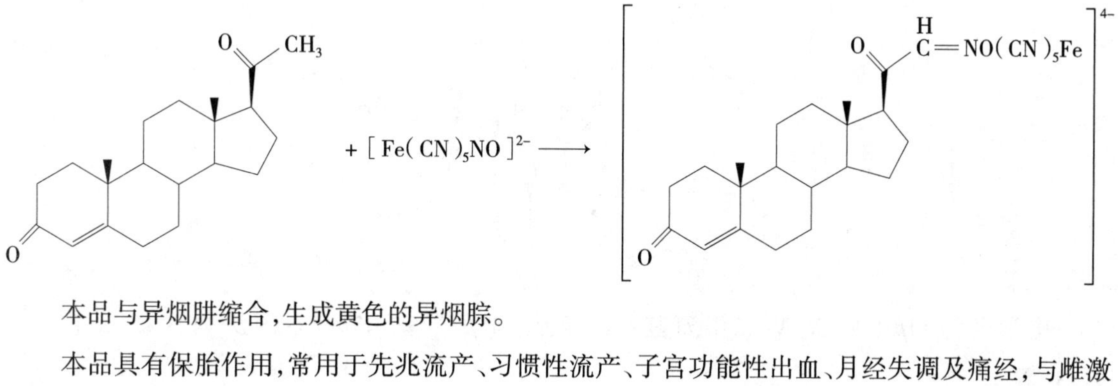

本品与异烟肼缩合，生成黄色的异烟腙。

本品具有保胎作用，常用于先兆流产、习惯性流产、子宫功能性出血、月经失调及痛经，与雌激素类药物合用可作避孕药。

炔诺酮　norethisterone

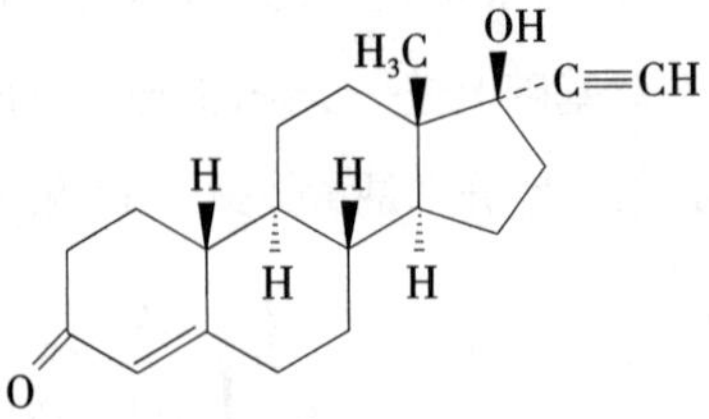

化学名为 17*β*- 羟基 -19- 去甲 -17*α*- 孕甾 -4- 烯 -20- 炔 -3- 酮。

本品为白色或类白色粉末或结晶性粉末；无臭。熔点为 202~208℃；比旋度为 −28° ~−22°（1% 三氯甲烷溶液）。溶于三氯甲烷，微溶于乙醇，略溶于丙酮，不溶于水。

本品的乙醇溶液遇硝酸银试液，产生白色的炔诺酮银盐沉淀。

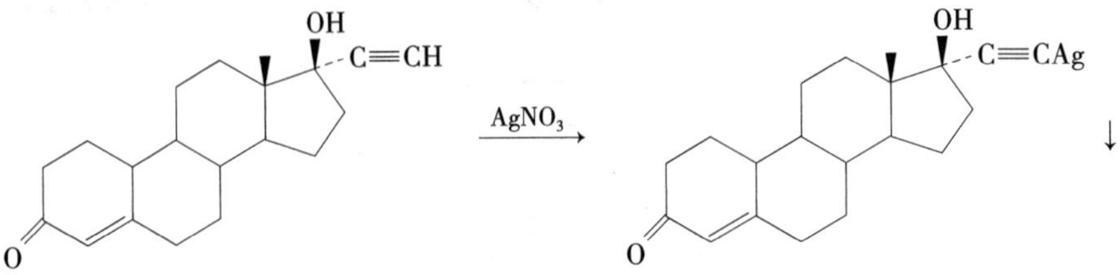

本品临床用于治疗功能性子宫出血、妇女不育症、子宫内膜异位症等，并与炔雌醇合用作为短效口服避孕药。

课堂活动

如何区别黄体酮与炔诺酮？有几种方法？为什么？

（二）抗孕激素

抗孕激素（antiprogestins）指与孕激素竞争受体并拮抗其活性的化合物，是终止早孕的重要药物。

1982 年，报道了第一个抗孕激素米非司酮（mifepristone），它能干扰早孕并终止妊娠，但是有抗糖皮质激素活性。另外一个抗孕激素奥那司酮（onapristone）的抗糖皮质激素活性较低。

米非司酮　mifepristone

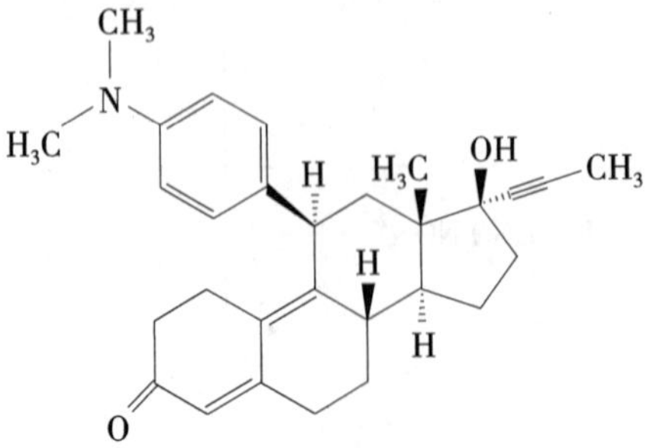

化学名为 11*β*-［4-（*N*，*N*- 二甲氨基）-1- 苯基］-17*β*- 羟基 -17*α*-（1- 丙炔基）- 雌甾 -4，9- 二烯 -3- 酮。

本品为淡黄色结晶性粉末；无臭，无味。熔点为 192~196℃；比旋度为 +124° ~129°。在二氯甲烷、甲醇中易溶，在乙醇、乙酸乙酯中溶解，在水中几乎不溶。

本品主要用于抗早孕，也可用于紧急避孕。

知识链接

药 物 流 产

口服米非司酮和米索前列醇 2 种药物使早期妊娠终止是药物流产的一种流产方法。应用药物使妊娠终止是近 20 年来的新发展，近年来已广泛应用于临床。在药物流产过程中，米非司酮使子宫蜕膜变性坏死、宫颈软化，米索前列醇使子宫兴奋、子宫收缩，促使胚胎排出。当然，药物流产也存在较多的风险，比如流产失败、失血过多危及性命以及其他副作用等，所以应慎重使用。

（三）甾体避孕药

口服甾体避孕药（contraceptives）是通过阻断生殖过程的某个环节（排卵、受精、着床等），以达到避孕或终止妊娠目的的一类药物。目前临床中常用的口服甾体避孕药多为孕激素和雌激素的复合剂型。

甾体避孕药按药理作用分为：①抗排卵；②改变宫颈黏液的理化性质；③影响孕卵运行；④抗着床及抗早孕。按剂型和使用方式，包括复合避孕药、单纯孕激素避孕药、事后避孕药等。本节主要介绍作为避孕药使用的甾体激素。

炔雌醇　ethinylestradiol

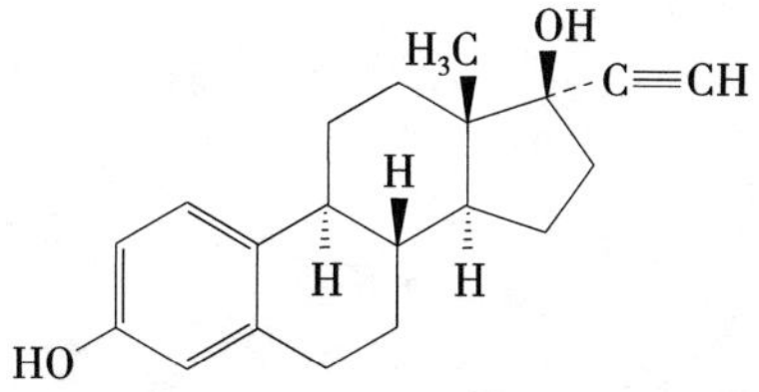

化学名为 3- 羟基 -19- 去甲 -17α- 孕甾 -1，3，5（10）- 三烯 -20- 炔 -17- 醇。

本品为白色或类白色的结晶性粉末；无臭。熔点为 180~186℃；比旋度为 −31°~−26°（1% 吡啶溶液）。易溶于乙醇、丙酮或乙醚，溶于三氯甲烷，不溶于水。

本品和硫酸作用显橙红色，在反射光线下出现黄绿色荧光，将此溶液倾入水中，产生玫瑰红色絮状沉淀。

本品的乙醇溶液遇硝酸银试液，生成白色的炔雌醇银盐沉淀。

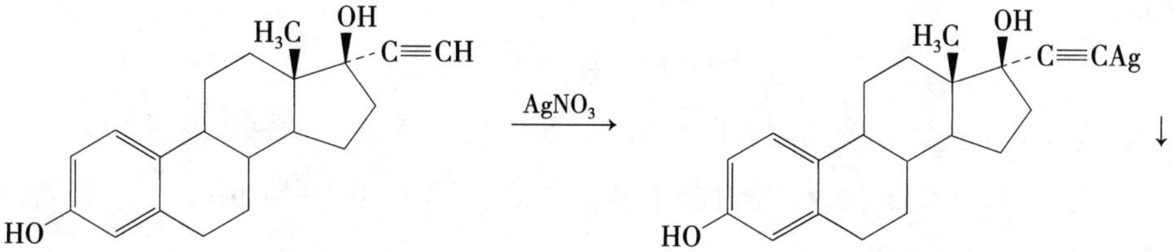

本品为口服、高效、长效雌激素，活性为雌二醇的 7~8 倍、己烯雌酚的 20 倍，临床用于月经紊乱、子宫发育不全、前列腺癌等。

本品和孕激素配伍组成各种复方制剂，用作口服避孕药，对抑制排卵有协同作用，可增强避孕效果。

课堂活动

请根据炔雌醇的结构与性质，分析该药正确的贮存保管方法。

五、肾上腺皮质激素

肾上腺皮质激素（adrenocorticoids）是肾上腺皮质受脑垂体分泌的促肾上腺皮质激素（ACTH）刺激所产生的一类激素。按其生理功能，可分为糖皮质激素（影响体内糖代谢）和盐皮质激素（影响体内水盐代谢）。

早在19世纪中叶，人们已发现艾迪生病与肾上腺皮质功能有关。1972年，科学家用肾上腺提取物来治疗患者。后来，逐渐分离得到了可的松（cortisone）、氢化可的松（cortisol）、皮质酮（corticosterone）、醛固酮（aldosterone）等化合物。其中皮质酮和醛固酮影响体内水盐代谢，称为盐皮质激素；可的松和氢化可的松调节糖、脂肪和蛋白质的生物合成和代谢，称为糖皮质激素，在临床作用广泛。本章主要介绍糖皮质激素。

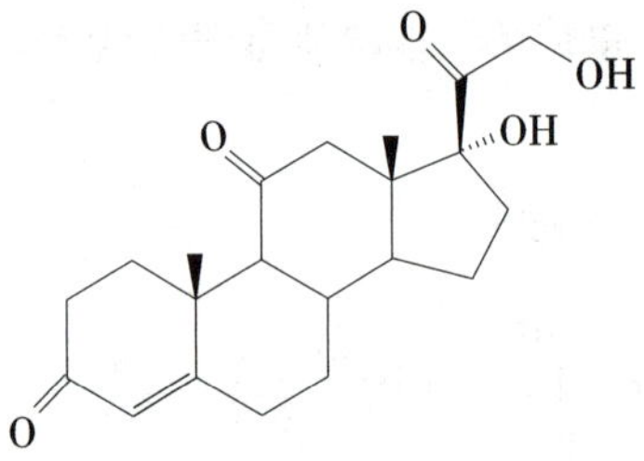

可的松

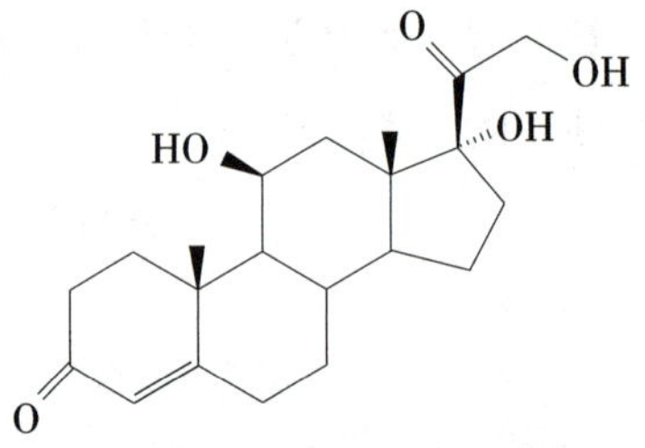

氢化可的松

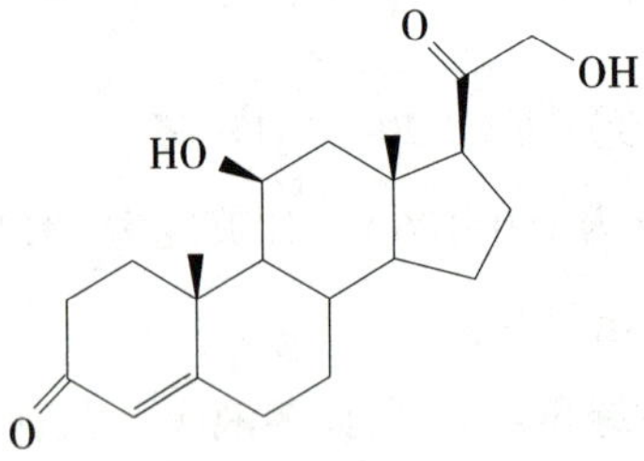

皮质酮

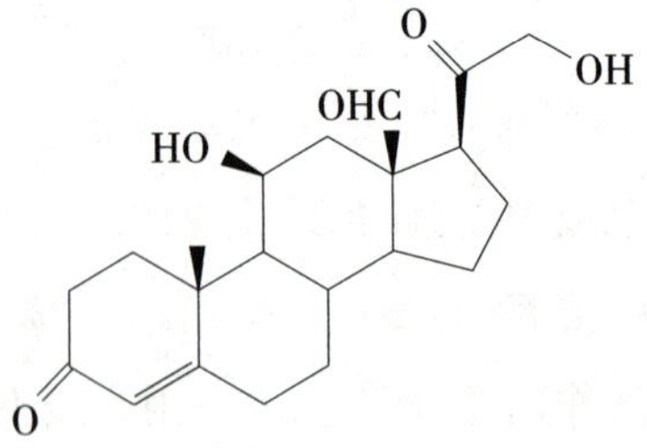

醛固酮

知识链接

糖皮质激素的“四抗”

糖皮质激素的药理作用主要可归纳为“四抗”，即抗炎、抗免疫、抗毒和抗休克作用。

抗炎：对各种原因引起的炎症都有抑制作用。主要用于改善炎症早期的红、肿、热、痛等症状，炎症后期防止粘连和瘢痕形成。

抗免疫：对细胞和体液免疫均抑制，但对细胞免疫的抑制作用更强，后者在大剂量时才明显。

抗毒：表现为针对内毒素解热，改善中毒症状，但不能中和内毒素，对外毒素损害亦无保护作用。

抗休克：超大剂量可对抗各种严重休克，特别是中毒性休克。

此外，糖皮质激素对血液与造血系统、中枢神经系统等也有广泛的影响。

天然皮质激素都具有孕甾烷基本母核，含有Δ^4-3- 酮、20- 酮、21- 羟基功能基。通常同时具有17α- 羟基和 11- 氧（羟基或氧代）的为糖皮质激素；而不同时具备的为盐皮质激素。

天然糖皮质激素存在许多不足，如稳定性差、作用时间短、仍有一定的影响水盐代谢的作用等。通过对其进行结构修饰，得到了一些专一性好、副作用小的药物。进行结构修饰的位置主要是：

1. C_{21}- 位的修饰氢化可的松分子中有 3 个羟基，但只有 C_{21}- 位羟基易被酯化。C_{11}- 位羟基因为 C_{13}- 及 C_{18}- 位角甲基的空间位阻、C_{17}- 羟基因为侧链的空间位阻，均不能形成酯。将氢化可的松的 C_{21}- 位羟基与醋酐反应，得到前药醋酸氢化可的松（hydrocortisone acetate），稳定性增加，作用时间延长。这种结构修饰在后来出现的糖皮质激素药物中也被广泛采用。

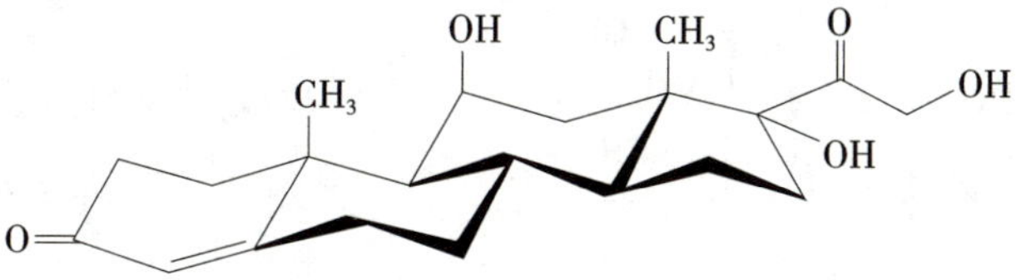

氢化可的松的空间位阻

2. C_1- 位的修饰将可的松和氢化可的松脱氢，在 $C_{1\text{-}2}$- 位形成双键，分别得到泼尼松（prednisone）和泼尼松龙（prednisolone），抗炎作用增加，而副作用降低。目前认为这种修饰使 A 环的构型由半椅式变为船式，提高了与受体的亲和力。

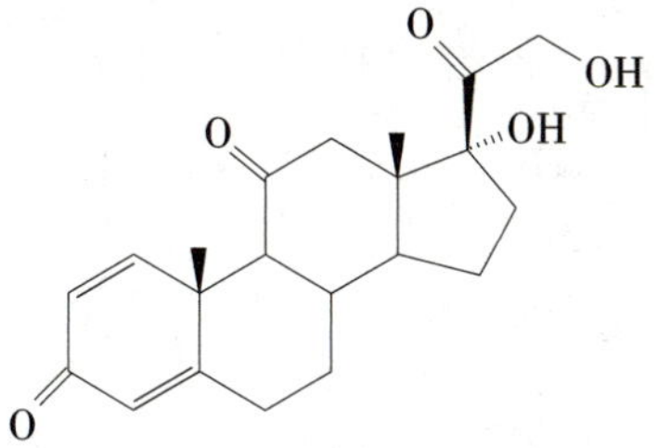

泼尼松

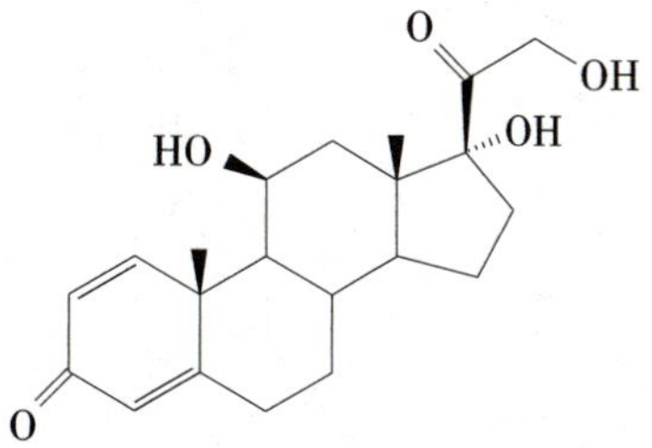

泼尼松龙

3. C_6- 位的修饰在 6α- 位引入氟原子，抗炎作用大大增加，但盐皮质激素作用也大幅增加。如醋酸氟轻松（fluocinonide acetate），只能外用于治疗皮肤病。

课堂活动

本书中，引入氟元素后药物疗效发生明显改变的药物有哪些？其药效是增强还是减弱了？

4. C_9- 和 C_{16}- 位的修饰在氢化可的松的合成过程中，偶然发现中间体 9- 卤化物的活性比母体大大增加，而 9α- 氟化物的作用最强，但是盐皮质激素活性也大大增强。后来在使用氢化可的松的患者的尿液中发现了16α-羟基代谢物，其糖皮质激素作用保留，盐皮质激素作用明显降低。1958年，在此基础上合成得到了曲安西龙（triamcinolone），盐皮质激素作用降低。将曲安西龙的16α-羟基和17α-羟基与丙酮缩合后得到曲安奈德（triamcinolone acetonide），作用更强。

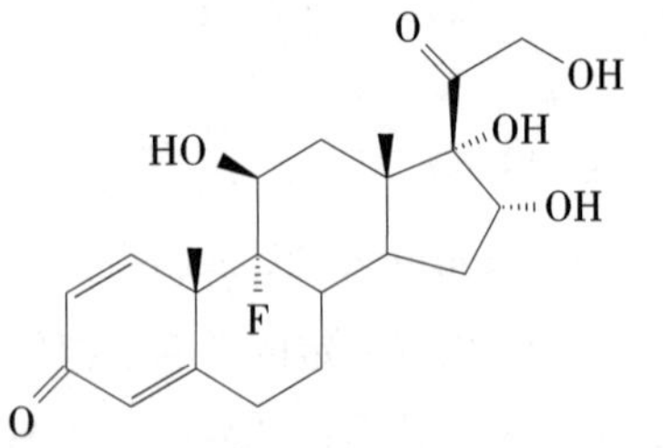

曲安西龙

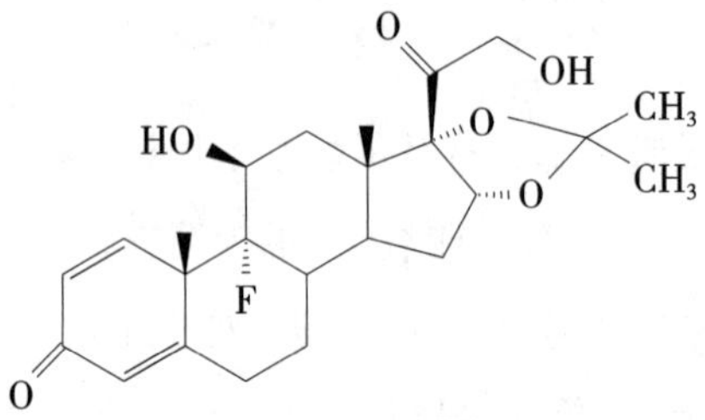

曲安奈德

用甲基替换16α-羟基，最初的目的是提高侧链的稳定性，结果不仅减弱了侧链的降解，还进一步增强了抗炎活性和降低了盐皮质激素作用。引入16α-甲基的地塞米松（dexamethasone）和16β-甲基的倍他米松（betamethasone），都是结构修饰后成功的药物。

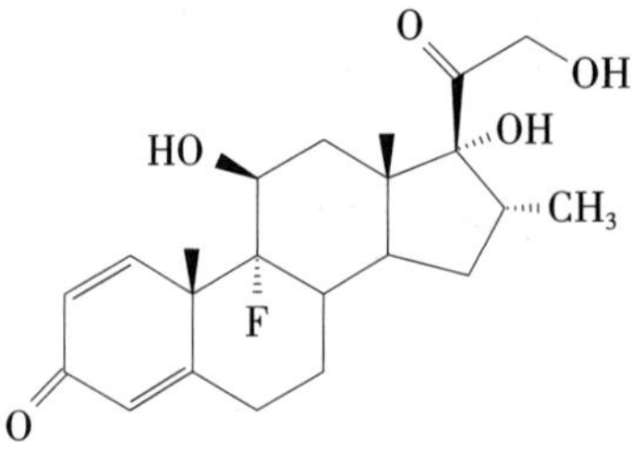

地塞米松

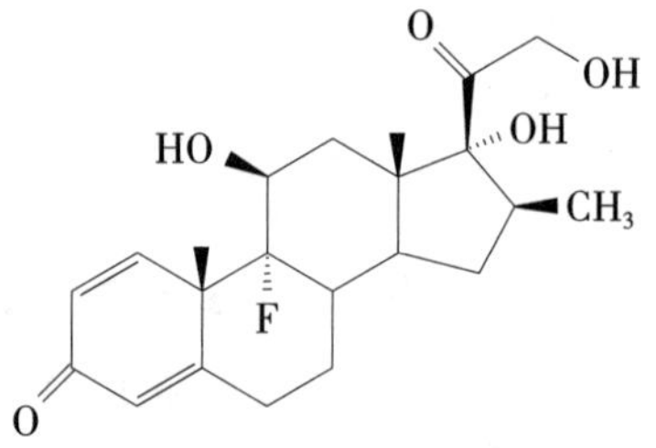

倍他米松

新型糖皮质激素布地奈德

醋酸地塞米松　dexamethasone acetate

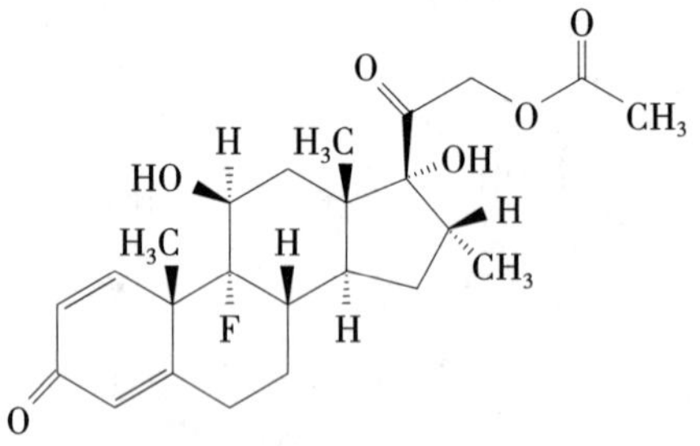

化学名为16α-甲基-11β，17α，21-三羟基-9α-氟孕甾-1，4-二烯-3，20-二酮-21-醋酸酯。又名醋酸氟美松。

本品为白色或类白色的结晶或结晶性粉末；无臭。熔点为223~233℃，熔融时同时分解；比旋度为+82°~+88°（1%二氧六环溶液）。易溶于丙酮，溶于甲醇或无水乙醇，略溶于乙醇或三氯甲烷，极微溶于乙醚，不溶于水。

本品具有17α-醇酮基，具有还原性，其甲醇溶液与斐林试剂（碱性酒石酸铜试剂）共热，生成砖红色的氧化亚铜沉淀。

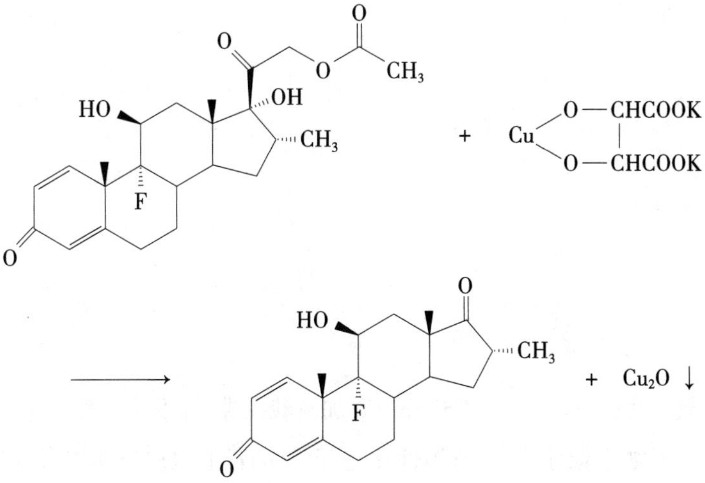

本品具有醋酸酯结构，加乙醇制氢氧化钾试液，水浴加热，冷却，加硫酸煮沸，即发生乙酸乙酯的香气。

本品经有机破坏后，呈氟离子的鉴别反应。

本品的作用强而持久，具显著的抗炎、抗过敏作用。与可的松相比，其抗炎作用强30倍、糖代谢作用强20~25倍。对电解质代谢的副作用轻微，基本上不引起水钠潴留。

本品主要用于过敏性与自身免疫性炎症性疾病，如结缔组织病、严重的支气管哮喘、皮炎等过敏性疾病、溃疡性结肠炎、急性白血病、恶性淋巴瘤等。此外，本药还用于某些肾上腺皮质疾病的诊断——地塞米松抑制试验。

课堂活动

黄体酮和醋酸地塞米松的结构特点上有什么显著性差异？如何用化学方法区别这两种药物？

醋酸氢化可的松　hydrocortisone acetate

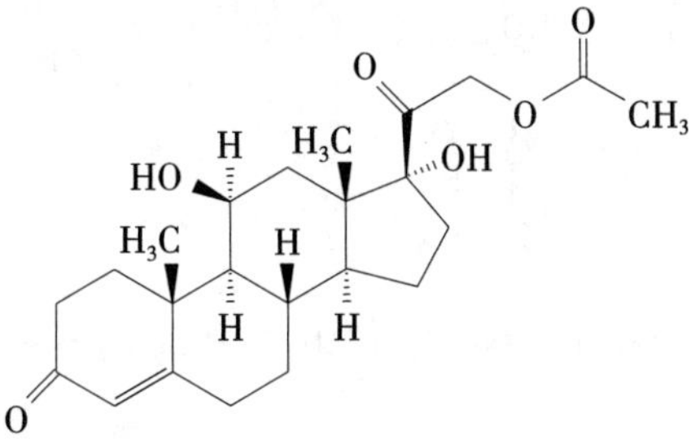

化学名为11β，17α，21-三羟基孕甾-4-烯-3，20-二酮-21-醋酸酯。

本品为白色或类白色的结晶性粉末；无臭。熔点为215~224℃，熔融时同时分解；比旋度为+158°~+165°（1%二氧六环溶液）。微溶于甲醇、乙醇或三氯甲烷，不溶于水。每1ml含本品10μg的无水乙醇溶液，在241nm的波长处测定吸收度，吸收系数（$E_{1cm}^{1\%}$）为383~407。

本品加硫酸溶解后，即显黄色至棕黄色，并带绿色荧光。

本品加乙醇溶解后，加新制的硫酸苯肼试液，加热即显黄色。

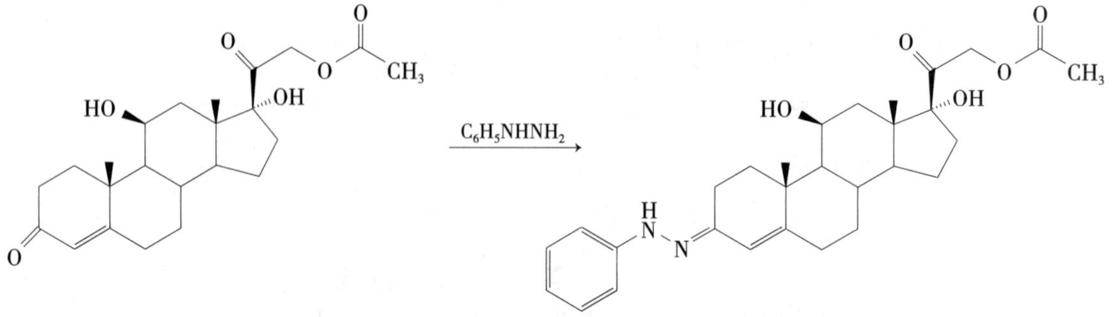

本品加乙醇制氢氧化钾试液，水浴加热，冷却，加硫酸煮沸，即发生乙酸乙酯的香气。

用于抢救危重患者如中毒性感染、过敏性休克、严重的肾上腺皮质功能减退症、结缔组织病、严重的支气管哮喘等过敏性疾病，并可用于预防和治疗移植物急性排斥反应。

课堂活动

根据所学的知识，试分析一下醋酸氢化可的松与醋酸地塞米松由于结构改变所导致的药效变化。

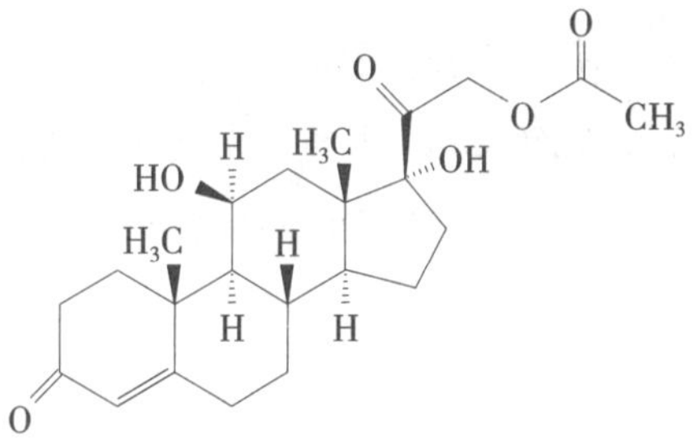

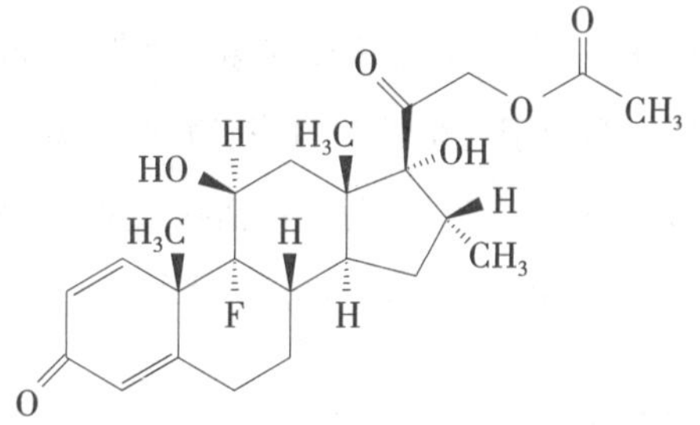

曲安奈德　triamcinolone acetonide

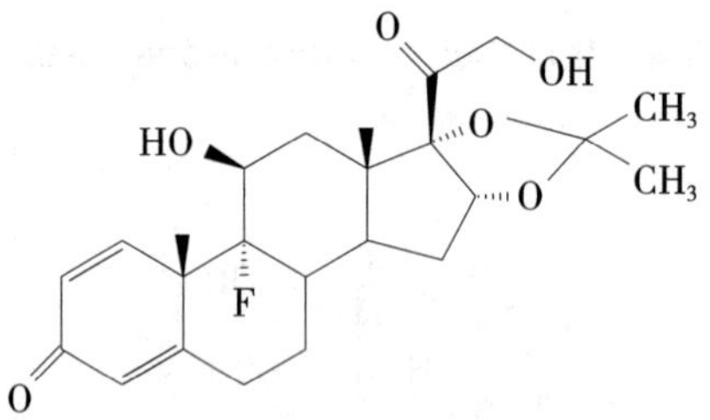

化学名为 9- 氟 -11β, 21- 二羟基 -16α, 17-[(1- 甲基亚乙基)双(氧)]- 孕甾 -1, 4- 二烯 -3, 20- 二酮。又名曲安缩松。

本品为白色或类白色结晶性粉末；无臭。熔点为 292~294℃；比旋度为 +109°（75% 三氯甲烷溶液）。溶于丙酮，略溶于三氯甲烷，微溶于甲醇、乙醇，极微溶于水。

本品是一长效糖皮质激素药物，抗炎、抗过敏作用较强且持久，肌内注射后数小时内生效，经 1~2 日达最大效应，作用可维持 2~3 周。

本品主要用于治疗风湿性关节炎、类风湿关节炎、支气管哮喘、过敏性鼻炎、荨麻疹、急性扭伤、肩周炎、腱鞘炎、滑囊炎、慢性腰腿痛、各种皮肤病（如神经性皮炎、湿疹、银屑病、瘢痕疙瘩、肥厚性瘢痕等）。

点滴积累

1. 雌激素　基本母核为雌甾烷，A 环为苯环，C_3- 位为酚羟基，C_{17}- 位有 β- 羟基。具还原性，易被氧化；三氯化铁反应。
2. 雄激素及蛋白同化激素　基本母核为雄甾烷，A 环上有 4- 烯 -3- 酮，C_{17}- 位有 β- 羟基。能与羰基试剂反应呈色。
3. 孕激素　基本母核为孕甾烷，A 环上有 4- 烯 -3- 酮，且 C_{17}- 位上有甲基酮结构。具亚硝基铁氰化钠反应、异烟腙反应。
4. 肾上腺皮质激素　糖皮质激素的基本母核为孕甾烷，A 环上有 4- 烯 -3- 酮，C_{11}- 位有羟基或者羰基，C_{17}- 位有 α- 羟基，C_{17}- 位有醇酮基。具斐林反应、多伦反应；含有机氟者具有经有机破坏后的鉴别反应。

第二节　降血糖药

糖尿病是一种常见病，是以血糖增高为特征的代谢紊乱性内分泌疾病，可出现“三多一少”（多尿、多饮、多食、体重减少，出现疲乏和消瘦）等症状，严重时可发生酮症酸中毒，并能诱发多种并发症。

知识链接

糖尿病与胰岛素

糖尿病分为 1 型糖尿病和 2 型糖尿病。其中 1 型糖尿病多发生于青少年，患者胰岛素分泌缺乏，必须依赖胰岛素治疗维持生命；2 型糖尿病多见于中老年人，其胰岛素的分泌量并不低甚至还偏高，主要病因是机体对胰岛素不敏感（即胰岛素抵抗）。

胰岛素是由人体胰腺 B 细胞分泌的身体内唯一的降血糖激素。胰岛素抵抗是指体内组织对胰岛素的敏感性降低，外周组织如肌肉、脂肪对胰岛素促进葡萄糖摄取的作用发生了抵抗。

糖尿病目前不能根治，但可以良好地控制。如果在医生指导下正确运用好现在的 3 类基本疗法，包括饮食、运动、降血糖药物的综合疗法，进行终身治疗，绝大多数患者可以同正常人一样生活和工作。

降血糖药（hypoglycemic agent）通过减少机体对糖的摄取或加快糖代谢，从而使血糖下降。

目前常用的降血糖药物主要包括：①胰岛素及其类似物：胰岛素等；②胰岛素分泌促进剂：包括磺酰脲类甲苯磺丁脲、格列本脲等，非磺脲类瑞格列奈、那格列奈等；③胰岛素增敏剂：包括双胍类二甲双胍，噻唑烷二酮类吡格列酮、罗格列酮等；④α- 葡萄糖苷酶抑制剂：阿卡波糖等；⑤其他类降血糖药：包括 GLP-1 受体激动剂艾塞那肽、利拉鲁肽等，DDP-4 酶抑制剂西格列汀、沙格列汀、维格列汀等。

一、胰岛素及类似物

ER-10-3
胰岛素简介

胰岛素是最有效的糖尿病治疗药物之一，其制剂在全球糖尿病药物中的使用量居第 1 位。对于 1 型糖尿病患者，胰岛素是唯一治疗药物。此外，有 30%~40% 的 2 型糖尿病患者最终需要使用胰岛素。

胰岛素　insulin

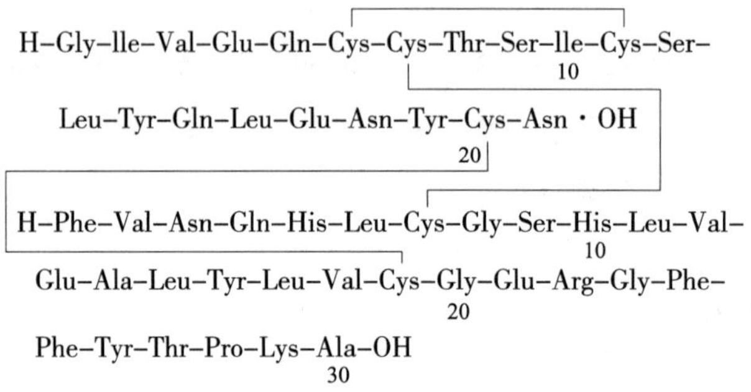

胰岛素（insulin）是由胰岛 B 细胞分泌的一种蛋白质激素，在体内起调节糖代谢的作用，是治疗糖尿病的有效药物。

1926 年科学家首次从动物胰腺中提取分离得到胰岛素结晶，1955 年阐明其全部氨基酸序列的一级结构，1965 年我国科学家首次将胰岛素人工合成成功。

胰岛素由 A、B 两个肽链组成。人胰岛素的 A 链有 11 种 21 个氨基酸，B 链有 15 种 30 个氨基酸，共由 16 种 51 个氨基酸组成。其中 A7（Cys）-B7（Cys）、A20（Cys）-B19（Cys）4 个半胱氨酸中的巯基形成 2 个二硫键，使 A、B 两链连接起来。分子式为 $C_{256}H_{381}N_{65}O_{76}S_6$。

本品为白色或类白色的结晶性粉末。熔点为 233℃。在水、乙醇中几乎不溶；酸碱两性，易溶于稀酸或稀碱溶液，在微酸性（pH2.5~3.5）中较稳定，在碱性溶液中易破坏。本品对热不稳定，《中国药典》规定，胰岛素原料应遮光、密闭，在 -15℃以下保存；胰岛素注射液应密闭，在冷处（2~10℃）保存，避免冷冻。等电点为 pH5.1~5.3，结晶随 pH 变化可得到不同的晶型。

课堂活动

某糖尿病患者需要长期使用胰岛素注射剂，他每次到医院门诊药房取药后不管天气是否炎热都喜欢将药物握在手中，经过几里路到家后将药物放在抽屉里。请问：

1. 该患者的做法对吗？为什么？
2. 如果你是药师，你将建议该患者如何运输和贮存胰岛素注射剂？
3. 胰岛素注射剂可以放在冰箱冷冻室吗？为什么？

本品是蛋白质类药物，可被蛋白酶水解，因此易被消化液中的酶破坏，故口服无效，必须注射。

胰岛素主要用于治疗胰岛素依赖型糖尿病、糖尿病妇女妊娠期与分娩期、糖尿病合并重度感染，有严重并发症以及非胰岛素依赖型糖尿病经口服降血糖药足够剂量治疗一段时间后血糖仍很高者。

知识链接

胰岛素的作用时间

1. 超短效注射后 15 分钟起作用，高峰浓度 1~2 小时。

2. 短效（速效）注射后 30 分钟起作用，高峰浓度 2~4 小时，持续 5~8 小时。

3. 中效（低鱼精蛋白锌胰岛素）注射后 2~4 小时起效，高峰浓度 6~12 小时，持续 24~28 小时。

4. 长效（鱼精蛋白锌胰岛素）注射后 4~6 小时起效，高峰浓度 4~20 小时，持续 24~36 小时。

5. 预混即将短效与中效预先混合，可一次性注射，且起效快（30 分钟），持续时间长达 16~20 小时。市场常见的有 30% 的短效和 70% 的中效预混及短、中效各占 50% 的预混 2 种。

二、胰岛素分泌促进剂

胰岛素分泌促进剂通过促进胰岛素分泌而发挥作用，是一线降血糖药，包括磺酰脲类以及非磺酰脲类。

（一）磺酰脲类

早在 1942 年，Janbon 等用磺胺类抗菌药磺胺异丙基噻二唑治疗伤寒病时，患者出现了低血糖反应，磺酰脲类药物的降血糖作用开始受到关注。1955 年磺酰脲类化合物氨磺丁脲首先作为降血糖药物使用，但因有骨髓抑制及肝毒性而停用。

此后第一代不良反应小而较安全的口服磺酰脲类降血糖药相继出现，广泛应用于临床，如甲苯磺丁脲、氯磺丙脲等。至 20 世纪 70 年代研制出一大批降糖作用较好、不良反应较少，而且用量较小的第二代磺酰脲类口服降血糖药，如格列本脲、格列吡嗪、格列齐特等。20 世纪 80 年代又出现了第三代磺酰脲类口服降血糖药格列美脲。常用的磺酰脲类口服降血糖药见表 10-2。

表 10-2　常用的磺酰脲类口服降血糖药

药物名称	药物结构	作用持续时间/h	作用特点
甲苯磺丁脲 tolbutamide	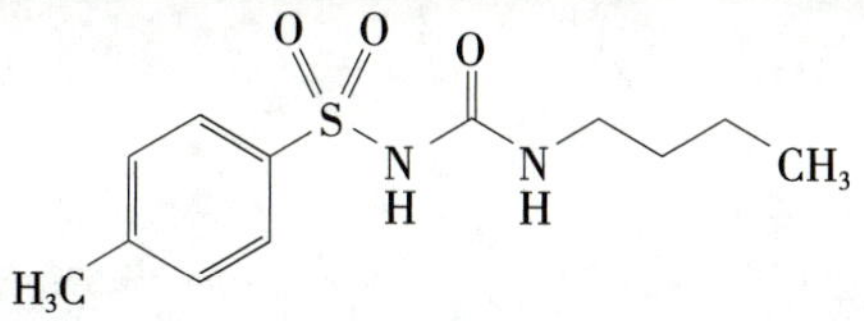	6~12	第一代。降糖作用较弱，但安全有效。用于治疗轻、中度 2 型糖尿病
格列本脲 glibenclamide	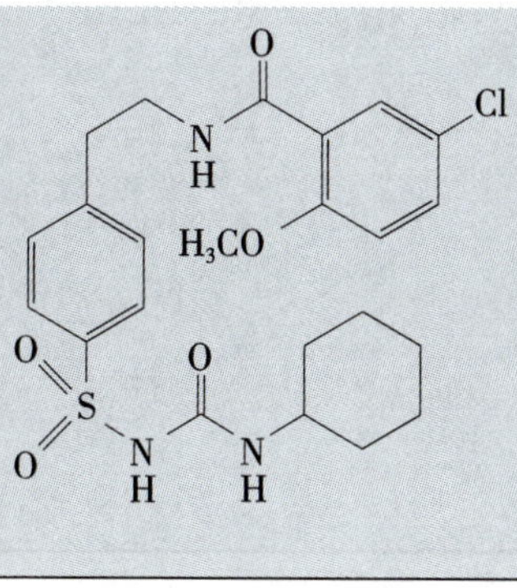	24	第二代。在所有磺酰脲类药中降糖作用最强，为甲苯磺丁脲的 200~500 倍。可用于轻、中度非胰岛素依赖型 2 型糖尿病，但易发生低血糖反应

续表

药物名称	药物结构	作用持续时间/h	作用特点
格列齐特 gliclazide	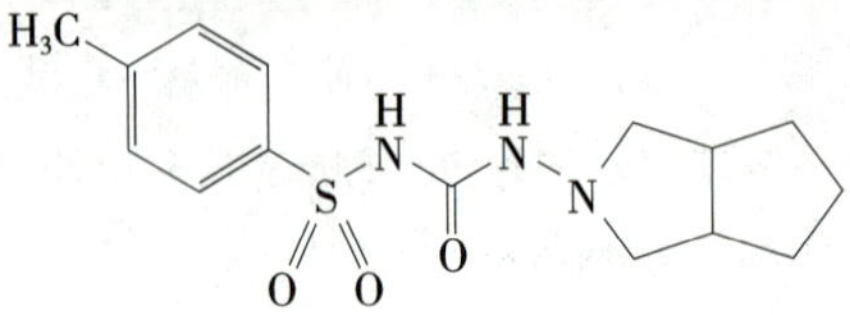	24	第二代。药效比第一代甲苯磺丁脲强10倍以上。有抑制血小板黏附、聚集的作用，可预防2型糖尿病的微血管病变。适用于成年型2型糖尿病、2型糖尿病伴肥胖症或伴血管病变者
格列吡嗪 glipizide	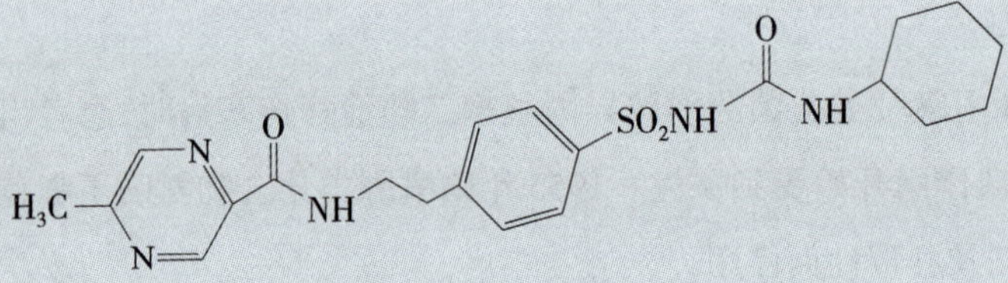	12~18	第二代。起效快，对降低餐后高血糖特别有效。由于其代谢产物无活性，且排泄较快，因此较格列本脲较少引起低血糖反应，适合老年患者使用
格列喹酮 gliquidone	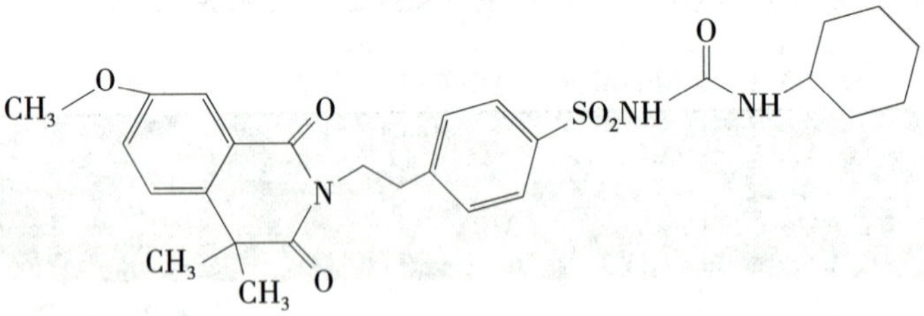	8	第二代。为高活性的亲胰岛B细胞剂。适用于单用饮食控制疗效不满意的轻、中度非胰岛素依赖型2型糖尿病
格列美脲 glimepiride	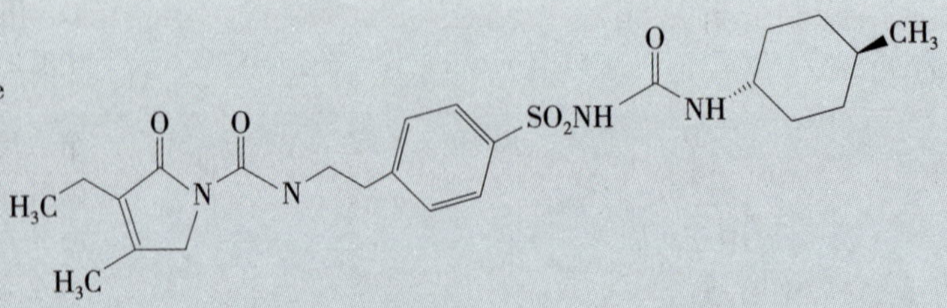	24	第三代。能通过与胰岛素无关的途径增加心脏葡萄糖的摄取，比其他口服降血糖药更少影响心血管系统。适用于非胰岛素依赖型2型糖尿病

甲苯磺丁脲　tolbutamide

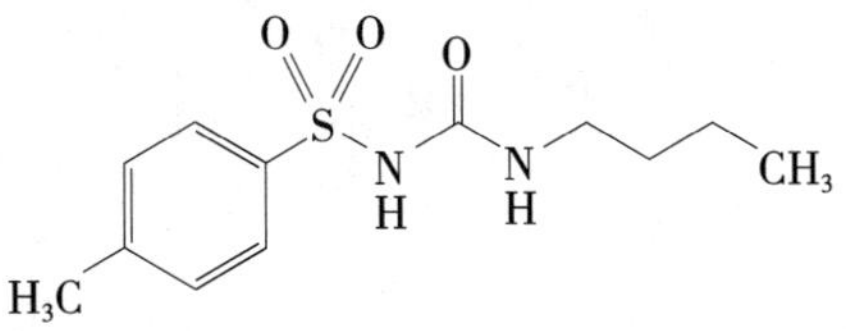

化学名为 1- 丁基 -3-（对甲苯基磺酰基）脲素。又名 D-860。

本品为白色结晶或结晶性粉末；无臭。熔点为 126~130℃。易溶于丙酮或三氯甲烷，溶于乙醇，几乎不溶于水。

甲苯磺丁脲含磺酰脲结构，显弱酸性，可溶于氢氧化钠溶液。

结构中的脲部分不稳定，在酸性溶液中受热易水解，生成甲苯磺酰胺。

磺酰脲类主要刺激胰岛素分泌，减少肝脏对胰岛素的清除，降低血糖，对正常人及糖尿病患者均有降糖作用。甲苯磺丁脲的降糖作用较弱但安全有效，用于治疗轻、中度 2 型糖尿病。

格列本脲　glibenclamide

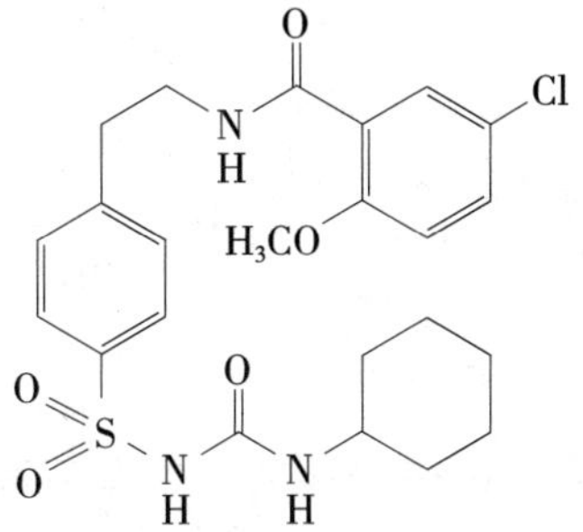

化学名为 *N*-［2-［4-［［［（环己氨基）羰基］氨基］磺酰基］苯基］乙基］-2- 甲氧基 -5- 氯苯甲酰胺。又名优降糖。

本品为白色结晶性粉末；几乎无臭。熔点为 170~174℃。在三氯甲烷中略溶，在甲醇或乙醇中微溶，在水或乙醚中不溶。

本品在干燥条件下贮存较稳定，对湿度比较敏感，易发生水解。

本品于 1969 年在欧洲首次上市，是第二代磺酰脲类口服降血糖药的代表药物，属于强效降血糖药，其降糖作用是同等剂量的甲苯磺丁脲的 200 倍，用于治疗中、重度 2 型糖尿病。

（二）非磺酰脲类

非磺酰脲类降血糖药的化学结构与磺酰脲类降血糖药不同，但其作用机制相似，能刺激胰腺释放胰岛素，使血糖水平快速降低。主要药物有瑞格列奈（repaglinide）、那格列奈（nateglinide）。那格列奈的心脏毒性较瑞格列奈小，起效迅速，作用时间短，对血糖水平更敏感。后来上市的米格列奈（mitiglinide）起效更快，作用更强，持续时间更短。

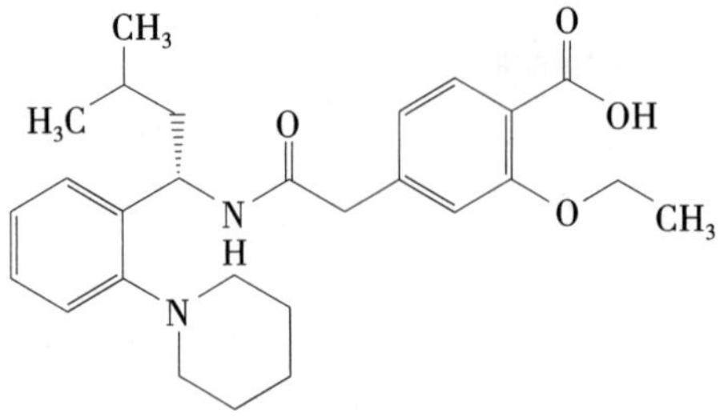

瑞格列奈

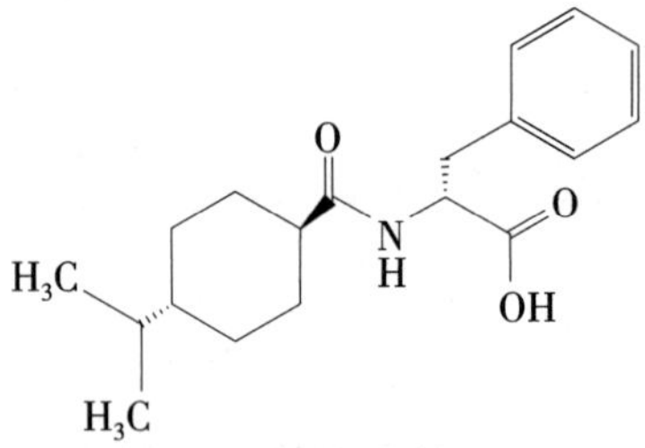

那格列奈

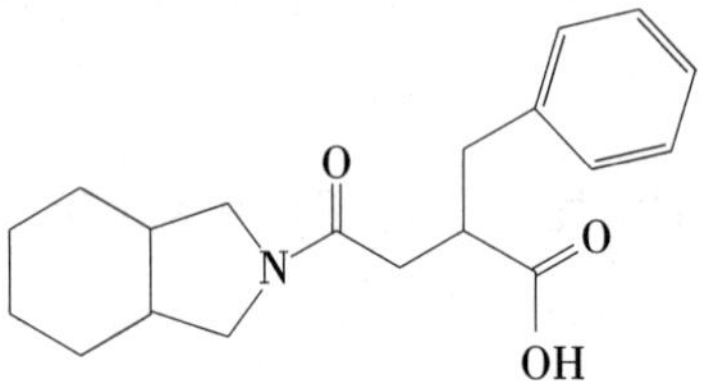

米格列奈

那格列奈　nateglinide

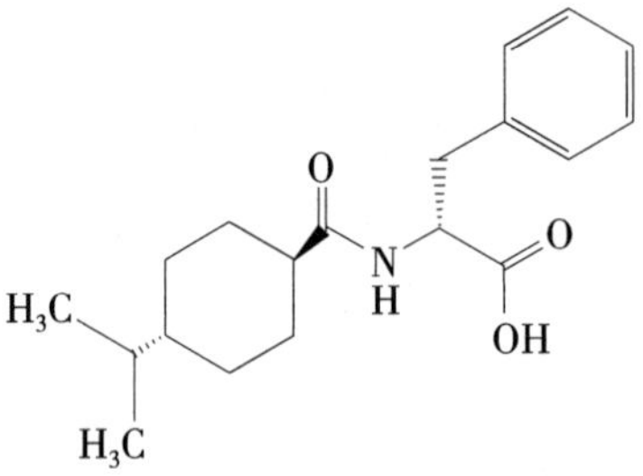

化学名为（－）-*N*-［（反 -4- 异丙基环己基）羰基］-D- 苯丙氨酸。

本品为白色或类白色结晶或结晶性粉末；味苦。在甲醇、乙醇、丙酮中易溶，在乙腈中略溶，在水中几乎不溶。为多晶型化合物，已经发现有 3 种晶型：H 型、B 型和 S 型，熔点分别为 139.7℃、131.8℃和 172.04℃。常见的是 B 型和 H 型，目前认为 H 型为有效晶型。本品具有手性，其 *R*（－）异构体的活性比 *S*（＋）异构体高 100 倍。

本品体内代谢产生至少 8 种代谢产物，均为异丙基氧化的产物，除 1 种有微弱的活性外，其余代谢产物均无活性。

本品为 D- 苯丙氨酸衍生物，其降糖作用是其前体 D- 苯丙氨酸的 50 倍。作为胰岛素促分泌剂，那格列奈具有安全性高、起效迅速、作用时间短、对血糖水平敏感、对代谢抑制具耐受力和反复应用无去敏作用的特点，被称为“胰岛素分泌模式调节剂”或“餐时血糖调节剂”，通常在餐前 10 分钟内服药。

由于其基本结构为氨基酸，所以毒性很低。不良反应有轻度低血糖，视觉异常，腹痛、腹泻、恶心、呕吐和便秘等胃肠道症状，少见肝功能异常及皮肤过敏反应。

三、胰岛素增敏剂

胰岛素增敏剂又称“胰岛素增敏因子”，它是过氧化物酶增殖体激活受体（PPAR）的激动剂，使细胞膜上的胰岛素受体对胰岛素的敏感性增加，促进细胞对葡萄糖的利用。

知识链接

胰岛素抵抗

胰岛素抵抗是指各种原因使胰岛素促进葡萄糖摄取和利用的效率下降，机体代偿性地分泌过多的胰岛素而产生高胰岛素血症，以维持血糖的稳定。胰岛素抵抗易导致代谢综合征和 2 型糖尿病。20 世纪 50 年代 Yallow 等应用放射免疫分析技术测定血浆胰岛素浓度，发现血浆胰岛素水平较低的患者胰岛素敏感性较高，而血浆胰岛素较高的人对胰岛素不敏感，由此提出了胰岛素抵抗的概念。

胰岛素抵抗是导致 2 型糖尿病的主要原因，胰岛素增敏剂可有效改善胰岛素抵抗状态，促使胰岛素正常发挥作用。胰岛素增敏剂包括双胍类、噻唑烷二酮类，被广泛应用于 2 型糖尿病的治疗。

ER-10-4
二甲双胍的传奇

（一）双胍类

双胍类降血糖药可以抑制糖原异生，促进葡萄糖的无氧酵解，减少葡萄糖的来源，增强组织对葡萄糖的摄取和利用，增强胰岛素敏感性，抑制胰高血糖素的释放，从而有利于降低餐后血糖。主要药物有二甲双胍。

盐酸二甲双胍　metformin hydrochloride

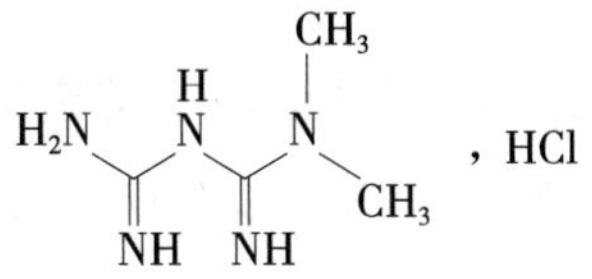

化学名为 1，1- 二甲基双胍盐酸盐。

本品为白色结晶或结晶性粉末；无臭。熔点为 220~225℃。易溶于水，溶于甲醇，微溶于乙醇，不溶于三氯甲烷或乙醚。

二甲双胍因有胍基而显强碱性，其 pK_a 为 12.4。

本品水溶液加 10% 亚硝基铁氰化钠溶液、铁氰化钾试液和 10% 氢氧化钠溶液，放置后显红色。

双胍类主要是增加葡萄糖的无氧降解和利用，增加骨骼肌和脂肪组织的葡萄糖氧化和代谢，减少对葡萄糖的吸收，抑制糖原的产生和输出，降低血糖。有利于降低餐后血糖和控制空腹血糖。

（二）噻唑烷二酮类

噻唑烷二酮类药物是近年来发现的一类新型口服胰岛素增敏剂，结构上均具有噻唑烷二酮，是苯丙酸衍生物，主要包括吡格列酮和罗格列酮。该类药物不能刺激胰岛素分泌，主要通过减少胰岛素抵抗起作用。

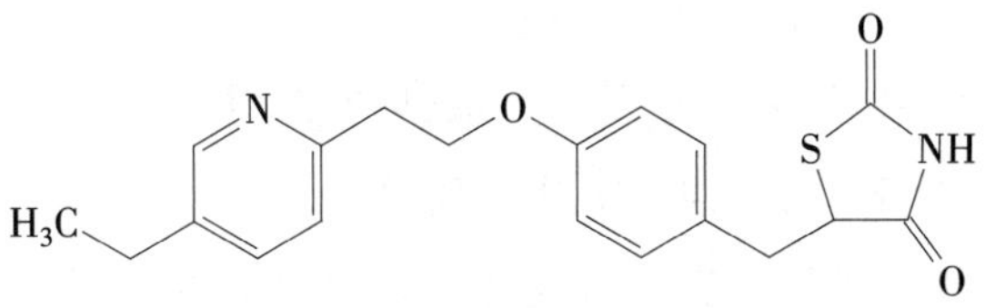

吡格列酮

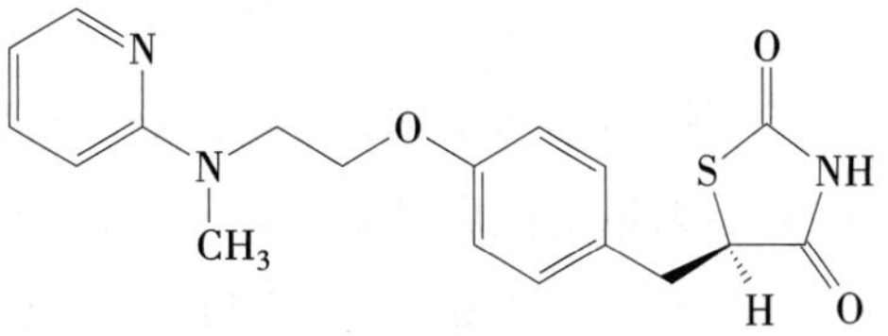

罗格列酮

马来酸罗格列酮　rosiglitazone maleate

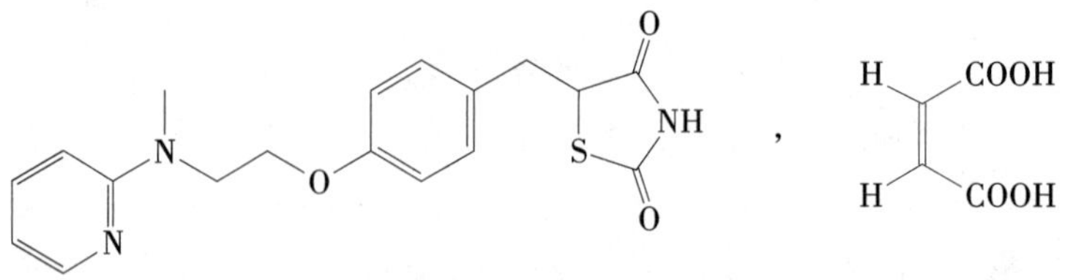

化学名为 5-[[4-[2-(甲基 -2- 吡啶氨基)乙氧基]苯基]甲基]-2,4- 噻唑烷二酮马来酸盐。

本品为白色或类白色粉末。熔点为 122~123℃；pK_a 为 6.1~6.8。在乙醇和 pH2.3 的水性缓冲液中溶解,在生理 pH 范围内溶解性随 pH 升高而降低。

本品的作用机制是激动过氧化物酶体 - 增殖体活化受体 γ,增加脂肪细胞、肝细胞及骨骼肌细胞对胰岛素的敏感性,促进胰岛素靶细胞对血糖的摄取、转运和氧化利用;它不仅能降低血糖,改善胰岛素抵抗,还能降低甘油三酯,提高高密度脂蛋白的水平。此外,罗格列酮还可增强葡萄糖转运子 1 和葡萄糖转运子 4 对葡萄糖的摄取。

本品临床用于饮食管理和运动治疗未能满意控制血糖水平或对其他口服抗糖尿病药物或胰岛素疗效欠佳的 2 型糖尿病患者的治疗。主要不良反应是引起肝脏氨基转移酶水平升高、轻度水肿及贫血。

四、α- 葡萄糖苷酶抑制剂

α- 葡萄糖苷酶抑制剂虽然不能增加胰岛素分泌,但能抑制小肠的糖苷酶,降低食物中的淀粉、蔗糖等碳水化合物分解成葡萄糖的速度,延缓葡萄糖的肠道吸收,从而降低餐后高血糖。本类药物均为糖或糖的衍生物,主要包括阿卡波糖、米格列醇、伏格列波糖。

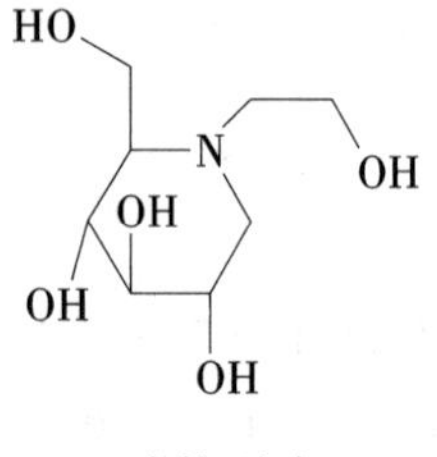

米格列醇

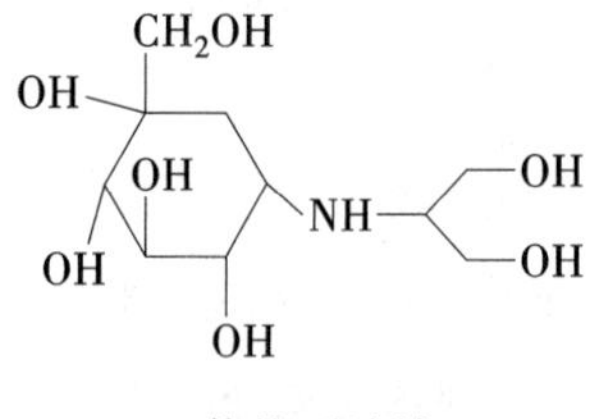

伏格列波糖

阿卡波糖　acarbose

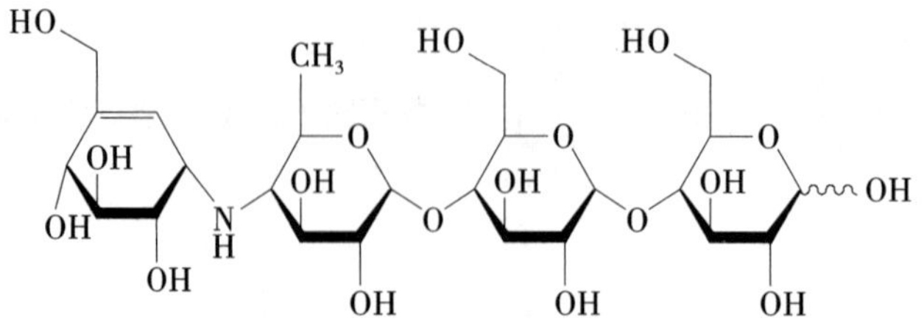

化学名为 *O*-4,6- 双去氧 -4[[(1*S*,4*R*,5*S*,6*S*)-4,5,6- 三羟基 -3-(羟基甲基)环己烯 -2- 基]氨基]-α-D- 吡喃葡糖基 -(1→4)-*O*-α-D- 吡喃葡糖基 -(1→4)-D- 吡喃葡糖。

本品为白色至淡黄色无定形粉末;无臭。在水中极易溶解,在甲醇中溶解,在乙醇中极微溶解,在丙酮或乙腈中不溶。

本品应遮光、密封，在阴凉处保存。

本品是一种新型口服降血糖药。在肠道内竞争性地抑制葡萄糖苷水解酶，抑制多糖及蔗糖分解成葡萄糖，使糖的吸收相应减缓，使餐后血糖降低。本品一般单用，或与其他口服降血糖药、胰岛素合用，用于治疗胰岛素依赖型或非依赖型糖尿病。

五、其他类降血糖药

其他类降血糖药主要包括：①GLP-1 受体激动剂艾塞那肽、利拉鲁肽等；②DDP-4 抑制剂西格列汀、沙格列汀、维格列汀等。

固职升本

二肽基肽酶 - Ⅳ抑制剂

二肽基肽酶 - Ⅳ抑制剂即 DPP-4 抑制剂，是一类治疗型 2 型糖尿病的药物。该类药物能够抑制胰高血糖素样肽 -1（GLP-1）和葡萄糖依赖性促胰岛素分泌多肽（GIP）的灭活，提高内源性 GLP-1 和 GIP 的水平，促进胰岛 B 细胞释放胰岛素，同时抑制胰岛 A 细胞分泌胰高血糖素，从而提高胰岛素水平，降低血糖，且不易诱发低血糖和增加体重。目前，世界范围内已上市多种 DPP-4 抑制剂，如西格列汀（sitagliptin）、维格列汀（vildagliptin）、沙格列汀（saxagliptin）、阿格列汀（alogliptin）、利格列汀（linagliptin）、吉格列汀（gemigliptin）和替格列汀（teneligliptin）等。

点滴积累

1. 降血糖药物包括胰岛素及类似物和口服降血糖药两大类。
2. 口服降血糖药主要有①胰岛素分泌促进剂：磺酰脲类（甲苯磺丁脲、格列本脲）和非磺酰脲类（那格列奈）；②胰岛素增敏剂：双胍类（盐酸二甲双胍）和噻唑烷二酮类（马来酸罗格列酮）；③α- 葡萄糖苷酶抑制剂：阿卡波糖；④其他类降血糖药：西格列汀等。

第三节　骨质疏松治疗药

骨质疏松症（osteoporosis，OP）是一种系统性骨病，为多因素所致的慢性疾病，其特征是骨量下降和骨的微细结构破坏，表现为骨的脆性增加，因而骨折的危险性大为增加，即使是轻微的创伤或无外伤的情况下也容易发生骨折。骨质疏松症可分为原发性、继发性和特发性三大类。其中原发性骨质疏松症（primary osteoporosis，POP）约占骨质疏松症的 90%，是以骨量减少、骨质微观结构退化为特征的，致使骨脆性增加以及易于发生骨折的一种全身性疾病。随着人口的老龄化，骨质疏松目前在世界上已成为一个较大的社会问题，严重影响高龄人群的健康和寿命。

近年来，随着对骨质疏松症病因、发病机制及分子生物学的深入研究，骨质疏松症的治疗药物研究有了很大进展，主要分为骨吸收抑制剂和骨形成促进剂两大类。

一、骨吸收抑制剂

治疗骨质疏松症的药物大多是骨吸收抑制剂。骨吸收抑制剂主要通过抑制破骨细胞形成或其生物活性，通过减缓或阻止破骨细胞的活动以达到抑制骨吸收的目的。主要包括双膦酸盐、降钙素和雌激素受体调节剂 3 类。

（一）双膦酸盐

双膦酸盐类药物是具有明确骨靶向性的化合物，既可单独用于治疗 OP，也可作为载体分子与各种药物联合使用以提高防治 OP 的效果。双膦酸盐类药物分子中的磷酸根基团与羟基磷石灰有良好的螯合活性和亲和性，能牢固地吸附于骨表面，抑制溶解，同时抑制软组织的钙化和骨的重吸收。临床研究证实，双膦酸盐类药物对抑制破骨细胞重吸收、增加骨质量、减少骨折发生率具有显著疗效，是近 20 年来发展最为迅速的抗骨吸收药物。

第一个上市的双膦酸盐类药物是依替膦酸二钠（羟乙膦酸钠，etidronate disodium）。该药能增加骨量，但治疗面太窄，抗骨折能力不足。经结构改造，保留了双膦酸的基本结构，C_1 上的甲基可用氨基、烷基或其他基团取代，C_1 上的羟基通常保留或用氯、氢取代。如果 C_1 上为双烃基取代则活性消失。经结构改造得到的阿仑膦酸钠，适用于治疗绝经期妇女骨质疏松症、男性骨质疏松症，并能缓解急性疼痛；而氯屈膦酸二钠则与骨质有高度亲和力，从而体现出较好的活性。

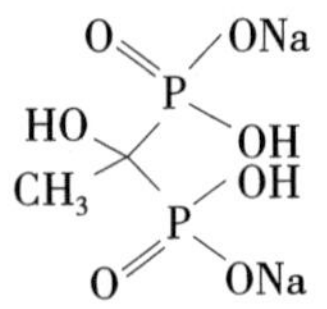

依替膦酸二钠

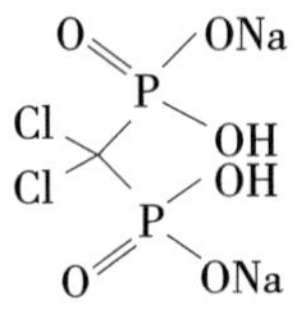

氯屈膦酸二钠

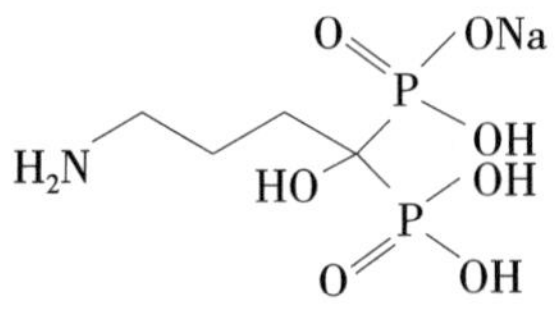

阿仑膦酸钠

在后来的结构改造中，发现帕米膦酸二钠适用于恶性肿瘤并发的高钙血症和溶骨性癌转移引起的骨痛，而利塞膦酸钠的抗骨吸收作用则是帕米膦酸二钠的 10 倍。同时还发现，唑来膦酸钠作为第三代双膦酸盐类药物，使用剂量更小，疗效更强。

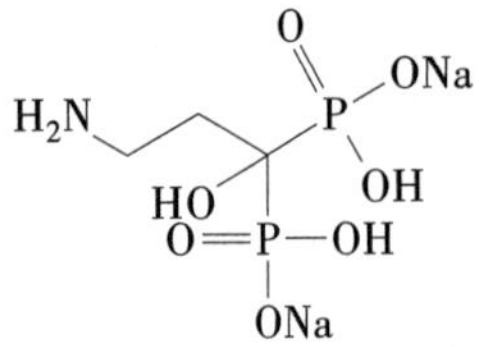

帕米膦酸二钠

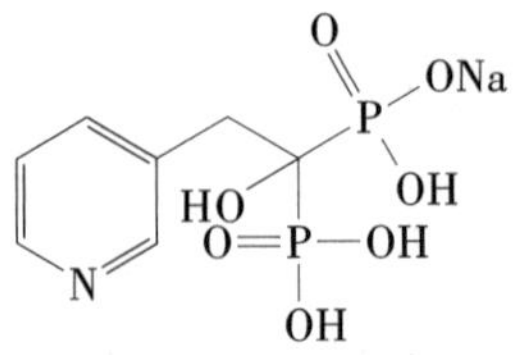

利塞膦酸钠

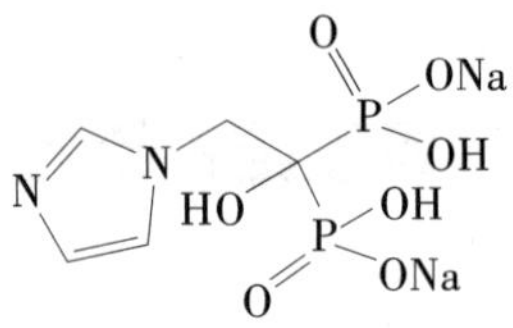

唑来膦酸钠

阿仑膦酸钠　alendronate sodium

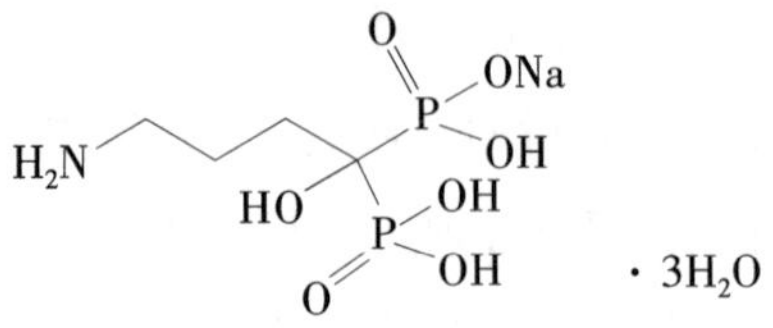

化学名为（4- 氨基 -1- 羟基亚丁基）-1，1- 二膦酸单钠盐三水化合物。

本品为白色结晶性粉末。在水中略溶，在热水中溶解，在乙醇或丙酮中不溶；在氢氧化钠试液中易溶。

本品为骨吸收抑制药，与骨内的羟基磷灰石有强亲和力，可抑制破骨细胞的活性，减缓骨吸收，防止骨丢失，同时抗骨吸收的活性强，无抑制骨矿化的作用。

本品口服后主要在小肠吸收，吸收差，生物利用度仅为 0.5%~1%。吸收后的药物 20%~60% 被骨组织迅速摄取，未被吸收的以原形经肾脏排出。

本品主要用于治疗绝经后妇女骨质疏松症。

（二）降钙素

降钙素（calcitonin，CT）是由 32 个氨基酸构成的多肽。目前能够人工合成的有 4 种，即鲑降钙素（sCT）、鳗鱼降钙素（eCT）、人降钙素（hCT）和猪降钙素（pCT），以第一种更为常用，且其作用持续时间是人降钙素的 10 倍以上。CT 注射剂和鼻喷剂是美国食品药品监督管理局（FDA）批准的 4 种抗骨吸收治疗骨质疏松症的药物之一。CT 能够降低血钙，促进骨钙沉积，抑制破骨细胞活性，从而抑制骨吸收，降低骨转换。

降钙素常采用肌内或皮下注射，绝对生物利用度约为 70%，而鼻喷剂约为它的一半。

降钙素　calcitonin

降钙素是由哺乳动物的甲状腺滤泡旁细胞（C 细胞）分泌的一种多肽激素，由 32 个氨基酸组成。随着种属不同，降钙素的氨基酸排列有差异，其活性也有很大差异。上述结构为鲑降钙素，活性最高。

降钙素 N 端的半胱氨酸与 7- 位半胱氨酸间形成二硫键而成环状；不同种属降钙素中的氨基酸只有 AA1、AA3~7、AA9、AA28 及 AA32 是完全一致的，其他位置有很大差异。

临床常用的人降钙素和鲑降钙素主要用于治疗高钙血症及骨质疏松症。

（三）雌激素受体调节剂

雌激素对维护和促进女性内分泌系统及骨骼生长系统等具有重要的调节作用。雌激素水平降低是引发骨质疏松的重要原因之一。雌激素替代疗法（ERT）所用的药物和选择性雌激素受体调节剂（SERM）等是防治骨质疏松症的临床主要药物。前者包括己烯雌酚、雌三醇、尼尔雌醇以及植物雌激素如依普黄酮等；后者包括他莫昔芬、雷洛昔芬等。

雷洛昔芬　raloxifene

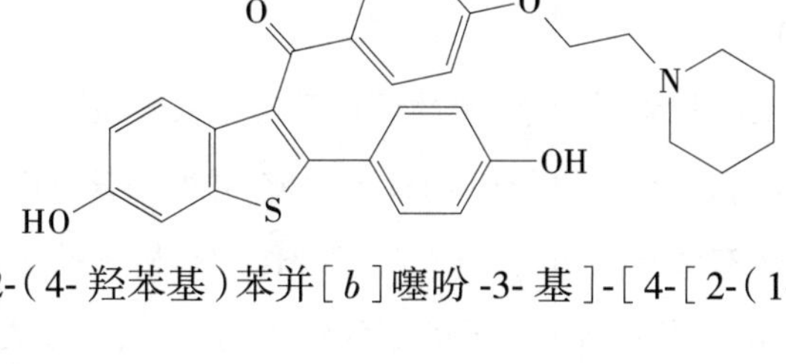

化学名为［6- 羟基 -2-（4- 羟苯基）苯并［*b*］噻吩 -3- 基］-［4-［2-（1- 哌啶基）乙氧基］苯基］- 甲酮。

本品为白色至黄白色结晶或结晶性粉末。熔点为 250~253℃。易溶于三氯甲烷，较难溶于甲醇、无水乙醇，几乎不溶于水。

本品口服后大约 60% 被迅速吸收，进入循环前大量被葡糖醛化，绝对生物利用度为 2%。本品在全身分布广泛，血浆蛋白结合率为 98%~99%。本品及其葡糖苷酸代谢物主要通过粪便排泄，而经尿排出的部分少于 6%。

本品为预防和治疗绝经后骨质疏松症的选择性雌激素受体调节剂，对骨、脂肪代谢和脑组织具有雌激素激活作用，而对乳腺和子宫则具有雌激素拮抗作用，能够降低椎体骨折的发生率，保持骨量和骨矿盐密度。

依普黄酮　ipriflavone

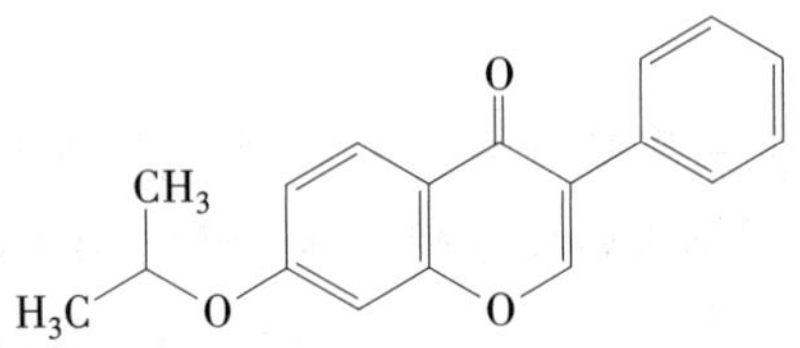

化学名为 7- 异丙氧基 -3- 苯基 -4*H*-1- 苯并吡喃 -4- 酮。又名 *γ*- 异丙氧基异黄酮。

本品为白色或类白色结晶或结晶性粉末；无臭。易溶于 *N*,*N*- 二甲基甲酰胺或三氯甲烷，溶于丙酮或乙酸乙酯，微溶于无水乙醇或乙醚，几不溶于水。

本品经口服在小肠形成 7 种代谢物与原形一起吸收，约 1.3 小时后原形的血药浓度达到峰值，其中 4 种代谢物具有生物效能。主要分布在胃、肠、肝和骨中，经门静脉入肝脏代谢。

本品是一种异黄酮衍生物，属植物雌激素类药物，具有雌激素样的抗骨质疏松特性，适用于改善原发性骨质疏松症的症状，提高骨量减少者的骨密度。

二、骨形成促进剂

骨形成促进剂的作用机制是促进骨骼的生长和重建，其代表药物包括甲状旁腺激素（PTH）、钙剂与维生素 D_3 等。其中甲状旁腺激素能增加成骨细胞数目和活性，通过引导骨内衬细胞转化为成骨细胞，而不需要刺激前体细胞的增殖，其还可阻止成骨细胞凋亡，在临床试验中得到良好的效果。

（一）甲状旁腺激素

甲状旁腺激素（parathyroid hormone，PTH）为多肽类激素，包含 84 个氨基酸残基，由甲状腺主细胞分泌，能调节体内钙和磷的代谢，促使血钙水平升高、血磷水平下降，诱导 Ca^{2+} 从基质中释放，维持钙代谢的长期稳定，具有激活成骨细胞和抑制破骨细胞的双重作用。

（二）钙剂与维生素 D_3

钙是骨骼形成所必需的一种微量元素，慢性钙缺乏将导致骨质脱钙和骨折的危险性增加。补钙可以短暂性升高血清钙浓度，减少骨更新和 PTH 的生成，并增加骨重构部位的活化。

钙剂治疗骨质疏松已经有多年的历史，近几年发现作为有机钙的氨基酸螯合钙治疗老年妇女骨质疏松症的有效率达 90.6%，明显高于其他类型的钙剂，其优点主要表现在生物利用度高，其以生物螯合物的形式稳定性好，溶解度、吸收度高，不易被植物中的草酸结合，而且副作用较少。一般钙剂因碱性过强和胃酸中和而导致消化不良、便秘或腹泻，而氨基酸螯合钙的这些副作用却不明显。

肠道 Ca^{2+} 吸收不良是骨质疏松的重要发病原因之一，而维生素 D_3 可以促进肠道对 Ca^{2+} 的吸收，并可促进肾脏对钙、磷的重吸收。维生素 D_3 的活性代谢物有阿法骨化醇（alfacalcidol）和骨化三醇（calcitriol），临床使用注射剂或鼻喷剂，绝对生物利用度约为 70%，而鼻喷剂的生物利用度相对较低（详见第十一章）。

知识链接

骨质疏松症患者的“饮食四忌”

骨质疏松症患者在饮食上有以下四忌：

一忌高蛋白质食物。多吃瘦肉、鸡蛋、牛奶、豆腐等高蛋白食物，摄入蛋白质过多，会增加体内钙的流失，促发或加重骨质疏松症。

二忌高含盐量饮食。饮食过咸，吃腌菜多，盐的摄入过多，食盐中的某些成分会与钙结合成为不溶性化合物而妨碍钙的吸收。吃盐多也会增加钙的流失，促发或加重骨质疏松症。

三忌吃过多的糖。过多食用糖果、点心、水果等食品，摄入糖分过多，也会影响钙的吸收，使机体缺钙，从而加重骨质疏松症的病情。

四忌经常喝咖啡。医学研究表明，嗜好喝咖啡者较不喝者易流失钙。可能是因咖啡中所含的咖啡因有利尿作用，能加速钙盐的排泄。

点滴积累

1. 骨吸收抑制剂有双膦酸盐、降钙素和雌激素受体调节剂。
2. 骨形成促进剂有甲状旁腺激素、钙剂与维生素 D_3。

复习导图

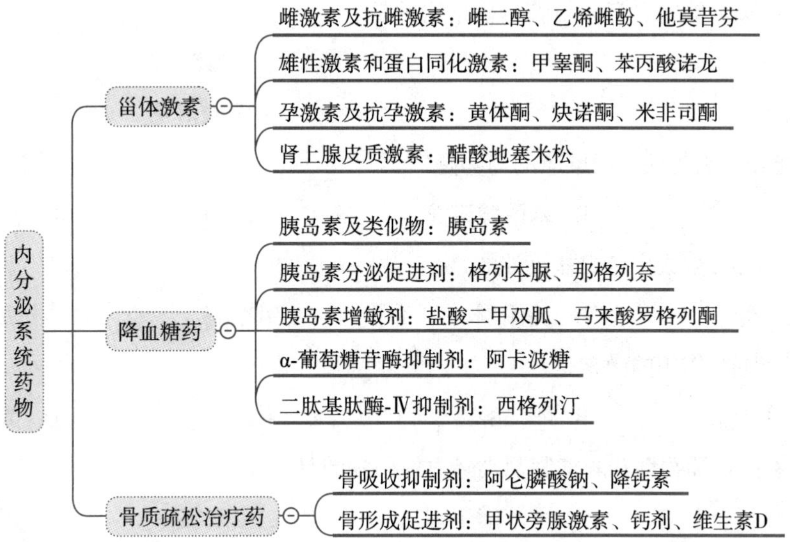

目标检测

一、选择题

（一）单项选择题

1. 甾体激素药的基本结构是

A. 环戊烷并多氢菲　B. 丙二酰脲结构　C. 黄嘌呤结构　D. 异喹啉结构

2. “A 环为苯环，C_3- 位为酚羟基”是以下哪一类激素药物的结构特点

A. 雄激素类药物　B. 雌激素类药物

C. 孕激素类药物　D. 肾上腺皮质激素类药物

3. 取代基位于甾环环平面上方，用实线“——”相连，为

A. α 构型　B. β 构型　C. γ 构型　D. ζ 构型

4. 黄体酮属于哪一类甾体药物

A. 雌激素　B. 雄激素　C. 孕激素　D. 盐皮质激素

5. 睾酮在 17α- 位增加 1 个甲基，其设计的主要考虑是

A. 可以口服　B. 蛋白同化作用增强

C. 雄激素作用增强　D. 雄激素作用降低

6. 黄体酮的灵敏、专属的鉴别反应是

A. 亚硝基铁氰化钠反应　B. 与斐林试剂反应

C. 与强酸的呈色反应　D. 有机氟的呈色反应

7. 醋酸地塞米松能与醇制 KOH 和 H_2SO_4 共热产生香气，是因为该结构上具有

A. 有机氟　B. 醋酸酯结构

C. 酮基结构　D. 酚羟基结构

8. 己烯雌酚属

A. 雄激素　B. 孕激素　C. 雌激素　D. 抗生素

9. 下列甾体类药物中含有雄甾烷母核结构的是

A. 雌二醇　B. 己烯雌酚

C. 甲睾酮　D. 苯丙酸诺龙

10. 下列能和三氯化铁试剂反应的药物是

A. 甲睾酮　B. 苯丙酸诺龙　C. 炔诺酮　D. 己烯雌酚

11. 遇到硝酸银，生成白色银盐沉淀的是

A. 雌二醇　B. 黄体酮　C. 甲睾酮　D. 炔诺孕酮

12. 具有“四抗”作用的激素是

A. 地塞米松　B. 雌二醇　C. 甲睾酮　D. 黄体酮

13. 下列属于 α- 葡萄糖苷酶抑制剂类降血糖药物的是

A. 胰岛素　B. 甲苯磺丁脲　C. 二甲双胍　D. 阿卡波糖

14. 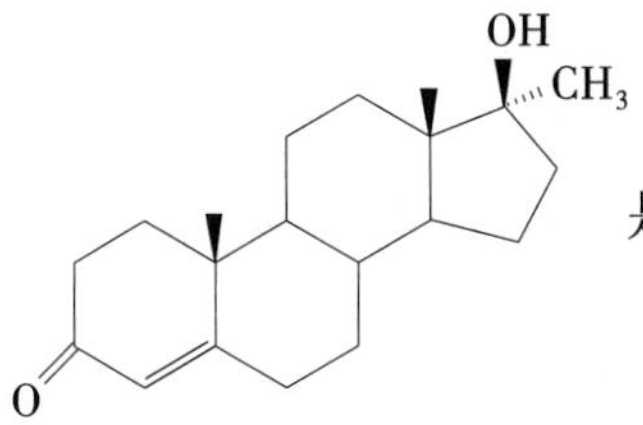 是下列哪个药物的结构

A. 雌二醇　B. 黄体酮　C. 甲睾酮　D. 炔诺酮

15. 胰岛素注射剂应存放在

A. 冰箱冷冻室　B. 冰箱冷藏室　C. 常温下　D. 阳光充足处

16. 以下不能口服的药物是

A. 炔雌醇　B. 炔雌醚　C. 雌二醇　D. 甲睾酮

17. 阿仑膦酸钠为

A. 降血脂药　B. 抗肿瘤药　C. 骨吸收抑制剂　D. 平喘药

18. 以下为雌激素受体调节剂的是

A. 维生素 D　B. 阿仑膦酸钠　C. 雷洛昔芬　D. 降钙素

19. 以下为非磺酰脲类胰岛素分泌促进剂的是

A. 格列本脲　B. 瑞格列奈　C. 阿卡波糖　D. 罗格列酮

20. 以下为噻唑烷二酮类胰岛素增敏剂的是

A. 吡格列酮　B. 瑞格列奈　C. 阿卡波糖　D. 二甲双胍

（二）多项选择题

1. 以下能用硝酸银试剂鉴别的结构有

A. 盐酸盐、磷酸盐、氢溴酸盐　B. 巴比妥类药物　C. 苯妥英钠

D. 异烟肼　E. 炔雌醇、炔诺酮

2. 下列甾体类药物中具有 4- 烯 -3- 酮结构的是

A. 雌二醇　B. 黄体酮　C. 甲睾酮

D. 苯丙酸诺龙　E. 醋酸可的松

3. 下列属于磺酰脲类降血糖药物的是

A. 甲苯磺丁脲　B. 阿卡波糖　C. 二甲双胍

D. 胰岛素　E. 格列苯脲

4. 以下属于骨吸收抑制剂的药物有

A. 阿仑膦酸　B. 降钙素　C. 甲状旁腺激素

D. 雷洛昔芬　E. 依普黄酮

5. 甾类药物按其结构特点可分为

A. 性激素　B. 肾上腺皮质激素　C. 雌甾烷

D. 孕甾烷　E. 雄甾烷

6. 以下能用三氯化铁试剂鉴别的药物有

A. 雌二醇　B. 炔雌醇　C. 己烯雌酚

D. 甲睾酮　　E. 炔雌醚

7. 以下为磺酰脲类胰岛素分泌促进剂的是

A. 格列本脲　　B. 罗格列酮　　C. 格列吡嗪

D. 格列齐特　　E. 米格列奈

8. 以下不属于雌激素受体调节剂类骨吸收抑制剂的是

A. 雷洛昔芬　　B. 降钙素　　C. 甲状旁腺激素

D. 依普黄酮　　E. 阿仑膦酸钠

9. 降血糖药包括

A. 胰岛素分泌促进剂　　B. 胰岛素及其类似物

C. 胰岛素增敏剂　　D. α-葡萄糖苷酶抑制剂

E. 其他类降血糖药

10. 以下为胰岛素增敏剂的是

A. 吡格列酮　　B. 二甲双胍　　C. 阿卡波糖

D. 罗格列酮　　E. 格列吡嗪

二、简答题

1. 甾类激素药物是如何命名的？

2. 甾类激素药物是如何分类的？各类有哪些结构特征？

3. 降血糖药物分为几类？各类的代表药物有哪些？

4. 如何用化学方法区别黄体酮和炔诺酮？

三、实例分析

1. 在省运会期间，医院根据有关规定要求严控兴奋剂的使用，可药师小李在门诊药房却遇到一名运动员咨询苯丙酸诺龙注射剂的用途并欲取用。作为药师，小李应该如何根据规定和药物作用处置好这一事情？

2. 最近一段时间，老王老是多饮、多食、多尿，且日渐消瘦，感觉疲乏，精神不好。到医院检查，医生告知老王患上了2型糖尿病，并伴有血管病变。作为药师，你认为老王应该用什么药物进行药物治疗？为什么？

3. 李阿姨今年55岁，患有骨质疏松症，到医院诊断后医生开具了钙尔奇D和阿仑膦酸钠进行治疗。请问医生选用的药物对吗？为什么？

ER-10章习题

（钟辉云）

第十一章

维生素

导学情景

情景描述

许多家庭或多或少都存有维生素 C 片剂。如果保存不当，暴露于空气中或放在潮湿的地方，会使药片变黄，影响药效，甚至分解成有害物质。即使是密封保存，也同样难以避免这样的结果。特别是维生素 C，相比其他维生素补充剂，在很潮湿的环境中，维生素 C 甚至在 1 周内就会完全溶解。一旦维生素发生变质，其表面会生出褐色斑点，甚至变黄，此时就得赶紧将它们扔掉，否则吃下去不仅无效，甚至还可能伤害身体。

学前导语

维生素不管是对于成年人还在处于成长期的儿童来说，都是维持机体正常代谢和身体健康必不可少的低分子有机化合物，其在人体内含量甚微，既不能提供能量，也不作为机体构成成分。大部分维生素在人体内不能合成或合成量不足，不能满足机体需要，需要外源性补充和摄入。虽然维生素是很好的营养元素，但是贮存不当会导致维生素发生变质而不能再服用。本章我们将带领同学们学习各种维生素的结构特点、理化性质及药理作用。

维生素（vitamin）是维持机体正常代谢所必需的一类微量有机物质或小分子有机物质，主要用于机体的能量转移和代谢调节。维生素不是细胞的组成部分，在人体内不能合成或合成的量很少，它们主要来源于食物，是人类食物中必需的六大营养素（碳水化合物、蛋白质、脂肪、水、矿物质、维生素）之一。维生素在机体内能发挥非常重要的生理作用，当补充不及时、吸收减少或机体需要的量增加时，就会产生维生素缺乏症，从而导致营养不良或产生疾病。如维生素 A 缺乏就会患眼干燥症、夜盲症等；维生素 D 缺乏就会出现佝偻病等。

维生素作为药物，一方面主要用于各种维生素缺乏症的防治；另一方面可以与许多药物联合使用，以增强药物的作用或降低药物的副作用。但过量服用维生素不但无益，有时还可引起中毒，应加以注意。

知识链接

维生素的发现

1911 年从米糠中分离出抗脚气病因子，1912 年 Funk 证明治疗脚气病的化学物质为胺类，并将该化合物命名为 vitamine。但后来发现有些维生素并不属于胺类，1920 年科学家 Drummond 将其改为 vitamin。此后，随着科学技术的不断进步，先后分离和提纯出了大量的维生素。迄今为止，已发现的维生素有 60 多种，并阐明其化学结构，绝大部分维生素均可以人工合成和生产。

维生素种类较多，生理功能亦不尽相同，其化学结构又缺乏类缘关系，故现一般多采用溶解度分类法，将其分为脂溶性维生素和水溶性维生素两大类。又根据维生素发现的先后顺序，将其命名为维生素 A、维生素 B、维生素 C、维生素 D、维生素 E、维生素 K 等。脂溶性维生素包括维生素 A、维生素 D、维生素 E、维生素 K 等；水溶性维生素包括 B 族维生素（维生素 B_1、维生素 B_2、维生素 B_6、维生素 B_{12} 等）、维生素 C、烟酸、烟酰胺、肌醇、叶酸等。

第一节　脂溶性维生素

脂溶性维生素（fat soluble vitamins）在食物中与脂类共存，并随脂类一同被吸收进入机体，它们包括维生素 A、维生素 D、维生素 E、维生素 K 等。因脂溶性维生素在机体内排泄较慢，若摄取过多则可引起积蓄中毒。

ER-11-1

维生素 A

一、维生素 A

1913 年 McCollum 等学者发现维生素 A 广泛存在于动物的肝、乳汁、肉类及蛋黄中，它能显著改善动物的生长。1931 年 Karrer 从鱼肝油中分离提纯得到了维生素 A_1，又名视黄醇，并确定了它的化学结构，它广泛存在于哺乳动物及咸水鱼的肝脏中。后来又从淡水鱼的肝脏中分离出了另一种维生素，命名为维生素 A_2，其化学结构与维生素 A_1 类似，均为多烯烃一元醇，只是环己烯的 3- 位多了 1 个双键，但生物活性仅为维生素 A_1 的 30%~40%。

在植物中仅仅含有如胡萝卜素、玉米黄素等维生素 A 原。理论上 1 分子胡萝卜素在体内可转变为 2 分子维生素 A，在人类营养中约 2/3 的维生素 A 来自于 β- 胡萝卜素；玉米黄素能转变为 1 分子维生素 A，但由于维生素 A 原在体内的吸收率和转化率均较低，故目前主要由人工合成方法制备。

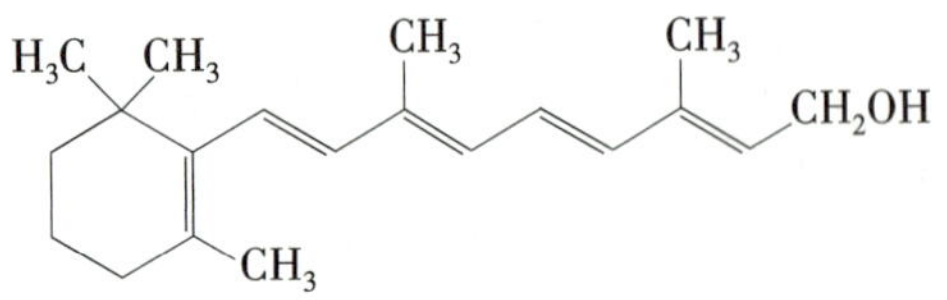

维生素 A_1

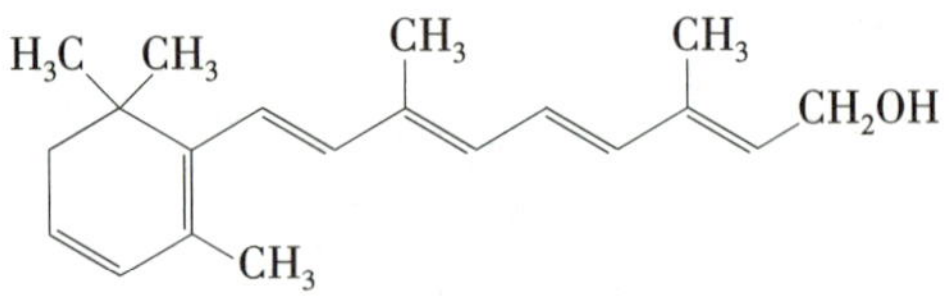

维生素 A_2

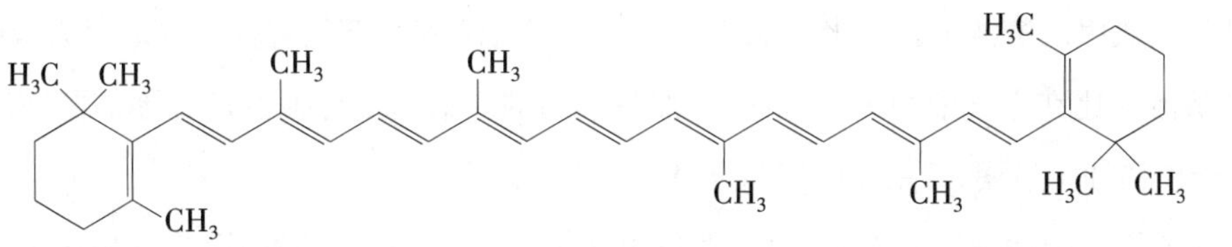

β-胡萝卜素

维生素 A 的分子结构中含有共轭多烯醇的侧链，所以其化学性质不稳定，对紫外线不稳定，且易被空气氧化，氧化的初步产物为无活性的环氧化合物，在酸性介质中经分子重排后，生成呋喃型氧化产物。

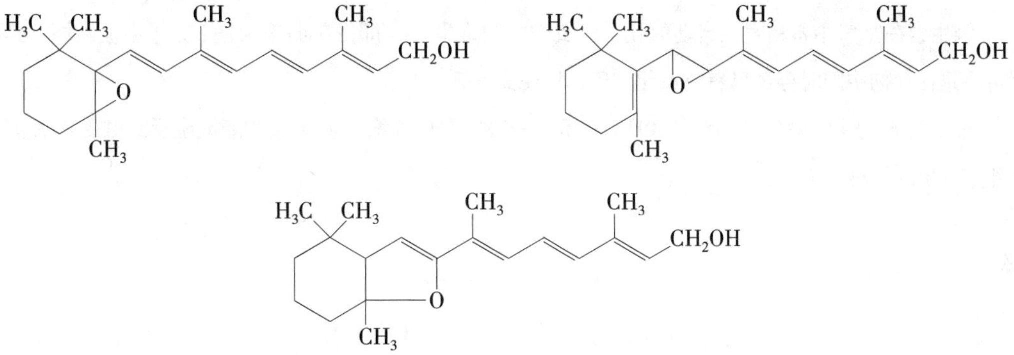

加热或金属离子（如铁离子）存在时都可促进这种氧化，所以贮存时应装于铝制或其他适宜的容器内，充氮气、密封，在凉暗干燥处保存。

药典中收载的维生素 A 为维生素 A_1 醋酸酯。

维生素 A 醋酸酯　vitamin A acetate

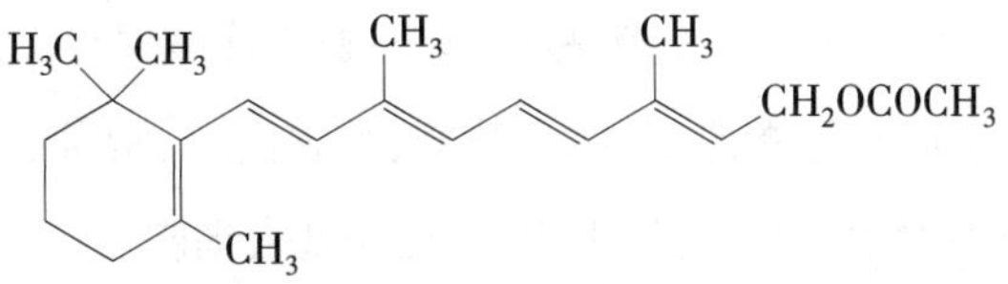

化学名为全反式 -3，7- 二甲基 -9-（2，6，6- 三甲基 -1- 环己 -1- 烯基）-2，4，6，8- 壬四烯 -1- 醇醋酸酯。

本品为淡黄色油溶液或结晶与油的混合物（若加热至 60℃应为澄清溶液）；无臭；在空气中易氧化，遇光易变质。与三氯甲烷、乙醚、环己烷或石油醚能任意混合，微溶于乙醇，不溶于水。

本品为酯类化合物，其化学稳定性比维生素 A 高，在酸或碱的催化下易发生水解反应，生成维生素 A 和乙酸。维生素 A 含有丙烯醇型结构，遇酸易发生脱水反应，生成脱水维生素 A，其生物活性只有维生素 A 的 0.4%。

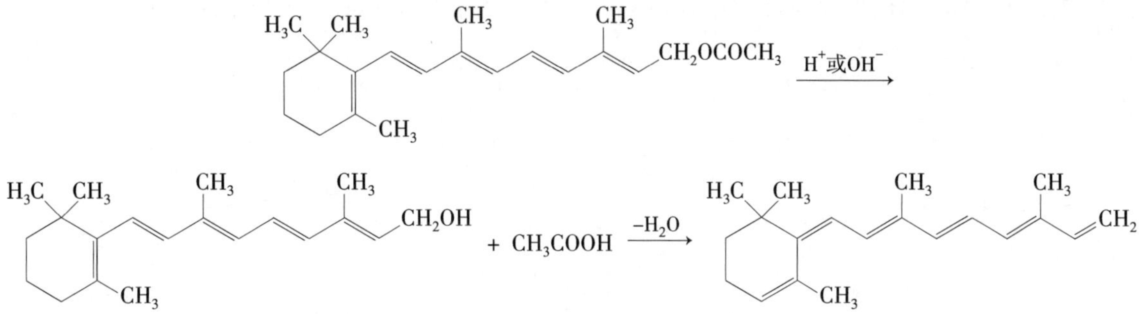

本品的三氯甲烷溶液加入无水三氯化锑的三氯甲烷溶液后，即显蓝色，逐渐变为紫红色。维生素 A 在油溶液中比在空气中稳定，故常制成油溶液制剂。临床常将维生素 A 醋酸酯或维生素 A 棕榈酸酯溶于植物油中应用，其用途同维生素 A。

本品主要用于防治维生素 A 缺乏症，如角膜软化病、眼干燥症、夜盲症、皮肤角化粗糙等。

知识链接

食物中的维生素 A

维生素在空气中容易发生自动氧化，但食物中的维生素 A 即使在加热状态下亦不会被破坏，其原因可能是在食物中同时存在具有抗氧化作用的维生素 E。

维生素 A 的生物效价常用单位（U）表示，一般用全反式维生素 A 醋酸酯或全反式维生素 A 醇作为测定效价的标准。

维 A 酸　tretinoin

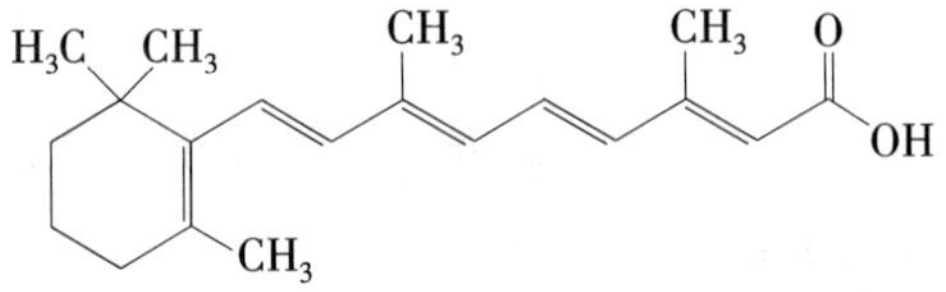

化学名为 3,7- 二甲基 -9-（2,6- 三甲基 -1- 环己烷基）-2,4,6,8- 壬四烯酸。又名维生素 A 酸。

本品为黄色至淡橙色的结晶性粉末。微溶于乙醇、异丙醇或三氯甲烷，在水中几乎不溶。

本品遇光、热均不稳定，在空气中易吸潮，故应密闭、避光冷藏保存。

本品在临床上主要用于治疗寻常痤疮、扁平苔藓、黏膜白斑、脂溢性皮炎、鱼鳞病、毛囊角化病以及其他角化异常类皮肤病，对银屑病、恶性上皮癌、皮肤基底细胞癌、光化性唇炎癌变等有效，是目前治疗急性早幼粒细胞白血病的首选药物。

ER-11-2 维生素 D

二、维生素 D

早在 1800 年人们就知道儿童佝偻病与日光照射相关，直到 1922 年，McCollum 发现了鱼肝油中存在对热不稳定的且不能被皂化的甾体化合物，该化合物对抗佝偻病有效，随后这种物质被命名为 vitamin D。维生素 D 是一类抗佝偻病维生素的总称，主要存在于鱼肝油、肝脏、蛋黄和乳汁中。维生素 D 类均属于固醇的开环衍生物，目前已知的至少有 10 多种，其中最重要的为维生素 D_2 和维生素 D_3，它们于 1930 和 1932 年分别由 2 位科学家 Askewd 和 Windaus 分离得到，并确定了化学结构。

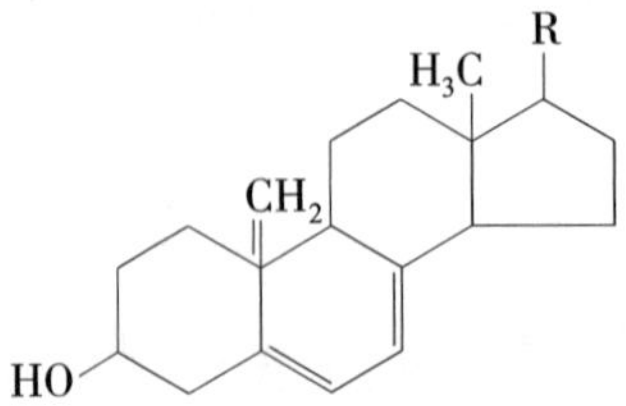

开环固醇

在人体皮肤内含有维生素 D_3 的前体——7- 脱氢胆固醇，其经日光或紫外线照射后可转化为维生素 D_3，这种方式是人体获得维生素 D 的主要途径。通常人体通过皮肤合成的维生素 D_3 基本能够满足维持机体的需要，故多晒太阳是预防维生素 D 缺乏的主要手段之一。植物和酵母中含有维生素 D_2 的前体——麦角固醇，经日光或紫外线照射可转变为维生素 D_2。

维生素 D_2　vitamin D_2

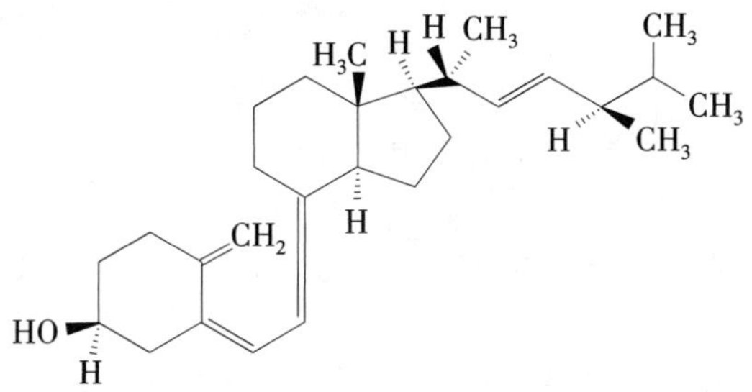

化学名为 9，10- 开环麦角甾 -5，7，10（19），22- 四烯 -3*β*- 醇。又名骨化醇、麦角骨化醇。

本品为无色针状结晶或白色结晶性粉末；无臭；遇光或空气均易变质。熔点为 115~118℃，熔融时同时分解；比旋度为 +102.5° ~+107.5°（4%无水乙醇溶液）和 +79.5° ~+83.5°（1.6% 丙酮溶液）。极易溶于三氯甲烷，易溶于乙醇、丙酮或乙醚，略溶于植物油中，不溶于水。

本品分子中因含有较多的双键，对光敏感，在空气和日光下，遇酸或氧化剂均能发生氧化而变质，失去药理活性，毒性增加。故制备时紫外线照射时间不宜太长，贮存时应遮光、充氮、密封在冷处保存。

本品的三氯甲烷溶液加入少许醋酐与硫酸，摇振后，溶液初显黄色，渐变为红色，迅速呈紫色，最后变为绿色。这是甾类化合物的通性。

本品为维生素类药，可以促进人体对钙和磷的吸收，并帮助骨骼钙化。临床上主要用于预防和治疗佝偻病和骨质软化病。

维生素 D_3　vitamin D_3

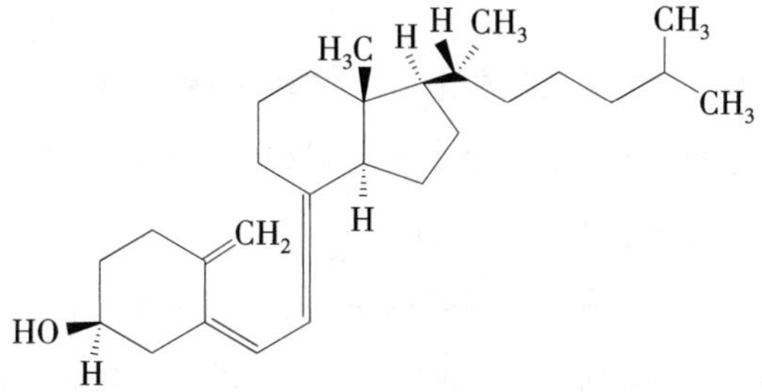

化学名为 9，10- 开环胆甾 -5，7，10（19）- 三烯 -3*β*- 醇。又名胆骨化醇。

本品为无色针状结晶或白色结晶性粉末；无臭；遇光或空气均易变质。熔点为 84~88℃，熔融时同时分解；比旋度为 +105° ~+112°（0.5%无水乙醇溶液）。极易溶于乙醇、丙酮、三氯甲烷或乙醚，略溶于植物油，不溶于水。

本品在化学结构上与维生素 D_2 比较，因侧链上无双键、C_{24} 上没有甲基，故稳定性高于维生素 D_2。但在空气中或遇光等均易变质，故贮存时应遮光、充氮、密封在冷处保存。

本品的三氯甲烷溶液加入醋酐和硫酸溶液并摇振后，溶液初显黄色，渐变为红色，迅速变为紫色、蓝绿色，最后变为绿色。

本品的用途与维生素 D_2 相同，主要用于调节体内钙、磷的代谢。

阿法骨化醇　alfacalcidol

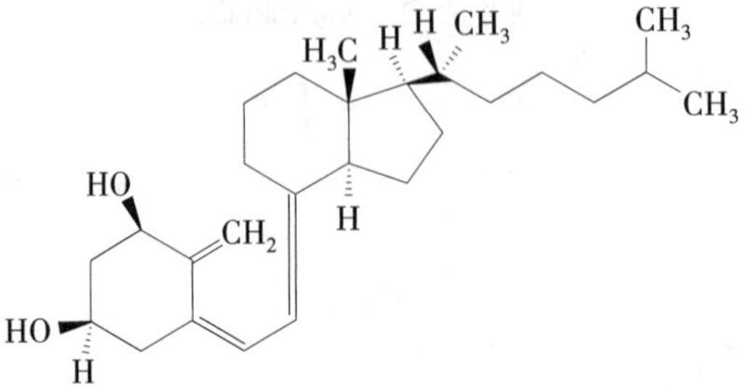

化学名为(5*Z*,7*E*)-9,10-开环胆甾-5,7,10(19)-三烯-1*α*,3*β*-二醇。又名 *α*-骨化醇。

本品为维生素 D_3 的 C_1-位上 *α*-羟基的取代产物，1973 年由 Bortou 等人率先合成，并于 1981 年开发成功而用于临床。

本品在临床上主要用于慢性肾衰竭合并骨质疏松症、甲状旁腺功能低下及抗维生素 D 的佝偻病患者等。

骨化三醇　calcitriol

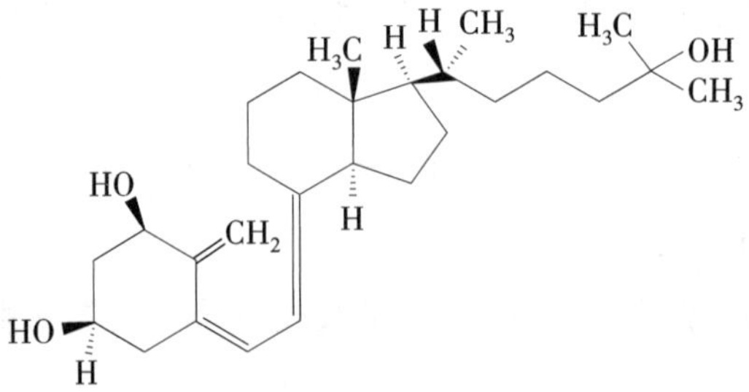

化学名为(5*Z*,7*E*)-(1*S*,3*R*)-9,10-开环胆甾-5,7,10(19)-三烯-1,3,25-三醇。又名 1,25-二羟基维生素 D_3。

本品在体内可由维生素 D_3 经过两步氧化代谢得到，即第一步是在肝内质网上被维生素 D 的 25-羟化酶氧化成 25-羟维生素 D_3；第二步则是在肾线粒体中被维生素 D 的 1*α*-羟化酶催化生成骨化三醇，它被认为是真正起作用的活性维生素 D_3。

本品在临床上主要用于绝经后及老年性骨质疏松症、肾性骨营养不良症、手术后甲状旁腺功能低下、特发性甲状旁腺功能低下、假性甲状旁腺功能低下、血液透析患者的肾性营养不良、维生素 D 依赖性佝偻病及低血磷性抗维生素 D 型佝偻病等。

三、维生素 E

1922 年 Evans 和 Bishop 发现了一类有抗不育作用的脂溶性物质，将其命名为维生素 E，又名生育酚(tocopherol)。维生素 E 是一类与生育有关、具有生育酚基本结构的天然化合物的总称，它们都属于苯并二氢吡喃的衍生物，苯环上均含有 1 个酚羟基。1936 年成功分离出维生素 E，并于 1938

年人工合成获得成功。

维生素 E 类目前已知的有 8 种，分别是 α-、β-、γ-、δ-、ε-、ζ_1-、ζ_2- 和 η- 生育酚，各个异构体显示不同的生理活性，其中 α- 生育酚的活性最强，此外包括生育三烯酚等。主要存在于植物中，其中以麦胚油、豆类及蔬菜中的含量最为丰富。天然型维生素 E 均为右旋体，人工合成品为消旋体，其生物活性为右旋体的 40% 左右。

部分维生素 E 类药物的结构见表 11-1。

表 11-1　部分维生素 E 类药物的结构

基本母核结构	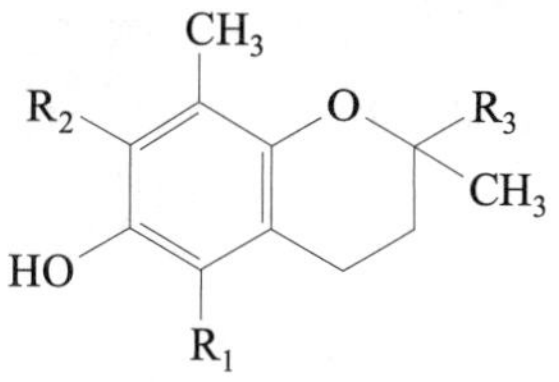		
名称	R_1	R_2	R_3
α- 生育酚	CH_3	CH_3	$C_{16}H_{33}$
β- 生育酚	CH_3	H	$C_{16}H_{33}$
γ- 生育酚	H	CH_3	$C_{16}H_{33}$
δ- 生育酚	H	H	$C_{16}H_{33}$
δ- 生育三烯酚	CH_3	CH_3	$C_{16}H_{27}$（3′, 7′, 11′ - 三烯）
β- 生育三烯酚	CH_3	H	$C_{16}H_{27}$（3′, 7′, 11′ - 三烯）
γ- 生育三烯酚	H	CH_3	$C_{16}H_{27}$（3′, 7′, 11′ - 三烯）
δ- 生育三烯酚	H	H	$C_{16}H_{27}$（3′, 7′, 11′ - 三烯）

从化学结构上看，维生素 E 对光线和氧化剂较敏感，若遇氧化剂三氯化铁或空气中的氧则可被氧化成黄色的 α- 生育酚对苯醌，生成稳定的血红色配合物。药典中收载的维生素 E 为维生素 E 醋酸酯。

▶▶ 课堂活动

请思考为什么要将维生素 A 和维生素 E 均制备成醋酸酯的形式。

因维生素 E 易被氧化，故多制备成维生素 E 的 α- 生育酚醋酸酯或 α- 生育酚烟酸酯。

维生素 E 醋酸酯　vitamin E acetate

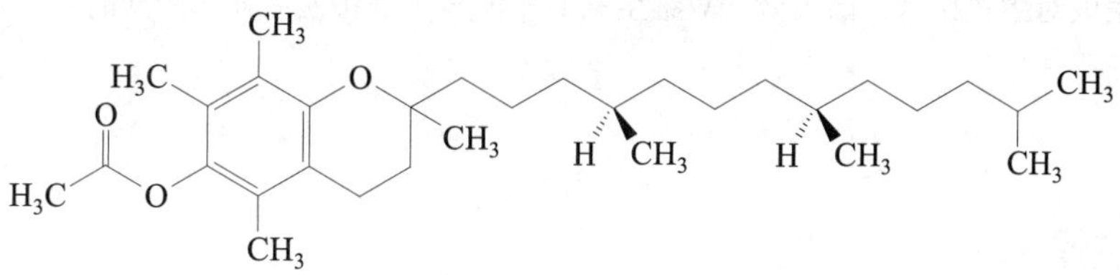

化学名为（±）-2, 5, 7, 8- 四甲基 -2-（4, 8, 12- 三甲基十三烷基）-6- 苯并二氢吡喃醇醋酸酯。

又名 α- 生育酚醋酸酯。

本品为微黄色至黄色或黄绿色澄清的黏稠液体；几乎无臭；遇光色渐变深。易溶于无水乙醇、丙酮、乙醚或植物油，不溶于水。折光率为 1.494~1.499。

本品系 α- 生育酚酯类化合物，性质虽比 α- 生育酚稳定，较不易被氧化，但与氢氧化钾溶液加热可发生水解，生成游离 α- 生育酚。α- 生育酚可与三氯化铁作用，生成对生育醌和 2 价铁离子，后者与 2，2′ - 联吡啶作用生成血红色的配合物。

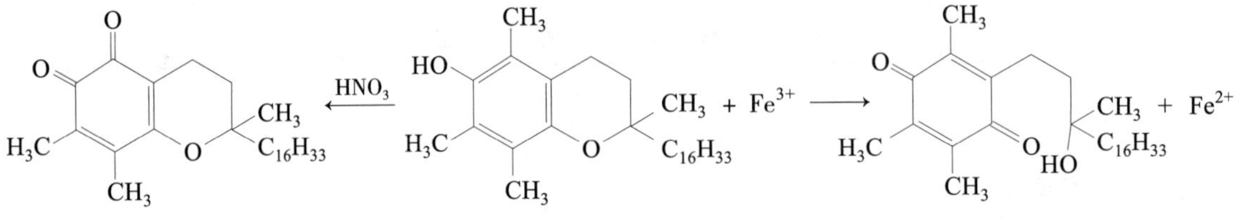

生育红　　　　　　　　　　生育醌

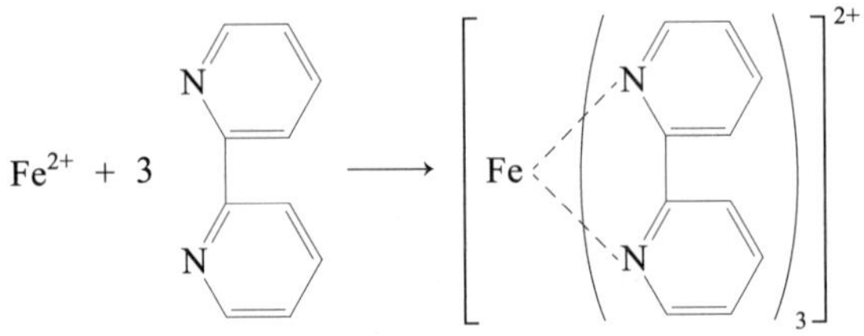

本品加无水乙醇溶解后，再加硝酸并微热后，生成生育红，其溶液显橙红色。

因本品具有较强的还原性，易被氧化，故通常将其作为油溶性的抗氧剂使用。

本品在临床上主要用于未进食强化奶或有严重脂肪吸收不良母亲所生的新生儿、早产儿、低出生体重儿，预防溶血性贫血等，用于进行性肌营养不良的辅助治疗等多个适应证。

本品应避光、密封，在干燥处保存。

案例分析

案例

某患者因病长期服用钙剂和人造补血药，但同时又服用了维生素 E，请问药物之间是否有相互影响？是否能达到相应的疗效？

分析

维生素 E 的分子结构中含有羟基，能与钙离子发生络合反应，生成维生素 E- 钙的络合物，导致维生素 E 在肠道内吸收减少而使维生素 E 的疗效降低。部分含钙的食物如牛奶、豆腐等对维生素 E 也有此影响。人造补血药为枸橼酸铁铵的复方制剂，枸橼酸铁铵中的铁为 3 价铁，能与维生素 E 发生氧化还原反应生成对醌式化合物而失效。故维生素 E 不能与钙剂和人造补血药同时服用，应分别间隔 2~3 小时服用。

四、维生素 K

维生素 K 是一类具有凝血作用、结构类似的维生素的总称。维生素 K 广泛存在于绿色植物中，在菠菜、白菜、萝卜、卷心菜中的含量最为丰富。此外，瘦肉、牛肝、猪肝、蛋等中的含量也较高。多数微生物也能合成维生素 K。目前已经发现的有 7 种，即维生素 K_1~K_7。其中维生素 K_1~K_4 都属于 2- 甲基 -1, 4- 萘醌类衍生物；维生素 K_5~K_7 则都属于萘胺类衍生物。维生素 K_1、维生素 K_2 广泛存在于绿色植物中，维生素 K_3、维生素 K_4 为化学合成品。其中维生素 K_3 的生物活性最强。

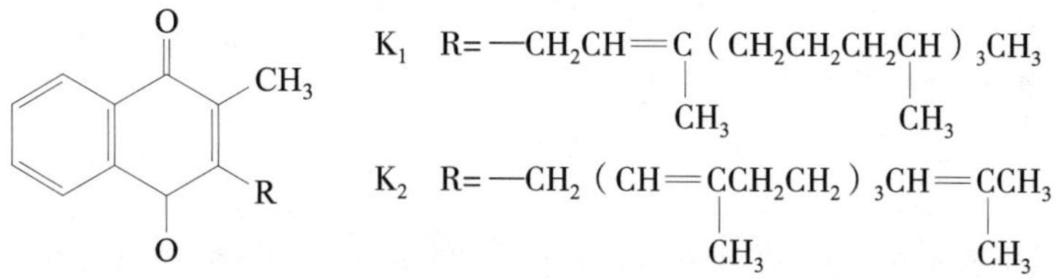

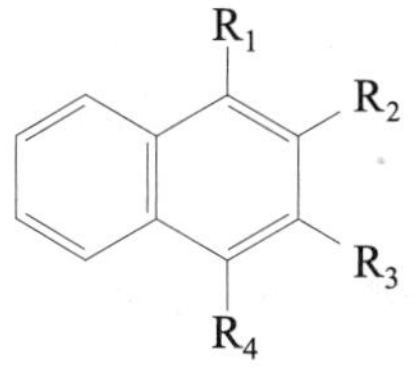

	R_1	R_2	R_3	R_4
K_4	$—OCOCH_3$	$—CH_3$	—H	$—OCOCH_3$
K_5	—OH	$—CH_3$	—H	$—NH_2$
K_6	$—NH_2$	$—CH_3$	—H	$—NH_2$
K_7	—OH	—H	$—CH_3$	$—NH_2$

维生素 K_3　vitamin K_3

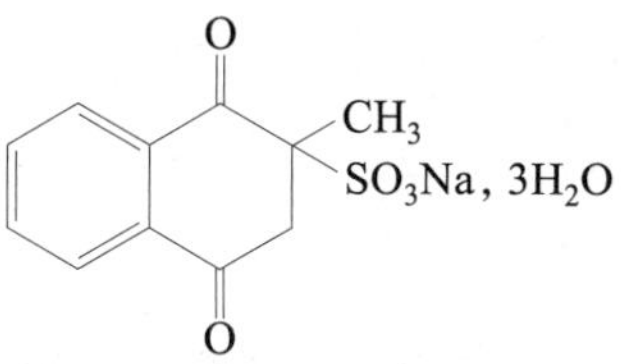

化学名为 1, 2, 3, 4- 四氢 -2- 甲基 -1, 4- 二氧 -2- 萘磺酸钠盐三水合物。又名亚硫酸氢钠甲萘醌。

本品为白色结晶或结晶性粉末；几乎无臭；有吸湿性。易溶于水（1:2），微溶于乙醇，几乎不溶于乙醚和苯等有机溶剂。其水溶液对石蕊试纸呈中性。

本品水溶液遇光和热，部分可发生异构化，产物为 2- 甲基 -1, 4- 萘氢醌 -3- 磺酸钠和 2- 甲基 -1, 4- 萘氢醌，活性降低。为防止这一反应的发生，可保持溶液的 pH 在 2~5，并加入稳定剂亚硫酸氢钠。

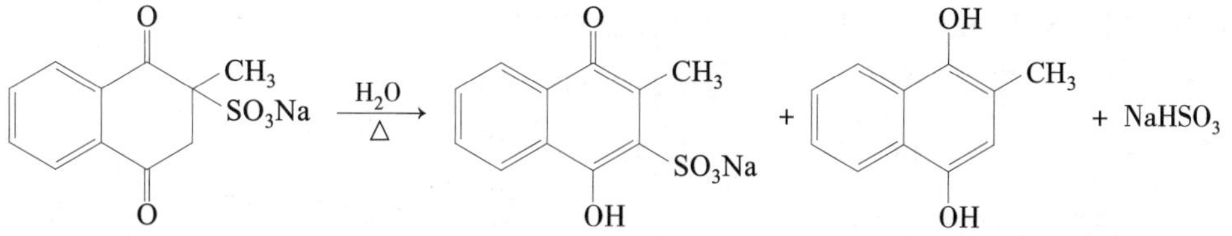

反应生成的 2- 甲基 -1, 4- 萘氢醌 -3- 磺酸钠与邻二氮杂菲试液作用，产生红色沉淀；而维生素 K_3 不反应。

本品水溶液与甲萘醌和亚硫酸氢钠间存在动态平衡，若水溶液遇空气中的氧气或遇氢氧化钠将析出黄色甲萘醌沉淀；若遇稀盐酸析出黄色甲萘醌沉淀，亚硫酸氢钠分解并放出二氧化硫气体。光和热也可促进药物的分解，因此本品水溶液不适宜在水中久存。

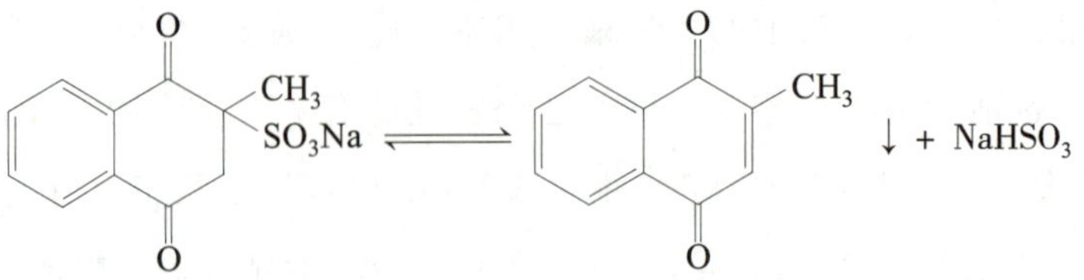

甲萘醌

本品在临床上主要用于凝血酶原过低症、维生素 K 缺乏病及新生儿出血症的防治。

本品应遮光、密封，在干燥处保存。

点滴积累

1. 维生素 A 的分子结构中含有共轭多烯醇的侧链，其化学性质不稳定，易被氧化，常制备成酯类化合物，提高稳定性。
2. 维生素 E 具有酚羟基，具有还原性，常作为油溶性制剂的抗氧剂，药典中收载的为其醋酸酯。
3. 维生素 D 类均属于固醇的开环衍生物，最常见的为维生素 D_2 和维生素 D_3，具有甾类化合物的部分通性。
4. 维生素 K_3 为一种易溶于水的脂溶性维生素。

第二节　水溶性维生素

水溶性维生素（water soluble vitamins）通常是指溶于水而不溶于油脂的维生素，但部分水溶性维生素可以微溶于有机溶剂。水溶性维生素可分为 B 族维生素和维生素 C 两类。

B 族维生素包括很多化学结构和生理活性完全不同的一类物质，但是由于最初是从同一来源中分离得到的，所以将其归为一类。B 族维生素主要有维生素 B_1（硫胺）、维生素 B_2（核黄素）、维生素 B_6（吡多辛）、维生素 B_{12}（氰钴胺）、烟酸及烟酰胺等。

一、维生素 B_1

维生素 B_1 存在于米糠、麦麸、酵母等中，也可以由人工合成。本品具有维持糖代谢及神经传导的正常功能。维生素 B_1 在体内吸收较慢，并易被硫胺酶破坏而失效。

维生素 B_1　vitamin B_1

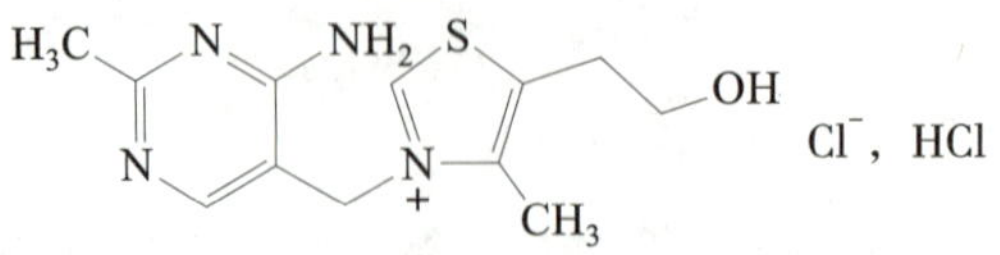

化学名为氯化 4- 甲基 -3-[（2- 甲基 -4- 氨基 -5- 嘧啶基）甲基]-5-（2- 羟基乙基）噻唑鎓盐酸盐。又名盐酸硫胺。

本品为白色结晶或结晶性粉末；有微弱的特臭，味苦；干燥品在空气中迅速吸收约 4% 的水分。熔点为 248~250℃，熔融时同时分解。易溶于水，微溶于乙醇，不溶于乙醚。其水溶液显酸性。

本品固体在干燥环境中性质稳定，如在密闭容器中长期放置或于 100℃加热 24 小时均无明显的变化。但其水溶液与空气接触或在铁氰化钾碱性溶液中，易被氧化成具荧光的硫色素而失效。遇光、金属离子（如铜、铁、锰）等均能加速其氧化作用。

本品水溶液遇酸较稳定，当 pH 升高时稳定性下降，若在碱性条件下，则噻唑环被破坏，生成硫醇型化合物而失效。基于上述原因，本品遇碱性药物（如苯巴比妥钠、氨茶碱等）易引起变质，故不宜与碱性药物配伍使用。

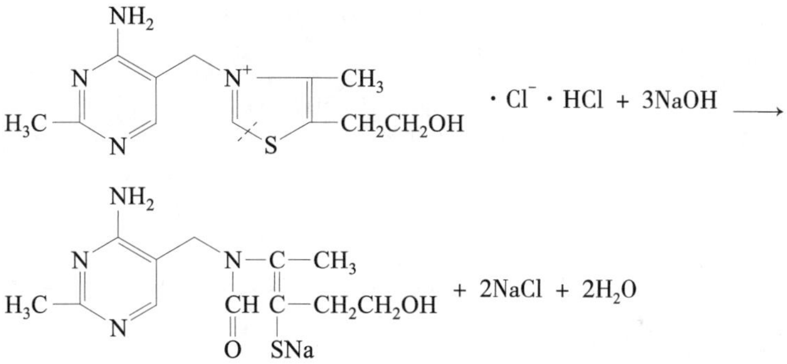

本品在氢氧化钠溶液中，噻唑环被破坏，生成硫醇型化合物，加入铁氰化钾试液，则氧化成硫色素，将产物溶于正丁醇中，醇层显蓝色荧光，加酸呈酸性时，荧光消失，再加碱，荧光又显现，这个反应被称为硫色素反应。

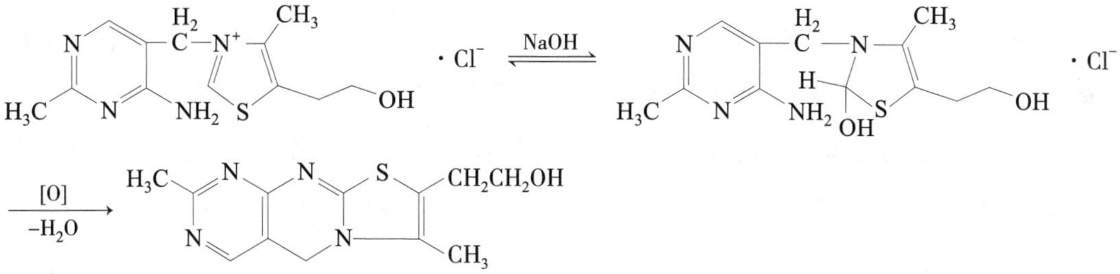

硫色素

本品水溶液在 pH5.0~6.0 时，遇碳酸氢钠或亚硫酸氢钠均可发生分解，故本品的制剂不能使用亚硫酸氢钠或碳酸氢钠作为稳定剂。

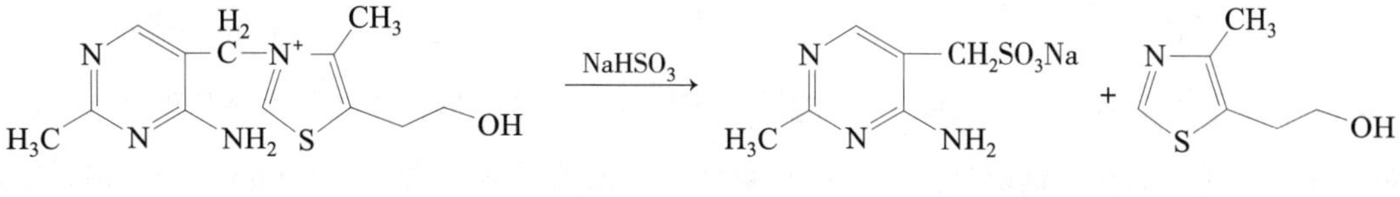

本品的分子结构中含有嘧啶环和噻唑环 2 个杂环，能与某些生物碱沉淀试剂反应生成沉淀。如与碘化汞钾反应生成黄色的沉淀（$B \cdot H_2Hg_2I_4$）；与三硝基苯酚作用生成扇形结晶；与碘生成红色沉淀（$B \cdot HI \cdot I_2$）。

本品主要适用于防治维生素 B_1 缺乏所致的脚气病，及各种疾病的辅助治疗（如全身感染、高热、糖尿病、多发性神经炎、脊髓灰质炎后遗症及小儿遗尿症、心肌炎、食欲缺乏、消化不良、甲状腺功能亢进和妊娠期等）。对解除某些药物如链霉素、庆大霉素等引起的听觉障碍有帮助。

二、维生素 B_2

维生素 B_2 又称核黄素，容易加氢还原成无色核黄素，故具有传递氢或电子的功能。在体内经过磷酸化生成黄素单核苷酸和黄素腺嘌呤二核苷酸，从而具有生物活性。

维生素 B_2　vitamin B_2

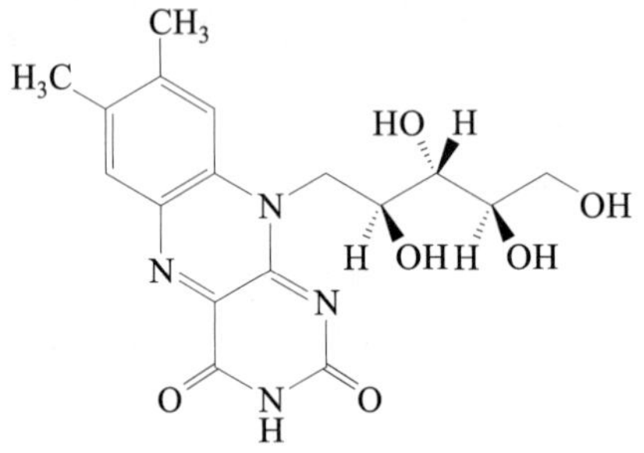

化学名为 7,8- 二甲基 -10[（2*S*,3*S*,4*R*）-2,3,4,5- 四羟基戊基]-3,10- 二氢苯并蝶啶 -2,4- 二酮。又名核黄素。

本品为橙黄色结晶性粉末；微臭。熔点为 280℃，熔融时同时分解；比旋度为 −140° ~−120°（0.5% 氢氧化钾乙醇溶液）。几乎不溶于水、乙醇、三氯甲烷或乙醚；在稀氢氧化钠溶液中溶解。

维生素 B_2 的化学结构中含有酰亚胺和叔胺结构，故本品为两性化合物（$K_a = 6.3 \times 10^{-12}$，$K_b = 0.5 \times 10^{-12}$），既能溶于稀碱，又能溶于稀酸；其饱和溶液的 pH 为 6。

维生素 B_2 水溶液呈黄绿色荧光，当 pH 为 6.0~7.0 时荧光最强。但加入酸或碱后，荧光将立即消失。

本品固体在干燥时性质稳定，但其水溶液遇光极易分解，且分解的速度随温度和 pH 升高而加快。在碱性条件下分解为感光黄素，如本品的 1% 氢氧化钠溶液，在 24 小时之内即可完全分解；在酸性或中性条件下，分解为光化色素。此外，在酸性或碱性溶液中还可生成微量的核黄素 -10- 乙酸。

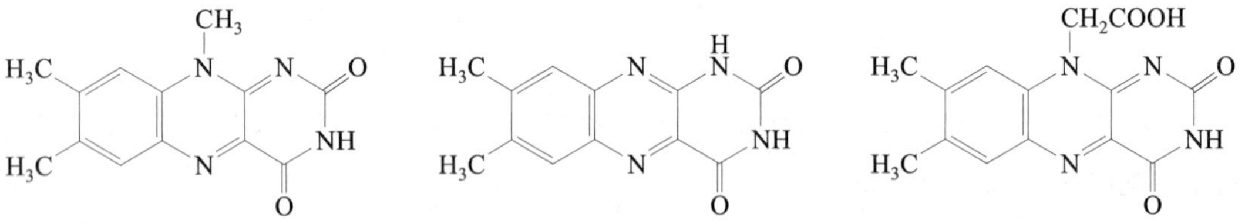

感光黄素　　光化色素　　核黄素-10-乙酸

本品对一般的弱氧化剂比较稳定，但能被强氧化剂如高锰酸钾或铬酸等所氧化而破坏。此外，若遇还原剂如连二亚硫酸钠或维生素 C 等可被还原为无荧光的二氢核黄素并从水中析出，最后二氢核黄素在空气中又被氧气氧化成核黄素。

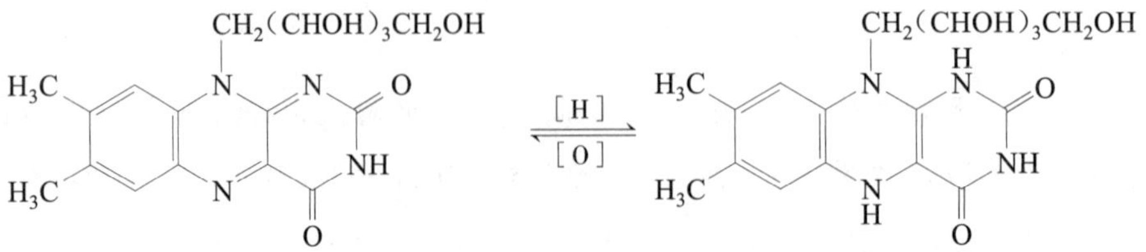

核黄素　　二氢核黄素

知识链接

注射剂维生素 B_2 的配制

本品可与硼砂形成分子型化合物，溶解度较维生素 B_2 增大；能与烟酰胺形成电荷转移复合物（CTC），而增加维生素 B_2 的水溶性。故硼砂和烟酰胺能分别作为维生素 B_2 制剂的助溶剂使用。

本品主要用于治疗维生素 B_2 缺乏所致的唇炎、脂溢性皮炎、结膜炎、口角炎、舌炎、阴囊炎等。

三、维生素 B_6

维生素 B_6 包括吡多醇（pyridoxine）（亦称吡多辛）、吡多醛（pyridoxal）、吡多胺（pyridoxamine），三者可相互转化。因最初分离得到的是吡多醇，故一般以它作为维生素 B_6 的代表。

维生素 B_6　vitamin B_6

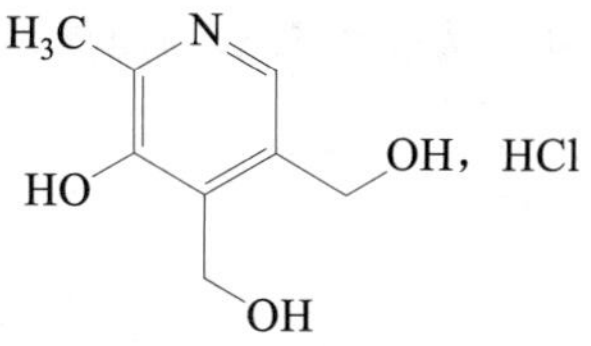

化学名为 6- 甲基 -5- 羟基 -3，4- 吡啶二甲醇盐酸盐。又名盐酸吡多辛。

盐酸吡多醇可以与吡多醛、吡多胺在体内相互转化。

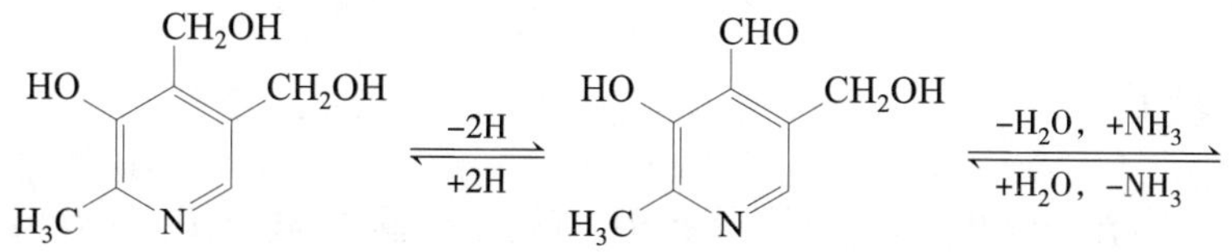

吡多辛　　　　吡多醛

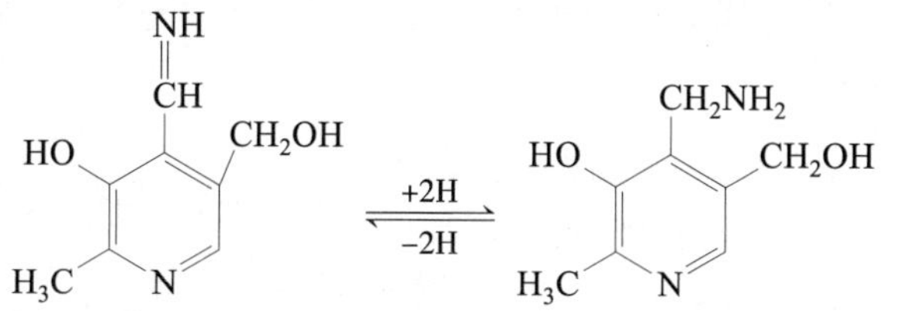

吡多胺

本品为白色或类白色的结晶或结晶性粉末；无臭；遇光渐变质。熔点为 205~209℃，熔融时同时分解。易溶于水，微溶于乙醇，不溶于三氯甲烷或乙醚。

本品固体在干燥条件下对光和空气较稳定，但由于分子中具有 3 个羟基，其水溶液遇空气可被氧化变色，随 pH 升高，氧化速度加快。本品在酸性溶液中稳定，但其在中性或碱性溶液中遇光则分解，如中性水溶液加热至 120℃左右，可发生 2 分子聚合而失去活性。

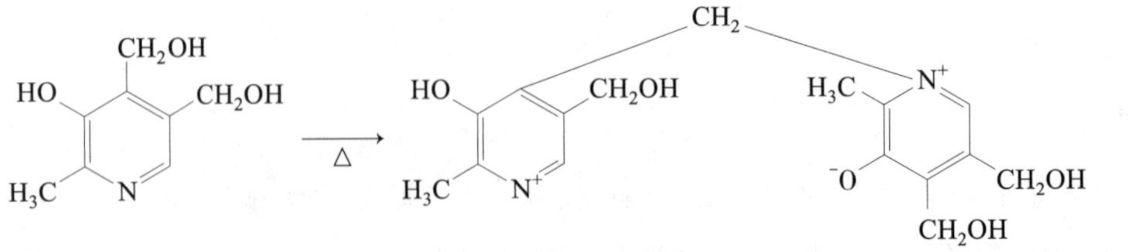

本品结构中的烯醇型羟基可与三氯化铁作用呈红色，其分子中的2个醇羟基可被酯化。此外，本品能与2,6-二氯对苯醌氯亚胺作用生成蓝色化合物，数分钟后转为红色。该反应为对位未取代的酚类所共有的反应。

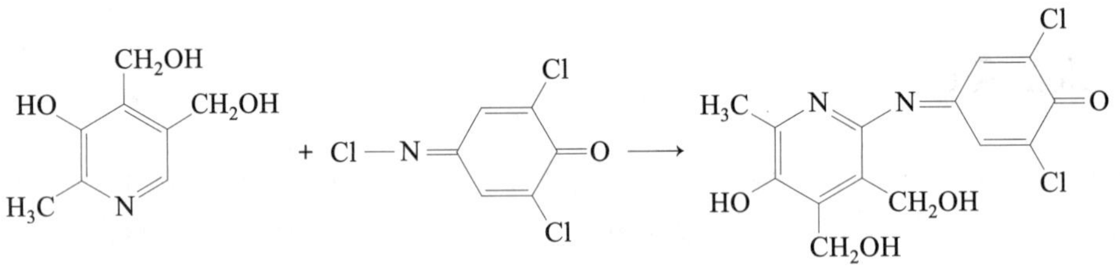

本品进入体内后在酶的作用下被ATP磷酸化，再经氧化得到具有生物活性的5′-磷酸吡多醛和5′-磷酸吡多胺。它们均为氨基转移酶、氨基酸脱羧酶的辅酶，并参与氨基酸和神经递质的代谢。

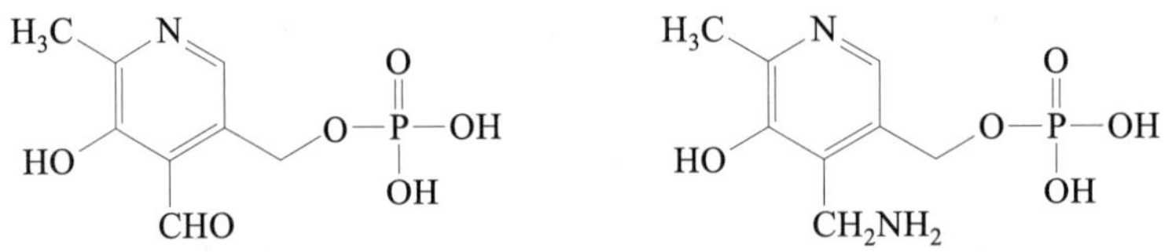

5′-磷酸吡多醛　　　　5′-磷酸吡多胺

本品用于妊娠呕吐、放射病或抗癌药所致的呕吐、异烟肼中毒、脂溢性皮炎等。

四、维生素C

ER-11-3

维生素C的理化性质及配伍禁忌

维生素C广泛存在于绿叶蔬菜和新鲜水果中，特别是在番茄、橘子、山楂、鲜枣、辣椒等中的含量最为丰富。维生素C为胶原和细胞间质合成所必需的原料，当摄入不足时可导致维生素C缺乏症。药用品多由化学合成得到。此外，维生素C也被广泛用于制药和食品工业的抗氧剂或添加剂等。

知识链接

维生素C的结构确证

1928年匈牙利生化学家Albert Szent-Gyorgyi成功地从牛的副肾上腺中分离出1g纯粹的维生素C，然后进行了维生素C和人体内氧化反应的研究，于1928年发表论文，确定了维生素C的化学分子式是$C_6H_8O_6$，并将其命名为hexuronic acid，于1932年获得诺贝尔医学奖。1929年，Szent-Gyorgyi与英国化学家Walter H. Haworth分析维生素C的化学结构，但因技术尚不成熟，未能确定其结构。直到1930年，Haworth才确定了维生素C的正确化学结构，将维生素C命名为抗坏血酸（ascorbic acid），并用不同的方法制造出了维生素C，并为此获得了1937年的诺贝尔化学奖。

维生素 C vitamin C

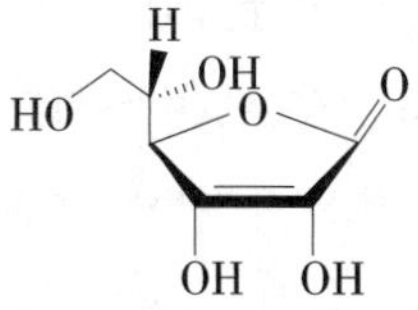

化学名为 L(+)-苏糖型-2,3,4,5,6-五羟基-2-己烯酸-4-内酯。又名 L-抗坏血酸。

本品为白色结晶或结晶性粉末;无臭,味酸;久置色渐变微黄。熔点为 190~192℃,熔融时同时分解。易溶于水,略溶于乙醇,不溶于三氯甲烷或乙醚。

本品的结构中含有 2 个手性碳原子,有 4 个光学异构体。其中 L-(+)-抗坏血酸的活性最强,D-(-)-异抗坏血酸的活性仅为 L-(+)-抗坏血酸的 1/20,D-(-)-抗坏血酸和 L-(+)-异抗坏血酸几乎无效。

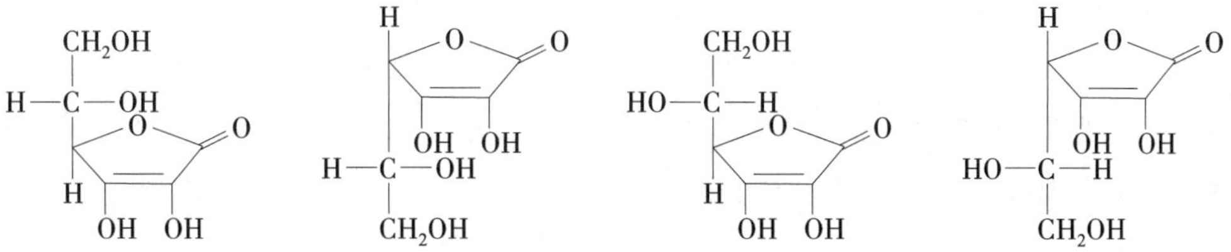

L-(+)-抗坏血酸　D-(-)-抗坏血酸　D-(-)-异抗坏血酸　L-(+)-异抗坏血酸

本品的结构中含有连烯二醇结构,其水溶液呈酸性,因为 C_2 上的羟基可与 C_1 上的羰基形成分子内氢键,所以 C_2-羟基的酸性较 C_3 上的羟基弱。C_3 上羟基的酸性较强,可与碳酸氢钠或稀氢氧化钠反应,生成 C_3-烯醇钠盐。但在强碱溶液中,如浓氢氧化钠溶液,因内酯环被破坏,生成酮酸钠盐。

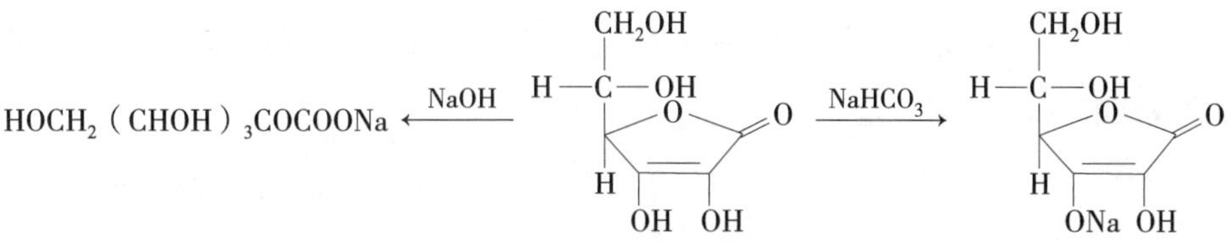

本品分子中含有连烯二醇结构,具有较强的还原性,在水溶液中易被空气中的氧气氧化,另外也可被硝酸银、碱性酒石酸铜、三氯化铁、碘及 2,6-二氯靛酚所氧化,生成去氢维生素 C。由于分子中的共轭体系被破坏,使得去氢维生素 C 比维生素 C 更易被水解,生成 2,3-二酮古糖酸,并可进一步被氧化为苏阿糖酸和草酸而失去活性。在空气中的氧化速度由 pH 和氧气的浓度决定,重金属离子等可催化上述反应。

知识链接

维生素 C 的配伍禁忌

1. 维生素 C 不宜与维生素 B_2 配伍混合口服。维生素 C 具有较强的还原性,在水溶液中尤其在碱性溶液中容易被氧化。维生素 B_2 为两性化合物,氧化性大于还原性。当维生素 C 与维生素 B_2 配伍混合口服时,会因发生氧化还原反应而失效。

2. 维生素C不宜与碳酸氢钠配伍使用。维生素C因分子结构中含有连烯二醇结构，显弱酸性，其水溶液不稳定，在碱性溶液中更易被破坏，在空气中易氧化失效。若维生素C与碳酸氢钠配伍使用，而碳酸氢钠为碱性药物，在碱性溶液中维生素C极易氧化而脱去2个氢原子，形成去氢维生素C，失去原来的药理作用。另外氨茶碱、谷氨酸钠（钾）等偏碱性的药物也不能与维生素C合用。

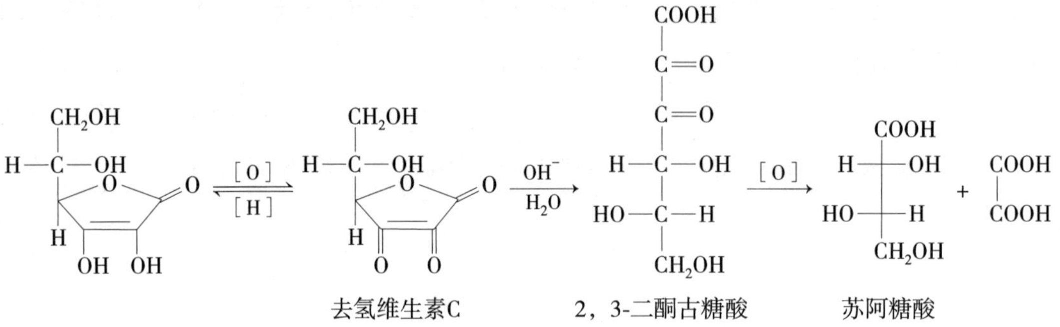

本品水溶液加入硝酸银试剂可发生银镜反应，产生黑色的银沉淀。另外，还可使二氯靛酚试液（试液本身为青色，在酸性溶液中为红色）褪色。

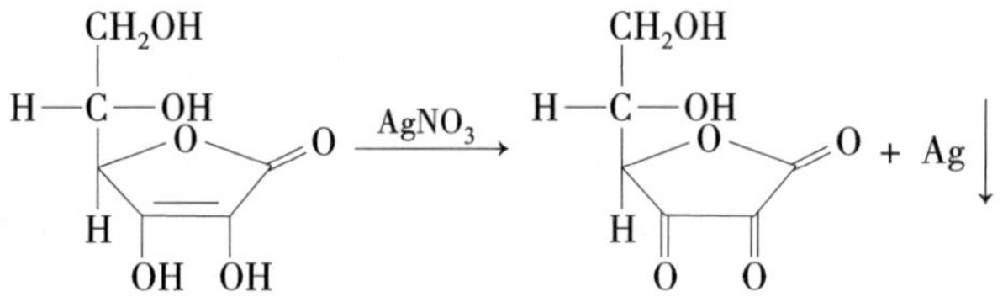

本品的氢氧化钠溶液与亚硝基铁氰化钠试液作用生成蓝色。

本品在空气、光线、温度等的影响下，氧化生成去氢维生素C，在一定条件下发生脱水、水解和脱羧反应而生成糠醛，以至于聚合呈色。

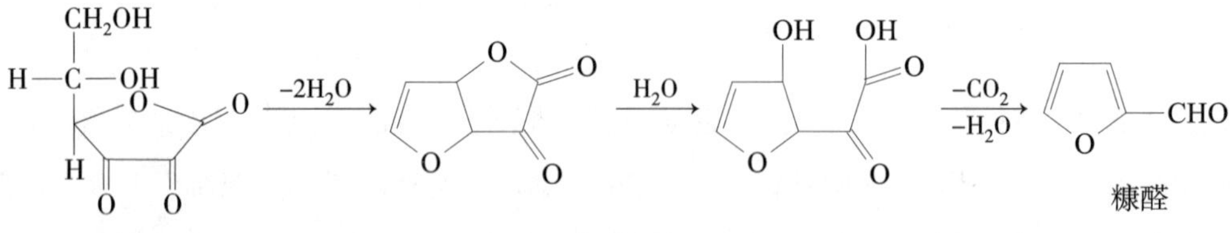

为了避免维生素C的分解变质，在制备片剂的过程中通常采用干法制粒。当制备注射液时，则应使用二氧化碳饱和的注射用水，pH严格控制在5.0~7.0，并加入金属配合剂EDTA-2Na和焦亚硫酸钠等作为稳定剂。此外，还需通入二氧化碳或氮气等惰性气体置换安瓿液面上的空气。

本品用于防治维生素C缺乏症、预防冠心病。大量注射本品可用于治疗克山病。也适用于尿的酸化、各种贫血和急、慢性传染病及创伤愈合患者的补充剂，也可用于肝硬化、急性肝炎和砷、汞、铅、苯等慢性中毒时的肝脏损害及许多其他疾病。

点滴积累

1. 水溶性维生素主要有B族维生素（维生素 B_1、维生素 B_2、维生素 B_6、维生素 B_{12} 等）、维生素C、烟酸、烟酰胺、肌醇、叶酸等。

2. 维生素 B_1 能发生硫色素反应，可用于鉴别；维生素 B_1 不能与碱性药物配伍使用，也不能用亚硫酸氢钠或碳酸氢钠作为稳定剂。

3. 维生素 C 分子中含有连烯二醇结构，具有较强的还原性，可用作水溶性药物的抗氧剂。

4. 通过掌握水溶性维生素（维生素 B_1、维生素 B_2、维生素 B_6、维生素 C）等典型药物的化学结构、理化性质与临床用途为切入点，可以为解决该类药物的调剂、制剂、分析检验、贮存保管、使用等问题提供理论依据。

复习导图

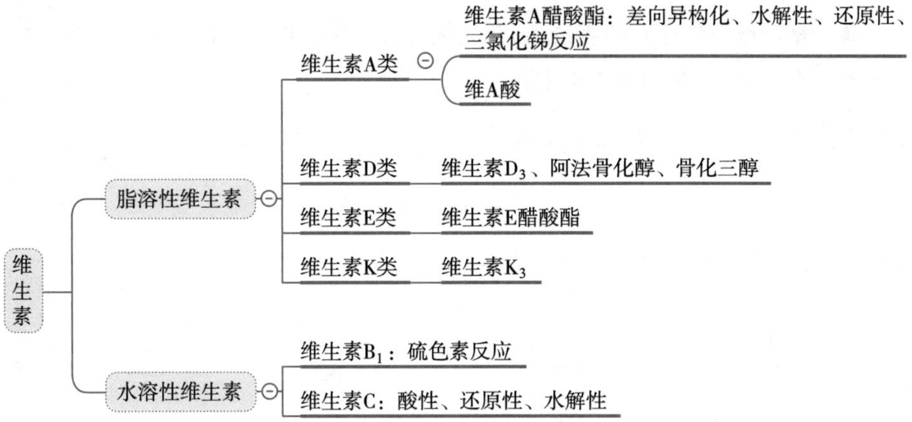

目标检测

一、选择题

（一）单项选择题

1. 下述维生素又称抗坏血酸的是

A. 维生素 A　　B. 维生素 B　　C. 维生素 C　　D. 维生素 D

2. 此结构 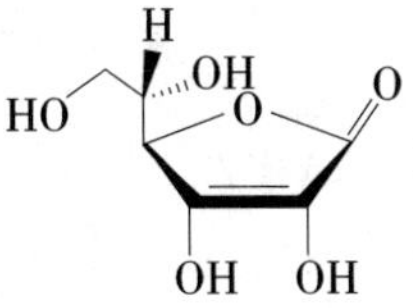 为下列哪种维生素

A. 维生素 K_3　　B. 维生素 C　　C. 烟酸　　D. 维生素 E

3. 属于水溶性维生素的是

A. 维生素 A　　B. 维生素 B_1　　C. 维生素 E　　D. 维生素 K

4. 下述维生素可用于水溶性药物抗氧剂的是

A. 维生素 A　　B. 维生素 K　　C. 维生素 C　　D. 维生素 E

5. 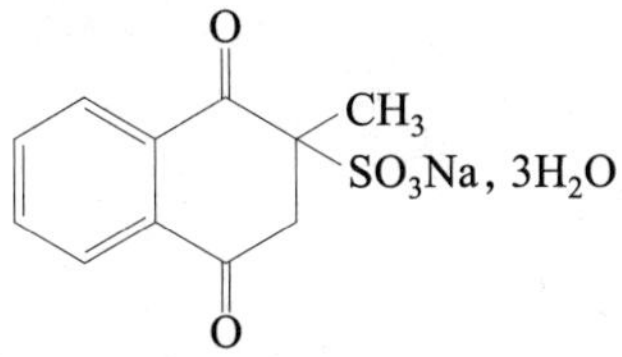 此结构为下列哪种维生素

A. 维生素 K_3　　B. 维生素 K_1　　C. 维生素 E　　D. 维生素 B

6. 能够与无水三氯化锑的三氯甲烷溶液作用显蓝色后渐变为红色的维生素是

A. 维生素 A　　B. 维生素 B　　C. 维生素 C　　D. 维生素 D

7. 可用于抗佝偻病的维生素是

A. 维生素 A　　B. 维生素 B　　C. 维生素 C　　D. 维生素 D

8. 下列关于维生素 A 的叙述错误的是

A. 极易溶于三氯甲烷、乙醚

B. 含共轭多烯醇的侧链，易被氧化为环氧化物

C. 与维生素 E 共存时更易被氧化

D. 应装于铝制或其他适宜的容器内，充氮气、密封，在凉暗处保存

9. 能用于油溶性药物抗氧剂的维生素是

A. 维生素 A　　B. 维生素 B　　C. 维生素 C　　D. 维生素 E

10. 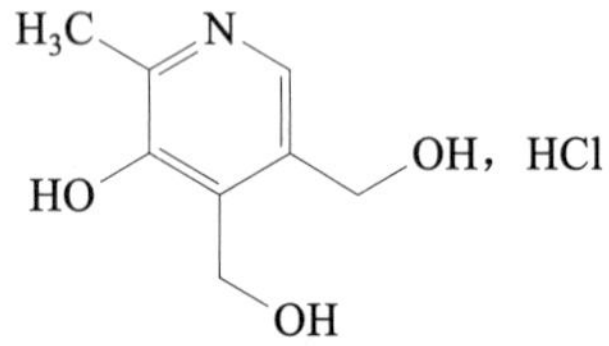

此结构是

A. 维生素 B_6　　B. 维生素 A　　C. 维生素 E　　D. 维生素 B_2

（二）多项选择题

1. 属于脂溶性维生素的是

A. 维生素 A　　B. 维生素 D　　C. 维生素 E

D. 维生素 K　　E. 维生素 C

2. 水溶液不稳定，易被空气中的氧氧化的维生素是

A. 维生素 B_1　　B. 维生素 K_3　　C. 维生素 B_6

D. 维生素 C　　E. 烟酸

3. 维生素 C 结构中含有连烯二醇结构，因此具有

A. 酸性　　B. 碱性　　C. 氧化性

D. 还原性　　E. 不溶于水

4. 维生素 B_2 具有

A. 旋光性　　B. 酸碱两性　　C. 还原性

D. 水溶液显荧光性　　E. 氧化性

5. 贮存时应遮光、密封的维生素是

A. 维生素 A　　B. 维生素 K_3　　C. 维生素 B_1

D. 维生素 C　　E. 维生素 E

二、简答题

1. 维生素 C 在制备成制剂时需要采取哪些措施以防其发生变质？

2. 可作为抗氧剂使用的维生素有哪些？

3. 为什么要将维生素 A 和维生素 E 制成酯类化合物?

三、实例分析

某人购买了 2 种维生素,分别为维生素 A 和维生素 E,均为黄色液体,但不小心将其标签弄掉了,根据所学的知识如何运用化学方法来区别这 2 种维生素?

ER-11复习题

（张彦文）

第十二章

药物的化学稳定性和药物的代谢反应

导学情景

情景描述

目前许多家庭或多或少都存有一个小药箱，保存着一些家庭常用药物。对于很多化学结构不稳定的药物来说，如果保存不当，暴露于空气中或放在潮湿的地方，会引起药物水解、氧化等变质反应，从而降低药物的疗效，甚至分解成（转化成）对人体有害的物质。例如家庭常用的阿司匹林、维生素 C 等非常不稳定，易受外界温度、湿度、光线、空气等因素影响而失效。

学前导语

药物在生产、制剂、贮存、调配和使用过程中，由于药物的化学结构受到外界因素的影响，会引起稳定性的变化和变质反应的发生，导致药物的疗效下降，甚至产生毒副作用而危及患者的生命。因此，认识掌握药物稳定性的变化和发生变质反应的规律是非常重要的。

第一节　药物的化学稳定性

药物的变质反应主要有水解反应、氧化反应、异构化反应、脱羧反应及聚合反应等，其中以药物的水解反应和氧化反应最为常见。此外，空气中的二氧化碳对药物质量也有一定的影响。

一、药物的水解性对药物稳定性的影响

药物的水解反应是一类常见的变质反应，易被水解的药物在化学结构上都含有易被水解的基团，主要包括盐类、酯类、酰胺类、苷类、酰肼类、酰脲类、活泼卤素化合物、缩氨、多聚糖、蛋白质、多肽等。其中以盐类、酯类、酰胺类和苷类的水解较为常见。

药物的水解

（一）药物的水解过程

1. 盐类药物的水解　盐类的水解是组成盐的离子键与水发生复分解反应，生成弱电解质（弱酸或弱碱）；当溶液中水解产生的弱酸或弱碱超过其溶解度时，则由溶液中析出。如强碱弱酸盐磺胺嘧啶钠的溶液吸收空气中的二氧化碳发生水解后，析出磺胺嘧啶的沉淀。

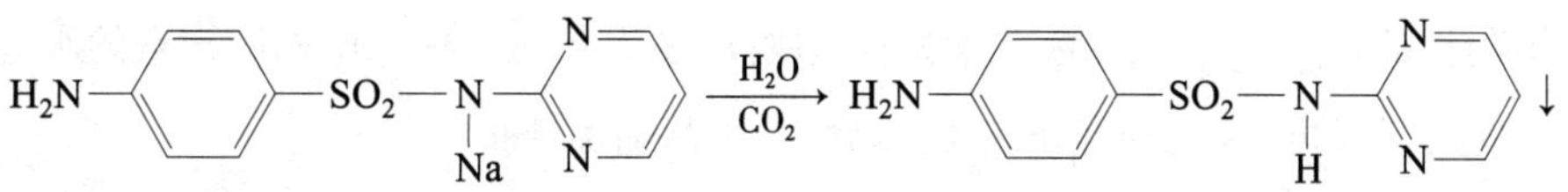

强酸弱碱盐盐酸地巴唑在水溶液中受热水解后析出地巴唑沉淀。

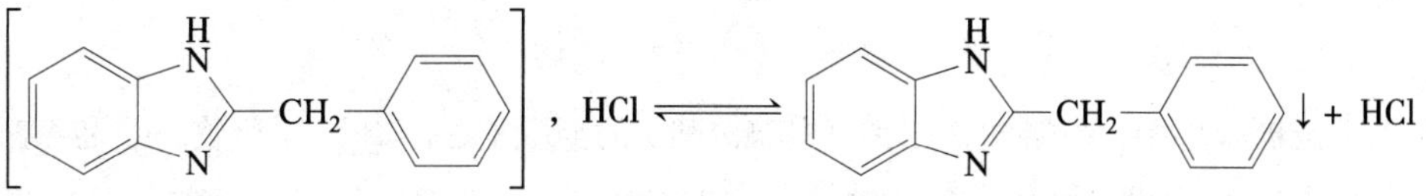

2. 酯类药物的水解　酯类药物包括无机酸酯类、有机酸酯类及内酯类药物，均有水解性，水解产物为酸和醇。

一般情况下，酯类药物的水解反应为：

$$R-\overset{O}{\overset{\|}{C}}-OR' + H_2O \rightleftharpoons RCOOH + R'OH$$

酯类药物的水解反应在酸性及碱性条件下均可发生，且在碱性条件下的水解反应速度比酸性条件下的水解反应速度快，并能水解完全。

在碱性条件下酯类药物的水解：羰基首先接受 OH^- 的亲核加成，进而引起酰基与氧之间酰氧键的断裂，生成过渡物。由于碱能中和反应生成的羧酸，使酯类药物的水解反应平衡向右进行，水解反应可以进行到底而不可逆。

$$R-\overset{O}{\overset{\|}{C}}-OR' + H_2O \rightleftharpoons R-\overset{O^-}{\underset{OH}{C}}-OR' \longrightarrow \left[R-\overset{O}{\overset{\|}{\underset{OH}{C}}} \quad + \ ^-OR'\right] \xrightarrow{OH^-} R-\overset{O}{\overset{\|}{C}}-O^- + R'OH$$

在酸性条件下酯类药物的水解（反应完全可逆）：

$$R-\overset{O}{\overset{\|}{C}}-OR' \underset{-H^+}{\overset{H^+}{\rightleftharpoons}} R-\overset{O^+H}{\overset{\|}{C}}-OR' \rightleftharpoons R-\overset{OH}{\overset{|}{C^+}}-OR' \underset{-H_2O}{\overset{H_2O}{\rightleftharpoons}} R-\overset{OH}{\underset{OH_2^+}{C}}-OR'$$

$$\rightleftharpoons R-\overset{OH}{\underset{OH}{C}}-\underset{H}{OR'} \underset{R'OH}{\overset{-R'OH}{\rightleftharpoons}} R-\overset{OH}{\overset{|}{C^+}}-OH \underset{H^+}{\overset{-H^+}{\rightleftharpoons}} R-\overset{O}{\overset{\|}{C}}-OH$$

3. 酰胺类药物的水解　酰胺类药物是氨或胺的氮原子上的氢被酰基取代所生成的羧酸衍生物，易水解，产物为羧酸和氨或胺。

一般情况下，酰胺类药物的水解反应为：

$$R-\overset{O}{\overset{\|}{C}}-NHR' + H_2O \rightleftharpoons ROOH + R'NH_2$$

酰胺类药物的水解反应过程与酯类药物的水解反应过程相似，酸、碱亦催化酰胺类药物的水解反应。

4. 苷类药物的水解　苷类药物均易水解，水解产物为苷元和糖。比如链霉素的水解生成链霉胍和链霉双糖胺，后者再进一步水解成链霉糖和 *N*- 甲基葡萄糖胺。

知识链接

苷类药物的结构组成

苷又称配糖体，是由糖或糖的衍生物（如糖醛酸）的半缩醛羟基与另一非糖物质中的羟基以缩醛键（苷键）脱水缩合而成的环状缩醛衍生物。水解后能生成糖与非糖化合物，非糖部分称为苷元，通常有酚类、蒽醌类、黄酮类等化合物。

5. 其他类型药物的水解　有机药物除了上述几种结构类型易水解外，尚有一些其他易水解的基团，如酰肼、磺酰脲、活泼卤素结构、肟类、腙类、多糖以及多肽等，均可在一定条件下发生水解反应。

（二）影响药物水解的结构因素

1. 药物化学结构的电子效应对水解速度的影响　酯类药物的水解反应是通过酰氧键的断裂而进行的，所以水解反应的速度取决于羰基碳原子的电子云密度。如果药物分子中的取代基能够使羰基碳原子的电子云密度降低，则水解速度增快；如果药物分子中的取代基能够使羰基碳原子的电子云密度增加，则水解速度降低。在酯类、酰胺类等药物的结构中，如果 R 为供电子基时，增加了羰基碳原子的电子云密度，则水解速度减慢；反之，R 基团为吸电子基时，则减弱羰基碳原子的电子云密度，水解速度加快。

酰胺类药物的水解反应与酯类药物的水解反应相似，但酯类药物的水解反应速度比相应的酰胺类药物的水解反应快。

酯类药物结构中氧原子的电负性比酰胺类药物结构中氮原子的电负性大，故甲氧基的吸电子能力比氨基强，诱导效应的结果使酯类药物比酰胺类药物的水解反应速度快。两者均存在 p-π 共轭效应，但氨基的给电子共轭能力比甲氧基大，所以共轭效应的结果也使酯类药物比酰胺类药物的水解反应速度快。

2. 离去酸酸性越强的药物越易水解　在 RCOA 水解时，C-A 键断裂，A^- 为离去基团，A^- 与 H^+ 形成 H^+A^-，H^+A^- 称为离去酸。

离去酸酸性越强的药物越易水解；反之，离去酸酸性越弱的药物越不易水解。

常见离去酸的酸性强弱为：

$HX > RCOOH > ArOH > ROH > H_2NCONH_2 > H_2NNH_2 > NH_3$

因此，常见 RCOA 的水解速度为：

酰卤 > 酸酐 > 酚酯 > 醇酯 > 酰脲 > 酰肼 > 酰胺

3. 邻助作用加速水解　邻助作用是指在酰基的邻近位置有亲核基团，能引起分子内催化，使水解反应加速。如阿司匹林在中性水溶液中的水解，除酚酯较容易水解以外，还由于邻位羧基负离子的邻助作用。

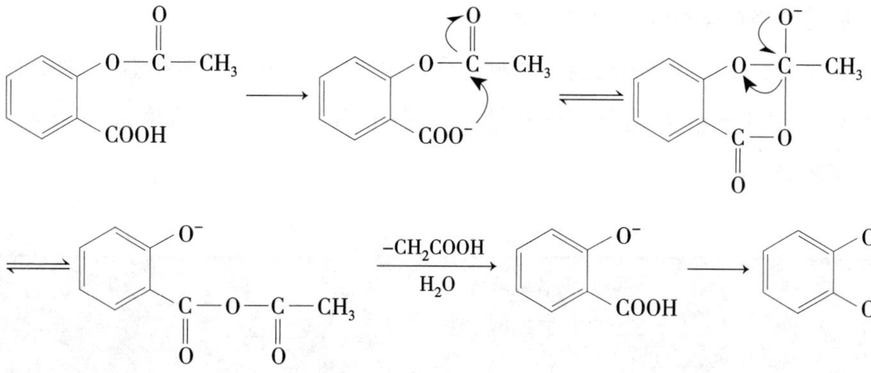

青霉素类药物的水解反应除 β- 内酰胺环不稳定以外，还有其侧链酰基氧原子的邻助作用。

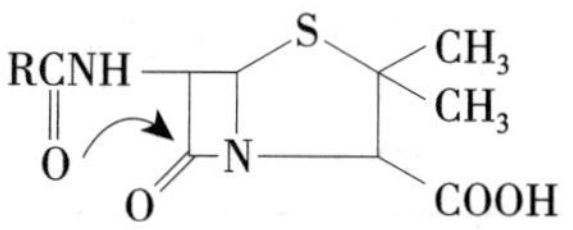

4. 空间位阻的掩蔽作用减慢水解速度　空间位阻的掩蔽作用是指在酯类、酰胺类等药物结构中的羰基两侧具有较大空间体积的取代基，产生较强的空间掩蔽作用，减缓水解反应的速度。如异丁基水杨酸的水解速度比阿司匹林慢 10 倍。

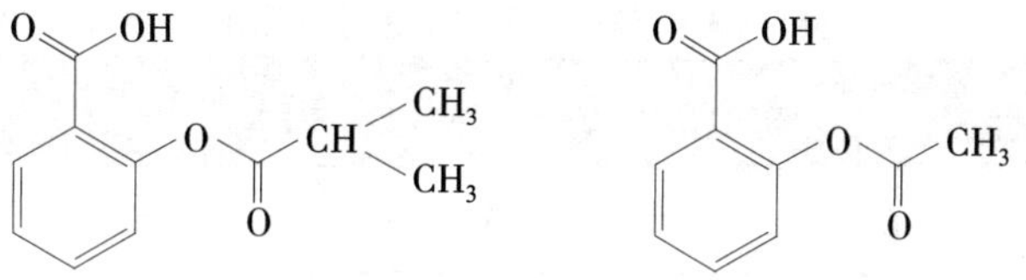

异丁基水杨酸　　阿司匹林

盐酸哌替啶因空间位阻的掩蔽作用使其稳定性增大。盐酸利多卡因酰胺键的邻位有 2 个甲基产生空间位阻而不易水解。

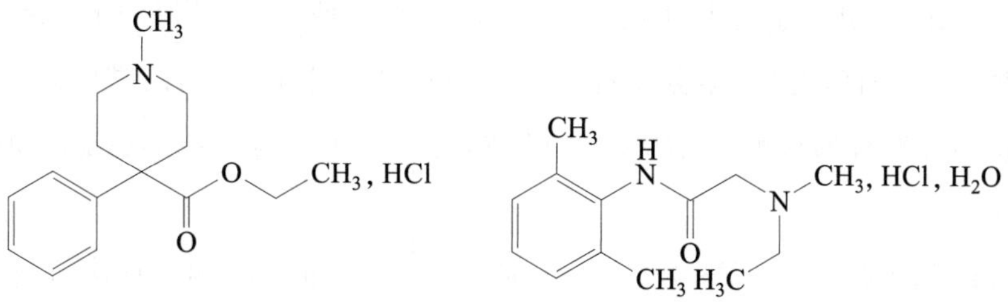

盐酸哌替啶　　盐酸利多卡因

（三）影响药物水解的外界因素

对于易水解的药物应该采取怎样的防范措施防止其水解呢？影响药物水解的外界因素很多，主要有水分、溶液的酸碱性、温度、重金属离子等。

1. 水分的影响　水分是药物发生水解的必要条件，易水解的药物在生产、贮存和应用中应防潮防水，以避免药物的水解。

一般情况下，易水解的药物应尽量考虑制成固体制剂使用，如糖衣片及胶囊剂等，若要制成溶液剂一定要考虑防止水解的措施或制成粉针剂临用前稀释。如青霉素钠、环磷酰胺等极易水解的药物即制成粉针剂，并严格控制粉针剂的含水量。

易水解的药物在贮存时与潮湿的空气接触即会发生水解，如阿司匹林在不同的相对湿度下保存6个月，其水解程度各不相同，且阿司匹林结晶越细（目数越大），相对湿度越大，接触湿空气越多，药物的水解率越高（表12-1）。

表12-1　阿司匹林在不同湿度下的水解率

阿司匹林结晶颗粒大小/目	空气的相对湿度		
	42%	59%	84%
20~50	0.073	0.081	0.162
50~100	0.076	0.089	0.206
100~200	0.083	0.105	0.589

2. 溶液酸碱性的影响　药物溶液的酸碱性对药物的水解影响很大，常见的酯类、酰胺类和苷类药物的水解均受溶液pH的影响，酸和碱均可以催化水解反应。一般情况下，溶液的pH增大，药物的水解反应速度加快（表12-2）。

表12-2　溶液的pH对盐酸普鲁卡因水解速率的影响（100℃，30分钟）

pH	3	4	5.6	6.5
水解率/%	0	1.5	5.8	18.4~19

因此，为了防止或延缓药物的水解，通常将药物溶液的酸碱度调节至水解反应速度最小的pH，通常将此pH称为稳定pH。

3. 温度的影响　一般的实验规律为温度每升高10℃，反应速度增加2~4倍。药物的水解反应速度也遵循这一规律，温度升高，药物的水解反应速度加快。所以在药物的生产和贮存时要注意控制温度，防止温度升高而加快水解。如制备半合成青霉素类药物时，进行的酰化反应宜在低温条件下进行，防止β-内酰胺环的水解。又如注射剂在加热灭菌时应考虑药物的稳定性而选择合适的灭菌温度和时间。

4. 重金属离子的影响　一些重金属离子（如Cu^{2+}、Fe^{3+}、Zn^{2+}等）可以促使药物（青霉素钠、维生素C等）发生水解。为了避免重金属离子对水解反应的催化作用，常加入金属离子络合剂乙二胺四乙酸二钠（EDTA-2Na）。

知识链接

避免药物水解的方法

易水解的药物为避免其水解常采用的办法：

1. 制成固体制剂使用，如片剂、糖衣片及胶囊剂等。

2. 制成溶液剂要考虑防止水解的措施或制成粉针剂临用前稀释，如青霉素钠、环磷酰胺等极易水解的药物即制成粉针剂，并严格控制粉针剂的含水量。

3. 尽量避免在生产和贮存的环节接触潮湿的空气；采用单剂量小包装（如泡眼分片装等）。

4. 调整药物的 pH 到水解速度最小的稳定 pH。

5. 控制生产、贮存等环节的温度。

二、药物的还原性对药物稳定性的影响

药物的氧化性和还原性是药物常见且重要的性质之一。由于具有还原性的药物比具有氧化性的药物多，所以药物的氧化反应多于还原反应。药物的氧化反应一般分为化学氧化反应和自动氧化反应。化学氧化是化学试剂与药物间的反应，主要应用于药物分析方面。本章重点讨论药物的自动氧化。

（一）药物的自动氧化过程

药物的自动氧化反应是指药物在贮存过程中遇空气中的氧自发引起的游离基链式反应。第一步常为 C—H、O—H、N—H、S—H 键的断裂，断裂分为均裂自动氧化和异裂自动氧化 2 种。一般认为 C—H 键易发生均裂自动氧化，生成烃基自由基和氢自由基；而 O—H、N—H、S—H 键常发生异裂自动氧化，生成 H^+、O^{-2}、N^{-3}、S^{-2} 等离子。

（二）具有自动氧化反应的官能团类型

1. 碳碳双键（$\rangle C=C\langle$） 如含不饱和双键的维生素 C、维生素 A 等具有碳碳双键的药物易被氧化成环氧化合物。

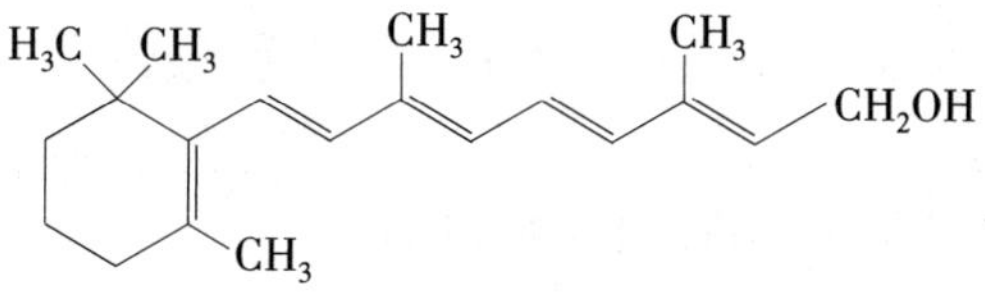

维生素A

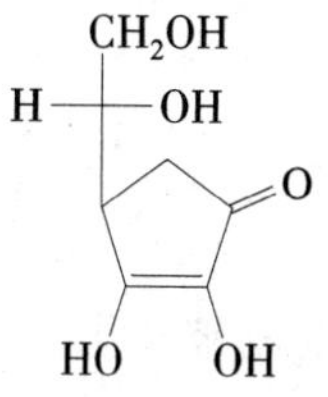

维生素C

2. 酚羟基（Ar-OH） 含有酚羟基结构的药物均易被氧化，含酚羟基数目越多，越易被氧化。在碱性条件下更易被氧化，氧化产物多为有色的醌类化合物。

若酚类药物苯环上引入供电子基团，使羟基氧原子上的电子云密度增大，则氧化易于进行；反之，苯环上引入吸电子基团时，使羟基氧原子上的电子云密度减小，氧化速度减慢。如苯酚比对羟基苯甲酸易于氧化，因为后者分子结构中存在羧基的吸电子效应。

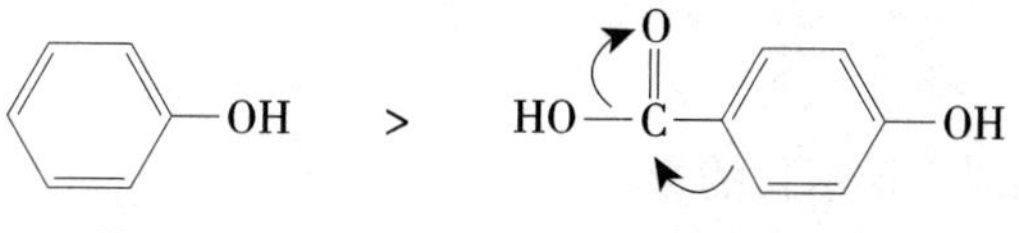

苯酚　　　　对羟基苯甲酸

常见的含酚羟基的药物有苯酚、甲酚、水杨酸钠、肾上腺素、对氨基水杨酸钠、盐酸吗啡、维生素

E 等。

3. 芳香伯胺基（Ar-NH_2） 含芳香伯胺基结构的药物易被氧化成有色的醌型化合物、偶氮化合物和氧化偶氮化合物。常见的含芳香伯胺基的药物有盐酸普鲁卡因、磺胺类药物等。

4. 巯基（R-SH） 脂肪或芳香巯基都具有还原性，由于硫原子的电负性小于氧，易给出电子，故巯基比酚羟基或醇羟基更易于氧化生成二硫化物。常见的含巯基结构的药物有卡托普利、巯嘌呤、二巯丙醇、二巯基丁二钠、二巯基丙磺酸钠、丙硫氧嘧啶和半胱氨酸等。

5. 其他类醛类（R-CHO） 药物能被氧化生成相应的羧酸，如硫酸链霉素、吡哆醛、葡萄糖等。醇羟基（R-OH）一般情况下还原性较弱，但连烯二醇结构或 α- 羟基 β- 氨基结构的还原性增强，如维生素 C 和盐酸麻黄碱因分别含有连烯二醇结构和 α- 羟基 β- 氨基结构，所以均易被氧化。

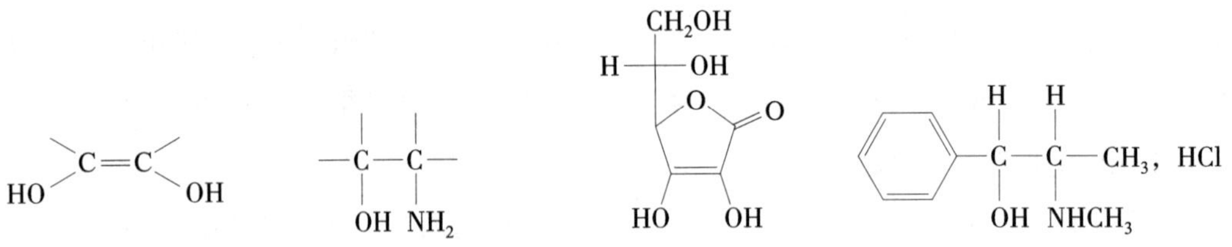

连烯二醇　　α-羟基β-氨基　　维生素C　　盐酸麻黄碱

含杂环结构药物的还原性由于所含的母核和取代基各不相同，所以氧化反应比较复杂。

含吡啶杂环结构的药物在遇光时即可氧化变色。

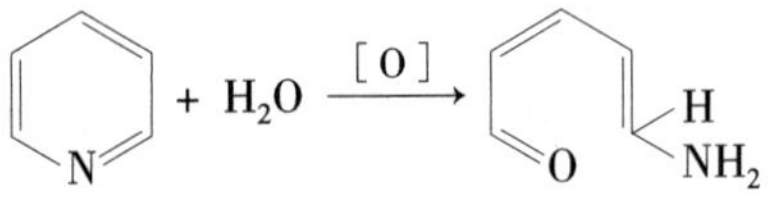

呋喃类药物在空气中易水解氧化成黑色聚合物。

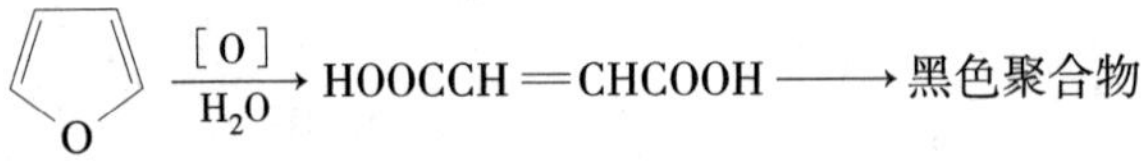

吩噻嗪类药物也易被氧化，母核被氧化为醌类化合物和亚砜。

知识链接

常见的易氧化杂环

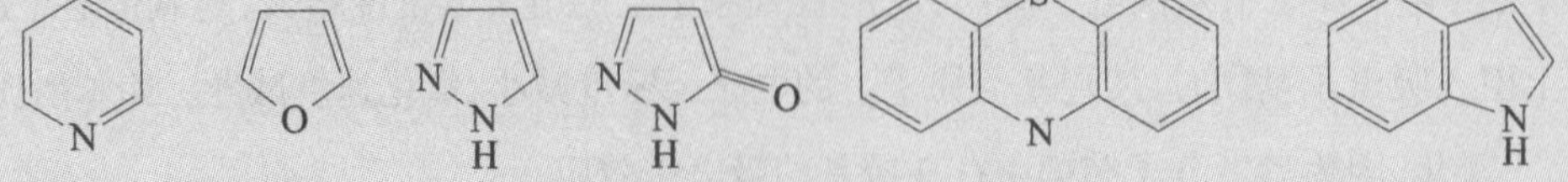

吡啶环　呋喃环　吡唑环　吡唑酮环　吩噻嗪环　吲哚环

（三）药物的化学结构对自动氧化的影响

1. 在不同的化学结构中，C—H 键的离解能不同（表 12-3）。一般情况下，C—H 键的离解能越小，越易均裂成自由基，也越易发生自动氧化。

表 12-3　几种碳氢键的离解能（kJ/mol）

C—H 键	离解能 /（kJ/mol）	C—H 键	离解能 /（kJ/mol）
RCH_2—H	405.46	$CH_3CH{=}CH_2CH_2$—H	334.40
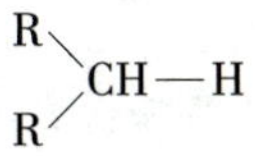	392.92	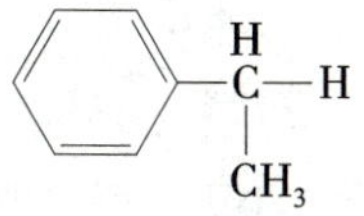	313.50
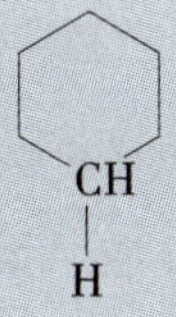	392.92	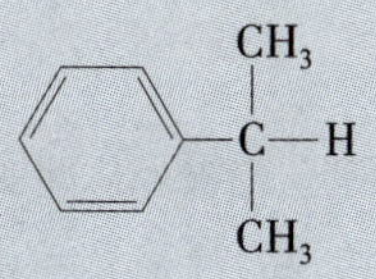	309.32
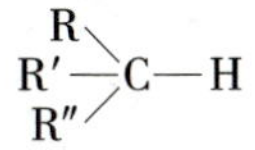	376.20	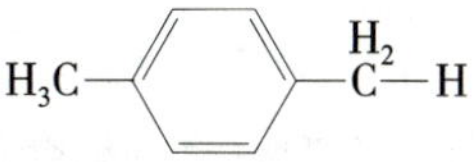	309.30
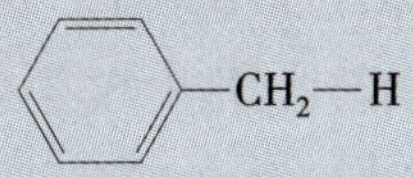	355.30	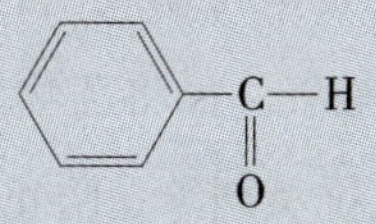	309.32

几种碳氢键发生均裂自动氧化的活性顺序依次为：

醛基 C—H 键≥αC—H 键＞叔 C—H 键＞仲 C—H 键＞伯 C—H 键

2. 含有酚羟基结构的药物由于苯氧间 p-π 共轭的缘故，使苯环的电子密度增大，易于形成苯氧负离子发生异裂自动氧化。如在苯环上引入氨基、羟基、烷氧基、烷基等供电子基时，苯环的电子密度增大，还原性增强，易发生自动氧化；反之，如在苯环上引入羧基、硝基、磺酸基、卤素等吸电子基时，苯环的电子密度降低，还原性减弱，不易发生自动氧化。所以对甲苯酚、苯酚、对羟基苯甲酸的还原性依次减小，即易发生自动氧化的顺序为：

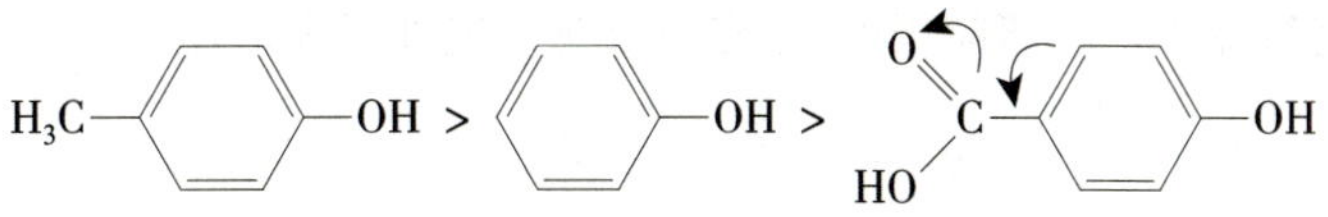

对甲苯酚>苯酚>对羟基苯甲酸

3. 烯醇的自动氧化与酚相似，自动氧化为 O—H 键异裂，生成烯氧负离子。

4. 通常芳香胺比脂肪胺更易发生自动氧化，芳胺中芳香伯胺基和肼基的还原性相对较强，易发生自动氧化。若在芳香胺苯环上再引入强吸电子基团，可降低苯环的电子云密度，则药物的稳定性增加，不易发生自动氧化。

5. 含脂肪或芳香巯基的药物一般都具有还原性，均易发生自动氧化。

课堂活动

对于易被氧化的药物应该采取怎样的防范措施防止其氧化呢？

（四）外界因素对药物自动氧化的影响

案例分析

案例

小王经常牙龈出血，到医院检查，医生给她开了肌酐片和维生素 C 两种药物，并嘱咐平时多吃蔬菜和水果。服用一段时间过后，小王发现维生素 C 由原来白色逐渐变为黄色，于是小王到医院咨询药师。药师对其原因进行了分析，并指导小王如何保管维生素 C。

分析

维生素 C 是一种强还原剂，易被氧化而变黄色甚至棕色，尤其是暴露于空气和潮湿中更易氧化变质，故维生素 C 保存过程中应强调避光、密闭。维生素 C 药片保存应最好分装在棕色小瓶中供分次服用，而将其余的避光密封保存。

影响药物自动氧化的外界因素有氧、光、金属离子、温度和溶液的酸碱性等。

1. 氧的影响　氧是药物发生自动氧化的必要条件，故能够发生自动氧化的药物在其生产及贮存过程中应尽可能地避免接触氧。如将药物的盛器内充入惰性气体、尽量装满容器、排出容器内残留的空气及溶剂中的氧、加入抗氧剂等是防止药物发生自动氧化通常采用的方法。

常用的抗氧剂按溶解性能分为水溶性和脂溶性。常用的水溶性抗氧剂有亚硫酸氢钠、焦亚硫酸钠、硫代硫酸钠、维生素 C 等；常用的脂溶性抗氧剂有没食子酸丙酯、氢醌、二叔丁基对甲苯酚、维生素 E 等。

2. 光的影响　日光由不同波长的光线组成，而不同波长的光线促进化学反应发生的能力也不同。其中波长 $<420nm$ 的紫外线能量强，促进化学反应发生的能力也最强。

药物对光的敏感程度与结构有关。一般情况下，结构中含有酚羟基、共轭双键、吩噻嗪环等基团的药物易受光线的影响而氧化变质，如苯酚、甲酚、肾上腺素、盐酸氯丙嗪及维生素 B_2 注射剂等均遇光极易氧化变色。所以，一般情况下，为了避免药物受光的影响而发生自动氧化，可将药物贮存于棕色玻璃容器或避光容器中。临床应用中，也应予以遮光袋进行避光处理。

课堂活动

除了上面的避光方法外，请说出可以用于避光的措施还有哪些？

3. 金属离子的影响　金属离子主要来自于原料、辅料、容器、溶剂，以微量杂质的形式存在于药物之中。常见的有 Cu^{2+}、Fe^{3+}、Pb^{2+}、Mn^{2+} 等，这些金属离子对药物的自动氧化起催化作用。为避免金属离子对药物自动氧化的影响，常在药物中加入适量的金属络合剂乙二胺四乙酸二钠（EDTA-2Na），增加药物的稳定性。

4. 温度的影响　化学反应速度受温度的影响很大，一般温度升高，化学反应速度加快。因此易发生自动氧化的药物在制备及贮存过程中应选择适当的温度条件，以防止自动氧化反应的发生。

5. 溶液酸碱性的影响　药物的自动氧化反应受溶液酸碱性的影响，且有些药物的自动氧化反应需要氢离子或氢氧根离子的参与。如维生素 C 在酸性条件下氧化生成去氢维生素 C 是可逆的,不易进行完全;但在碱性条件下,不仅可以降低维生素 C 的氧化还原电位,促进去氢维生素 C 进一步水解生成 2,3- 二酮古洛糖酸,而且使氧化反应变为不可逆,最终氧化生成苏阿糖酸和草酸。

知识链接

避免药物氧化的方法

易氧化的药物为避免其氧化常采用的办法有:

1. 将药物的盛器内充入惰性气体,并尽量装满容器。
2. 排出容器内残留的空气及溶剂中的氧(可用 CO_2 饱和注射用水)。
3. 加入抗氧剂。
4. 控制适当的 pH 和温度。
5. 选择适宜的灭菌温度和时间。

三、二氧化碳对药物稳定性的影响

二氧化碳在空气中约占 0.03% 的体积,极易溶于水。二氧化碳在水中溶解后部分与水作用形成碳酸,碳酸又会发生电离,生成 H^+ 和 CO_3^{2-}。H^+ 和 CO_3^{2-} 都会直接影响药物的稳定性。

(一)改变药物的酸碱度

CO_2 溶于水产生的 H^+ 可以使水溶液的酸性增强,pH 降低。如氢氧化钠溶液吸收二氧化碳,则转变为碳酸盐使其碱性减弱。

(二)促使药物分解变质

某些药物吸收二氧化碳后可引起药物分解。如硫代硫酸钠注射液吸收二氧化碳后分解而析出硫的沉淀。

(三)导致药物产生沉淀

CO_2 使药物水溶液发生沉淀的主要原因:一是二氧化碳可以降低溶液的 pH,使一些酸性低于碳酸的弱酸强碱盐析出游离的难溶性弱酸;二是二氧化碳使溶液含有 CO_3^{2-},可与某些金属离子结合成难溶的碳酸盐,如氢氧化钙溶液、氯化钙溶液、葡萄糖酸钙溶液等吸收二氧化碳均会生成碳酸钙沉淀。

(四)引起固体药物变质

二氧化碳使固体药物变质的主要原因:固体药物在吸收二氧化碳的同时也吸收水分,在药物的表层发生化学反应,使一些碱性金属氧化物生成碱式碳酸盐。如氧化锌可吸收二氧化碳及水分转变成碱式碳酸锌。

四、其他变质反应类型

(一)药物的异构化反应

异构化主要指立体化学构型不同的异构现象,分为光学异构和几何异构 2 种。光学异构化又可分为外消旋化和差向异构化。光学异构化对药物的疗效有很大的影响，主要发生在药物的溶液中。固体药物在吸湿后加之其他因素的影响，也可发生光学异构化。

某些药物在制备或贮存过程中由于分子发生异构化，使得药物的活性降低或丧失。如维生素A长期贮存，即可部分发生顺反异构化，生成4-顺式异构体和6-顺式异构体，改变了维生素A的全反式构型，使其药理活性下降。

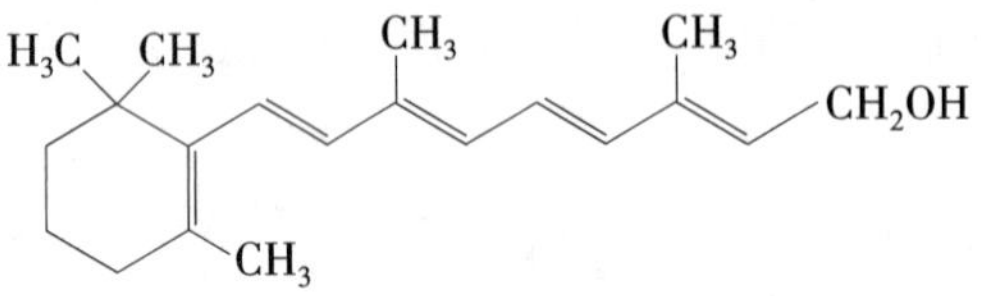

维生素A

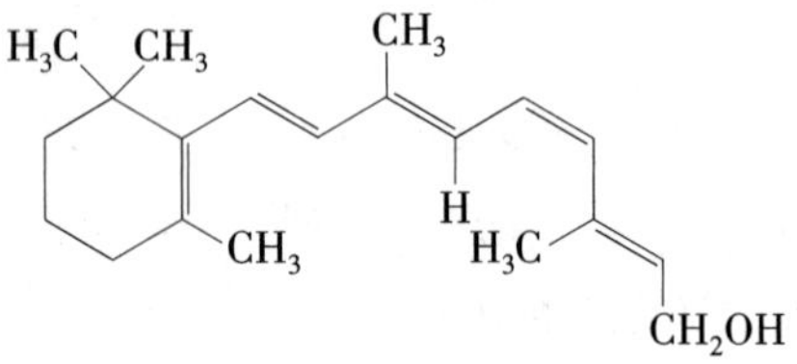

4-顺式异构体

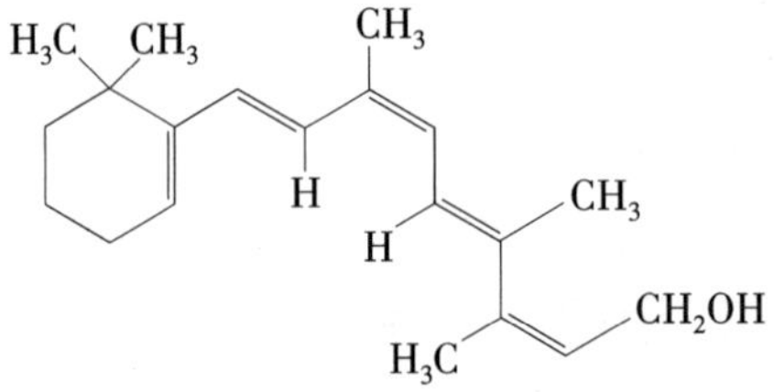

6-顺式异构体

肾上腺素溶液的pH过低或过高、加热或室温久置等均会加速消旋化，部分左旋体变成右旋体而使药效降低。四环素类抗生素在pH2~6时，结构上的二甲氨基易发生差向异构化，形成无效的差向异构体。

（二）药物的聚合反应

由同种药物的分子相互结合成大分子的反应称为聚合反应。药物发生聚合反应往往会产生沉淀或变色，影响药物的正常使用及疗效。如34%~38%甲醛水溶液（福尔马林）放置一段时间，即可出现混浊进而产生沉淀，此现象是由于甲醛发生了聚合反应生成了多聚甲醛所导致。为了防止多聚甲醛的生成，通常加入10%~15%的甲醇或乙醇，甲醛和甲醇或乙醇生成半缩醛，可防止甲醛的聚合。

某些β-内酰胺类抗生素如氨苄西林，在一定的条件下β-内酰胺环开裂并自身聚合，生成的聚合物可以引起过敏反应，且聚合物越多、分子越大，过敏反应也随之越强。

（三）药物的脱羧反应

药物的脱羧反应也是常见的药物变质反应之一。药物发生脱羧反应后，药物的疗效降低或丧失，毒性增加。

维生素C在一定条件下可促使内酯环水解，并进一步发生脱羧反应生成糠醛，继之聚合呈色。

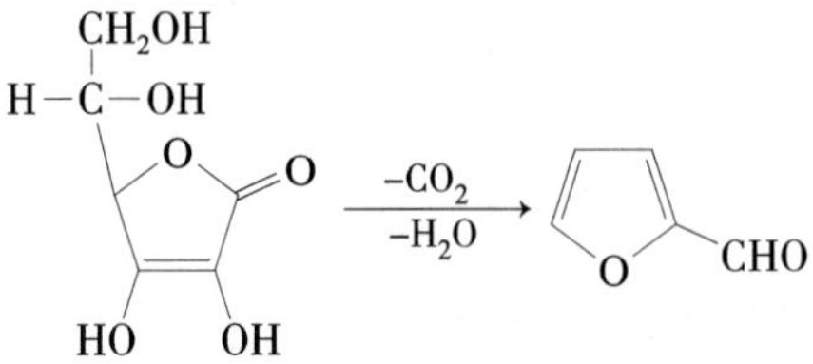

普鲁卡因水解后生成对氨基苯甲酸，后者进一步发生脱羧反应生成苯胺。苯胺有较强的毒性，并易被氧化使溶液显色。

点滴积累

1. 药物的变质反应主要有水解反应、氧化反应、还原反应、异构化反应、脱羧反应及聚合反应等，其中以药物的水解反应和氧化反应最为常见。
2. 药物的变质反应是在药物的生产、制剂、贮存、调配（运输）和使用等各个环节均会由于药物的化学稳定性受到药物结构和外界因素的共同影响引起的。变质反应的结果直接影响药物的疗效，甚至危及患者的生命。

第二节　药物的物理性、化学性配伍变化

不同的药物有着不同的理化性质，混合在一起相互间的作用可能就会发生物理或化学变化，出现药物的凝块、变色、沉淀，使药物失去药理作用，还可能出现药物水解、分解、氧化等化学变化而生成有毒性的物质，必然会影响其作用和疗效，从而危害患者的健康，甚至威胁生命安全。所以，将药物之间直接发生的物理或化学相互作用而产生物理或化学变化及引起药物在性质、疗效、作用强度上的改变，称为配伍变化。

知识链接

注射剂常见的配伍变化

注射剂的配伍变化主要会出现混浊、沉淀、结晶、变色、水解、效价下降等现象。如四环素与含钙盐的输液在中性或碱性条件下由于形成螯合物而产生沉淀；多巴胺注射液配伍后逐渐变成粉红色至紫色；与等渗氯化钠混合时则析出结晶状沉淀；头孢唑林在5%葡萄糖注射液中与维生素C注射液配伍，24小时内含量下降8.9%，因此配伍药物使用时间不可超过6小时。

一、药物的物理性配伍变化

物理性配伍变化是指不同的药物混合在一起而发生的物理性质的变化，比如潮解、液化、结块、分离、融化、分散、沉淀或分层、粒径的变化及盐析等改变。发生物理性配伍变化后，药物原来的物理性状不再存在，其疗效也会受到严重影响，甚至造成药物不符合质量标准的要求。

二、药物的化学性配伍变化

化学性配伍变化是指不同的药物混合在一起而发生的化学性质的变化，如产生气体、混浊或沉淀、变色，甚至燃烧和爆炸；或外观无变化而产生其他的副反应，进而产生有毒有害物质使原药物疗效改变的现象。药物的化学性配伍变化是多种药物混合使用常见的问题，也会给患者带来意想不到的危害。

三、实例

1. 两种药物间的物理性配伍变化——盐析作用产生沉淀。如两性霉素 B 注射液是胶体分散系统，一般临床上是将其加到 5% 葡萄糖溶液中静脉滴注。如果在其中加入含量较大的电解质，就可能会由于盐析作用使得原来的胶体粒子集聚，产生沉淀。

2. 两种药物间的化学性配伍变化——发生复分解反应而产生沉淀。如氯化钙注射液与碳酸氢钠注射液混合时，产生难溶性的钙盐而沉淀。

3. 某些药物间生成配合物或其他较稳定的化合物而使药物失效。如含铝、钙、铁等多价阳离子的药物与喹诺酮类药物的 4- 酮基 -3- 羧基发生配位反应，从而减少喹诺酮类药物的吸收，使得生物利用度降低，所以两者应避免同时应用。若必须联合用药，则应间隔 2 小时以上。如为静脉给药，则需更换输液器或进行冲管处理。

点滴积累

1. 物理性配伍变化是指不同的药物混合在一起而发生的物理性质的变化。
2. 化学性配伍变化是指不同的药物混合在一起而发生的化学性质的变化。

第三节　药物的贮存保管

药物的正确贮存保管对于保证药物的质量和用药的安全有效有着重要的意义。如果药物贮存保管不当，将会使药物变质，失去疗效，甚至产生毒性，对患者产生健康和生命的危险。

一、影响药物变质的外界因素

影响药物变质的外界因素很多，如空气、光线、温度、湿度、微生物、时间等，这些因素对药物稳定性的影响往往是几种因素交叉进行，它们相互作用、相互促进，加速了药物的变质失效。因此，在药物的贮存保管中，应根据药物的性质和影响它们的各种外界因素来全面、系统地考虑。

（一）空气

空气中的氧化学性质非常活泼，可以使许多药物成分氧化、分解，因此部分药物如暴露在空气中，就会受到氧的影响而发生变质、失效，甚至产生毒性。空气中的二氧化碳也可以和某些药物反应而使药物变质。

（二）光线

光线对药物的影响是多种多样的，可以使药物变色、气味散失、泛油等。在日光的直接或间接照射下，很多药物会发生颜色变化，同时降低疗效，特别是那些对光敏感的药物。

（三）温度

温度对药物的影响来自于温度过高和温度过低 2 个方面。温度过高可以促使药物的变质速度，促使药物挥发、风化或融化；温度过低可以使遇冷变质的药物失效、变质、产生沉淀、分层等。

（四）湿度

空气中水蒸气的含量称为湿度。湿度高可以使药物吸湿而发生潮解、稀释、分解、氧化、发霉、滋生微生物等；湿度过低可以使某些药物风化。

（五）微生物和昆虫

在药物的贮存过程中，如微生物或昆虫不慎混入药物中，将引起药物的霉变、腐败和虫蛀等变质现象。

（六）时间

有些药物虽然贮存条件适宜，但若贮存时间过长，亦会变质失效。药物的贮存时间与外界因素（如空气、湿度、温度和光线等）有着密切的关系，如果贮存不当，在外界因素的影响下，虽然贮存时间不长或未过有效期，也可能完全变质失效。

二、药物贮存的原则和方法

（一）药物贮存的原则

任何一种药物都有可能在各种外界因素的影响下发生理化性质的改变及变质，所以应根据药物的理化性质，选择适当的贮存条件，采取适当的措施，保证药品质量标准规定的贮存方法得以实施，使药物的质量得到保证，即为药物贮存的原则。

（二）药物贮存的常用方法

1. 密闭贮存　密闭贮存是指将盛装药品的容器密闭，防止尘土和异物进入的贮存方法。性质较为稳定和不易受外界因素影响而变质的药物可以采用本方法贮存。

2. 密封贮存　密封贮存是指将盛装药品的容器密封，以防止风化、吸潮、挥发或异物进入的贮存方法。凡是易风化、潮解、挥发、串味的药物可以采用本方法贮存。

3. 熔封或严封贮存　熔封或严封贮存是指将容器熔封或用适当的材料严封，防止空气和水分及其他气体入侵，防止污染，必要时抽出空气或灌入惰性气体后熔封的贮存方法。凡是极易被空气中的氧气氧化或吸水后水解的药物以及一些生物制品采用本法贮存。

4. 避光贮存　避光贮存是指药物盛装于棕色玻璃或黑纸包裹的无色容器或其他不透明的容器中，避免药物受光线的影响而变质的贮存方法。凡是见光易氧化、易分解或易变色的药物均采用本法贮存。

5. 阴凉处、凉暗处及冷处贮存　阴凉处贮存是指将药物置于温度不超过 20℃的地方贮存的方法。凡是易升华、易挥发和熔点低的药物或温度升高易被氧化分解的药物采用本法贮存。

凉暗处贮存是指将药物置于避光并温度不超过 20℃的地方贮存的方法。凡是温度较高时遇光线、氧气易氧化分解的药物均采用本法贮存。

冷处贮存是指将药物置于 2~10℃范围内的地方贮存的方法。主要适用于有特定温度要求的药物的贮存，如某些生物制剂、维生素和抗肿瘤药物等。

6. 干燥处贮存　干燥处贮存一般是指将药物置于相对湿度不超过 40%（冬季）~70%（夏季）的地方贮存的方法。凡是易吸湿的药物或吸湿后引起潮解、稀释、发霉、分解、氧化、滋生微生物等的药物采用本方法贮存。

点滴积累

1. 片剂的外观性状变化及处理　如有以下情形之一者即不可供药用：明显变色、异味、发霉、生虫、吸潮、粘连、析出结晶、松散、破裂等。
2. 常见易变质片剂的储存保管
（1）异烟肼片：避光密闭，干燥处保存。
（2）硫酸亚铁片：避光密闭，干燥处保存。
（3）对氨基水杨酸钠肠溶片：遮光密封保存。
（4）阿司匹林片：密封干燥处保存。

第四节　药物的代谢反应

药物经不同的途径进入体内后，在各种酶系的催化作用下，药物的分子结构一般会发生改变，包括官能团的增减、变换和分子的结合或降解，这个过程称为药物的药物代谢（drug metabolism）或生物转化（drug biotransformations）。

药物在体内发生生物转化反应后，多数疗效下降或消失，少数活性增强，或者药理作用改变，甚至产生毒性。生物转化决定着药物在体内的代谢和排泄，也控制着药物在体内的血药浓度和作用过程。

一、药物的代谢反应类型

虽然药物的种类繁多，化学结构各异，但药物在体内的药物代谢类型以氧化、还原、水解及与内源性物质结合等反应为常见。

药物在体内发生氧化、还原、水解反应的实质是在药物的分子中引入某些极性基团（如—OH、—NH_2、—SH、—COOH 等）或将药物分子中潜在的这些基团暴露出来，使得药物的极性和水溶性增加，易于排泄；也可以使药物在体内代谢过程中成分发生改变，其活性与作用也随之改变。

药物与内源性物质结合是指具有羧基或氨（胺）基的药物在体内经生物转化后生成带有这些基团的代谢产物与内源性物质结合的反应。这类反应需要体内提供结合物质和能量，结合反应的结果通常是使药物灭活，并使得结合物的极性和水溶性增加，易于排泄。

（一）氧化反应

氧化反应在药物的代谢反应过程中占有重要的地位。很多脂溶性药物通过酶系的作用，经过氧化反应增加水溶性后利于排泄；有些药物还可通过生物氧化使药物活性增强，以便于更好地发挥药理疗效。

1. 芳环的氧化　含有芳环的药物在酶系的作用下，在芳环上加入 1 个氧原子形成环氧化合物中间体，由于环氧化合物中间体不稳定，可发生分子重排形成酚，这一过程称为羟化反应。环氧化合物中间体还可转化成水合反式二醇，与体内具有解毒功能的谷胱甘肽（GSH）或生物大分子（M）结合生成加成物。反应生成的加成物是产生毒性反应的分子基础，在一定的条件下可致癌或引起肝坏死。

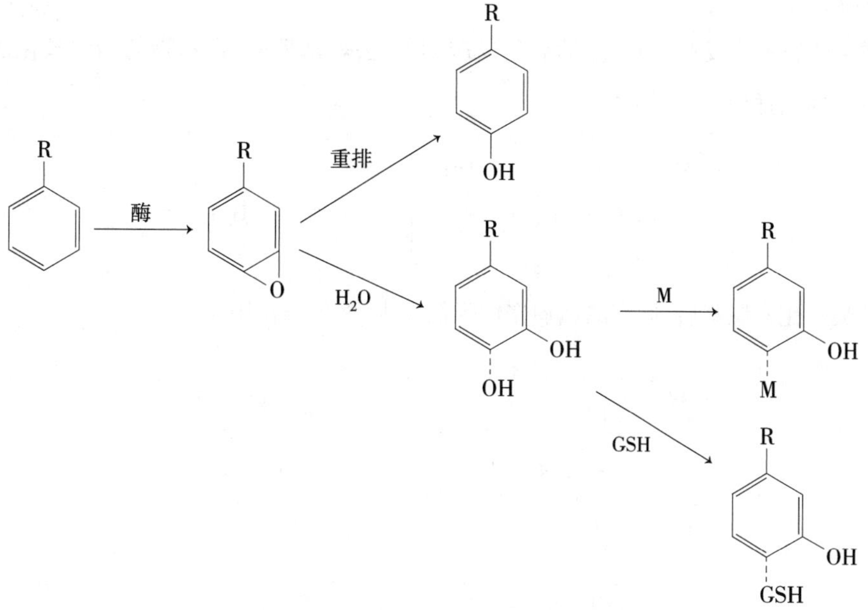

2. 烯烃的氧化　含烯烃药物的氧化是在烯烃位置形成环氧化物。环氧化物作为中间体，可与水结合生成二醇，也可与谷胱甘肽等结合。如卡马西平与其环氧化合物。

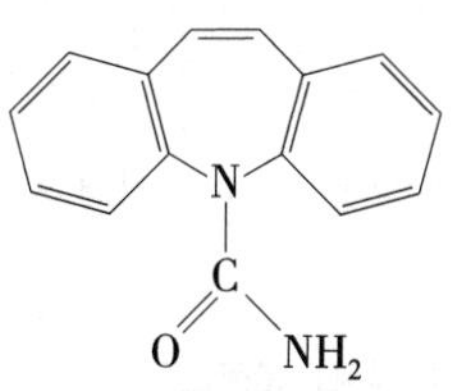

卡马西平

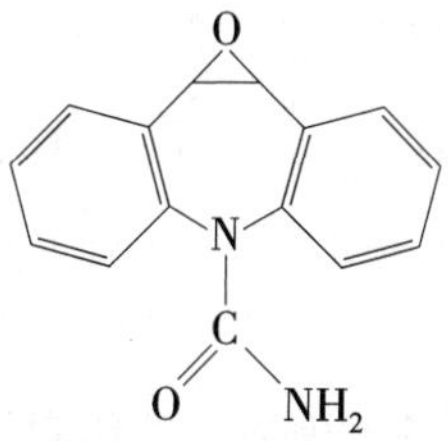

卡马西平环氧化合物

己烯雌酚的代谢物中也有其环氧化物。

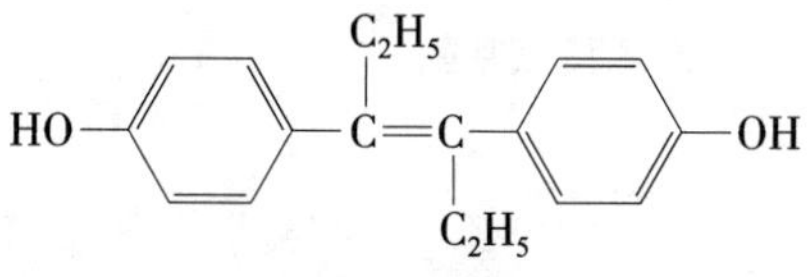

己烯雌酚

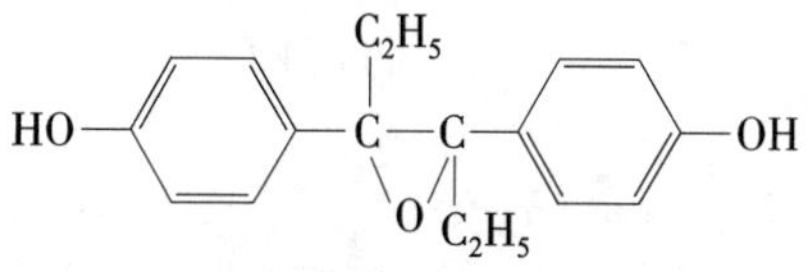

己烯雌酚的环氧化合物

3. 脂肪烃和脂环烃的氧化　长链烷基的氧化常发生在空间位阻较小的侧链末端，生成 ω- 羟基或 ω-1- 羟基化合物。甲丙氨酯的羟化即发生在 ω- 位和 ω-1- 位，羟化后安定作用消失。生成的羟化物可再进一步氧化成醛、酮或羧酸。

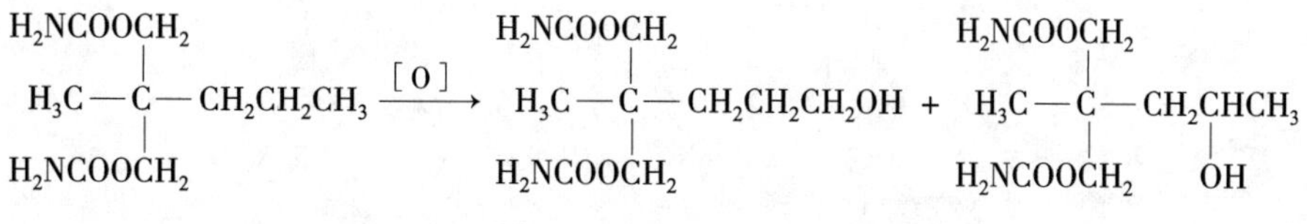

脂环烃碳原子的氧化常发生在处于活化位置的甲基或亚甲基上，如苯环的 α- 位（苄位）、双键的 α- 位（烯丙位）、羰基的 α- 位和杂原子的 α- 位。

4. 碳 - 杂原子的氧化　反应氧、氮和硫等杂原子上的烷基在生物转化过程中可以脱去，称为去烷基氧化反应。

（1）碳 - 氮的氧化反应：碳 - 氮的氧化反应即 *N*- 去烷基反应，在药物的转化氧化过程中较常见，生成相应的氨基和羰基化合物。

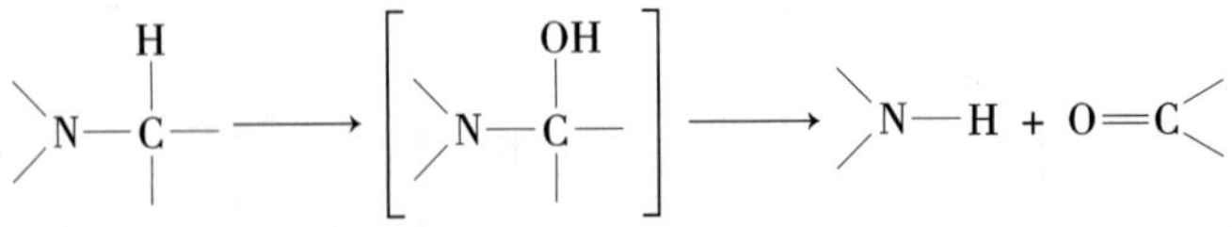

如哌替啶氧化去烷基后，原有的镇痛作用降低一半，而惊厥作用增大。

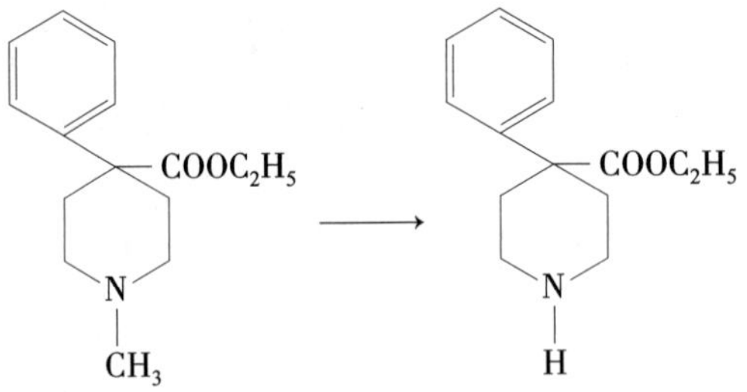

（2）碳 - 氧的氧化反应：碳 - 氧的氧化反应即 *O*- 去烷基反应，在药物的转化氧化过程中较为普遍，生成相应的醇和羰基化合物。

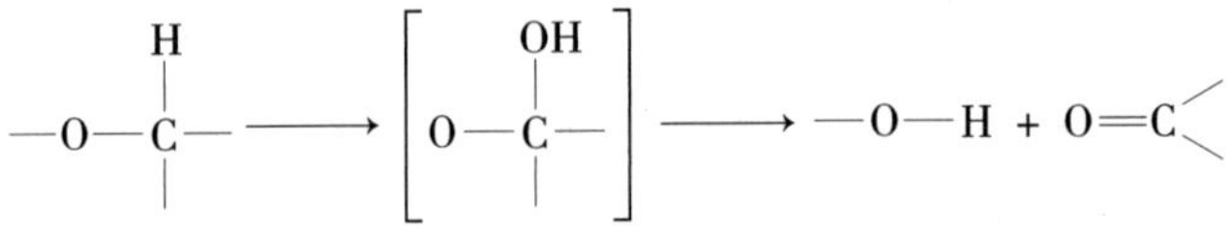

如非那西丁在体内去乙基可生成活性代谢物对乙酰氨基酚。

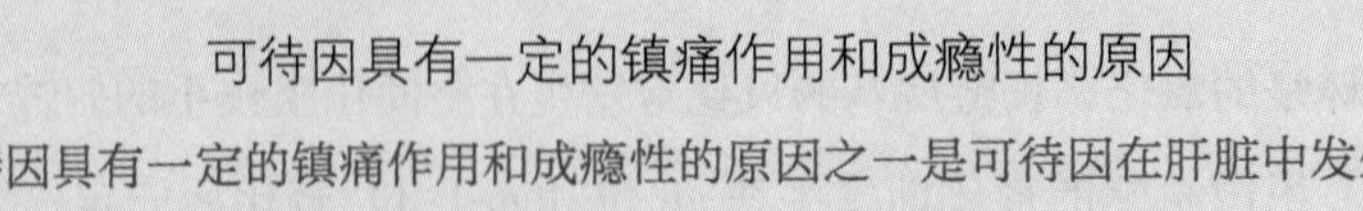

知识链接

可待因具有一定的镇痛作用和成瘾性的原因

镇咳药可待因具有一定的镇痛作用和成瘾性的原因之一是可待因在肝脏中发生 *O*- 去烷基反应，生成吗啡所致。

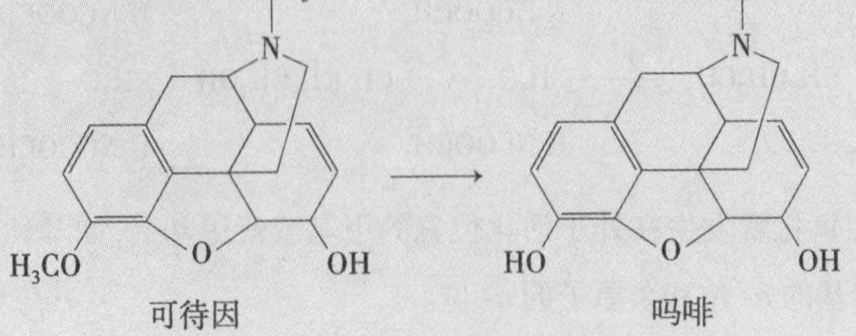

（3）碳 - 硫的氧化反应：碳 - 硫的氧化反应过程比较复杂，生物转化主要有 *S*- 脱烷基、脱硫和 *S*- 氧化 3 种。*S*- 氧化通常形成亚砜类代谢物，如西咪替丁氧化成亚砜化合物。

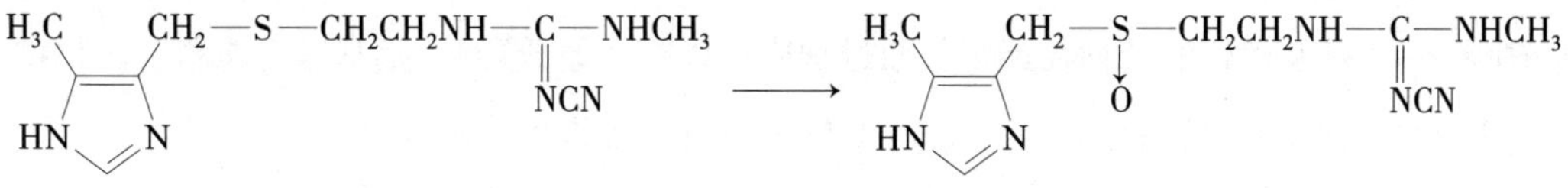

西咪替丁

5. 胺类的氧化　药物中常见的胺类有脂肪族和芳香族的伯胺、仲胺、叔胺形式。胺类的氧化包括 *N*- 去烷基化、氧化脱氨和 *N*- 氧化等。一般伯胺、仲胺发生氧化脱氨反应，如肾上腺素的代谢；仲胺、叔胺可发生 *N*- 去烷基化，烷基越小，越易脱去，如哌替啶的代谢；叔胺和含 *N* 芳杂环主要生成稳定的 *N*- 氧化物，如氯丙嗪的代谢。

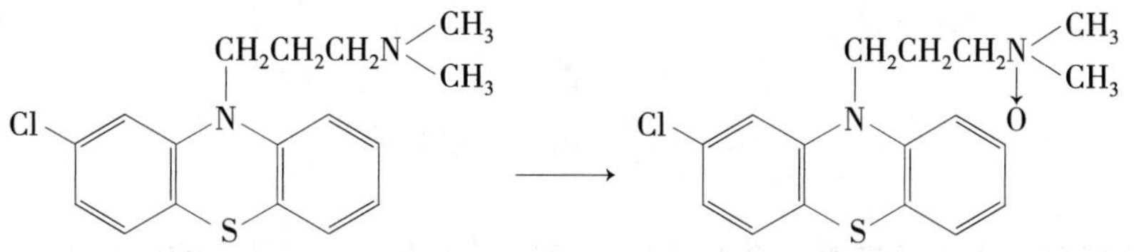

氯丙嗪

6. 醇、醛的氧化　醇和醛类药物的氧化反应是在酶的作用下，氧化成相应的醛和羧酸。如维生素 A 的代谢即为氧化成维生素 A 醛和维生素 A 酸，使其生物活性降低。

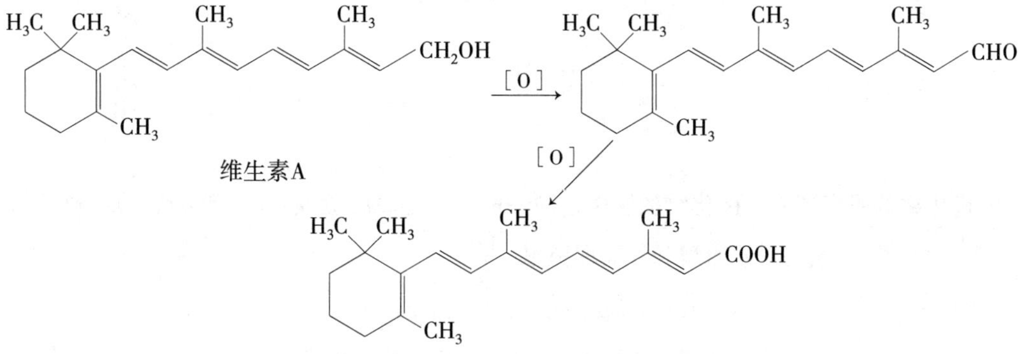

维生素A

知识链接

喝酒过量为什么会导致“酒精”中毒

酒精在体内的代谢过程主要在肝脏中进行，少量酒精可在进入人体之后，马上随肺部呼吸或经汗腺排出体外，绝大部分酒精在肝脏中先与乙醇脱氢酶作用，氧化生成乙醛，乙醛对人体有害，但它很快会在乙醛脱氢酶的作用下转化成乙酸。乙酸是酒精进入人体后产生的唯一有营养价值的物质，它可以提供人体需要的热量。酒精在人体内的代谢速率是有限度的，如果饮酒过量，酒精就会在体内器官特别是在肝脏和大脑中积蓄，积蓄至一定程度即出现酒精中毒症状。

（二）还原反应

虽然氧化反应是药物代谢的主要途径，但是还原过程对于药物代谢也相当重要。特别是含有羰基、硝基、偶氮基及卤代的药物在药物代谢过程中可以被还原成羟基、氨基等官能团及卤化物的还原脱卤，还原产物有利于进一步的生物转化，有的还具有药理作用或毒性。

1. 羰基化合物的还原　很多药物具有醛基或酮基，这些醛基或酮基在还原酶的作用下被还原成相应的醇进而氧化成醛或酸。如非甾体抗炎药芬布芬，在体内经还原后生成苄醇类代谢物，再经氧化最终转变为具有抗炎作用的活性代谢物联苯乙酸。

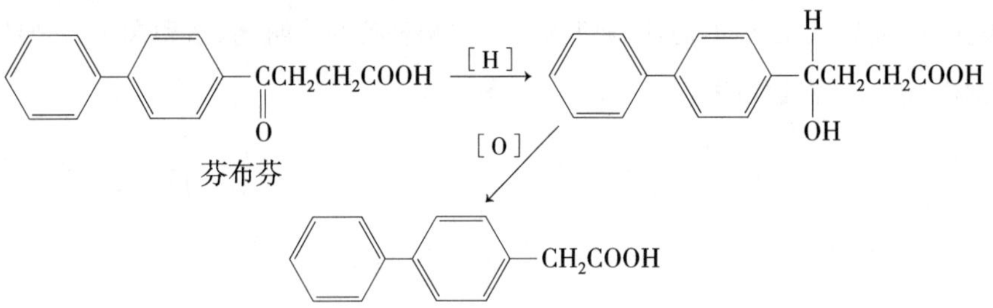

2. 硝基及偶氮化合物的还原　含有硝基及偶氮基药物的还原是在酶的作用下，分子中的硝基和偶氮基均形成相应的芳香伯胺类及芳胺类衍生物。

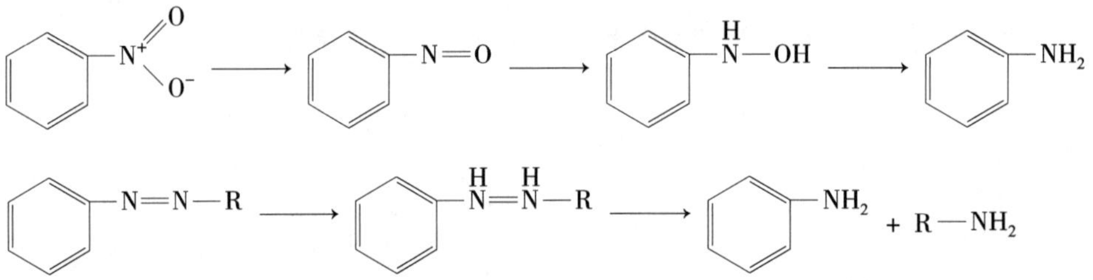

3. 卤化物的脱卤还原　卤化物的脱卤还原一般是指还原脱氯或脱溴，碳 - 氟键则较牢固，不易脱除。如氟烷和甲氧氟烷可脱除溴和氯而保留氟。

$$CF_3CHBrCl \longrightarrow CF_3CH_3$$
$$CHCl_2CF_2OCH_3 \longrightarrow CH_3CF_2OCH_3$$

（三）水解反应

药物在体内与水和脂质等一起转运，所以水解反应成为常见的药物代谢反应。药物在体内的水解反应是在酶的作用下发生的，且水解反应过程与体外的药物水解反应相似。一般情况下酯的水解速度受结构的空间效应和电效应的影响较为明显；酰胺及酰肼的水解速度较相应酯的水解速度要慢。

利用酯和酰胺在体内可进行水解代谢的性质，可将含有刺激性作用且有活性的羰基、不稳定的酚和醇基设计成酯类的前药，在体内经水解释放出具有药理活性的药物，减少药物的刺激性，增加稳定性，延长疗效，改善味觉。

（四）结合反应

药物在体内通过第一阶段的氧化、还原、水解等转化后，进入第二阶段与内源性物质如葡糖醛酸、硫酸盐、氨基酸或谷胱甘肽等结合，生成水溶性的、无药理作用的产物，从尿液或胆汁排出体外，这一过程称为结合反应。

1. 与葡糖醛酸的结合　具有羟基、羧基、氨基和巯基等官能基团的药物与体内的葡糖醛酸结合形成葡糖苷酸而排出体外。如对乙酰氨基酚的酚羟基与葡糖醛酸结合形成醚型 *O*- 葡糖苷酸。

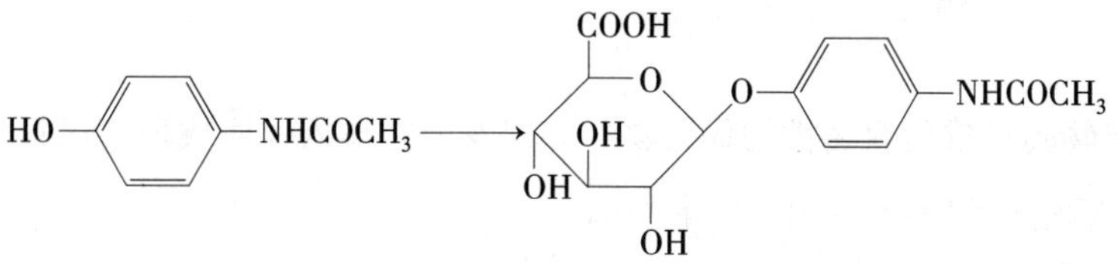

对乙酰氨基酚

2. 与硫酸基的结合　具有羟基、氨基、羟氨基的药物或代谢物在磺基转移酶的催化下，由体内活化型的硫酸化剂 3′ - 磷酸腺苷 -5′ - 磷酰硫酸提供硫酸基，结合生成硫酸酯，产物的水溶性增大，毒性降低，易排出体外。

3. 与氨基酸的结合　含有芳基烷酸、芳基羧酸和杂环羧酸的药物在辅酶 A 的参与下，先形成活化型酸，再与甘氨酸结合成酰胺。

4. 与谷胱甘肽的结合　谷胱甘肽是由谷氨酸、半胱氨酸和甘氨酸组成的三肽，含有氨基和巯基等活性基团。亲电性药物的分子与谷胱甘肽结合后，在酶的作用下降解并酰化，形成硫醚氨酸类代谢物。

5. 乙酰化反应　含有氨基、磺酰胺、肼基及酰肼基等官能团的药物在辅酶 A（提供乙酰基）的参与下，进行乙酰化反应，形成乙酰化物。

6. 甲基化反应　甲基化反应在药物的生物转化中是次要的结合途径，但在许多内源性物质的生物合成、生物胺的代谢和灭活等方面起着重要作用。能发生甲基化反应的药物有儿茶酚胺类、苯酚类及胺类等。

二、药物代谢反应对药物活性的影响及在药物开发中的应用

药物经药物代谢后，其理化性质和生物活性多会发生改变，归纳起来主要有如下几种情况。

1. 由活性药物转化成无活性的代谢物　这是机体对药物灭活的主要方式，也是机体为了减弱或消除外来异物对其可能产生的损害和不利影响所采取的自我保护措施。如苯巴比妥经生物氧化后生成无催眠镇静作用的对羟基苯巴比妥而排出体外。

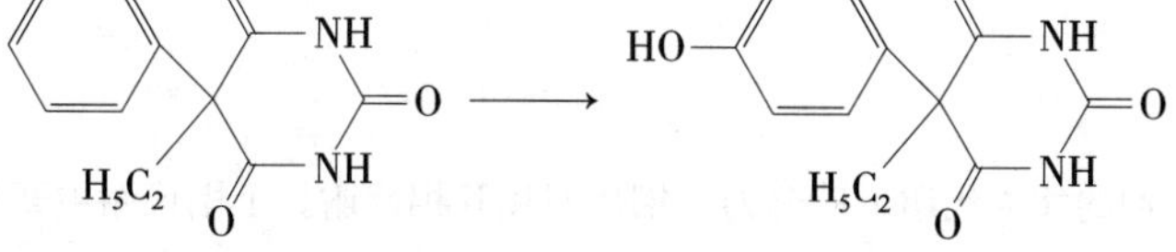

苯巴比妥

2. 由无活性的药物代谢转化成活性代谢物　这种转化称为代谢活化（metabolic activation），前体药物（prodrugs）多是按此原理设计而成的。如无生物活性的氯胍经体内氧化后环合成环氯胍，具有抗疟作用。

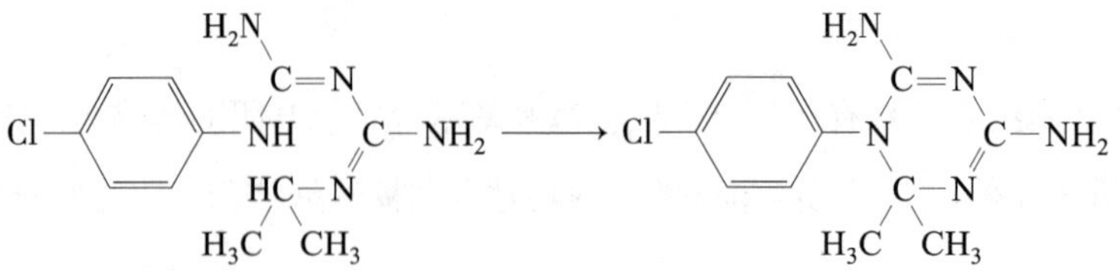

氯胍

3. 由活性药物转化成仍有活性的代谢物　如保泰松在体内代谢成羟基保泰松，羟基保泰松的药理作用不如保泰松强，但毒副作用比保泰松小。

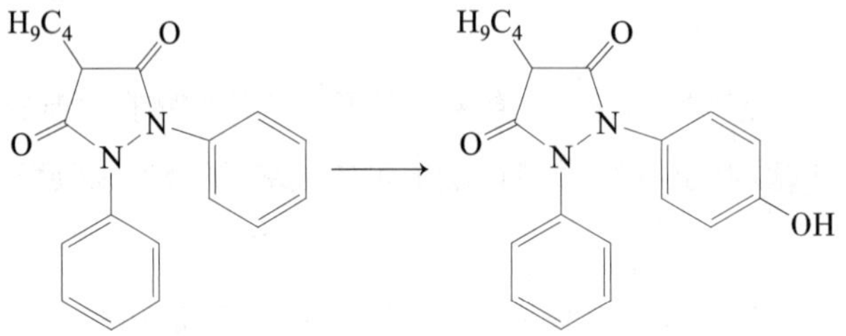

保泰松

4. 由无毒性或毒性小的药物转化成毒性代谢物　此转化过程为有害代谢，可导致对机体的损伤。如利尿药呋塞米在机体内氧化后，在原结构的呋喃环上形成环氧化合物。此物质与肝脏蛋白质结合，结果可导致肝坏死。

5. 经生物转化改变药物的药理作用　某些药物经生物转化后，代谢产物发生药理作用的改变。如抗抑郁药异烟酰异丙肼经体内作用脱去异丙基成为异烟肼，后者失去原有的药理疗效而具有抗结核作用。

随着药物代谢研究的深入，药物在体内的活化、去活化、解毒及产生毒性的过程逐步得到揭示，通过药物代谢的原理和规律来指导合理设计开发新的化学药物，如通过药物代谢发现新的先导化合物、利用药物代谢知识对先导物进行结构修饰、通过修饰缩短或延长药物的作用时间或提高药物的生物利用度等，药物代谢已逐渐发展成为药物化学学科的一个重要组成部分。

药物的体内代谢反应分为Ⅰ相代谢和Ⅱ相代谢。Ⅰ相代谢主要是通过氧化反应、还原反应或水解反应，药物的分子结构发生改变，分子中引入或暴露出羟基、氨基、羧基、巯基等极性基团，水溶性增加，药物活性下降或消失，有时也产生活性物质或毒性物质；Ⅱ相代谢主要是通过结合反应，使Ⅰ相代谢物与活化的内源性极性分子结合后，水溶性进一步增大，药物被灭活并被排出体外。

点滴积累

药物的体内代谢反应分为Ⅰ相代谢和Ⅱ相代谢。Ⅰ相代谢主要是通过氧化反应、还原反应或水解反应，药物的分子结构发生改变，分子中引入或暴露出羟基、氨基、羧基、巯基等极性基团，水溶性增加，药物活性下降或消失，有时也产生活性物质或毒性物质；Ⅱ相代谢主要是通过结合反应，使Ⅰ相代谢物与活化的内源性极性分子结合后，水溶性进一步增大，药物被灭活并被排出体外。

复习导图

- 药物的化学稳定性和药物的代谢反应
  - 药物的化学稳定性
    - 水解：易水解的结构：酯键、酰胺、苷类等
    - 氧化：易氧化的结构：碳-碳双键、酚羟基、芳香第一胺基、巯基、杂环等
    - 药物其他变质反应类型：异构化反应、聚合反应、脱羧反应等
    - 二氧化碳对药物质量的影响
  - 药物的物理性、化学性配伍变化
    - 物理配伍变化
    - 化学配伍变化
  - 药物的贮存保管
    - 影响药物变质的外界因素：空气、光线、温度、湿度、微生物和昆虫、时间等
    - 药物贮存方法原则：密闭、密封、熔封或严封、避光、阴凉处、凉暗处等
  - 药物的代谢反应
    - 药物代谢反应类型
      - 氧化反应
      - 还原反应
      - 水解反应
      - 结合反应

目标检测

一、选择题

（一）单项选择题

1. 药物易发生水解变质的结构是

A. 烃基　　B. 苯环　　C. 内酯　　D. 羧基

2. 药物易发生自动氧化变质的结构是

A. 烃基　　B. 苯环　　C. 内酯　　D. 酚羟基

3. 阿司匹林能在中性水溶液中自动水解,除了酚酯较易水解外,还有邻位羧基的

A. 邻助作用　　B. 给电子共轭　　C. 空间位阻　　D. 给电子诱导

4. 利多卡因的酰胺键不易水解是因为酰胺键邻位的 2 个甲基可产生

A. 邻助作用　　B. 给电子共轭　　C. 空间位阻　　D. 给电子诱导

5. 药物中最常见的酰胺、酯类,一般来说溶液的 pH 增大时

A. 不水解　　B. 越易水解　　C. 越不易水解　　D. 水解度不变

6. 药物的水解速度与溶液的温度变化有关,一般来说温度升高

A. 水解速度不变　　B. 水解速度减慢

C. 水解速度加快　　D. 水解速度先慢后快

7. 药物的自动氧化反应是指药物与

A. 高锰酸钾的反应　　B. 过氧化氢的反应
C. 空气中氧气的反应　　D. 硝酸的反应

8. 易发生自动氧化的药物,可采用下列哪种方法增加稳定性
A. 增加氧的浓度　　B. 加入氧化剂
C. 长时期暴露在空气中　　D. 加入抗氧剂

（二）多项选择题

1. 药物的变质反应主要有
A. 水解反应　　B. 氧化反应　　C. 异构化反应
D. 结合反应　　E. 杂化反应

2. 药物在体内的代谢反应主要有
A. 氧化反应　　B. 还原反应　　C. 水解反应
D. 结合反应　　E. 杂化反应

3. 影响药物水解的外界因素有
A. 水分的影响　　B. 溶液酸碱性的影响　　C. 压强的影响
D. 温度的影响　　E. 微生物的影响

4. 影响药物自动氧化的外界因素有
A. 氧浓度的影响　　B. 光线的影响　　C. 溶液酸碱性的影响
D. 温度的影响　　E. 微生物的影响

5. 有机药物中常见易水解的基团有
A. 酯键　　B. 酰脲　　C. 酰肼
D. 酰胺　　E. 酚羟基

6. 有机药物中常见易发生自动氧化的基团有
A. 芳香伯胺　　B. 酚羟基　　C. 苯环
D. 烯醇　　E. 酯键

二、简答题

1. 何谓药物的生物转化?
2. 解释密闭贮存、熔封或严封贮存、避光贮存、冷处贮存的含义。
3. 药物体内代谢可与哪些内源性物质结合?
4. 何谓离去酸?离去酸的酸性强弱对药物的水解难易有何影响?
5. 药物的变质反应有哪些?
6. 重金属离子对药物水解的影响有哪些?采取什么方法可以排除或减少干扰?
7. 什么是药物的自动氧化?
8. 二氧化碳对药物质量的影响有哪些?
9. 药物的物理性配伍变化常见的有什么现象?

三、实例分析

1. 药物经生物转化后，其理化性质和生物活性会发生什么改变？
2. 药物在体内发生氧化、还原、水解等反应的实质是什么？

ER-12复习题

（方应权）

第十三章

药物的构效关系与新药研究知识简介

ER-13 PPT

导学情景

情景描述

近 10 年来（2008—2018 年），FDA 共批准 377 个新化合物（NCE）或生物制品成为新药投入临床中使用，这些药物的使用缓解或解决了临床上的用药问题，极大地提高了人们的生活质量，延长了人类的寿命。

学前导语

很多新药是经过数十年时间，耗费数亿资金而研发成功的，为何有类似结构的药物可治疗相应的一类病症？本章简单讲述药物的结构与药效之间的关系、新药研究方法及过程。

新药研究是药物化学的重要内容之一，新药研究的主要目的是发明、发现结构新颖并且安全、有效的新药，新药研究的重点是发现先导化合物及优化先导化合物，从而开发出在临床上使用的、可用于治疗各种疾病的安全、有效的药物。随着科技水平的飞速发展，新药研究进入分子水平上的药物研究，在分子水平上揭示药物的作用机制，阐明药物与受体相互作用的机制，探讨药物的化学结构与药效的关系，并在分子水平上研究药物在体内的吸收、转运、分布及代谢过程。本章简单介绍药物结构与药效之间的关系及新药发现的基本途径、先导化合物的发现及优化方法等方面的知识。

第一节　药物的化学结构与药效的关系

药物的化学结构决定了它的理化性质并直接影响药物在体内的吸收、分布、代谢和排泄。药物的理化性质是指药物分子中所包含的官能团对药物的酸碱性、溶解性、分配系数、立体化学等方面的影响。药物的化学结构不同，决定了它的生物活性也不同。

药物的化学结构与活性的关系简称构效关系（structure activity relationships，SAR）。研究药物的构效关系是药物化学的中心内容之一，为了设计更好的药物分子，药物化学工作者需要知道每一个官能团对药物分子全部理化性质的贡献。

随着有机化学、生物化学、药理学的发展、交叉、融合，特别是近年来分子生物学、分子药理学、计算机科学、量子生物化学的飞速发展，人们对机体的认识从宏观深入分子水平，在分子水平上研究、分析机体中的生化反应及生理过程，越来越多的以酶、受体、离子通道为基础的作用靶点被发现。通过计算机模拟、计算并实验验证，可以在分子水平上阐明药物在机体内的作用机制，也可以计算药物的构效关系。

药物从给药到产生药效的过程可分为药物→人体吸收→产生药效→排出体外几个阶段。药物的化学结构对每一个阶段都产生重要影响，这些是由药物的化学结构所决定的。本节重点讨论药物的化学结构与药效的关系及与药效相关的因素。

一、药物产生作用的主要因素

根据药物在体内的作用方式，将药物分为结构非特异性药物（structural nonspecific drugs）和结构特异性药物（structural specific drugs）。前者的药物活性主要取决于药物分子的各种理化性质，与化学结构的关系不大，当结构有所改变时，活性并无大的变化。如吸入麻醉药麻醉乙醚、氟烷等，其麻醉作用的强弱和其分子结构没有太大的关系。这类药物数量较少，大多数药物属于后者，它们的作用靶点是受体、酶及离子通道等，其活性除与药物分子的理化性质相关外，主要还与药物分子与受体的相互作用和相互匹配有关，化学结构稍加变化，与受体的匹配性就会发生变化，会直接影响其药效学性质。

受体（receptor）是一种具有立体结构的生物大分子，大部分为蛋白质，这些蛋白质由氨基酸组成，主要为糖蛋白和脂蛋白，有时也将酶、核酸和膜聚合体等包括在内，统称为受体。受体存在于细胞膜上或细胞膜内，对特定的物质有识别能力，并可选择性地与之结合形成复合物。这些特定的物质可使受体兴奋或抑制，从而可以传递信息，激活有关生物大分子，产生一系列生化反应，引起一定的生理反应。被受体识别的药物可以与受体结合，使受体兴奋或抑制，引起生化反应、生理反应，从而达到治疗疾病的目的。受体与药物的识别、结合主要表现为结构互补，因此药物与受体间有立体选择性的要求，药物分子只有和生物大分子匹配才能结合，以受体为作用靶点的药物均为结构特异性药物。

ER-13-1
药物分子与生物大分子作用

在构效关系的研究中发现，具有相同药理作用的药物其化学结构具有相同或相似的部分，这部分结构称为药效团（pharmacophore）。如巴比妥类药物中均含有巴比妥酸（丙二酰脲）的结构，有镇静、催眠作用，但取代基 R_1、R_2 不同，镇静催眠的作用时间不同，所以巴比妥酸为巴比妥类药物的药效团；青霉素类药物均含有 β- 内酰胺结构，具有抗菌活性，但取代基 R 不同，抗菌活性不同，同时耐酸、耐酶的能力也不同，β- 内酰胺为青霉素类药物的药效团；磺胺类药物中均含有 4- 氨基苯磺酰胺的基本结构，具有抗菌活性，但磺酰胺基氮上的取代基 R 不同，抗菌活性不同，作用时间长短不同，磺胺类药物的药效团为 4- 氨基苯磺酰胺。

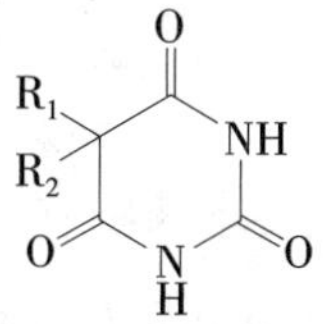

巴比妥类药物结构

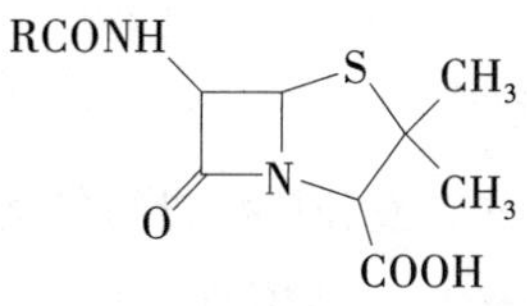

青霉素类药物结构

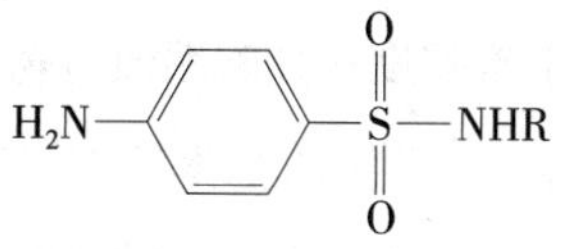

磺胺类药物结构

广义的药效团是指药物与受体结合时，在三维空间上具有相似的理化性质（疏水、电性和立体化学性质），具有相似的构象的结构通称为相同的药效团。如吗啡是植物来源的镇痛药，有复杂的五环结构；而哌替啶是人工合成的镇痛药，两者均有镇痛活性，是因为它们在三维空间上有相似的疏水部位和立体构象，均可以与受体结合，产生镇痛作用，这些因素构成了镇痛药的药效团。

课堂活动

请同学们举例说明已经学过的各类药物有何种药效团，有何药理作用和临床应用？

不同的药物结构产生不同的药理作用，而药物产生药效的2个主要的决定因素是药物的理化性质及药物和受体的相互作用。

二、药物的理化性质对药效的影响

药物口服给药后，经胃肠道吸收进入血液。药物在转运过程中必须通过各种生物膜，到达作用部位或受体部位，并且在作用部位达到有效的浓度，这是药物有药效的基本条件。如口服抗过敏药，须先通过胃肠道吸收，进入血液，再与组胺（H_1）受体结合，才能起到抗过敏作用。这一系列过程均与药物的理化性质有关。

设计新药时，必须充分考虑化合物的理化性质。有些化合物在体外实验中活性很强，但因它的脂水分配系数过高或过低，不能在体内生物膜的脂相-水相-脂相间的生物膜组织内转运，无法到达作用部位或达到有效浓度，造成体内试验几乎无效或药效很低，这些化合物就不能成为药物。

药物在体内的过程（吸收、转运、分布、代谢、排泄）是由药物的理化性质决定的（图13-1）。理化性质包括药物的溶解度（solubility）、脂水分配系数（partition coefficient）、解离度（degree of ionization）、氧化还原势（oxidation-reduction potentials）、热力学性质（thermodynamic property）等。对药效影响较大的主要是溶解度、分配系数和解离度。

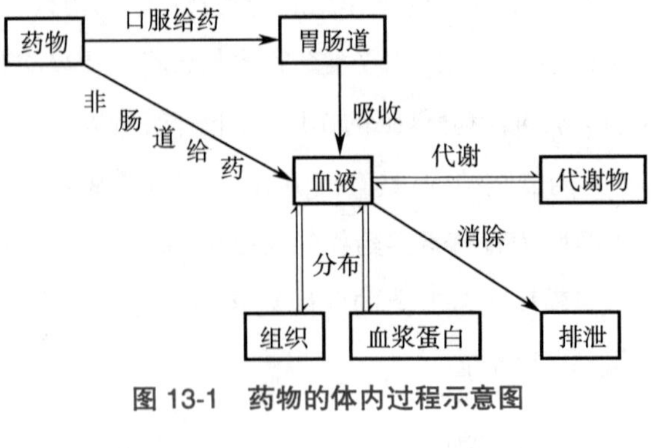

图13-1　药物的体内过程示意图

（一）溶解度和分配系数对药效的影响

水是生物系统的基本溶剂，药物是通过血液和体液进行转运的，这就要求药物有一定的水溶性，但通过脂质的生物膜又需要有一定的脂溶性。药物的脂水分配系数用 P 表示。P 是药物在有机相中和水相中分配达到平衡时的浓度 C_O 和 C_W 的比值，即 $P=C_O/C_W$。

传统的测定脂水分配系数 P 的方法为药物在适当的有机溶剂（通常为正辛醇）和水中溶解，充分混匀，达到平衡后，再分层成水相和有机相，测定药物在各相中的浓度，C_0 为药物在有机相中的浓度，C_W 为药物在水相中的浓度，P 值越大则脂溶性越高，因数字大，常用 $\log P$ 表示。向药物分子中引入亲脂性的烃基、卤素和芳环等，一般可使 P 值增大，即增加药物的脂溶性。

由于各类药物的药理作用不同，对于亲脂性的要求也不同，在药物设计中要考虑靶组织对药物的亲脂性要求。作用于中枢神经系统的药物需要通过血脑屏障，因此适当增加药物的亲脂性有利于通过血脑屏障，有效浓度增加；而降低亲脂性一般不利于通过血脑屏障，活性下降。如苯巴比妥和硫喷妥钠的脂水分配系数分别为 3 和 580，前者给药后 15 分钟才起效；后者因为引入硫原子，脂溶性增加，吸收快，易进入脑组织，静脉注射后 30 秒即起效。

（二）酸碱性和解离度对药效的影响

人体的大部分重量是由水组成的，药物在体液中部分离解，以离子型和分子型同时存在，药物常以分子型通过生物膜，在膜内的水介质中解离成离子而起作用，因此药物的离解度对药效有很重要的影响。有机药物中多数为弱酸性或弱碱性，在体内 pH7.4 的环境中可部分解离，其解离度由化合物的解离常数 pK_a 和溶液介质的 pH 决定，因此药物的酸碱性也是影响药物活性的重要因素。药物解离后以部分离子型和部分分子型 2 种形式存在，以含羧酸和含胺类化合物为酸性和碱性药物的代表，pK_a 的计算方法如下：

酸性药物：$RCOOH + H_2O \rightleftharpoons RCOO^- + H_3O^+ \quad pK_a=pH-\lg\frac{[RCOO^-]}{[RCOOH]}$

碱性药物：$RNH_2 + H_2O \rightleftharpoons RNH_3^+ + OH^- \quad pK_a=pH-\lg\frac{[RNH_2]}{[RNH_3^+]}$

当药物的解离度增加时，会引起药物的离子型浓度上升，未解离的分子型浓度降低，会减少药物在亲脂性组织中的吸收；而解离度过低，离子浓度下降，也不利于药物的转运，只有合适的解离度才使药物具有最大的活性。弱酸性药物在胃液（pH=1）中的解离度较小，如阿司匹林、维生素 C 等酸性药物在胃中几乎不解离，很容易被吸收。弱碱性药物在肠道中的解离度小，如可待因、麻黄碱在胃中几乎 100% 呈离子型，无法吸收，只有进入肠中才能良好地吸收。完全离子化的季铵盐类药物的脂溶性小，在消化道内不易吸收，更不易通过血脑屏障到达脑部。因此，具有最适度的解离度的药物才具有最佳的活性。

化学结构的部分改变有时会对弱酸性或弱碱性药物的解离度产生较大的影响，从而影响药效。巴比妥类药物在 5- 位有 2 个取代基时显出镇静催眠作用，巴比妥酸则没有镇静催眠作用，这是由于巴比妥酸 5- 位的活泼氢可互变异构为稳定的芳杂环结构，在生理 pH7.4 时呈离子型，不能通过血脑屏障进入中枢神经系统。

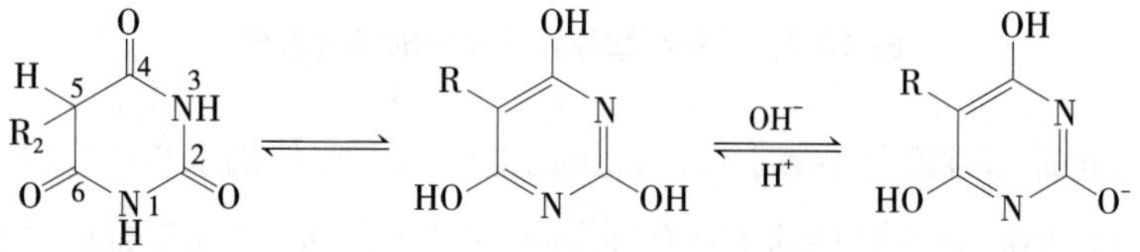

5- 位有 2 个烃基取代时就不能转为芳杂环结构，pK_a 在 7.0~8.5，在生理 pH 条件下部分解离，可进入中枢神经系统而发挥作用。

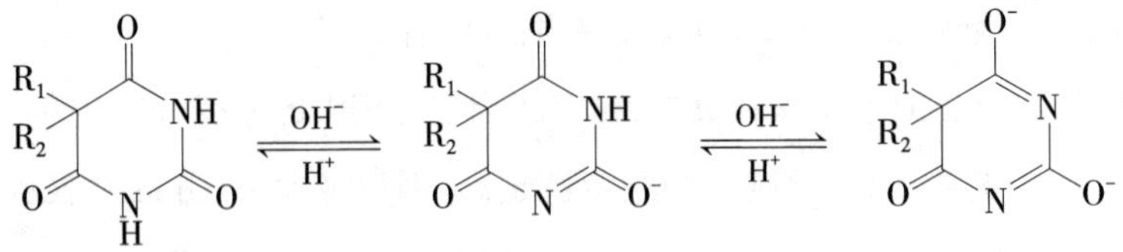

如苯巴比妥在pH7.4时未解离的分子约50%，大约30分钟显效；而海索比妥的分子状态有90%，更容易透过血脑屏障进入中枢神经系统，15分钟即显效，且海索比妥的镇静催眠作用比苯巴比妥更强。

三、药物与受体间的相互作用对药效的影响

现代药物研究表明，大多数结构特异性药物与受体形成复合物后才能产生药理作用，结构特异性药物能和特定的受体结合，因此这样的药物选择性强，副作用低。但很多因素都能影响药物与受体间的相互作用，如药物与受体的结合方式、药物的各官能团、药物的电荷分布及立体因素等，这些因素都是在药物设计中必须考虑并加以计算的。近几十年来，越来越多的受体蛋白被分离出来，针对这些特定的蛋白进行药物设计，得到的专属性强、副作用小、疗效高的药物称为特异性药物，这种方法成为现代药物设计的基础。

（一）药物与受体的相互键合作用对药效的影响

药物与受体结合的方式包括共价键、静电力、氢键、疏水作用力、范德华引力、电荷转移复合物等，这些作用分为可逆和不可逆2种（图13-2）。药物与受体以共价键结合时，形成不可逆复合物，如烷化剂类抗肿瘤药等。共价键的键能最大，往往药物作用非常强而持久，但毒性很大，烷化剂的烃基以共价键结合到癌细胞上的氨基上，从而达到杀死肿瘤细胞的作用。在大多数情况下，药物与受体的结合是可逆的，药物与受体可逆的键合方式主要是离子键、氢键、偶极键、疏水键、范德华力、电荷转移复合物等。

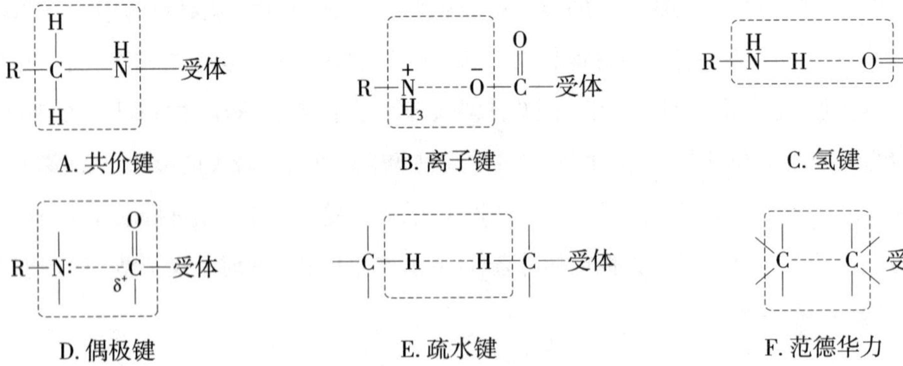

图13-2　药物与受体作用常见的键合方式

由于药物分子的脂溶性部分不溶于水，药物的亲脂部分与受体的亲脂部分相互接近时，药物和受体容易结合，而这种结合对有极性的水是有排斥的，这种结合称为疏水键或疏水作用。

氢键是药物与受体最常见的结合方式，也是药物设计中优先考虑的键（图13-3）。药物分子中具有孤对电子的O、N、S、F等原子与受体中的氨基、羟基或羧基上的氢形成氢键，同样受体上的S、

N、O 等原子和药物分子中的氨基或羧基上的氢形成氢键。氢键的键能较弱，但氢键对于药物的理化性质及药效影响较大。如果药物能与水形成氢键，可增加药物在水中的溶解度。氢键是药物分子和受体生物大分子之间较为普遍的一种键合方式，对于药物的活性具有重要影响，药物设计中药物和生物大分子之间形成的氢键的键能、键长等参数可以通过计算得到。

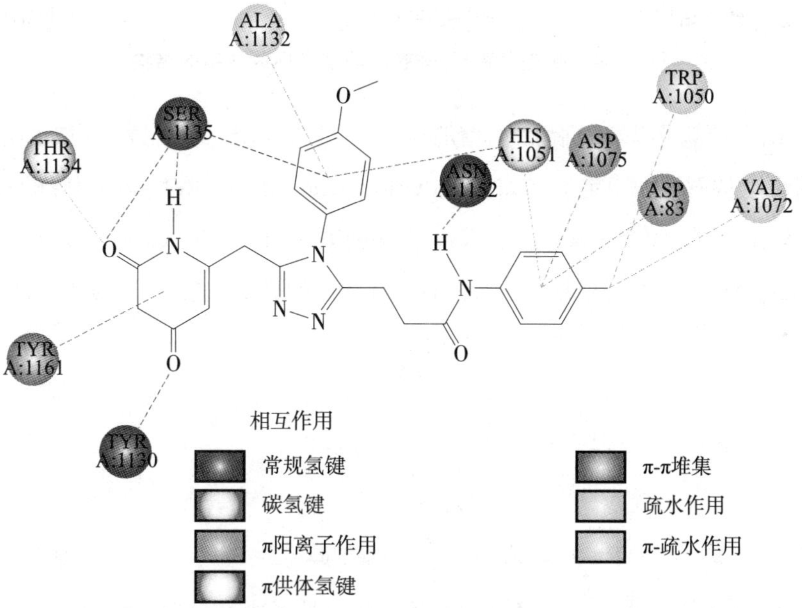

图 13-3　寨卡病毒 5LC0 蛋白和小分子药物结合所形成的键

电荷转移复合物（或称电荷迁移络合物）是电子相对丰富的分子与电子相对缺乏的分子间通过电荷转移而形成的。形成复合物的键的键能较低，复合物相对比较稳定。形成电荷转移复合物往往可增加药物的稳定性以及溶解度，有利于药物与受体的结合。因药物分子中含 1 个或多个杂原子，分子中的电子云密度分布不均匀，有些原子周围的电子云密度较高，有些较低，所以这些分子既是电子给予体，又是电子接受体。如在羰基上，靠氧的一端显负电性，而羰基碳显正电性。

金属离子配合物由电荷密度低的金属离子和电荷密度高的配位体组成（图 13-3）。1 个金属离子可以与 2 个或 2 个以上的配位体通过离子键、共价键或配位键等形成环状螯合物。

药物与受体往往是以多种键合方式结合的，一般来说，作用部位越多，作用力就越强，而药物活性就越高。如寨卡病毒 5LC0 蛋白和小分子药物结合的二维图结合方式（图 13-3）（虚线为氢键、配位键，周围为受体 5LC0 蛋白的氨基酸残基）。

（二）药物的各功能基团对药效的影响

药物的药理作用主要依赖于分子整体，但有时一些特定的官能团（功能基）可使整个分子的结构和理化性质发生变化，影响药物与受体的结合，从而影响药效。这是对药物结构进行修饰改造时要考虑的问题。药物分子中一般常有多种功能基团，有些基团是产生药理作用所必需的，每种基团都会对药物性质有不同的影响。如头孢菌素类、磺胺类药物及环丙沙星（ciprofloxacin）的结构中（图 13-4），它们的基本母体上分别含有 5、3 和 6 种功能基，各基团分别有不同的性质，其作用时间的长短不同，对其活性、毒性、药动学等可产生不同的影响。

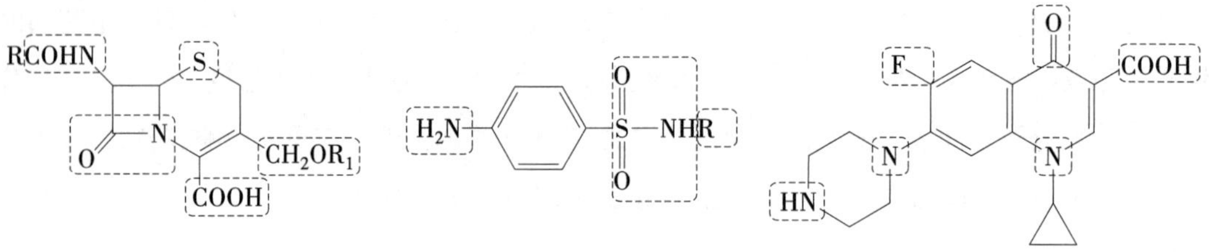

头孢菌素类药物结构　　磺胺类药物结构　　环丙沙星结构

图 13-4　头孢菌素类、磺胺类药物及环丙沙星的结构

1. 烃基　引入烃基可以增加脂溶性，增加药物与受体疏水结合的能力，可改变溶解度、解离度，还可增加空间位阻从而增加稳定性。如睾酮（testosterone）和雌二醇（estradiol）的 C_{17} 上的羟基在体内易被代谢氧化，口服无效；在 C_{17} 上引入 α- 甲基的甲睾酮（methyltestosterone）和引入 α- 乙炔基的炔雌醇（ethinylestradiol）位阻增加，脂溶性增加，在体内的稳定性增加，不易代谢，口服有效。

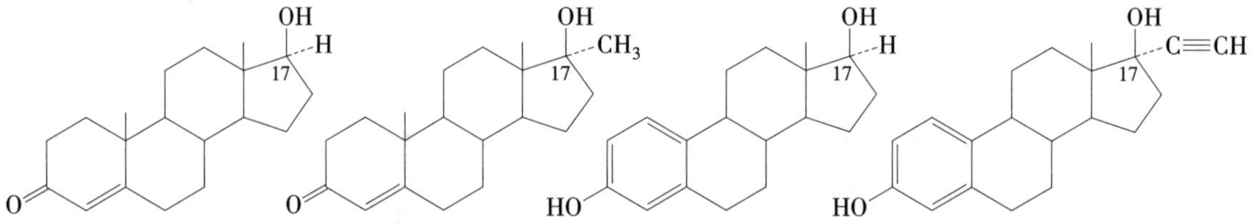

睾酮　　甲睾酮　　雌二醇　　炔雌醇

2. 卤素　卤素是强的吸电子基，引入卤素可影响药物的电荷分布、脂溶性和作用时间，增强与受体的电性结合作用。一般在苯环上引入卤素能增加脂溶性，脂肪族中引入卤素会降低脂溶性。由于氟原子的高电负性和碳氟键在代谢中的高稳定性，引入氟原子多使作用增强。如喹诺酮类药物，6- 位用 -F 取代基时，其抗菌作用比无取代时强 30 倍。

3. 磺酸基　引入磺酸基常常可以增加药物的亲水性和溶解度，使其不易通过生物膜，活性减弱。仅有磺酸基的化合物一般没有生物活性。

4. 羧基　引入羧基，羧基的水溶性及解离度均比磺酸基小，羧基进一步形成盐可增加药物的水溶性，离解度小的羧基可与受体的碱性基团结合，可增加生物活性。

5. 酯基　引入酯基的药物其生物活性比羧酸原药大，酯基的脂溶性增强，容易被吸收和转运，其生物活性也较强。

课堂活动

请同学们举例说明在已经学过的各类药物中，还有哪些药物是通过引入酯基而增强活性的？

6. 酰胺基　引入酰胺基的药物在体内的水解速度低于酯基，且酰胺基与生物大分子形成氢键的能力更强，增强与受体的结合作用，常显示很好的生物活性。如含有酯基的普鲁卡因，经过结构改造后成为含有酰胺键的利多卡因，局部麻醉作用更强，作用时间更长。

7. 胺基　引入胺基的化合物易与受体蛋白质的羧基结合，其氮原子上的未共用电子对又可形成氢键，能表现出多种特有的生物活性。一般伯胺的活性较高，但毒性最大，仲胺次之，叔胺最低。季铵类化合物的水溶性大，不易通过生物膜和血脑屏障，无中枢作用，但一般口服吸收差。

8. 醚类醚　类化合物由于分子中的氧原子具有一定的亲水性，碳原子具有亲脂性，使化合物易于通过生物膜，有利于药物的转运。如将青蒿素改造成蒿甲醚或蒿乙醚，抗疟效果更好。

案例分析

案例

炔雌醇是常用的口服避孕药，但需要每天服用，很不方便，应如何改进药物结构，使药效维持时间更长？

分析

经过结构分析，炔雌醇 3- 位上的酚羟基易与葡糖醛酸结合排出体外，因此药效短。将其 3- 位上的羟基用环戊基醚化，形成 3- 环戊炔雌醚，不但保持了口服活性，醚化后脂溶性增大，能在体内脂肪中储存，慢慢降解后，离解出炔雌醇而起作用。由于醚键在体内降解缓慢，因而 3- 环戊炔雌醚是一种长效的口服避孕药，每月服用 1 次即可。

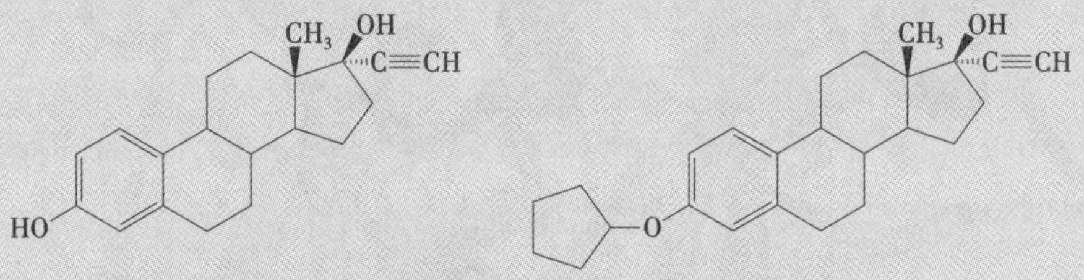

炔雌醇　　3-环戊炔雌醇

（三）药物的电荷分布对药效的影响

由于原子的电负性不同，由不同原子组成的分子就存在着电子云密度分布不均匀的状态，药物分子有的部位显正电性，有的部位显负电性，其电性性质与生物活性有密切关系。受体大多是蛋白质，而蛋白质是由氨基酸组成的，其电子云密度分布也是不均匀的。如果电荷密度分布正好和其特定的受体相适应，那么药物的正、负电荷和受体的负、正电荷产生静电引力，同时药物与受体接近到一定程度时，相互间的范德华力增加，药物与受体容易形成复合物而增加活性。

如局部麻醉药普鲁卡因（procaine）结构中的对位氨基取代基，由于氨基有给电子的特性，通过共轭效应使羰基氧原子的负电性增加，使药物的负电部位与受体的正电部位结合得更牢，并延长了作用时间（图 13-5）。而硝基卡因（nitrocaine）由于硝基的吸电子作用，降低苯环对位羰基氧上的负电性，使与受体的结合弱，没有麻醉活性。

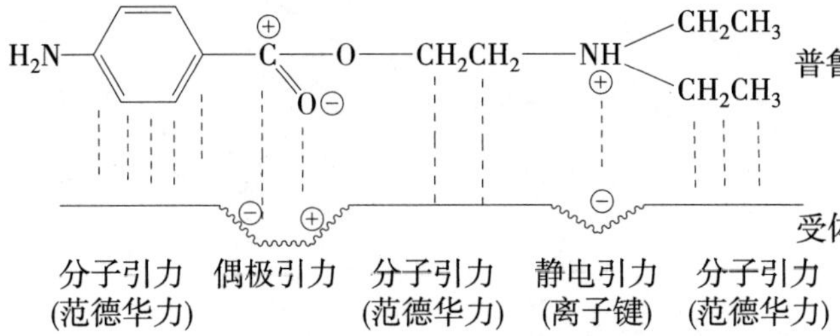

图 13-5　普鲁卡因与受体结合的示意图

（四）立体因素对药效的影响

人体的各组织、生物膜上，由蛋白质组成的受体、酶的结构中，由于肽链的折叠、弯曲会形成凹凸，其中凹的部分称为口袋。这些生物大分子都有一定的三维空间结构，药物分子以各种键合方式和生物大分子结合，就像药物分子装在生物大分子的口袋中，并通过键合力的作用将药物分子固定在口袋中。如图 13-6 所示，中间为药物分子，通过各种作用与病毒蛋白结合，有些部位形成氢键（绿色虚线）；π 键（紫色虚线）；周围为组成 5ABJ 蛋白的氨基酸残基。

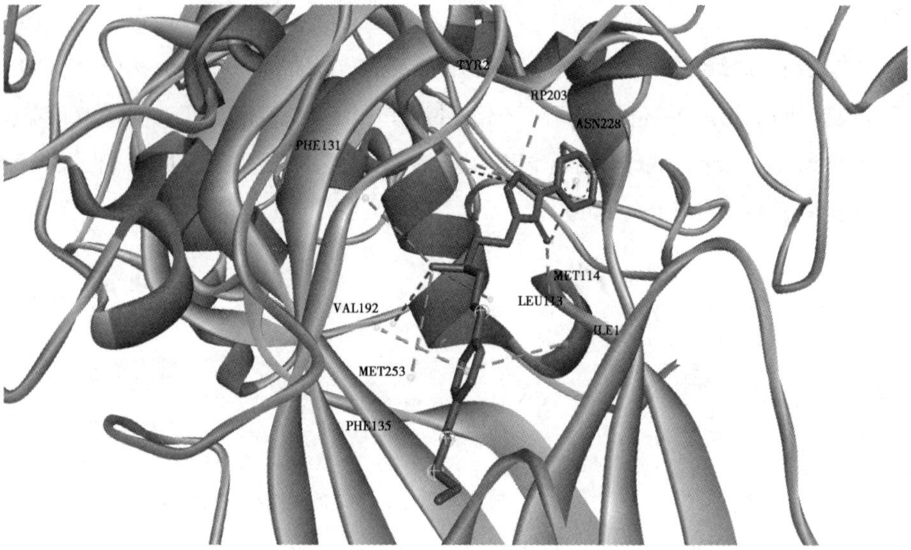

图 13-6　手足口病毒蛋白 5ABJ 与药物分子的结合情况

药物的三维结构与受体的互补性（匹配性）对两者之间的相互作用具有重要影响，药物与受体结合时，在立体结构上与受体的互补性越大，三维结构越契合，药物与受体的结合后所产生的生物作用也越强。立体因素对药效的影响包括药物分子的几何异构、光学异构和构象异构。

1. 几何异构对药效的影响　几何异构是由双键或环等刚性或半刚性系统导致分子内旋转受到限制而产生的。几何异构体的理化性质和生理活性都有较大的差异，药物分子的空间结构不同，其与受体之间的互补性也不同。如雌二醇有 2 个羟基可与受体形成氢键，所以 2 个氧原子间的距离与药理活性关系密切。己烯雌酚（diethylstilbestrol）是人工合成的非甾类雌激素，它的反式体的 2 个氧原子间的距离与雌二醇相似，均为 1.45nm，具有很强的雌激素活性；而顺式体的 2 个氧原子之间的距离为 0.72nm，故药理活性很低。

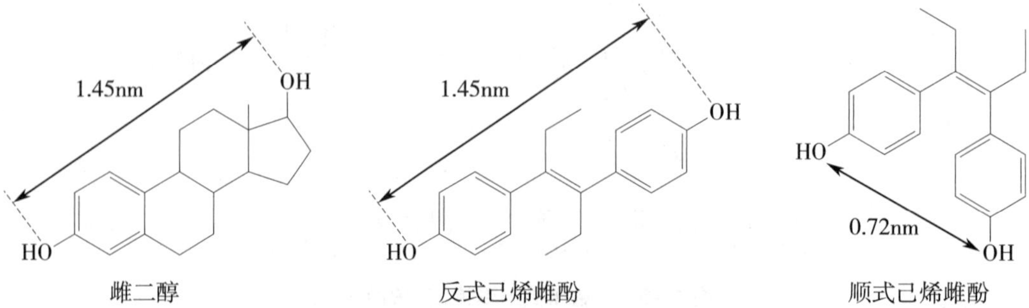

雌二醇　　反式己烯雌酚　　顺式己烯雌酚

案例分析

案例

双酚 A 能引起女童早熟吗?

分析

双酚 A 为常用的塑料添加剂，塑料（奶）瓶、塑料杯、纸杯中往往含有该成分，近来报道其有弱的雌激素作用，是引起女童早熟的重要因素之一。反式己烯雌酚的几何结构与雌二醇的几何结构相似，反式己烯雌酚具有很强的雌激素活性；双酚 A 与反式己烯雌酚分子的几何结构有相似之处，因此双酚 A 也有弱的雌激素作用，能引起女童早熟。我国自 2011 年 6 月 1 日起，禁售含双酚 A 的"奶瓶"。

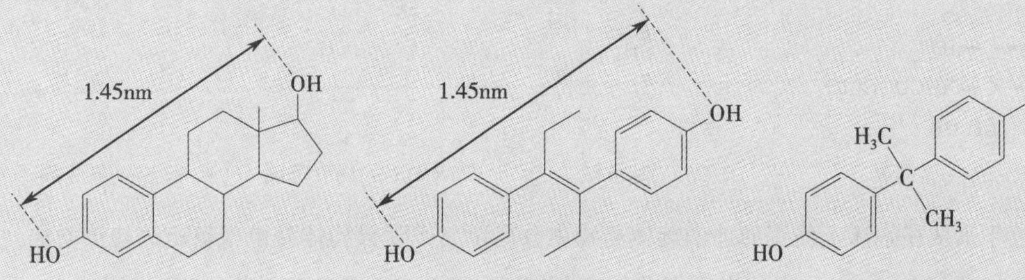

雌二醇　　反式己烯雌酚　　双酚A

2. **光学异构体对药效的影响**　有些药物分子中存在 1 个或多个手性中心，就有光学异构体存在，2 个对映体互为实物和镜像，就好像我们的左、右手，相互对映，空间形态完全不同。对映异构体除了将偏振光向不同的方向旋转外，其他方面的物理性质和化学性质相同。因为生物体内的氨基酸分子结构与有机化合物大多数都具旋光性质，2 个互为对映异构体的药物分子其生理活性也有所不同。比如在生物体中 DNA 都是右螺旋结构，构成蛋白质的 α- 氨基酸都是 L- 构型。因此，含手性中心的药物其光学异构体和受体之间的作用是不同的，光学异构体的生物活性不同，和受体之间的立体选择性也不同。

药物中光学异构体生理活性的差异反映了药物与受体结合时的较高的立体选择性。例如 *R*-(−)- 异丙肾上腺素（isoprenaline）作为支气管舒张剂，比 *S*-(+)- 异丙肾上腺素的作用强 800 倍，是因为前者与受体有 A、B、C 三个作用部位（图 13-7），而后者的羟基不能与受体形成氢键（虚线所示），只有 A、C 两个结合部位，故活性下降。

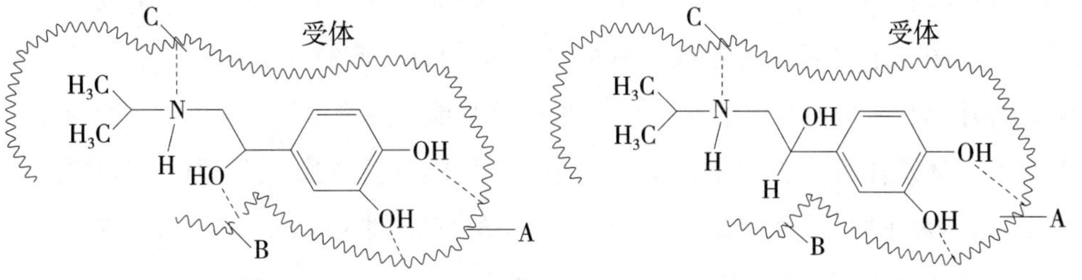

R-(−)-异丙肾上腺素　　*S*-(+)-异丙肾上腺素

图 13-7　*R*-(−)- 异丙肾上腺素和 *S*-(+)- 异丙肾上腺素与受体结合的示意图

手性药物是目前药物化学的一个热门领域，药物分子存在手性中心时，其光学异构体的性质及体内药动学过程会有明显的差异。如甲基多巴（methyldopa）只有L（－）异构体具有降压作用；抗坏血酸（ascorbic acid）L（+）异构体的活性为D（－）-异构体的20倍；氯霉素（chloramphenicol）具1，3-丙二醇结构，4个光学异构体中1*R*，2*R*-D（－）-苏阿糖型的生物活性最高；*S*-（+）-氯胺酮（ketamine）具有麻醉作用，而其异构体*R*（－）则产生兴奋作用；麻黄碱（ephedrine）可收缩血管、增高血压和舒张支气管，用作血管收缩药和平喘药，而它的对映异构体伪麻黄碱（pseudoephedrine）则几乎没有收缩血管、增高血压的作用，只能作支气管扩张药。

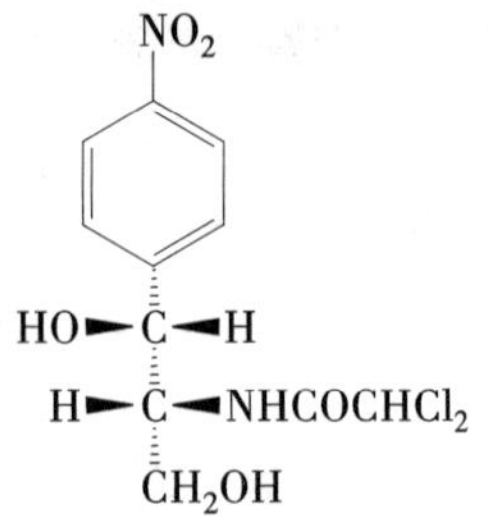

1*R*，2*R*-(–)氯霉素

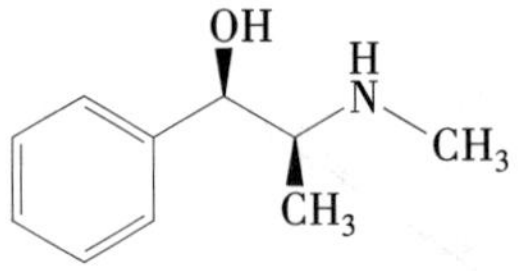

1*R*，2*S*-(–)麻黄碱

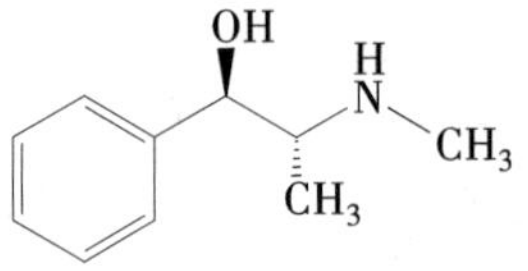

1*R*，2*R*-(–)伪麻黄碱

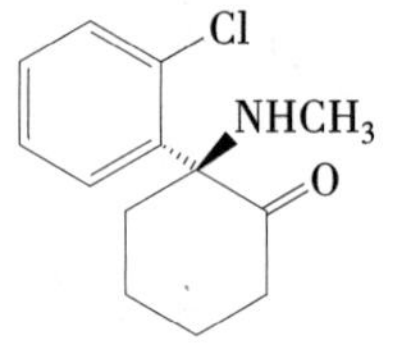

S-(+)氯胺酮

近年来从在临床上使用的外消旋体药物中分离单一光学异构体并申报新药的趋势增加。如从奥美拉唑（omeprazole）中分出埃索美拉唑（esomeprazole），后者的疗效增强，副作用减少；再如西替利嗪（cetirizine）是一个外消旋体药物，没有旋光性，从中分出光学纯*R*-异构体左西替利嗪（levocetirizine），于2001年上市，它用药量少，作用时间长，毒副作用较西替利嗪小，而继承了西替利嗪起效快、抗过敏作用强的特性，是理想的H_1受体拮抗剂。这些纯光学异构体的药物疗效成倍增加，副作用大大减少。从化学角度讲，不同的异构体是不同的化合物，有不同的化学文摘号（CAS登记号）。2000年以后FDA批准的新化学实体几乎全为纯光学异构体。

知识链接

布洛芬的手性

布洛芬为非甾体抗炎药，人体中只能利用其*S*（+）-异构体，过去认为*R*（－）-异构体会在体内慢慢转化为*S*（+）-异构体，最终全部药物都能起到解热镇痛作用，但1994年有*S*（+）-布洛芬上市，药效更快、疗效更好。

3. 构象异构对药效的影响　药物分子中各原子和基团空间排列的不同可形成构象。构象对药物分子与受体相互作用时的互补性影响很大，不同构象的药物分子其生物活性有着较大的差异。受体的作用部位一般有高度的立体选择性，受体只能与药物多种构象中的1种结合。只有被受体识别并与受体结合的构象，才能产生特定的药理作用。药物的结构类型相同，可作用于相同的受体，但由于其构象不同，产生的活性强弱不同。如镇痛药吗啡（morphine）（含有5个环）、左啡诺（levorphanol）（含有4个环）、依他佐辛（eptazocine）（含有3个环）、哌替啶（pethidine）（含有2个环）等因具有相同的构象，均可和阿片受体结合，从而都具有镇痛作用。

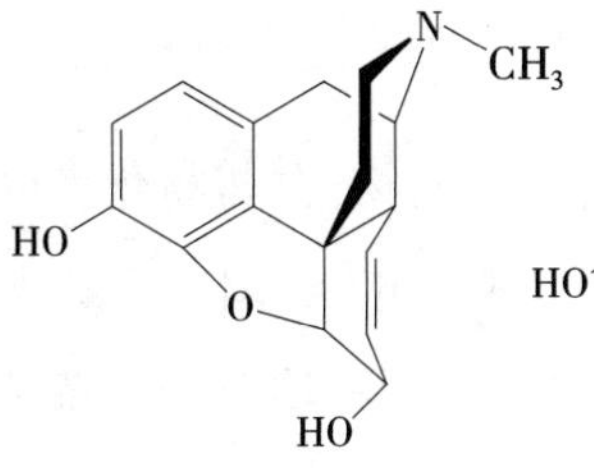
吗啡

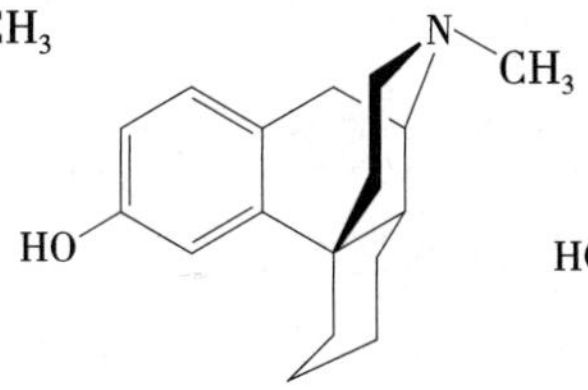
左啡诺

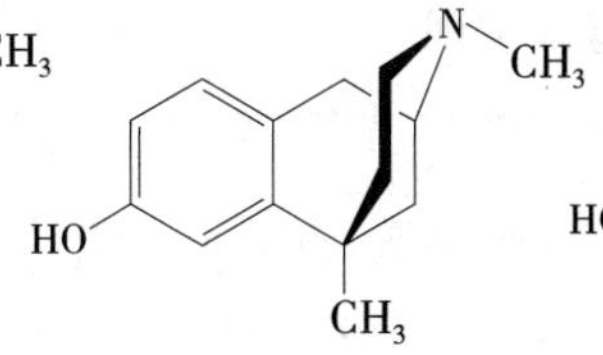
依他佐辛

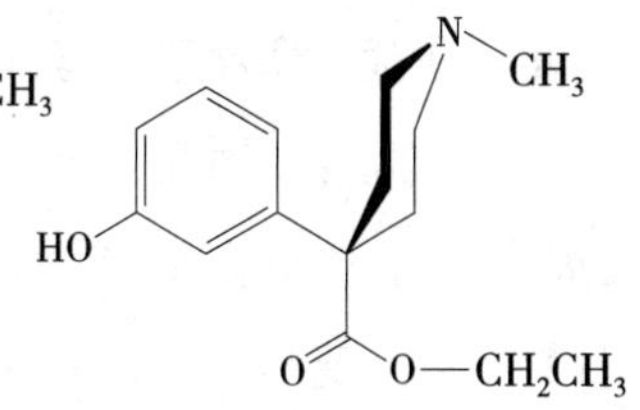
哌替啶

再如机体中存在 2 种不同构象的组胺，因此存在组胺 H_1 受体和 H_2 受体 2 种不同的受体。对 H_1、H_2 受体拮抗剂的研究发现，组胺是以反式构象与 H_1 受体作用的，而扭曲式构象的组胺与 H_2 受体作用，因而产生 2 种不同的作用，即拮抗 H_1 受体有抗过敏的作用，拮抗 H_2 受体有治疗胃溃疡的作用。

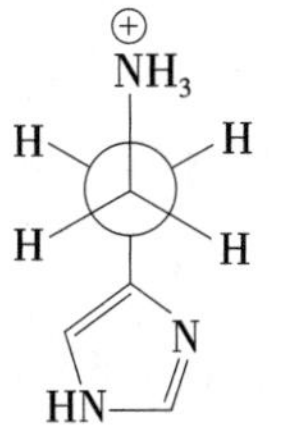
组胺反式构象

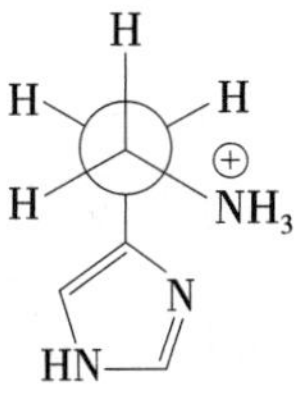
组胺顺式构象

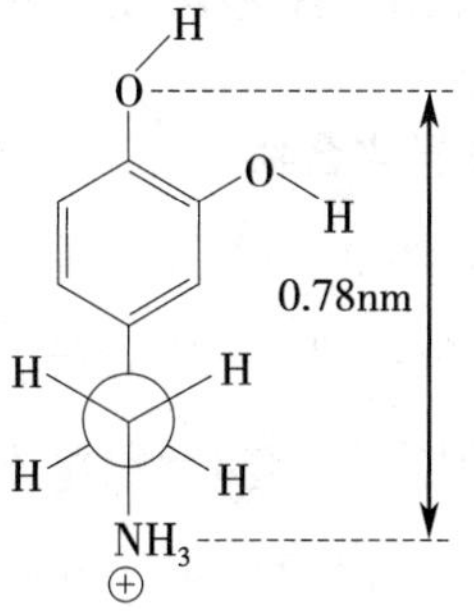

多巴胺反式构象

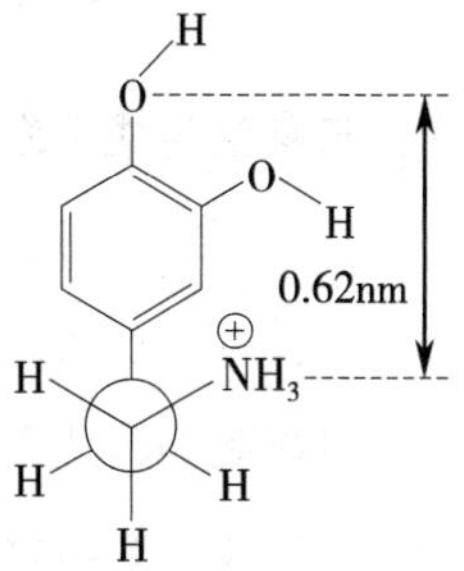

多巴胺顺式构象

药物的构象不同，产生的药理作用也不同。如多巴胺是以反式构象和多巴胺受体结合的，而扭曲式构象由于 2 个药效基团羟基和氨基间的距离与受体不匹配，也就不结合，扭曲式构象的多巴胺不具有活性。

点滴积累

药物的药效与其结构密切相关，表现为如下 3 个方面：

1. 药物产生作用的主要因素药效团（特异性药物、非特异性药物）。
2. 理化性质对药效的影响：①溶解度和分配系数；②酸碱性和离解度。
3. 药物与受体间的相互作用对药效的影响：①药物与受体的相互键合作用；②药物的各功能基团；③药物的电荷分布；④立体因素（几何异构、光学异构、构象异构）。

第二节　新药研究知识简介

一、寻找新药或先导化合物的基本途径

ER-13-2

寻找新药或先导化合物的途径

新药的开发是以先导化合物为基础的，先导化合物是开发某一类新药最早研究的化合物，但不一定是临床上使用的药物。新药开发是按照“安全、有效”的原则进行的，先导化合物经过一步步修饰改造，才能成为临床上使用的药物。

随着技术的发展，发现先导化合物的途径和方法也越来越多，目前主要有以下几种。

（一）通过偶然事件意外发现

通过偶然事件而意外发现了先导化合物，进一步发展成为一类新型的药物，在药物化学的发展历史中有很多例子，如青霉素（penicillin）的发现就是经典的例子。1929年，英国医生弗莱明（Fleming）偶然发现已接种金黄色葡萄球菌的培养皿被霉菌污染，污染物附近有明显的抑菌现象。他由此推测，可能是霉菌的代谢产物对金黄色葡萄球菌有抑制或杀灭作用，因此将这种霉菌放在培养液中培养，结果培养液有明显的抑制革兰氏阳性菌的作用。从此揭开了青霉素研究的序幕。

课堂活动

请同学们举例说明我们临床上使用的药物中，还有哪些是随机发现的药物？

（二）从天然活性成分发现先导化合物

人类使用最早的药物是天然药物，100多年以前，人们直接使用动物、植物、海洋生物、矿物等天然产物治疗疾病。现在，从天然产物中得到的有效成分是发现先导化合物的重要来源。古希腊人发现，嚼柳树皮可以起到解热镇痛的作用，1838年科学家从植物中提取得到水杨酸，1860年合成得到水杨酸，将水杨酸用醋酐酰化得到阿司匹林（aspirin）并于1899年上市应用至今。我国科学家屠呦呦从黄花青蒿中提取得到了青蒿素，用于治疗疟疾，挽救了大量疟疾患者的生命，并因此于2015年获得诺贝尔奖。

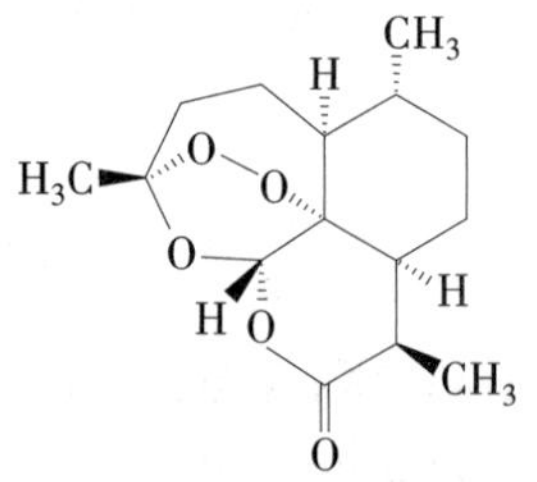

青蒿素

另外，某些微生物的代谢产物常常含有活性成分，人类已从细菌培养液中得到了不少抗生素。目前临床使用的不少药物是从植物或细菌的培养液中提取到的天然活性成分，如镇痛药吗啡、抗心律失常药奎尼丁（quinidine）、抗肿瘤药喜树碱（camptothecin）等是从植物中提取得到的；青霉素、四环素（tetracycline）等是由细菌发酵液提取得到的。这些来自于天然产物的活性成分可直接作为药物使用，同时它们又是良好的先导化合物，可发展多种合成和半合成的药物。

由于受天然产物资源有限的限制，同时有效成分含量一般很低，且大多数结构复杂，通常要对从天然得到的化合物进行结构简化，保留必要的药效团，以便于发展成为便于大规模合成的药物。如1860年科学家从南美洲古柯叶中提取得到麻醉物质可卡因（cocaine），经结构改造，将复杂的爱康宁环简化成哌啶环，得到β-优卡因，继续研究发现，酯的结构是必需的药效团，而杂环还可以简化，将结构进一步简化得到对氨基苯甲酸酯类局麻药普鲁卡因（procaine）。

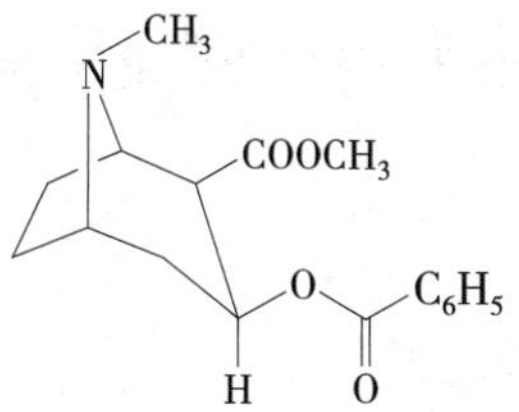
可卡因

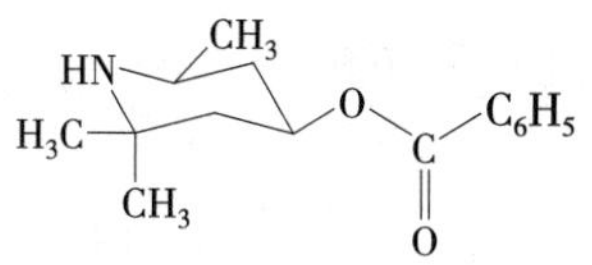
优卡因

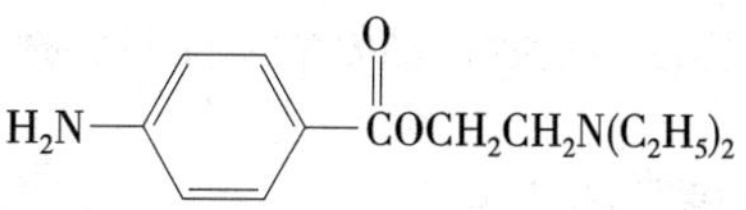
普鲁卡因

红霉素（erythromycin）是从红色链丝菌中发酵、提取的抗生素，也是一个先导化合物，由于化学性质不稳定，将其5-位的氨基糖2′-氧原子上制成琥珀酸单乙酯（琥乙红霉素）后，可口服而长效；将红霉素6-位的羟基甲基化，制成甲基红霉素，化学性质稳定；将红霉素9-位的酮基制成肟醚衍生物，可阻止6-位上的羟基与9-位上的羰基缩合，口服生物利用度高，抗菌作用为红霉素的6倍。

20世纪60年代以来，海洋生物作为新的先导化合物来源取得丰硕成果，从海洋生物中已分离获得的新化合物有1万多种，其中约一半的化合物具有抗病毒、抗菌和抗肿瘤等药理活性，可见海洋生物提供了丰富的先导化合物来源。

（三）通过观察药物的临床副作用或者老药新用及模仿（me-too）结构改造

观察临床药物的副作用，发现先导化合物，可开发出具有新的治疗作用的药物。如阿司匹林是使用了100多年的药物，在临床应用过程中发现，长期服用阿司匹林的患者伤口不易愈合，引起流血不止。经研究证实，阿司匹林有抑制血小板凝聚的作用，现在小剂量的阿司匹林用于治疗和预防脑血栓。

西地那非（sildenafil）原来是20世纪90年代初辉瑞公司开发的、用于治疗心血管疾病的药物，在Ⅲ期临床试验时发现该药物治疗心肌缺血方面的效果不明显，但有使男性勃起的副作用，深入研究其作用机制，发现其为磷酸二酯酶5（PDE-5）抑制剂，从而开辟出新一类治疗男性功能障碍（ED）的药物，目前已经有多个此类药物上市并用于临床。

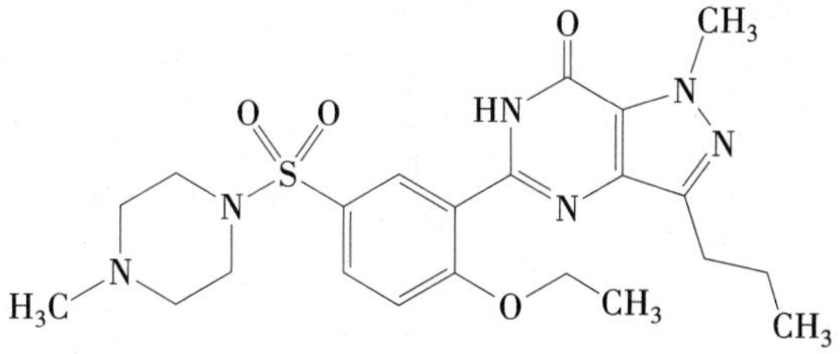
西地那非

喹诺酮类药物是在临床上应用较广的抗菌药物，我国科学家用me-too结构改造的方式，通过深入的构效关系研究，成功地发明了有自主知识产权、疗效更好、安全性更高的盐酸安妥沙星，于2009年上市。

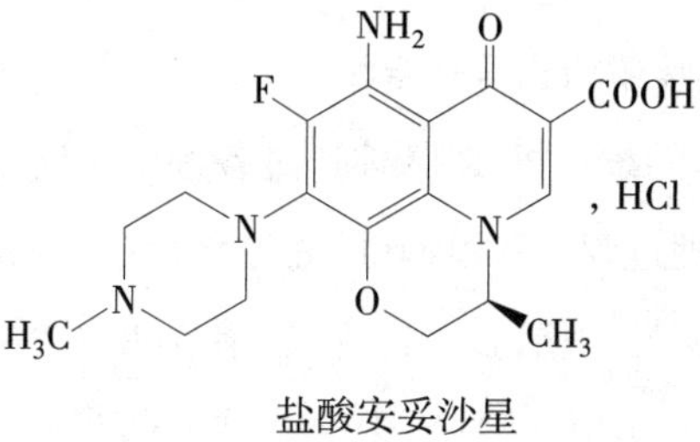
盐酸安妥沙星

雷尼替丁是西咪替丁结构改造后的 H_2 受体拮抗剂，疗效更好，副作用更小；奥司他韦是扎那米韦结构改造后的神经氨酸酶抑制剂，使用方便，疗效更高。

课堂活动

请同学们举例说明我们学过的药物中，还有哪些是属于模仿（me-too）药物？

（四）从药物代谢产物中寻找先导化合物

药物进入体内后经过吸收、转运、分布、代谢、排泄，在体内发生化学转化。大多数药物在体内代谢的结果主要是失活和排出体外，但有些药物经代谢转化成一些新的仍有活性、毒副作用小的化合物，这样的代谢产物可成为先导化合物。研究药物代谢物是寻找先导化合物的有效途径。

例如偶氮化合物百浪多息在体外无抑菌活性，但在人体中可以抑制葡萄球菌感染。经深入研究后发现，百浪多息在体内经酶催化转变成活性代谢物磺胺，磺胺就成为了磺胺类抗菌药的先导化合物。磺胺类药物大多具有对氨基苯磺酰胺的基本母核，磺酰胺的氨基上的 1 个氢为各种不同的杂环所取代，得到抗菌活性不同、作用时间不同的磺胺类抗菌药。

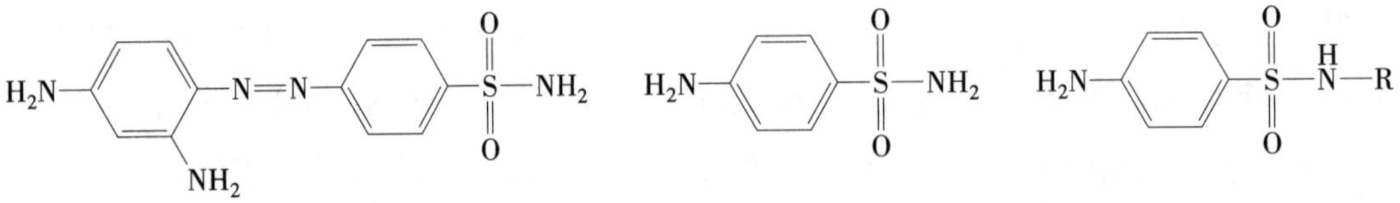

百浪多息　　磺胺　　磺胺类药物

再如在研究抗过敏药物氯雷他定的药物代谢时发现，其代谢物地氯雷他定依然具有较强的 H_1 受体拮抗作用，且副作用小，在体内的代谢速度比氯雷他定更慢，故作用时间长，成为第三代抗组胺药物。

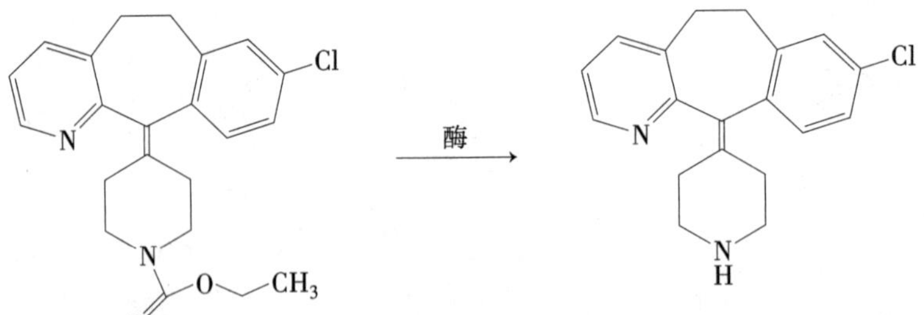

氯雷他定　　地氯雷他定

课堂活动

请同学们举例说明我们临床上使用的镇静催眠药物中，还有哪些是属于从药物代谢物发现的药物？

（五）以体内的内源性活性物质为先导化合物

各种细胞、组织组成了人体的统一机体，人体通过各种生化反应和生理过程来调节机体的正常功能。研究这些生化反应和生理过程，可发现新的先导化合物。在研究哺乳动物的内分泌系统时，发现甾体激素为哺乳动物的内源性物质，在维持生命、调节性功能及对机体发育、免疫调节、皮肤疾病治疗及生育控制方面有明确的作用。1932—1939 年间，从哺乳动物的腺体中获得雌酮（estrone，

1932 年)、雌二醇(estradiol,1932 年)、睾酮(testosterone,1935 年)及可的松(cortisone,1939 年)等化合物的纯品结晶,之后阐明了其化学结构,从此开创了甾体化学和甾体药物化学的新领域。随后,发明用薯芋皂素为原料进行半合成生产甾体药物,使生产规模扩大,成本降低。

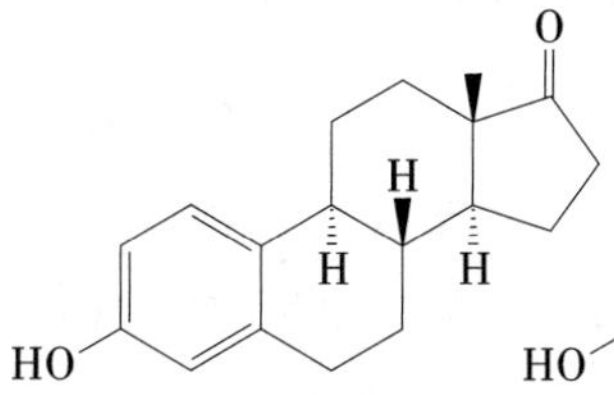
雌酮

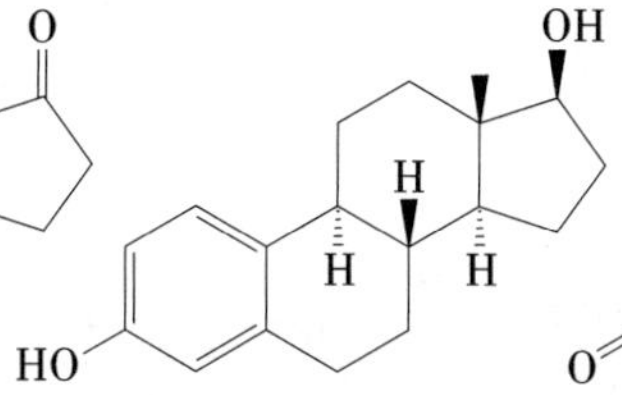
雌二醇

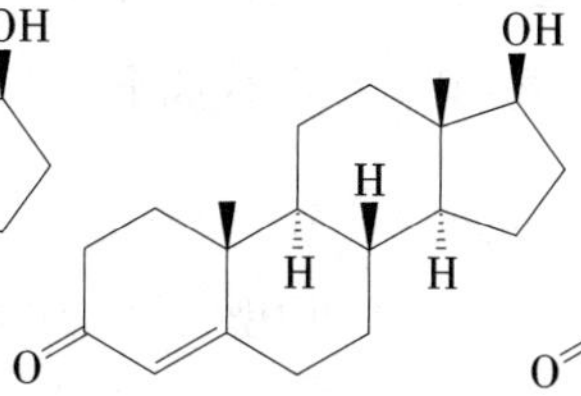
睾酮

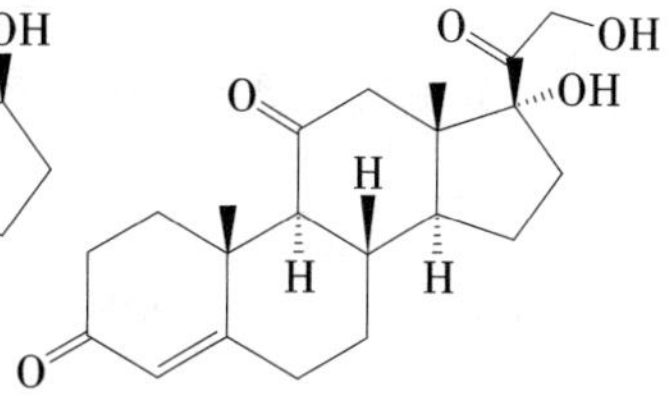
可的松

再如肾上腺素(adrenaline)是由肾上腺髓质分泌的主要激素,现用合成法制取。另外体内的内源性活性物质还有神经系统所释放的各种神经介质,如乙酰胆碱、内分泌系统所释放的调节物质(如胰岛素)、各种氨基酸(如 γ- 氨基丁酸)及各种多肽(如脑啡肽)等也可以成为发现先导化合物的重要途径。

$$H_2N—CH_2CH_2CH_2COOH$$

γ-氨基丁酸

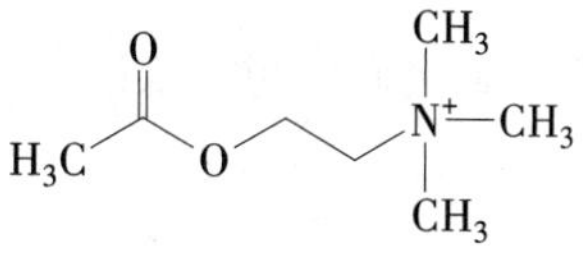
乙酰胆碱

随着生命科学的飞速发展,寻找具有生物活性的先导化合物前景广阔。通过研究分子生物学、分子药理学,以作用于体内的酶、受体、离子通道等活性物质为药物靶点,分析其作用机制,可以使药物设计更为合理,是发现先导化合物的又一重要途径。

(六)通过生物大分子及计算机辅助设计方法得到

生物体内含有大量生物大分子,这些大分子有各自的生理作用。由于生物技术、分析检测技术及计算机技术的发展,越来越多的受体的蛋白质被分离、纯化并结晶出来,特别是这些生物大分子与外源性化合物形成的复合物结晶,对药物设计有重大意义。用 X 射线单晶衍射技术或核磁共振(NMR)技术,可以得到这些大分子晶体或蛋白质与配体(外源性化合物)所形成的复合物的三维结构,进一步采用计算机分子模拟技术,分析计算受体与药物结合部位的性质,如疏水场、静电场、氢键作用等位点的分布,计算出作用力的大小,分析药效团的模型,运用大型的化合物数据库搜寻和对接,筛选出与受体作用位点相匹配的结合较好的分子,可发现更多的结构新颖的先导化合物。目前这种方法已成为药物设计的常规方法。

(七)通过组合化学合成及高通量筛选得到

组合化学是 20 世纪 80 年代以来发展起来的化学合成的新方法,是近几十年来发展最快的、最有效的发现先导化合物的方法。它实际上是以随机筛选和广泛筛选为基础的一种寻找新先导化合物的高效率方法。该方法可以快速合成大量的化合物,组建化合物库,配合高通量筛选(high throughput screening,HTS),以发现和优化先导化合物。在组合化学合成中,以固相合成技术为基础,采用固相树脂作为载体,将化合物直接在固相树脂上合成,也可以在接上不同的基团后洗脱下来,并进行快速筛选。可采用计算机和机器人自动进行合成和筛选，也可人工操作，合成和筛选的效率很高，可以快速、大规模地发现先导化合物。

（八）从药物合成的中间体中发现

一些药物的中间体经过筛选也可成为先导化合物。如早期在寻找抗结核药物时，科学家最初设计合成硫代缩氨脲的衍生物，其合成路线如下：

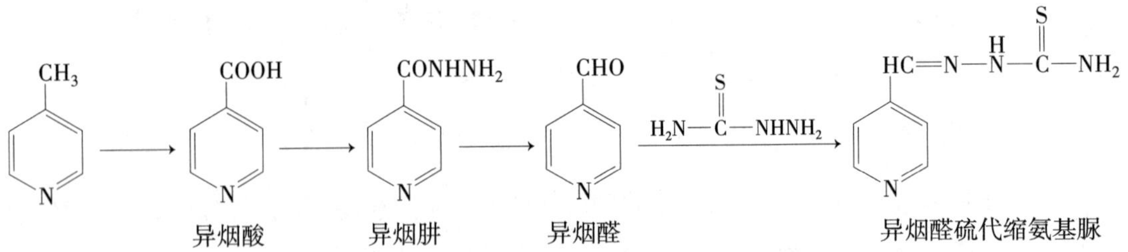

异烟醛与硫代氨基脲缩合得到目的物，将合成过程的中间体异烟肼（isoniazid）同时进行药理学实验，发现异烟肼的抗结核活性超过原先设计的目标化合物，故放弃目标物的研究，将异烟肼推上临床。

用于治疗脑梗死和脑出血的药物依达拉奉（edaravone），化学名为 2- 苯基 -5- 甲基吡唑酮，就是制备安替比林、氨基比林、安乃近的中间体。

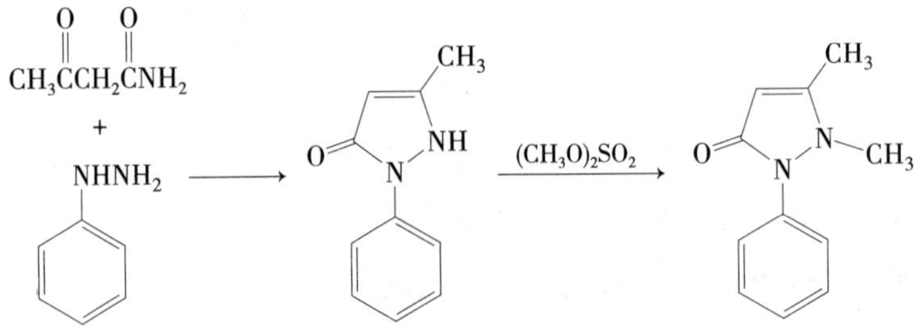

（九）生物工程、反义寡核苷酸技术、单克隆技术等新技术

1. 生物工程　生物工程包括基因工程、细胞工程、酶工程、蛋白质工程和微生物工程等，是以生物学的理论和技术为基础，结合化工、机械、电子计算机等现代工程技术，充分运用分子生物学的最新成就，自觉地操纵遗传物质，定向地改造生物或其功能，短期内创造出具有超远缘性状的新物种，再通过合适的生物反应器对这类“工程菌”或“工程细胞株”进行大规模的培养，以生产大量有用的代谢产物或发挥它们独特的生理功能的一门新兴技术。

2. 以核苷酸为靶点的反义寡核苷酸技术及单克隆技术　以核苷酸为靶点，采用反义寡核苷酸（antisenseoligonucleotides，ASON）技术是发现先导化合物的新途径。1984 年科学家首次提出反义寡核苷酸技术，该技术是根据核酸间碱基互补的原理，利用一小段外源性的人工或生物合成的特异性互补 RNA 或 DNA 片段与靶细胞中的 mRNA 或 DNA 通过碱基互补结合，通过这种寡核苷酸链抑制或封闭其基因的表达。目前这种技术在抗病毒和抗肿瘤药物方面的应用广泛。

3. 综合技术平台　目前最快速的发现先导化合物的途径是被称为综合技术平台的方法，该方法是用液相-串联质谱（LCMS-MS）作为化合物分离和结构分析的工具，与药理学、分子生物学、计算机辅助设计、组合化学的高通量筛选、受体（酶）学及基因组学等学科相结合起来，可迅速而大量地确定具有不同药理活性的药物的基本母核，并作为先导化合物。基因组学是近年发展起来的基因组与药物设计相交叉的学科，主要是基于靶标活性部位的抑制剂的设计及合成。目前，随着人类基因组学的研究，大量与疾病相关的基因被发现，使靶标分子的数量急剧增加，为药物设计开辟了广阔的前景。

二、先导化合物优化的基本方法

药物化学的任务之一是开发活性高、选择性强、毒副作用小的新药。在发现了先导化合物后，就要对先导化合物进行合理的结构修饰，主要包括化学结构改造和化学结构修饰，这种过程和方法称为先导化合物的优化。化学结构改造是利用各种化学原理改造药物的基本结构和基团，提高化合物的活性，增强疗效。化学结构修饰是保持药物的基本结构，仅对某些官能团进行化学结构改变，以改进药物的某些缺点。优化后的化合物具有更理想的理化性质，或者具更良好的药动学性质，或者提高了生物利用度，或者选择性更强而毒副作用减弱。

先导化合物的优化方法主要有以下几种：

（一）生物电子等排原理

在结构优化研究中，生物电子等排原理（bioisosterism）是应用较多的一种方法。最早的电子等排体的概念是具有相同原子数和价电子的原子或分子，如 N_2 和 CO_2 有相同的电子数和排列方式，是电子等排体。后来将电子等排体的理论广义化，将具有相同价电子的原子或原子团，如 $—CH_3$、$—OH$ 和 $—NH_2$ 以及 $—CH_2—$ 和 —O— 互为电子等排体。将电子等排体的定义进一步广义化，提出生物电子等排体原理，用来描述生物领域的电子等排体。生物电子等排体是指凡具有相似的物理、化学性质，又能产生相似或相互拮抗的生物活性的分子或基团都为生物电子等排体。生物电子等排体可分为经典和非经典两大类型。

经典的生物电子等排体有：

1. 1 价电子等排体，如 —F、—Cl、—OH、$—NH_2$、$—CH_3$ 等。

2. 2 价电子等排体，如 —O—、—NH—、$—CH_2—$、—S—。

3. 3 价电子等排体，如 —N ═、—CH ═。

4. 4 价电子等排体，如═ C ═、═ N^+ ═等。

非经典的生物电子等排体有：

1. 可相互替代性基团，如 —CH ═ CH—、—O—、—NH—、$—CH_2—$。

2. 环与非环结构的相互替代，如用吡咯环代替利多卡因分子中的二乙胺基，得到吡咯卡因，其局麻作用与利多卡因相似。

生物电子等排原理常用于对先导物优化时进行类似物的变换，是药物设计中优化先导化合物的经典方法，已有许多成功的例子。用生物电子等排体原理设计优化先导化合物，具有以下一些特点：

1. 用生物电子等排体替代时，往往可以得到相似的药理活性。通过药物设计可以得到新的化学实体或类似物。

2. 用生物电子等排体替代后，可能产生与先导化合物相反的作用（拮抗作用），用这种原理可设计代谢拮抗剂类药物。如尿嘧啶 5- 位的氢以其电子等排体氟替代，得到抗肿瘤药氟尿嘧啶（fluorouracil）。

3. 用生物电子等排体替代后得到的化合物，副作用可能会比原药低，疗效更好。如雷尼替丁（ranitidine）以呋喃环代替西咪替丁（cimetidine）的咪唑环，前者的副作用小，疗效高。

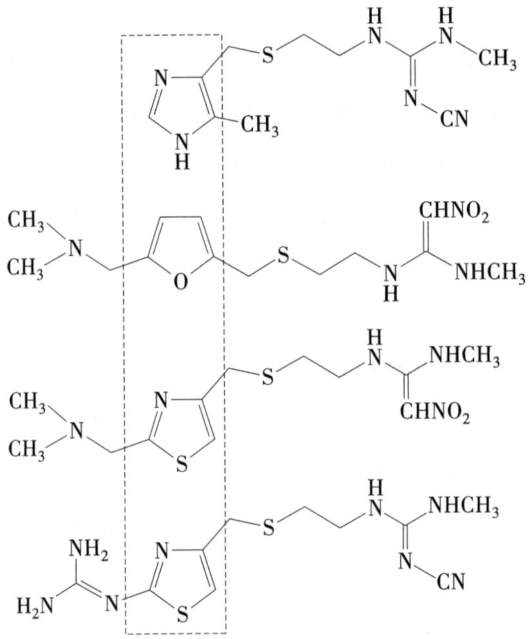

西咪替丁

雷尼替丁

尼扎替丁

法莫替丁

课堂活动

请同学们对比一下，我们临床上使用的 H_2 受体拮抗剂中，不同的药物间还有哪些基团可以认为是电子等排体？

（二）前药原理

前药原理是药物设计中最常用的对先导化合物优化的原理。科学家根据体外无活性的化合物百浪多息（prontosil）在体内可经代谢产生活性物质磺胺的事实，提出药效潜伏化的概念。

前药（prodrug）是指在体外无活性或活性较小，在体内经转化，变成活性物质而产生药理作用的化合物。前药原理主要是在不改变药效学的前提下，改变药物的特性，其设计的主要目的是为了改变药物的物理化学性质。原药经修饰后，可以达到提高药物对靶组织作用的选择性、降低毒副作用、改善药物在体内的药动学过程、提高生物利用度、提高化学稳定性、可增加水溶性或脂溶性、改善药物的不良气味、消除不适宜的味道及改善制剂的性质等多种目的。

ER-13-3 药物分子与蛋白相互作用（奥司他韦与流感病毒 4QN7 蛋白作用）分析与演示

案例分析

案例

扎那米韦（zanamivir）是一个有效的流感病毒唾液酸抑制剂，用于治疗和预防流感，但给药途径单一，只能口腔吸入给药。如何研发出使用方便、疗效好的抗感冒药?

分析

对扎那米韦的分子结构进行分析可知，其母核的六元环上有氧杂原子，口服易开环，不稳定；4- 位上有胍基结构，脂溶性小，不利于吸收。经过对扎那米韦进行“me-too”结构改造，得到奥司他韦酸，其 1- 位的羧酸是与唾液酶活性口袋口部的正电中心结合的部位，起到抑制唾液酶的作用。将奥司他韦酸酯化形成乙酯，这种结构本身对靶酶没有抑制活性，但是由于封闭了极性的羧酸末端，可以提升药物分子的吸收，获得较好的药动学性质，在体内经催化水解后，重新释放出游离的羧酸，显示相应的抑制活性，成为吸收好、生物利用度高、给药方便的理想抗感冒药。奥司他韦实际上是奥司他韦酸的前药。

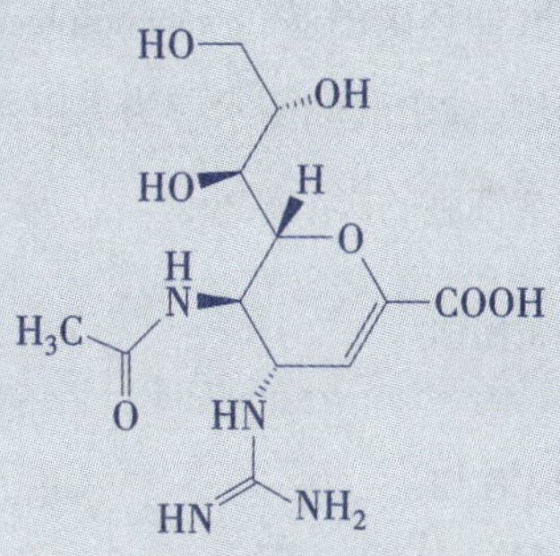
扎那米韦

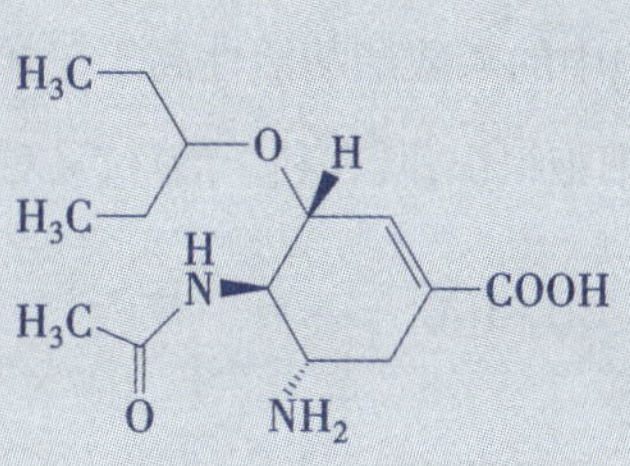
奥司他韦酸

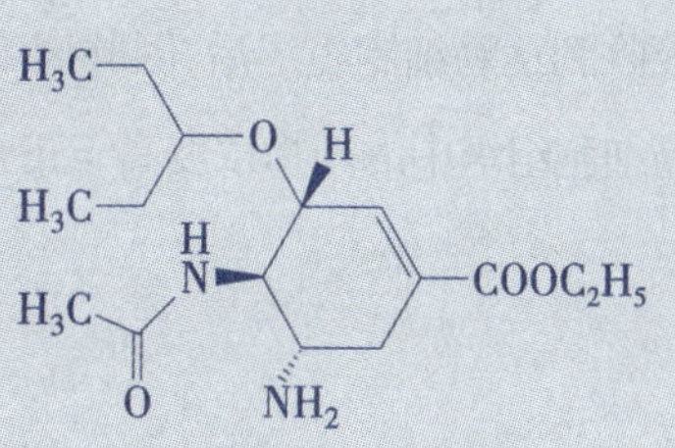
奥司他韦

（三）用定量构效关系方法优化先导化合物

定量构效关系（quantity structure activity relationships，QSAR）是 20 世纪 60 年代开始，用物理化学、有机化学、计算化学方法，随着计算机辅助分子模拟技术（computer aided molecular model）、计算机辅助药物设计（computer aided drug design，CADD）的发展，得以迅速发展起来的非常有效的先导化合物优化方法。将药物的生物活性与化合物的结构特征建立数学模型，以函数关系来表达。

$$A=f(x)$$

式中，A 为药物的生物活性；x 为化合物的分子特征，如疏水参数、电性参数、立体参数等。

韩奇（Hansch）方法分 5 步：

1. 从先导化合物出发，设计并合成一批化合物。

2. 测定这些化合物的活性。

3. 确定并计算化合物取代基的各种理化参数或常数。

4. 用计算机程序计算 Hansch 方程，求出一个或几个显著相关的方程。

5. 用所得到的方程定量设计第二批新化合物，并预测活性。经过一次或多次循环，可以得到理想的药物。

利用定量构效关系的方法，结合计算机强大的计算功能，将量子化学、分子力学、药物化学、生物学科、计算机图形学等学科交叉、融会、结合，在分子水平上，从药物分子的作用机制入手进行药物设计，可以减少盲目性，节省大量的人力和物力。该方法现已成为发现和优化先导化合物的基本手段。

三、化学药物的结构修饰

（一）化学药物结构修饰的目的

药物化学结构修饰的目的和作用有以下 8 个方面。

1. 提高药物的组织选择性　药物给药后，在体内要经过吸收、转运、代谢等过程，为提高药物的作用强度，必须提高其在作用部位的血药浓度。但在药物的分布没有选择性的情况下，提高作用部位的血药浓度会使其他组织中的药物浓度也同时提高，因此毒副作用也可能增加。如果将药物进行适当的结构修饰，制成前药，使该前药只在转运到达作用部位时才转化为原药发挥药效，而在其他组织中不会释放出原药。这样，就能选择性地提高作用部位的血药浓度，达到增强药效、降低毒副作用的目的。

这种结构修饰特别适用于抗肿瘤药物。肿瘤组织中的碱性磷酸酯酶、酰胺酶含量或活性比正常细胞高，pH 较低。利用这一特点，将抗肿瘤药物设计成酯或酰胺类前药，如环磷酰胺（cyclophosphamide）被吸收到达癌细胞组织后，因肿瘤细胞中的磷酸酯酶活性高于正常组织，被磷酸酯酶水解为去甲氮芥，使癌细胞组织中的药物浓度高于正常细胞组织，既有利于治疗，又对正常细胞的影响较小。

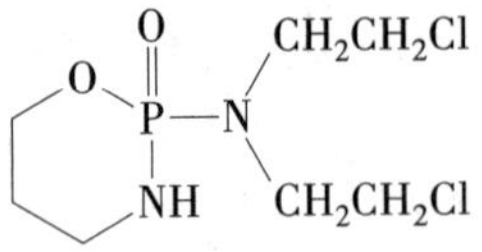

环磷酰胺

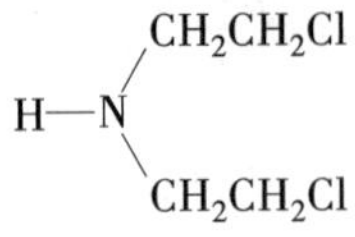

去甲氮芥

案例分析

案例

5- 氨基水杨酸是治疗溃疡性结肠炎的常用药，口服后在小肠完全吸收，但因胃肠道酸碱性和酶的破坏作用，最终到达结肠部位的药物比例很少，因而影响疗效；而且由于血液吸收，还会产生全身性副作用。应该如何解决？

分析

利用 5- 氨基水杨酸的羧基与甘氨酸的氨基结合生成前药 5- 氨基水杨酸甘氨酸酯，在胃和小肠中不易吸收，到结肠后被相应的水解酶催化水解，释放出 5- 氨基水杨酸。

2. 增加药物的稳定性　有些药物结构中存在易氧化、易水解的基团，在贮存过程中易失效，在体内的代谢速度也快。将这些不稳定的基团进行化学修饰，可增加药物的稳定性，并延长作用时间。如红霉素（erythromycin）遇酸不稳定，将其 2′- 位羟基酯化得到红霉素琥珀酸乙酯（erythromycin ethylsuccinate，琥乙红霉素），提高了稳定性和抗菌活性，而且还减少了红霉素的苦味。

3. 延长药物作用时间　延长药物作用时间主要是考虑增加药物代谢的稳定性，增加药物在组织内的停留时间，减慢其代谢速率和排泄速率。炔雌醇（ethinylestradiol）是常用的口服避孕药，将其醚化，制备成3-环戊炔雌醚（quinestrol），药效维持时间由1天延长到1个月。

4. 改善药物的吸收，提高生物利用度　药物发挥药效首先必须溶解并且具有合适的脂水分配系数，才能充分吸收，达到较大的生物利用度。若药物的脂水分配系数不适宜，可通过制成适当的前药，调整其脂水分配系数，从而改善吸收。如含羧基或羟基的药物极性较大，脂溶性差，不易透过生物膜，一般口服吸收率不高，制成酯或者酰胺衍生物可增大脂溶性，改善吸收。

5. 改善药物的溶解度　药物必须先溶解才能发挥药效，但许多药物在水中的溶解度较低，难以制备成水溶性的制剂。一般可以通过结构修饰、制成水溶性的盐类来增大其溶解度，以更适合制剂的要求。硫酸阿托品、盐酸吗啡等也是利用成盐后增大水溶性，以便于注射使用。

6. 降低药物的毒副作用　有些药物副作用大，耐受性差，可以经过修饰改造，降低药物的毒副作用。如烟酸为抗糙皮病的维生素，缺点是耐受性差，并有刺激性，易引起血管扩张、面部潮红和皮肤发痒；羧基经化学修饰后形成烟酰胺，疗效不变，副作用降低。硫酸双氢链霉素对第Ⅷ对脑神经及肾脏有毒害，但双氢链霉素与维生素C、泛酸和氨基酸形成的盐其急性毒性显著降低，并且溶解度增大。其中以维生素C双氢链霉素的LD_{50}最大，毒性最小。

7. 消除药物的不良臭味　有些药物具有强烈的苦味，不便服用，有时可采用制备成前药的方法来解决。如含羟基的氯霉素经成酯修饰为氯霉素棕榈酸酯（chloramphenicol palmitate）、红霉素修饰为红霉素琥珀酸乙酯后，其苦味可被消除。

8. 发挥药物的配伍作用　氨苄西林为广谱抗生素，但对*β*-内酰胺酶的稳定性差。舒巴坦是*β*-内酰胺酶抑制剂，本身的抗菌作用微弱。将氨苄西林（ampicillin）与舒巴坦（sulbactam）通过亚甲基结合起来，成为双酯舒他西林（sultamicillin），经口服进入机体后，分解为氨苄西林和舒巴坦，产生配伍作用。

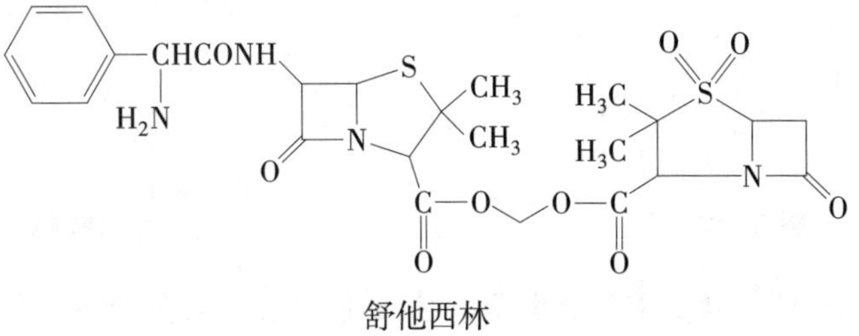

舒他西林

（二）药物化学结构的修饰方法

1. 成盐　成盐修饰适用于具有酸性或碱性基团的药物，目的是增加溶解度，便于制成注射剂型，有时增加稳定性。

具有羧基、磺酸基、磺酰胺基、酚羟基、烯醇基、四氮唑等基团的酸性药物成盐时常用的有无机阳离子和有机阳离子，如抗高血压药物氯沙坦（losartan）在临床上就是使用其钾盐氯沙坦钾。

无机阳离子主要包括钠、钾、锂、钙、锌、镁、铋和铝等，其中以钠、钾和钙盐为主；有机阳离子主要包括甲氨基葡萄糖、二乙醇胺、乙二胺、胆碱、普鲁卡因、二苄乙二胺等与质子形成的阳离子。

含脂肪氨基的药物碱性较强，常需制成各种无机酸盐；含芳香氨基的药物碱性较弱，常制成有机酸盐；含氮杂环的药物多与无机酸成盐；具有肼基或胍基的药物常制成无机酸盐；季铵碱药物的碱性很强，常与强酸成盐，如盐酸氯贝胆碱。碱性药物成盐时常用的无机阴离子主要有盐酸盐、硫酸盐、氢卤酸盐等；有机阴离子主要有枸橼酸、酒石酸、苯磺酸、维生素 C 等。

2. 成酯及成酰胺 分子中含羟基或羧基的药物可选择成酯修饰的方法。羟基是药效基团，也是易被代谢的基团，因此羟基成酯后常可延长药物的半衰期，增加脂溶性，提高生物利用度。如甲硝唑（metronidazole）的溶解性及渗透性均不理想，制成其磷酸酯二钠盐后，其溶解性及透皮吸收能力大大增加。

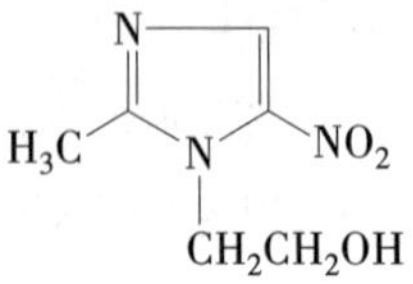

甲硝唑

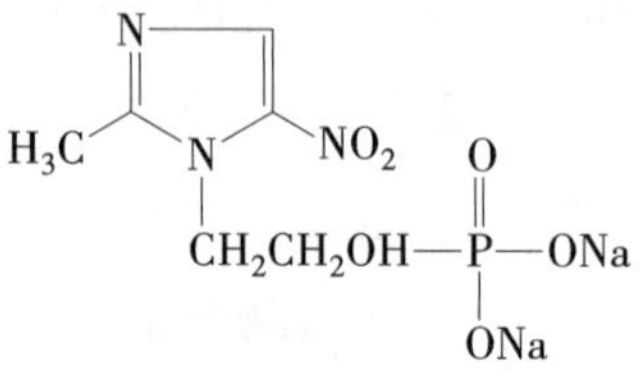

甲硝唑磷酸二钠

具有羧基的药物常常显较强的酸性，在口服给药时对胃肠道产生刺激性，羧基成酯后可降低药物的极性，减少对胃肠道及皮肤的刺激性，改善生物利用度。如水杨酸对胃肠道有刺激性，乙酰化修饰成阿司匹林后，生物利用度大大增加，对胃肠道的刺激性减小，成为临床上使用 100 多年的药物。

含氨基的药物常常被修饰成酰胺。成酰胺修饰后，可增加药物的化学稳定性和组织选择性，降低毒副作用，延长药物作用时间。如环磷酰胺对正常组织的毒副作用很低，在癌细胞中酶的作用下形成去甲氮芥，选择性增加；再如抗肿瘤抗生素丝裂霉素 C（mitomycin C）是生物还原烷化剂，分子中的氮丙啶基不稳定，制成乙酰丝裂霉素 C 后亲酯性增加，稳定性和选择性大大增加。

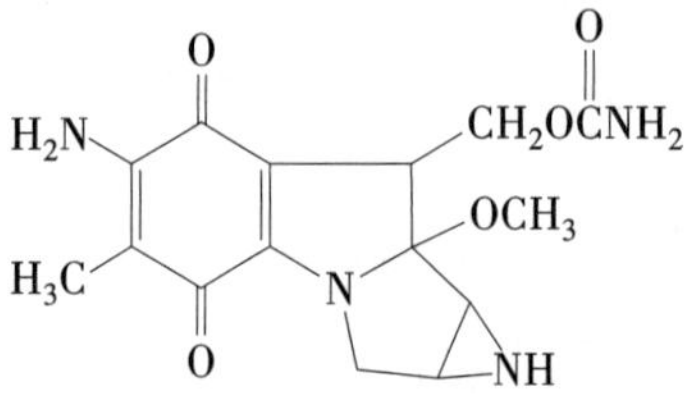

丝裂霉素C

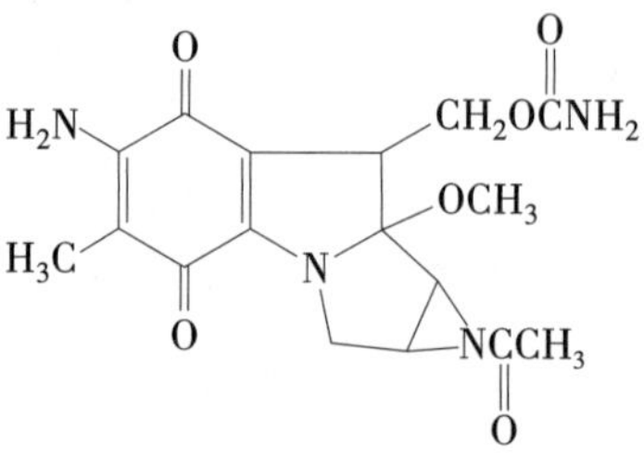

乙酰丝裂霉素C

3. 其他修饰 有些药物分子中含有羰基，常用的修饰方法有希夫碱、缩酮、肟化物、四氢噻唑、烯醇酯、偶氮等。如 5- 氨基水杨酸是治疗溃疡性结肠炎的有效药物，但不能口服，将其制成前药奥沙拉嗪（olsalazine）后对胃无刺激性，口服吸收好，在肠内经偶氮还原酶分解为 2 分子的主药 5- 氨基水杨酸，从而发挥作用。

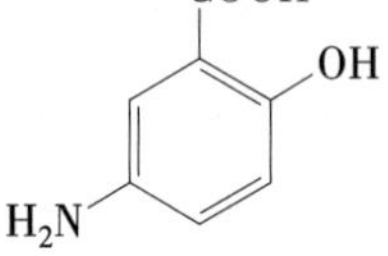

5-氨基水杨酸

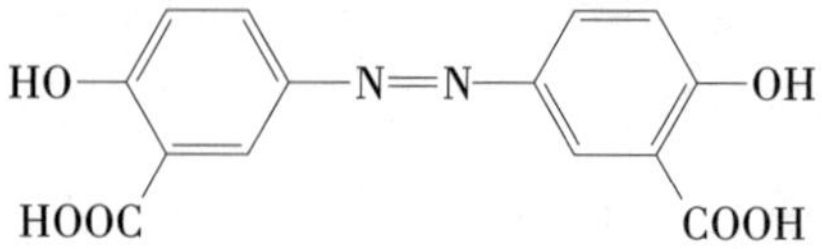

奥沙拉嗪

某些环状药物开环后，在体内能迅速环合成原药，可作药物的开环修饰。如维生素 B_1（盐酸硫胺）的极性大，口服吸收差，制成开环衍生物辛硫胺（octotiamine）后脂溶性增加，口服吸收好，在体内迅速环合成硫胺而发挥作用。

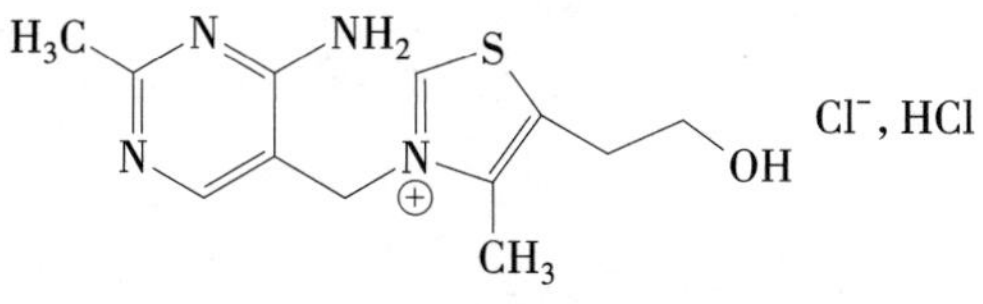

盐酸硫胺

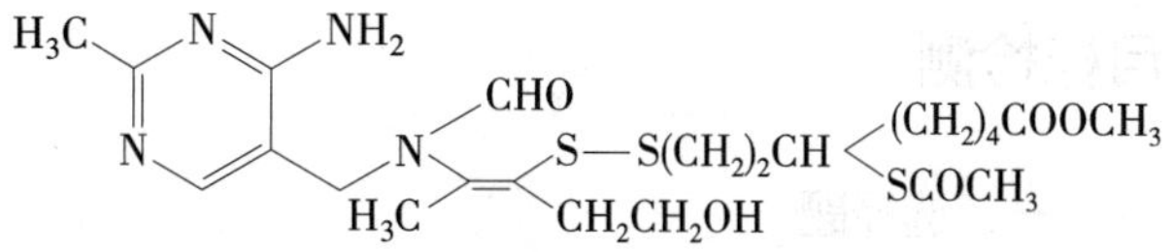

辛硫胺

在有些药物分子中含有2个或2个以上可供修饰的官能团，有时将它们连接成环状化合物是比较好的修饰方法。如含有邻苯二酚结构特征的药物常有易氧化、易代谢、口服生物利用度差、半衰期短的缺点，可通过亚甲基将2个酚羟基连接成五元环，既可口服，又能延长作用时间。

总之，通过各种修饰，可以得到副作用小、疗效高、临床上使用满意的药物。

点滴积累

新药研究的过程一般经过发现先导化合物、药理测试、对先导化合物进行优化及结构改造，再进行药理学实验，安全、有效的化合物才能成为药物。

1. 先导化合物的发现方法归纳为9点：①随机或偶然发现（青霉素）；②天然产物（青蒿素）；③内源性物质（激素）；④药物代谢物（磺胺类药物）；⑤临床副作用、老药新用（阿司匹林防血栓）及模仿（me-too）结构改造（安妥沙星）；⑥基于生物大分子的CADD；⑦组合化学和高通量筛选；⑧中间体（异烟肼）；⑨生物工程、反义寡核苷酸技术、单克隆技术等新技术。
2. 先导化合物的优化结构改造、电子等排、前药、QSAR。
3. 药物的结构修饰

（1）修饰的目的：提高药物的组织选择性；增加稳定性；延长作用时间；改善吸收，提高生物利用度；改善溶解度；降低药物的毒副作用；消除不良臭味；发挥配伍作用。

（2）修饰的方法：成盐；成酰胺、成酯；其他方法（缩酮、偶氮、希夫碱）。

复习导图

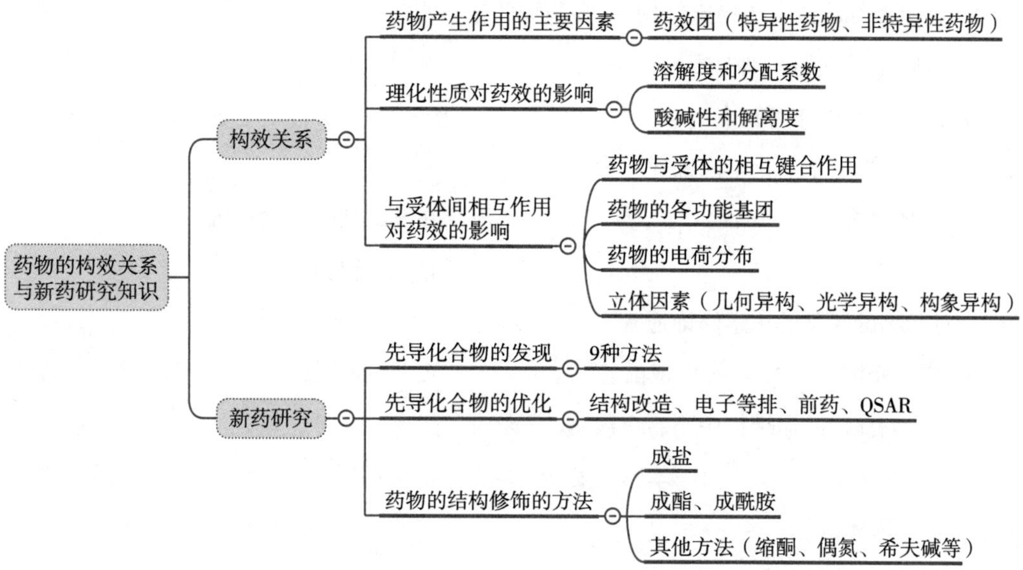

目标检测

一、选择题

（一）单项选择题

1. 青霉素类的药效团是

A. 己内酰脲　B. 喹啉　C. 蝶呤　D. β- 内酰胺

2. 用氟原子置换尿嘧啶 5- 位上的氢原子，其设计思想是

A. 生物电子等排置换

B. 起生物烷化剂的作用

C. 立体位阻增大

D. 改变药物的理化性质，有利于进入肿瘤细胞

3. 在喹诺酮类抗菌药的构效关系中，这类药物的必要基团是下列哪点

A. 1- 位氮原子无取代　B. 5- 位有氨基

C. 3- 位上有羧基和 4- 位是羰基　D. 8- 位氟原子取代

4. 巴比妥类药物的药效主要受下列哪种因素的影响

A. 体内的解离度　B. 水中的溶解度　C. 电子密度分布　D. 官能团

5. 下列哪种说法与前药的概念相符合

A. 用酯化方法做出的药物　B. 用酰胺化方法做出的药物

C. 在体内经简单代谢而失活的药物　D. 体外无效而体内有效的药物

6. 雌二醇 3- 位醚化的主要目的是

A. 能口服　B. 延长作用时间　C. 增加药效　D. 起效快

7. 通常情况下，前药设计不用于

A. 增加药物的脂溶性，以改善吸收和分布

B. 将易变结构改变为稳定结构，提高药物的化学稳定性

C. 消除不适宜的制剂性质

D. 改变药物的作用靶点

8. 针对药物的氨基的化学修饰通常为

A. 成环修饰　B. 成酰胺、成盐修饰

C. 开环修饰　D. 成酯修饰

9. 针对药物的羟基的化学修饰通常为

A. 成环修饰　B. 成酰胺　C. 开环修饰　D. 成酯、成醚修饰

10. 下列具有酸性，但结构中不含有羧基的药物是

A. 吲哚美辛　B. 苯巴比妥　C. 布洛芬　D. 阿司匹林

（二）多项选择题

1. 下列哪些技术已被用于药物化学的研究

A. 计算机技术　B. PCR 技术　C. 数字机床技术
D. 基因芯片　E. 固相合成

2. 药物化学结构修饰的目的有
A. 改变药物的基本结构和基团，以利于和受体的契合
B. 提高药物的组织选择性
C. 提高化合物的活性
D. 延长药物作用时间
E. 改善药物的吸收

3. 从药物化学角度，新药设计主要包括
A. 药物剂型的设计　B. 剂量范围的确定　C. 先导化合物的发掘和设计
D. 先导化合物的结构修饰　E. 先导化合物的结构改造

4. 先导化合物发现的方法有哪些
A. 随机发现　B. 从植物中发现　C. 从中间体中发现
D. 从药物代谢物中发现　E. 研究药物的副作用时发现

5. 药物与受体的结合一般是通过
A. 氢键　B. 疏水键　C. 共轭作用
D. 电荷转移复合物　E. 静电引力

6. 药物分子中引入酰胺基
A. 增加药物的稳定性，比酯键难水解
B. 能与生物大分子形成氢键，增强与受体间的结合力
C. 改善脂水分配系数
D. 影响氮原子的电荷分布和脂溶性
E. 增加水溶性

7. H_2 受体拮抗剂在化学结构上组成包括
A. 碱性芳杂环基团取代的芳杂环　B. 平面型的“脒脲基团”
C. 易曲挠的四原子链的中间部分　D. 胺基成盐水溶性增加
E. 萘环亲酯基团

8. 下列化合物为前药的是
A. 奥美拉唑　B. 异戊巴比妥　C. 青蒿素乙醚
D. 盐酸吗啡　E. 青霉素

9. 药物之所以可以预防和治疗疾病，是由于
A. 药物可以补充体内的必需物质的不足
B. 药物可以产生新的生理作用
C. 药物对受体、酶、离子通道等有激动作用
D. 药物对受体、酶、离子通道等有抑制作用

E. 药物没有毒副作用

10. 下列药物中，具有光学活性的是

A. 雷尼替丁　　B. 盐酸麻黄碱　　C. 氯霉素

D. 埃索美拉唑　　E. 左西替利嗪

二、名词解释

受体；构效关系；药效团；前药；生物电子等排；me-too 药物或模仿药物；先导化合物；CADD

三、简答题

1. 先导化合物的发现方法有哪些？

2. 先导化合物优化的基本方法有哪些？

3. 何为前药？

4. 药物与受体间的相互作用对药效的影响有哪些？

5. 药物化学结构修饰的目的有哪些？

四、实例分析

1. 近来上市的一类全合成的抗生素有如下结构，这类抗生素具有抗菌谱广（抗 G^+、G^- 菌均很强）、化学性质稳定的特点。

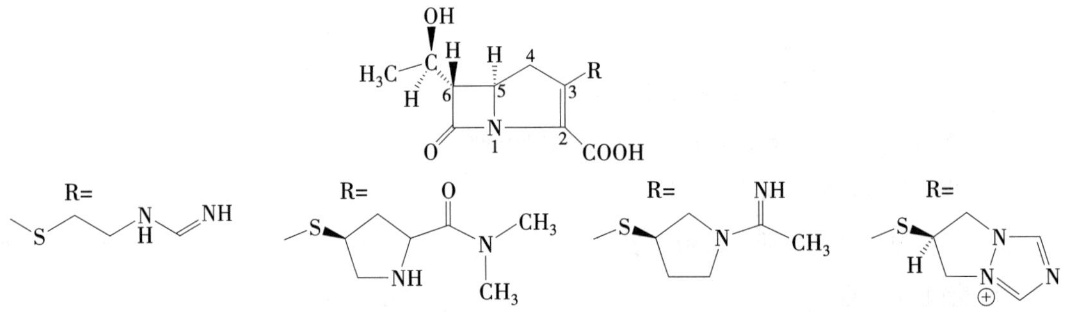

亚胺培南　　美洛培南　　帕尼培南　　比阿培南

请指出该类药物是以哪个药物为先导化合物进行结构修饰改造得到的？为什么它们的化学性质比先导化合物稳定？

2. 比较已经上市的 H_2 受体拮抗剂的结构，找出共同的结构特点，写出 H_2 受体拮抗剂类药物的发展过程。

3. 红霉素的 C_9- 羰基和 C_6- 羟基在酸性条件下脱水环合，如何改造 C_9- 羰基和 C_6- 羟基使口服的抗菌活性增强？

（段桂运）

药物化学实验实训

第一部分　药物化学实训基本知识及基本操作技能

实训项目一　药物化学实训基本知识

药物化学是研究化学药物的化学结构、理化性质、制备方法、构效关系、体内代谢、作用机制以及寻找新药的途径与方法的一门综合性学科。药物化学实训可以使学生对药物化学的内容有一个感性认识，加深理解药物化学的基本理论和基本知识，为课堂理论学习奠定基础，并使学生在药物化学的基本技能方面得到较好的训练，培养学生观察问题、分析问题和解决问题的实际工作能力以及科研动手能力，培养学生理论联系实际的作风、实事求是和严格认真的科学态度以及良好的工作习惯，为今后的实际工作打下良好的基础。为了药物化学实训能够安全、顺利、有效地进行，要求学生必须掌握药物化学实训的基本知识和基本操作技能。

一、实验室守则

为了确保实验的正常进行和培养学生良好的实验作风，学生必须遵守下列实验室规则：

1. 实验前要认真预习，做好一切准备工作。要求通过预习，明确实验目的和要求、基本原理、操作步骤和有关的操作技术，了解实验所需的原料、试剂、仪器和装置，并充分考虑如何防止可能发生的事故和一旦发生事故时采用的处理措施。

2. 实验室中应保持安静，不得大声喧哗，严禁在实验室追逐、打闹。实验进行时思想要集中、操作要认真，并要如实地做好实验记录。实验中途不得擅自离开实验室。

3. 严格按照要求进行实验，遵守实验室纪律，服从老师和实验室人员的安排和指导。学生若有新的建议，须得到老师同意方可进行。

4. 爱护仪器设备，节约用电用水，节约药品材料。公用仪器、原料、试剂和工具应在指定的地点使用，用后立即放回原处。严格控制原料、试剂用量。破损仪器应及时报损补充。严禁将实验室的仪器、药品、器材、设备等物品带走。

5. 在实验过程中要保持桌面、地面、水槽及仪器的清洁。废物与回收溶剂等应放到指定的地方，不得乱丢乱倒。实验结束后，应将所有仪器洗涤干净，并放置整齐，进行安全检查。征得教师的同意后，才能离开实验室。

6. 值日生的职责范围包括负责门窗玻璃、桌面、地面、水槽的清洁，整理公用原料、试剂和器材，清除垃圾，检查水、电、煤气安全，关好门窗。

二、实验室安全规则

药物化学实验中使用的化学药品有的具有易燃性和易爆性,有的具有刺激性和腐蚀性,有的有剧毒。在化学实验过程中,由于操作的疏忽、使用不当,可能引起着火、爆炸、中毒、腐蚀等事故。因此,在进行实验时,必须根据化学反应的条件和化学试剂的理化特性,恰当地选择仪器,正确安装,采取必要的安全和防护措施,以保证实验顺利进行。

(一)实验室一般安全规则

1. 熟悉实验室环境,熟悉消防器材及急救药箱的放置地点和使用方法。

2. 实验开始前应检查仪器是否完整无损、装置是否正确稳妥,在征得实验指导教师的同意后开始进行实验。

3. 实验进行中不得随便离开,要注意反应进行的情况和装置有无漏气、破裂等,并要随时记录每一步实验,记录的内容包括实验时间、实验材料、实验条件、实验现象及各种数据和结果。

4. 使用精密仪器及电气设备时,须在装配完毕经检查合格后才接上电源。要严格按操作规程进行操作,不要用湿手接触电器。电器用完后,应立即清理,关闭电源,再拆除装置。

5. 加热试管时,不能将管口对着自己和别人。

6. 蒸馏前应加入数粒沸石,以防暴沸而导致实验失败或烫伤。

7. 将药品加到容器中时,切勿在容器上方俯视。也不要俯视正在加热的液体,以防热液溅出伤人。

8. 在进行有可能发生危险的实验时,要根据具体情况采取必要的安全措施,如戴防护眼镜、面罩、手套等。对反应中产生的有害气体要按规定处理。

9. 实验中所用的易燃、易爆、有毒物品不得随意散失、丢弃。实验完成后产生的废液或残渣必须按要求倒入相应的容器中。

10. 如遇意外事故,应保持镇静,不要乱跑,应立即告知教师或实验室人员,采取相应措施。

(二)实验中事故的预防和处理

1. 防火

(1)严格遵守实验操作规程。

(2)防止煤气管、阀漏气。

(3)操作易燃溶剂时,应远离火源,切勿将易燃溶剂盛放在广口容器内(如烧杯等)。

(4)尽量防止或减少易燃物的气体外逸。当处理大量的易燃性液体时,应在通风橱中或在指定的地方进行,且室内应严禁有明火。

(5)使用酒精灯时,应用火柴引火,严禁用其他酒精灯的火焰直接引火,以免酒精流出而着火。

(6)在蒸馏易挥发及易燃性有机溶剂时,应先打开冷凝水,再开加热开关。应在水浴锅或密封的电热板上缓慢进行。严禁用明火或电炉直接加热。

(7)用油浴加热蒸馏或回流时,切勿使冷凝用水溅入热油浴中,以免使油外溅到热源上而起火。

(8)点燃的火柴梗或纸片不得乱抛乱掷,应放在小烧杯中。

（9）身上或手上沾有易燃物时，应立即清洗干净，以防着火。

（10）不得将易燃溶剂倒入废液缸中，大量的溶剂要专门回收，少量的可倒入水槽用水冲走（与水有强烈反应者除外）。

2. 防爆

（1）操作易燃易爆的有机溶剂时，应防止其蒸气散发到室内。因为空气中混杂的易燃易爆蒸气达到某一极限时，一遇明火即发生爆炸。

（2）反应或蒸馏装置必须安装正确，不能造成密闭的加热系统。减压蒸馏时，要用圆底烧瓶作接收器，不可用三角烧瓶，否则会有发生爆炸的危险性。

（3）使用易燃易爆的气体如乙炔、氢气等时，应保持空气流通，严禁明火，并防止一切火花的产生。

（4）使用乙醚时，必须检查有无过氧化物存在，如发现有过氧化物存在时，应立即用硫酸亚铁除去过氧化物后才能使用。同时使用乙醚时应在通风较好的地方或通风橱内使用。

（5）对于易爆炸的有机化合物，如过氧化物、重金属乙炔化物、芳香多硝基化合物等都不能受压或撞击，以免引起爆炸。对于危险的实验物残渣必须小心处理，如重金属乙炔化合物可用浓硝酸或浓盐酸破坏、重氮化合物可加水煮沸使之分解等。

（6）严禁氧化剂与可燃物一起研磨。

（7）切取过金属钠的器械须先用酒精洗涤，再用水冲洗。严禁将金属钠屑或擦过金属钠的纸直接投入水中，金属钠与水、卤代烷等可剧烈反应发生爆炸。

3. 防中毒

（1）对有毒物品应认真操作、妥善保管。实验后的有毒残渣必须及时按要求处理，不许乱放。

（2）使用或反应过程中产生氯、溴、氧化氮、卤化氢等有毒气体或液体的实验，应在通风橱内进行，有时也可用气体吸收装置以去除所产生的有毒气体。在使用通风橱时，实验开始后不要将头深入橱内。

（3）严禁试剂入口。如需用鼻鉴别试剂时，应将试剂瓶远离鼻子，以手轻轻扇，严禁以鼻子接近瓶口鉴别。

（4）有些有毒物质会渗入皮肤，因此接触这些物质时必须戴橡皮手套，操作后立即洗手，切勿让毒物接触五官或伤口。切不可用手抓取药品，要用药匙。

（5）对沾染过有毒物质的仪器和用具，用毕应立即处理，消除其毒性。

4. 防玻璃割伤

（1）实验开始前应检查玻璃仪器是否完整无损，实验过程中应注意玻璃仪器要轻拿轻放，以避免玻璃破裂割伤自己或他人。

（2）玻璃管（棒）切割后断面应在火上烧熔以消除棱角。

（3）将玻璃管（棒）或温度计插入塞中时应先检查塞孔大小是否合适、玻璃是否平光，用布裹住并涂些甘油等滑润剂后旋转插入。握玻璃管（棒）的手应靠近塞子，防止玻管（棒）折断而割伤皮肤。

5. 防触电　使用电器设备，应先检查接线是否完好是否漏电，并注意手、衣服等是否干燥，不能用湿手或用手握湿的物体接触插头，以防触电。电器设备用过后随即拔去电源插头，以防发生事故。

6. 事故的处理和急救

（1）火灾的处理：实验室如发生火灾事故，切勿惊慌失措，应积极而有秩序地采取措施进行灭火，以减少事故损失。一般采取如下措施：

1）首先要防止火势扩展：立即关闭煤气灯，熄灭其他火源，拉开室内总电闸，搬开易燃物质。

2）随后应立即采取措施进行灭火：主要用隔绝空气的办法灭火。在大多数情况下，严禁用水灭火。①当有机溶剂或油类着火时，若火势小可用湿抹布、石棉布、黄沙等覆盖火源，使其隔绝空气灭火，决不能用口吹。②当电器着火时，首先切断电源，然后用二氧化碳或四氯化碳灭火器灭火，用四氯化碳灭火时室内人员要避开，以防四氯化碳所产生的光气引起中毒。不能用水或泡沫灭火器灭电火，因为灭火液体导电易导致触电事故。③可燃性金属（如钾、钙、钠、镁、铝、钛等）着火，最有效的东西是沙土，严禁用水、酸碱灭火器、泡沫灭火器和二氧化碳灭火器。④身上衣服着火时，立即在地上打滚，使之隔绝空气灭火。惊慌乱跑更有利于火苗燃烧。

总之，当失火时，应根据起火的原因和火场周围的情况，采取不同的方法扑灭火焰。

（2）试剂触及身体的处理：试剂触及身体引起化学烧伤时应迅速脱下衣服，清除皮肤上的化学药品，并用大量干净的水冲洗，再用消除该种有害药品的特种溶剂或溶液处理。如果是碱灼伤，再用1%硼酸溶液淋洗；如果是酸灼烧，再用1%碳酸氢钠溶液淋洗；如果是溴灼伤，再用乙醇擦至无溴液存在为止，然后涂上烫伤油膏。

假如是眼睛受到化学灼烧，最好的方法是立即用洗涤器的水流洗涤，洗涤时要避免水流直射眼球，且不要揉眼睛。如果是碱灼伤，再用1%硼酸溶液淋洗；如果是酸灼烧，再用1%碳酸氢钠溶液淋洗。

（3）中毒的处理：吸入气体中毒者，将中毒者移至室外，解开衣领及纽扣。如吸入少量氯气或溴可用碳酸氢钠溶液漱口，严重者立即送医疗单位医治。

溅入口中尚未咽下者，应立即吐出，再用大量水冲洗口腔；如已吞下，应根据毒物性质给以解毒剂，并立即送医疗单位医治。

（4）玻璃割伤的处理：受伤者应仔细观察伤口，取出玻璃碎片，若伤势不重，用消毒棉花和硼酸（或过氧化氢溶液）洗净伤口，涂上红药水或碘酒包扎；若伤口大，则先按紧主血管以防大量出血，急送医疗单位医治。

（5）烫伤的处理：不慎烫伤时，不要将受伤处弄湿。如伤势不重，仅较轻烫伤、皮肤发红或起疱，涂抹烫伤药；重伤涂抹烫伤油膏后立即送医疗单位救治。

（三）常用玻璃仪器及实验装置

1. 常用玻璃仪器　药物化学实验常用的玻璃仪器见实训图1-1。使用玻璃仪器都应轻拿轻放，除试管等少数外都不能直接用火加热。锥形瓶不耐压，不能作减压用。厚壁玻璃器皿（如抽滤瓶）不耐热，故不能加热。广口容器（如烧杯）不能贮存有机溶剂。此外，不能用温度计作搅拌棒用，也不能用其测量超过刻度范围的温度。温度计用后要缓慢冷却，不可立即用冷水冲洗，以免炸裂。

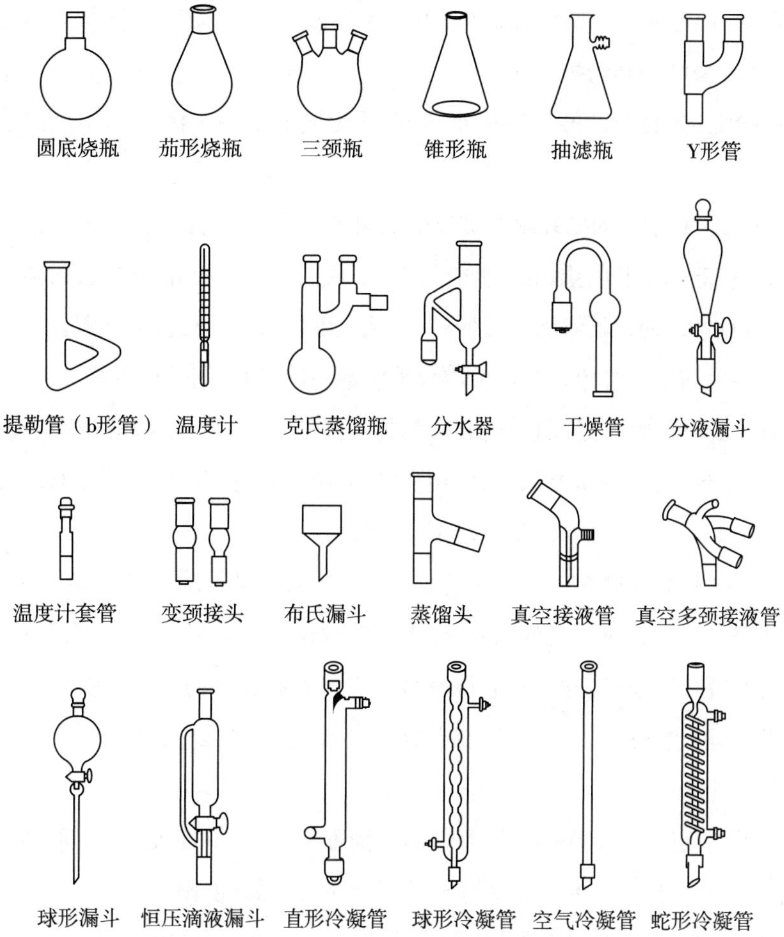

实训图 1-1　药物化学实验常用的玻璃仪器

实验中还常用带有标准磨口的玻璃仪器，通过磨口组装仪器，既可以使仪器安装简便、规范、气密性好，又避免了发生溶剂溶解橡皮管或软木塞而漏气的情况。

标准磨口玻璃仪器一般可分多种组件套。常用的标准磨口最大端直径（mm）有 10、14、19、24、29、34、40 和 50 等多种。半微量仪器一般为 10 和 14 号磨口，常量仪器磨口则在 19 号以上。磨口编号相同者可紧密相连，不同者可通过转换接头相连接，如 19/24 接头可将 24 和 19 号磨口连接起来。

标准磨口玻璃仪器使用时须注意：①磨口处必须洁净，若黏有固体杂物，则使磨口对接不致密，导致漏气。②安装标准磨口璃仪器装置时应注意整齐、正确，使磨口连接处不受歪斜的应力，否则常易折断，尤其在加热时应力更大。③一般使用磨口无须涂润滑剂，以免污染反应物或产物。若反应中有强碱，则应涂润滑剂，以免磨口连接处遇碱腐蚀黏牢而无法拆开。④用后应拆卸洗净，否则若长期放置，磨口的连接处就会黏牢，难以拆开。

2. 玻璃仪器的洗涤　仪器洁净是做好实验的重要保证之一。实验室中常使用各种玻璃仪器，这些仪器是否干净，常影响药物化学实验的顺利进行及准确性，所以应保证所使用的仪器洁净。洗涤玻璃仪器的方法很多，应根据污物的性质（可溶性物质、尘土、不溶性物质，还有油污、药物等）来选用。常用的洗涤方法有：

（1）用水刷洗：用毛刷和水刷洗，既可使可溶物溶去，也可使附着在仪器上的尘土和不溶物脱落下来。但往往不能去油污和药物。

（2）用去污粉洗：先将要洗的仪器用水湿润，用毛刷沾少许去污粉，擦洗瓶内外，再用水冲洗干净。

（3）用洗涤液洗：对于顽固的黏附在玻璃上的斑迹或残渣，可用洗涤液来洗涤。最常用的洗涤液是由等体积的浓硫酸和饱和的重铬酸钾溶液配制而成的，对药物和油污的去污能力特别强。使用时，于仪器内加少量洗液，使仪器倾斜并慢慢转动，让仪器内壁完全被洗液润湿。然后将洗液倒回原瓶内，再用大量水冲洗仪器。如果用洗涤液将仪器浸泡一段时间，则效果更好。

对一般使用的玻璃实验仪器，用毛刷和去污粉洗涤即可。而对某些清洁程度要求更高的实验仪器，如精制产品或产品分析等实验仪器，可用洗涤剂、蒸馏水进行洗涤。不要盲目使用各种化学试剂和有机溶剂洗涤仪器，不仅浪费，而且可能带来危险。

已洗净的仪器壁上不应附着有不溶物或油污。如加水于仪器，将仪器倒转过来，水即顺着器壁流下，器壁上只留下一层既薄又均匀的水膜，而无水珠附着在上面，则表示仪器已洗干净。

每次实验结束后必须及时洗净使用过的仪器，应该养成良好的习惯。因为污物的性质当时是清楚的，容易选用合适的方法除去，而且脏仪器放时间久了更加难以洗涤。

3. 玻璃仪器的干燥

（1）自然晾干：将已经洗干净的仪器开口向下倒置，在空气中自然晾干。清洁的仪器水珠易流下，干燥得快。如果仪器洗得不够干净，则水珠不易流下，干燥速度慢。

（2）烘箱烘干：将清洗后的玻璃仪器放入烘箱干燥。送烘箱内的仪器应除去软木塞（橡皮塞），带有磨口玻璃塞的仪器也应拔出塞子才能烘干。仪器口应向上，向烘箱内放仪器应从上至下逐层放入。取出烘干的仪器时最好使烘箱冷至室温。

（3）热风吹干：将清洗后的玻璃仪器尽量沥干后，用电吹风或挂在气流干燥器上，用热风吹干。带有刻度的计量器或小体积烧瓶等，可加入少许易挥发的有机溶剂（最常用的是乙醇或丙酮）倾斜并转动仪器，再倾出溶剂。经淋洗后的仪器，能够很快挥干而干燥。如用吹风机，则干得更快（用此法时，玻璃仪器内的水应完全流尽。加入的乙醇或丙酮量不宜多，用后倒回废液容器中，用于清洗）。

4. 玻璃仪器的使用和保养

（1）温度计：温度计的水银球部位玻璃很薄，容易打破，使用时要特别小心，不能用温度计当搅拌棒使用，也不能测定超越温度计最高刻度的温度，更不能将温度计长时间放在高温溶剂中，否则会使水银球变形，乃至读数不准。温度计用后应让它慢慢冷却，特别在测量高温之后，切不可立即用水冲洗，应待其冷却后洗净擦干收好。

（2）冷凝管：因为冷凝管通水后较重，所以安装冷凝管时应将夹子夹紧在冷凝管的重心地方，以免翻倒。洗涤冷凝管时要用长毛刷，如用洗涤液或有机溶剂洗涤时，应用塞子塞住一端。不用时，应直立倒置，便于晾干。

（3）分液漏斗：分液漏斗的活塞和盖子都是磨口的，如果不是原配的，可能不严密而造成滴漏，所以使用时要注意保护活塞和盖子，各个分液漏斗之间也不要互相调换。用过洗涤后，一定要在活塞和盖子的磨口间垫上纸片,以免日久后黏住难以打开。如已黏住,可在磨口四周涂上润滑剂后,用电吹风吹热风,或用水煮后再轻敲塞子,使之松开。

5. 常用的实验装置　药物化学实验常用的实验装置见实训图 1-2。

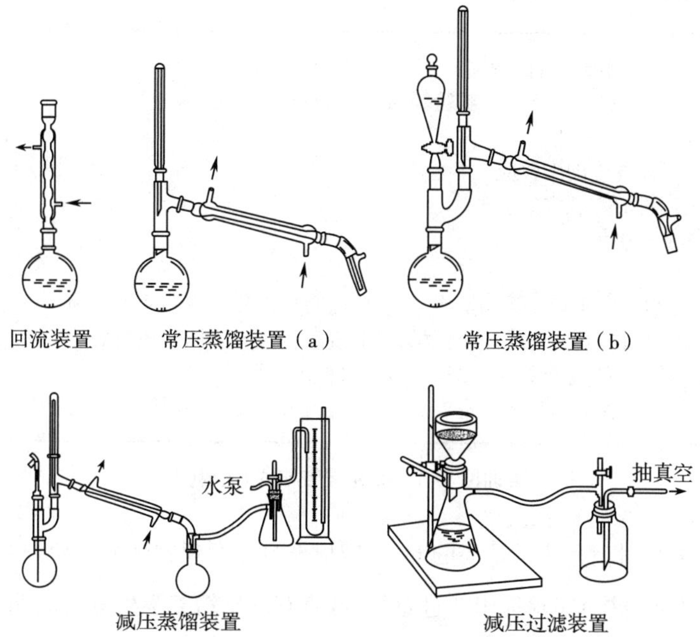

实训图 1-2　药物化学实验常用的实验装置

（四）实验预习、实验记录和实验报告

药物化学实验是一门综合性较强的实践课程,对培养学生正确的思维方式、提高他们分析问题解决问题的能力具有重要的作用。在进行每一个实验时,都必须做好实验预习、实验记录和实验报告,这也是每一个研究人员必备的基本素质。

1. 实验预习　在实验前,对所做的实验应该充分做好预习工作。预习工作包括反应的原理、可能发生的副反应、实验操作的原理和方法、产物提纯的原理和方法、注意事项及实验中可能出现的危险和处置办法,应给出详细的预习报告。同时还要了解反应中化学试剂的用量,要记录化学试剂的理化常数,以便于查询。

2. 实验记录　实验记录是研究实验内容和书写实验报告的重要依据,写好实验记录是从事科学实验的一项重要训练。在进行实验时,要做到认真操作、仔细观察、积极思考、及时记录,不应追记、漏记或凭印象记。实验记录应记在专门的实验记录本上,实验记录本应有连续的页码。所有观察到的现象、实验时间、原始数据、操作和后处理方法、步骤均应及时、准确、详细地记录在实验记录本上,并签名,以保证实验记录的完整性、连续性和原始性。实验记录要简明扼要、书写整齐、字迹清楚。记录错误的部分可以用笔勾掉,但不得涂抹或用橡皮擦掉。不能将实验情况记录在便条纸、餐巾纸等容易失落或损坏的地方。

3. 实验报告　书写实验报告是实验教学的一项重要内容。通过实验报告,可以使学生进一步明确实验目的和原理,描述各种实验过程、现象和数据,总结和推导实验结论,讨论各种实验问题。

实验报告是对实验过程的详细总结。一般实验报告应包括实验目的和原理、反应机制、主要试剂用量及规格、主要试剂及产品的物理常数、实验装置、实验步骤和现象、产物的物理状态、收率、粗产品纯化原理以及结果与讨论等内容。

常见实验报告格式见实训图 1-3。

实验人：***　　　　实验日期：***　　　　天气：***

实验题目：***********

一、实验目的和要求
二、反应原理和可能发生的副反应
三、主要试剂及产物的物理常数
四、化学试剂规格及用量
五、实验装置
六、实验操作：详细写出实验步骤和操作过程，同时写出操作特点和注意事项。
七、实验记录：以表格或其他格式记录原始数据、现象，如产品外观、质量等。
八、实验结果：计算产率，分析结果，以表格或者方框图等形式表达。
九、实验讨论：指出存在的问题及改进方法，最后进行分析总结，并解答书中的思考题。

实训图 1-3　实验报告格式（示例）

实验报告的结果与讨论是非常重要的部分，应根据自己所观察到的现象与结果，从中分析在实验过程中的成功与不足，并对实验提出改进意见，这将有助于培养学生分析问题、解决问题的能力，提高学生独立工作的能力。

（顾勤兰）

实训项目二　药物化学实训基本操作技能

一、普通蒸馏和沸点测定

蒸馏是提纯液体物质和分离混合物的一种常用方法，同时还可以测定液体有机物的沸点，定性检验液体的纯度。沸点是液体物质的重要物理常数，纯的液体有机化合物在一定的压力下具有一定的沸点。

（一）原理

液态物质在一定的温度下具有一定的蒸气压。当液态物质受热时蒸气压增大，待蒸气压大到与大气压或所给的压力相等时液体沸腾，这时的温度称为液体的沸点（沸程），用 b.p 表示。液体物质的沸点可以通过常压下普通蒸馏来测定。将液体加热至沸腾，使液体变为蒸气，然后使蒸气冷却再凝结为液体，这 2 个过程的联合操作称为蒸馏。

常压下的普通蒸馏常用于分离、提纯液体物质，以及对液体物质纯度的鉴定。

（二）主要操作要点

1. 正确安装蒸馏装置。仪器安装的顺序为自下而上、从左到右，拆卸仪器与其顺序相反。蒸馏烧瓶、冷凝管、接液管为蒸馏装置的 3 个主要部分，要分别固定蒸馏烧瓶、冷凝管和接液管。

2. 加沸石的作用为防止暴沸。注意加入的时间和数量。

3. 温度计的位置应是温度计水银球上限与蒸馏烧瓶侧管下限在同一水平线。

4. 通冷凝水的方向为下进上出。实验开始时，先通水，后加热。

5. 沸点的温度（沸程）。根据《中国药典》规定，以接液管开始馏出的第5滴算起，至供试品仅剩3~4ml或一定比例的容积馏出时的温度范围。

6. 蒸馏不宜蒸干。如果维持原来的加热程度不再有馏出液蒸出，温度突然下降时，就应停止蒸馏。实验结束时，先停火，后停水。

7. 蒸馏沸点高于140℃的物质应使用空气冷凝管。

8. 测定沸点时必须做到保持馏出液的蒸出速度为1~2滴/秒；温度计的位置要正确；使用磨砂精密温度计；对温度计要进行校正；认真观察，准确读数。

二、减压蒸馏

常压下蒸馏高沸点的液体化合物需要加热到很高的温度，而有些高沸点化合物在较高温度时容易发生分解或氧化，显然采用普通蒸馏方法来蒸馏该有机物是不适宜的，采用减压蒸馏便可避免上述现象的发生。减压蒸馏是分离和提纯有机化合物的常用方法之一，特别适用于那些在常压蒸馏时未达沸点即已受热分解、氧化或聚合的物质。

（一）原理

液体的沸点是指它的蒸气压等于外界压力时的温度，因此液体的沸点是随外界压力的变化而变化的。如果用油泵或水泵抽气，使蒸馏系统的压力降低，液体的沸点也随着降低。减压蒸馏常用于分离、提纯高沸点液体物质。

（二）主要操作要点

1. 正确安装减压蒸馏装置。减压蒸馏装置主要由蒸馏、抽气（减压）、安全保护和测压四部分组成。蒸馏部分由蒸馏烧瓶、克氏蒸馏头、毛细管、温度计及冷凝管、接收器等组成。为使系统的密闭性好，磨口仪器的所有接口部分都必须用真空油脂涂好。

2. 减压蒸馏中毛细管的作用与普通蒸馏中沸石的作用一样，是为了防止液体局部过热而引起暴沸。

3. 检查漏气。实验开始之前，要检查系统是否漏气、是否能达到所需的压力。

检查方法是旋紧毛细管螺旋夹，关闭安全瓶活塞，然后用泵抽气，观察压力计所示的压力，正常后，慢慢开启安全瓶上的活塞，放进空气，直到压力计的压力平衡为止。调节进入毛细管的空气量，使毛细管中有连续均匀的气泡产生，当达到所要求的压力后才进行热水浴。

4. 控制蒸馏速度至符合所要求的压力和沸点时，速度为0.5~1滴/秒。

5. 实验结束，先移去热源，再慢慢打开毛细管螺旋夹，并慢慢开启安全瓶活塞，直到压力计的压力恢复平衡后，再关闭水泵（或油泵），然后拆除其他仪器。

三、萃取和洗涤

萃取和洗涤都是分离和提纯有机化合物常用的操作方法，是利用物质在不同溶剂中的溶解度不同来进行分离的。萃取是指选用一种溶剂加入某混合溶液中，该溶剂只对混合溶液中的某一种物质有很好的相溶性而对其他物质不相溶的提取操作。洗涤和萃取在原理上是一样的，只是操作目的不同。从混合物中提取的物质，如果是我们需要的，这种操作叫做萃取；如果是我们不要的，这种操作就叫做洗涤。

（一）原理

萃取是利用物质在两种不互溶（或微溶）的溶剂中溶解度或分配比的不同来达到分离、提取或纯化目的的一种操作。萃取的方法是基于相分配原理，可以从混合物中分离某一化合物或将其各组分逐一分离出来。物质在互不相溶的两相间建立分配平衡，其分配比例取决于该化合物在两相中的相对溶解度。

如物质A在两种互不相溶的溶剂X、Y之间分配，在一定的温度下分配系数K为一个常数，可以用方程式①定量地表示如下：

$$K=\frac{\text{X中A的浓度}}{\text{Y中A的浓度}} \qquad ①$$

也可以写成方程式②表示如下：

$$K=\frac{\text{X溶剂中A的克数/X的毫升数}}{\text{Y溶剂中A的克数/Y的毫升数}} \qquad ②$$

从方程式②可以看出，当X和Y的体积相等时，在溶剂X和Y中的物质A的克数之比就等于其K值。分配系数K也可近似地看成是物质A在两种溶剂中的溶解度之比。

由于K是常数，所以当Y的体积不变而X的体积越大时，X溶剂中的A物质的克数也就越多。

如果对方程式①进行进一步推论，可看出若用一定体积的溶剂X从Y的溶液中分离A物质，将总体积分几次萃取要比用总体积一次萃取有效得多。

在分液漏斗中进行的液-液萃取是从混合物中分离有机化合物时最广泛应用的方法之一，而且多次萃取比一次萃取效果好。

（二）主要操作要点

1. 分液漏斗的准备和使用

（1）选择容积较液体体积大1倍以上的分液漏斗，将活塞擦干，在活塞上涂上润滑脂，插入塞槽内转动使润滑脂均匀分布，看上去透明且转动自如即可。顶塞不能涂润滑脂。

（2）检查分液漏斗的顶塞和活塞处是否严密，以防在使用过程中发生泄漏而造成损失。检查的方法通常是先用水试验，若活塞有滴漏，须擦干后再涂润滑脂，重试一次，确认不漏水时方可使用。

（3）分液漏斗的正确使用方法：包括振荡、“放气”、静置、分液等操作。先将分液漏斗倾斜，上口略朝下，右手捏住漏斗上口颈部并用示指根部压紧顶塞，以免松开。左手捏住活塞，握持活塞的方式既要能防止振荡时活塞转动或脱落，又要便于灵活地旋开活塞。振荡方法见实训图2-1。振荡后，漏斗仍保持倾斜状态，放出蒸气或发生的气体，使内外压力平衡。振荡数次后，将分液漏斗在铁圈上静置，使乳浊液分层。待分液漏斗内的液体清晰分层后，分离液层。下层液应经活塞放出，上层液体应从上口倒出。

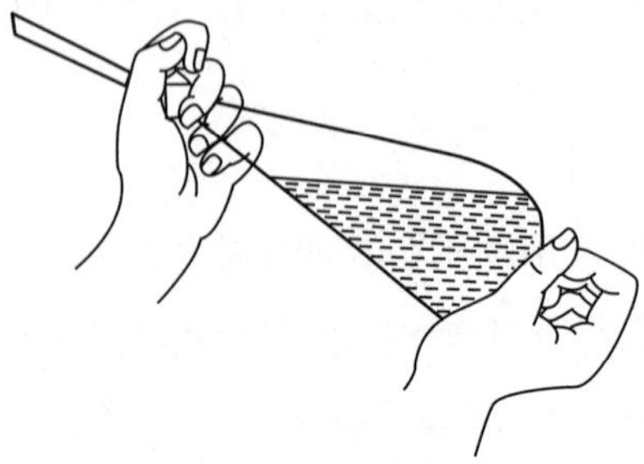

实训图2-1　振荡分液漏斗

2. 萃取操作

（1）将被萃取液和萃取剂依次从上口倒入漏斗中，塞紧顶塞。

（2）取下分液漏斗，振摇、“放气”，重复数次，然后放回铁圈中静置。

（3）待两层液体完全分开后，打开顶塞，分离液层。

（4）合并所有萃取液（多次萃取时），加入过量的干燥剂干燥。

（5）蒸去溶剂，根据化合物的性质利用蒸馏、重结晶等方法进行纯化。

四、结晶和重结晶

结晶是将物质由非结晶状物质通过处理得到结晶状物质的过程。重结晶是将粗结晶用适当的溶剂处理纯化为较纯的结晶状物质的过程。结晶法是利用物质在热溶剂中的溶解度大，而在冷溶剂中的溶解度小（即热溶冷析）的特点，使所需的物质以结晶状态析出，从而达到分离、提纯的目的。

（一）原理

固体有机物在溶剂中的溶解度一般随温度的升高而增大。将固体有机物溶解在热的溶剂中使之饱和，冷却时由于溶解度降低，有机物又重新析出晶体。重结晶就是利用溶剂对被提纯物质及杂质的溶解度不同，使被提纯物质从过饱和溶液中析出，而让杂质全部或大部分留在溶液中，从而达到提纯的目的。

重结晶只适宜杂质含量在5%以下的固体有机混合物的提纯。从反应粗产物直接重结晶是不适宜的，必须先采取其他方法初步提纯，然后再重结晶提纯。

（二）溶剂的选择

1. 对被提纯的成分热时溶解度大、冷时溶解度小（即热溶冷析），而杂质冷热均不溶或冷热均易溶。

2. 不与被提纯的成分起化学反应。

3. 溶剂的沸点要适中。

4. 选用混合溶剂时，要求低沸点溶剂对被提纯物的溶解度大，高沸点溶剂对被提纯物的溶解度小。

5. 廉价易得，毒性低，回收率高，操作安全。

（三）操作过程

结晶法操作的一般过程为：

1. 制备近饱和溶液　一般情况下所需的成分在混合物中的含量越高越容易结晶，即溶液的浓度高有利于结晶的形成。将已经过适当分离得到的较纯的混合物置锥形瓶中，加入较需要量略少的适宜溶剂，接上冷凝管，加热至微沸，若未完全溶解，可分次逐渐自冷凝管上端加入溶剂，直至欲结晶的物质刚好完全溶解，制成近饱和溶液。溶剂的用量很关键，过多会损失，过少会提前在滤纸上析出。

2. 趁热滤过　制备好的热溶液需趁热滤过，除去不溶性杂质，注意避免布氏漏斗在滤过过程中有结晶析出。若热溶液含有色杂质可加活性炭煮沸10分钟脱色后，趁热滤过。过滤时，应先用溶剂润湿滤纸，以免结晶析出而阻塞滤纸孔。

3. 放冷析晶　结晶在低温下容易形成，但温度要慢慢降低，使结晶慢慢形成，才能得到较大且纯度较高的结晶。若快速降温,析出结晶虽快,但超过了化合物晶核的形成和分子间定向排列的速度,而使结晶的颗粒小、纯度低,有时只能得到无定形粉末。

4. 抽滤和洗涤　用抽气滤过的方法使结晶与溶液分离。瓶中残留的结晶可用少量滤液冲洗并转至布氏漏斗中,将母液抽干,加入少量洗涤液,使结晶润湿,再抽干。

5. 干燥　重结晶得到的结晶物质其表面还吸附有少量溶剂,可根据结晶物的性质,采用红外灯烘干或真空恒温干燥器等进行干燥。

五、折光率测定

光线自一种透明介质进入另一透明介质时,由于光线在两种介质中的传播速度不同,使光线在两种介质的平滑界面上发生折射。常用的折光率系指光线在空气中行进的速度与在供试品中行进的速度的比值。根据折射定律,折光率是光线入射角的正弦与折射角的正弦的比值。

折光率也是液体药物的重要物理常数,许多纯物质都具有一定的折射率,如果其中含有杂质则折射率将发生变化,出现偏差,杂质越多,偏差越大。折光率不仅可以作为物质纯度的指标,也可用来鉴定未知物。

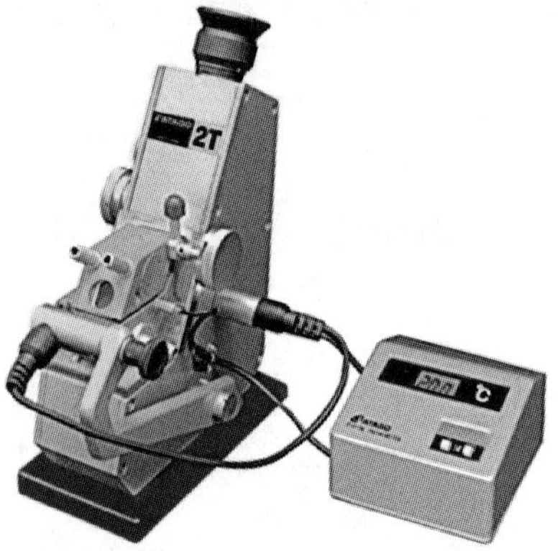

实训图 2-2　阿贝折光仪(示例)

(一)原理

物质的折光率随入射光线的波长不同而变,也随测定时的温度不同而变。通常温度升高 1℃,液态化合物的折光率降低(3.5~5.5)× 10^{-4}。通常以 20℃为标准温度,以黄色钠光 D 线为标准光源(以 D 表示,波长为 589.3nm),如用阿贝折光仪,可用白光光源,所得的折光率用符号 n_D^{20} 表示。

测定液态化合物折光率的仪器常使用阿贝(Abbe)折光仪,见实训图 2-2。

(二)操作要点

Abbe 折光仪的使用:

1. 校正(标尺刻度校正)

(1)用重蒸馏水校正:打开棱镜,滴 1~2 滴重蒸馏水于镜面上,关紧棱镜,转动左面的刻度盘,使读数镜内的标尺读数等于重蒸馏水的折光率(n_D^{20}=1.3330, n_D^{25}=1.3325)。调节反射镜,使入射光进入棱镜组,从测量望远镜中观察,使视场最亮。调节测量镜,使视场最清晰,转动消色调节器,消除色散,再用一特制的小旋子旋动右面镜筒下方的方形螺旋,使明暗界线和“+”字交叉重合。

(2)用标准折光玻璃块校正:将棱镜完全打开使呈水平,用少许 1- 溴代萘(n=1.66)置光滑棱镜上,玻璃块黏附于镜面上,使玻璃块直接对准反射镜,然后按(1)进行测定。

2. 测定　按上述(1)方法测定药品的折光率。

注意:因温度对折光率有影响,故测定时最好采用恒温水浴装置。

六、旋转蒸发仪的使用

旋转蒸发仪主要用于在减压条件下连续蒸馏大量易挥发性溶剂。在加热恒温负压条件下,通过电子调速,蒸馏烧瓶在最合适的速度下恒速旋转,烧瓶内的溶液扩散蒸发,然后再冷凝回收。旋转蒸发仪尤其适用于对萃取液的浓缩和色谱分离的接收液的蒸馏，可以分离和纯化反应产物。

（一）原理

旋转蒸发仪的基本原理就是减压蒸馏，也就是在减压情况下，当溶剂蒸馏时，蒸馏烧瓶在连续转动，使溶剂形成薄膜，增大蒸发面积。此外，在高效冷却器的作用下，可将热蒸气迅速液化，加快蒸发速率。旋转蒸发仪见实训图 2-3。

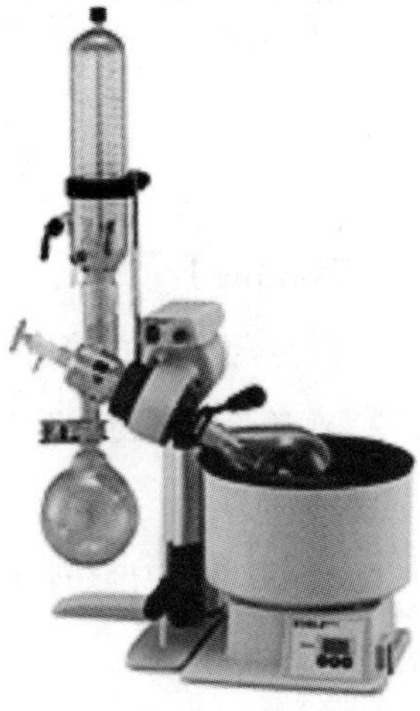

实训图 2-3　旋转蒸发仪（示例）

蒸馏烧瓶可以是带有标准磨口接口的梨形或圆底烧瓶，通过一高度回流蛇形冷凝管与减压泵相连，回流冷凝管的另一开口与带有磨口的接收烧瓶相连，用于接收被蒸发的有机溶剂。在冷凝管与减压泵之间有一个三通活塞，当体系与大气相通时，可以将蒸馏烧瓶、接收烧瓶取下，转移溶剂；当体系与减压泵相通时，则体系应处于减压状态。作为蒸馏的热源，常配有相应的恒温水槽。

使用时，应先减压，再开动电动机转动蒸馏烧瓶；结束时，应先停机，再通大气，以防蒸馏烧瓶在转动中脱落。

（二）操作要点

1. 用胶管连接冷凝水，用真空胶管连接真空泵。

2. 将水注入恒温水槽。水槽通电前必须加水，不允许无水干烧。

3. 调节主机角度，装上蒸馏烧瓶并用夹子固定好。

4. 打开冷凝水，接通电源 220V/50Hz，打开真空泵，待有一定的真空度后开始旋转。

5. 调节蒸馏烧瓶的高度、旋转速度，设定适当的水浴温度。温度与真空度达到要求的范围后，即能蒸发溶剂到接收瓶。

6. 蒸馏完毕，首先关闭调速开关及调温开关，抬升主机，打开放空阀通大气，然后关闭真空泵，取下蒸馏烧瓶。

7. 关闭冷凝水，倒出接收瓶内的溶剂，蒸馏结束。

8. 各接口、密封面、密封圈及接头安装前都要涂一层真空脂。

9. 旋蒸对空气敏感的物质时，可以在排气口接一个氮气球，先通一阵氮气，排出旋蒸仪内的空气，再接上样品瓶进行旋蒸。蒸完放氮气升压，再关泵，然后取下样品瓶封好。

10. 影响旋转蒸发仪蒸发速度的关键要素是水浴锅的温度、旋转蒸发仪内的真空度、冷凝回收单元是否高效以及蒸馏烧瓶的旋转速度。

（顾勤兰）

第二部分　药物的物理性质实训

实训项目三　药物溶解度及熔点测定实训

【实训目的】

1. 掌握药物溶解度、熔点测定方法，以及药物熔点与纯度之间的关系。

2. 熟悉药典对药物近似溶解度的规定。

【实训原理】

1. 药物的溶解度药物的溶解度是指在一定的温度下药物溶解形成饱和溶液时，药物能溶解于溶剂中的最大量。

药物能否溶解于某种溶剂中，以及溶解度的大小，主要取决于溶质和溶剂分子间的引力。只有当溶质和溶剂分子间的引力超过溶质分子间的引力时，溶质才可能溶于溶剂中。因此，药物的溶解度与药物本身的分子结构及溶剂的性质和温度等有关。

2. 药物的熔点熔点是固体有机药物的一个重要物理常数，药物的熔点应该与药典规定相符合。熔点与其结构相关，不同的药物其熔点不同。若药物中含有杂质，则其熔点显著降低且熔程增大。因此通过测定熔点，可以对药物进行鉴别和检查药物的纯度。

药典规定，毛细管装供试药品的高度为 3mm，当传温液的温度上升至较该药品的熔点低 10℃时，将毛细管浸入传温液贴附于温度计上，使毛细管中的药品恰在水银球中部，继续升温，使升温率为每分钟上升 1.0~1.5℃，记录供试品在初熔至全熔时的温度。为了顺利地测定熔点，可先做一次粗测，加热可以稍快，知道大致的熔点范围后，另装一毛细管样品，做精密测定。重复测定 3 次，取其平均值，即得。

初熔系指供试品在毛细管内开始局部液化出现明显液滴时的温度。

全熔系指供试品全部液化时的温度。

测定熔融时同时分解的供试品时，调节升温速率使温度每分钟上升 2.5~3.0℃；供试品开始局部液化时（或开始产生气泡时）的温度作为初熔温度，供试品固相消失全部液化时的温度作为全熔温度，遇有固相消失不明显时，应以供试品分解物开始膨胀上升时的温度作为全熔温度。某些药品无法分辨其初熔、全熔时，可以将其发生突变时的温度作为熔点。

【实训内容】

1. 试剂乙醇、乙醚、液体石蜡、苯巴比妥钠、盐酸普鲁卡因、阿司匹林、对乙酰氨基酚、维生素 C、维生素 K、磺胺嘧啶、己烯雌酚。

2. 仪器天平（1/100 感量）、量杯、锥形瓶、毛细管、熔点测定管、酒精灯、试管、烧杯、表面皿、温度计、恒温水浴箱等。

3. 操作步骤

（1）药物在水中溶解度的测定：分别称取苯巴比妥钠、盐酸普鲁卡因、阿司匹林、对乙酰氨基酚、磺胺嘧啶各 0.10g，置适宜的容器中，依照溶解度测定的一般方法进行操作，记录溶剂水的用量。

（2）药物在不同溶剂中溶解度的测定：分别称取维生素 C 和维生素 K 0.10g 各 3 份，分别置适宜的容器中并标号，依照溶解度测定的一般方法进行操作，分别记录溶剂水、乙醇和乙醚的用量。

（3）纯净药物熔点的测定：取干燥的对乙酰氨基酚和己烯雌酚各 0.10g，研细，装入适宜的毛细管中，依照熔点测定法进行操作，记录初熔和全熔的温度。

（4）混合物熔点的测定：取干燥的对乙酰氨基酚和己烯雌酚各 0.10g，混合均匀，装入适宜的毛细管中，依照熔点测定方法进行操作，记录初熔和全熔的温度。

【实训注意】

1. 实验中药物在水中的溶解度为苯巴比妥钠极易溶解，盐酸普鲁卡因易溶，对乙酰氨基酚略溶，阿司匹林微溶，磺胺嘧啶几乎不溶。维生素 C 在纯化水中易溶，在乙醇中略溶，在乙醚中不溶。维生素 K 在纯化水中不溶，在乙醇中略溶，在乙醚中易溶。

2. 实验中药物的熔点为对乙酰氨基酚 168~172℃，己烯雌酚 169~172℃。

3. 实验中的药品均为原料药，否则制剂中的辅料对溶解度有干扰。

4. 为了便于实验观察和操作，药物的取量和容器都可以适当加减或选用其他仪器。

附：药典对药品近似溶解度的规定和溶解度的实验方法

1. 近似溶解度可以用以下名词来表示

极易溶解系指溶质 1g（ml）能在溶剂不到 1ml 中溶解；

易溶系指溶质 1g（ml）能在溶剂 1~ 不到 10ml 中溶解；

溶解系指溶质 1g（ml）能在溶剂 10~ 不到 30ml 中溶解；

略溶系指溶质 1g（ml）能在溶剂 30~ 不到 100ml 中溶解；

微溶系指溶质 1g（ml）能在溶剂 100~ 不到 1000ml 中溶解；

极微溶解系指溶质 1g（ml）能在溶剂 1000~ 不到 10 000ml 中溶解；

几乎不溶或不溶系指溶质 1g（ml）能在溶剂 10 000ml 中不能溶解。

2. 溶解度的实验方法称取研成细粉或量取液体的供试品，置于 25℃ ±2℃、一定容量的溶剂中，每隔 5 分钟强力振摇 30 秒；观察 30 分钟内的溶解情况，如看不见溶质颗粒或液滴时，即视为完全溶解。

【实训思考】

1. 影响药物溶解度的因素有哪些？

2. 说出药物结构与溶解度的关系。

【实训报告】

实训报告要求和格式详见实训项目一。

（方应权）

实训项目四　药物比旋度测定实训

【实训目的】

1. 掌握药物旋光度的测定方法、原理及比旋度的计算方法。

2. 熟悉自动旋光仪的工作原理及使用方法。

【实训原理】

药物分子结构中含有不对称因素（如不对称手性碳原子）时，能引起旋光现象。物质有无旋光性质与本身的结构有关，其比旋度在一定条件下是一常数。药典记载的比旋度系用钠光谱的 D 线为光源，除另有规定外，温度为 20℃时进行测定的。当物质中混杂有其他物质时，测出的比旋度会有所改变，故测定比旋度可以鉴别药物和检查药物的纯度。通常是在规定的条件下（温度、波长、溶剂、浓度等）测出供试品溶液的旋光度，再计算出供试品的比旋度，并查对与规定的比旋度是否一致，以判断是否符合规定。

计算公式为：

$$[\alpha]_D^{25}=\frac{100\times\alpha}{c\times l}$$

式中，$[\alpha]$为比旋度；D 为钠光谱的 D 线（1589.3nm）；t 为测定时的温度；α 为测得的旋光度值；l 为测定管的长度（以 dm 为单位）；c 为药物溶液的质量浓度（g/ml）。

葡萄糖（$C_6H_{12}O_6$）的分子结构中有 4 个手性碳原子，所以具有旋光性，其中 D-（+）- 葡萄糖供药用。可以通过测其旋光度进行定性鉴别及含量测定。

【实训内容】

1. 试剂氨试液（取浓氨溶液 400ml，加水使成 1000ml，即得）、葡萄糖。

2. 仪器自动旋光仪（WZZ-2 型）、分析天平、量瓶、称量瓶、烧杯等。

3. 操作步骤

（1）供试液的配制：取葡萄糖约 5g，精密称定，置 100ml 烧杯中，加适量纯化水溶解，定量转移到 100ml 量瓶中，再加氨试液 0.2ml 后，加纯化水稀释至刻度，摇匀，静置 10 分钟备用。

（2）旋光度的测定：将配制好的葡萄糖转移至旋光仪测定管中，在自动旋光仪（或圆盘旋光仪）上测出旋光度，重复读数 3 次，取其平均值为供试品溶液的旋光度。

（3）计算比旋度：根据实验测得的旋光度值计算葡萄糖的比旋度值，并与药典规定的葡萄糖的比旋度比较。

【实训注意】

1. 因为新配制的葡萄糖溶液要发生变旋现象，故常加入氨试液以促进其变旋现象稳定，消除测定干扰。

2. 溶液测定前应先用纯化水作空白校正零点。

3. 供试液应澄清。

【实训思考】

葡萄糖溶液的旋光度测定时，为什么要加氨试液？

【实训报告】

实训报告要求和格式详见实训项目一。

附：WZZ_2 型自动旋光仪的操作方法

1. 接通电源，打开“电源开关”，钠光灯启亮，预热 5 分钟，再打开光源开关。

2. 打开测量开关，读数显示窗应有数字显示。

3. 仪器调零，将测定试管中装入水或其他空白溶剂，放入供试品室，盖上箱盖，待示数稳定后，按清零按钮，读数显示窗示零即可。

4. 将待测供试液注入试管中，按调零时相同的位置和方向将试管放入供试品室，盖好箱盖。仪器读数显示窗将自动显示该供试品的旋光度。

5. 按下“复测按钮”，重复读数则重测 1 次，如此重复测定 3~4 次，取平均值作为该供试品的测定结果。

6. 仪器使用完毕，应依次关闭测量、光源、电源开关，拔下电源插头。

注意：使用旋光仪时，要注意光学系统玻片的维护，要保持光洁，有水雾时用擦镜纸擦拭。测定结束后，测定管及护片玻璃与胶圈应立即洗涤，放干（切不可在烘箱中烘干）。钠光灯使用时间勿过长（一般勿连续超过 2 小时），在连续使用时不宜经常开关，以免影响钠光灯的寿命。

（方应权）

第三部分　药物的化学性质实训

实训项目五　合成抗感染药和抗生素的性质实训

【实训目的】

1. 掌握几种常用合成抗菌药和抗生素的主要理化性质及在定性鉴别上的应用。

2. 学会应用药物的理化性质进行药物定性鉴别的方法与基本操作。

【实训原理】

1. 盐酸环丙沙星本品为喹诺酮类药物，分子中的叔胺结构能与丙二酸、醋酐显色。

2. 磺胺嘧啶、磺胺甲噁唑①该类药物具有芳香第一胺类的鉴别反应；②利用磺酰氨基氮的酸性与碱成盐后可被铜离子取代，生成难溶性的铜盐沉淀。

3. 甲硝唑本品能发生芳香性硝基化合物的一般反应。

4. 异烟肼①本品的肼基可与香草醛发生缩合反应，生成黄色结晶；②肼基有还原性，可被弱氧化剂氧化，如可被氨制硝酸银氧化并有银镜生成。

5. 盐酸乙胺丁醇本品的氢氧化钠溶液可与硫酸铜试液反应，生成深蓝色的络合物（1:1）。

6. 青霉素钠在稀酸条件下，本品发生电子转移并重排生成青霉二酸，该化合物为不溶于水但可溶于有机溶剂的白色沉淀。

7. 硫酸链霉素①在碱性条件下硫酸链霉素的糖苷键快速水解，水解生成的链霉糖经脱水重排，产生麦芽酚，在微酸性溶液中，麦芽酚与3价铁离子形成紫红色螯合物，此为麦芽酚反应；②本品的水解产物链霉胍与8-羟基喹啉乙醇液和次溴酸钠试液反应，显橙红色，此为坂口反应。

8. 红霉素红霉素的大环内酯结构中的内酯键易断裂，生成有色物。

9. 氯霉素本品分子中的硝基经氯化钙和锌粉还原成羟胺衍生物，在乙酸钠存在下与苯甲酰氯反应，生成的酰化物在弱酸性溶液中与 Fe^{3+} 生成紫红色的配位化合物。

【实训内容】

1. 实训用品

（1）药品：盐酸环丙沙星、磺胺嘧啶、磺胺甲噁唑、甲硝唑、异烟肼、盐酸乙胺丁醇、青霉素钠、硫酸链霉素、红霉素、链霉素。

（2）试液：丙二酸、醋酐、乙醇、三氯甲烷、乙醚、丙酮、盐酸、稀盐酸、0.1mol/L 亚硝酸钠溶液、碱性 β-萘酚试液、0.4% 氢氧化钠溶液、硫酸铜试液、氢氧化钠试液、10% 香草醛的乙醇溶液、氨制硝酸银试液、硫酸铁铵溶液、次溴酸钠试液、0.5mol/L 硫酸溶液、稀乙醇、1% 氯化钙溶液、锌粉、三氯化铁试液。

（3）器材：电热恒温水浴锅、试管、药匙、量杯、烧杯、研钵、漏斗。

2. 操作步骤

（1）盐酸环丙沙星：取本品约50mg，置干燥的试管中，加丙二酸约30mg，加醋酐10滴，在水浴中加热5~10分钟，溶液显红棕色。

（2）磺胺嘧啶、磺胺甲噁唑：①分别向2支试管中加SD和SMZ约50mg，各加稀盐酸1ml，必要时缓缓煮沸使溶解，放冷，各加0.1mol/L 亚硝酸钠溶液数滴，再分别滴加碱性 β-萘酚试液数滴，生成红色沉淀（视供试品不同，颜色由橙黄色到猩红色不等）。②取试管2支，分别加药品（SD、SMZ）约0.1g，分别加水和0.4% 氢氧化钠溶液各3ml，振摇使溶解（勿过量），滤过，分取滤液于2支试管中，再分别加入硫酸铜试液1滴，即生成不同颜色的铜盐沉淀。磺胺嘧啶反应生成黄绿色沉淀，放置后变为紫色；磺胺甲噁唑反应生成草绿色沉淀。

（3）甲硝唑：取本品约10mg，加氢氧化钠试液2ml，微热，即得紫红色溶液；滴加稀盐酸使成酸性后即变成黄色，再滴加过量氢氧化钠试液则变成橙红色。

（4）异烟肼：①取本品约0.1g，加5ml水溶解后，加10% 香草醛的乙醇溶液1ml，摇匀，微热，放冷，即析出黄色结晶；②取本品约10mg 置试管中，加2ml 水溶解后，加氨制硝酸银试液1ml，即发生气泡与黑色混浊，并在试管壁上生成银镜。

（5）盐酸乙胺丁醇：取本品约20mg，加2ml 水溶解后，加硫酸铜试液2~3滴，摇匀，再加氢氧化钠试液2~3滴，显深蓝色。

（6）青霉素钠：取本品约0.1g，加5ml 水溶解后，加稀盐酸2滴，即生成白色沉淀；此沉淀能在乙醇、三氯甲烷、乙醚或过量的盐酸中溶解。

（7）硫酸链霉素：①麦芽酚反应：取本品约20mg，加水5ml 溶解后，加氢氧化钠试液0.3ml，置水浴上加热 5 分钟，加硫酸铁胺溶液（取硫酸铁胺 0.1g，加 0.5mol/L 硫酸溶液 5ml 使溶解，即得）0.5ml，即显紫红色；②取本品约 0.5mg，加水 4ml 溶解后，加氢氧化钠试液 2.5ml 与 0.1%8- 羟基喹啉的乙醇溶液 1ml，放冷至约 15℃，加次溴酸钠试液 3 滴，即显橙红色。

（8）红霉素：①取本品 5mg，加硫酸 2ml，缓缓摇匀，即显红棕色。②取本品 3mg，加丙酮 2ml 溶解后，加盐酸 2ml 即显橙黄色，渐变为紫红色；再加三氯甲烷 2ml 振摇，三氯甲烷层显蓝色。

（9）氯霉素：取本品 10mg，加稀乙醇 1ml 溶解后，加 1% 氯化钙溶液 3ml 与锌粉 50mg，置水浴上加热 10 分钟，倾取上清液，加苯甲酰氯约 0.1ml，立即强力振摇 1 分钟，加三氯化铁试液 0.5ml 与三氯甲烷 2ml，振摇，水层显紫红色。

【实训注意】

1. 若供试品为注射剂，可直接使用；若为片剂，应先进行处理，然后称取适量的样品，照上述方法进行实验，实验现象应与原料药相同。

2. SD、SMZ 与硫酸铜试液的反应应严格按要求加入碱量，使药品部分溶解，然后倾取上清液进行鉴别试验，可避免氢氧化铜沉淀的干扰。

3. 异烟肼与香草醛的反应，冷后如无结晶析出，可用玻璃棒轻轻摩擦试管内壁，即可析出结晶而变混浊。

4. 氯霉素的鉴别试验中所用的苯甲酰氯有毒，只需加 12 滴即可，且应安排在毒气柜中操作。

5. 青霉素钠应安排在最后进行，防止个别同学对青霉素有过敏反应。

【实训思考】

1. 在青霉素钠的水解试验中，如果加酸过多会发生什么现象？

2. 异烟肼与香草醛反应时，如果不生成黄色结晶该怎样处理？

【实训报告】

实训报告要求和格式详见实训项目一。

（葛淑兰　惠 春）

实训项目六　中枢神经系统药物和外周神经系统药物的性质实训

【实训目的】

1. 掌握几种常用中枢神经系统药物和外周神经系统药物的主要理化性质、反应原理及在定性鉴别上的应用。

2. 学会应用药物的理化性质进行药物定性鉴别的方法与基本操作。

【实训原理】

1. 苯巴比妥本品为巴比妥类药物，具有丙二酰脲和苯环结构。①在碳酸钠溶液中与硝酸银试液作用，生成可溶性的一银盐，加入过量的硝酸银试液可生成不溶性的二银盐沉淀。②可与亚硝酸钠 - 硫酸试液作用，即显橙黄色，随即转橙红色；能与甲醛 - 硫酸试剂作用，交界面产生玫瑰红色。③在吡啶溶液中与铜吡啶试液作用生成紫色沉淀；在碱性条件下加热水解，生成氨气。

2. 地西泮本品为苯二氮䓬类药物,具有内酰胺及亚胺的结构。①在酸或碱性溶液中受热易水解,水解产物无芳香第一胺结构;②溶于硫酸后,在紫外线灯(365nm)下检视,显黄绿色荧光;③遇碘化铋钾试液,即产生橙红色沉淀,放置颜色加深。

3. 艾司唑仑本品为苯二氮䓬类药物,具有内酰胺及亚胺结构。①在酸或碱性溶液中受热易水解,水解产物含有芳香第一胺结构,可发生重氮化-偶合反应;②溶于硫酸后,紫外线灯(365nm)下检视,显天蓝色荧光。

4. 苯妥英钠①本品水溶液加氯化汞试液,可生成白色沉淀,在氨试液中不溶;②在吡啶溶液中与铜吡啶试液作用生成蓝色沉淀。

5. 盐酸氯丙嗪本品结构中的吩噻嗪环易被氧化,水溶液遇氧化剂时氧化变色。加硝酸后显红色,渐变为淡黄色;与三氯化铁试液反应,显红色。

6. 盐酸吗啡本品为生物碱类药物,可与生物碱显色剂反应。①与甲醛硫酸试液反应显蓝紫色(Marquis 反应);②与钼硫酸试液反应显紫色,继而变为蓝色,最后变为棕绿色(Frohde 反应);③本品易氧化,与铁氰化钾试液反应显蓝绿色。

7. 盐酸哌替啶①本品结构中具有哌啶环,显生物碱的性质,与三硝基苯酚生成黄色结晶性沉淀;②与碳酸钠溶液作用,析出游离哌替啶,为油滴状物。

8. 吡拉西坦本品水溶液加高锰酸钾试液和氢氧化钠试液,溶液呈紫色,渐变成蓝色,最后呈绿色。

9. 溴新斯的明①本品具有氨基甲酸酯结构,与氢氧化钠溶液共热时,酯键可水解生成间二甲氨基苯酚钠及二甲氨基甲酸钠。前者与重氮苯磺酸试液发生偶合反应,生成红色偶氮化合物。②本品为溴化物,与硝酸银试液反应,可生成淡黄色的凝乳状沉淀;此沉淀微溶于氨试液,而不溶于硝酸。

10. 硫酸阿托品①本品具有酯结构,水解生成莨菪酸,可发生 Vitali 反应。即与发烟硝酸共热水解生成的莨菪酸发生硝基化反应,生成三硝基衍生物,遇氢氧化钾的乙醇溶液,分子内双键重排,生成醌型物,初显紫堇色,继变为暗红色,最后颜色消失。②本品游离体因碱性较强,与氯化汞作用可析出黄色氧化汞沉淀,加热后转变成红色。

11. 肾上腺素本品含有邻苯二酚结构,具有较强的还原性。本品的稀盐酸溶液加过氧化氢试液,煮沸,即显血红色;遇三氯化铁试液即显翠绿色,加氨试液即变紫色,最后变为紫红色。

12. 盐酸麻黄碱本品含有氨基醇结构,其水溶液与碱性硫酸铜试液作用,生成蓝紫色配合物;加乙醚振摇后,放置,乙醚层即显紫红色,水层变成蓝色。

13. 重酒石酸去甲肾上腺素①本品水溶液加三氯化铁试液即显翠绿色;再缓缓加碳酸氢钠试液,即显蓝色,最后变成红色。②本品加酒石酸氢钾的饱和溶液溶解后,加碘试液,放置后,加硫代硫酸钠试液,溶液为无色或仅显微红色或淡紫色。③本品含有酒石酸,加 10% 氯化钾溶液析出酒石酸氢钾结晶性沉淀。

14. 马来酸氯苯那敏①本品含有马来酸结构,有不饱和双键,加稀硫酸及高锰酸钾试液,红色褪去;②本品结构中有叔胺结构,当与枸橼酸-醋酐试液在水浴上加热,呈红紫色。

15. 富马酸酮替芬①本品加硫酸,即显橙黄色;加水,橙黄色消失。②本品分子中含有酮基,加二硝基苯肼试液，置水浴中加热，溶液产生红色絮状沉淀。③本品分子中的富马酸为不饱和酸，加碳酸钠试液和高锰酸钾试液，红色即褪去，产生棕色沉淀。

16. 盐酸普鲁卡因①本品含有酯的结构，其水溶液加氢氧化钠溶液后游离，析出普鲁卡因白色沉淀，加热酯水解，产生二乙氨基乙醇（蒸气使红色石蕊试纸变蓝）和对氨基苯甲酸钠，放冷，加盐酸酸化，即析出对氨基苯甲酸白色沉淀；此沉淀能在过量的盐酸中溶解。②本品结构中具有芳香第一胺结构，在稀盐酸中与亚硝酸钠生成重氮盐，加碱性 *β*- 萘酚试液发生偶合反应，生成红色的偶氮化合物。

17. 盐酸利多卡因①本品具叔胺结构，其水溶液加三硝基苯酚试液，即产生复盐沉淀；②本品水溶液加硫酸铜和碳酸钠试液，即显蓝紫色，加三氯甲烷振摇后放置，三氯甲烷层显黄色。

【实训内容】

1. 实训用品

（1）药品：苯巴比妥、地西泮、艾司唑仑、苯妥英钠、盐酸氯丙嗪、盐酸吗啡、盐酸哌替啶、吡拉西坦、溴新斯的明、硫酸阿托品、肾上腺素、盐酸麻黄碱、重酒石酸去甲肾上腺素、马来酸氯苯那敏、富马酸酮替芬、盐酸普鲁卡因、盐酸利多卡因。

（2）试液：硫酸、亚硝酸钠、甲醛试液、碳酸钠试液、硝酸银试液、吡啶溶液（1 → 10）、铜吡啶试液、10% 氢氧化钠溶液、红色石蕊试纸、盐酸（1 → 2）、0.1mol/L 亚硝酸钠溶液液、碱性 *β*- 萘酚试液、硫酸、氯化汞试液、氨试液、硝酸、三氯化铁试液、甲醛硫酸试液、钼硫酸试液、稀铁氰化钾试液、乙醇、三硝基苯酚试液、盐酸、氯酸钾、氢氧化钠试液、碘试液、稀盐酸、20% 氢氧化钠溶液、重氮苯磺酸试液、发烟硝酸、氢氧化钾、氯化钡试液、盐酸溶液（9 → 1000）、过氧化氢试液、硫酸铜试液、乙醚、三氯甲烷、酒石酸氢钾的饱和溶液、碘试液、硫代硫酸钠试液、10% 氯化钾溶液、枸橼酸 - 醋酐试液、稀硫酸、高锰酸钾试液、二硝基苯肼试液、硫酸铜试液。

（3）器材：电热恒温水浴锅、试管、药匙、量杯、烧杯、研钵、漏斗、电热套、试管夹、蒸发皿、紫外线灯。

2. 操作步骤

（1）苯巴比妥

1）取本品约 10mg，加硫酸 2 滴与亚硝酸钠约 5mg，混合，即显橙黄色，随即转橙红色。

2）取本品约 50mg，置试管中，加甲醛试液 1ml，加热煮沸，冷却，沿管壁缓缓加入硫酸 0.5ml，使成两液层，置水浴中加热，交界处显玫瑰红色。

3）取本品约 0.1g，加碳酸钠试液 1ml 和水 10ml，振摇 2 分钟，滤过，滤液中逐渐加入硝酸银试液，即生成白色沉淀，振摇，沉淀即溶解，继续滴加过量硝酸银，沉淀不再溶解。

4）取本品约 50mg，加吡啶溶液（1 → 10）5ml，溶解后，加铜吡啶试液 1ml，即生成紫色沉淀。

5）取本品约 50mg，加 10% 氢氧化钠溶液 2ml，加热煮沸，产生的气体能使湿润的红色石蕊试纸变蓝。

（2）地西泮

1）取本品约 10mg，加盐酸（1 → 2）10ml，置水浴中缓缓煮沸 15 分钟，放冷，加 0.1mol/L 亚硝酸钠溶液4~5滴，充分振摇，再滴加碱性β-萘酚试液数滴，不生成红色偶氮沉淀。

2）取本品约10mg，加硫酸3ml，振摇使溶解，在紫外线灯（365nm）下检视，显黄绿色荧光。

（3）艾司唑仑

1）取本品约10mg，加盐酸溶液（1→2）15ml，缓缓煮沸15分钟，放冷，加0.1mol/L亚硝酸钠溶液4~5滴，充分振摇，滴加碱性β-萘酚试液，即产生橙红色沉淀，放置色渐变暗。

2）取本品约1mg，加硫酸1~2滴，置紫外线灯（365nm）下检视，显天蓝色荧光。

（4）苯妥英钠：取本品约0.1g，加水2ml溶解后，加氯化汞试液数滴，即生成白色沉淀；沉淀在氨试液中不溶。

（5）盐酸氯丙嗪

1）取本品约10mg，加水溶解后，加硝酸5滴，即显红色，渐变为淡黄色。

2）取本品约10mg，加水溶解后，加三氯化铁试液数滴，即显红色。

（6）盐酸吗啡

1）取本品约1mg，加甲醛硫酸试液1滴，即显紫堇色。

2）取本品约1mg，加钼硫酸试液0.5ml，即显紫色，继变为蓝色，最后变为棕绿色。

3）取本品约1mg，加水溶解后，加稀铁氰化钾试液1滴，即显蓝绿色。

（7）盐酸哌替啶

1）取本品约50mg，加乙醇5ml溶解后，加三硝基苯酚的乙醇溶液（1→30）5ml，振摇，即生成黄色结晶性沉淀；放置，滤过，沉淀用水洗净后，在105℃干燥2小时，测定熔点为188~191℃。

2）取本品约50mg，加水5ml溶解后，加碳酸钠试液2ml，振摇，即生成油滴状物。

3）取本品约10mg，加甲醛硫酸试液1滴，即显橙红色。

（8）吡拉西坦：取本品0.1g，置点滴板上，加水数滴溶解，加高锰酸钾试液和氢氧化钠试液各1滴，搅匀，放置，溶液呈紫色，渐变成蓝色，最后呈绿色。

（9）溴新斯的明

1）取本品约1mg，置蒸发皿中，加20%氢氧化钠溶液1ml与水2ml，置水浴上蒸干，加水1ml溶解后，放冷，加重氮苯磺酸试液1ml，即显红色。

2）取本品0.5g，加水10ml溶解，取该溶液2ml，滴加硝酸银试液，即生成淡黄色凝乳状沉淀；分离，沉淀能在氨试液中微溶，但在硝酸中几乎不溶。

若供试品为溴新斯的明片，取本品的细粉适量（约相当于溴新斯的明0.1g），用乙醇浸渍数次，每次10ml，合并乙醇液，滤过，滤液置水浴上蒸干，照溴新斯的明项下的鉴别项试验，显相同的反应。

（10）硫酸阿托品

1）取本品约10mg，加发烟硝酸5滴，置水浴上蒸干，得黄色残渣，放冷，加乙醇2~3滴湿润，加固体氢氧化钾1小粒，即显深紫色。

2）取本品约10mg，加氯化汞试液，可析出黄色氧化汞沉淀，加热后转变成红色。

3）取本品0.5g，加水10ml溶解，取该溶液2ml，滴加氯化钡试液，即生成白色沉淀；分离，沉淀在盐酸或硝酸中均不溶解。

（11）肾上腺素

1）取本品约 2mg，加盐酸溶液（9 → 1000）2~3 滴溶解后，加水 2ml 与三氯化铁试液 1 滴，即显翠绿色；再加氨试液 1 滴，即变紫色，最后变成紫红色。

2）取本品 10mg，加盐酸溶液（9 → 1000）2ml 溶解后，加过氧化氢试液 10 滴，煮沸，即显血红色。

（12）盐酸麻黄碱

1）取本品约 10mg，加水 1ml 溶解后，加硫酸铜试液 2 滴与 20% 氢氧化钠溶液 1ml，即显蓝紫色；加乙醚 1ml，振摇后，放置，乙醚层即显紫红色，水层变成蓝色。

2）取本品约 10mg，加水 1ml 完全溶解后，先加氨试液使成碱性，将析出的沉淀滤过除去。取滤液加硝酸使成酸性，加硝酸银试液，即生成白色凝乳状沉淀；分离，沉淀加氨试液即溶解，再加硝酸，沉淀复生成。

（13）重酒石酸去甲肾上腺素

1）取本品约 10mg，加水 1ml 溶解后，加三氯化铁试液 1 滴，振摇，即显翠绿色；再缓缓加碳酸氢钠试液，即显蓝色，最后变成红色。

2）取本品约 1mg，加酒石酸氢钾的饱和溶液 10ml 溶解后，加碘试液 1ml，放置 5 分钟后，加硫代硫酸钠试液 2ml，溶液为无色或仅显微红色或淡紫色（与肾上腺素的区别）。

3）取本品约 50mg，加水 1ml 溶解后，加 10% 氯化钾溶液 1ml，在 10 分钟内应析出结晶性沉淀。

（14）马来酸氯苯那敏

1）取本品约 10mg，加枸橼酸 - 醋酐试液 1ml，置水浴上加热，即显红紫色。

2）取本品约 20mg，加稀硫酸 1ml，滴加高锰酸钾试液，红色即消失。

（15）富马酸酮替芬

1）取本品约 5mg，加硫酸 1 滴，即显橙黄色，加水 1ml，橙黄色消失。

2）取本品约 5mg，加二硝基苯肼试液 1ml，置水浴中加热，溶液产生红色絮状沉淀。

3）取本品约 0.1g，加碳酸钠试液 5ml，振摇，滤过，取滤液，滴加高锰酸钾试液 4 滴，红色即褪去，产生棕色沉淀。

（16）盐酸普鲁卡因

1）取本品约 50mg，加稀盐酸 1ml，振摇使溶，加 0.1mol/L 亚硝酸钠试液数滴，再加碱性 β- 萘酚试液数滴，即生成红色沉淀。

2）取本品约 0.1g，加水 2ml 溶解后，加 10% 氢氧化钠溶液 1ml，即生成白色沉淀；加热，变为油状物；继续加热，发生的蒸气能使湿润的红色石蕊试纸变为蓝色；热至油状物消失后，放冷，加盐酸酸化，即析出白色沉淀。

3）取本品约 10 mg，加水 2ml 完全溶解后，加稀硝酸 1ml，加硝酸银试液，即生成白色凝乳状沉淀；分离，沉淀加氨试液即溶解，再加硝酸，沉淀复生成。

（17）盐酸利多卡因：取本品 0.2g，加水 20ml 溶解后，照下述方法实验。

1）取上述溶液 10ml，加三硝基苯酚试液 10ml，即生成沉淀。

2）取上述溶液 2ml，加硫酸铜试液 0.2ml 与碳酸钠试液 1ml，即显蓝紫色；加三氯甲烷 2ml，振摇后放置，三氯甲烷层显黄色。

3）取上述溶液 5ml，加稀硝酸 1ml，加硝酸银试液，即生成白色凝乳状沉淀；分离，沉淀加氨试液即溶解，再加硝酸，沉淀复生成。

【实训注意】

1. 若供试品为制剂，应先进行处理，然后称取适量的样品，照上述方法进行实验，实验现象应与原料药相同；若供试品为注射剂，则可直接取注射液进行实验。

2. 苯巴比妥与 10% 氢氧化钠溶液共热时易发生暴沸，操作中应特别注意加热部位及振摇，并不得将试管口朝向人进行加热操作。

3. 硫酸阿托品加发烟硝酸蒸干，不可直火加热蒸干，否则易碳化影响结果，其水浴蒸干操作应在毒气橱中进行。

4. 在重氮化 - 偶合反应中，为了避免亚硝酸和重氮盐分解，须在低温下进行。实验过程中必须保持酸性，盐酸的量要多于药物 3 倍。

5. 盐酸普鲁卡因具有芳香第一胺结构，遇光、铁器可加速其氧化变色，所以取用时应注意避光和避免接触铁器。

6. 盐酸普鲁卡因的水解反应加盐酸酸化时要缓慢加入，如滴加过快，过量的盐酸直接与对氨基苯甲酸生成盐酸盐，而观察不到沉淀现象。

【实训思考】

1. 如何用化学方法将苯巴比妥与苯妥英钠区分开？

2. 如何用化学方法将地西泮与艾司唑仑区分开？

3. 能发生 Vitali 反应的药物具有怎样的结构特点？举例说明有哪些药物。

4. 肾上腺素与盐酸麻黄碱在结构上有什么不同？怎样鉴别它们？

5. 如何区别盐酸普鲁卡因和盐酸利多卡因？

【实训报告】

实训报告要求和格式详见实训项目一。

（唐 虹　付 正）

实训项目七　心血管系统药物和解热镇痛药及非甾体抗炎药的性质实训

【实训目的】

1. 掌握常用心血管系统药物、解热镇痛药和非甾体抗炎药物的主要理化性质、反应原理和实验操作方法。

2. 熟悉常用酚类药物的三氯化铁显色反应原理。

3. 熟悉芳香第一胺类药物的重氮化 - 偶合反应原理。

【实训原理】

1. 硝酸异山梨酯①本品被硫酸破坏生成硝酸，加硫酸亚铁后，生成硫酸氧氮合亚铁，使两液层界面处显棕色环；②本品经硫酸水解后，生成亚硝酸，可使儿茶酚生成对 - 亚硝基儿茶酚在硫酸溶液中生成醌肟，又与过量的儿茶酚缩合成暗绿色靛酚类化合物。

$$2HNO_3 + 6FeSO_4 + 3H_2O \longrightarrow 3Fe_2(SO_4)_3 + 4H_2O + 2NO$$

$$FeSO_4 + NO \longrightarrow Fe(NO)SO_4\text{（呈棕色环）}$$

2. 利血平①本品具有吲哚的呈色反应，在乙酸和硫酸溶液中与对二甲氨苯甲醛作用显绿色，再加冰醋酸则变为红色；本品与香草醛试液反应显玫瑰红色。②本品具有生物碱的呈色反应，遇钼酸钠硫酸溶液立即显黄色，约 5 分钟后变为蓝色。

3. 卡托普利本品结构中的巯基（—SH）能与亚硝酸作用，生成红色的亚硝酰硫醇酯。

$$R—SH + HNO_2 \longrightarrow O = N—S—R$$

（红色）

4. 盐酸胺碘酮①本品结构中的羰基与 2，4- 二硝基苯肼反应，生成黄色胺碘酮 -2，4- 二硝基苯腙沉淀。实验中的高氯酸为能与醇和水互溶的 2，4- 二硝基苯肼的溶剂，不参与反应。②本品加硫酸加热，苯环结构上的碘原子分解逸出紫色的碘蒸气。

5. 阿司匹林①水解反应：阿司匹林的分子结构中含有酯键，在碳酸钠试液或氢氧化钠试液中水解生成水杨酸和乙酸，加热时水解速度加快。用稀盐酸酸化后析出水杨酸白色沉淀，并有乙酸气味。②与三氯化铁反应：阿司匹林的分子结构中本身无游离的酚羟基，其水溶液在常温下不与三氯化铁试液显色。但其水解成水杨酸后具有酚羟基，与三氯化铁试液即可显色。

6. 对乙酰氨基酚①重氮化 - 偶合反应：对乙酰氨基酚的化学结构中含有酰胺键，在水解后产生对氨基苯酚，对氨基苯酚与亚硝酸钠在盐酸酸性条件下生成重氮盐，再与碱性 β- 萘酚试液作用生成猩红色的偶氮化合物沉淀；②与三氯化铁反应：对乙酰氨基酚的化学结构中含有游离的酚羟基，可与三氯化铁试液反应显色。

7. 安乃近①显色反应：在安乃近的盐酸溶液中加入次氯酸钠试液，立即成蓝色，加热煮沸后变为黄色；②水解反应：本品与稀盐酸共热煮沸后，分解产生具有特臭的甲醛和二氧化硫。

8. 吡罗昔康和美洛昔康吡罗昔康和美洛昔康的三氯甲烷溶液加三氯化铁试液的显色反应。

【实训内容】

1. 实训用品

（1）药品：硝酸异山梨酯、利血平、卡托普利、盐酸胺碘酮、阿司匹林、对乙酰氨基酚、安乃近、吡罗昔康、美洛昔康。

（2）试液：硫酸、硫酸亚铁试液、10% 儿茶酚溶液，乙醇、亚硝酸钠、稀硫酸、香草醛试液、对二甲氨基苯甲醛、0.1% 钼酸钠硫酸溶液、冰醋酸、2，4- 二硝基苯肼高氯酸溶液、碳酸钠试液、稀硫酸、三氯化铁试液、稀盐酸、亚硝酸钠试液、碱性 β- 萘酚试液、次氯酸钠、乙醇、三氯甲烷。

（3）器材：试管、天平、酒精灯、漏斗、滤纸、水浴锅、量筒、小烧杯、抽滤瓶、布氏漏斗、真空泵、玻璃漏斗、干燥箱、恒温水浴。

2. 操作步骤

（1）硝酸异山梨酯：①取本品约 10mg，置试管中，加水 1ml 与硫酸 2 ml，摇匀使药品溶解，放冷，沿管壁缓缓加硫酸亚铁试液 3ml，不振摇，使成两液层，界面处出现棕色环；②取本品约 2mg，加新制的 10% 儿茶酚溶液 3ml，摇匀后慢慢滴加硫酸 6ml，溶液变为暗绿色。

（2）卡托普利：取本品约 25mg，加乙醇 2ml 溶解后，加亚硝酸钠结晶少许和稀硫酸 10 滴，振摇，溶液显红色。

（3）利血平：①取本品约 1mg，加新鲜配制的香草醛试液 0.2ml，约 2 分钟后，显玫瑰红色。②取本品约 0.5mg，加对二甲氨基苯甲醛 5ml、冰醋酸与硫酸各 0.2ml，混匀，即显绿色；再加冰醋酸 1ml，转变为红色。③取本品约 1mg，加 0.1% 钼酸钠硫酸溶液 0.3ml，即显黄色，约 5 分钟后变为蓝色。

（4）盐酸胺碘酮：①取本品约 20mg，加乙醇 2ml 溶解，加 2，4- 二硝基苯肼高氯酸溶液（取 2，4- 二硝基苯肼 1.2g，加 30% 高氯酸溶液 50ml 使溶解）2ml，加水 5ml，放置后有黄色沉淀析出；②取本品约 50mg，加硫酸 1ml，微热，即产生碘的紫色蒸气。

（5）阿司匹林：①取本品约 0.5g，加碳酸钠试液 10ml，煮沸 2 分钟后，放冷，加过量的稀硫酸，立即析出白色沉淀，并产生乙酸的臭气。②取本品约 0.1g，加水 10ml，加三氯化铁试液 3 滴，不显紫堇色；将溶液煮沸，放冷，再加三氯化铁试液 1 滴，溶液即显紫堇色。

若供试品为片剂，则可将片剂碾成细粉，取片粉适量（约相当于阿司匹林 0.1g），加水 10ml，加三氯化铁试液 3 滴，不显紫堇色；将溶液煮沸，放冷，再加三氯化铁试液 1 滴，溶液即显紫堇色。

另取片粉适量（约相当于阿司匹林 0.5g），加碳酸钠试液 10ml，振摇后放置 5 分钟，过滤，取滤液煮沸 2 分钟，冷却后，加入过量的稀硫酸，立即析出白色沉淀，并产生乙酸的臭气。

（6）对乙酰氨基酚：①取本品约 0.1g，加稀盐酸 5ml，置水浴上加热 40 分钟，放冷，取溶液 0.5ml，滴加亚硝酸钠试液 5 滴，摇匀，加水 3ml 稀释，加碱性 β- 萘酚试液 2ml，振摇，溶液产生红色沉淀；②取本品约 20mg，加水 2~3ml，滴加三氯化铁试液 1~2 滴，溶液立即呈蓝紫色。

若供试品为对乙酰氨基酚片，则可将片剂碾成细粉，取片粉适量（约相当于对乙酰氨基酚 0.5g），加乙醇 20ml 分次研磨使乙酰氨基酚溶解，滤过，蒸干，将残渣按照上述 2 种方法进行实验。

（7）安乃近：①取本品约 20mg，加稀盐酸 1ml 溶解后，加次氯酸钠试液 2~3 滴，产生瞬即消失的蓝色，加热煮沸变成黄色；②取本品约 0.2g，加稀盐酸 8ml 溶解后，加热，即产生二氧化硫的臭气，然后发生甲醛的臭气。

（8）吡罗昔康和美洛昔康：①取吡罗昔康约 30mg，加三氯甲烷 1ml 溶解后，加三氯化铁试液 1 滴，即显玫瑰红色；②取美洛昔康约 10mg，加三氯甲烷 5ml 溶解后，加三氯化铁试液 1 滴，振摇，放置后，三氯甲烷层显淡紫红色。

【实训注意】

1. 硝酸异山梨酯在室温及干燥状态下较稳定，但遇强热或撞击下会发生爆炸，实验中须加注意。

2. 卡托普利具巯基结构，故有类似于蒜的特臭。

3. 若供试药品为片剂，需将片剂研细，取片粉适量，提取滤过，用滤液或残渣进行实验。

4. 实验中的各药物在进行加热时，不能将试管进行直火加热，以防受热不均，产生局部温度过高而碳化，使实验结果不准确。

5. 在进行对乙酰氨基酚的实验时，由于该药物对光敏感，且与铁器接触易被氧化变色，因此在实验中要注意避免接触铁器，并应该注意药物要避光密封保存。

6. 在乙酰氨基酚的重氮化 - 偶合反应实验中，必须严格遵守操作条件，应将本品在沸水浴中水解完全后再进行重氮化 - 偶合反应。水解时不可直火加热，否则会因局部温度过高而促使本品被氧化或局部碳化，影响反应结果。为避免试剂亚硝酸钠和产物重氮盐的分解，实验应在低温条件下进行，且加入的盐酸要过量，一般为取药量的 3 倍左右。

【实训思考】

1. 心血管系统药物分为哪几类？各类有哪些主要药物？

2. 对比阿司匹林和对乙酰氨基酚加入三氯化铁试液后的变化。

3. 保证重氮化 - 偶合反应发生的反应条件各是什么？

【实训报告】

实训报告要求和格式详见实训项目一。

（黄素臻　邵靖宇）

实训项目八　激素和维生素类药物的性质实训

【实训目的】

1. 掌握激素类和维生素类药物的主要性质和实验方法。

2. 进一步巩固所学的激素和维生素类药物的主要理化性质，熟悉基本操作。

【实训原理】

（一）激素类药物

1. 具有甾体结构的药物与强酸可发生显色反应。

2. 具有酚羟基的甾体药物与三氯化铁可发生显色反应。

3. 具有 Δ^4-3- 酮结构的甾体药物可与异烟肼反应，生成具有颜色的异烟腙。

4. 具有 17- 甲酮基结构的甾体药物可与亚硝基铁氰化钠发生显色反应。

5. 具有 17-α- 醇酮基结构的甾体药物可还原酒石酸铜，产生红色沉淀。

6. 具有酯键的甾体药物可发生水解反应

7. 具有乙炔基的甾体药物可与硝酸银试液反应，生成白色银盐沉淀。

（二）维生素类药物

1. 维生素 A　本品可与三氯化锑的三氯甲烷溶液发生显色反应，即显蓝色，逐渐变为紫红色。

2. 维生素 D_2 和维生素 D_3　本品的基本母核结构均为甾体，因此具有甾体类药物所共有的显色反应。

3. 维生素 E　本品为醋酸酯，含酚羟基，可发生水解、氧化反应。

4. 维生素 K_3　本品水溶液中存在与甲萘醌、亚硫酸氢钠间的动态平衡，当遇酸或碱时平衡被破坏，产生甲萘醌沉淀。

5. 维生素 B_1　本品易被氧化剂氧化为硫色素，硫色素溶于正丁醇中显较强的蓝色荧光。

6. 维生素 B_2　本品水溶液具有黄绿色荧光，可被连二亚硫酸氢钠还原生成溶解性较小的无荧光化合物。该化合物又可被空气中的氧气再氧化生成维生素 B_2，荧光复显。

7. 维生素 B_6　本品 C_3- 位羟基的对位未被取代，能与氯亚氨基 -2，6- 二氯醌试液作用，生成蓝色化合物，继而转为红色。若本品先与硼酸形成配合物，则不能再与上述试液作用显色。

8. 维生素 C　本品含有连二烯醇结构，具有较强的还原性，在碱性条件下能与硝酸银试液发生银镜反应；还可使二氯靛酚钠试液褪色。

【实训内容】

1. 实训用品

（1）药品：雌二醇、己烯雌酚、甲睾酮、黄体酮、醋酸地塞米松、炔雌醇、维生素 A、维生素 D_2、维生素 D_3、维生素 E、维生素 K_3、维生素 B_1、维生素 B_2、维生素 B_6、维生素 C。

（2）试液：硫酸、三氯化铁试液、乙醇、硫酸 - 乙醇（2∶1）甲醇、亚硝基铁氰化钠、碳酸钠、乙酸铵、异烟肼、稀盐酸、碱性酒石酸铜试液、乙醇制氢氧化钾试液、硫酸溶液（1 → 2）、三氯甲烷、25% 三氯化锑的三氯甲烷溶液、醋酐、硫酸、无水乙醇、硝酸、氢氧化钾乙醇溶液、三氯化铁、联吡啶溶液、氢氧化钠试液、铁氰化钾试液、正丁醇、盐酸、10% 氢氧化钠溶液、连二亚硫酸氢钠、稀盐酸、氨试液、20% 乙酸钠溶液、4% 硼酸溶液、氯亚氨基 -2，6- 二氯醌试液、硝酸银试液、二氯靛酚钠试液。

（3）器材：电子天平、电热恒温水浴锅、试管、药匙、烧杯、滴管、量杯、酒精灯等。

2. 操作步骤

（1）雌二醇：取本品约 2mg，加硫酸 2ml 溶解，有黄绿色荧光；加三氯化铁试液 2 滴，呈草绿色；再加水稀释，变为红色。

（2）己烯雌酚：取本品约 10mg，加硫酸 1ml 溶解后，溶液显橙黄色；加水 10ml 稀释后，颜色消失。

（3）甲睾酮：取本品数毫升，加硫酸 - 乙醇（2∶1）1ml 使溶解，即显黄色并带有黄绿色荧光。

（4）黄体酮：取本品约 5mg，置小试管中，加甲醇 0.2ml 溶解后，加亚硝基铁氰化钠的细粉约 3mg、碳酸钠及乙酸铵各约 50mg，摇匀，放置 30 分钟，应显蓝紫色。

（5）醋酸地塞米松

1）取本品约 10mg，加甲醇 1ml，微热溶解后，加入碱性酒石酸铜试液 1ml 加热，即生成砖红色沉淀。

2）取本品 50mg，加乙醇制氢氧化钾试液 2ml，置水浴中加热 5 分钟，放冷，加硫酸溶液（1 → 2）2ml，缓缓煮沸 1 分钟，即发生乙酸乙酯的香气。

（6）炔雌醇

1）取本品约 2mg，加硫酸 2ml 溶解后，溶液显橙红色，在反射光线下出现黄绿色荧光；将此溶液倒入 4ml 水中，即生成玫瑰红色絮状沉淀。

2）取本品约 10mg，加乙醇 1ml 溶解后，加硝酸银试液 5~6 滴，即生成白色沉淀。

（7）维生素 A：取本品 1 滴，加三氯甲烷 10ml 振摇使溶解；取出 2 滴，加三氯甲烷 2ml 与 25% 三氯化锑的三氯甲烷溶液 0.5ml，即显蓝色，逐渐变为紫红色。

（8）维生素 D_2：取本品约 0.5mg，加三氯甲烷 5ml 溶解后，加醋酐 0.3ml 和硫酸 0.1ml，振摇，初显黄色，渐变为红色，迅即变为紫色，最后变为绿色。

（9）维生素 D_3：取本品约 0.5mg，加三氯甲烷 5ml 溶解后，加醋酐 0.3ml 和硫酸 0.1ml，振摇，初显黄色，渐变为红色，迅即变为紫色、蓝绿色，最后变为绿色。

（10）维生素 E

1）取本品约 30mg，加无水乙醇 10ml 溶解后，加硝酸 2ml，摇匀，在 75℃加热约 15 分钟，溶液显橙红色。

2）取本品约 30mg，加无水乙醇 10ml 溶解后，加入 5 滴氢氧化钾乙醇溶液并加热，然后加入 5~10 滴三氯化铁振摇，有黄色出现；再加入联吡啶试液振摇，溶液显红色。

（11）维生素 K_3：取本品约 30mg，加水溶解后分成 2 份，一份加入氢氧化钠试液，有黄色沉淀析出；另一份加入稀盐酸，有黄色沉淀析出并放出二氧化硫气体。

（12）维生素 B_1：取本品约 5mg，加氢氧化钠试液 2ml 溶解后，加铁氰化钾试液 0.5ml 与正丁醇 5ml，强力振摇 2 分钟，放置分层后，上面的醇层即显蓝色荧光；加硫酸使成酸性，荧光即消失；再加碱使成碱性，荧光又显出。

如供试品为维生素 B_1 片，则取本品片粉适量，加蒸馏水搅拌使溶，滤过，蒸干滤液，取残渣照上述方法实验。

（13）维生素 B_2：取本品约 1mg，加水 100ml 溶解后，溶液在透射光下显淡黄绿色并有强烈的黄绿色荧光。将溶液分成 3 份，第 1 份加入盐酸 3 滴，荧光即消失；第 2 份加 10% 氢氧化钠溶液，荧光即消失；第 3 份加入连二亚硫酸氢钠固体少许，摇匀后，黄色即消褪，荧光亦消失。

（14）维生素 B_6：取本品约 10mg，加水 100ml 溶解后，各取 1ml 分别置甲、乙试管中，各加 20% 乙酸钠溶液 2ml，甲试管加水 1ml，乙管加入 4% 硼酸溶液 1ml，混匀，各迅速加氯亚氨基 -2，6- 二氯醌试液 1ml，甲管中显蓝色，几分钟后即消失，并转为红色；乙管中不显蓝色。

（15）维生素 C：取本品约 0.2g，加水 10ml 溶解后，分成两等份，在一份中加入硝酸银试液 0.5ml，即生成银的黑色沉淀；在另一份中加二氯靛酚钠试液 1~2 滴，试液的颜色立即消失。

若供试品为片剂，则需取本品片粉适量（约相当于维生素 C 0.2g），加水 10ml 振摇使其溶解，滤过，取滤液按上述方法实验。

【实训注意】

1. 若药品为普通制剂而非原料药时，需先进行处理，然后取与原料药等量的样品，按照上述方法进行实验，实验现象应与原料药进行比较。

2. 做银镜反应的试管，如试管洗不净，可加硝酸数滴（必要时微热），即可洗净。

【实训思考】

1. 醇溶液为什么不能在酒精灯上明火加热，加热须在水浴锅中进行？

2. 你在实训中观察得到的甾体激素及维生素类药物的反应现象与理论现象之间有何差异？为

什么会出现这些差异？在以后的实验中应注意哪些问题？

3. 通过实训，你发现要获得较为准确的试验结果应注意哪些问题。

4. 通过实训，你发现可以用什么化学方法来区别炔雌醇与维生素 C。

5. 维生素 K_3 中当加入氢氧化钠溶液和稀盐酸时，均有析出，试分析两者（黄色沉淀）是否为同一物质？

【实训报告】

实训报告要求和格式详见实训项目一。

（钟辉云　张彦文）

第四部分　药物的化学稳定性实训

实训项目九　药物的氧化变质实训

【实训目的】

1. 掌握不同结构的药物发生氧化反应的原理。

2. 了解外界因素对氧化反应的影响。

3. 认识防止药物发生氧化反应所采取的措施的重要性。

【实训原理】

药物的自动氧化是指药物在空气中被氧气自发引起的游离基链式反应。能发生自动氧化反应的官能团类型主要有以下几类：

1. 含有不饱和碳 - 碳双键结构的药物易被氧化。

2. 结构中含有酚羟基的药物均易被氧化，含酚羟基结构的数量越多，越易被氧化。在碱性条件下更易被氧化，氧化产物多为有色化合物。

3. 含芳香第一胺结构的药物易被氧化成有色的醌型化合物、偶氮化合物或氧化偶氮化合物。

4. 具有脂肪性或芳香性巯基的药物均有还原性，因硫原子的电负性小于氧，易失去电子，故巯基比酚羟基或醇羟基更易被氧化。

5. 其他醛类药物由于含有醛基，也能在一定的条件下被氧化成酸。醇羟基通常情况下还原性较弱，但具有连烯二醇结构的药物其还原性将增强。此外，吩噻嗪类药物也易被氧化，母核结构被氧化为醌型化合物和亚砜。

影响药物自动氧化的外界因素有：

1. 氧的影响氧是药物发生自动氧化反应的必需条件，故能够发生自动氧化的药物应尽可能地避免和氧接触。

2. 光线的影响光线能促进药物的自动氧化，其原因主要是光能使氧分子由基态转变为激发态，成为活性氧，促进自由基的形成。一般情况下，为了避免药物受光的影响，通常将药物贮存于有色玻璃容器或避光容器中。

3. 金属离子的影响金属离子主要是来自于原料、辅料、容器、溶剂等，它们以微量杂质的形式存在于药物之中。常见的有 Cu^{2+}、Fe^{2+}、Pb^{2+}、Mn^{2+} 等，这些金属离子可以促进药物的自动氧化。

因此为避免金属离子的影响，常在药物中加入适量的金属配合剂，如乙二胺四乙酸二钠（EDTA-2Na），以减少金属离子的含量，从而增加药物的稳定性。

4. 温度的影响一般情况下，若温度升高，则化学反应速度加快。因此易发生自动氧化的药物应在生产和贮存过程中应选择适当的温度条件，以防止自动氧化反应的发生。

5. 溶液酸碱性的影响药物的自动氧化反应受溶液酸碱性的影响，且有些药物的自动氧化反应需要氢离子或氢氧根离子的参与。

对氨基水杨酸钠经氧化脱羧后生成间氨基酚，可进一步氧化成红棕色的醌型化合物。

盐酸异丙肾上腺素或重酒石酸去甲肾上腺素分子中具有邻苯二酚结构，易被氧化成不同颜色的醌型化合物。

维生素 C 结构中含有连烯二醇结构，极易被氧化成黄色的糠醛。

盐酸氯丙嗪分子中具有吩噻嗪环结构，可被氧化成红色的醌型化合物。

【实训内容】

1. 药品对氨基水杨酸钠、盐酸异丙肾上腺素或重酒石酸去甲肾上腺素、维生素 C、盐酸氯丙嗪等。

2. 试剂　3%过氧化氢溶液、2%亚硫酸钠溶液、硫酸铜试液、0.05mol/L 乙二胺四乙酸二钠溶液等。

3. 操作步骤

（1）供试液的配制：分别将对氨基水杨酸钠 0.5g、盐酸异丙肾上腺素或重酒石酸去甲肾上腺素 0.5g、维生素 C 0.25g、盐酸氯丙嗪 50mg 置于 50ml 锥形瓶中，加水 30ml 振摇，使其溶解。用移液管将 4 种药品各分别取出 5ml 于具塞的试管中成 5 份，将每种药物编号为“1~5”号备用。

（2）将上述 4 种药品的“1”号管同时去掉试管的塞子，在空气中置于日光下直射，观察并记录各药品的颜色变化。

（3）将上述 4 种药品的“2”号管分别加入 3%过氧化氢溶液 1ml，同时放于沸水浴上加热，观察并记录各药品在 5、20 和 60 分钟时的颜色变化。

（4）将上述 4 种药品的“3”号管分别加入 2%亚硫酸钠溶液 2ml 后，再分别加入 3%过氧化氢溶液 1ml，同时放于沸水浴上加热，观察并记录各药品在 5、20 和 60 分钟时的颜色变化。

（5）将上述 4 种药品的“4”号管分别加入硫酸铜试液 2 滴，观察并记录各药品的颜色变化。

（6）将上述 4 种药品的“5”号管分别加入 0.05mol/L 乙二胺四乙酸二钠溶液 2ml 后，再分别加入硫酸铜试液 2 滴，观察并记录各药品的颜色变化。

【实训注意】

本实验中的各单项实验均应平行操作，即相同的试剂及加入剂量、反应条件及时间等。

【实训思考】

上述操作步骤（4）中，若在加入 2%亚硫酸钠溶液 2ml 之前先加入适量的盐酸，实验最后还会出现相同的现象吗？

【实训报告】

实训报告要求和格式详见实训项目一。

（方应权）

实训项目十　药物在输液中的稳定性观察及药物的配伍变化

【实训目的】

1. 通过本次实训，熟悉一些常见药物相互配伍或与输液配伍时的化学反应，能分析配伍变化的原因，并有的放矢地找到相应的防范措施。

2. 进一步树立安全用药意识，多措并举，确保临床用药安全有效。

【实训原理】

注射给药为临床常用的给药途径，约占用药总量的50%，其中又以静脉滴注给药最为常用。临床上经常出现联合注射给药，选择适宜的溶剂、药物合并后的相互作用和配伍禁忌都是临床使用中应注意的。从化学角度看，有的药物相互作用可出现混浊、沉淀、变色和活性降低。

人体血液有一定的渗透压，血细胞才能保持一定的形状。如果血液的渗透压太高，血细胞内液外流，细胞变扁；如果渗透压太低，会使用细胞内吸水膨胀，到达一定限度，就会破裂造成溶血现象。因此，输液的液体应该与血液的渗透压相当或略高。0.9%NaCl溶液和5%葡萄糖溶液为等渗液，因此最适合作为药物的溶剂。但它们还有其各自的特点：

1. 氯化钠溶液为中性溶液（pH=7），在酸性或碱性环境中不稳定的药物如青霉素类和头孢菌素类，最适合选择这种中性溶液。

2. 葡萄糖的化学结构中含有多个羟基，具有弱的酸性，葡萄糖溶液的pH为3.2~5.5，适合作大部分药品的溶剂，但青霉素类、头孢菌素类、氨茶碱以及其他生物碱药物会被破坏或中和而失效。

3. 葡萄糖氯化钠也是等渗溶液，内含有5%的葡萄糖和0.9%的氯化钠，pH为3.5~5.5，也属于偏酸性的液体，因为是复方成分，有热量又有电解质，更适合需要补充电解质的患者使用。

临床中常用的药物大多为强酸弱碱盐或强碱弱酸盐，易发生水解反应产生沉淀而失效。如苯巴比妥钠、青霉素钠、苯妥英钠、磺胺嘧啶钠等。

有些药物结构中含有易氧化的官能团，如盐酸肾上腺素的酚羟基、盐酸氯丙嗪的吩噻嗪环、维生素C的连烯二醇等，在酸性溶液中稳定，遇到碱性药物或含重金属离子药物时易被氧化变色。

头孢曲松钠与钙剂配伍时易产生沉淀，对人体有毒副作用；四环素与钙剂配伍时生成配位化合物，影响钙剂的吸收。因此，这类药物禁与钙剂配伍。

【实训内容】

（一）实训用品

1. 药品注射用苯巴比妥钠、盐酸氯丙嗪注射液、注射用青霉素钠、盐酸肾上腺素注射液、盐酸普鲁卡因注射液、盐酸利多卡因注射液、硫酸阿托品注射液、5%葡萄糖注射液、0.9%氯化钠注射液、磺胺嘧啶钠、维生素C注射液、注射用头孢曲松钠、注射用盐酸四环素、氯化钙注射液、葡萄糖酸钙注射液。

2. 试液稀盐酸、1mol/L 盐酸溶液、1mol/L 氢氧化钠溶液。

3. 器材电子天平、试管、药匙、烧杯、滴管、量杯等。

（二）操作步骤

1. 易水解药物的配伍变化

（1）注射用苯巴比妥钠

1）取本品约 0.1g，加 5% 葡萄糖注射液 5ml 振摇溶解，观察并记录现象。

2）取本品约 0.1g，加 0.9% 氯化钠注射液 5ml 振摇溶解，将上述溶液分为 2 份，一份中加入稀盐酸溶液 2ml，摇匀；另一份中加入盐酸普鲁卡因注射液 2ml，摇匀。分别于 10、20、30 和 60 分钟后观察并记录现象。

（2）注射用青霉素钠

1）取本品约 0.1g，加 5% 葡萄糖注射液 5ml 振摇溶解，观察并记录现象。

2）取本品约 0.1g，加 0.9% 氯化钠注射液 5ml 振摇溶解，将上述溶液分为 2 份，一份中加入稀盐酸溶液 2ml，摇匀；另一份中加入盐酸普鲁卡因注射液 2ml，摇匀。分别于 10、20、30 和 60 分钟后观察并记录现象。

（3）硫酸阿托品注射液

1）取本品 2ml 置于 1 支洁净的试管中，加入 5% 葡萄糖注射液 2ml，摇匀，将上述溶液分成 2 份，一份中加入 1mol/L HCl 溶液 1ml，摇匀；另一份中加入磺胺嘧啶钠约 0.05g，摇匀。分别于 10、20、30 和 60 分钟后观察并记录现象。

2）取本品 2ml 置于 1 支洁净的试管中，加入 0.9% 氯化钠注射液 2ml，摇匀，将上述溶液分成 2 份，一份中加入 1mol/L HCl 溶液 1ml，摇匀；另一份中加入磺胺嘧啶钠约 50mg，摇匀。分别于 10、20、30 和 60 分钟后观察并记录现象。

（4）盐酸利多卡因注射液

1）取本品 2ml 置于 1 支洁净的试管中，加入 5% 葡萄糖注射液 2ml，摇匀，将上述溶液分成 2 份，一份中加入 1mol/L HCl 溶液 1ml，摇匀；另一份中加入磺胺嘧啶钠约 0.05g，摇匀。分别于 10、20、30 和 60 分钟后观察并记录现象。

2）取本品 2ml 置于 1 支洁净的试管中，加入 0.9% 氯化钠注射液 2ml，摇匀，将上述溶液分成 2 份，一份中加入 1mol/L HCl 溶液 1ml，摇匀；另一份中加入磺胺嘧啶钠约 0.05g，摇匀。分别于 10、20、30 和 60 分钟后观察并记录现象。

2. 易氧化药物的配伍变化

（1）维生素 C 注射液

1）取本品 2ml 置于 1 支洁净的试管中，加入 5% 葡萄糖注射液 2ml，摇匀，观察是否稳定。将上述溶液分成 2 份，一份中加入 1mol/L NaOH 溶液 1ml，摇匀；另一份中加入苯巴比妥钠约 0.05g，摇匀。分别于 10、20、30 和 60 分钟后观察并记录现象。

2）取本品 2ml 置于 1 支洁净的试管中，加入 0.9% 氯化钠注射液 2ml，摇匀，观察是否稳定。将上述溶液分成 2 份，一份中加入 1mol/L NaOH 溶液 1ml，摇匀；另一份中加入苯巴比妥钠约 0.05g，摇匀。分别于 10、20、30 和 60 分钟后观察并记录现象。

（2）盐酸氯丙嗪注射液

1）取本品 2ml 置于 1 支洁净的试管中，加入 5% 葡萄糖注射液 2ml，摇匀，观察是否稳定。将上述溶液分成 2 份，一份中加入 1mol/L NaOH 溶液 1ml，摇匀，10 分钟后观察并记录现象；另一份中加入苯巴比妥钠约 0.05g，摇匀。分别于 10、20、30 和 60 分钟后观察并记录现象。

2）取本品 2ml 置于 1 支洁净的试管中，加入 0.9% 氯化钠注射液 2ml，摇匀，观察是否稳定。将上述溶液分成 2 份，一份中加入 1mol/L NaOH 溶液 1ml，摇匀，10 分钟后观察并记录现象；另一份中加入苯巴比妥钠约 0.05g，摇匀。分别于 10、20、30 和 60 分钟后观察并记录现象。

3. 其他配伍变化

（1）注射用头孢曲松钠

1）取本品约 0.1g，加 5% 葡萄糖注射液 5ml 振摇溶解，观察是否稳定。将上述溶液分成 2 份，一份中加入 $CaCl_2$ 注射液 2ml，振摇；另一份中加入葡萄糖酸钙注射液 2ml，振摇。分别于 10、20、30 和 60 分钟后观察并记录现象。

2）取本品约 0.1g，加 0.9% 氯化钠注射液 5ml 振摇溶解，观察是否稳定。将上述溶液分成 2 份，一份中加入 $CaCl_2$ 注射液 2ml，振摇；另一份中加入葡萄糖酸钙注射液 2ml，振摇。分别于 10、20、30 和 60 分钟后观察并记录现象。

（2）注射用盐酸四环素

1）取本品 0.1g 置于 1 支洁净的试管中，加入 5% 葡萄糖注射液 2ml，振摇溶解，观察是否稳定。将上述溶液分成 2 份，一份中加入 $CaCl_2$ 注射液 2ml，摇匀；另一份中加入葡萄糖酸钙注射液 2ml，摇匀。分别于 10、20、30 和 60 分钟后观察并记录现象。

2）取本品 0.1g 置于 1 支洁净的试管中，加入 0.9% 氯化钠注射液 2ml，振摇溶解，观察是否稳定。将上述溶液分成 2 份，一份中加入 $CaCl_2$ 注射液 2ml，摇匀；另一份中加入葡萄糖酸钙注射液 2ml，摇匀。分别于 10、20、30 和 60 分钟后观察并记录现象。

【实训注意】

1. 易氧化药物的配伍变化实验中，可以通过与原液对照，有助于观察氧化后的颜色变化。

2. 有青霉素过敏史的同学应注意。

3. 在实训过程中同学们一定要仔细观察每一步实验现象，并通过认真仔细的纵向或横向对比，发现问题，分析问题，解决问题。

【实训思考】

1. 强酸弱碱盐、强碱弱酸盐分别与哪类药物配伍易生成沉淀？请举例说明。同时为防止沉淀生成，我们在配伍使用时应注意采取什么措施？

2. 易氧化药物配伍时应注意什么？

3. 影响药物水解变质的外界因素有哪些？我们在使用这些药物时应注意怎样防范？

4. 作为药师，在临床遇到药物配伍变化时我们应该如何处置？

【实训报告】

实训报告要求和格式详见实训项目一。

（钟辉云）

第五部分　药物的合成实训

实训项目十一　苯妥英钠的合成

【实训目的】

1. 学习安息香缩合反应的原理和应用维生素 B_1 为催化剂进行反应的实验方法。

2. 学习有害气体的排出方法。

3. 学习二苯羟乙酸重排反应的机制。

4. 掌握用重结晶精制化学品的实验方法。

【实训原理】

苯妥英钠通常用苯甲醛为原料，经安息香缩合，生成二苯乙醇酮（安息香），随后氧化为二苯乙酮，再在碱性醇液中与尿缩合、重排制得。

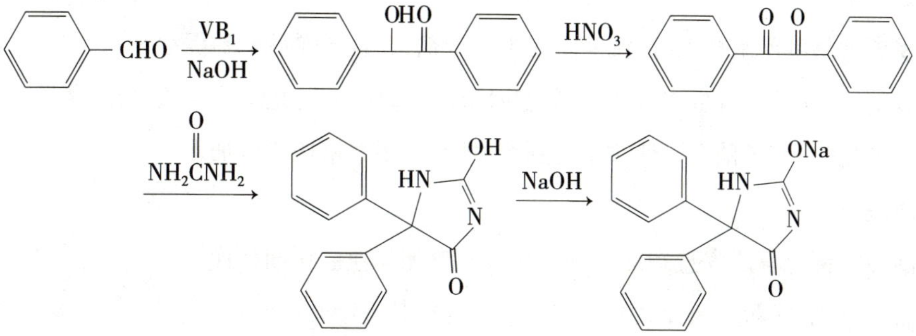

【实训内容】

1. 实训用品

（1）试剂：苯甲醛、维生素 B_1、氢氧化钠、硝酸、三氯化铁、尿素、浓盐酸、维生素 B_1、二苯乙醇酮。

（2）器材：烧杯、量筒、三颈瓶、锥形瓶、抽滤瓶、恒压滴液漏斗、布氏漏斗、球形冷凝管、玻璃棒、温度计、漏斗、旋转蒸发仪、真空干燥箱、磁力搅拌器。

2. 操作步骤

（1）安息香的制备：取蒸馏水 30ml、无水乙醇 60ml，在 250ml 锥形瓶中混合均匀，冰浴。30 分钟后加入维生素 B_1（6.0g，19.9mmol），搅拌至溶解；取冰浴后的 2mol/L NaOH 22.5ml，使用恒压滴液漏斗滴入维生素 B_1 反应液，5 分钟滴加完毕；快速加入新蒸馏的苯甲醛（22.5ml，220.8mmol），冰浴下继续搅拌，薄层色谱检测反应完全后，静置；2 天后反应液析出大量淡黄色针状晶体，布氏漏斗抽滤，滤饼用冰水 20ml 洗涤 4 次；收集晶体，加热搅拌下分批加入 95% 乙醇，致固体恰好全部溶解。室温冷却后抽滤，滤饼使用少量冰水洗涤。收集滤饼置于真空干燥箱中干燥，得乳白色安息香晶体。

（2）二苯乙二酮的制备：取装有转子、温度计、球形冷凝器（顶端设置尾气吸收装置）的 250ml 三颈瓶，投入二苯乙醇酮（8g，37.69mmol）、稀硝酸：水 =1∶0.6（20ml），逐渐升高温度至沸腾，反应 2 小时。搅拌下将反应液倒入 150ml 冰水中，继续搅拌有黄色晶体析出，抽滤，滤饼用少量冰水洗涤，真空干燥，得黄绿色的块状二苯乙二酮粗品。

（3）苯妥英的制备：取装有转子、温度计、球形冷凝器的 250ml 三颈瓶，投入二苯乙二酮（4g，19.03mmol）、尿素（1.5g，24.97mmol）、20% NaOH 12ml、50% 乙醇 20ml，回流反应 50 分钟，冷却后，将反应液倒入 120ml 冷水中，得乳黄色混悬液，加入适量活性炭，水浴（70℃）搅拌脱色 15 分钟，冷却后抽滤，滤除黄色的二苯乙炔二脲沉淀。滤液用 15% 盐酸调至 pH6，放置析出结晶，抽滤，结晶用少量水洗，得白色苯妥英粗品。熔点为 295~299℃。

（4）苯妥英钠（成盐）的制备与精制：将与苯妥英粗品等摩尔的氢氧化钠（先用少量蒸馏水将固体氢氧化钠溶解）置 100ml 烧杯中后，加入苯妥英粗品，水浴加热至 40℃，使其溶解，加活性炭少许，在 60℃下搅拌加热 5 分钟，趁热抽滤，在蒸发皿中将滤液浓缩至原体积的 1/3。冷却后析出结晶，抽滤。沉淀用少量冷的 95% 乙醇 - 乙醚（1∶1）混合液洗涤，抽干，得苯妥英钠，真空干燥，称重，计算收率。

【实训注意】

1. 硝酸为强氧化剂，使用时应避免与皮肤接触。硝酸氧化反应产生大量二氧化氮，反应中应设置尾气吸收装置。

2. 苯妥英钠易溶于水和乙醇，洗涤时应少用溶剂，并且干燥后密封保存。

3. 二苯基乙二酮易结块，在冷却析晶时应用玻璃棒搅动，防止结成大块，包进杂质。

4. 制备钠盐时，水量稍多可使收率受到明显影响，要严格按比例加水。

【实训思考】

1. 盐酸硫胺催化合成安息香的机制是什么？有无其他催化剂替代？

2. 制备二苯乙二酮时，为什么要控制反应温度使其逐渐升高？

3. 三氯化铁氧化安息香的机制是什么？安息香氧化除用三氯化铁外，还可用什么氧化剂？三氯化铁氧化有什么优点？

4. 关环反应可能产生的副产物是什么？

5. 苯妥英钠为什么要真空干燥？

6. 本实训过程中产品精制的原理是什么？精制过程中加入氯化钠的目的是什么？

【实训报告】

实训报告要求和格式详见实训项目一。

（李艳萍）

实训项目十二　阿司匹林的合成与质量控制

【实训目的】

1. 掌握重结晶、抽滤和熔点测定等基本方法，以及药物精制的方法和技能。

2. 熟悉酰化反应的原理及基本操作。

3. 了解阿司匹林杂质检查、结构鉴定的方法和技能。

【实训原理】

醋酐在硫酸催化下形成乙酰正离子，进攻水杨酸上的酚羟基，生成阿司匹林。

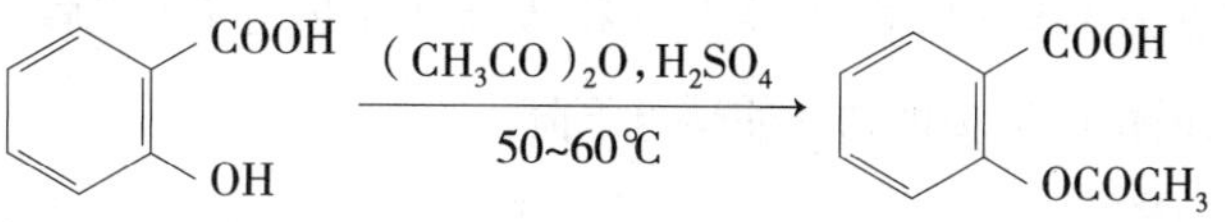

合成过程中乙酰化不完全或发生副反应生成水杨酰水杨酸、乙酰水杨酸酐、多聚物等产物，粗品用重结晶方法纯化。

【实训内容】

1. 实训用品

（1）药品：水杨酸（CP）、醋酐（CP）、98% 浓硫酸（CP）、无水乙醇（CP）。

（2）器材：锥形瓶（50、100、150ml）、量筒（50、100ml）、布氏漏斗、抽滤瓶、恒温水浴锅。

2. 操作步骤

（1）酰化：在 150ml 锥形瓶中分别加入水杨酸 6.0g、醋酐 9g，滴加浓硫酸 4 滴，轻轻振摇，使水杨酸溶解。将锥形瓶放在水浴锅上恒温 50~60℃，轻轻振摇 10 分钟。若已析出结晶，仍于 50~60℃水浴内反应 10 分钟，冷却至室温，待结晶析出后，加纯化水 90ml，用玻璃棒轻轻搅拌，继续冷却至大量结晶完全析出。

（2）抽滤：将布氏漏斗安装在吸滤瓶上，先湿润滤纸，再开减压泵将滤纸抽紧，将上述结晶溶液慢慢倾入漏斗，抽滤，得到固体，用约 18ml 纯化水分 3 次快速洗涤，压紧抽干得到粗品。

（3）精制：将粗品阿司匹林置于 50ml 锥形瓶中，加无水乙醇 18ml，于水浴上微热溶解；同时在 100ml 锥形瓶中加纯化水 48ml，加热至 60℃。将粗品乙醇溶液倒入热水中，如有颜色，加少量活性炭脱色，趁热过滤。滤液放置，自然冷却至室温，慢慢析出白色针状结晶，滤过，用 50% 乙醇 5ml 洗涤 2 次，抽干并干燥，即得精品。测定熔点，计算产率。

（4）杂质水杨酸的检查：取产品阿司匹林 0.1g，加 50% 乙醇 5ml，加三氯化铁试液 3 滴，振摇，应无紫堇色出现。

（5）鉴别

1）取产品阿司匹林 0.1g，加水 10ml，煮沸，放冷，加三氯化铁试液 1 滴，即显紫堇色。

2）取产品阿司匹林 0.5g，加碳酸钠试液 10ml，煮沸 2 分钟后，放冷，加过量的稀硫酸，即析出白色沉淀，并发生乙酸的臭气。

3）产品阿司匹林的红外吸收光谱应与对照图谱一致。

【实训注意】

1. 酰化反应须无水操作，仪器必须干燥无水，水浴加热时应避免水蒸气进入锥形瓶内，同时反应温度不宜过高，否则会增加副产物的生成。

2. 醋酐对皮肤有刺激性，皮肤接触可引起灼伤，蒸气对眼睛有刺激性，吸入后可引起咳嗽、胸痛、呼吸困难等，取用时应注意不要与皮肤接触，尽量在通风橱内操作，防止吸入大量蒸气。

3. 浓硫酸具有强腐蚀性，应避免触及皮肤或衣物。

4. 由于阿司匹林微溶于水，洗涤结晶时用水量要少些，析出结晶一定要充分放冷。

5. 精制时，抽滤应快速、趁热。

6. 阿司匹林的熔点为135~138℃，测定时应将传温液加热至130℃后，立即放入样品，快速测定，防止阿司匹林受热分解，产生多种物质使熔点下降。

【实训思考】

1. 酰化反应中，仪器不干燥对反应有何影响？

2. 总结一下阿司匹林制备实验中导致产率降低的原因。

3. 本反应可能发生哪些副反应？产生哪些副产物？

4. 分析本实验过程中可能产生的杂质有哪些？用什么方法除去？

5. 重结晶时为什么选用50%乙醇为溶剂？在精制过程中为什么滤液要自然冷却？快速冷却会出现什么现象？

【实训报告】

实训报告要求和格式详见实训项目一。

（葛淑兰）

实训项目十三　对乙酰氨基酚的合成

【实训目的】

1. 掌握对乙酰氨基酚合成的原理和方法。

2. 学习热水重结晶提纯对乙酰氨基酚的操作方法。

3. 学习有机药物熔点的测定方法。

4. 了解对氨基苯酚的氨基选择性乙酰化而保留酚羟基的方法。

【实训原理】

对氨基苯酚与醋酐直接发生酰化反应合成对乙酰氨基酚。

反应式为：

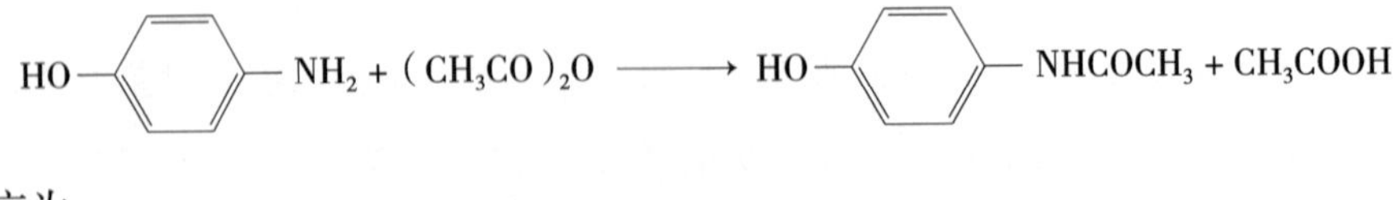

副反应为：

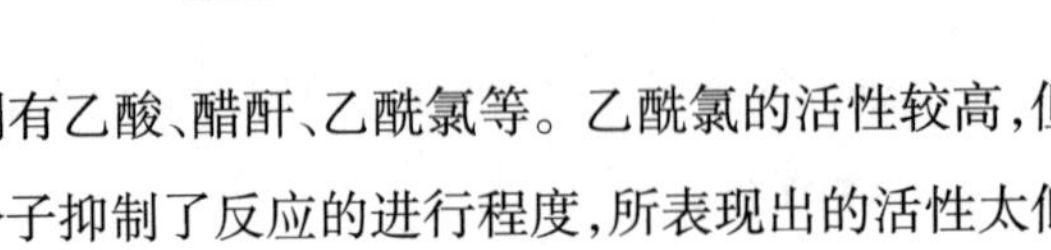

常用的乙酰化试剂剂有乙酸、醋酐、乙酰氯等。乙酰氯的活性较高，但选择性较差；而乙酸与对氨基苯酚反应生成的水分子抑制了反应的进行程度，所表现出的活性太低；相对而言醋酐是一种良好的乙酰化试剂，既有较高的活性，又有良好的选择性。

【实训内容】

1. 实训用品

（1）药品：对氨基苯酚（CP）、醋酐（AR）、活性炭、亚硫酸氢钠（AR）。

（2）试液：10% 亚硫酸氢钠溶液。

（3）器材：天平（分度值为 0.1g）、电动搅拌、烧杯、玻璃棒、表面皿、温度计、布氏漏斗、抽滤瓶、电热恒温水浴锅、250ml 电热套、250ml 四口圆底烧瓶、直形或球形冷凝管、磁力搅拌器、回流装置、真空冷冻干燥仪、熔点测定装置。

2. 操作步骤

（1）粗品的制备：在安装好电动搅拌器、温度计的 250ml 四口圆底烧瓶中加入对氨基苯酚 10.9g 及水 60ml，开启搅拌，用分液漏斗滴加醋酐 10.9g，滴加时间约 8 分钟。升温至 90℃，维持此温度并继续搅拌 40 分钟，反应物冷却至 0~10℃，将析出的结晶抽滤，用 30ml 冷水洗涤 2 次，抽滤至有很少液体滴下，滤饼为粗品对乙酰氨基酚。

（2）精制：在 100ml 三口圆底烧瓶中加入粗品，再加入粗品湿品重量 2.2 倍的水、10% 亚硫酸氢钠 1ml 及活性炭 1g（视粗品颜色深浅可增减），升温至全溶，继续加热至沸腾并回流 10 分钟，热滤，滤液冷却至 0~10℃。将析出的结晶抽滤，滤饼于 80℃干燥 2 小时（也可以室温下放在培养皿中均匀摊开，自然凉干 1 周），即得产品对乙酰氨基酚。

【实训注意】

1. 用作原料的对氨基苯酚应为白色或淡黄色颗粒状晶体。对氨基苯酚为对乙酰氨基酚的特殊杂质，可能由未反应完全的原料引入，也可能是因储存不当而水解产生的。

2. 制备对乙酰氨基酚时，酰化反应中加水的目的是进行选择性酰化氨基而非羟基。若以乙酸代替醋酐，活性较低，反应时间长，则难以控制氧化的副反应，产品质量差。

3. 加亚硫酸氢钠可有效防止对乙酰氨基酚被空气氧化，但用量不宜太多，否则会影响产品质量（亚硫酸氢钠残留超过药典标准）。

4. 精制热滤时要将漏斗放在 70~80℃的热水中预热（取出时防止烫伤），铺好滤纸，用热水湿润抽紧后迅速过滤。如果抽滤温度低，会影响过滤效果，发生堵塞，使收率降低。

5. 精心操作，避免物料转移过程中不必要的损失。

【实训思考】

1. 试比较乙酸、醋酐、乙酰氯 3 种乙酰化试剂的优缺点。

2. 精制过程选水作溶剂有哪些必要的精制条件？应注意哪些操作上的问题？

3. 亚硫酸氢钠的作用是什么？

4. 影响熔点测定的因素有哪些？

【实训报告】

实训报告要求和格式详见实训项目一。

（李艳萍）

第六部分　综合实训

实训项目十四　药物临床应用案例分析

【实训目的】

1. 复习所学药物的主要理化性质。

2. 训练学生学会分析处方的合理配伍。

3. 培养学生综合应用药物化学知识解决实际问题的能力。

【实训内容】

【案例一】

患者，女，23 岁，被诊断为缺铁性贫血，医生开出了下列处方：

硫酸亚铁片	0.3g × 20		
Sig.	0.3g	t.i.d.	p.o.
维生素 C 片	100mg × 20		
Sig.	100mg	t.i.d.	p.o.
盐酸四环素片	0.25g × 10		
Sig.	0.25g	q.i.d.	p.o.

【案例二】

患者，男，16 岁，因不注意饮食卫生，患严重中毒性菌痢，医生开出了下列处方：

氢化可的松注射液	100mg
注射用头孢噻肟钠	0.5g
维生素 C 注射液	0.5g
5% 葡萄糖注射液	500ml

Sig.i.v.gtt.

【案例三】

患者，男，5 岁，被诊断为流行性脑膜炎，医生开出了下列处方：

10% 磺胺嘧啶钠注射液	2ml
维生素 C 注射液	5ml
10% 葡萄糖注射液	500ml

Sig.i.v.gtt.

【案例四】

患者，男，40 岁，患严重呼吸道感染，医生开出了下列处方：

注射用青霉素钠	160 万 U
硫酸庆大霉素注射液	8 万 U

10% 葡萄糖注射液　　500ml

Sig.i.v.gtt.

【案例五】

患者，女，35 岁，因去一家卫生条件不合格的饭店吃饭，出现上腹部疼痛、反酸、恶心、呕吐、伴有轻度腹泻等症状，入院治疗后医生开出了下列处方：

盐酸环丙沙星胶囊	0.25g × 20		
Sig.	0.25g	b.i.d.	p.o.
硫糖铝片	0.25g × 200		
Sig.	1g	b.i.d.	p.o.
大黄苏打片	300mg × 100		
Sig.	1.2g	t.i.d.	p.o.

【案例六】

患者，女，60 岁，被诊断为急性盆腔炎，医生开出了下列处方：

硫酸庆大霉素注射液　　8 万 U

注射用头孢拉定　　0.5g

5% 葡萄糖注射液　　500ml

Sig.i.v.gtt.

【案例七】

患者，女，55 岁，患有支气管哮喘并伴有神经症状，医生开出了下列处方：

氨茶碱注射液　　0.125g

盐酸普鲁卡因注射液　　0.45g

地塞米松注射液　　5ml

10% 葡萄糖注射液　　250ml

Sig.i.v.gtt.

【案例八】

患者，男，29 岁，患有恶性淋巴瘤，医生开出了下列处方：

卡莫司汀注射液按体表面积　　$100mg/m^2$

5% 碳酸氢钠注射液　　2~5mmol/kg

Sig.i.v.gtt.

【案例九】

患者，女，45 岁，患有周围神经炎，医生开出了下列处方：

维生素 B_1 注射液　　0.1g

碳酸氢钠注射液　　250ml

Sig.i.v.gtt.

【案例十】

患者，男，15岁，患有癫痫大发作，医生开出了下列处方：

注射用苯妥英钠　　0.125~0.25g

5% 葡萄糖注射液　　20~40ml

Sig. 缓慢 i.v.

【实训思考】

【案例一】

1. 结合学过的知识，上网检索及查阅相关资料，分析该处方是否合理，并说明理由。

2. 盐酸四环素有哪些主要的化学性质?

3. 分析处方中各药物的结构特点、不良反应。各药物使用时应注意什么问题?

【案例二】

1. 结合学过的知识，上网检索及查阅相关资料，分析该处方是否合理，并说明理由。

2. 写出氢化可的松、头孢噻肟钠、维生素C的结构和主要化学性质。

3. 分析处方中各药物的结构特点。各药物使用时应注意什么问题?

4. 如处方中的氢化可的松注射液换成注射用氢化可的松琥珀酸钠是否可以?

【案例三】

1. 结合学过的知识，上网检索及查阅相关资料，分析该处方是否合理，并说明理由。

2. 写出磺胺嘧啶钠的结构和主要化学性质。

3. 分析处方中各药物的结构特点。各药物使用时应注意什么问题?

【案例四】

1. 结合学过的知识，上网检索及查阅相关资料，分析该处方是否合理，并说明理由。

2. 写出青霉素钠、硫酸庆大霉素的主要化学性质。

3. 分析处方中各药物的结构特点。各药物使用时应注意什么问题?

【案例五】

1. 结合学过的知识，上网检索及查阅相关资料，分析该处方是否合理，并说明理由。

2. 写出盐酸环丙沙星的结构和主要化学性质。

3. 分析处方中各药物的主要用途。各药物使用时应注意什么问题?

【案例六】

1. 结合学过的知识，上网检索及查阅相关资料，分析该处方是否合理，并说明理由。

2. 写出头孢拉定的结构和理化性质。

3. 分析处方中各药物的结构特点。各药物使用时应注意什么问题?

【案例七】

1. 结合学过的知识，上网检索及查阅相关资料，分析该处方是否合理，并说明理由。

2. 写出氨茶碱、普鲁卡因及地塞米松的的结构和理化性质。

3. 分析处方中各药物的主要用途。各药物使用时应注意什么问题?

【案例八】

1. 结合学过的知识，上网检索及查阅相关资料，分析该处方是否合理，并说明理由。

2. 写出卡莫司汀的结构和主要理化性质。

3. 分析卡莫司汀使用时应注意什么问题。

【案例九】

1. 结合学过的知识，上网检索及查阅相关资料，分析该处方是否合理，并说明理由。

2. 写出维生素 B_1 的结构和主要理化性质。

3. 分析维生素 B_1 使用时应注意什么问题。

【案例十】

1. 结合学过的知识，上网检索及查阅相关资料，分析该处方是否合理，并说明理由。

2. 写出苯妥英钠的结构和主要理化性质。

3. 分析苯妥英钠为何制成固体粉针，其使用时应注意什么问题?

附表

处方中常用的拉丁文缩写用法标示

拉丁文缩写	中文含义	拉丁文缩写	中文含义	拉丁文缩写	中文含义
aa.	各	Co.	复方的、复合的	gtt.	滴
ad.	加至	Sig.	用法	Rp	取，取药
a.c.	饭前	q.d.	每天	i.h.	皮下注射
a.m.	上午	q.h.	每小时	i.m.	肌内注射
p.c.	饭后	q.4h	每 4 小时	i.v.	静脉注射
p.m.	下午	h.s.	睡前	i.v.gtt.	静脉滴注
Stat！；St！	立即	b.i.d.	每日 2 次	p.o.	口服
p.r.n.	必要时	t.i.d.	每日 3 次		
s.o.s.	需要时	q.i.d.	每日 4 次		

（黄素臻）

实训项目十五　未知药物的确证

【实训目的】

1. 复习巩固已实验过的部分典型药物的主要理化性质。

2. 训练学生学会鉴别已知范围内的未知药物的方法和程序。

3. 培养学生分析问题、解决问题和综合应用能力。

【实训原理】

1. 初步实验

（1）性状观察：维生素 B_2 为橙黄色结晶性粉末；奥沙西泮、对乙酰氨基酚、阿司匹林、磺胺嘧啶、青霉素钠、硫酸链霉素、维生素 C 为白色或类白色结晶性粉末。

（2）溶解性实验：青霉素钠、硫酸链霉素、维生素 C、盐酸普鲁卡因溶于水；对乙酰氨基酚略溶于水；阿司匹林微溶于水；奥沙西泮、磺胺嘧啶、维生素 B_2 不溶于水。

2. 确证实验

（1）三氯化铁显色反应：对乙酰氨基酚分子中含有酚羟基，与三氯化铁试液作用显蓝紫色；阿司匹林加热水解，生成含有酚羟基的水杨酸，与三氯化铁试液作用显紫堇色。

（2）硝酸银氧化反应：维生素 C 含有连二烯醇结构，具有还原性，和硝酸银试液反应能析出黑色的银沉淀。

（3）重氮化 - 偶合反应：奥沙西泮在酸性或碱性中加热水解，生成的 2- 苯甲酰基 -4- 氯苯胺含有芳伯胺基，经重氮化后与碱性 β- 萘酚偶合，生成橙红色的偶氮化合物。磺胺嘧啶和盐酸普鲁卡因均含有芳伯胺基，也可发生重氮化 - 偶合反应。

（4）铜盐反应：磺胺嘧啶与硫酸铜试液发生取代反应，生成黄绿色的磺胺嘧啶铜沉淀。

（5）Na^+ 的火焰反应：青霉素钠含有钠离子，灼烧产生黄色火焰。

（6）SO_4^{2-} 沉淀反应：硫酸链霉素含有 SO_4^{2-}，与氯化钡试液反应生成白色 $BaSO_4$ 沉淀。

【实训内容】

1. 实训用品

（1）药品：奥沙西泮、对乙酰氨基酚、阿司匹林、磺胺嘧啶、青霉素钠、硫酸链霉素、维生素 C、维生素 B_2、盐酸普鲁卡因。

（2）试液：硝酸银试液、氯化钡试液、三氯化铁试液、0.4% 氢氧化钠溶液、硫酸铜试液、0.1mol/L 亚硝酸钠试液、碱性 β- 萘酚试液。

（3）器材：电热恒温水浴锅、试管、药匙、量筒、烧杯、研钵、漏斗、铂丝、酒精灯、试管夹。

2. 操作步骤

（1）对 9 种未知药品进行编号，将每种药品分成 3 份，一份用于初步实验，一份用于确证实验，另一份供复核使用。先进行外观观察、溶解性实验、灼烧实验等初步实验，然后再进行确证实验。

（2）观察 9 种未知药品的颜色。

（3）取 9 支试管，分别加入少量 9 种未知药品，加入 1ml 水，观察药物的溶解性；取铂丝，一端弯成钩形，先在酒精灯上烧去杂质，至火焰无色后，铂丝先蘸取盐酸液湿润后，再分别蘸取 9 种未知药品少许，放进火焰中灼烧，观察出现鲜黄色火焰的药品。

通过初步实验，可以定论的药品有橙黄色结晶性粉末，不溶于水的为维生素 B_2；溶于水，有鲜黄色火焰的为青霉素钠。略溶于、微溶于水或不溶于水的药品还有 4 种，溶于水的药品还有 3 种。

（4）取 2 支试管，分别加入溶于水的 3 种药品约 0.2g，加水 10ml 溶解后，每种药品再分成两等份，加硝酸银试液 0.5ml，产生黑色沉淀的可以定论为维生素 C，另 2 种药品为硫酸链霉素和盐酸普鲁卡因。将未确定的 2 种药品试管中加入稀盐酸，加 0.1mol/L 亚硝酸钠试液数滴，再加碱性 β- 萘酚试液数滴，生成红色沉淀的为盐酸普鲁卡因；或者加氯化钡试液，生成白色沉淀的为硫酸链霉素。

（5）取 4 支试管，分别加入略溶于、微溶于或不溶于水的 4 种药品微量，加少许水溶解，向 4 支试管中各滴加三氯化铁试液，显蓝紫色的为对乙酰氨基酚。

（6）取3支试管，分别加入尚未确证的3种药品约0.1g，加水10ml煮沸，放冷，加三氯化铁试液1滴，即显紫堇色的为阿司匹林。

（7）取2支试管，分别加入尚未确证的奥沙西泮和磺胺嘧啶约0.1g，加水与0.4%氢氧化钠溶液各3ml，振摇使溶解，滤过，取滤液，加硫酸铜试液1滴，生成黄绿色沉淀，放置后变为紫色的为磺胺嘧啶，另一支试管中的药品为奥沙西泮。

【实训注意】

1. 若供试品为片剂，应先提前进行处理，然后再照上述方法进行实验，实验现象应与原料药相同。

2. 经编号而未标名的未知药品，实验取样中不能用同一药匙，严格避免混淆掺杂而干扰结果。

3. 进行硝酸银反应时，若2支试管均出现白色凝胶沉淀，则检查蒸馏水中是否存有 Cl^-，做蒸馏水的空白对照试验。

【实训思考】

1. 写出上述药物的结构，并指出用于定性鉴别的官能团位置。

2. 画出本实训中药物鉴别的流程图。

3. 总结未知药物定性鉴别的步骤。

【实训报告】

实训报告要求和格式详见实训项目一。

（唐 虹）

目标检测参考答案

第一章　绪　　论

一、选择题

（一）单项选择题

1. C　　2. B　　3. D　　4. C　　5. D　　6. C

（二）多项选择题

1. ABD　2. ABCDE　3. ABCD　4. ABD

二、简答题（略）

三、实例分析

1. 根据药物的来源和性质不同，可分为天然药物、化学药物和生物药物三大类。化学药物是指用于预防、治疗、缓解、诊断疾病，有目的地调节机体生理功能的化合物，即具有明确的药物疗效，又具有确切的化学结构的化合物。化学药物可以是无机矿物质、从天然药物中提取的有效成分、化学合成的有机药物或通过发酵方法得到的抗生素或半合成抗生素等。

例如麻黄、黄连为天然药物，从麻黄中提取的有效成分麻黄碱、黄连中提取的有效成分小檗碱为具有明确化学结构的单一成分，麻黄碱和小檗碱则为化学药物。

2. 药物化学的研究内容主要包括化学药物的化学结构、理化性质、制备方法、构效关系、体内代谢、作用机制以及寻找新药途径与方法等。其主要任务包括寻找和发现新药，不断探索研究开发新药的途径与方法；为有效利用现有的化学药物提供理论基础；为化学药物的生产提供经济合理的方法和工艺。

掌握了药物的结构与理化性质、化学稳定性、体内代谢、药效之间的关系及变化规律，可为药物的剂型选择与制备、贮存保管、药物分析方法的确立、临床合理用药及配伍等奠定必要的化学理论基础。例如青霉素钠不能做成水针，亦不能做成片剂，而只能做成粉针剂是由于其结构中的 β- 内酰胺环，容易水解或被胃酸破坏；阿司匹林需密封、在干燥处贮存，是由于结构中的酯键极易水解。因此，学好药物化学可为药物制剂、分析、临床合理用药等提供理论指导。

3. 略

第二章　合成抗感染药

一、选择题

（一）单项选择题

1. B　2. A　3. B　4. C　5. B　6. C　7. A　8. B　9. C　10. B
11. D　12. D　13. B　14. D　15. B　16. A　17. A　18. B　19. A　20. B
21. D

（二）多项选择题

1. ABCE　2. ABE　3. BDE　4. AB　5. ACDE　6. ABC　7. ABCDE　8. ABCDE　9. BE
10. AB　11. AD　12. AD　13. AB

二、简答题（略）

三、实例分析

1. 磺胺类药物能竞争性地与二氢叶酸合成酶结合，使细菌不能合成二氢叶酸；而甲氧苄啶可抑制二氢叶酸还原酶，阻碍二氢叶酸还原为四氢叶酸。两者可产生协同作用，使抗菌作用增强数倍至数十倍。

2. 喹诺酮类药物结构中的3-位羧基和4-位酮基极易和钙、镁、锌等金属离子生成螯合物，使体内的金属离子流失，抗菌活性降低，影响软骨发育；也可引起胃肠道反应、中枢神经系统反应、结晶尿等；少数药物遇光分解产生光敏反应及光毒性。因此，使用喹诺酮类期间应多饮水，避免日光照射，不宜和牛奶等含钙、铁等的食物和药品同时服用，妊娠期妇女、哺乳期妇女、18岁以下的未成年人禁用本类药物。

3. 核苷类抗病毒药是根据代谢拮抗的原理设计而成的抗病毒药物。该类药物是模拟天然核苷的结构，通过化学修饰改变天然碱基或糖基中的基团后形成人工合成的核苷，为天然核苷的抑制剂，主要有嘧啶核苷类化合物和嘌呤核苷类化合物。齐多夫定为脱氧胸腺嘧啶核苷的类似物，在其脱氧核糖部位的3-位以叠氮基取代，掺入DNA中后，阻止3′,5′-二磷酸酯键的形成，引起DNA键断裂。

4. 天然青蒿素为具有内过氧化结构的倍半萜内酯，脂溶性大，易于通过血脑屏障，对恶性疟尤其是对氯喹耐药的脑型疟原虫有迅速杀灭作用，抗疟作用具有速效、高效的优点。缺点是口服活性低、溶解度小，半衰期短，复发率较高。

对青蒿素进行结构改造可将C_{10}-位羰基还原为羟基，得到双氢青蒿素，抗疟作用比青蒿素强1倍；再将羟基醚化可得到蒿甲醚，与氯喹几乎无交叉耐药性。双氢青蒿素的羟基与琥珀酸成酯得到青蒿琥酯，其钠盐可制成粉针剂用于静脉注射，起效快，适用于抢救脑型疟和危重疟疾患者。

第三章　抗　生　素

一、选择题

（一）单项选择题

1. A　2. C　3. B　4. D　5. B　6. A　7. C　8. D　9. B　10. C

11. A　12. A　13. D　14. B　15. B　16. A　17. C　18. B　19. D　20. C
21. A　22. D　23. C　24. C　25. D　26. D　27. D　28. C　29. B　30. B

（二）多项选择题

1. ACD　2. ABD　3. ABCD　4. AB　5. ABD　6. ABDE　7. CE　8. ABCD　9. CE
10. AB

二、简答题（略）

三、实例分析

1. 不合理。提示：从 pH 对青霉素的稳定影响分析。

2. 提示：从电子效应和空间位阻考虑结构的稳定性。

3.（略）

4.（略）

第四章　中枢神经系统药物

一、选择题

（一）单项选择题

1. B　2. C　3. D　4. C　5. C　6. A　7. C　8. B　9. D　10. A
11. B　12. D　13. D　14. D　15. A　16. C　17. D　18. D　19. B　20. B

（二）多项选择题

1. CDE　2. BDE　3. ABCE　4. ACE　5. ABCE　6. ACE　7. ACE　8. BCDE　9. BCD
10. ABC

二、简答题（略）

三、实例分析

1. 苯巴比妥与苯妥英结构中均存在内酰胺（酮式）和内酰亚胺醇（烯醇式）互变异构，显弱酸性，可制成钠盐供注射使用；均易发生水解开环反应，生成直链酰脲类化合物而失效；均与铜吡啶试液作用成盐。苯巴比妥吡啶铜盐显紫色，苯妥英吡啶铜盐显蓝色，可鉴别两者。

2. 可待因是吗啡的 3- 甲基醚，两者的结构仅在 3- 位上不同。吗啡结构中的 3- 位有酚羟基，具有弱酸性，可与强碱成盐；17- 位有叔氮原子，显碱性，可与强酸成盐。因此，吗啡为两性物质。由于 3- 位酚羟基的存在，吗啡不稳定，易氧化变色。可待因结构中无酚羟基，仅显碱性，可与酸成盐，化学性质较吗啡稳定。可用铁氰化钾试液鉴别两者，吗啡显蓝绿色，可待因无此反应；也可用甲醛硫酸试液鉴别两者，吗啡显蓝紫色，可待因显红紫色。

第五章　外周神经系统药物

一、选择题

（一）单项选择题

1. D　2. C　3. D　4. C　5. D　6. A　7. D　8. D　9. C　10. B

11. A　12. B　13. A　14. D　15. C　16. C　17. C　18. C　19. C　20. A

（二）多项选择题

1. ABDE　2. ACDE　3. ABC　4. ABCD　5. CDE　6. BCDE　7. BD　8. ABCDE　9. BC　10. ACDE

二、简答题

1. 苯乙醇胺类与肾上腺素受体相互结合时，通过其分子中的氨基、苯环及其上的酚羟基、*β*-羟基三部分与受体发生三点结合。这三部分的空间相对位置能否与受体匹配，对药物作用强度的影响很大。只有 *β* 碳是 *R* 构型的异构体可满足受体的空间要求，实现上述三点结合；而其 *S* 构型异构体因其 *β*-羟基的位置发生改变，与受体只能有两点结合，即氨基、苯环及其上的酚羟基，因而对受体的激动作用较弱。

2. 氯琥珀胆碱为丁二酸和 2 分子氯化胆碱生成的二元酯，其水溶液不稳定，易发生水解反应，碱性条件下及温度升高则水解加速。在体内血浆中由于迅速被胆碱酯酶水解，因此持续时间短暂。

3.（略）

4.（略）

三、实例分析

1.（1）苯丙醇胺又称去甲麻黄碱，与麻黄碱的结构类似，具有肾上腺素能受体激动活性，对皮肤黏膜和内脏血管呈现收缩作用，因而常作为减轻鼻黏膜充血剂用于复方感冒药中。有的国家还批准其作为食欲控制剂用于减肥。由于具有较强的血管收缩作用，少数人服用较大剂量能引起心律失常、高血压、心肌损害等不良反应，甚至引起出血性脑卒中等严重后果。

（2）伪麻黄碱是麻黄碱的异构体，对肾上腺素能受体无直接作用，只有间接作用，不良反应轻。

2. 解析要点：推荐西替利嗪，它属于第二代非镇静性抗组胺药。

3. 解析要点：（1）阿替卡因的代谢物阿替卡因酸的极性大，难通过血脑屏障和心脏脂质膜，因此降低心脏和中枢毒性。

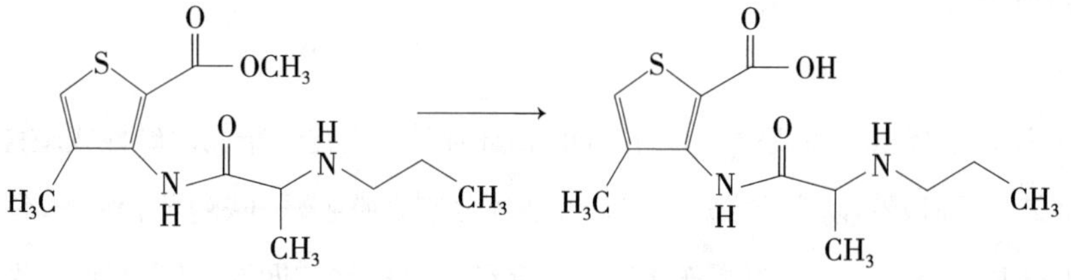

阿替卡因　　　　阿替卡因酸

（2）肾上腺素的作用在于收缩血管，延缓麻醉剂进入全身循环，维持活性组织浓度，同时保证手术过程中极少出血。

第六章　心血管系统药物

一、选择题

（一）单项选择题

1. B　2. D　3. C　4. D　5. C　6. B　7. B　8. A　9. B　10. A

11. D　12. D　13. A　14. D　15. B　16. B　17. B　18. A　19. C　20. B

（二）多项选择题

1. ABCD　2. ADE　3. ABC　4. ACE　5. ABCE　6. CD　7. BCE　8. ABDE　9. AC

10. AD

二、简答题（略）

三、实例分析

1. 水解产物为5-氯-2，4-二氨磺酰基苯胺和甲醛。5-氯-2，4-二氨磺酰基苯胺能与亚硝酸钠及盐酸作用，生成重氮盐，再与变色酸试液作用，生成红色的偶氮化合物。甲醛能与硫酸和少许变色酸发生缩合反应，生成蓝紫色化合物。

2. 硝苯地平含芳香硝基，其丙酮溶液加2%氢氧化钠液振摇后，溶液显橙红色。卡托普利的化学结构中含巯基，可与亚硝酸作用生成亚硝酰硫醇酯，显红色。

3. 硝苯地平遇光不稳定，分子内部可发生光催化歧化反应，生成硝基苯吡啶衍生物和亚硝基苯吡啶衍生物，后者对人体有害，故在生产和贮存中应注意遮光、密封贮存。

第七章　消化系统药物

一、选择题

（一）单项选择题

1. B　2. B　3. C　4. A　5. C　6. D　7. A　8. A　9. D　10. D

（二）多项选择题

1. ABCD　2. ACDE　3. ABCDE

二、简答题（略）

三、实例分析

1. 西咪替丁、雷尼替丁和法莫替丁具有共同的结构特征，其化学结构由碱性或碱性基团取代的芳杂环、中间连接链、平面极性基团三部分组成。芳杂环分别是咪唑环、呋喃环和噻唑环，环上取代基分别是甲基、二甲氨基亚甲基、胍基，中间连接链均为含硫的易曲挠的四原子链，平面极性基团由含氮的平面极性基团组成。三者抑制胃酸分泌作用的强弱顺序依次是法莫替丁、雷尼替丁、西咪替丁。西咪替丁长期应用有抗雄激素副作用；法莫替丁和雷尼替丁的不良反应比西咪替丁少，无抗雄激素作用。

2. 根据化学结构特点分析，多潘立酮为苯并咪唑衍生物，极性较大，不透过血脑屏障，对脑内的多巴胺受体几乎无拮抗作用；而甲氧氯普胺的极性较小，易引起镇静作用等中枢神经系统反应。因此，多潘立酮的中枢神经系统不良反应比甲氧氯普胺少。

第八章　解热镇痛药和非甾体抗炎药

一、选择题

（一）单项选择题

1. C　2. B　3. B　4. C　5. D　6. B　7. D　8. D　9. A　10. A

11. D　12. C　13. A

（二）多项选择题

1. ABC　2. AB　3. ABC　4. AC　5. ABCD　6. BC　7.CD

二、简答题（略）

三、实例分析

利用酚羟基的特性，加入三氯化铁试液，马上出现颜色反应的是对乙酰氨基酚。

第九章　抗肿瘤药物

一、选择题

（一）单项选择题

1. C　2. D　3. A　4. C　5. B　6. C　7. D　8. D　9. C　10. D

11. A　12. B　13. D　14. C　15. A

（二）多项选择题

1. AD　2. AB　3. CD　4. BC　5. ABCE　6. BCD

二、简答题（略）

三、实例分析

答案提示：属于氮芥类抗肿瘤药物。

第十章　激素类及其有关药物

一、选择题

（一）单项选择题

1. A　2. B　3. B　4. C　5. A　6. A　7. B　8. C　9. C　10. D

11. D　12. A　13. D　14. C　15. B　16. C　17. C　18. C　19. B　20. A

（二）多项选择题

1. ABCDE　2. BCDE　3. AE　4. ABDE　5. CDE　6. ABC　7. ACD　8. BE　9. ABCDE

10. ABD

二、简答题（略）

三、实例分析

1. 药师应该告知苯丙酸诺龙注射剂属于蛋白同化激素类药物，具有促进蛋白质合成和减少氨基酸分解的作用特征，使用后可以促进肌肉增生，提高动作力度。但是由于其危害较大，故国家将它列入了兴奋剂目录中的重点品种，严加管制，特别是参赛的运动员要禁用本品。

2.（略）

3.（略）

第十一章　维　生　素

一、选择题

（一）单项选择题

1. C　2. B　3. B　4. C　5. A　6. A　7. D　8. C　9. D　10. A

（二）多项选择题

1. ABCD　2. ABCD　3. AD　4. ABCDE　5. ABCDE

二、简答题（略）

三、实例分析

能够与无水三氯化锑的三氯甲烷溶液作用显蓝色后渐变为红色的是维生素 A。

第十二章　药物的化学稳定性和药物的代谢反应

一、选择题

（一）单项选择题

1. C　2. D　3. A　4. C　5. B　6. C　7. C　8. D

（二）多项选择题

1. ABC　2. ABCD　3. ABD　4. ABCD　5. ABCD　6. ABD

二、简答题（略）

三、实例分析

1. 答：（1）由活性药物转化成无活性的代谢物。

（2）由无活性的药物代谢转化成活性的代谢物。

（3）由活性药物转化成仍有活性的代谢物。

（4）由无毒性或毒性小的药物转化成毒性代谢物。

（5）经生物转化改变药物的药理作用。

2. 答：实质是在药物的分子中引入某些极性基团（如—OH、—NH_2、—SH、—COOH 等）或将药物分子中潜在的这些基团暴露出来，使得药物的极性和水溶性增加，易于排泄，也可以使药物的疗效发生改变。

第十三章　药物的构效关系与新药研究知识简介

一、选择题

（一）单项选择题

1. D　2. A　3. C　4. A　5. D　6. B　7. D　8. B　9. D　10. B

（二）多项选择题

1. ABDE 2. BDE 3. CDE 4. ABCDE 5. ABCDE 6. ABCD 7. ABC 8. AC 9. ACD 10. BCDE

二、名词解释（略）

三、简答题（略）

四、实例分析

1. 这类药物是根据β-内酰胺类（青霉素类）药物为先导化合物修饰得到的，称为碳青霉烯类广谱抗生素。从结构上看，青霉素含有β-内酰胺环并四氢噻唑环，四氢噻唑环环上的“C—S—C”键不稳定，容易开环和氧化。利用电子等排原理，将“C—S—C”键换成“C—CH_2—C”，使得新的化合物的化学稳定性大大增加；将青霉素中的四氢噻唑变成二氢噻唑，2-和3-位形成烯键，使β-内酰胺上的氮的孤对电子可以和2-、3-位上的烯键共轭，减少了氮上的电子云密度，使β-内酰胺稳定，相对不易开环；6-位上用羟乙基代替青霉素中的氨基，也使得碳青霉烯类药物稳定；3-位上含有胺基或氮杂环，大大增强了抗革兰氏阴性菌的能力，克服了青霉素只能抗革兰氏阳性菌的弱点，抗菌谱广。

2.

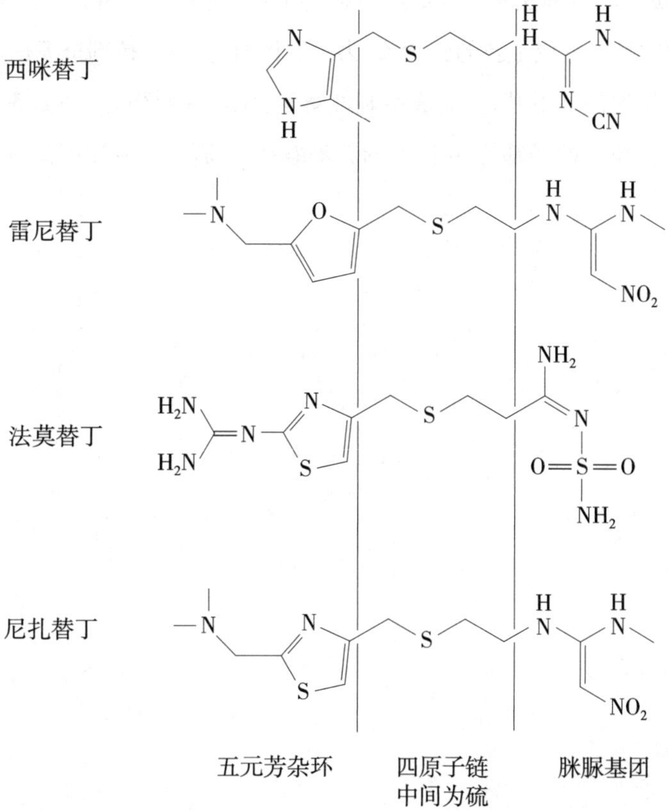

20世纪60年代中期，在胃壁细胞内发现促进胃酸分泌的组胺H_2受体后，就以该受体为作用靶点设计抗溃疡药物。首先从组胺的结构改造开始，保留组胺的咪唑环，改变侧链取代，合成系列化合物，发现N-胍基组胺有拮抗H_2受体的作用；将侧链端基换成碱性较弱的甲基硫脲，将侧链增长为4个碳原子，得到咪丁硫脲，比原先得到的N-胍基组胺的拮抗作用强100倍，选择性好，但口

服无效；再修饰改造，得到甲硫咪脲，活性强5倍，但毒性较大；进一步修饰改造，得到西咪替丁。

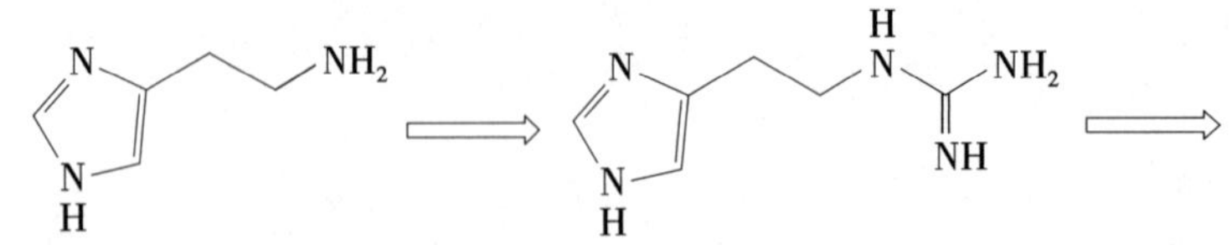

组胺　　　　*N*-胍基组胺

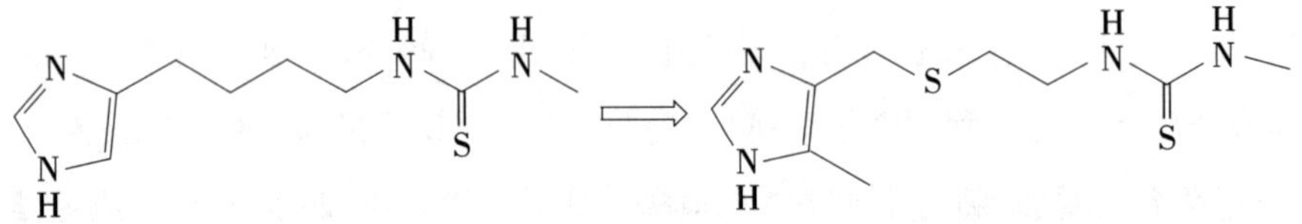

咪丁硫脲　　　　甲硫咪脲

1976年在英国率先上市的西咪替丁，是第一个高活性的H_2受体拮抗剂，用于胃和十二指肠溃疡、上消化道出血，为临床常用的第一代抗溃疡药物。是咪唑类药物用电子等排原理，将咪唑换成呋喃类，用呋喃环代替咪唑环。1983年上市的雷尼替丁为第二代抗溃疡药物，活性为第一代的5~8倍。用噻唑环代替呋喃环得到法莫替丁，于1986年上市，具有噻唑母核，作用强度为西咪替丁的30~100倍，可能是噻唑环上形成了新的胍所致，为第三代H_2受体拮抗剂抗溃疡药物。

3. 将红霉素6-位的羟基甲基化，制成甲基红霉素，化学性质稳定；将红霉素9-位的酮基制成肟醚衍生物，可阻止6-位上的羟基与9-位上的羰基缩合，口服生物利用度高，抗菌作用为红霉素的6倍。

附 录

一、我国常用试剂分级规格和选用试剂的参考原则

一般常用的化学试剂分为优级纯试剂（GR）、分析纯试剂（AR）、化学纯试剂（CP）、实验试剂（LR）4个等级。

1. 优级纯试剂瓶签以白底绿字表示，英文缩写为GR（guaranteed reagent）。

2. 分析纯试剂瓶签以白底红字表示，英文缩写为AR（analytical reagent）。

3. 化学纯试剂瓶签以白底蓝字表示，英文缩写为CP（chemical reagent）。

4. 实验试剂瓶签以白底棕字或黄字表示，英文缩写为LR（laboratory reagent）。

化学试剂除上述分级规格外，尚有特殊用途的基准试剂（专作基准物质用）、光谱纯试剂、色谱纯试剂等高纯度试剂。

选用试剂的参考原则为：

1. 标定标准液或滴定液用基准试剂。

2. 配制标准液或滴定液一般可采用分析纯试剂或化学纯试剂。

3. 一般定性鉴别、杂质检查用的试液采用分析纯试剂或化学纯试剂。

4. 制备用试剂采用化学纯试剂或实验室试剂。

二、一些特定符号、名称的含义

（一）计量

1. 温度以摄氏度（℃）表示。

水浴温度除另有规定外，均指98~100℃；

热水系指70~80℃；

微温或温水系指40~50℃；

室温系指10~30℃；

冷水系指2~10℃；

冰浴系指约0℃；

放冷系指放冷至室温。

2. 百分比用“%”符号表示，系指重量的比例；但溶液的百分比除另有规定外，系指溶液100ml中含有溶质若干克；乙醇的百分比系指20℃时容量的比例。

3. 液体的滴系在20℃时，以1.0ml水为20滴进行换算的。

4. 溶液后标示的"（1→10）"等符号，系指固体溶质1.0g或液体溶质1.0ml加溶剂使成10ml溶液；未指明用何种溶剂时，均系指水溶液。

5. 乙醇未指明浓度时，均系指95%（ml/ml）的乙醇。

（二）精确度

1. 试验中供试品与试药等"称重"或"量取"的量，其精确度可根据数值的有效位数来确定。如称取"0.1g"系指称取重量可为0.06~0.14g；称取"2g"系指称取重量可为1.5~2.5g；称取"2.0g"系指称取重量可为1.95~2.05g；称取"2.00g"系指称取重量可为1.995~2.005g。

"精密称定"系指称取重量应准确至所取重量的千分之一；"称定"系指称取重量应准确至所取重量的百分之一；"精密量取"系指量取体积的准确度应符合国家标准中对该体积移液管的精密度要求；"量取"系指可用量筒或按照量取体积的有效数位选用量具。取用量为"约"若干时，系指取用量不得超过规定量的±10%。

2. 试验中的"空白试验"系指在不加供试品或以等量溶剂替代供试液的情况下，按同法操作所得的结果。

3. 试验时的温度，未注明者，系指在室温下进行。

（三）试液

试验用水，除另有规定外，均系指纯化水。

三、常用试液的配制

乙醇制氢氧化钾试液：可取用乙醇制氢氧化钾滴定液（0.5mol/L）。

氯化汞试液：取氯化汞6.5g，加水使溶解成100ml，即得。

二硝基苯肼试液：取2，4-二硝基苯肼1.5g，加硫酸溶液（1→2）20ml，溶解后，加水使成100ml，滤过，即得。

二氯靛酚钠试液：取2，6-二氯靛酚钠0.1g，加水100ml溶解后，滤过，即得。

三硝基苯酚试液：为三硝基苯酚的饱和水溶液。

三氯化铁试液：取三氯化铁9g，加水使溶解成100ml，即得。

甲醛试液：可取用"甲醛溶液"。

甲醛硫酸试液：取硫酸1ml，滴加甲醛试液1滴，摇匀，即得。本液应临用新制。

对二甲氨基苯甲醛试液：取对二甲氨基苯甲醛0.125g，加无氮硫酸65ml与水35ml的冷混合液溶解后，加三氯化铁试液0.05ml，摇匀，即得。本液配制后在7日内使用。

亚硫酸钠试液：取无水亚硫酸钠20g，加水100ml使溶解，即得。本液应临用新制。

亚硝酸钠试液：取亚硝酸钠1g，加水使成100ml即得。

过氧化氢试液：取浓过氧化氢溶液（30%），加水稀释成3%的溶液，即得。

次氯酸钠试液：取含氯石灰20g，缓缓加水100ml，研磨成均匀的混悬液后，加14%碳酸钠溶液100ml，随加随搅拌，用湿滤纸滤过，分取滤液5ml，加碳酸钠试液数滴，如显混浊，再加适量碳酸钠溶液使石灰完全沉淀，滤过，即得。本品应置棕色瓶内，在暗处保存。

次溴酸钠试液：取氢氧化钠 20g，加水 75ml 溶解后，加溴 5ml，再加水稀释至 100ml，即得。本液应临用新制。

枸橼酸醋 - 酐试液：取枸橼酸 2g，加醋酐 100ml 使溶解，即得。

氢氧化钠试液：取氢氧化钠 4.3g，加水使溶解成 100ml，即得。

香草醛试液：取香草醛 0.1g，加盐酸 10ml 使溶解，即得。

重氮苯磺酸试液：取对氨基苯磺酸 1.57g，加水 80ml 与稀盐酸 10ml，在水浴上加热溶解后，放冷至 15℃，缓缓加入亚硝酸钠溶液（1 → 10）6.5ml，随加随搅拌，再加水稀释至 100ml，即得。本液应临用新制。

稀铁氰化钾试液：取 1% 铁氰化钾溶液 10ml，加 5% 三氯化铁溶液 0.5ml 与水 40ml，摇匀，即得。

氨试液：取浓氨溶液 400ml，加水使成 1000ml，即得。

氨制硝酸银试液：取硝酸银 1g，加水 20ml 溶解后，滴加氨试液，随加随搅拌，至初起的沉淀将近全溶，滤过，即得。本液应置棕色瓶内，在暗处保存。

高锰酸钾试液：取高锰酸钾 3.2g，加水 1000ml，煮沸 15 分钟，密塞，静置 2 日以上，用垂熔玻璃滤器滤过，摇匀。可取用高锰酸钾滴定液（0.02mol/L）。

铜吡啶试液：取硫酸铜 4g，加水 90ml 溶解后，加吡啶 30ml，即得。本液应临用新制。

联吡啶试液：取 2，2′ - 联吡啶 0.2g、乙酸钠结晶 1g 与冰醋酸 5.5ml，加水适量使溶解成 100ml，即得。

硝酸银试液：取硝酸银 17.5g，加水适量使溶解成 1000ml，摇匀。可取用硝酸银滴定液（0.1mol/L）。

硫代硫酸钠试液：取硫代硫酸钠 26g 与无水碳酸钠 0.20g，加新沸过的冷水适量使溶解成 1000ml，摇匀，放置 1 个月后滤过。可取用硫代硫酸钠滴定液（0.1mol/L）。

硫酸亚铁试液：取硫酸亚铁结晶 8g，加新沸过的冷水 100ml 使溶解，即得。本液应临用新制。

硫酸铜试液：取硫酸铜 12.5g，加水使溶解成 100ml，即得。

氯化钡试液：取氯化钡的细粉 5g，加水使溶解成 100ml，即得。

氯亚氨基 -2，6- 二氯醌试液：取氯亚氨基 -2，6- 二氯醌 1g，加乙醇 200ml 使溶解，即得。

稀乙醇：取乙醇 529ml，加水稀释至 1000ml，即得。

稀盐酸：取盐酸 234ml，加水稀释至 1000ml，即得。本液含 HCl 应为 9.5%~10.5%。

稀硫酸：取硫酸 57ml，缓缓注入约 800ml 水中，再加水至 1000ml，即得。本液含 H_2SO_4 应为 9.5%~10.5%。

稀硝酸：取硝酸 105ml，加水稀释至 1000ml，即得。本液含 HNO_3 应为 9.5%~10.5%。

碘试液：取碘 13.0g，加碘化钾 36g 与水 50ml 溶解后，加盐酸 3 滴与水适量使成 1000ml，摇匀，用垂熔玻璃滤器滤过。可取用碘滴定液（0.05mol/L）。

碘化汞钾试液：取氯化汞 1.36g，加水 60ml 使溶解；另取碘化钾 5g，加水 10ml 使溶解。将两液混合，加水稀释至 100ml，即得。

碱性酒石酸铜试液：取硫酸铜结晶 6.93g，加水使溶解成 100ml；取酒石酸钾钠结晶 34.6g 与氢氧化钠 10g，加水使溶解成 100ml。用时将两液等量混合，即得。

碱性 β- 萘酚试液：取 β- 萘酚 0.25g，加氢氧化钠溶液（1 → 10）10ml 使溶解，即得。本液应临用新制。

碳酸钠试液：取一水合碳酸钠 12.5g 或无水碳酸钠 10.5g，加水使溶解成 100ml，即得。

（葛淑兰）

参考文献

[1] 国家药典委员会 . 中华人民共和国药典：2015 年版 . 北京：中国医药科技出版社，2015.

[2] 陈新谦，金有豫，汤光 . 新编药物学 .17 版 . 北京：人民卫生出版社，2011.

[3] 葛淑兰，惠春 . 药物化学 .2 版 . 北京：人民卫生出版社，2013.

[4] 尤启东 . 药物化学 .8 版 . 北京：人民卫生出版社，2016.

[5] 国家食品药品监督管理总局执业药师资格认证中心 . 药学专业知识（一）.7 版 . 北京：中国医药科技出版社，2015.

[6] 葛淑兰 . 归纳释疑提升练习——药物化学分册 . 北京：人民卫生出版社，2010.

[7] 白东鲁，陈凯先 . 高等药物化学 . 北京：化学工业出版社，2011.

[8] 彭司勋 . 药物化学——回顾与发展 . 北京：人民卫生出版社，2002.

[9] 全国卫生专业技术资格考试专家委员会 . 全国卫生专业技术资格考试指导——药学（士）. 北京：人民卫生出版社，2017.

[10] 彭司勋 . 药物化学进展 . 北京：化学工业出版社，2011.

[11] 彭师奇 . 药物化学原理 . 北京：北京大学医学出版社，2006.

[12] 国家食品药品监督管理总局执业药师资格认证中心 . 国家执业药师考试指南——药学专业知识（一）.7 版 . 北京：中国医药科技出版社，2015.

[13] 孟繁浩，李柱来 . 药物化学 . 北京：中国医药科技出版社，2016.

[14] GINSBURG DB. 药师临床实践案例精粹 . 孙路路等译 . 北京：化学工业出版社，2015.

[15] 刘治军 .“药”想治病须谨慎 . 北京：人民卫生出版社，2015.

药物化学课程标准

（供药学专业、药物制剂技术专业用）

ER-课程标准1

（供药品经营与管理、药品服务与管理专业用）

ER-课程标准2

（供化学制药技术专业用）

ER-课程标准3

中文药名索引

Q

R

S

T

W

X

Y

英文药名索引